현대

의료기기

공학박사 나 승 권 저

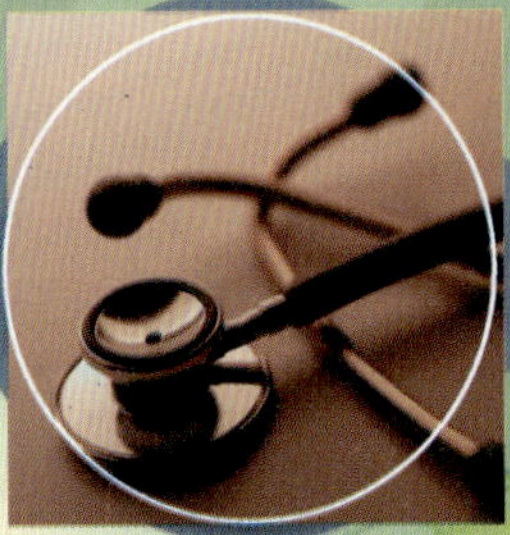

Medical Equipments & Devices

감 수

•윤 형 로•
공학박사 / 연세대학교 의공학부 교수

•황 락 훈•
공학박사 / 세명대학교 전기전자공학부 교수

•김 종 탁•
이학박사 / 상지영서대학 의료시스템정보과 교수

•남 삼 극•
의학박사 / 서울위생병원 의무원장

도서출판 상 학 당

머 리 말

인간이 불을 발견한 이후로 문명이 발달하고 과학이 발전하여 왔다. 그 중에 청진기의 발명은 의료 분야에서 획기적인 일이었다. 청진기로부터 시작된 환자에 대한 좀 더 정확한 진찰 및 확인된 병에 대한 합당한 치료를 위한 의료기기들의 개발이 불가피해졌다. 그 결과 의학이라는 학문과는 가정 및 사고방식이 서로 다른 공학이라는 분야와 크로스오버(Crossover)하는 것이 요구되었다.

3극진공관으로 스위칭 작용을 하는 1만 8800개의 진공관과 30톤 무게의 거대한 기계인 세계최초의 컴퓨터 '에니악'이 만들어지고, 트랜지스터로부터 IC를 거쳐 슈퍼컴퓨터에 이르기까지의 발전과 함께 의료기기 분야는 엄청난 발전을 해왔고 다양한 의료기기가 개발되어 선보여 왔다. 간단한 혈압계에서부터 인체를 구성하는 물질의 자기적 성질을 이용한 MRI까지 공학적인 원리들은 의학과 의료 분야에 편리하며 반드시 요구되는 수많은 도구로써의 의료기기들을 제공했다. 이러한 도구들은 의학적인 검증이 필수적이다. 이러한 검증을 거쳤다 하더라도 의료기기들은 설계 당시의 조건에 맞춰 설치되기 어렵고 다양한 상황이 발생할 수 있으므로 의료기기를 다루는 전문가들은 의학적인 기준에 합당하게 의료기기들이 운용될 수 있도록 관리하여야 했다.

의공인들은 다양한 의료기기들에 대해 각각의 구현된 원리와 정확한 사용법을 숙지하여야 하며, 어떤 의학적 지식을 적용하고 계측할 대상에 따라 어떻게 의료기기를 운용해야 할지 명확히 알고 있어야 한다. 이 교재는 바로 이 점에 역점을 두었다. 현대의학에서는 의료정보의 중요성이 대두하고 있으며, 이런 정보들의 데이터화는 좀 더 나은 품질의 의료 서비스를 의료인들이 제공하도록 도움을 줄 것임이 틀림이 없다.

그리하여 제1장에서는 초음파 이용으로 초음파 장비와 기술에 대한 사용법에 대해서 다루었고 제2장에서는 의료영상 시스템인 방사선, X-선, CT, MRI 등에 관한 것을 알아보았다. 제3장에서는 의료기기의 혈압측정에서부터 초음파와 전기수술기 등 의료장비에 대한 의학지식과 의료장비이론에 대해서 서술하였다. 제4장은 치료 관련 및 기타 장비의 이론을 다루었다. 병원이나 재활의학이나 의료기기생산업체에서 장비를 보며 간단하게 설명할 수 있도록 제5장에서부터 12장까지에 다루었는데, 제5장은 방사선 관련 장비의 사진과 간단한 설명, 제6장은 내분비 관련 장비의 사진과 간단한 설명, 제7장은 임상 관련 장비의 사진과 간단한 설명, 제8장은 마취 및 수술 관련 장비의 사진과 간단한 설명, 제9장은 물리치료장비 및 개인용구의 사진과 간단한 설명, 제10장은 피부, 미용 및 비만 관련 장비의 사진과 간단한 설명, 제11장은 병원설비 및 응급장비의 사진과 간단한

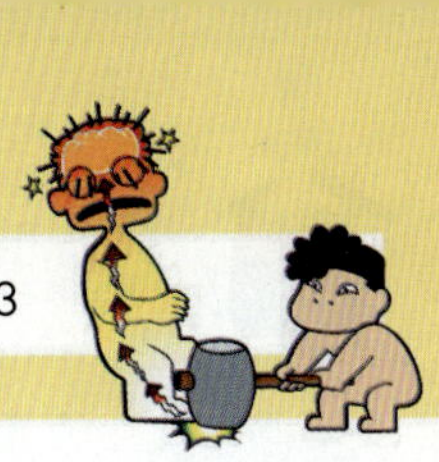

설명, 제12장은 의료용품 및 소모품의 사진과 간단한 설명을 하였다.

이 책에서는 내용을 쉽게 풀이하여 설명하려고 노력하였으므로 초보자들도 이해하기 쉬울 것이다. 그뿐만 아니라 의료사진을 제외한 모든 그림과 삽화는 일러스트레이터로 컬러화하였고, 이해하기 쉽게 하기 위해 그림에 설명과 한글화 발음을 표기하여 넣었으며, 사용된 의학용어나 영문 단어는 모두 한글용어를 병용 표기하였고 한글화된 발음기호도 표기하여 실제 사용에 불편함이 없도록 하였다. 또한, 의공기사 · 의공산업기사 · 의료전자기능사 등 자격증을 준비하는 수험생들에게 도움이 되도록 자격증 시험대비에 중점을 두었다. 모든 내용은 최대한 쉽게 쓰려고 노력하였으며 의료기기 교재에서 시험범위에 없는 내용은 책의 분량이 많아 4권의 이론교재에 나누어 수록하였으므로 참고로 하고 의공학을 공부하는 수험생이나 의공인들에게 많은 도움이 되길 바란다.

마지막으로 조심스럽게 첫선을 보이는 이 책의 출간을 위해 감수해 주시고 격려해 주시며 끝까지 탈고할 수 있도록 독려해 주신 원주의료기기테크노밸리 김영호 원장님(공학박사), 윤형로 전원장님(공학박사), 한기준 기획실장님, 이우천 사업본부장님(보건학박사), 이상범 부장님, 원주시청 이성철 과장님, 송창린 실장님(전 원주의료기기테크노밸리 소장), 세명대학교 전기전자공학부 황락훈 교수님(공학박사), 상지영서대학 의료시스템정보과 김종탁 교수님(이학박사), 정광손 교수님(공학박사), 서울 위생병원 남삼극 의무원장님(의학박사), 메디저널 최병철 편집국장님, 티유브이코리아 박우성 이사님, 대한의공협회 이건송 회장님, 서울위생병원 이재운 의용팀장님(의용기사)에게 감사드린다.

또한, 이 책을 쓸 수 있도록 물심양면 도움을 주신 한국폴리텍Ⅲ대학 원주캠퍼스 조영환 학장님, 김광수 전 학장님을 비롯한 교직원들에게 감사드린다.

여러 가지 많은 부분에서 도움을 준 의용공학과 교수님과 학과 공부와 병행하며 의료기기 교재를 위해 늦은 밤까지 고생하고 주말을 할애하여 자료의 수집과 정리 및 일러스트레이터로 컬러화 작업을 도와준 의용공학과 재학생 및 졸업생들에게 고마운 마음을 전한다.

특히 교재자료의 수집과 집필을 위해 가정을 돌보지 못하여도 아무런 불평, 불만 없이 이해해준 나의 사랑하는 딸 은경, 아들 용주에게 아버지로서 대학 일에만 매달려 아버지의 역할을 제대로 해주지 못한 점을 미안하게 생각하고 있으며 그럼에도 밝고 건강하게 자라주어 고맙다는 말을 전하고 싶다.

끝으로 의공학을 전공하는 이들에게 진정으로 학습에 도움이 되는 책이 되길 바라며 집필중 많은 고심에도 손길이 미치지 못한 곳은 계속하여 보완할 것이다.

마지막으로 출판과정에 도움을 주신 도서출판 상학당 남승우 사장님과 이 책에 관심과 애정을 주신 모든 분께 감사의 말씀을 전한다.

2009. 5.

공학박사 나 승 권 씀

차 례

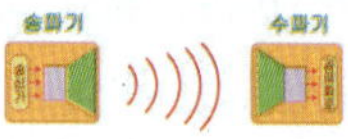

| 제 1 장 | 의료에서의 초음파 이용

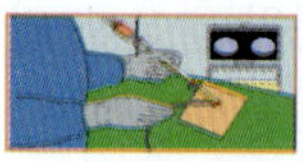

| 제 2 장 | 의료영상 시스템

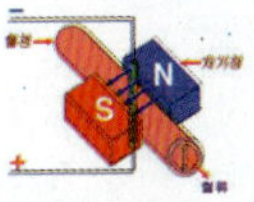

| 제 3 장 | 진단 관련 장비이론

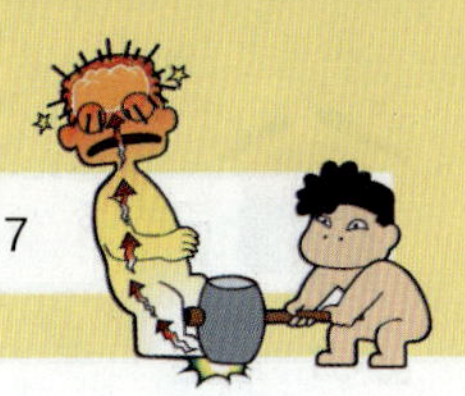

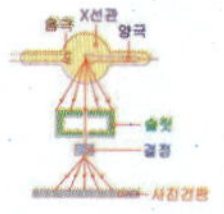

| 제5장 | 방사선 및 임상 관련 장비

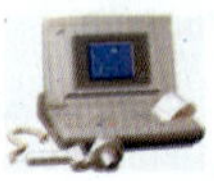

| 제6장 | 내분비 관련 장비

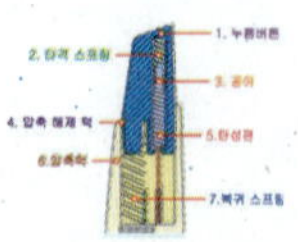

| 제7장 | 임상 관련 장비

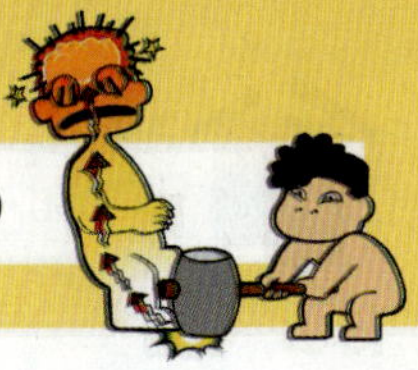

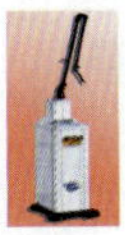

| 제8장 | 마취 및 수술 관련 장비

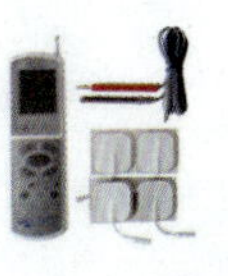

| 제9장 | 물리치료장비 및 개인용구

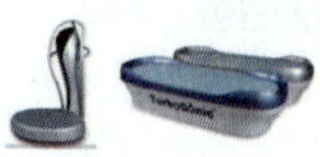

| 제 10 장 | 피부, 미용 및 비만 관련 장비

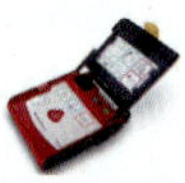

| 제 11 장 | 병원설비 및 응급장비

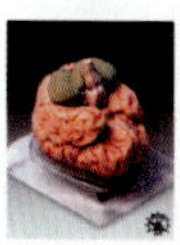

| 제 12 장 | 의료용품 및 소모품

제 1 장

의료에서의 초음파 이용

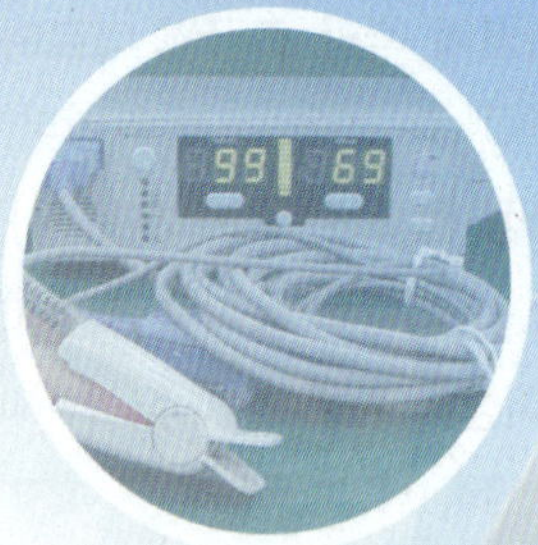

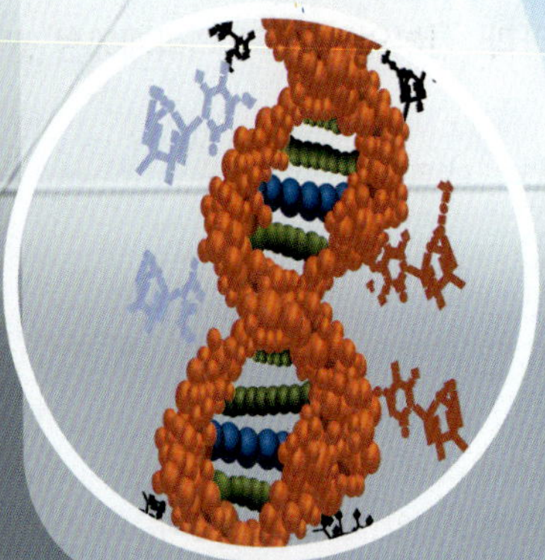

01 | 초음파의 개요

우리 주위에는 수많은 소리가 있다. 겨울의 끝을 알리며 얼었던 시냇물이 녹으며 졸졸졸 흐르는 소리, 장마 때 번개와 천둥 치는 소리, 아기들이 엄마를 찾으며 내는 옹알이 소리, 사랑하는 가족을 위해 부지런히 움직이는 어머니의 요리하는 소리, 우리의 달콤한 잠을 깨우는 자명종 알람소리 등 세상의 모든 사물들은 소리를 내고 들으며 살아가고 있다. 이런 소리를 내고 듣는 기능은 사람뿐만 아니라 동물들에게도 살아가는 데 필요한 요건이 되고 있다.

소리(Sound : 사운드, =음파)에는 위에서 언급한 소리처럼 **사람의 귀** 可聽周波數(가청주파수) AF(Audio Frequency : 오디오 프리퀀시)로 들을 수 있는 소리가 있고, 동물들만 들을 수 있는 소리가 있다. 그러나 동물마저 들을 수 없는 소리도 많다.

사람이 들을 수 있는 소리를 가청음(Audible sound : 오더블 사운드)이라 하는데, **가청음과 불가청음**(Inaudible sound : 인오더블 사운드)의 구분을 분명하게 구별할 수 없으며, 또한 동물들은 각각의 자신의 방법으로 소리를 전달하고 있다.

사람이 귀로 들을 수 있는 음파의 주파수는 사람에 따라 조금씩 다르며, 음의 크기에 따라 다르지만 보통 20[Hz]~20[kHz] 정도의 **주파수**(周波數, 진동수) 범위이다. 이 중에서 **사람의 귀는 20[Hz]~3[kHz]에 걸친 주파수의 소리를 가장 잘 느낀다고** 한다. 사람이 들을 수 있는 소리를 기준으로 하여 **사람이 들을 수 없는 20[Hz] 미만의 음파를 저주파**(Infrasound : 인프라사운드 : 초저주파 불가청음)라 부르며, **가청음역 이상의 높은 주파수**(약 16[kHz] 이상의 음파)**를 갖는 소리를 초음파**(Ultrasonic wave : 울트라소닉 웨이브)라고 한다.

초음파는 그동안 알려지지 않았지만 1910년경 초음파의 생물학적인 작용을 연구하기 시작하면서 의학 분야에 응용되었고, 1930년 치료용 초음파를 상품화했으며, **2차 대전 중에 해저용 초음파 레이더**(Sonar : 소나)가 군사용으로 개발되어 초음파의 실용화를 앞당겼다. 이러한 초음파의 실용화의 발전으로 현재 **어군 탐지기**(Fish-finder : 피시-파인더)나 **초음파가공** 등 다양한 산업기술로 실용화되었고, **내과, 소아과, 산부인과 등의 의학계에선 필수적인 진단 장치로** 자리 잡고 있다.

이처럼 여러 분야에서 초음파는 다양한 방법으로 사용되고 있다.[1)]

1) **초음파의 정의** : 초음파는 사람이 들을 수 없는 높은 진동음역에 속하는 소리이다. 일반적으로 사람이 들을 수 있는 소리(가청주파수)는 1초에 15~20,000번의 주파수를 갖는 것인데 초음파란 주파수가 초당 20,000번이 넘는 소리를 말한다.

제 1 장

02 | 초음파의 성질

초음파에는 **음파로서의 물리적**(物理的, Physical : 피지컬)**인 성질**[2]이 있다. 그러므로 물리적인 성질을 알고 그 특징을 잘 활용하여 초음파의 성질을 이용한 의료기기로서보다 적절한 진단에 필요한 검사를 통해 의료의 질을 높일 수 있도록 해야겠다.

표 1-1 • 의료 초음파의 진단장치의 분류

	응용의 기술적 방법			응용 예
치료적 응용	**펄스파**		수십 [MHz](메가헤르츠)	맹인용 보행 보조기 (초음파 안경)
	연속파		1[MHz] 정도의 약한 초음파를 **체내**에 조사한다.	염좌, 신경통 등의 치료
			1[MHz] 정도의 초음파를 **귀속**에 조사한다.	메니에르병의 치료
			1[MHz]의 집속 강력 초음파를 **파괴**하여 국한하여 조사한다.	파킨슨병, 종양 등 치료
			수십[MHz] 정도의 중정도 **초음파에 의한 투석**막의 투과성을 촉진한다.	인공신장
			수십[MHz]의 강력 초음파 기계진동에 의한 **체내 결석**을 **파괴**한다.	방광 결석, 신장 결석의 파괴 등이다.
진단계측적 응용	**펄스 반사법**	A-mode (진폭 모드)	두개골 내에 이상을 진단한다. (종양, 혈종 등)	종양 혈종, 암 등의 진단 자궁 내 태아의 계측 등이다.
		B-mode (밝기 모드)	자궁질환, **심장질환**(판막증, 선천성 심장 기형), **복부장기질환**(간암, 담석, 췌장암), **유선질환**(유방암), 갑상선질환, 임신 이상 유무 진단시(그림 1-1) 사용한다.	
		M-mode (움직임 모드)	심장질환의 진단시(그림 1-2) 사용한다.	
	연속파 투과법		레이저 사진술, Holography(홀로그래피) 등이다.	감쇠량의 변화에 의하여 두부외상의 경과를 관찰한다.
	연속파 Doppler법 (도플러법)		심장의 혈류측정, 태아심박동수 측정, 혈류속도의 측정에 제한이 없다.	
기타 응용	**연속파**		수십[kHz]~수백[Hz]의 강력 초음파에 의한 **세포막**의 **파괴**이다.	박테리아의 독소, 효모의 효소를 추출한다.
			수[kHz]~수백[Hz]의 강력 초음파에 의한 의료기기의 **세정**이다.	메스, 주사기 등의 세정이다.

2) **물리적 성질** : "음파" 그 자체의 정체는 명확히 알 수 없지만, 결국 "음파란 **탄성**(왜곡과 변형을 원래 상태로 복귀하려는 성질-체적탄성, 신장탄성, 강성)과 **관성**(질량에 관계한다)에 따라 생기는 파동을 말한다"라고 정했으며, 초음파란 인간의 귀로 듣는 것을 목적으로 하지 않는 음파를 말한다.

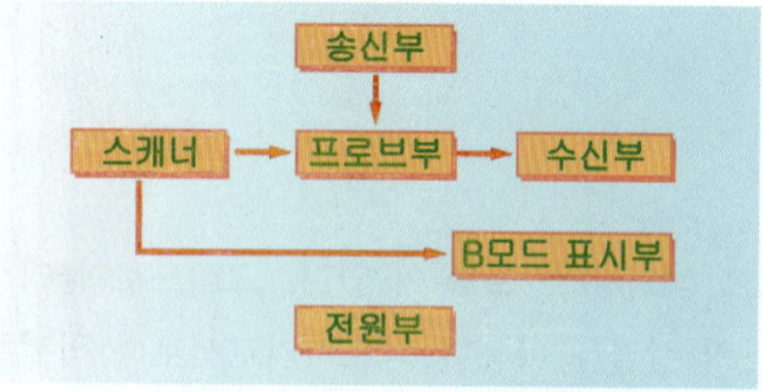

그림 1-1 • B-모드 장치의 블록도

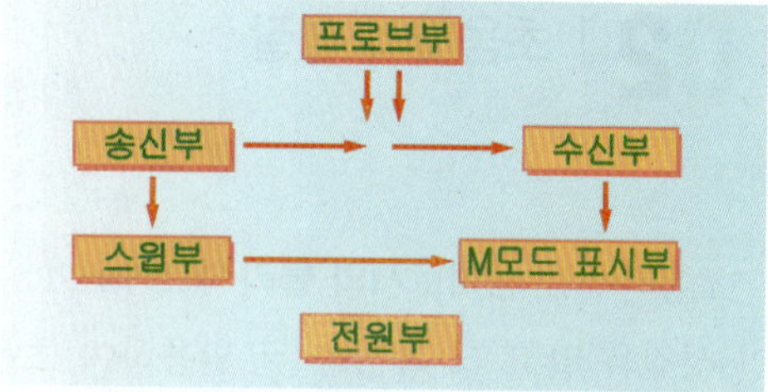

그림 1-2 • M-모드 장치의 블록도

초음파를 전달하는 장치로서 그림 1-1은 B-모드 장치의 블록도이며, 그림 1-2는 M-모드 장치의 블록도를 나타낸 것으로 초음파의 전달과정을 간략한 부분만을 그림 1-1과 그림 1-2를 통해 알아두고 초음파 진단 방식에서 자세히 설명하겠다. 표 1-1은 의학계에서 사용되고 있는 초음파의 종류를 나타낸 것이다.

1. 음 파

소리는 음파의 특별한 형태이다. 음파는 전자파와 마찬가지로 에너지를 공간적으로 이동시키는 파도의 일종이다. 음파는 전파하는데 있어서 양적인 변화를 가지고 있는데 이것을 음향변수(음향계수)라 부른다.

이들 음향변수에는 음압(Pressure : 프레셔), 온도(Temperature : 템퍼러처), 밀도[3](Density : 덴시티) 및 입자운동(Particle motion : 파티클 모션) 등이 있으며 음파는 음향변수의 전파진동이다.

전자파는 진공에서도 잘 진행하지만 음파는 진공 중에서 통과되지 못하는 성질을 가지고 있으며 음파를 전파하기 위해서는 매질[4]을 필요로 한다. 음파는 매질의 진동방향과 음파의 진행방향이 같은 세로방향파(=압축파)로서, 다른 파처럼 주파수(Frequency : 프리퀀시), 파장, 주기(Period : 피리어드), 진폭(Amplitude : 앰플리튜드), 전파속도, 강도(Intensity : 인텐서티) 등의 매개변수에 의하여 표현된다. 주파수, 진폭, 주기, 강도는 음원(Voice source : 보이스 소스)에 따라 결정되며 매질 내를 전파하는 음파의 속도는 매질과 음원의 특징에 따라 결정된다.

2. 속도(강도)

전파속도(Propagation speed : 프로퍼게이션 스피드)는 파장이 매체를 통과하는 속도이며 전파속도는 음향변수가 이동할 때의 특별한 값으로, 주파수와 파장의 관계는 식 (1-1)과 같다.

$$\text{전파속도}(C) = \text{주파수}\ (f) \times \text{파장}\ (\lambda) \qquad (1\text{-}1)$$

3) 밀도 : 단위부피에 대한 질량, 즉 물체의 질량을 부피로 나눈 값이다.

4) 매질 : 물리적 작용을 한 곳에서 다른 곳으로 전하는 물질, 즉 한 곳에서 다른 곳으로 옮겨 주는 매개물이다.

전파속도는 매체의 밀도(Density : 덴서티)와 경도(Stiffness : 스태프니스, Hardness : 하드니스)에 따라 결정된다. 매질의 농도를 밀도라고 하며, 물질의 압력에 대한 저항을 경도라 한다. 전파속도는 경도의 증·감에 비례하여 변하지만 밀도에 반비례하여 변한다. 일반적으로 전파속도는 고체, 액체, 기체 순으로 고체가 가장 빠르다.

㉮ 알루미늄은 놋쇠보다 밀도가 3배나 작은데, 전파속도는 알루미늄이 놋쇠보다 빠르다. 이러한 빠르기는 밀도의 증가가 아닌 경도의 증가 때문에 일어나는데, 이러한 결과는 밀도차가 경도차보다 전파속도가 작기 때문이다.

인체 내에 송신된 초음파가 발산되어 그 반사파를 수신하기까지의 시간을 측정해 전파속도를 계산하여 인체 내 조직의 깊이를 측정할 수 있으며 신체 조직에서 소리의 전파속도와 매질 간의 관계는 표 1-2와 같다.

표 1-2 • 매질에 따른 음파의 전파속도(단위 : m/sec)

매 질	음속	매 질	음속
근육(Muscle : 머슬)	330	공기(Air : 에어)	1,590
폐(Lung : 렁)	600	안구(Lens of eye : 렌즈 오브 아이)	1,620
지방(Fat : 팻)	1,450	폴리에틸렌(20[℃] 상온)	1,900
물(Water : 워터)	1,480	아크릴(Acrylic)	2,730
연부조직(Soft tissue : 소프트 티슈)	1,540	PZT(Zirconate Titanate Lead : 지르콘 티탄산 납)	3,791
간(Liver : 리버)	1,549	두개골(Skull bone : 스컬 본)	4,080
신장(Kidney : 키드니)	1,565	철(Iron)	5,180
혈액(Blood : 블러드)	1,570	알루미늄(Aluminum)	6,260

3. 소리의 지향성(방향성)

소리는 주파수가 높으면 높을수록 짧은 파장을 가진다.

㉮ 하이파이[5](Hi-Fi) 스피커 시스템에서 고음은 스피커 전면에서 가장 정확하게 들리고, 저음은 공간 구석까지 골고루 들리는 것을 알 수 있다. 즉 저주파 음파는 멀리까지 퍼져 나가고 고주파 음파는 직진 방향성이 크다. 음파의 경우에는 전자파와 달리 주파수를 높일수록 에너지는 작아지고 주파수가 낮아질수록 에너지는 커진다.

초음파 빔(Ultrasonic beam : 울트라소닉 빔)은 정해진 거리까지의 직진성으로 발생원에 평행하게 진행하는데, 주파수가 높은 것은 직진성이 좋고 반사가 잘되는 성질을 가지며, 이 평행한 초음파 빔의 범위를 근거리음장(Fresnel zone : 프레넬 존)이라고 부르고, 근거리 영역을 지나면

5) 하이파이(Hi-Fi) : 저음부나 고음부가 모두 잘 나는 넓은 음역이다.

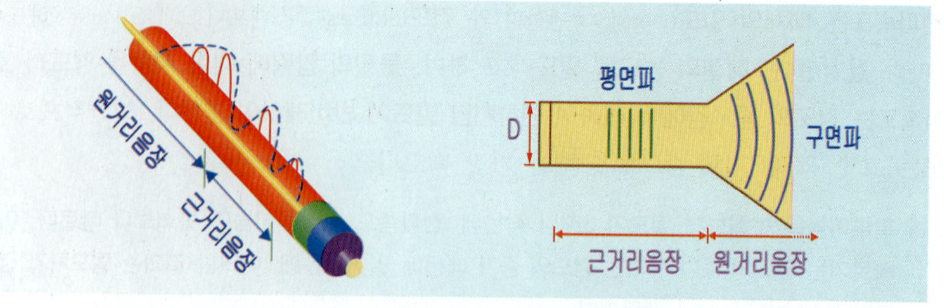

그림 1-3 • 근거리음장과 원거리음장의 구분

서 초음파 빔의 직경이 원추형처럼 급속히 넓게 확산이 시작되는 범위를 원거리음장(Fraunhofer zone : 프라운호퍼 존)이라 한다.

그림 1-3은 근거리 음장과 원거리 음장의 구분을 나타낸 것이다.

검사할 영역이 근거리 음장 안에 존재할 때가 가장 이상적인 상태가 된다. 가까운 영역 길이의 근거리음장은 진동자의 크기에 비례하고 사용주파수에 반비례한다. 즉, 식 (1-2)와 같다.

$$I = \frac{r^2}{\lambda} = \frac{r^2 f}{c}$$

(f : 주파수, r : 탐촉자의 반경, c : 속도, λ : 파장)

$$\text{근거리 음장} = \frac{\text{탐촉자의 반경}^2}{\text{초음파의 파장}} = \frac{\text{탐촉자의 반경}^2 \times \text{주파수}}{\text{음 속}} \quad (1\text{-}2)$$

4. 감 쇠

소리는 음원(Sound source : 사운드 소스)으로부터의 거리가 멀어질수록 점점 약해진다. 전파 거리를 길게 하기 위해서는 전달하려는 방향으로 소리를 한 곳에 모아 압축하여야 한다.

㉮ 먼 거리까지 들리게 하기 위해서 입에 나팔 모양으로 손을 대고 소리를 지르면 멀리 들린다.

소리가 감소되는 것은 음파가 점점 에너지를 소멸하며 전파되기 때문이다. 이러한 소리가 매질을 통과하는 사이에 흡수[6](Absorption : 앱소롭션)나 산란[7](Scattering : 스캐터링)이 일어나

6) 흡수(Absorption : 앱소롭션) : 음파가 매질을 진행하면서 매질의 비탄력적 특성 때문에 음파의 에너지가 매질에 흡수되는 현상이다.

7) 산란(Scattering : 스캐터링) : 초음파 빔이 그 빔의 파장보다 불규칙하거나 작은 면을 가진 반사체에 부딪칠 때 초음파 빔이 여러 방향으로 반사되거나 굴절하는 현상이다. 인체 내와 같이 복잡한 형상의 매질이 혼재되

소리가 줄어드는 현상을 음파의 감쇠(Attenuation : 어테뉴에이션)라고 한다. 소리의 단위로 dB(데시벨 : Decibel)을 사용하고 있으며, 음파가 매질을 통과할 때 단위 길이당 음의 감쇠값은 [dB/cm]로 표시한다. 매질에 의한 음파의 감쇠는 식 (1-3)으로 나타낸다.

$$P = P_0 \exp(-ax),\ I = I_0 \exp(-\mu x) \tag{1-3}$$

매질의 질에 따라 소리의 흡수 정도는 달라진다. 이런 매질의 음파 흡수에 영향을 주는 성분에는 주파수, 매질의 점성, 매질의 완화시간이 있다. 점성이 높은 고무나 솜 같은 매질은 소리의 흡수가 크다. 흡수는 주파수에도 크게 의존하여 주파수가 클수록 흡수 정도도 그만큼 커진다.

초음파도 이 원칙을 따르며, 인체조직 내에서 감쇠는 주파수에 비례하므로 1[MHz] 주파수로서 감쇠계수가 주어진다면 2[MHz]는 2배, 5[MHz]에서는 5배가 될 것이다. 표 1-3은 인체조직에 대한 감쇠계수의 값을 나타낸 것이다.

표 1-3 • 인체조직에 대한 감쇠계수

매 질	감쇠계수(1[MHz])
물(Water : 워터)	0.0002
혈액(Blood : 블러디)	0.18
간(Liver : 리버)	0.5
근육(Muscle : 머슬)	1.2

초음파 영상 진단기에서는 주파수를 높임에 따라 공간 분해능은 향상되는 반면에 감쇠가 커지므로, 높은 주파수의 초음파는 피부에 장기나 가까운 조직을 검사하기 위해 사용하는 것이 효과적이다.

5. 음향 임피던스

음향 임피던스[8](Acoustic impedance : 어쿠스틱 임피던스)란 매질이 가지는 음파의 저항을 뜻하며, 매질[9]의 음속과 밀도[10]는 식 (1-4)와 같다.

어 있을 때 음파의 산란이 일어난다.

8) 임피던스(Impedance) : 교류 회로에서의 전압의 전류에 대한 비(比)이다.

9) 매질(媒質) : 어떤 파동 또는 물리적 작용을 한 곳에서 다른 곳으로 옮겨 주는 매개물이다.

10) 밀도(密度 Density 기호 : 그리스어 ρ) : 부피의 단위당 질량을 나타내는 값이다.

$$Z = \rho C(\text{음향 임피던스}=\text{매질의 밀도}\times\text{전파속도}) \quad (1\text{-}4)$$

단위는 $[kg/m^2 \cdot sec]$이며, 음향 임피던스(Rayls)로도 나타낸다.

초음파는 매질 안을 진행하다가 음향 임피던스가 바뀌는 불연속면을 만나게 되면 그 면에서 일부가 반사된다. 매질의 음향 임피던스가 바뀌는 경계면에서 반사되는 음파의 강도는 식 (1-5)와 같이 유도된다.

$$R = \left(\frac{Z_2 - Z_1}{Z_2 + Z_1}\right)^2 \times 100 \quad (1\text{-}5)$$

Z_2, Z_1은 경계면에 인접한 두 매질의 음향 임피던스이다.

표 1-4는 인체조직에 대한 음향 임피던스값을 나타낸 것이다. 폐조직과 같은 공기로 채워진 장기들은 연부조직(부드러운 부위)에 비해 매우 낮은 음향 임피던스[11]값을 가지며, 뼈를 제외한 다른 인체조직들은 음향 임피던스 영역이 상당히 좁다.

표 1-4 • 인체조직에 대한 음향 임피던스

매 질	음향 임피던스(rayls)
공기(Air : 에어)	0.0004×10^6
폐(Lung : 렁)	1.18×10^6
지방(Fat : 팻)	1.34×10^6
물(Water : 워터)	1.48×10^6
신장(Kidney : 키드니)	1.63×10^6
간(Liver : 리버)	1.65×10^6
혈액(Blood : 블러드)	1.65×10^6
근육(Muscle : 머슬)	1.71×10^6
두개골(Skull bone : 스컬 본)	7.8×10^6

6. 음의 반사와 굴절

음파가 매질을 수직으로 전파하다가 매질의 경계면에 부딪힐 때 두 매질의 음향 임피던스가 다를 경우 반사파(Reflection : 리플렉션)가 일어난다. 그런데 소리는 매질이 다른 경계면에 대

11) 음향 임피던스 : 뼈, 공기, 지방은 초음파 빔의 진행을 방해하거나 지연시켜 전달되기 어렵게 한다.

하여 수직으로만 입사되지 않고, 두 매질의 음속이 다를 경우 즉 음향 임피던스가 다를 때 반사체가 입사하는 초음파 빔에 대하여 경사져 있을 때 음파의 진행방향이 변하면서 구부러지는 굴절(Refraction : 리프랙션)이 생긴다.

음파가 매질을 수직으로 전파시 매질의 경계면에 부딪쳐 형성되는 음향 임피던스의 반사와 굴절에 대한 것을 그림 1-4에 나타내었다.

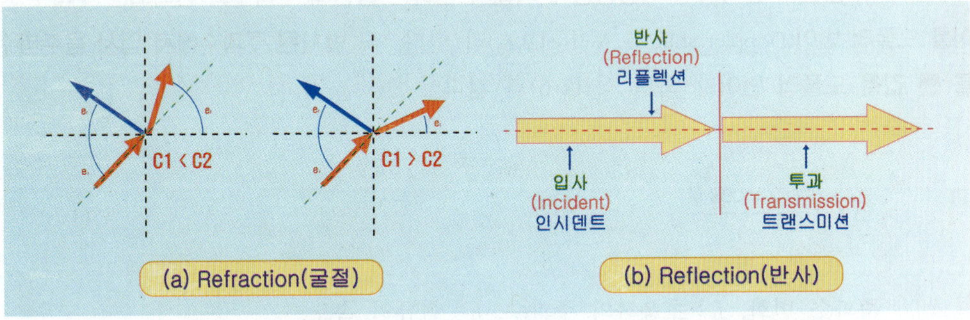

그림 1-4 • 각각 다른 매질에서의 음향 임피던스의 초음파 반사와 굴절

매질의 경계면에서 반사나 굴절은 음향 임피던스 ρC(매질의 밀도 × 전파속도)값에 의해 결정되며 그 차가 클수록 반사율도 커진다. 다양한 인체조직 사이의 반사계수 값을 표 1-5에 나타내었다.

표 1-5 • 인체조직 사이의 반사계수

매 질	반사계수[%]
근육(Muscle : 머슬) − 연부조직	0.04
지방(Fat : 팻) − 연부조직	0.69
간(Liver : 리버) − 지방	0.79
뼈(Bones : 본스) − 연부조직	43
폐(Lung : 룽) − 연부조직	52
공기(Air : 에어) − 연부조직	99.9

오늘날 인체 각 조직의 음향 임피던스는 정밀하게 측정되고 있다. 진단시 초음파의 방법은 음향 임피던스가 다른 매질 사이의 경계면에서 초음파가 반사되어 영상화되는 원리이다.

㉮ 생체에서 공기와 연부조직인 폐의 음향 임피던스의 차이가 크기 때문에 '공기−연부조직'의 경계면에서 실질적으로 초음파가 전부 반사된다. 그러므로 인체에 초음파를 입사할 때에는 임피던스 차이를 줄이기 위해 탐촉자(프로브)가 닿는 피부에 접촉 매질인 전용의 젤리(Jelly)나 오일(Oil)을 사용하는 것이 좋다. 또, 복강 내 장기의 초음파 검사를 할 때에는 미리 관장하여 장기 내 가스(Gas)를 배출시킨다.

7. 도플러 효과

움직이고 있는 물체에 음파를 보내면 이동방향에 의해 들리는 음의 크기는 다르며, 듣는 사람에게 되돌아오는 음의 주파수는 그 이동하는 물체의 속도에 비례하여 변화한다.

이때 그 **물체가 음원에서 멀어지면 되돌아오는 음의 주파수는 낮아지고, 반대로 가까워지면 반사되는 음의 주파수는 입사음보다 높아지는 현상을 도플러 효과**(Doppler effect : 도플러 이펙트)라 하며, **음원과 관측자의 이동방향에 의해서 변하는 음원의 주파수와 관측되는 주파수 차이를 도플러 변이**(Doppler shift : 도플러 시프트)라 한다. 즉 **반사된 주파수에서 입사 음주파수를 뺀 값을 도플러 변이**라 하며 식 (1-6)과 같다.

$$\Delta f = \frac{2v\cos\theta}{c}f \qquad (1\text{-}6)$$

Δf : 주파수 변화, f : 초음파의 주파수, v : 혈류의 속도,
c : 인체 내부의 초음파 속도(1,540[m/s]), θ : 혈류의 진행방향에 대한 초음파의 입사각

혈류의 이동방향과 탐촉자에서 보내진 주파수가 θ각도로 입사하여 얻는 정보를 그림 1-5와 같이 나타내었다.

생체에서 검출되는 도플러 신호는 단일 주파수를 갖지 않는다. 이는 혈류의 속도가 균일하지 않기 때문이다. **혈관 중앙에서의 혈류속도는 혈관벽에서의 혈류속도보다 크다.** 또한 혈관의 형상에 따라 난류가 형성되기도 한다. 따라서 일반적으로 **도플러 신호는 넓은 스펙트럼을 가지고, 이 신호 전력 스펙트럼의 주파수 평균치를 일반적으로 변이 주파수의 평균치로 추정**한다. **도플러 원리**[12]를 이용하면 **생체 내에서 운동하는 장기**(심장, 심장판막, 혈류의 속도, 혈관 등)**의 움직임을 관측**할 수 있다. 초음파는 실제 임상응용에서 의학적 지식으로는 아직 해가 없다고 하지만 절대적인 것은 아니므로 **태아에 대해서는 초음파 양이 많은 도플러 방법을 사용하지 않는 것이 좋다.** 현재 **도플러 방법**은 대부분이 **혈류 정보 검출**에 사용되고 있다.

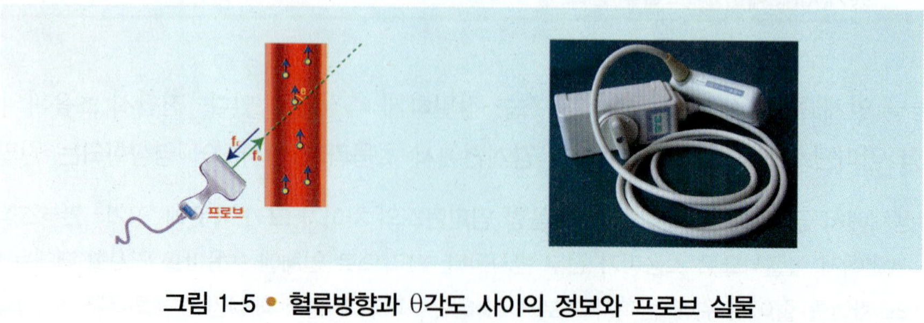

그림 1-5 • 혈류방향과 θ각도 사이의 정보와 프로브 실물

12) 도플러의 원리(도플러 효과 : Doppler effect) : 소리나 빛이 발원체에서 나와 발원체와 상대적으로 운동을 하는 관측자에게 도달했을 때 진동수에 차이가 나타나는 현상이다.

제 1 장

03 | 초음파의 발생

모든 물질은 공기 중에서 움직일 때 소리를 발산시키는데, 이러한 **소리를 생성하기 위해서는 물질이 진동**되어야 한다. **초음파를 발생시키기 위해서는 초음파 진동자, 즉 트랜스듀서**(Ultrasonic Transducer : 울트라소닉 트랜스듀서)가 쓰이며 이를 **탐촉자**라 한다. **초음파를 발생시키는 탐촉자는 진단시 전기적 에너지를 음파로 변환**시켜 보내주기도 하고, **반사음을 받아서 전기적 에너지로 바꾸어 주는 역할**을 동시에 수행할 수 있다. **의학영상용 초음파 트랜스듀서로 일반적으로 초전체**가 쓰인다. **초전체**(Piezo electric : 피에조 일렉트릭)에 전압을 인가하면 초전체 내 분자의 배열방향이 바뀌게 되고, 이에 따라 **초전체의 수축 및 팽창이 일어나게 되어 초전체면이 진동하는 효과**가 나타난다. 초전체면의 진동이 초전체 주위에 음파를 발생하게 된다. **초음파 트랜스듀서는 공명주파수**를 가진다. 즉 트랜스듀서에 전기펄스를 인가하면 특정한 주파수의 음파가 발생한다는 것이다. **공명주파수는 트랜스듀서의 두께와 트랜스듀서 내에서의 음속에 의해 결정된**다. 즉 **트랜스듀서의 두께가 음파파장의 1/2이 되는 주파수에서 공명**이 일어난다.

1. 압전효과 및 자왜효과

프랑스 물리학자 **피에르 퀴리**(Pierre Curie)와 **자크 퀴리**(Jacques Curie) 형제는 1880년에 수정과 같은 물질의 결정체를 압축하거나 늘였을 때 **결정의 양면에 전하가 생기는 현상**을 발견하였다. 이러한 **전기적 에너지를 역학적 에너지로, 역학적 에너지**(초음파)**를 전기적 에너지로 변환시키는 것을 압전효과**[13](Piezoelectric effect : 피에조 일렉트릭 이펙트)라 한다. 이러한 압전효과를 보이는 결정에 압력을 가했을 때 전압이 발생되고, 반대로 이들 물질에 전압이 가해지면 **체적**[14]변화를 일으킨다. **의학적으로 사용되는 대부분의 초음파의 발생소자는 압전효과**를 이용하여 **음향의 송신과 수신 모두가 동작**하는 것이다.

초음파의 발생에는 압전효과와 더불어 **자왜효과**[15](Magnetostriction effect : 마그네틱스트릭

---

13) **압전효과** : 어떤 결정에 기계적 힘을 가해 전하를 발생시키거나 전압을 가해 변형이 생기게 하는 현상이다.

14) **체적** : 입체가 차지하는 공간의 크기이다.

15) **자왜효과** : **강자성체**(强磁性體)를 **자화**(磁化)할 때 그 자성체에 탄성적 변형이 생기는 현상. 자기 변형, 자기 일그러짐이라고도 한다. 자성체를 결정축과의 관계에 따라 어떤 방향으로 자화하는 데 필요한 **이방성**(異方性) 에너지로 인한 자성체 내의 내부충격 때문에 생긴다. 역으로 자성체에 외부의 기계적 충격을 가하면 그 자성체의 자화상태에 변화가 생긴다. **강자성체의 막대가 튜브에 축자속**(軸磁束)**을 가했을 때 그 길이가 늘어나는 것을 양성**(陽性) **자왜**라고 한다. **니켈과 같은 자성체는 자속밀도**(磁束密度)**가 증가하면 자성체의 길이가 줄어드는데 이것을 음성 자왜**라고 한다. 자왜는 변형된 자성체에도 영향을 미친다. 길이에 따라 자속이 가해졌을 때 구부러진 자성체 박판이 똑바로 펴지려는 현상이 생긴다. 자왜로 인한 **교번자계**(交番磁界)

표 1-6 • 초음파 진동소자의 종류

동작원리	진동자 재료	변환효율	주파수 범위
압전효과	수정(Crystal : 크리스털)	10~20[%]	0.5~20[MHz]
	티탄산바륨($BaTiO_3$)	40[%]	1~15[MHz]
	황산리튬(Li_2SO_4)	50~60[%]	0.3~2[MHz]
	지르콘티탄산납(PZT)	70[%]	0.3~2[MHz]
자왜효과	니켈(Nickel)	20~50[%]	20~50[kHz]
	페라이트(Ferrite)	70~80[%]	20~100[kHz]

션 이펙트)도 이용되는데 강자성체가 그 길이의 방향으로 자화할 때 자장강도에 따라 자성체의 길이가 축소하고 자화를 소멸시키면 처음의 길이로 돌아오는 현상을 자왜효과라 한다. 그러므로 자화된 막대를 외부적인 힘에 의해 축소시키면 힘에 비례하여 자화도 변화한다.

2. 초음파 진동재료

압전효과에 사용되는 압전재료로는 천연결정체인 수정(Crystal : 크리스털), 황산리튬(Li_2SO_4), 티탄산바륨($BaTiO_3$), 수용성 결정체 로셀염(Rochell Salt), 지르콘티탄산납(Lead Zirconate Titanate, PZT)계 세라믹 등이 있다.

현재는 진단시 사용되는 탐촉자로는 변환효율이 좋은 PZT(Zirconate Titanate Lead : 지르콘티탄산 납)와 같은 인공 세라믹이 주로 쓰이고 있지만, PVF_2(Poly Vinylidene Difluoride : 폴리비닐라이덴 다이플루오라이드) 등의 압전 유기재료도 이용하고 있다. 진동자의 형상이나 종류는 주파수, 사용목적에 따라 다르기 때문에 더 효율이 좋은 압전기 재료를 개발하기 위해 계속 연구하고 있다.

① 자왜효과가 가장 큰 것은 철과 백금의 합금이지만 값이 비싸므로 실제로는 사용하지 않고 있으며, 철, 니켈, 알루미늄 합금류 등이 이용된다. 압전식의 탐촉자는 변형의 비율이 작고, 외부적 힘의 강도가 작으며 수명이 짧고 온도의 영향도 잘 받는다.

② 자왜식 트랜스듀서와 압전식 트랜스듀서는 동작구조와 원리가 상당히 다르다. 그러나 서로 상대의 단점을 보완하여 압전식 트랜스듀서는 비교적 높은 주파수(100[kHz] 이상)

의 주기가 높은 주파수 교번자계는 자성체 내에 세로 진동의 반복현상을 일으켜서 이것이 음향파의 발생원이 된다. 그래서 이 진동의 주파수가 자성체의 고유 주파수와 일치하면 큰 값의 진폭이 일어난다. 자왜 진동은 여러 가지로 응용된다. 초음파 주파수(20[kHz]) 이상에서 자왜 진동은 초음파 에너지원으로 사용된다.

㉥ 용접을 위해 알루미늄의 산화 피막을 벗겨내는 것과 같은 초음파 세척을 들 수 있다. 자왜 발진회로는 25[kHz] 이하의 주파수에서 주파수 제어 발진을 일으키는데 교류의 자왜효과를 이용하는 발진기로서 어군탐지기, 수심측정기 등에 이용된다. 자왜현상은 이 밖에 확성기나 마이크로폰 등에도 활용되며 압력계, 하중계, 진동계 등 측정장치에도 사용된다.

의 초음파 진동을 송신하거나 수신할 필요가 있을 때 사용하고 자왜식 트랜스듀서는 비교적 낮은 주파수일 때 사용된다.

초음파 탐촉자의 종류와 동작원리에 대한 것을 표 1-6에 나타내었다. 자왜식 탐촉자는 압전식 탐촉자와 비교하면 장점이 많아 일상적으로 많이 사용된다.

3. 초음파의 송신과 수신

세라믹 진동자와 같은 PZT(Zirconate Titanate Lead : 지르코네이드 티타 fp드, =지르콘 티탄산 납)에 1~2[MHz]의 고주파 펄스 발진기를 연결하여 고주파 전압을 인가하면 프로브(Probe : 탐촉자)는 동일한 주파수로 진동하여 초음파를 발생한다. 초음파의 수신도 역시 진동자를 이용하여 받고 있다. 진동자에 초음파를 인가하면 진동자는 이에 상응하는 미세한 전기현상을 발생시키는데 이것을 증폭하면 전기신호로서 검출할 수 있다.

(1) 비율 발진기

비율(Rate : 레이트) 발진기는 4백~5백[Hz]의 방형파(구형파, 직사각형파) 펄스를 발생하여 게이트 회로로 고주파 펄스 발진기를 트리거[16)]시키면 1~2[MHz]의 초음파 진동이 레이트(비율) 발진 주파수로 반복하여 발생한다. 즉, 송신기에서 초음파 펄스를 보내면 탐촉자에 의해 생체 내부까지 초음파가 보내지고 생체 안의 장기에 부딪쳐 반사되어 다시 탐촉자에 수신되는 이 과정이 상당히 짧은 시간 안에 반복되어 이루어진다.

(2) 초음파 펄스법

의료용 초음파 영상을 얻는 가장 기본적인 방법이며, 송신된 펄스와 펄스 사이의 공백 간에 인체로부터 반사된 초음파를 진동자로 차례로 수신하여 영상화한다. 초음파 연속법은 연속적으로 초음파를 발신하고 수신하여 도플러 변위를 알아내는 연속파법이다. 초음파를 연속적으로 발진하기 위해 발진, 수신 진동자를 분리하여 사용하고 두 분리된 진동자를 약간 안쪽으로 경사지게 설치하여 발신된 초음파와 수신된 초음파가 중복되게 만들고 그 중복부위를 검사하게 하는 것이다. 이 방식은 초음파 온열요법에 주로 사용된다. 또한 혈관 내에서의 혈류속도를 2차원 영상으로 확장하여 색으로 표시하는 CFM(Color Flow Mapping : 컬러 플로우 맵핑)이 있다. CFM에서는 공간적으로 도플러 주파수변이가 일어나는 정도를 컬러 영상으로 보여주기 때문에 보다 효율적인 진단을 할 수 있다.

16) 트리거(Trigger) : 비정현파와 그 밖의 특수파형 발진기에 가하여 그 발진기 특유의 파형을 발생시키는 데 필요한 가동 신호이다. 펄스의 상승 또는 하강 등을 이용하여 다른 회로에 그 변화를 알리거나 상태의 변동을 일으키게 하는 것이다.

4. 초음파 프로브

다수의 초음파 변환기를 합한 트랜스듀서 어셈블리를 초음파 탐촉자(Probe : 프로브)라 한다. 프로브는 진단하고자 하는 장기에 초음파를 보내거나 장기에 부딪쳐 반사되는 반사파를 받아서 전기적 신호로 바꾸어 주는 장치이다. 초음파 진동자를 수십 개 이상 배열하여 플라스틱 케이스에 넣어 제작한 것으로 검사 부위 및 목적에 따라서 그 모양과 크기가 다르다. 임상적으로 사용되는 다양한 형태의 초음파 탐촉자를 그림 1-6에 나타낸 것이다.

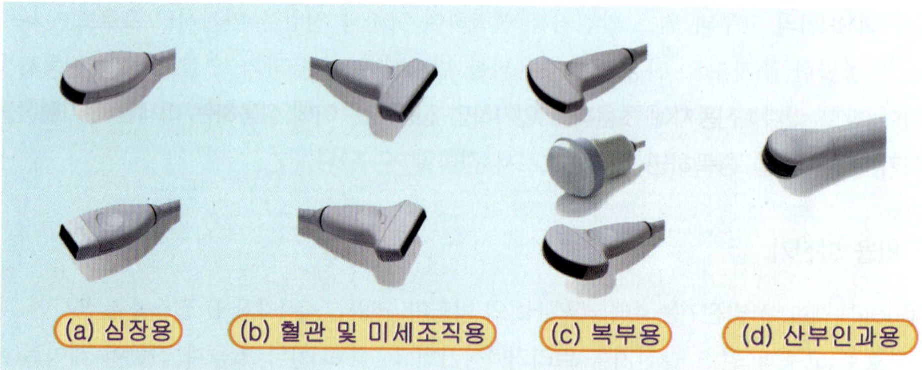

그림 1-6 • 인체 진단용 프로브의 각종 초음파 진단용 프로브

(1) 초음파 프로브의 구조

초음파 탐촉자는 초음파 진동자가 효과적으로 동작할 수 있게 만들어져야 한다. 초음파 펄스를 효과적으로 송신할 수 있도록 진동자 앞면에는 결합층(Matching layers : 매칭 레이어즈)이 설치되어 있다. 이 결합층은 잡음(Noise : 노이즈)을 줄이고, 인공산물(Artifact : 아티팩트, 허상)이 감소된다.

① 압전 결정체(진동자) 뒤쪽엔 후면 흡음층[17](Backing material : 백킹 머티어리얼, =Damping layer : 덤핑 레이어)이 있어서 전기적 자극을 준 후 압전 결정체(진동자)의 공명에 의해서 후방으로부터 방사되는 초음파를 흡수한다. 이것은 후방으로 방사된 초음파가 전방으로 반사되는 것을 제어하여 진동자의 Q-팩터(Q-Factor)를 작게 한다.

② Q-팩터란 프로브가 갖는 주파수 선택성을 나타내는 파라미터이다. Q값이 증가할수록 진동자의 기계적 진동의 감쇠시간이 늦어지고, 그 고유 주파수에 가까운 성분을 보다 강조한다. Q는 펄스 입력에 대한 진동 정도를 나타낸다.

---

17) 흡음층 : 음파가 매질을 통과할 때나 물체의 표면에 닿을 때 매질이나 물체가 음파를 빨아들임으로써 소리에너지가 감소하는 층이다.

③ 진동자의 양단에는 접지 전극과 내측 전극이 있어 외부전선 케이블(Cable)과 연결된다. 이 진동자는 탐촉자의 표면 부근에 있으며 안으로는 인공 세라믹으로 구성되어 있다. 이 진동자에 초음파 주파수인 1~20[MHz]의 전압이 주어지면 인공 세라믹이 진동되어 1~20[MHz]의 초음파가 발생된다. 초음파 프로브는 매칭 코일(Matching coil)을 통하여 진동자로 전기를 입력하고, 전기신호를 효율적으로 초음파로 변환하도록 한다.

(2) 초음파 프로브의 주파수 선택성

초음파 압전 결정체는 송·수신 초음파는 어떤 것이든 특정한 주파수 성분만 투과시킨다. 즉 단일 펄스 파형의 전기신호가 주어지면 진동자는 그 고유 진동수로 기계적으로 감쇠 진동하여 그 기계적 진동과 유사한 파형의 음파가 인체를 향하여 발사된다. 한편, 인체조직에 입사된 초음파는 반사, 산란되어 프로브로 돌아오면 여기서 다시 그 고유 진동수 부근의 주파수 성분만이 강조된 전기신호로 변환된다.

초음파 변환기의 감쇠시간을 길게 하고 Q(Q-Pack의 Q)를 크게 하는 것은 감도를 향상시키는 데 기여하지만, 진동이 꼬리를 끌게 되어 공간 분해능을 저하시킨다.

① 보통의 진단에 사용되는 프로브의 주파수는 3~5[MHz] 범위 내에 있다.
② 깊은 곳에 있는 장기를 진단하기 위해선 2.5[MHz] 주파수의 탐촉자를 사용한다.
③ 수술시에는 7.5[MHz]의 탐촉자가 사용된다.
④ 프로브의 발신 주파수는 소아용으로는 송신 주파수가 3.5~5[MHz], 직경이 5[mm] 정도의 것, 성인용으로는 3~5[MHz], 직경이 10[mm] 정도가 사용된다.

04 | 초음파 진단

초음파 진단이란 인체의 체표에서 초음파를 발생시키면 음향 임피던스의 차이가 있는 인체조직 즉 밀도나 경도의 차이가 있는 인체조직에서 초음파를 반사하는 물리적 특성을 이용하여 반사된 초음파의 에코[18](Echo : 반사)를 탐지하고 이를 영상화하여 그 병변을 알아내는 것을 말한다. 진단용 초음파의 범위는 보통 1~10[MHz]이지만 대부분 3.5~5[MHz]의 주파수를 발신하는 초음파 트랜스듀서[19]가 사용되고 있다.

---

18) 초음파의 에코 : 소리나 전자파 등의 어떠한 파형이 반사작용으로 충분한 진폭과 명확한 지연시간을 갖고 되돌아온 파(波)이며, '반향(反響)'으로 순화, 레이더에서 표적에 반사되어 되돌아온 신호. 또는 그 신호에 의하여 레이더 스코프의 스크린 위에 그려지는 궤적, 목소리의 울림을 좋게 하기 위하여 인공적으로 메아리 따위를 만드는 장치이다.

1. 초음파 진단장치의 구성

초음파 진단장치는 초음파를 이용해서 생체 내에 기능을 조사하는 검사장치로 조작이 쉬워 생체 내의 부위별 구조를 직접 관찰할 수 있다. 작은 전기신호를 증폭하여 파형 또는 영상을 모니터에 표시하는 방법을 취하고 있으며 초음파 의료기기는 그림 1-7과 같다.

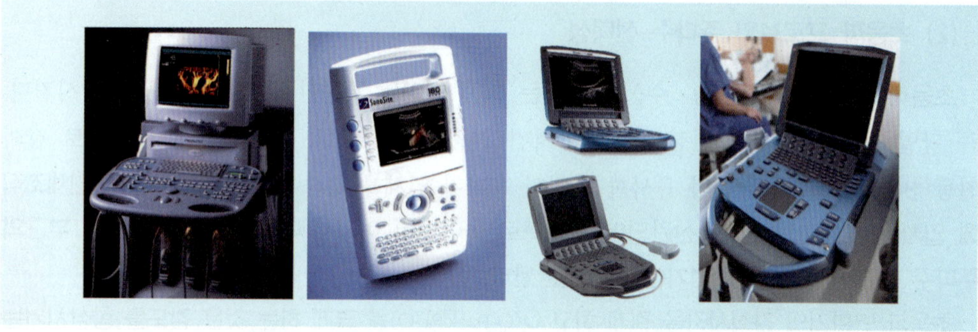

그림 1-7 • 진단용 초음파 장치 및 초음파 진단장치

이러한 진단용 초음파 장치의 구조는 그림 1-8과 같다. 초음파 변환 소자에 전압을 넣어 주는 고주파 펄스 발신기는 계속해서 높은 진폭의 펄스를 발생한다. 보통 0.5~2[kHz] 정도가 초음파 펄스를 송신시키는 주기인 반복 주파수이다.

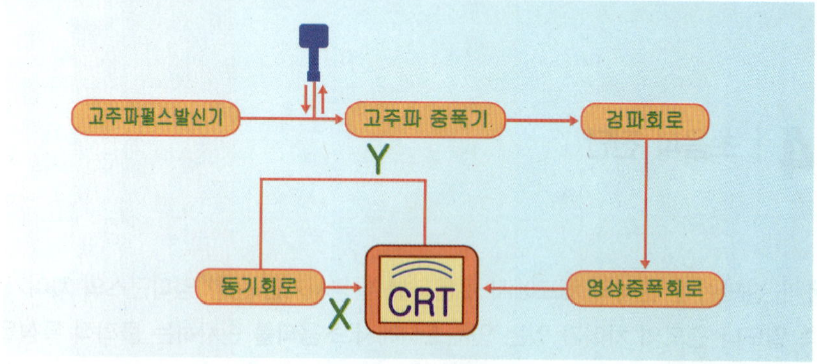

그림 1-8 • 진단용 초음파 장치의 기본구조

초음파 프로브에서 송신된 초음파는 생체 내부로 송신되고 음향 임피던스가 서로 다른 인체조직의 경계면에서 반사된다. 반사되어 오는 반사파는 다시 똑같은 프로브 진동자에

19) 트랜스듀서(Transducer : 변환기) : 입력 Energy(에너지)를 출력 에너지로 변환시키는 장치이다.

의해 에코(Echo : 반사) 신호로 수신한다. 초음파 프로브에 수신되는 에코 신호는 50[μV]~1[V] 정도로 약해 이 신호는 수신 증폭기에 유도되어 검파 증폭된다.

이러한 정상조직과 에코의 강도 차이를 선명하게 하기 위해 수신회로에 입사한 반사파는 반사시간이나 깊이에 따라 이득조절기로 적당히 조절하여 잡음 대 신호 비를 향상시키고 영상 표시의 질을 좋게 하기 위해 증폭(Gain : 게인)[20], TGC(Time Gain Control : 타임 게인 컨트롤, Sensitivity time control : 센서티버티 타임 컨트롤)[21], Dynamic range(다이내믹 레인지)[22] 등의 조절기들이 만들어졌다. 특히, TGC의 경우 그 효과가 매우 높아 많이 사용되고 있으며 원리는 그림 1-9와 같다.

초음파 진단장치에 수신되는 반사(Echo : 에코) 신호를 조절하는 장치를 표 1-7에 나타내었다. 반사된 초음파 신호에 의한 반사위치는 처리된 신호로부터, 초음파 프로브의 진동자 위치신호, 펄스 반사의 타이밍(Timing) 신호를 기준 값으로 찾는다. 수신 처리된 결과는 표시장치 모니터에서 생체 단층면상에 대응하는 위치에 대한 반사파 에코(Echo : 반사) 신호의 강도로 표시한다.

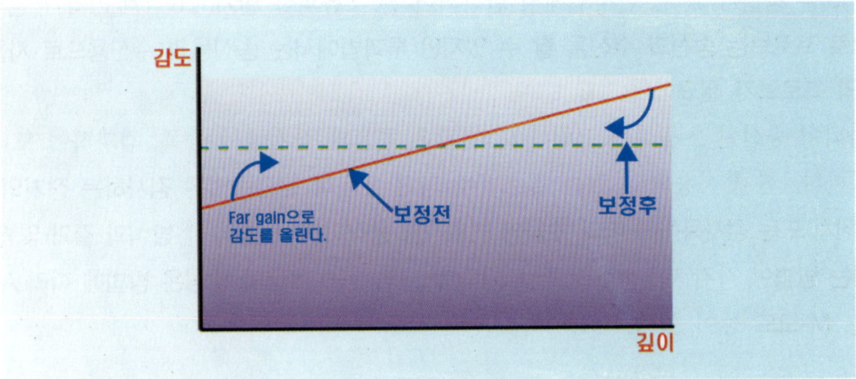

그림 1-9 • TGC

20) Gain(게인) : 신체 조직에서 돌아온 에코신호는 진동자에 의해 전기신호로 변환된다. 수신된 전기신호는 매우 약하기 때문에 증폭되어야 모니터에 나타낼 수 있다. 이러한 증폭을 Gain이라 한다.

21) TGC(Time Gain Control : 타임 게인 컨트롤, Sensitivity Time Control : 센서티버티 타임 컨트롤)이라고 부르는 조절장치로서 초음파 빔이 인체 내에서 조직으로 깊이 전달될수록 세기의 감소를 가져오는데 체표에서 가까운 거리에 있는 조직의 에코는 감소가 적어 세기가 강하고 먼 거리에 있는 조직의 에코는 감소가 많아 세기가 약하다. 그를 보정하기 위해 각 깊이마다 민감도를 조정하여 어느 단계 이하의 적은 양의 반사 신호나 잡음은 신호화 처리과정에서 소멸시킨다.

22) Dynamic range(다이내믹 레인지) : 가장 높은 진폭에서 가장 낮은 진폭까지를 여러 개의 명암층으로 다양하게 대비시키면 그에 따른 여러 가지의 에코레벨을 얻을 수 있는데 이 범위를 Dynamic range라고 한다. 영상에서 좁은 범위의 Dynamic range를 사용하면 그 위상이 많이 과장되어 거칠게 나타나며, 넓은 범위의 Dynamic range를 쓰면 화상이 매우 부드러워 병소와 정상조직 간의 구별이 어렵다.

표 1-7 • 초음파 진단장치의 조절기

조절장치	기 능
자동이득제어 AGC(Automatic Gain Control)	자동으로 에코를 조절한다.
Gain Control(게인 컨트롤)	에코 증폭량을 조절한다.
Out Put(아웃 풋)	초음파를 출력하는 곳이다.
TGC(Sensitivity Time Control(STC) : 센서티버티 타임 컨트롤)	가까운 거리의 에코(Echo : 반사)를 감약, 먼 거리의 에코를 증가한다.
Rejection(리젝션)	미세한 에코를 제거한다.
FTC(Frequency Time Control : 프리퀀시 타임 컨트롤)	강한 에코의 자동 조절을 하여 경계면을 선명하게 하는 회로이다.

2. 초음파 진단 방식

초음파 진단에는 생체조직을 투과한 초음파를 수신하는 방법과 생체조직에서 반사 초음파를 수신하는 방법이 있다. 반사법에서 반사되어 온 초음파를 반사(Echo : 에코)라 부른다. 일반적으로 프로브는 송신과 수신을 할 수 있지만 투과법에서는 송신용과 수신용으로 사용하는 한 쌍의 프로브가 필요하다(그림 1-10).

반사되어 송신된 초음파는 그림 1-11과 같은 초음파 장치에서 증폭, 검파하여 모니터에 영상화한다. 현재 사용되고 있는 펄스법에 의한 초음파 진단방법은 검사하는 장기의 크기, 형태, 위치 또는 검사목적에 따라 초음파 탐촉자를 움직이는 스캔(Scan) 방식과 결과 및 영상을 기록하는 방법이 각각 다르다. 또한 모니터에 나타나는 초음파 영상은 방법에 따라 A-모드, B-모드, M-모드 등이 있다.

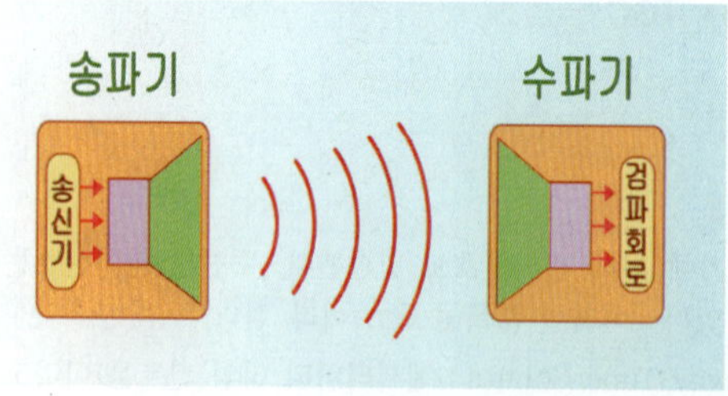

그림 1-10 • 투과형 초음파 센서

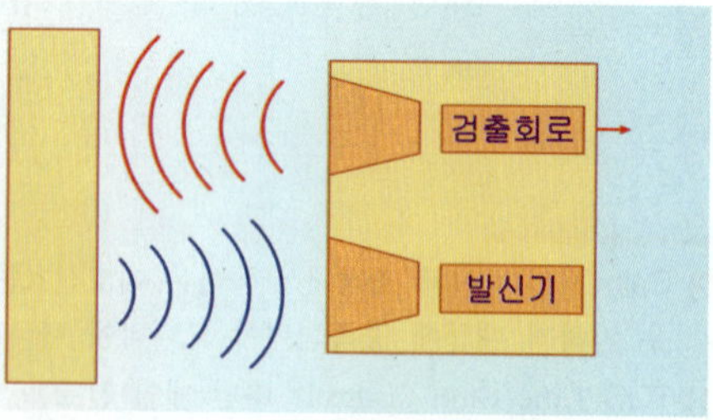

그림 1-11 • 반사형 초음파 센서

(1) A-모드

단일 초음파 펄스를 매질에 인가한 뒤 음향 임피던스 불연속면에서 반사되어 돌아오는 반향파 신호를 브라운관의 Y축에 초음파 발사시간(거리)을 표시하고, X축상에 반사파(Echo : 에코)의 세기를 진폭(Amplitude : 앰플리튜드)의 파형 높이로 표시하는 방법이 A-모드(Amplitude Mode : 앰플리튜드 모드-진폭 표시법)이다. 이는 초음파가 투과할 때 매질의 차이로 인한 반사 계수가 달라지므로 진폭의 차이를 보이게 되며, 같은 매질을 통과할 때는 진폭의 변화를 보이지 않다가 또 다른 매질의 경계에서 진폭을 보이게 된다. 진폭 차이를 모니터로 나타내서 진단하는 것이다. 반사된 반사파가 약하면 진폭이 낮고, 강하면 진폭이 높다. 이 반향파 신호의 크기는 인접한 두 매질의 음향 임피던스 차이에 의해 결정되고 반향파가 되돌아오는 시간은 초음파 탐촉자로부터 불연속면까지의 거리에 의해서 결정된다. 따라서 진폭 방법으로 계측한 신호로부터 불연속면의 깊이를 계산할 수 있다. 진폭 방법은 심장학, 안과학 그리고 뇌과학에서 사용되나, 초음파의 특성상 탐촉자의 방향이 달라지면 다른 화상이 생겨 객관성과 재현성이 없고, CT, MRI의 등장으로 현재는 별로 사용하지 않는다.

(2) B-모드

브라운관의 X축상에 초음파 에코(Echo : 반사)의 세기를 밝기(휘도)를 변조하여 표시하는 방법이 B-모드(Brightness Mode : 브라이트니스 모드)이다. A-모드에서 보인 반사파의 강도에 의한 진폭의 파형 높이에 의해 진폭이 낮으면 어둡고, 높으면 밝게 표시되는 방법이다. 우리가 보통 초음파 검사라 하면 주로 B-모드(Brightness Mode 브라이트니스 모드 : 밝기 모드)를 말하며 다른 용어로 음향 측심 기록도(Echogram : 에코그램, 에코도)이라고도 한다.

1) B-모드 원리

초음파 빔의 방향이나 위치를 연속적으로 이동시키면서 반사파를 유출하여 단층면상에서 빔이 향하고 있는 방향으로 모니터상의 점을 스캐닝하여 배열하고, A-모드로 얻어진 반사 강도로 그 휘도(Brightness : 브라이트니스, =밝기)를 제어하면 단층면상의 반사 강도의 공간적인 확산이 영상자료화된다. 즉, 에코(Echo : 반사)의 거리(반사시간)를 Y(종)축에 탐촉자의 위치를 오실로스코프의 X(횡)축에 입력하고 에코(Echo : 반사)의 세기를 높이(Z)축에 입력하여 브라운관 상에 프로브의 빔이 투사되는 면과 이동선에 따른 단면상을 만들어 내는 것이다.

2) B-모드 기법

프로브를 이동시켜 피검체를 초음파로 추적하는 것을 스캔이라 한다.

① B-모드 표시법 : 초음파 빔의 방향 또는 위치를 찾기 위해 수동식 · 전자식 · 기계식 스캔법을 사용한다.
② 수동식 스캔법 : 1개의 단소자 프로브를 이동하는 방법이다.
③ 전자식 스캔법 : 프로브에 작은 네모형의 여러 개의 진동자를 조합시켜 전기적으로 순차 이동시키는 방법이며, 전자 스캔법을 사용하면 실시간 영상을 얻을 수 있다. 전자식 스캔법은 트랜스듀서 1개만을 구동하는 경우 트랜스듀서로부터 나오는 초음파 빔의 모양

은 옆으로 심하게 퍼져 1차원 빔모양과는 큰 차이가 나게 된다. 그러나 여러 개의 트랜스듀서를 동시에 구동하면 음속의 모양이 보다 직선형이 되는데 이런 전자식 스캔법을 쓰면 빔의 폭, 초점거리, 빔 방향을 제어할 수 있다. 전자식 스캔법에서는 스캐닝한 화상을 구성하는 방법(스캔 방법)에 따라 다음의 주사방식이 많이 사용되고 있다.

㉠ 선형주사(Linear Scan : 리니어 스캔) : 선상 배열방식으로 얇고 작은 직사각형 진동자를 선상으로 나란히 배열한 것으로 구동하는 트랜스듀서의 위치를 순차적으로 바꾸어주면 초음파 빔을 선형적으로 주사할 수 있게 된다. 이러한 방식을 선형주사라고 한다. n : 선형주사에서 주사선의 수, z : 관찰하려는 깊이, v : 음속라 하면 1초에 얻을 수 있는 화면의 수, 즉 Frame Rate(프레임 레이트 : FR)는 식 (1-7)과 같이 나타낸다.

$$\mathrm{FR} = \frac{v}{2\,z\,n} \tag{1-7}$$

예 주사선수를 128, 깊이를 20[cm]라고 한다면 속도는 1540[m/s]이므로 FR은 약 30[frame/s]이고, 이 정도의 FR이면 움직이는 장기를 실시간으로 볼 수 있다. 주사선의 수를 늘리면 영상의 해상도는 개선되지만 FR은 줄어들어 움직이는 장기를 보는데 지장이 생길 수 있다.

복부 표재성 장기, 산부인과 검사에 많이 사용된다.

㉡ 섹터 주사(Sector Scan : 섹터 스캔)

위상차 배열방식으로 진동자의 표면이 더 작다. 전자 집속방식으로 모든 진동자가 구동하나, 시간차를 두고 구동하여 초음파의 집속과 방향을 조정하고 높은 화상의 질이 형성된다. 체표부분의 상이 좁아서 사각이 생기는 단점이 있으나 원거리 장기의 관찰이 용이하여 늑간을 통한 심장관찰, 자궁, 난소 등 골반 내 장기의 검사에 편리하다.

㉢ 복합 주사(Compound scan : 컴파운드 스캔)

진동자가 하나로 구성되어 있다. 현재는 컨벡스(Convex)[23] 주사를 많이 사용하고 있다.

㉣ 기계식 스캔법

기계적 주사에서는 초음파 탐촉자를 모터 등에 의하여 구동하고 초음파 탐촉자의 위치를 정확하게 검출하는 검출기구를 사용한다. 따라서 초음파 탐촉자로부터 나온 초음파 펄스가 진행하는 경로를 정확히 추론할 수 있으며 반사되어 돌아

23) 컨벡스(Convex) : 선상배열인 Linear Array(리니어 어레이)방식을 사용하여 표면이 볼록하게 진동자를 배열한 것을 말한다. Linear(리니어)의 원거리 음장이 넓지 못하고 Sector(섹터)의 근거리 음장이 좁다는 결점을 보완하였다. 복부와 음향창이 적고 내강이 넓은 골반 검사에 주효하다.

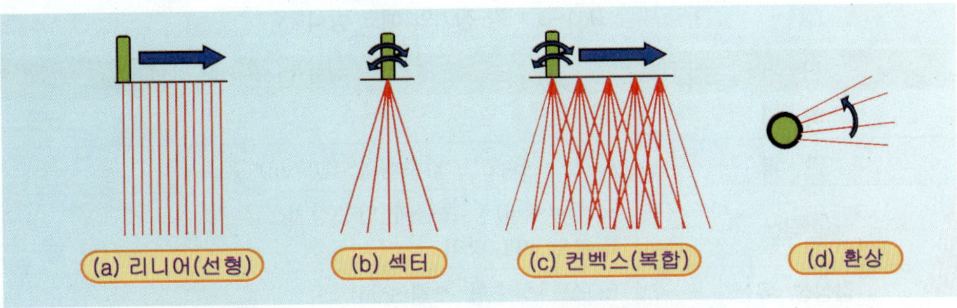

그림 1-12 • 스캐닝 탐촉자의 주사형태에 따른 구분

오는 반향파가 2차원 단면의 어느 위치에서 반사되었는지를 알 수 있게 된다. 초음파 탐촉자는 반향파를 전기신호로 변환하고 이 전기신호를 휘도[24](밝기)신호로 변환하여 이를 표시장치상에 해당되는 위치에 표시하게 되면 2차원 영상을 얻을 수 있다. 현대의 초음파 스캐너는 대부분 전자식 방식을 사용하고 있다.

(3) M-모드 또는 TM-모드

초음파 펄스를 일정한 간격을 두고 송신하고 초음파 펄스마다 되돌아오는 반향파 신호를 화면상에 순차적으로 표시함으로써 인체 내 장기 중 심장과 같이 움직이는 장기의 활동 상태를 탐지하고, 초음파를 표시하는 데는 M-모드(Motion mode : 모션 모드)가 이용된다. M-모드 방법은 A-모드(움직임 모드)와 마찬가지로 초음파 펄스를 인체 내부에 인가한 뒤 반사되어 되돌아오는 반향파를 수평축을 시간으로 하여 표시하는데, 진촉이 아닌 B-모드와 같이 에코(Echo : 반사)를 점의 밝기로 나타낸 뒤 시간과 파형관계로 표시하는 것이다.

① M-모드는 심장 판막 움직임의 상태와 운동하는 범위 등의 시간적인 변화를 기록하여 그림 1-13과 같이 화면으로 출력하여 심장 진단에 사용되고 있으며 울트라사운드 카디오그램(Ultrasound Cardiogram, UCG)이라 부른다.

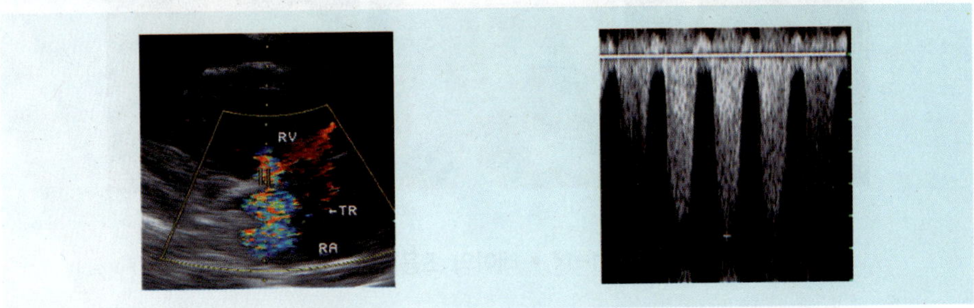

그림 1-13 • 울트라사운드 카디오그램

24) 휘도 : 광원의 단위 면적당 밝기 정도. 단위는 [m^2]당 칸델라(cd), 스틸브(sb), 람베르트(Lambert)를 쓴다.

표 1-8 • 각 장기와 에코 방식

장 기	에코 방식
머 리	A-모드
안 과	A-모드, B-모드 침수형 스캔(Scan)
전립선	Sector(섹터)형 초음파 단층장치 B-모드 PPI 방식
갑상선, 유선	B-모드 침수형 스캔(Scan)
간 · 비장 신장 · 췌장 담장 · 산부인과	Linear(리니어)형 초음파 단층장치 Convex(컨벡스)형 초음파 단층장치 B-모드 접촉형 스캔(Scan)
심 장	Sector(섹터)형 초음파 단층장치 M-모드 기록장치 Doppler(도플러) 혈류측정 Linear(리니어)형 초음파 단층장치-유아기에 사용

② **TM-mode는 M-mode의 표시방법을 2차원적으로 바꾼 것**이다. 즉 TM-모드에서는 반향파의 강도를 휘도신호로 변환하여 표시하되 펄스를 인가할 때마다 돌아오는 반향파 신호를 같은 수평위치에 표시하지 않고 **수직방향으로 순차적으로 이동하면서 표시**한다는 것이 다르다. 각 장기별 초음파 진단법의 여러 형태의 에코 방식을 표 1-8에 나타내었다.

3. 초음파 영상의 예

그림 1-14는 태아의 초음파 사진을 컬러 영상화하였다.

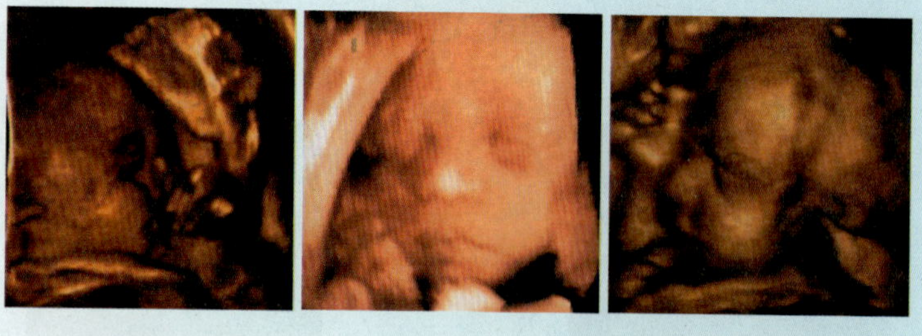

그림 1-14 • 태아의 초음파 사진

제 2 장
의료영상 시스템

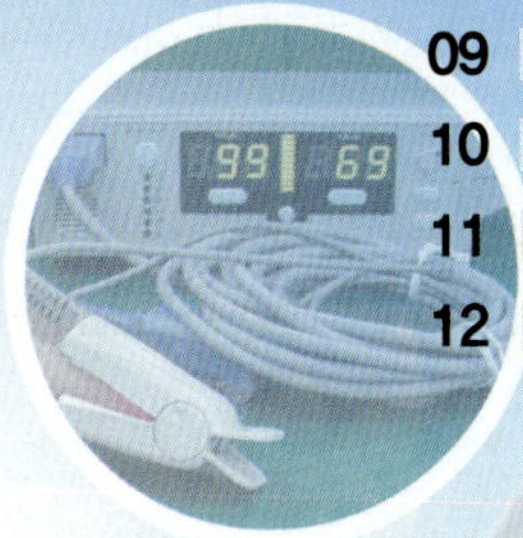

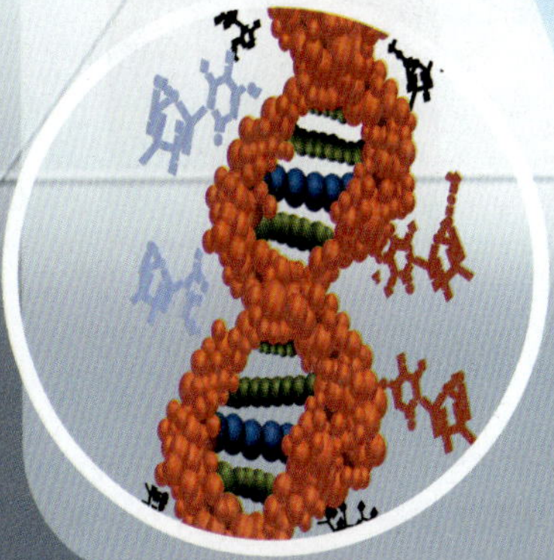

01 | 의료영상 시스템의 개요

인류는 인간의 질병을 진단하기 위해 인체의 내부구조를 들여다보고자 하는 욕망을 고대부터 현재까지 이어지고 있다. 내부구조를 보고자 하는 욕망은 1895년 독일의 물리학자 뢴트겐(W. C. Roentgen, 그림 2-1)의 X-선 발견으로 이루어졌다. 그 후로 오늘날에 이르기까지 X-선은 임상의학에 있어서 영상진단법의 주류를 이루고 있다. 그러나 X-선이 신체 내부를 모두 보여 줄 수 있는 것은 아니다. 특히 생체 연부조직 등은 X-선을 이용하여 표현하기 어려우며, 입체적 생체구조를 2차원 평면에 나타내면 중복된 부분이 있으므로 진단의 오류나 정보를 잃어버리는 경우가 있으며 방사선에 대한 위험을 배제해야 하는 단점을 가지고 있다.

이러한 이유로 초음파 촬영법, 가시광선을 이용하는 내시경, 자장을 이용한 MRI 등의 새로운 영상진단법이 X-선을 대신하여 개발됨으로써 여러 가지 영상기술이 발전하게 되었다. 한편으로는 X-선 영상의 단점을 보완하기 위한 여러 조영법과 특수 X-선 촬영기술이 차례로 고안되면서 영상의 선명화, 정량화 등으로 X-선 영상진단의 질적 향상을 가져왔다.

최근에는 성인병의 화상진단을 목적으로 능동적인 계측법을 이용한 인체 내부의 형태 그리고 기능의 영상화가 검토되어 실용화되고 있다. 의료공학 시스템의 발전은 이러한 영상처리기술을 중심으로 전개되고 있다.

이처럼 의료영상진단 기술은 급속한 과학문명의 발전에 힘입어 매우 빠른 속도로 변화하고 있으며, 오늘날에는 X-선 영상이 주류를 이루던 시대에서 전리[1] 및 비전리 방사선 등 광범위한 응용시대로 접어들었다.

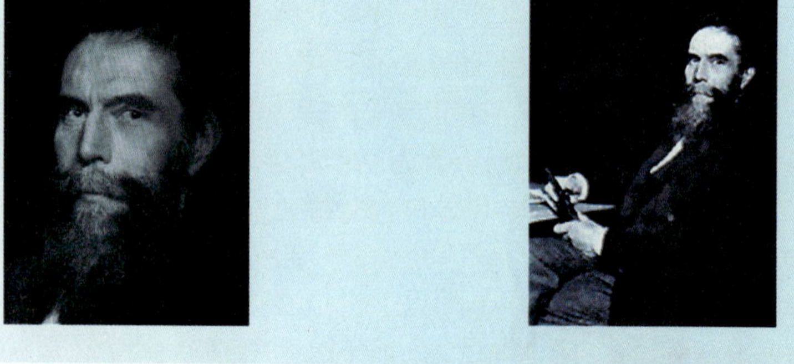

그림 2-1 • 뢴트겐(W. C. Rontgen)

1) 전리 : 기체나 액체의 분자 및 원자가, 원자의 최외각 궤도에 있는 전자가 에너지를 얻어 궤도에서 이탈하는 것이며, 전기를 띈 원자나 원자단으로 되는 일(즉 이온화를 뜻함)을 전리라고 하며 이때 원자는 양이온이 된다.

방사선을 이용한 4개 분야는 다음과 같다.

① 진단방사선 과학(Diagnostic radiology : 디아그노스틱 레디올로지)은 방사선학적 영상을 이용하여 진단 및 중재적 시술을 담당한다.

② 치료방사선 과학(Therapeutic radiolog : 테라피유틱 레디올로지)은 방사선을 이용하여 종양환자의 방사선치료를 담당한다.

③ 핵의학(Nuclear medicine radioiostope imaging : 뉴클리어 메디신 레디오이스토프 이미징)은 방사선 동위원소를 이용하여 핵의학적 진단 및 방사선치료를 담당한다.

④ 기초방사선학(Basic radiology, Radiation physics, Radiation biology : 베이직 레디올로지, 레디에이션 피직스, 레디에이션 바이올로지)은 방사선 물리학, 방사선 생물학 등의 방사선 관련 기초연구를 담당한다.

02 | 방사선

1. 방사선이란 무엇인가

모든 물질은 아주 작은 분자 또는 원자의 조합으로 구성되어 있으며 원자는 원자핵과 전자로 구성되어 있다. 또한 원자핵은 양전하를 띠는 양자와 전기적으로 중성인 중성자가 대부분을 이루고 있다. 그러므로 원자는 양자, 중성자, 전자가 서로 잘 조화를 이루어야 안정된 모양을 유지하게 된다.

① 균형을 이루던 원자조합이 무너지면 불안정해지는데 이때 원자는 과도한 에너지를 가지고 있기 때문에 이 남는 에너지를 원자 밖으로 분출해야 할 필요가 있다. 이처럼 과도한 에너지를 가진 원자가 잉여 에너지를 방출할 때 나오는 것이 바로 방사선이다.

② 방사선[2)]은 큰 의미로서 물질의 원자를 여기[3)]시키거나 화학반응을 촉진시키는 비전리 방사선과 원자를 전리시킬 수 있는 충분한 에너지를 갖는 전리 방사선을 포함한다.

2) 방사선 : 방사성 원소의 붕괴에 따라 물체에서 방출되는 전자기파이다. 프랑스의 물리학자 베크렐이 우라늄 화합물에서 발견한 것으로, 알파선 · 베타선 · 감마선이 있다.

3) 여기 : 원자나 분자의 가장 바깥쪽에 있는 전자는 에너지가 낮은 상태에 있으나 외부로부터 적당한 자극을 받으면 일정한 에너지를 흡수해 높은 에너지 상태로 변화한다.

표 2-1 • 방사선의 분류

전리 방사선	전자파	감마(γ)선, X-선 등이다.
	고속입자선	알파(α)선, 베타(β)선, 양성자선, 중성자선 등이다.
비전리 방사선	적외선, 자외선, 열파, 전파, 가시광선 등이다.	

③ 전리 방사선과 비전리 방사선의 종류를 표 2-1에 나타내었으며, 일반적으로 방사선이라 하면 대부분 전리 방사선이다. 즉, 방사선은 물질을 투과할 수 있는 힘을 가진 광선과 같은 것으로 그 종류로는 크게 알파선, 베타선, 감마선이 있는데 방사선은 종류에 따라 물질을 투과하는 투과력이 각각 다르다. 방사선의 위험도는 방사선의 영향을 측정할 수 있는 단위인 밀리시버트[mSv]에 의해서 평가된다.

㉠ 알파선(α선) : (+)전기를 띤 입자로 Rutherford, Ernest, Baron Rutherford of Nelson(영국 물리학자 : 러더퍼드, 에런스트, 바론 러더퍼드 오브 넬슨)가 알파선을 모아 유리관에 채우고 불꽃 방전시켜 스펙트럼을 조사한 결과 헬륨(He)이라는 원소가 생성되어 있는 사실을 발견하였다. 알파선은 가벼운 가스인 헬륨이라는 원소의 원자핵이라는 결론을 내릴 수 있었다. 알파선도 입자로 되어 있기 때문에 알파입자라고 하며 알파선은 베타선보다 수천 배나 무겁고 크기도 훨씬 작아 종이 한 장으로 막을 수 있다. 또한 공기 중에서 몇 [cm]도 날아가지 못한다.

㉡ 베타선(β선) : 속도는 빠르지만 (−)전기를 띤 입자기에 물질 속에서 쿨롱력(정전기력)을 받으므로 투과력은 그다지 강하지 않다.

㉢ 감마선(γ선) : 전기를 띠지 않는 중성적 입자로 물질을 투과하는 능력이 X-선 보다 훨씬 강하다.

④ 방사선을 구분하면 입자 방사선과 전자파 방사선, 간접원리 방사선과 직접원리 방사선, 자연방사선과 인공방사선 등으로 나눌 수 있다.

⑤ 시버트(Sievert) : 선량당량의 단위로 기호 [Sv]로 나타내며 선량당량은 일반인 및 방사선을 취급하는 작업자의 방사선 장해방지를 목적으로 할 경우에 한하여 사용되는 방사선 피폭량으로 식 (2-1)과 같다.

$$\text{선량당량} = \text{흡수선량} \times \text{선질계수} \times \text{수식계수} \tag{2-1}$$

㉠ 흡수선량 : 물질의 단위질량당 흡수된 방사선의 에너지이다.

㉡ 선질계수 : 생물학적 효과 비율을 말한다.

25[kV] X-선의 생물학적 효과를 1이라 정하고 생물학적 효과를 기준으로

하여 방사선의 종류, 에너지에 따라 나눈 것인데, 실제로는 x, r전자빔에 대해 그 에너지에 상관없이 1로 다룬다.

ⓒ 수식계수 : 보정인자라고 하여 체내에 침적된 동위원소의 불균등 분포에 의한 것 등이 있다. 즉, 밀리시버트[mSv][4)]가 적으면 적을수록 안전하다는 것이다.

⑥ 일반적으로 인공방사선은 자연방사선보다 더 위험하다고 믿고 있지만 이는 사실이 아니다. X-선 촬영을 한 번 함으로써 0.1[mSv : 밀리시버트]에 노출되었다면 자연방사선이 아주 높은 중국의 광동지역에 사는 것보다 방사선의 영향을 적게 받았다고 할 수 있다. 자연방사선은 평균 2[mSv]의 크기를 가지고 있다. 일상생활에서 받는 평균 방사선량을 표 2-2와 같다.

표 2-2 • 일상생활 중 인체에 받는 연간 평균 방사선량

일상생활 중 인체에 받는 방사선	연간 평균 방사선량
항공여행(국제선 1회)	0.01~0.05[mSv]
낙진	0.04[mSv]
원자력 발전소(또는 방사성 폐기물처분장)	0.07[mSv]
의료행위(가슴 X-선 1회)	0.3~1.0[mSv]
자연방사선	2.4[mSv]
연간합계	2.82~3.56[mSv]

⑦ 대부분의 사람들이 방사선이라 하면 먼저 두려움을 갖는 것이 보통인데 방사선은 공기나 물과 같이 지구를 구성하고 있는 수많은 필수요건 중의 하나로 우리와 함께 존재하고 있다.

⑧ 이처럼 방사선은 우리 생활주변 어디에나 있지만 특별히 관심을 두지 않아도 되는 적은 양이기 때문에 우리는 인체에 해가 없이 생활해 나가고 있다. 그림 2-2는 일상생활에서 일어나는 자연방사선과 인공방사선을 비교하였다.

4) 밀리시버트[mSv] : 1[Sv : 시버트]는 100렘, 10[mSv : 밀리시버트]는 1렘이라는 변환은 기억하기 힘들다. 국제도량형총회에서 통일한 시버트(Sievert)라는 새로운 단위를 사용하고 있으며, 1[Sv]는 기존의 렘이라는 단위로 환산하면 100렘이 된다. 시버트는 방사선의 종류와는 관계없이 어떠한 방사선이든지 그 방사선으로 인한 일정한 생물학적 효과만을 나타내는 단위이다. 적은 양의 방사선량을 나타낼 때는 1[Sv]의 1천분의 1인 1[mSv]를 사용한다.

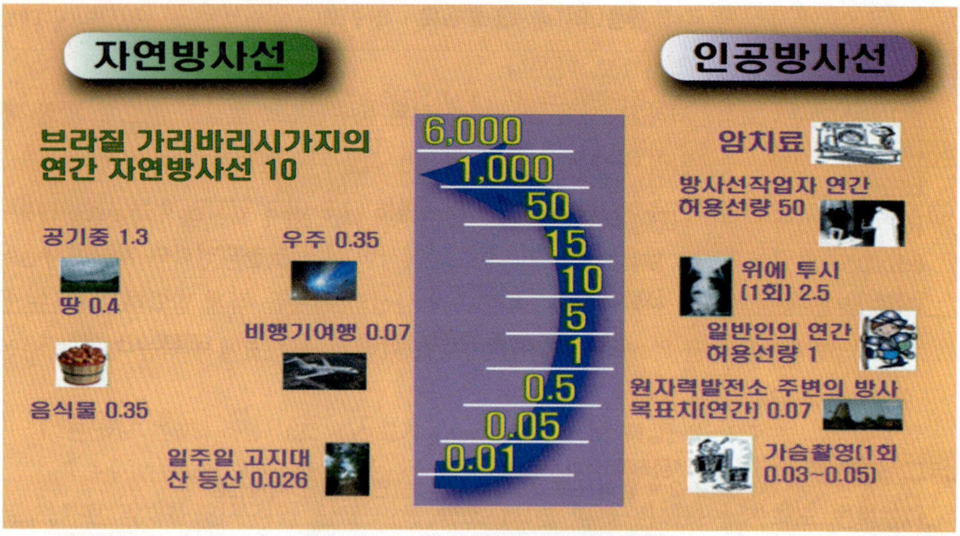

그림 2-2 • 자연방사선과 인공방사선의 비교

2. 방사성 동위원소와 방사능

(1) 방사성 동위원소

① 원자번호가 같고 질량수가 다른 원소를 동위원소라 한다. 원자핵은 양성자와 중성자로 이루어지는데, 양성자의 수가 원자번호를, 양성자와 중성자의 수의 합이 질량수를 나타낸다.

② 동위원소 간에는 원자핵을 구성하는 중성자의 수만 달라지며 화학적 성질은 같다.

③ 원자핵의 성질은 원자번호와 질량수에 의해 규정할 필요가 있으며 이 두 가지로 규정되는 원자핵을 핵종이라 한다. 동위원소 중에는 원자핵이 불안정해서 자발적으로 방사선의 형태로 여분의 에너지를 방출하여 다른 핵종으로 변환하는 경우도 있는데 이러한 과정을 방사성 붕괴라 하며, 방사성 붕괴를 하는 동위원소를 방사성 동위원소라 한다.

④ 동위원소는 안정 동위원소와 불안정 동위원소의 두 가지로 분류한다.

불안정 동위원소를 흔히 방사성 동위원소라고 한다. 우리가 지층의 절대연령을 측정할 때는 불안정 동위원소를 이용하는데, 즉 우라늄이 납으로 변하는 것과 같은 것이다.

㉮ 우라늄 100[%]가 우라늄 50[%]와 납 50[%]로 변하였을 때 반으로 방사선 양이 감소할 때 걸리는 시간을 반감기라고 하며 지층 속의 방사성 동위원소를 측정해서 그 양을 알아낸 후 반감기를 적용하여 지층의 절대연령을 알아낼 수 있는 것이다. 오늘날에는 2,000여 종 이상의 방사성 동위원소를 원자로 또는 가속기를 이용하여 인공적으로 만들 수 있다.

(2) 방사능

방사능이란 방사선을 방출할 수 있는 능력을 말하는 것으로 일정 농도 이상으로 방사성 동위원소를 함유한 물질을 말한다. 그러므로 방사성 물질 또는 방사성 동위원소의 양을 방사능이라 한다.

① 핵종의 방사능을 단위시간당 붕괴하는 원자수로 표시하며 국제단위로는 방사능의 발견으로 알려진 Antoine Henri Bequerel(앙투안 앙리 베크렐, 프랑스 1852~1908)의 이름을 딴 베크렐 [Bq]이라 하며 매초 1개의 붕괴수(Disintegration per second : 디스인티그레이션 퍼 세컨드)를 1[Bq]로 했다. 즉 1Bq(1Bq$=2.703\times10^{-11}$)는 매초 하나의 핵이 붕괴 또는 변환되는 양이다.

② 방사성 물질의 방사성 원자들은 시간이 지남에 따라 방사선을 방출하면서 안정한 원자로 변환되므로, 그 물질의 방사능은 점차 줄어들게 된다. 계속해서 방사능이 줄어들다가 방사능이 처음의 절반으로 줄어드는 데 걸리는 시간을 반감기라고 하며, 반감기는 방사성 동위원소에 대하여 고유한 것으로서 온도, 압력 등과 같은 외부의 영향을 받지 않는다. 반감기는 수십억 년의 긴 것에서부터 100만분의 1초 이하의 짧은 것까지 다양하다. 그래서 반감기는 방사성 물질의 종류에 따라 각각 다르다.

㉮ 우라늄(U^{-238})의 반감기는 45억 년이나 되는 데 반해 원전수거물의 주종을 이루는 코발트(Co^{-60})는 반감기는 5년이고, 세슘(Cs^{-137})은 30년의 반감기를 가지고 있다. 그림 2-3은 방사선 기호이고, 그림 2-4는 방사선과 방사능의 기본내용이다.

그림 2-3 • 방사선 기호

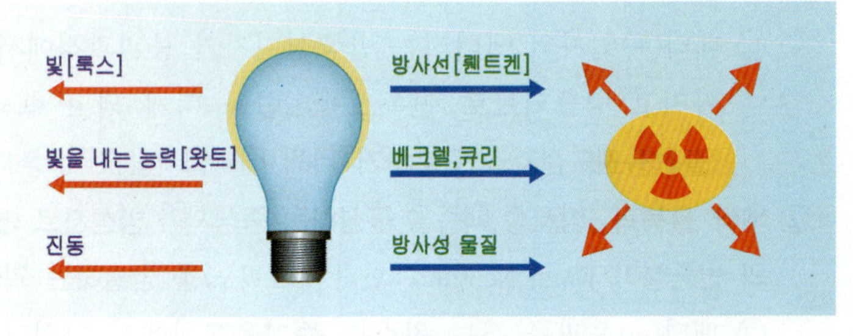

그림 2-4 • 방사선과 방사능

(3) 방사성 변환

방사선을 방출하여 안정한 원자핵으로 변환하는 형식은 크게 알파(α) 변환, 베타(β) 변환과 이보다 낮은 에너지 상태로 변하는 감마(γ)선 방사로 나눌 수 있다.

1) 알파붕괴

방사성 핵종의 핵으로부터 두 개의 중성자와 두 개 양성자를 지닌 입자, 즉 헬륨 핵이 방출되는 과정을 알파붕괴(Alpha decay : 알파 디케이)라 하고, 이때 방출되는 헬륨 핵을 알파선이라 한다.

① 알파입자의 에너지는 핵종마다 고유한 에너지를 지닌다. 알파붕괴는 중성자가 양성자보다 상대적으로 많은 우라늄(U), 토륨(Th), 라듐(Ra)과 같은 무거운 원소에서 발생하고 알파붕괴로 생성된 딸핵종($^{222-}$Ra : 라돈)은 모핵종($^{226-}$Ra : 라듐)보다 질량수는 4만큼, 원자번호는 2만큼 작은 특성을 지닌다.

② 알파입자는 2가 (+)의 전하를 띠고 아주 무거우므로 공기 및 물질과 쉽게 반응하여 많은 전리를 일으킨다. 따라서 알파입자가 물질 내에서 도달할 수 있는 거리(비정)는 공기 중에서 수 [cm]에 불과하며 종이로도 차폐가 가능하다.

2) 베타붕괴

베타붕괴(Beta decay : 베타 디케이)는 베타(+)붕괴와 베타(−)붕괴로 나눌 수 있다.

① 베타(+)붕괴 : 방사성 핵종을 구성하는 양성자가 중성자로 변환하면서(+)전하를 띤 전자와 중성미자(Neutrino : 뉴트리노)[5)]를 방출하는 과정으로 베타(−)입자와 마찬가지로 연속스펙트럼을 나타낸다.

㉠ 베타(+)붕괴를 겪는 원소는 주기율표상에서 안정된 원소의 위쪽에 위치하며 변화되어 생성된 핵종은 본래의 핵종보다 원자번호가 1만큼 감소하고 질량수의 변화는 없다.

㉡ 베타(+)입자의 에너지는 반중성미자가 붕괴과정에서 생성되는 일부 에너지를 가지고 방출되므로 연속스펙트럼을 띠게 되고 핵자의 변환과정에서 방출되는 전자를 궤도전자와 구분하기 위해 베타입자라고 부른다.

② 베타(−)붕괴 : 방사성 핵종을 구성하는 중성자가 양성자로 변환하면서(−)전하를 띤 전자와 반중성미자(Anti Neutrino : 안티 뉴트리노)를 방출하는 과정을 말한다.

㉠ 베타(−)붕괴를 겪는 원소는 주기율표상에서 안정된 원소의 아래쪽에 위치하며 중성자가 양성자로 변환되면서 베타(−)입자를 방출하므로 생성된 변환된

---

5) 중성미자(Neutrino : 뉴트리노) : 베타붕괴를 통하여 방출되는 전자에너지 분포에서 전자의 에너지 상한이 기대보다 작아서 다른 입자가 방출되는 입자를 중성미자라 한다. 이 중성미자는 전하를 띠지 않고 질량을 거의 가지고 있지 않은 듯한 특이한 입자로서 물질과 상호작용을 거의 하지 않는다. 최근 실험결과 중성미자의 질량은 0은 아니지만 2.8[eV] 미만으로 밝혀졌다.
① 중성미자의 질량은 거의 0인 10[eV]미만이다. ② 중성미자는 스핀이 1/2인 페르미온이다. ③ 중성미자는 전하가 없다. ④ 상호작용을 거의 하지 않고 단지 β붕괴(약한 상호작용)를 한다. ⑤ 자연에는 세 종류의 중성미자가 있다. 즉 Ve, Vμ, Vτ으로 각각 3종류의 전자 계열 e, μ, τ에 대응하는 중성미자이다.

핵종은 본래의 핵종보다 원자번호가 1만큼 증가하나 질량수의 변화는 없다.

㉡ 베타(−)입자는 1가의 전하를 띠고 알파입자에 비하여 질량이 작으므로 알파입자보다 물질 내에서 반응 정도가 적다.

3) 전자포획

양성자가 주로 K각[6]의 전자를 포획하여 중성자로 변화되고 중성미자를 방출하는 과정으로 중성자 부족형 원자핵에서 발생한다. 따라서 질량수에는 변화가 없는 반면 원자번호는 1만큼 감소한다.

전자포획이 발생하면 상실된 궤도전자를 보상하기 위해 바깥쪽의 전자가 안쪽 궤도의 상실부분을 채우는 과정에서 특성 X-선이 방출되며 이러한 전자포획은 중성자 부족형 원자핵의 또 다른 붕괴형태인 베타(+)붕괴와 경합적으로 일어난다. β붕괴의 역과정에 해당하는 것이다(Positron emission : 포지트론 이미션, =양전자 방출)[7].

4) 감마천이

알파 · 베타 붕괴를 하는 대부분의 방사성 원소는 붕괴를 한 후에도 여전히 들뜬상태[8]가 되며 이러한 준안정상태에 있는 원소는 감마선이라는 에너지를 지닌 전자파를 방출하는 천이(Transition : 트랜지션)과정을 통해 바닥상태[9]로 가게 된다. 이때 방출되는 감마선[10]의 에너지는 핵종마다 각각 다르다.

① 다른 전자파와 마찬가지로 감마선은 질량이 없고 전하를 띠지 않으며 물질을 구성하는

---

6) K각 : 전자각에서 핵에 가장 가까운 각이다(=최내각). 보어의 원자모델 : 보어(Niels Bohr)의 원자 모형에 따르면 원자핵을 중심으로 몇 개의 동심원을 가정하고, 이 동심원이 각 전자가 운동하는 궤도가 된다. 이것을 전자셀(Electron Shell) 또는 전자각(電子殼)이라 부르고, 원자의 가장 내측의 전자각을 K각(shell)이라 하며, 이것으로부터 외측의 순으로 L각, M각 등으로 부른다.

7) 양전자 방출 : 중성자가 양성자보다 질량이 무겁기 때문에 단순한 상황에서 일어나는 것이 아니라 핵 속에서 특별한 조건이 성립할 때 일어난다. 양전자를 Positron(포지트론)이라고도 하는 것은 (+)전하를 가진 전자로 보통상황에선 존재하지 않고 원자의 β^+붕괴 현상에서만 생겨나는 것이다. 이 양전자는 매우 불안정한 입자로서 자연 상태에서는 쉽게 소멸되고 특히 전자와 충돌해서 감마선을 방출하여 쌍으로 소멸된다. 물론 전자와 전하가 서로 반대이기 때문에 원자핵 주위를 돌지 않으며 움직이는 양전자에 자기장을 걸면 전자와 반대방향으로 휘어지게 된다.

8) 들뜬상태 : 원자나 분자의 가장 바깥에 있는 전자가 자극에 의해 보다 높은 에너지의 상태로 이동한다.

9) 바닥상태 : 기저 상태라고도 하며 가능한 최소의 에너지 값을 갖는 가장 안정된 상태이다. 이 감마붕괴(천이)에서는 방출되는 입자가 광자이기 때문에 핵의 질량수나 원자번호는 변하지 않고 단지 결합상태만 보다 안정된 상태로 바뀐다.

10) 감마선 : 원자에서 핵과 결합되어 있는 전자가 여러 개의 에너지 준위에 있을 수 있는 것처럼 여러 개의 중성자와 양성자에 의해 결합되어 있는 원자핵도 띄엄띄엄 에너지 준위를 가지고 있다. 원자의 경우와 마찬가지로 높은 에너지 결합상태로 있다가 낮은 에너지 준위의 보다 안정된 상태로 가면 그 차이에 해당하는 에너지가 빛의 형태로 발생되는데 이 에너지 값이 원자의 경우에 비하여 수천 배 이상의 큰 값을 갖는다. 이렇게 원자핵의 변화에 동반되어 발생하는 빛을 감마선이라 한다.

궤도전자 또는 핵과 반응한다. 이 감마천이(Gamma transition : 감마 트랜지션)에서는 방출되는 입자가 광자이기 때문에 핵의 질량수나 원자번호는 변하지 않고 단지 결합상태만 보다 안정한 상태로 바뀌는 것이다.

② 감마선이 물질 내에서 에너지를 잃는 과정은 매우 느리므로 모든 에너지를 물질에 부여하기까지 상당한 거리를 투과할 수 있다.

㉑ 공기 중에서 감마선이 투과할 수 있는 거리는 초기 에너지에 따라 수 [m]에서 수백 [m]에 이른다. 따라서 감마선의 차폐재료는 콘크리트, 철 또는 납이 사용된다. 알파, 베타, 감마선의 차폐재료와 투과력의 관계는 그림 2-5와 같다.

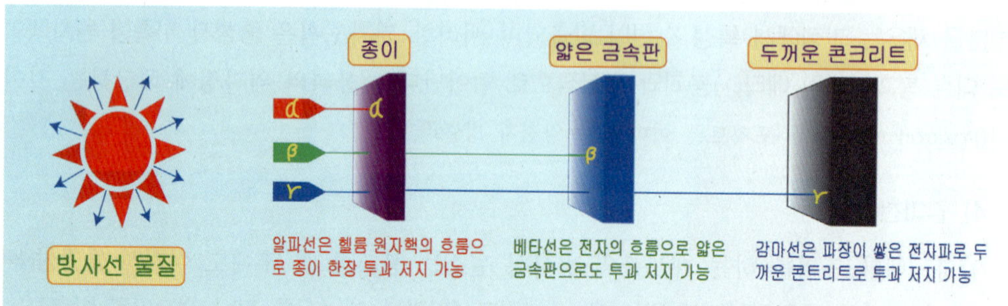

그림 2-5 • 방사선의 종류와 투과력

(4) 방사선에 관련된 단위

'방사선'의 양은 방사능과 같이 발생원의 강도를 나타내는 것이 아니라 물질과 상호작용을 이용하여 측정하는데 물질의 어떠한 부분을 통과하는 방사선의 수, 또는 방사선이 통과함으로써 그 물질이 흡수한 양[11]을 통해 나타내는 것으로 일반적으로 방사선의 '장'의 강도, 혹은 방사선의 통과량과 일치해서 사용된다. 따라서 방사선의 통과에 따르는 어떤 양에 초점을 맞추는가에 따라 많은 종류의 '방사선의 양'이 정의될 수 있다. 방사선이 물체에 대한 영향을 평가하기 위해 등가선량, 흡수선량, 조사선량 등의 기준을 정해 사용하고 있다.

1) 등가선량 : 입자 플루엔스

어떤 장소를 통과하는 단위면적당의 방사선 입자수를 말하는 것으로 입자 플루엔스'율'이라고 하는 경우는 단위시간당 입자 플루엔스(Particle fluenece : 파티클 플루엔스)[12]를 나타낸 것이다.

---

11) 흡수한 양 : 전리량, 발생이온쌍의 수, 흡수 에너지 등이다.

12) 플루엔스(Fluenece) : 단위입자수/[cm²]. 방사선량을 나타내는 단위로, 어떤 점에서 단위면적을 통과하는 입자수로 정의되는 것이다.

2) 흡수선량

흡수선량(Absorbed dose : 앱솔브드 도스)[13]은 **물질 중에 흡수된 방사선 에너지양**을 말하는 것으로 다시 말해, **방사선이 방출되는 곳에서의 에너지양**이며 전통적인 단위계에서는 방사선의 통과에 의하여 **주목물질 1[g] 중에 100[erg]가 흡수되는 것을 1[rad](라드)로 표시**하는 라드[rad]의 단위를 사용하였지만 현재에는 **물질 1[kg]당 흡수되는 에너지의 양이 1[J]일 때의 방사선량인 1[Gy]**(그레이)로 나타내는 **그레이**(Gy, SI)**의 단위**를 사용한다.

3) 조사선량

조사선량(Exposure dose : 익스포저 도스)은 피폭 가능준위로서, **방사선장 내의 공기체적 내에 생성되는 이온쌍의 전하량의 크기로 방사선의 통과에 의하여 발생한 전하량**을 기준으로 하는 개념으로 **단위는 R**(뢴트겐)[14]**을 사용**한다. **1R**(뢴트겐)**이란 표준상태**(0[°C], 760[mmHg])**의 건조공기 1[cc] 중에 1[esu]의**(+)**전하, 또는**(−)**전하를 발생하는 경우**이다.

방사선의 종류에 따른 단위와 정의를 표 2-3에 나타내었다.

표 2-3 • 방사선에 관한 단위

항 목	단 위	정 의	비 고
조사선량	C/kg	공기 1[kg] 중에 1[C]의 이온을 만드는 감마선의 양	SI 단위
	R(뢴트겐)	공기 1[kg] 중에 2.58×10^{-4}[C]의 에너지 흡수가 있을 때의 선량	1[C/kg] = 2.58×10^{4}[R]
등가선량	Gy(그레이)	흡수선량[Gy] × 방사선 가중치	SI 단위
	rem	흡수선량[rad] × 방사선 가중치	1[Gy] = 100[rem]
흡수선량	Gy(그레이)	1[kg]당 1[J]의 에너지 흡수가 있을 때의 선량	SI 단위
	rad(라드)	1[kg]당 10^{-2}[J]의 에너지 흡수가 있을 때의 선량	1[Sv] = 100[rad]
방사능	Ci	1초간에 3.7×10^{10}개의 변화	1[Bq] = 2.7×10^{-11}[Ci]
	Bq(베크럴)	1초간에 1개의 변화	SI 단위
입자 플루엔스	입자/[cm^2 · sec]	단위면적당의 방사선 입자 통과수	입자/[cm^2 · sec]
방사선의 에너지	eV	전자가 1[V]의 전압으로 가속되어 얻게 되는 운동 에너지	1[eV] = 1.6×10^{-19}[J]

13) **흡수선량**(吸收線量) : 기호 D, 단위 Gy rad. 임의의 방사선 및 물질에 대한 개념으로, 문제가 되는 장소에서 피조사물질이 흡수하는 **단위질량당의 에너지량**이며, 1[Gy]=100[rad]=10, −베크럴(Bq) : 1Bq=2.7E-11 Cu, 쿨롱/킬로그램[C/kg] : 1[C/kg]=3.88E3 R, 그레이(Gy) : 1[Gy]=100[rad], 시버트(Sv) : 1[Sv]=100[rem]

14) **뢴트겐**(Roentren) : SI단위로는 [C/kg]을 쓴다. 1R=2.58×10^{-4}[C/kg]이다.

03 | X-선

1. X-선의 발견

1895년 11월 8일 뢴트겐(독일의 물리학자. Wilhelm Conrad Röntgen : 윌리엄 코너드뢴트겐 1845. 3. 27 프로이센 렌네프)은 진공관(= 음극선관)[15]에 전류를 흐르게 하는 실험 중 근처에 있는 시안화백금(II)산바륨 조각에서 빛이 나오는 것을 관찰했다.

① 진공관으로부터 음극선(전자)이 관(管)의 유리벽과 충돌할 때 어떤 알려지지 않은 복사선이 방출되며 시안화백금(II)산바륨 조각에 도달하여 형광을 일으킨다는 이론을 세웠다. 형광물질은 새로운 복사선이 여러 물질 중에서 종이 · 나무 · 알루미늄 등을 쉽게 통과한다는 것과 사진건판[16]에 영향을 준다는 것을 알아냈다. 하지만 반사나 굴절 같은 빛의 성질들이 나타나지 않기 때문에 빛과는 관계가 없는 것으로 오인했으며 자신도 알지 못하는 미지의 방사선을 X-선이라고 명명하였다. 뢴트겐의 이름을 따 뢴트겐 복사선이라 한다.

② X-선은 방출의 메커니즘이나 성질이 일반적인 전자기파와는 다른 파장이 짧은 전자기파 즉 넓은 뜻으로 빛에 포함된다. 따라서 X-선은 입자성과 파동성을 동시에 가지고 이를 입자의 집합으로 여겨 이 입자들을 광자(Photon : 포톤)라고 한다. 그리하여 X-선의 파장은 자외선의 파장보다는 짧고 적외선의 파장보다는 길게 나타나는데 일반적으로 수십~ 0.01[nm]이며 이를 광자의 에너지라는 관점에서 보면 그 에너지는 1000~수만[eV]의 범위에 이른다.

③ 뢴트겐에 의한 최초의 인공방사선인 X-선의 발견으로 우리는 방사선이란 물질을 알게 되었고, 과학 분야에 큰 영향을 끼쳤으며 인류에게 셀 수 없을 만큼의 플러스적 요인을 안겨주었다.

④ 의학 분야에서 X-선 영상은 비관혈적이면서 비침습적으로 인체 내부를 볼 수 있기 때문에 임상 의학에서 X-선의 역할은 큰 요소로 자리 잡아왔다. 그러므로 진단에 있어서 X-선 영상이 차지하고 있는 비중은 매우 크다.

뢴트겐이 처음으로 X-선을 이용해 아내의 손뼈를 찍은 사진은 그림 2-6이다.

---

15) 진공관 : [眞空管](=음극선관) 유리나 금속 따위의 용기에 몇 개의 전극을 봉입하고 내부를 높은 진공상태로 만든 전자관. 음극을 가열하여 열전자를 방출하고, 양극을 음극에 대하여 양(陽)의 전위(電位)로 하면 전자는 양극에 이르러 전류가 흘러서 증폭, 검파(檢波), 정류(整流), 발진(發振) 따위의 작용을 한다.

16) 사진건판 : 사진에 쓰는 감광판의 하나이다.

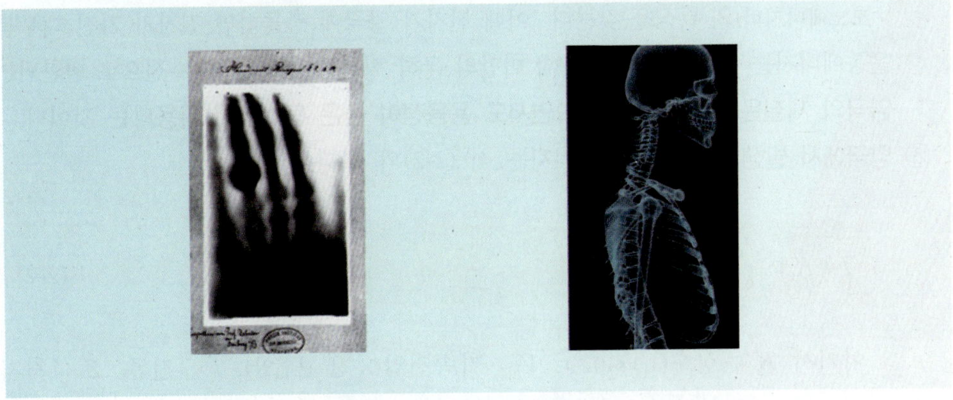

그림 2-6 • 최초의 X-선 사진과 현대의 X-선 사진의 비교

2. X-선의 발생

고속전자의 흐름을 물질에 충돌시켰을 때 생기는 **파장이 짧은 전자기파로 뢴트겐선**이라고도 한다. 보통 **X-선관이라고 하는 일종의 진공방전관을 써서 고전압 하에서 가속한 전자를 양극인 표적**(Target : 타깃)**이라는 금속판에 충돌시켜 발생**시킨다. 이렇게 전자의 운동이 제동되면서 전자의 운동에너지가 X-선 에너지로 변환하면서 발생되는 X-선을 **제동방사선**[17]이라 부른다.

① X-선을 발생시키기 위해서는 **자유전자의 공급과 전자에 고속도의 운동에너지를 공급**(부여)**할 수 있는 에너지원**, 그리고 **전자가 충돌하여 X-선을 발생할 저지물**이 필요하다. 아울러 **전자의 진행이 용이하게 높은 진공도**를 유지시켜 주어야 한다.

② 일반적으로 **전자는 고진공 유리관 내에 설치된 전자를 발생시키는 음극 필라멘트**(Cathode filament : 캐소드 필라멘트)**를 가열하여 발생시키고 고전압을 가하여 고속으로 텅스텐 양극에 충돌시켜 X-선을 발생**시킨다. 가속된 전자가 저지극에 충돌하면 **제동방사선과 함께 특성 방사선**(Characteristic X-ray : 캐릭터리스틱 엑스레이)이 함께 발생한다. **특성 방사선**[18]은 저지극을 이르고 있는 원자 내에서 전자가 고준위 궤도에서 저준위 궤도로 천이하여 발생하며 **특성방사선은 단일한 에너지를 가지는 단색광**(Monoenergetic

---

17) **제동방사선** : 전자의 운동에너지가 **X-선 에너지로 변환되는 비율에 따라 에너지**를 가지므로 여러 주파수 성분이 섞여 있는 다색광의 특징을 가진다. X-선 관전압의 크기가 A[kVp]일 때 제동방사선의 광자가 가질 수 있는 최대 에너지는 A[keV]이며, 최소 파장은 $\lambda_{min} = \frac{12.4}{kVp}$(Angstroms : 옹스트롱스)이다.

㉠ X-선관전압이 124[kV]이면 이 X-선관에서 나오는 X-선 광자의 최대 에너지는 124[keV]이며 최소 파장은 0.1[Angstroms : 옹스트롱스]이다.

18) **저지극**(Target : 타깃) : 촬상관의 타깃, X-선관의 타깃— a. 표적[대상이 되는 목표의 —vt)의 뜻으로 소재로는 텅스텐(원자번호 74, 용융점 3,370[°C]) 재질을 주로 사용한다. **열흡수와 열확산이 빠르다.**

: 모노에너지틱)의 특징을 갖는다. 이때 전자가 양극에 충돌하면 전자가 가진 대부분의 운동에너지는 열로 변환되고 1[%] 미만의 극히 적은 에너지만 이 X-선으로 변환되기에 양극의 재질은 열전도율이 좋으면서도 용융점이 높은 텅스텐이 사용되는 것이다.

③ 양극에서 발생되는 X-선 총에너지는 식 (2-2)와 같다.

$$I = KV^2 iZ \tag{2-2}$$

여기서 K : 상수(1.1×10^{-6}), V : 가속전압(X-선 관전압), i : 전류, Z : 저지물(target : 타깃)의 원자번호이다. 이로 X-선관에 가해지는 압력은 V_i이므로 X-선 발생효율(η)은 식 (2-3)과 같다.

$$\eta = kV^2{}_iZ/(V_i) = KVE \tag{2-3}$$

발생효율은 전류와 무관하고 가속전압과 원자번호에 비례함을 알 수 있다.

3. X-선의 작용

X-선이나 감마선은 광자인 전자파로서 물체와의 상호작용은 본질적으로 같다.

① X-선은 물질 속을 통과할 때 각각의 특성상 어느 것은 흡수되고, 산란되며 또 상호작용을 일으키지 않고 통과하는 형태로 산란과 흡수를 반복하면서 강도가 줄어든다. 산란과 흡수에는 전자쌍 생성, 광전효과, 간접성 산란, 컴프톤 산란(Compton scattering : 컴프톤 스캐터링) 등이 있다.

㉠ 광전효과 : X-선이 진행하면서 원자에 가까워질 때 주로 원자의 최내각 전자와 상호작용을 하여 최내각 전자를 원자 밖으로 방출하는 현상을 말한다. 이때 X-선의 에너지는 모두 소실되고 X-선이 가진 에너지는 모두 탈출된 전자에 전달된다. 따라서 전자가 탈출할 때 갖는 운동에너지는 X-선의 에너지에서 전자의 결합에너지를 뺀 만큼 된다.

㉮ 원자로부터 탈출된 전자를 광전자(Photo electron : 포토 일렉트론)라고 한다. 광전효과가 일어나면 X-선의 에너지가 전량 흡수되기 때문에 광전효과는 인체에 가장 해로운 상호작용이라고 한다.

㉯ 방사선 진단기기에서 영상으로 보는 것은 바로 광전효과의 공간적인 분포를 보는 것이기 때문에 광전효과는 진단에서는 매우 유용한 정보를 제공한다.

㉰ X-선이 직진하며 광전효과가 일어날 때마다 X-선 광자수가 줄어들기 때문에 X-선의 세기는 줄어들고 따라서 X-선이 직진하는 축상에 놓인 X-선 감지소자로 읽은 X-선의 세기정보는 X-선이 진행하는 경로에서 얼마나 많은 광전효과가 일어나는지를 내포하고 있다.

㉡ 컴프톤 산란(Compton scattering : 컴프톤 스캐터링) : X-선 광자가 주로 원자의 최외각 전자와 상호작용을 할 때 일어난다. 컴프톤 산란 작용에서는 X-선의 에너지가 전량 흡수되는 것이 아니라 일부만 전자에 전달되면서 전자가 원자로부터 방출되는 현상이다.

㉮ 최외각 전자에서 발생된 컴프톤 산란은 산란된 X-선의 에너지는 원래 X-선 에너지에 비해 줄게 되며 따라서 X-선의 파장은 길어지는 것을 말한다. X-선 광자가 컴프톤 산란을 하게 되면 X-선의 진행방향은 무작위하게 바뀌게 된다.

㉯ 컴프톤 산란은 X-선으로 영상을 얻고자 할 때 영상의 질을 저하시키는 작용을 한다.

㉰ 컴트톤 산란은 X-선을 이용하여 촬영한 영상의 공간해상도를 나쁘게 하는 부작용이 일어날 수 있다.

② X-선이 인체를 통과하면서 겪는 광전효과와 컴프톤 산란의 정도는 인체 부위에 따라 다르다. X-선과의 상호작용이 얼마나 일어나는지는 상호작용이 일어나는 부위의 밀도, 전자밀도, 평균 원자번호, X-선의 평균에너지 등 다양한 변수에 의해서 결정되기 때문에 단편적으로 말하기 어렵다. X-선이 진행하면서 광전효과와 컴프톤 산란을 일으키면 X-선 광자의 수가 감쇠한다. X-선이 얼마나 빠르게 감쇠하는지를 나타내는 변수를 감쇠계수라 부른다.

광전효과 및 컴프톤 산란이 얼마나 일어나는 지는 X-선 광자의 에너지에 의존하므로 X-선의 감쇠계수도 X-선 광자의 에너지에 따라 달라진다. 일반적으로 K-edge 부근에서의 에너지 대역을 제외하고는 X-선 광자의 에너지가 높을수록 X-선의 투과력은 커진다. 즉 X-선의 감쇠계수는 작아진다.

③ X-선의 감쇠계수를 μ라 하면 x만큼 이동하는 동안 X-선이 얼마나 감쇠하는지는 식(2-4)와 같다.

$$N = N_0 e^{-\mu x} \tag{2-4}$$

N : 전파된 광자의 수(Number of transmitted photons : 넘버 오브 트랜스밋티드 포톤스)

N_0 : 입사된 광자의 수(Number of incident photons : 넘버 오브 인시던트 포톤스)

④ 진단영역에서 사용하는 저에너지 X-선에서는 컴프톤 산란, 간섭성 산란, 광전효과가 대부분이다.

⑤ X-선 영상은 단단한 조직에 유발하는 병의 검출에서는 정확도가 높다고 볼 수 있겠지만 연부조직에서는 효율성이 떨어진다.

⑥ X-선이 인체를 투과할 때는 뼈, 근육, 조직 등 구성 원자에 따라 각기 다른 흡수나 산란이 일어나게 된다. 이로 인한 X-선 감약을 필름이나 검출기로 측정하여 X-선 영상을 얻게 된다.

⑦ X-선 발생에 있어 필요한 방사선과 동위원소의 이용방법을 표 2-4에 분류하였다.

표 2-4 • 방사선과 방사성 동위원소의 이용방법별 분류

	이용종류	세부분류(방법, 제품)
트레이서[19]	물리적 트레이서	누설탐사, 용광로의 손실량 측정, 표사 및 하천의 이동조사, 윤활유의 순환상황조사, 유속유량조사, 공정해석이다.
	화학적 트레이서	체외 진단학, 생화학연구, 유전자 공학연구, 의학연구, 체내진단, 화학구조의 변경, 생체기능의 연구, 분석 화학적 이용, 신약개발, 화학 반응기구 연구를 한다.
X-선 이용 (동위원소)	이온발생	가스크로마토그래피[20], 연기감지기, 피뢰침, 형광등의 글로우 방전관, 진공계, 표시용 방전관이다.
	진단	X-선 투시, X-선 조영검사, X-선 촬영, X-선 CT 등이다.
	분석	형광 X-선 분석, 유황분석을 한다.
	계측제어	두께계, 액면계, 레벨계, 밀도계, 농도계, 설량계(눈의 양 측정), 지하검층계, 중성자 수분계, 유량계(기체·액체성분을 측정) 등이다.
	빛의 발생	자발광도료, 베타라이트, 야광전화 다이얼표시, 텔레비전형광, 야광라이트, 비상등표지판, 안전표지판, 해저수심 표지판, 군용 등명구, 야간조준대, 경계표지판, 레저용 낚시찌 등이다.
	비파괴검사	감마선 라디오그래피, 중성자 라디오그래피 등이다.
	물성개선	내열성전선, 발포폴리오레핀(플라스틱 성분), 열수축성 튜브, 경화도장, 강화플라스틱, 콘크리트 폴리머, 강화목재 등이다.
	살균, 살충, 방충	의료기기의 멸균, 검사용구, 실험동물 사료, 식품 등의 살균, 해충방지
	암치료	암치료, 갑상선 항진증을 치료한다.
	육종	생육조절, 품종개량을 한다.
	보존	발아방지, 숙성도를 조절한다.
	뇌치료	뇌종양을 치료한다.
	분석	미량원소 분석, 후 방사화 트레이서법이다.
연대측정		지질학적 연대측정, 고고학적을 측정한다.
열원이용		방사성 동위원소를 저지한다.

19) 트레이서(Tracer) : 우리말로 일명 추적자란 뜻이며, 방사선 용어로는 어떤 현상이나 과정에서 대상으로 하는 물질의 거동을 추적할 목적으로 첨가되는 물질을 말한다.

4. X-선 발생장치

X-선 발생장치란 X-선관에 전력을 공급해 X-선으로 변환시키는 것을 말한다. X-선 발생장치는 세 부분으로 구성되어 있다.

① X-선을 발생시키는 부분인 X-선관이다.

② 발생시킨 전자에 운동에너지를 부여하기 위한 고전압 발생장치부이다.

③ X-선의 질, 양을 임의로 선택하고 조절하는 제어장치부이다.

이러한 세 가지 부분과 촬영이나 검사를 용이하게 할 수 있는 기타 장비를 추가하여 여러 X-선 영상 시스템이 구축된다. X-선 발생장치를 그림 2-7에 나타내었다. X-선 발생관 구조는 그림 2-8에 나타내었다.

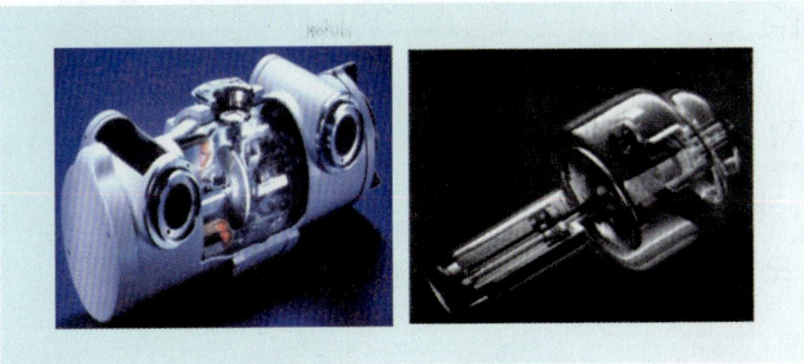

그림 2-7 • X-선 발생장치

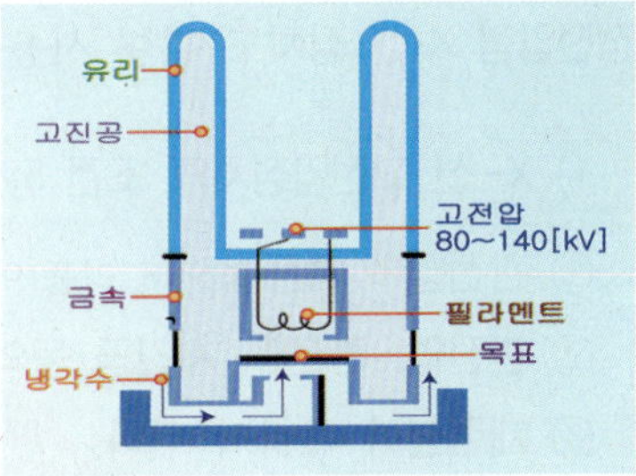

그림 2-8 • X-선 발생관 구조

---

20) 가스크로마토그래피 : 크로마토그래피의 한 종류로 기체상태를 통과시켜 각 성분을 분석하는 방법

① 원리 및 적용범위

㉠ 기체시료 또는 기화한 액체나 고체시료를 운반 가스(Carrier gas : 캐리어 가스)에 의하여 칼럼에서 분리, 전개시켜 기체상태에서 분리되는 각 성분을 분석하는 방법이다.

㉡ 일반적으로 무기물 또는 유기물의 대기오염 물질에 대한 정성(定性), 정량(定量) 분석에 이용한다.

② 개요 : Schematic drawing of a gas chromatographic system(스키메틱 드로잉 오브 가스 크로마토 그래픽 시스템)

㉠ 칼럼 충전물로서 흡착성 고체분말을 사용할 경우에는 기체－고체 크로마토그래프, 적당한 담체(solid support : 솔리드 서포트)에 고정상 액체를 함침시킨 것을 사용할 경우에는 기체－액체 크로마토그래피법이라 한다.

㉡ 일정 유량으로 유지되는 운반 가스(Carrier gas : 캐리어 가스)는 시료 도입부로부터 분리관 내를 흘러서 검출기를 통하여 외부로 방출한다.

㉢ 시료도입부, 분리관, 검출기 등은 필요한 온도로 유지한다.

㉣ 시료도입부로부터 기체, 액체 또는 고체시료를 도입하면 기체는 가열 기화되어 운반가스에 의하여 분리관 내로 유입한다.

㉤ 시료 중 각 성분은 충전물에 대한 각각의 흡착성 또는 용해성의 차에 따라 분리관 내에서의 이동속도가 달라지기 때문에 각각 분리한다.

㉥ 분리관 출구에 접속된 검출기를 차례로 통과하게 된다.

㉦ 검출기는 원리에 따라 성분의 양과 일정한 관계가 있는 전기신호로 변환시켜 기록계에 보내져 분리된 각 성분에 대응하는 일련의 곡성 피크(Peak)를 얻게 된다.

(1) X-선 발생원리

X-선은 고속으로 가속된 음극선이 어떤 물체에 충돌하면 그 에너지 변환에 의하여 생겨난다. **파장이 짧고 투과력이 강하며 물질과의 상호작용기전은 태양광선과 비슷**하다. 따라서 **X-선도 전자기파 방사선의 일종**이다. X-선을 발생시키기 위해서는 우선 전자를 발생시키고 전자를 높은 전압하에서 가속시켜 결국 어떤 저지체에 충돌시켜야 한다.

(2) X-선 기본구성

X-선 발생장치는 일반적으로 **고전압 회로방식**에 의하여 크게 **변압기 · 콘덴서 · 인버터식 등으로 분류**한다. X-선 고전압장치는 대전류와 단시간 촬영법에 의한 **선예도**[21]가 좋은 **X-선상이 요구됨에 따라 변압기식의 2피크 형에서 고전압 출력의 맥동이 적은 6피크 또는 12피크 형**으로 나눌 수 있으며, 나아가 고전압회로에 전압제어소자를 이용하여 **완전직류를 얻는 정전압형** X-선 **장치**도 많이 사용한다.

1) X-선 고전압장치의 조건 5가지

① **관전압**[22] **맥동**(Ripple 리플)이 작아야 한다.

② **관전압, 관전류, 시간곱 등의 오차**가 작아야 한다.(백분율 평균오차)

③ **재현성**이 좋아야 한다.

④ **자동 노출제어**에 있어서 X-선 출력의 직진성이 좋아야 한다.

⑤ **관전류 및 촬영시간**에 대해 X-선 출력 직진성이 좋아야 한다.

진단용 X-ray 장치를 그림 2-9에 나타내었다.

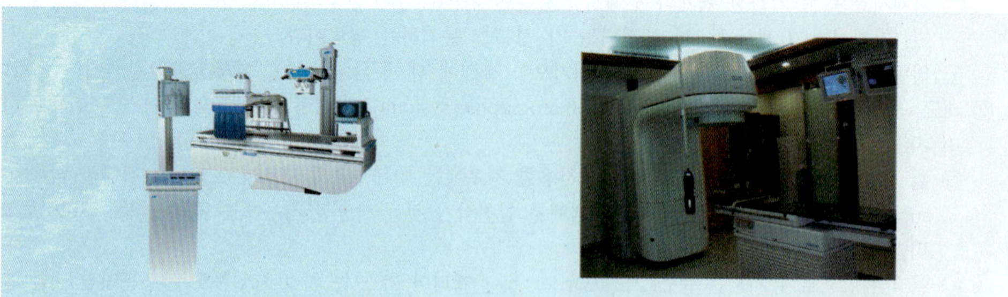

그림 2-9 • 진단용 X-ray 장치

21) 선예도 : 영상의 선명함을 나타내는 척도이다.

22) 관전압 : X-선관에 인가할 수 있는 최대 전압이다. 진단방사선 대역에서는 20~150[kVp]이 사용된다. 인가전압이 높을수록 방사되는 X-선 광자의 평균에너지가 증가한다. 일반적으로 X-선 광자의 평균에너지가 증가하면 투과력도 높아진다. 따라서 **뼈 등과 같이 밀도가 높은 부분을 촬영**한다든지, **두꺼운 부분을 촬영**할 때에는 높은 관전압이 사용된다.

2) 의료용 X-선 장치의 구성

① **X-선 발생장치** : X-선 전원장치, X-선 고전압장치와 **부속품의 조합**[23]으로 구성되어 있다. **고전압 발생장치－고압변압기**(X-선관)－**저압변압기**(필라멘트)－**정류장치**(교류→ 직류)이다.

② **X-선 기계장치** : X-선을 사용해서 진단 또는 치료하기 위하여 사용하는 **X-선 투시촬영대, 촬영대, X-선관과 테이블을 지지하는 장치, X-선 치료대** 등이다.

③ **X-선 영상장치** : 의료용 X-선 영상장치는 X-선 진단을 위하여 인체 부분의 **X-선 영상을 관찰 또는 기록하는 장치**이다.

④ **제어장치**(Operator console : 오퍼레이터 콘솔) : X-선 발생부 및 제어부로 구성되며 **X-선 발생부**(X-선관과 고전압 발생장치)**를 하나의 구조로 하고 제어부를 분리한 장치와 X-선 발생부 빛 제어부를 하나의 구조로 된 장치이며 2종류의 방식**을 말한다.

⑤ **X-선의 정격** : 장치의 정격이란 그 장치에 대해 지정된 여러 가지 조건하에서 장치가 사용할 수 있는 한도이며 **사용한도는 출력**으로 나타낸다. 이것을 **정격출력**이라 한다.

㉠ **지정조건** : 정격출력을 발생시키기 위한 **전원주파수, 회전속도, 전압주파수 등이며 이것들을 정격속도, 정격전압, 정격주파수**라고 하며 사용한도와 지정조건이 함께 표시된다.

㉡ **X-선 장치의 정격** : **허용치를 포함하지 않은 값을 말하며 허용치를 포함할 때는 공칭**이라 한다.

㉢ **장시간 정격** : 투시를 하는 경우의 정격으로 **5분 이상 연속하여 X-선관에 부하할 수 있는 최고 관전압 값 및 그 관전압에서의 최대 관전류 값으로 표시된다.**

⑥ **관전압[kV]** : X-선 방출 중에 X-선관의 음극과 양극에 가해지고 있는 전압이다. **최대치를 쓴다.**

⑦ **관전압 측정** : **X-선 강도와 투과력을 결정하며 환자의 피폭 및 화소** 등에 영향을 주며 측정기는 접속형 및 비접속형 측정기를 이용한다.

⑧ **X-선관 장치** : **X-선관의 주요 성능지표로 관전압, 관전류, 초점크기가 있다.**

⑨ **X-ray 장비** : **X-ray 튜브와 고전압 발전기**(Generator : 제너레이터), **조절 패널**로 구성이 된다.

⑩ X-ray **튜브** 내에 음극은 가열된 필라멘트를 포함하고 있으며 이곳에서 전자를 생산한다. 이 전자는 고전압 전위를 횡단하면서 가속화하여 반대쪽 양극에 있는 텅스텐 표적에 부딪힌다. 이 순간 표적에서는 **전자기**(Electro-magnetic : 일렉트로 마그네틱) 에너지 형태의 X-선이 방사되고 유리로 된 창을 통해 X-선이 밖으로 나오게 된다.

⑪ **X-선의 파장은 전압**([kVp] : 킬로볼티지)과 **시간에 따른 전류**([mAs] : 밀리암페어세컨드)의

---

23) **부속품의 조합** : 조사장 한정기를 갖춘 일체형 X-선 발생장치를 포함하여 **X-선 발생장치**라고 한다.

양에 의해 결정이 된다(열전자 방출법[24]).

⑫ **관전류** : X-선 조사 중에 **X-선관을 흐르는 양극전류로서 관전류는 평균치**(mA)**로 표시**한다. X-선관에서 발생하는 **X-선량을 결정**한다. **X-선관의 필라멘트에 인가할 수 있는 최대 전류이며 주로 [mA] 단위로 표시**한다. 관전류가 크면 필라멘트에서 더 많은 전자가 방출되고 따라서 저지극에 충돌하는 전자의 수도 증가하여 방출되는 X-선량이 증가한다.

⑬ **관전류량** : 영상에 있어 농도의 주 조절인자. **관전류 및 관전류량**을 정확하게 측정하고 성능을 유지시키는 것은 **X-선 사진의 농도를 일정하게 유지**하여 재촬영의 횟수를 감소시키며 **환자의 피폭선량을 경감**하는 데 목적을 둔다.

⑭ **노출시간**(Exposure time : 익스포저 타임) : X-Ray 촬영시 촬영부위에 따라 시간을 조절한다.

⑮ **초점크기** : **전자가 저지극에 충돌하는 점의 크기**이다. 초점크기가 작을수록 공간해상도가 좋은 선명한 영상을 얻을 수 있다.

⑯ **열용량**(Heat Unit(HU) : 히트 유닛) : **관전압, 관전류, 그리고 시간의 곱**으로 표현된다. 열용량보다 과도하게 X-선관을 사용하면 X-선관이 파열될 수 있다.

⑰ **관련기기** : X-선 장치와 관련하여 직접 또는 간접적으로 진단 또는 치료에 쓰이는 모든 기기를 총칭한다. X-선 촬영시 촬영부위에 따라 시간을 조절한다.

(3) 변압기식 X-선 장치

변압기에 의해 고전압을 발생시켜 X-선관에 인가시키는 X-선 장치이다. **정류방식에 따라, 자기방식, 단상파 방식, 3상전파 6피크 방식, 3상전파 12피크 정류방식** 등이 있다.

① **자기방식** : X-선관이 2극관이므로 음극에 대하여 양극이 양(+)의 반주기에서만 전류가 흐르고 이때 X-선이 발생한다. **자기방식은 정류기를 사용하지 않기에 장치가 소형, 소용량이 되어 휴대용 장치에 쓰인**다.

② **단상파 방식** : 반파정류회로 또는 자기 정류회로는 교류의 반주기 동안만 사용되므로 전기적 손실이 있을 뿐 아니라 변압기 능률면에서도 좋은 결과를 얻지 못한다. 따라서 **단상파 방식은 양과 음의 전압을 같은 방향으로 유도하여 사용하고, 그레츠**(Graetz)**결선식 회로**라고도 한다.

③ **3상 6피크 방식** : 일반적으로 **1차측은** Δ(델타)**결선, 2차측은** Y(스타)**결선**으로 구성되어 있다. 출력전압이 접지전위에 대해 양(+), 음(−)이 비대칭이 되기에 현재는 사용하지 않는다. 3상 6피크 방식을 그림 2-10에 나타내었다.

---

24) **열전자 방출법** : X-선의 파장은 전압([kVp] : 킬로볼티지)과 시간에 따른 전류([mAs] : 밀리암페어세컨드)의 양에 의해 결정된다는 이론 현재 대부분의 진단용 X-선관에서 사용되고 있다.

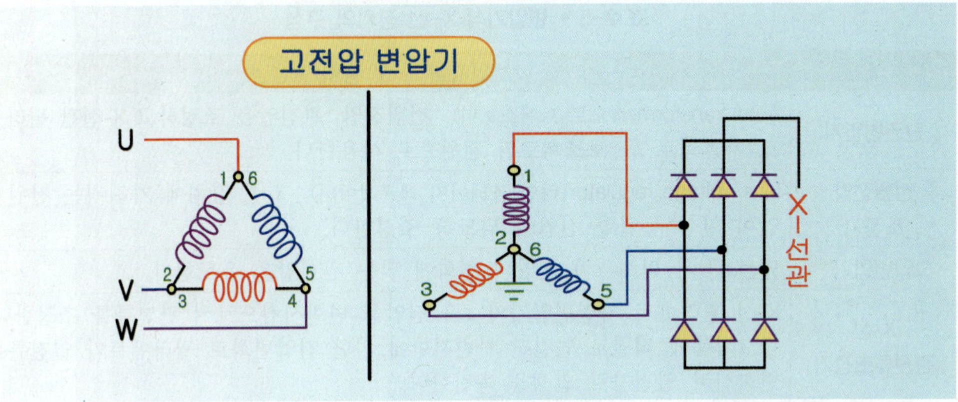

그림 2-10 • 3상 6피크 방식

④ 3상 12피크 방식 : 1차측은 Δ(델타)결선, 2차측은 Y(스타)－Δ(델타)결선의 직렬로 접속하면 Y(스타)결선과 Δ(델타)결선의 정류출력 전압의 위상차는 30[°]가 되고 정류출력 파형은 12피크가 된다. 3상 12피크 방식을 그림 2-11에 나타내었다.

3상장치는 거의 연속적으로 X-선을 발생시킬 수 있기에 동일한 관전압, 관전류, 부하시간의 단상장치와 비교하면 그 출력이 크다.

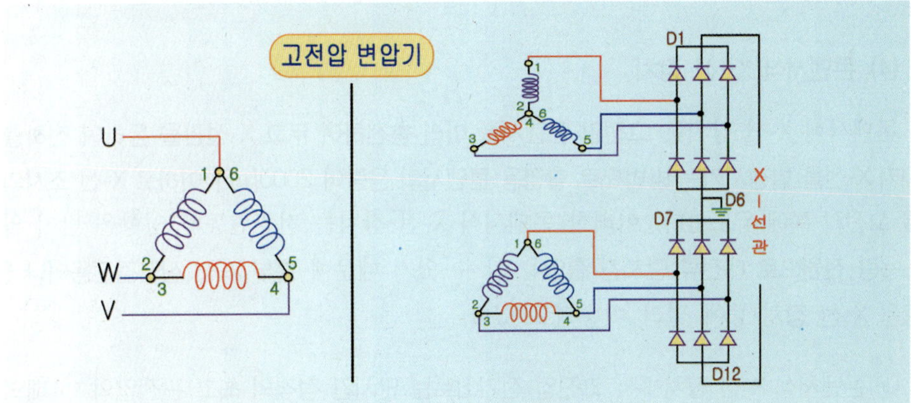

그림 2-11 • 3상 12피크 방식

⑤ 변압기식 X-선 고전압장치

용도, 전원의 종류, 공칭 최고 관전압 및 공칭 최대 관전류에 따라 구분한다. 그 표준이 되는 구분을 표시한다. 장치의 형태와 명칭에 표시된 제1항 T는 삼상 전원, R은 촬영, F는 투시를 나타내고 있다. RF는 투시, 촬영 겸용을 말한다. TRF는 삼상 교류전원을 사용한 촬영투시 겸용을, IRF는 인버터식 투시, 촬영 겸용을 말한다. 표 2-5는 변압기식 X-선 장치의 구성을 나타낸다.

표 2-5 • 변압기식 X-선 장치의 구성

장치의 구성	변압기식 X-선 장치의 설명
단권변압기	Auto transformer(오토 트랜스포머) : 전원전압, 관전압을 조정하고 X-선관 필라멘트 가열회로 등 보조회로의 전원으로 사용한다.
전원전압 조정기	Line voltage regulator(라인 볼테이지 레귤레이터) : X-선 장치에 가해지는 전원전압이 항상 동일한 전압이 되도록 조정한다.
고압변압기[25]	권선비[26]에 의해 1차 전압의 변화에 맞는 관전압을 유도한다.
X-선 관전류조정기	X-선 필라멘트 가열변압기의 1차 전압을 변화시킴으로써 관전류를 조정한다. 즉 1차측에 직렬로 연결된 가변저항에 의한 전압변화로 필라멘트가 열전류를 변화시켜 열전자량 발생을 촉진한다.
X-선 관전압조정기	Tube voltage regulator(튜브 볼테이지 레귤레이터) : 단권변압기의 탭을 조정하여 고전압변압기의1차 전압을 조정함으로써, 관전압을 변화시킨다. (X-선관 전압은 일반적으로 20~150[kV]의 범위를 1~2[kV]단계로 조정한다.)
타이머	설정한 시간에 대한 X-선 조사신호를 발생하도록 임의의 시간을 선택한다.
전자개폐기	타이머로부터의 신호에 의하여 주회로의 개폐가 행해진다.
정류기	고압변압기에서 유도된 2차 교류전압을 정류하여 일정 방향의 전류가 X-선관에 흐르도록 한다.
안정회로	기타의 보조회로가 설치되어 있다.
지시계기	관전류계, 관전압계, 전원전압계 등이 설치되어 있다.

(4) 콘덴서식 X-선 장치

콘덴서식 X-선 장치는 고전압 콘덴서를 미리 충전하여 두고 X-선관을 통하여 전하를 방전시켜 X-선을 발생시키는 방법으로 촬영용 콘덴서의 용량이 2000[μF] 이하로 X-선 조사의 개폐를 고전압 쪽에 유도한다. 이러한 콘덴서식 X-선 장치는 전원변동의 영향을 받지 않으며, 소용량 전원으로 대전류 단시간 촬영을 할 수 있기 때문에 흉부 X-선 진단검진용이나 원내이동용 X-선 장치 등에 널리 이용되고 있다.

① 콘덴서식 X-선 장치에서 고전압 전기회로는 단시간 정격의 최고 관전압의 1.1배의 전압에 15분간 견디어야 하며 관전압 및 관전류의 조정범위 및 조정단계는 제조회사에서 정한 규격에 준하며, 관전압의 백분율 평균오차는 ±10[%]이어야 한다. 또한 관전류의 백분율 평균오차는 ±15[%]이어야 하며 무부하시의 전원전압의 변동은 정격 표준 전원전압의 10[%]를 넘어서는 안된다.

25) 고압변압기 : 교류의 크기를 바꾸는 것으로 모두 2개 이상의 전기회로가 한 개의 공통 자기회로와 서로 쇄교하고 있다. 일반적으로 감긴 선은 서로 독립되어 있으면 전력은 한쪽의 감긴 선이 자기회로를 통하여 다른 선에 전달된다. 전원에 연결된 쪽을 1차 권선, 부하에 연결된 쪽을 2차 권선이라고 한다.

26) 권선비 : 트랜스에 코일을 감을 때 1차 측의 권선과 2차 측의 권선의 비율을 의미한다.

② X-선 장치에서 콘덴서의 잔류전하 방전장치는 잔류전하가 5초 이내에 50[V] 이하가 되고, 또한 방전을 지속하는 구조이어야 한다. 이 잔류전하 방전장치와는 별도로 충·방전 완료 후 전원설비와 끊어진 상태에 있어서 잔류전하가 150분 이내에 자동적으로 50[V] 이하로 되는 방전저항을 갖추어야 한다. 즉 관전압이 적어도 X-선 조사개시부터 최고 정격 관전압의 30[%] 이내에 상당하는 관전압[27]만이 강하되었을 때 절단해야 하는 것이다.

③ 고전압 충전은 Cockcroft-Walton(콕크로프트-웰턴) 충전회로 방식이 사용되고 있는데 X-선의 조사와 차단은 3극 X-선관의 그리드 전압을 제어하여 이루어진다.
즉 3극 X-선관의 그리드와 음극간을 거의 단락상태로 하면 X-선관에는 관전류가 흐르게 되어 X-선이 방사되는 것이다. 또한 그리드를 음극에 대하여 마이너스로 함으로써 X-선의 차단은 이루어지는데 이러한 그리드 제어회로는 X-선관 필라멘트와 같은 전위로 되기 때문에 고전압절연을 해야 한다.

④ 콘덴서식 X-선 장치의 암류 X-선 누설선량은 최고 정격관 전압을 얻은 값으로 충전한 상태에 있어서 조사조절장치를 전개하고, 조사개폐기 및 촬영용 타이머를 동작시키지 않은 상태에서 이용선 중 접촉할 수 있는 표면으로부터 5[cm]의 거리에서 1시간당 암류 X-선 누설선량은 5.16×10^{-7}[C/kg](2[mR / h])을 초과해서는 안된다.

⑤ 콘덴서식 X-선 고전압 장치 : 용도, 공칭 최고 관전압, 공칭 촬영용 용량으로 구분하고, 그 표준이 되는 구분을 표시한다.

(5) 인버터식 X-선 장치

인버터(Inverter)식은 소형으로 고정밀도, 고재현성의 X-선 고전압 장치의 사용이 가능한 단상전원으로 12피크형 X-선 고전압 장치의 동등 이상의 X-선 출력을 갖는 것이 특징이다. 이 방식은 최대 조사시간 또는 시간당 전류량[mA/s]을 제한하여야 하며 기본원리는 단상 또는 삼상의 상용전원전압을 정류하여 직류전압으로 변환하고, 이 직류전압을 인버터 회로에 의하여 상용전원보다도 고주파수의 교류로 변환해 고전압 변환기로 전압을 높인 후 정류하여 직류의 고전압을 X-선관에 인가하는 전력변환 방식을 이용한다.

① 인버터식 X-선 장치의 관전압 및 관전류의 조정범위 및 조정단계는 제조회사에서 정한 규격에 준하며, 관전압의 백분율 평균오차는 ±10[%]이어야 하며, 관전류의 백분율 평균오차는 ±15[%]이어야 한다. X-선 장치의 실용화에 의해 1차측 제어의 X-선 장치로서 처음으로 전원에서 X-선관에 이르기까지 완전하게 전자제어가 행해졌다.

27) 관전압 : X-선관의 음극과 양극 사이에 인가되는 전위차로 통상은 Peak값을 [kV]로 표시한다(X-선의 질을 좌우한다).

② 인버터식 X-선 고전압 장치

전원의 종류, 용도 공칭 최고정격 관전압 및 공칭 최대 관전류 또는 관전류량[mAs]에 의하여 구분하고, X-선 조사중에 직류전력을 교류전력으로 변환해서 필요한 고전압을 얻는 고전압 장치로서 그 종류는 변압기형과 에너지 축적형이 있다.

5. 방사선 진단기기

방사선 진단기기는 X-선의 투과특성을 이용하여 인체 내부를 투시하는 장비이다. X-선관을 이용하여 X-선을 발생시키고 이 X-선을 인체에 조사한 뒤 인체를 투과하여 나온 X-선을 계측하여 영상으로 구성하는 장비인 것이다.

X-선관에서 나오는 X-선은 직진하기 때문에(산란을 무시한다면) 카메라에서처럼 축소영상을 얻을 수 없다. 즉 X-선 영상은 항상 확대 영상을 얻을 수밖에 없다.

X-선 영상의 확대율 m은 식 (2-5)와 같다.

$$m = \frac{d}{z} \tag{2-5}$$

d : X-선관으로부터 X-선 디텍터까지의 거리

z : X-선관으로부터 촬상체까지의 거리

인체와 같이 두께가 있는 촬상체의 경우 촬상체의 앞면과 뒷면의 확대율이 달라질 수 있다.

X-선 촬영장치의 광간해상도는 X-선관의 초점크기, X-선 감지장치의 해상도 등에 의해 영향을 받는데, X-선관의 초점크기가 작을수록 X-선 촬영장치의 해상도는 향상된다. 그러나 X-선관의 초점을 작게 할수록 초점부위의 열발생이 늘어나므로 X-선관을 냉각하기 어려워진다.

(1) 그리드

그리드(Grid)는 컴프톤 산란으로 인해 영상의 해상도가 나빠지는 것을 막는 장치이다. 컴프톤 산란이 일어나면 X-선의 진행방향이 바뀌게 된다. X-선 필름 바로 앞에 납과 같이 X-선 흡수도가 높은 재질로 만든 격자모양의 구조물을 놓게 되면 산란이 일어난 X-선만을 선택적으로 흡수할 수 있다.

(2) 반음영

X-선관의 초점은 일정크기를 가지고 있다. 초점이 작을수록 선명한 영상을 얻을 수 있다.

일정크기를 가진 초점 때문에 영상에 반음영(Penumbra : 페넘브라) 현상[28]이 일어나 영상의 해상도가 나빠진다. 반음영 효과를 줄이려면 촬영체와 X-선 필름을 최대한 가까이 하여 영상의 확대율을 1에 가깝게 하는 것이다. 영상의 확대율을 크게 하면 할수록 반음영 효과는 커진다.

04 | X-선 영상 시스템

1. X-선 디텍터

X-선을 감지하는 장치로는 X-선 증감지(Intensifying screen : 인텐시파잉 스크린), 영상증배관(Image intensifier : 이미지 인텐시피어), 고체평판 디텍터(Flat panel detector : 프렛 페널 디텍터) 등이 쓰인다.

(1) X-선 증감지

X-선 증감지(Intensifying screen : 인텐시파잉 스크린)에는 X-선을 가시광선으로 변환시켜주는 형광물질이 층으로 발라져 있다. 형광물질로는 $CdWO_4$[29]와 Gd[30] 등 희토류 합성물이 쓰이고 X-선 증감지 바로 뒤에는 광학필름이 겹쳐져 있다. 증감지에서 발생한 가시광선 광자는 바로 광학 필름으로 가서 상을 형성한다. 증감지에 형광물질이 두껍게 발라져 있을수록 같은 X-선량에 대해 많은 가시광선이 발생한다. 따라서 형광층이 두꺼운 증감지를 쓰면 같은 밝기의 영상을 얻는 경우 X-선 양을 줄일 수 있다. 그러나 형광층이 두꺼워지면 X-선 영상의 공간해상도는 나빠진다. 형광층에서 발생한 가시광선이 공간적으로 더 많이 퍼진 상태에서 필름에 도달하기 때문이다.

(2) 영상증배관

영상증배관(Image intensifier : 이미지 인텐시피어)의 입력창에는 섬광체(Scintillator : 신틸레이터)가 층으로 발라져 있다. 섬광체는 X-선을 가시광선으로 변환하는 특징을 가지고 있으며

28) 반음영(Penumbra : 페넘브라) 현상 : 본영이나 태양이 없는 어두운 부근을 둘러싼 그늘진 영역이다.

29) $CdWO_4$(Scintillator : 신틸레이터) : 방사선이 충돌하여 발광하는 물질. 섬광체(閃光體). 방사선이 비추어 섬광을 발하게 하는 것으로, 방사선의 검출에 쓰이는 물질이다.

30) Gd : [Gadolinium : 가돌리늄] 주기율표 3족에 속하는 희토류(稀土類) 전이금속. 연성(延性)이 있는 은백색의 원소로 산소 · 물과 서서히 반응한다. 17[℃] 이하에서는 강자성(强磁性)을 아주 낮은 온도에서는 초전도성(超傳導性)을 띤다.

이 가시광선은 바로 뒤에 있는 광도전체층(Photo conductive material : 포토컨덕티브 메트리얼)에서 광전자를 발생시킨다. 이 광전자는 고전압 전계(Electric field : 일렉트릴 필드)에 의해 가속되고 가속된 광전자는 영상증배관의 출력창에 충돌하여 광에너지로 다시 변환된다. 따라서 영상증배관의 출력창에는 입력창에 형성되는 X-선상이 축소되어 나타난다.

광전자는 고전압 전계에 의해 많은 에너지를 얻게 되므로 출력창에서의 영상의 휘도는 입력창에서의 영상의 휘도에 비해 크게 증배되므로 영상증배관이라고 한다. 출력창에 형성된 상을 광학카메라로 촬상하여 최종적인 X-선 영상을 얻는다. 영상증배관은 증감지에 비해 밝은 휘도의 영상을 출력하므로 저선량 X-선 영상에 적합하므로 형광 투시에 사용된다.

(3) 고체평판 디텍터

고체평판 디텍터(Flat panel detector : 플레트 패널 디텍터)는 최근 고체 X-선 영상센서기술의 발달로 2차원 평면형 디텍터도 출현하였다. 2차원 평면 디텍터의 입력창에는 다른 감지장치와 마찬가지로 섬광체층이 있으며 바로 그 뒤에 촬상을 위한 광다이오드 배열이 있다. 섬광체에서 발생하는 가시광선을 광다이오드가 전기신호로 변환하며 이 전기신호를 디지털 신호로 변환하여 X-선 영상신호를 컴퓨터로 보내게 된다.

2. X-선 영상 시스템의 분류

여러 가지 에너지로부터 바뀐 영상성분을 일반사진 기술을 이용, 필름으로 현상하는 방법과 광-전 변환소자와 A/D 변환기로 구성된 변환장치를 사용하여 전기신호를 아날로그 신호 또는 디지털 영상신호로 바꾸어 표현하는 방법으로 나뉘는데, 이전에는 X-선 영상을 TV 브라운관을 이용하여 관찰하는 투시 시스템, 형광판이나 영상증배관 등에서 변환된 영상을 특수한 카메라로 촬영하는 간접촬영 시스템 등으로 분류하였으나 현재는 큰 의미는 없다. 따라서 X-선 영상을 어떤 식으로 관찰이나 촬영하느냐보다 필요한 진단이나 X-선 검사를 효율

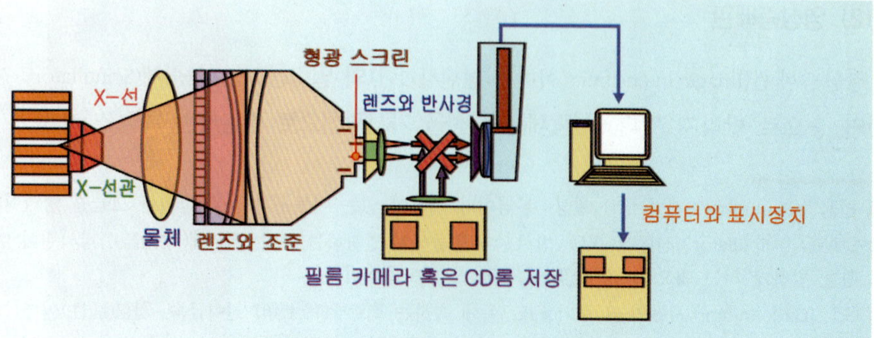

그림 2-12 • X-선 영상 시스템의 구조도

적으로 진행하기 위한 목적과정에 맞추어 시스템이 연결되어야 한다. 그러므로 위장관 검사용 · 흉부진단용 · 순환기진단용 · 비뇨기계 검사용 · 유방촬영용 · 외과용 X-선 장치 등과 같이 진단 및 검사 목적에 따라 분류하는 것이 합리적이다.

X-선 영상장비 그림 2-12는 질병의 진단과 치료에 필수적인 데이터를 공급하는 장비로 대부분의 병원에서 장비구성비율의 과반수를 차지하는 중요한 장비이다.

제 2 장

3. X-선 촬영 영상의 예

X-선 촬영화면의 경추부, 무릎관절, 발, 손 등의 필름 영상을 그림 2-13에 나타내었다.

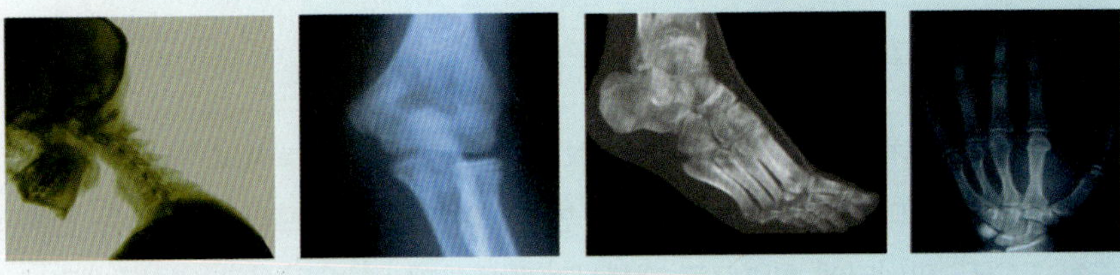

그림 2-13 • X-ray 영상(경추부, 무릎관절, 발, 손)

05 | 디지털 라디오그래피

X-선 영상을 디지털화하면 영상처리 기법을 적용[31]할 수 있으며 또 컴퓨터 네트워크를 통해 쉽게 전송시킬 수 있는 이점 등이 있어 DR(Digital Radiography : 디지털 라디오그래피)[32] 시스템은 현재 각국에서 여러 가지 방식으로 개발하였다. 영상진단 분야에 컴퓨터 기술의 도입으로 많은 디지털 영상을 접하고 있으며, 모든 기술동향이 디지털화되고 있다. DR은 CT, MRI, DSA[33] 등 모든 디지털 방사선 영상을 말하는 것이지만, 단순 X-선 촬영을 디지털화한 것으로 한계화시키고 있다. 박막 트랜지스터(Thin Film Transistor(TFT) : 틴 필름 트랜지스터) 등을 이용한 평판형 검출기 방식의 단순촬영만을 DR로 좁게 이야기하는데 매우 좁은

---

31) 적용분야 : 의료진단 시스템, 머신 비전(Machine vision), 공장자동화, 위성 분야 등이다.

32) DR(Digital Radiography : 디지털 라디오그래피) : X-선 필름을 쓰지 않고 평판 X-선 디텍터를 써서 X-선 영상을 얻는 것을 DR이라 한다. X-선 필름을 쓰는 것에 비해 진단의 효율성 및 정확성을 높일 수 있기 때문에 장래 널리 쓰일 것이다.

33) DSA(Digital Subtraction Angiography : 디지털 섭트렉션 엔지오그라피) : 컴퓨터 조영촬영법이다.

의미로서의 DR은 CR(Computed Radiography : 컴퓨티드 라디오그래피)과 비슷한 의미로 사용하기도 한다. 디지털 영상처리 개념을 표 2-6과 같다.

표 2-6 • 디지털 영상처리의 개념

항 목	디지털 영상처리의 정의
영상획득	카메라나 스캐너와 같은 도구를 이용하여 전자적으로 영상을 얻는 것이다.
영상인식	영상의 특징을 유출해 내는 단계이다.
영상조작	획득한 영상을 적절한 알고리즘의 적용을 통하여 이미지를 조작하는 단계이다.
영상분석	영상조작에 의하여 수정된 영상의 특징들을 찾아내고 분석하는 단계이다.

1. 디지털 라디오그래피(DR)의 기초

기존의 X-선 촬영장치에서 X-선의 영상정보를 필름장치로 기록하고 재생하는 것에 비하여 X-선의 영상정보를 디지털화된 전기신호로 변환하여 이를 테이프나 디스크 등 전자기록 매체에 기록하고 CRT 모니터에 화면으로 재생시켜 판독하게 하는 장치로 영상증배관에 기초한 디지털 방사선 촬영술이다. 이는 기존 아날로그 타입의 X-선 장비들에 비해 우수한 영상을 제공하며, X-선 촬영영상을 컴퓨터 데이터로 바꾸어 모니터상에서 직접 진단, 편집이 가능하기 때문에 한 번의 촬영으로 다양하고 정확한 정보를 얻을 수 있다. DR(Digital Radiography : 디지털 라디오그래피)은 인체를 투과한 X-선의 강약에 따른 정보를 전기신호로 변환시킨 후, 아날로그-디지털 변환과정을 거쳐 픽셀(Pixel)의 그레이 스케일(Gray scale) 값을 얻는다. 획득한 초기상태의 자료를 컴퓨터 영상처리과정을 거쳐 불균일성이나 노이즈를 제거하고 다시 아날로그 신호로 변환하며 영상화하게 된다.

(1) 그레이 스케일 값

CT number(넘버)가 낮으면 검게(−) 나타나고 높으면 희게(+) 나타나며 중간은 회색으로 나타난다. DR(Digital Radiography : 디지털 라디오그래피)은 픽셀들의 2D형식의 집합으로 정의할 수 있다. 각 픽셀들은 위치 정보와 함께 각 픽셀의 그레이 스케일 값을 갖는다. 각각의 픽셀들이 가지는 그레이 스케일 값의 범위는 비트 뎁스(Bit depth)로 나타낸다.

① 비트 뎁스 : 이미지에 사용되는 색상 수를 결정한다. 256컬러(Color) 이미지를 위해서는 8비트를 선택하고, 수천 색상을 위해서는 24비트, 투명한 수천 색상을 위해서는 32비트, 24비트 위드 알파(Bit with Alpha)를 선택한다. 높은 비트 뎁스는 파일 용량을 증가시킨다.

② 사람의 눈으로 볼 수 있는 그레이 스케일의 단계는 약 256단계로 알려져 있다. 하지만

X-선 인체 투과시 강도 차이가 수백에서 수천 배에 이르기 때문에 8비트로는 부족하므로 보다 넓은 그레이 스케일이 필요하다. 그러므로 최소한 10비트의 그레이 스케일이 사용되는 것이 보통이며, **최근에는 12비트가 많이 사용**되고 있다.

(2) 공간해상도

DR(Digital Radiography : 디지털 라디오그래피)에서 **공간해상도**(Spatial resolution : 스페이셜 레졸루션)는 **픽셀 크기에 의해 결정**되며, 보통 **필름 증감지 시스템의 공간해상도는 51[lp/mm(Line Pairs/mm)]**인 데 반해 **DR에서는 픽셀의 크기가 0.1[mm]**이다. **흉부 X-선 사진의 경우, 흉부 폐엽 간 격벽선이나 미세 기흉 등의 이미지를 만들기 위해서는 픽셀 크기 0.2[mm] 이상의 해상도가 필요**하다.

공간해상도가 2배로 증가될 때 영상 데이터량은 4배로 증가하므로, 이를 충족할 데이터 저장장치와 모니터를 사용해야 하기 때문에 가격이 비싸진다. 현재 **4[k] 픽셀**(Pixel) **해상도를 가지는 시스템이 개발**되어 있으므로 DR(Digital Radiography : 디지털 라디오그래피)에서 공간해상도 문제는 해결되었다.

(3) X-ray 필름

맑은 플라스틱 베이스가 **은 할로겐** 화합물을 포함한 **유상액**[34]에 의해 덮여 있다. **빛이나 X-ray는 은에 생리화학적인 변화를 가져오고 이는 현상과정에서 검게 변화**한다. 필름의 흑화 정도는 X-ray 빔의 강도와 현상되는 시간과 온도에 따라 변화된다. 사용되는 X-ray 필름은 증감지의 종류에 맞게 분류된다.

① 증감지의 성질

㉠ X-선 **흡수가 커야 하며 발광응답 속도가 빨라야** 한다.

㉡ X-선 자극에 대한 **발광 에너지가 높아야** 한다.

㉢ X-선 자극에 의한 **열화가 적어야 하며, 잔광이 없어야** 한다.

㉣ 발광 스펙트럼이 필름의 **분광감도와 일치해야** 한다.

㉤ 빛, 열, 습기에 대해서 **내구성**이 있어야 한다.

② 증감지 사용상의 주의점

㉠ X-선 필름에 대해 **증폭기 역할**을 하며, **피폭선량을 경감시킨다**.

㉡ X-선 장치의 **부하를 작게** 하고, **먼지나 이물질에 주의**한다.

㉢ 관리상 손톱자국, 밀착상태 등은 **이물질로 영상에 표출**될 수 있다.

---

34) **유상액** : 기름과 비슷한 성분의 액체이다.

(4) 증감지의 일차적인 목적

가능한 한 방사선에 대한 노출시간을 짧게 줄이는 것이다. X-ray의 직접적인 작용에 의한 것이고 95[%] 이상은 증감지의 보기 드문 인이나 텅스텐산염, 칼슘으로부터 방출된 빛에 의한 것이다. 필름과 증감지는 속도와 세밀도, 대비도, 노출 허용도(Latitude : 레티튜드)에 따라 다양하므로 선택은 의사의 기호에 따라 한다.

일반적으로 동물의 경우(개와 고양이)에는 속도가 400인 Rare Earth Speed Film(레어 얼스 스피드 필름)과 증감지 시스템이 좋다. 더 느린 속도의 시스템은 더 세밀한 영상을 제공하지만 더 많은 노출이 필요하고 더 많은 움직임에 의한 허상(Motion artifact : 모션 아티팩트)이 생기게 된다.

(5) 필름-증감지 시스템과 DR의 차이

필름-증감지 시스템에서 그림 2-14의 필름 특성곡선은 S자형으로, 투과된 X-선 세기의 좁은 범위 내에서만 필름에 성질이 깃든 정도가 직선적 변화를 보인다.

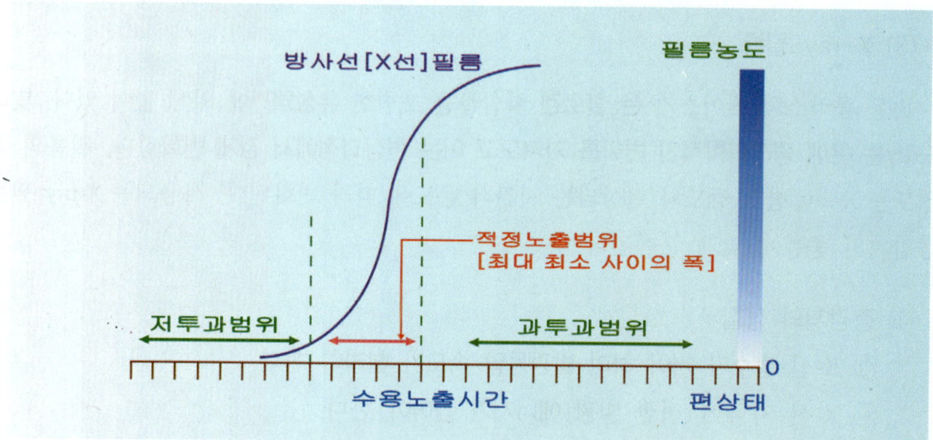

그림 2-14 • 필름-증감지 시스템의 영상 특성곡선

흉부 X-선 촬영에서의 알맞은 영상이란 X-선 감쇠가 많은 종격동[35] 구조물로부터 X-선의 감쇠가 가장 적은 폐 안의 공기까지 한 번의 촬영으로 적절한 대조도를 유지하면서 나타내야 한다. 즉 필름-증감지 시스템은 동작범위가 작아 폐의 세부조직을 잘 볼 수 있게 X-선으로 찍을 때는 종격동과 겹쳐 있는 폐가 저투과되고, 반대로 종격동과 겹쳐 있는 폐를 잘 보이게 촬영할 때에는 폐가 과투과되어 역시 대조도가 저하된다. 그러나 DR(Digital Radiography : 디지

35) 종격동 : 좌우의 흉막강(胸膜腔) 사이에 있는 부분으로 앞쪽은 흉골, 뒤쪽은 척주, 아래쪽은 횡격막에 의하여 경계지어지는 장소이다.

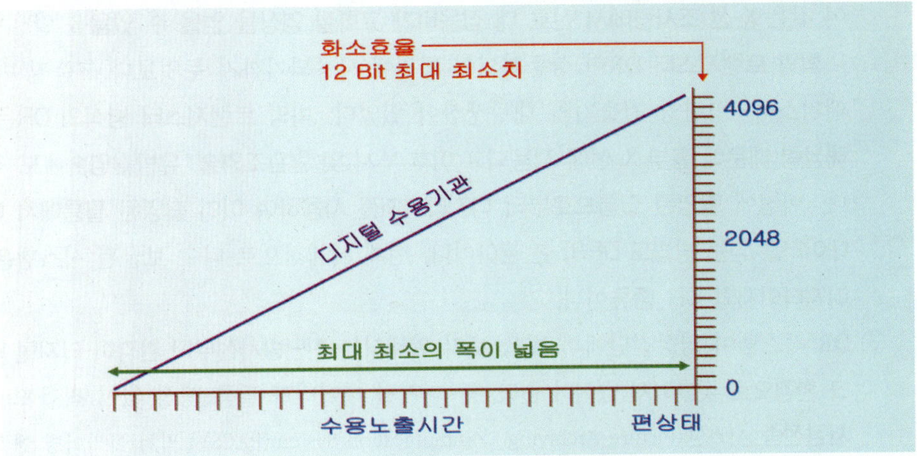

그림 2-15 • DR 시스템의 영상 특성곡선

털 라디오그래피)은 그림 2-15와 같이 **움직임의 상태범위가 넓어 폐·종격동 전체를 볼 수 있는 일정 화질의 영상**을 얻을 수 있다.

(6) DR의 종류

X-선 정보를 검출하는 방식에 의해 DR 기술이 결정된다. **FCR 방식에 이어 드럼 방식의 셀레늄 검출기를 이용한 DR과 박막 트랜지스터**(Thin Film Transistor(TFT) : 틴 필름 트랜지스터) **방식의 평판형 검출기**(Direct Radiography(DR) : 다이렉트 라디오그래피)가 개발되어 차세대 DR의 유망기술로 인식되고 있다. 또한 **형광판과 CCD**[36](Charge Coupled Device : 차지 커플 디바이스) **카메라가 결합한 간접형 DR**도 사용되고 있다. DR도 X-선 검출기술의 발전에 따라 가까운 미래에 급격히 변화할 것으로 보인다.

① **직접-출력 디지털 검출기** : CCD(Charge Coupled Device : 차지 커플드 디바이스)가 도입된 이후 사용되어 왔고, 박막 트랜지스터(Thin Film Transistor(TFT) : 틴 필름 트랜지스터) 검출기도 이용된다. 기존의 X-선 장비를 갖춘 곳에 쉽게 설치할 수 있다는 장점과 **영상의 질이 필름-증감지 시스템이나 CR 시스템보다 우수**하다는 기대로 새로운 기술에 대한 관심이 고조되고 있다.

② **검출과정에서 X-선 흡수율**을 나타내는 **양자효율 검출기**(Detective quantum efficiency : 디텍티브 퀀텀 이피션시)는 **박막 트랜지스터**(Thin Film Transistor(TFT) : 띤 필름 트랜지스터) **시스템이 65[%] 이상**이다. 이는 CR 시스템(20~35[%])이나 필름-증감지 시스템(25[%])보다 우수하

36) CCD(Charge Coupled Device : 차지 커플 디바이스) : 전하 결합소자 빛 에너지로 발생된 에너지를 축적하여 전송한다. MOS 구조의 Capacitor 실리콘 기판상에 산화막을 형성하여 그 위에 게이트 전극을 붙인 것이다.

여 같은 X-선 조사량에서 신호 대 잡음비가 고화질 영상을 얻을 수 있음을 알 수 있다.

박막 트랜지스터 DR이 상품화되어 병원에 사용되기까지 무엇보다 고품질 박막 트랜지스터-평판형 검출기의 대량생산이 있었다. 박막 트랜지스터 방식의 DR은 높은 해상력 때문에 흉부 X-선에 적용되고 이후 투시 및 혈관조영술, 유방촬영술에도 적용된다. 이전에 촬영된 필름으로부터 디지타이저를 사용하여 이미 촬영된 필름에서 디지털 데이터를 얻는 방법도 DR의 한 분야이다. 현재 세계적으로 다수 보급된 시스템은 필름 디지타이저와 CR 종류이다.

③ DR 시스템이 영상진단에서 빛을 보기 위해서는 진단방사선부터 환경이 디지털 네트워크 환경으로 갖추어져 있어야 한다. 즉 디지털 데이터가 필름 생성 없이 직접 의료영상 저장전송 시스템(Picture Archiving Communication System(PACS) : 픽처 아카이빙 앤 커뮤니케이션 시스템[37])으로 전송되고 PACS 환경에서 판독과 저장 관리가 이루어져야 하는 것이다. 따라서 PACS와의 통합을 위한 DICOM 전송기능이 필수로 요구될 뿐만 아니라 방사선 정보 시스템과 환자정보, 검사정보 등을 주고받을 수 있는 기능이 요구된다. 그림 2-16은 기존 F/S 시스템과 PACS의 흐름도를 나타내었다.

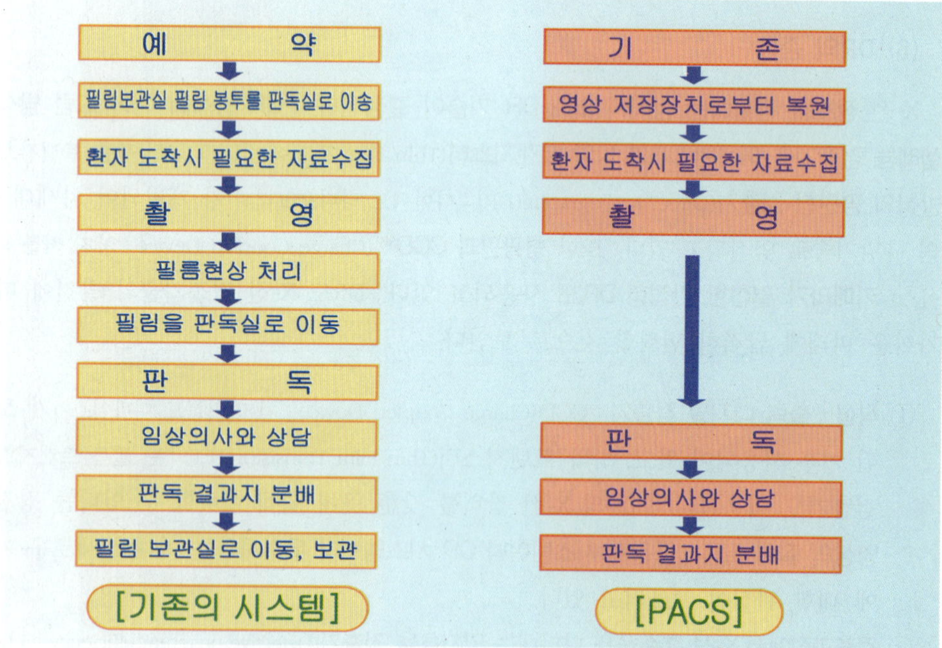

그림 2-16 • 기존 F/S 시스템과 PACS의 흐름도

37) PACS(Picture Archiving and Communication system : 픽처 아카이빙 앤 커뮤니케이션 시스템) : 진단영상들을 디지털 상태로 바꾸어 영상을 수집한 후 이를 고속 통신망을 이용하여 전송하고 데이터를 저장장치에 저장 후 필요시 필름 대신 모니터에 출력되는 영상을 이용하여 방사선의사나 임상의사가 직접 환자진료를 하는 디지털 영상관리 · 전송 시스템이다.

2. DR 시스템 방식

인체를 투과한 X-선의 정보를 어떤 방식으로 검출하고 디지털화시키는가에 따라 DR(Digital Radiography : 디지털 라디오그라피) 시스템의 방식을 구분할 수 있다.

(1) 필름 디지타이저

필름 디지타이저[38]의 기본원리는 아날로그 신호가 기록된 필름을 빛이나 레이저 빔으로 투과시켜 통과한 빛의 양을 측정하여 필름의 명암에 비례한 전기신호로 바꾸고, 전기신호를 증폭시켜 A/D로 변환시키거나 자체적인 기술 방법으로 가장 먼저 개발된 방식으로 이미 촬영한 디지털 영상 데이터를 디지털화하는 장치이다.

㉮ 우리가 흔히 사용하는 스캐너에 해상도를 향상시킨 것이라고 할 수 있으며, 촬영된 필름을 디지털화하는 유일한 방법이며 영상의 저장 또는 전송이 주된 목적이다.

① 의료용 디지털 영상을 얻는 필름 디지타이저는 약 20여년 전부터 사용되어 왔으나 사진측량과 항공첩보 분야에서는 오래전부터 정밀한 디지타이저 시스템들이 사용되고 있었다. 그러나 이러한 목적의 디지타이저들은 방사선 필름에서 사용되는 알갱이(Grain : 그레인)보다 훨씬 작은 픽셀 크기를 가져야 하므로 처리속도가 느리고 장비가 크며 가격이 비싸다는 단점이 있다.

② 방사선 영상의 디지털화를 위한 필름 디지타이저는 레이저 빔이나 TV카메라, 디지털 카메라, 드럼 스캐너가 주로 이용되며 필름의 입자보다도 작은 레이저 빔을 사용하는 경우 해상도는 큰 문제가 되지 않지만, 원래의 필름에 기록된 정보 이외에는 더 얻는 것이 없으며 주사과정이나 디지털 변환과정에서 가공물(Artifact : 아티팩트, =허상)이 발생할 수도 있다.

1[μm] 픽셀 크기의 디지타이저가 개발되어 해상도 측면에서는 단연 최고라고 할 수 있다. 하지만 진단방사선 영상에서는 픽셀 크기가 80~200[μm] 범위의 레이저 또는 CCD 방식의 디지타이저가 사용된다.

③ 필름 디지타이저의 종류 7가지

㉠ 선형감지 및 구역감지 디지타이저, ㉡ 레이저 디지타이저, ㉢ 드럼 스캐너, ㉣ 비디오카메라 디지타이저, ㉤ 선형 다이오드 어레이(Array) 카메라, ㉥ CCD(Charge Coupled Device Sensor : 차지 커플드 디바이스 센서), ㉦ Scanning Micro-Densitometers (스캐닝 마이크로-덴시토미터스) 등이다.

38) 디지타이저 : 입력 원본의 좌표를 판독하여 컴퓨터에 설계도면이나 도형을 입력하는 데 사용되는 장치이다.

(2) 평판형 검출기를 이용한 DR

평판형 검출기를 이용한 DR(Digital Radiography : 디지털 라디오그래피)은 직접방식과 간접방식으로 구분되는데 X-선을 전기신호로 변환시키는 과정에 따라 나뉜다.

1) 직접방식

X-선에 의해 전자－홀 쌍(전자－정공 쌍)을 생성시키는 물질(예 비정형 셀레늄 물질)을 사용하여 직접 전기신호를 얻는 방식이다.

① 직접방식으로 사용될 수 있는 물질로서는 a-Se(Amorphous Selenium : 아모퍼스 셀레늄), CdTe(카드뮴－텔루륨), CdZn(카드뮴－아연), Te(텔루륨) 등이 있으나 물질특성상 전 세계적으로 a-Se(아모퍼스 셀레늄)을 사용하는 DR에 대한 연구가 집중되고 있다.

② a-Se(아모퍼스 셀레늄)가 X-선 전자사진법(Xeroradiography : 제로라디오그래피)과 복사기 등에서 널리 사용되어 오면서 물리적 특성에 대해 많이 알려져 있고 관련 기술이 발전되어 있기 때문이다.

③ X-선에 대한 a-Se(아모퍼스 셀레늄)의 에너지 변환 특성은 진단용 X-선 범위에서 희토류계의 형광물질에 비해 전반적으로 우수하다.

④ 검출기는 a-Se(아모퍼스 셀레늄)관과 박막 트랜지스터(Thin Film Transistor(TFT) : 띤 필름 트랜지스터)[39] 매트릭스가 서로 맞대어 붙어 있다. a-Se[40](아모퍼스 셀레늄) 판의 제일 앞면에는 최고 전극(Top electrode : 탑 일렉트로드)이 있고, 이에 의해 a-Se(아모퍼스 셀레늄)판은 약 5,000[V]로 대전되어 있다.

⑤ 입사한 X-선 에너지가 a-Se(아모퍼스 셀레늄)의 내부에서 전자－홀 쌍으로 변환되며, 전자는 최고 전극으로 흡수되고 홀은 하층부 박막 트랜지스터(Thin Film Transistor(TFT) : 띤 필름 트랜지스터)로 흡수된다.

⑥ 박막 트랜지스터 매트릭스는 이 전하를 축전기에 축적하였다가 각 픽셀에 대한 스캔 신호가 왔을 때 이 전하를 실어 보내는 역할을 한다.

⑦ 직접방식으로 X-선을 검출하기 때문에 해상도의 손실이 거의 없고, 픽셀의 크기에 의한 한계 해상도인 3.6l[p/mm]에서도 MTF[41](Modulation Transfer Function, 모듈레이션 트

---

39) 박막 트랜지스터 : 유리기판 위에 진공증착의 방법으로 형성된 반도체 박막을 사용하여 만든 트랜지스터이다.

40) a-Se : 아모퍼스 金屬, 비정질금속. 유리상태의 금속이라고도 한다. 보통 금속은 작은 결정입자의 모임인데 아모퍼스 금속은 원자의 배열이 무질서하고 결정상태로 되어 있지 않는 금속이다. 용해된 금속을 급속 냉각시켜서 만든다. 비정질이므로 일반 결정금속과는 다른 특성을 갖는다. 부식이 스테인리스의 1백만분의 1에 불과하며, 섭씨 400~500[℃] 의 열을 가하면 결정으로 돌아가는 특징도 있으며, 자기 특성을 지니면서도 단단하다. 테이프 레코더나 VTR의 자기 헤드 재료로 사용되며 변압기의 철심으로 이용하면 자체 소모전력이 크게 줄어든다.

41) MTF(Modulation Transfer Function : 모듈레이션 트랜스퍼 펑션)은 현재까지 가장 과학적이고 객관적인 렌즈의 성능측정 방법이다. 해상도를 나타내는 척도 중 한 가지이다.

랜스퍼 평션)이 이론상의 한계치에 육박하는 수준을 나타낸다.

2) 간접방식

조사된 X-선을 형광물질을 사용하여 일단 가시광선으로 변환한 뒤 광검출기를 이용하여 다시 전기신호로 변환하는 방식이다.

① 간접방식은 박막 트랜지스터의 제일 위층이 섬광체와 광검출기로 이루어진다.
② X-선이 섬광체에 부딪히면 X-선량에 비례하여 가시광선이 발생된다. 가시광선은 광검출기에 의해 전기신호로 바뀌고 디지털화된다.
③ 이전의 섬광체는 가시광선이 주위 픽셀로 퍼져나가 선예도를 감소시킨다. 이러한 문제를 해결하기 위하여 CsI(요오드화 세슘) 성분의 구조검출기(Structured scintillater : 스트럭처드 신틸레이터)를 사용한다.
④ 결정구조는 빛의 파이프 묶음처럼 행동하므로 가시광선의 퍼짐이 감소하기 때문에 섬광체층을 더 두껍게 만들 수 있어 에너지 변환효율을 높일 수 있다.

3) 간접방식과 직접방식의 비교

간접방식은 그림 2-17에서와 같이 손쉽게 만들 수 있는 장점이 있는 반면 단점은 'X-선 → 가시광선 → 전기신호'의 과정을 거치므로 이 과정에서 가시광선의 산란이 일어나기 때문에 해상도가 낮아지게 되고, 에너지 변환효율도 떨어진다.

① 직접방식의 장점 : 'X-선 에서 전기신호'의 직접적인 에너지 변환이 있어 에너지 변환효율이 우수하며 해상도도 뛰어나다. 적은 X-선 조사량으로도 우수한 영상을 얻을 수 있기 때문에 에너지 변환효율이 높다.
② 직접방식의 단점 : 비정형 셀레늄의 반은 회복 특성으로 인해 촬영과 촬영 사이에 일정한 시간간격이 필요하다.

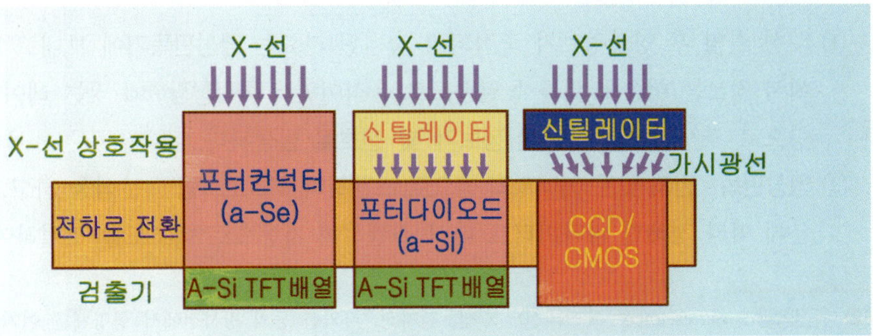

그림 2-17 • DR 간접방식과 직접방식

(3) CR

1) CR의 정의

CR(Computed Radiography : 컴퓨티드 라디오그래피)은 기존의 필름-증감지(Screen-Film : 스크린 필름) 촬영법 대신에 휘진성 형광체인 영상판(IP)에 X-ray을 조사하여 축적된 잔상에 레이저빔을 주사하여 영상신호를 획득하는 디지털 방사선 촬영법의 한 종류이다. 기존의 필름-증감지 이상의 효율성을 갖고 있으며, 기존의 X-ray 촬영장치와 촬영기술을 사용할 수 있어 일반촬영이나 투시조영촬영에서 많이 사용하고 있다.

2) IP

X-ray 필름 대신에 X-선 검출기로서 IP(Imaging Plate : 이미징 플레이트)를 사용한다. IP는 고분자재료 위에 특수한 형광체를 도포한 것으로 이 Plate(플레이트)에 X-선이 들어오면 X-선량 정보가 Plate(플레이트)에 축적되어 있게 된다. X-선량 정보를 축적하고 있는 Plate(플레이트)에 빛을 가하면 축적된 선량정보를 읽을 수 있는데 필름-증감지 시스템에서 필름 카세트와 동일 상태이며 반복 사용할 수 있다. 인체를 투과한 X-선은 저장형광체(Storage phosphor : 스토리지 포스퍼)에 흡수되어 8시간 후에도 75[%] 정도의 X-선 에너지가 자동 저장된다. CR 시스템의 기본구성은 표 2-7에 나타내었다.

표 2-7 • CR 시스템의 구성

CR 시스템의 구성	CR 시스템의 구성해석
X-ray Exposure(X-레이 익스포저)	환자에게 X-선을 투사한다.
Image Reader(이미지 리더)	영상을 읽어들인다.
Image Scaling(이미지 스케일링)	영상 비트를 적당하게 조정한다.
Image Record(이미지 레코드)	영상을 기록한다.
Computer Radiography(컴퓨티드 라디오그래피)	획득된 CR 영상이다.

① X-선 촬영 후 영상정보가 축적되고 축적된 자료는 영상판독기에 보내고 다시 판독기에서 정보는 이송대 위를 동일속도로 움직이면서 휘진형광[42]에 맞는 레이저를 직각방향으로 조사되어 X-선 영상정보가 빛 신호로 발생된다.

② 영상판독 : 먼저 낮은 에너지의 빔으로 스캔하여 히스토그램[43] 분석을 하고, 인체 각 부분에 따라 정해진 파라미터로 다시 스캔하여 자동으로 대조도를 조절하여 최종 영상

42) 휘진형광(Luminescence : 루미네신) : X-선, 전자선, 자외선 등의 방사선에서 형광체를 여기하여 발광시킨 후 발광파장보다도 장파장의 빛을 조사함으로써 감쇠되어 있던 발광이 일시적으로 강해지는 현상이다.

43) 히스토그램 : 영상의 일정 범위에서 농도값에 대한 픽셀의 개수를 표시하는 영상의 통계함수이며 픽셀들의 위치에 관한 정보는 갖고 있지 않는 특징이 있다.

자료를 만들게 된다. 스캔된 빛 정보는 광섬유를 통해 전기신호로 변환되고 다시 광전자 증배관을 지나 아날로그-디지털 변환기를 거쳐 디지털 신호로서 컴퓨터에 입력된다.

③ 입력된 디지털 영상정보를 계조[44]·공간주파수처리·영상 간의 가감처리(Subtraction : 섭트렉션)를 통해 진단목적에 적합한 모양으로 만든다. 처리 후의 영상은 영상기록기에서 다시 빔을 이용하여 필름에 사진 기록할 수도 있다. 영상판독기에서 판독이 끝난 자료는 소거용 빛의 공급에 의해 남아 있는 X-선 정보가 소멸되어 초기 형태로 돌아간다. CR(Computed Radiography : 컴퓨티드 라디오그래피)의 영상획득과정은 그림 2-18에 나타내었다.

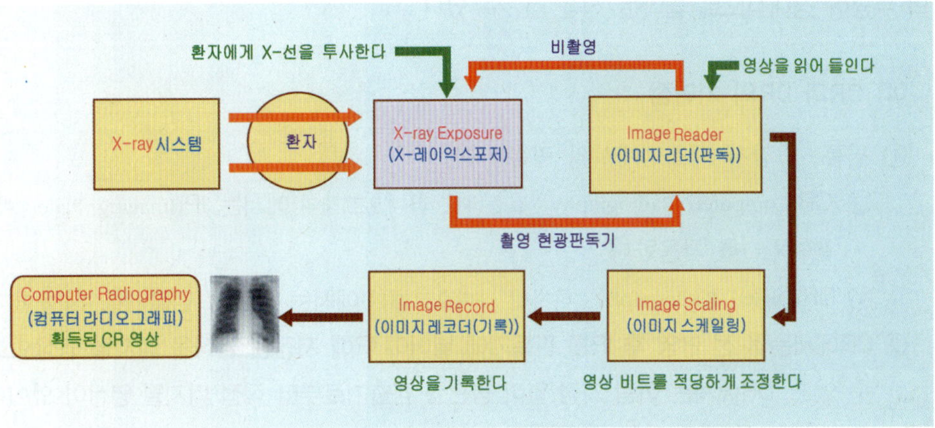

그림 2-18 • CR의 영상획득과정

3) 컴퓨티드 라디오그래피(CR)의 특징

① CR(Computed Radiography : 컴퓨티드 라디오그래피)은 자료의 X-선의 세기에 따른 직진성이 필름에 비해 100배 이상 넓은 특징이 있다. 이렇게 넓은 활동성 있는 영역을 가지고 있기 때문에, 항상 일정한 화질의 영상을 얻을 수 있어 재촬영률을 1/10 이하로 줄일 수 있다. 특히 이동촬영에서 선명도가 뚜렷하다. 또한 모니터로 영상을 볼 경우 CT에서와 같이 윈도우 위스/레벨(Window width/Level)[45]을 조절하며 볼 수 있다.

② 환자에게 조사하는 방사선 양을 줄일 수 있다는 점이다. 하지만 방사선 양을 줄일 경우 노이즈가 늘어나기 때문에 영상의 질이 낮아진다.

---

44) 계조 : 얻어진 영상신호를 어떠한 사진농도로 재현해야 할지 표시특성을 독립으로 컨트롤하는 것이며, CR시스템의 계조처리는 영상처리기로 입력영상신호 QL을 영상처리기 출력영상신호 QV(기록기신호)로 변환 하는 것이다.

45) Window Width(윈도우 위스) : 윈도우 픽셀 단위로 이미지의 가로 크기이다.
Window Level(윈도우 레벨) : 명도에 대한 픽셀의 양이다.

③ 디지털 영상을 처리함에 있어 IP 방식의 CR법은 종래의 X-선 촬영장치를 그대로 적용할 수 있다.

4) 컴퓨티드 라디오그래피(CR)의 단점

노이즈가 많다. 이것은 가돌리늄[46]과 같은 희토류 형광체(Phosphor : 포스퍼)에 비해 Barium fluorohalide(바륨 플루오로할라이드 BaFX : Eu 할로겐화 불소화 바륨결정 : 유로피늄)나 Barium fluorobromided(바륨 플루오로브로마이디드)의 k-absorption edge(k-앱소프션 에지)가 주원인으로 발생하고, 카세트에 납의 차폐물질을 사용하지 않아 발생하는 후방산란선이 증가함에 기인한다. 또 다른 단점은 가격이 비싸고 저장형광체(Storage phosphor : 스토리지 포스퍼)의 수명이 상대적으로 짧다는 점을 들 수 있다.

(4) CR과 DR의 차이점

① 필름-증감지 시스템에서의 필름 대신

㉠ CR(Computed Radiography : 컴퓨티드 라디오그래피)에서는 IP(Imaging Plate : 이미징 플레이트)를 사용한다.

㉡ DR(Digital Radiography : 디지털 라디오그래피)에서는 평판형 검출기를 사용한다.

② CR에서는 X-선 촬영 후 IP를 판독기에 넣어야 IP에 저장된 영상을 디지털 영상으로 볼 수 있고, DR에서는 이런 과정 없이 평판형 검출기로부터 직접 디지털 영상이 얻어진다.

㉠ CR은 넓은 범위의 다이내믹 레인지(Dynamin range)를 가지고 있기에 노광의 부족이나 많음에 따른 촬영의 실패를 막을 수 있으나 영상을 얻기까지 시간이 필름방식에 비해 오래 걸린다.

㉡ DR은 즉시 영상표시와 진단이 가능하나 필름에 비해 해상력이 낮다.

③ 복잡해 보이는 'IP(Imaging Plate : 이미징 플레이트)를 판독기에 넣는 과정'이 오히려 CR의 장점이다. CR의 경우에는 IP와 X-선 발생장치만 있으면 촬영이 가능하고 판독기는 몇 개의 촬영이 공유된다.

④ 각 촬영시마다 고가의 평판형 검출기가 있어야만 촬영이 가능한 DR에 비해서 CR은 경제성이 높고 X-선 촬영도 가능하다.

46) 가돌리늄(Gadolinium) : 주기율표 제3족에 속하는 희토류 원소의 하나 가돌리늄 란타노이드(란탄족)에 속하는 원소의 하나. 원소기호 Gd, 원자번호 64, 원자량 157.3, 백색의 금속. 비중 7.90, 녹는점 1,310[℃]. 원자핵이 중성자를 흡수하는 비율이 알루미늄의 약 20만 배. 이 성질을 이용하여 중성자 투과사진을 찍을 때 중성자를 흡수한 가돌리늄의 방사성 동위체의 β선에 의하여 검출한다. 초전도 재료, 기억소자, 광파이버의 재료로 사용한다.

06 | 디지털 감산 혈관조영술

디지털 감산 혈관조영술(Digital Subtraction Angiography(DSA) : 디지털 섭트랙션 앤지오그래피)는 반전기법을 컴퓨터에 의해 디지털화하는 방법으로 조영제(염료) 주입 전의 화상과 조영화상과의 감산처리에 의해 조영제가 채워진 정맥 또는 동맥 혈관을 검출하는 방법이다. 혈관조영술에서 감산방법은 뼈, 조직 등의 영상을 없애고 혈관만의 영상을 보기 위하여 사용하던 방식으로, 스크린 필름(Screen-Film) 시스템에서는 조영제(염료) 주입 전, 후의 필름을 양(+)화, 음(−)화로 각각 촬영하여 두 장을 겹쳐서 재촬영하여 뼈, 조직 등의 부분은 없어지고 조영제가 있는 혈관만의 영상을 보이게 하는 것이다. 최근에는 디지털 영상처리기술을 이용하여 Flouroscoph(플루로스코프) 시스템에서 출력되는 비디오신호를 디지털로 변환시켜 디지털 데이터를 감산하는 방법이 가능하게 되었으며 디지털 감산 혈관조영술이라 한다. 이 DSA 영상을 통하여 의사들이 환자의 상태를 진단하는데 의사는 수동적이고 주관적이었으나, 현재는 디지털신호처리와 병행하여 컴퓨터의 눈부신 발전에 힘입어 심혈관 정보추출은 자동적이고 객관적인 검출이 가능해졌다.

1. 디지털 감산 혈관조영술(DSA)의 구성

X-선 TV 시스템의 비디오 신호를 디지털화한 디지털 감산 혈관조영술(Digital Subtraction Angiography(DSA) : 디지털 섭트랙션 앤지오그래피) 시스템을 이용하여 혈관조영을 추출하는

표 2-8 • DSA의 장·단점

DSA의 장점	DSA의 단점
환자에 대한 위험부담이 적다. IVDSA인 경우 외래에서도 검사 가능하다.	공간해상도가 좋지 않다(512×512). (최근 1024×1024, 1024×2048, 2048×2048)
실시간으로 혈류의 정량측정이 가능하다. 영상의 후처리가 가능하다.	Artifact(아티팩트 : 박동성, motion, gas 등 허상) 가 발생하기 쉽다.
시술시간 감소 − 피폭선량이 감소한다.	혈관이 중복되어 잘 보이지 않는다.
영상저장 가능, PACS와 연계가 가능하다.	I.I[47](Imaging Intensifier : 이미징 인텐시퍼)의 입력 시야가 좁다(현재 16"까지 가능).
소량의 조영제 사용 − 화상정보가 좋다.	사용 조영제의 양이 많다(최근 system − 적다)
로드 매핑(Road mapping) 기법에 의해 선택적 혈관조영과 중재적 시술이 용이하다.	기능적 진단해석이 미완성이다.

47) I.I(Imaging Intensifier : 이미징 인텐시퍼) : 영상증배관의 일종으로 외부 광전효과의 막면에서 발생한 광전자를 증폭하여 다시 형광막에서 광상으로 바꾸는 장치이며 미약한 빛을 검출시에 사용한다.

방식을 디지털 감산 혈관조영술이라 한다. X-선 TV 카메라의 비디오 신호를 디지털화해서 기억하였다가 조영제(염료)를 혈관에 주입하기 전과 후의 영상 간 차이를 추출한 후 컴퓨터 처리를 통하여 혈관만을 실시간으로 선명히 디스플레이하는 시스템이다. DSA의 장단점을 표 2-8에 나타내었다.

2. 섭트랙션 기법

Subtraction(섭트랙션)법이란 사진영상에서 원하지 않는 음영을 삭제하기 위한 방법으로 진단적으로 필요한 부분을 쉽게 관찰할 수 있게 한다.

디지털 감산 혈관조영술의 섭트랙션(Subtraction) 기법은 표 2-9와 같이 분류한다.

표 2-9 • DSA 기법의 분류

<table>
<tr><td rowspan="6">DSA 기법</td><td rowspan="3">시간차분법
(Temporal subtraction : 템포랄 섭트랙션)</td><td>펄스 모드(Pulse mode : 순차 촬상법)
시리얼 모드(Serial mode)</td></tr>
<tr><td>연속 모드(Continuous mode : 컨티뉴어스 모드)</td></tr>
<tr><td>시간차 모드(Time interval difference mode : 타임 인터벌 디퍼런스 모드 : 변화량 촬상법)</td></tr>
<tr><td rowspan="2">에너지차분법
(Energy subtraction : 에너지 섭트랙션)</td><td>k-흡수단차분법
(k-edge subtraction : 케이-에지 섭트랙션)</td></tr>
<tr><td>k-비흡수단차분법
(Non k-edge subtraction : 넌 케이-에지 섭트랙션)</td></tr>
<tr><td colspan="2">Hybrid subtraction(하이브리드 섭트랙션)</td></tr>
</table>

(1) 시간차분법

시간차분법(Temporal subtraction : 템포랄 섭트랙션) : 시차가 있는 2개의 영상 사이에서 감산을 하는 것이다. 조영제가 혈관에 도달하기 전과 후를 뺄셈하여 혈관상의 대조도를 뚜렷하게 강조한다. 현재 사용하고 있는 디지털 감산 혈관조영술은 대부분 템포랄 섭트랙션(Temporal subtraction)을 채택하고 있다.

① 펄스 모드 : 검사 목적에 따라 펄스폭을 선택하는 모드를 펄스 모드라 한다. 처음에 마스크상을 거둬들이고, 다음에 조영제 주입 후의 혈관상을 거둬들여 실시간으로 Subtraction(섭트랙션) 상을 모니터에 표시하는 시스템으로 구성되어 있다. 100[msec] 이하의 모드는 심장검사 등 움직임이 빠른 부위에 적합하고 100[msec] 이상은 움직임이 적은 부위의 검사에 적합하다.

② 시리얼 모드 : 일정한 펄스에 따라 마스크상과 형관상을 획득하여 감산하면 동기화 모드,

임의의 펄스에 따라 감산하면 비동기식 펄스 모드라고 할 수 있으므로 펄스 모드는 시리얼 모드에 포함된다. 혹은 시리얼 모드와 펄스 모드가 동일하다고 한다.

③ 연속 모드 : 1초간 최대 30개의 영상을 얻을 수 있는 연속 모드는 연속하여 X-선을 조사하는 방법으로 하부상의 가산 판수를 조정하여 두경부, 복부, 사지 등에 쓰인다. 1개 영상에 필요한 펄스(Pulse)의 폭은 33.3[msec]면 된다.

X-선 장치에 부하가 크며 촬영 프로그램에 관계없이 피사체 피폭이 증가하는 단점이 있다.

④ 시간차 모드 : 시간차 모드는 조영제의 동태를 잘 알 수 있어 심장이나 대혈관계 동맥의 동태를 관찰하는 데 적당하며 연속해서 X-선을 조사하고 동시 또는 조금 먼저 조영제를 주입하여, 최초의 영상으로부터 다음의 영상을 감산, 또는 다음의 영상을 감산하는 식으로 되풀이하는 방법이다.

(2) 에너지 차분법

에너지 차분법(Energy subtraction : 에너지 섭트랙션) : 특정 부위를 단시간 사이에 고에너지와 저에너지의 X-선으로 촬영하고 2매의 영상에 적당한 하중을 주고 감산을 하는 방법이다.

① K-edge subtraction(케이-에지 섭트랙션) : 조영제의 흡수단을 이용한 것으로 마스크상을 세륨(Ce)부가 필터를 써서 흡수시키고 조영제 주입 후의 혈관상을 흡수시켜 그 흡수차를 감산하여 상을 얻는다.

② Non k-edge subtraction(넌 케이-에지 섭트랙션) : 고에너지와 저에너지를 이용하여 촬영을 하면 양자의 콘트라스트[48]는 변화한다. 이 투과율의 감산을 이용하여 제거한다.

③ Hybrid subtraction(하이브리드 섭트랙션) : Temporal subtraction(템포랄 섭트랙션)과 Energy subtraction(에너지 섭트랙션)을 조합한 방법으로 원리는 에너지 섭트랙션으로

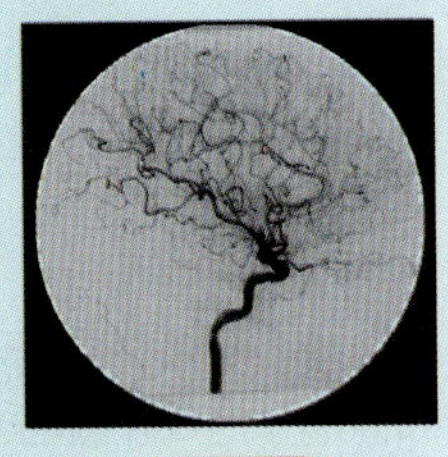

(a) 뇌

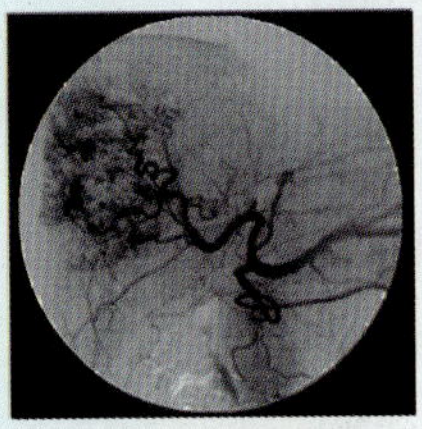

(b) 간

그림 2-19 • 혈관조영술 영상

48) 콘트라스트(Contrast) : 한 화면상에서 밝은 부분과 어두운 부분의 상대적인 명암의 차이이다.

마스크상을 작성하고 조영제가 도달된 후 영상에 대해서 에너지 섭트랙션상을 만들어 전에 만든 마스크상과 감산을 한다. 이것으로 근육은 제거하고 뼈만 남게 되는 마스크상을 만들고 조영제 도달 후의 상에서는 뼈만이 남아 있는 것을 처리하여 마스크상과 감산을 하면 뼈는 제거되고 조영제가 남아 있는 혈관음영만이 그림 2-19와 같이 남게 된다. 이는 Motion artifac(모션 아티팩트)를 제거할 수 있다.

07 | 컴퓨터단층촬영 시스템

1. CT의 정의

1972년 4월 영국 EMI사의 공학박사인 G. N. Hounsfield(한스필드)는 어떤 물체에 X-선을 조사하여 수학적으로 구성할 때 그 물체의 내부를 알 수 있다는 사실을 발견한 이후 임상에 적용하는 연구를 하면서 CT 영상을 발명하게 되었다.

CT의 출현은 영상진단 분야에서 1895년 X-선의 발견 이후 최대의 발명이라 일컬어졌으며, 영상기술에 많은 변화를 가져오게 되었다. CT는 예전의 X-선 영상으로는 불가능했던 인체의 단층상을 선명한 대조도 분해능으로 나타냄으로써 영상진단의 질을 증가시켰고, SPECT[49], PET[50], MRI 등의 개발이나 의료용 영상의 디지털화를 촉진시키는 계기가 되었다.

CT(Computed Tomograpy : 컴퓨티드 토모그래피) 촬영은 인체의 횡단면을 컴퓨터가 수학적 연산 방식을 이용하여 영상을 재구성시켜 인체조직을 상세하고 명료하게 나타낼 수 있을 뿐만 아니라, 임의로 선택된 단면의 정보를 분석적으로 확인할 수 있게 해주어 일반 X-선 영상으로 찾기 힘든 병변을 정확히 진단할 수 있다.

2. CT의 기본원리

인체에 투사된 X-선은 인체 내를 진행하면서 광전효과[51], 컴프톤 산란[52] 등에 의해 감쇠된

49) SPECT(Single Photon Emission Computed Tomography : 싱글 포톤 이미션 컴퓨티드 토모그래피) : 감마카메라를 몸 주위에 회전시켜 영상을 검출하는 데 1개의 proton을 이용하여 체내로부터 방사(Emission : 이미션) 되는 감마선을 검출한다.

50) PET(Positron Emission Computed Tomography : 포지트론 이미션 컴퓨티드 토모그래피) : 양전자(Positron)가 소멸할 때 발생되는 1쌍의 감마선을 이용하여 영상을 검출한다.

51) 광전효과 : 물질의 표면에 빛을 쪼이면 자유전자가 튀어나오는 현상. 광전도, 광기전력 효과가 있다.

52) 컴프톤 산란(Compton scattering) : 물질의 표면에 빛을 쪼이면 자유전자가 튀어나오는 현상인 광전효과와 비슷하나 에너지가 전자–원자 사이 묶임 에너지보다 월등히 크고 파동의 입자성을 증명하는 현상이다.

다. X-선을 발생하는 X-선관 반대편에는 X-선을 감지하는 장치가 있어 인체를 투과하여 나온 X-선관 반대편에는 X-선을 감지하는 장치가 있어 인체를 투과하여 나온 X-선의 세기를 감지하는데 감지된 X-선의 세기를 X-선이 진행하여 온 직선상에 분포한 물질의 X-선 감쇠계수에 의해 영향을 받게 된다. 즉 인체에 입사된 X-선의 세기를 I_0, 인체를 투과하여 나온 X-선의 세기를 I라 하면 I와 I_0는 식 (2-6)과 같다.

$$I = A_0 \exp\left[-\int_L \mu(x, y)\, dl\right] \tag{2-6}$$

L은 X-선이 진행한 직선경로를 나타내며 $\mu(x, y)$는 인체 내 조직의 X-선 감쇠계수의 분포를 나타낸다. X-선 감쇠계수는 인체조직의 밀도, 평균 원자번호 등 인체조직의 여러 물리적인 특성과 X-선의 에너지 스펙트럼에 따라서 정해진다.

예 뼈 조직은 연부근육조직에 비해 밀도 및 평균 원자번호가 높기 때문에 X-선 감쇠계수가 상대적으로 크다.

이 때 I에 대해 대수를 취하면 식 (2-7)과 같이 투영 데이터를 얻을 수 있다.

$$p = -\ln[I/I_0] = \int_L \mu(x,y)\, dl \tag{2-7}$$

식 (2-7)을 이해하기 쉽도록 표현하면 $p = \sum_{i=1}^{n} \mu_i$이 된다. X-선이 통과하는 직선상에 위치하는 화소(Pixel)의 수를 N개로 가정하였으며, I번째 회소에 있는 조직의 평균 감쇠계수를 μ_i로 나타내었다.

단층영상을 구성하기 위해서는 투영 데이터를 여러 각도에서 수집하는 것이 필요하다. 투영 데이터를 얻기 위해서는 선형주사와 회전주사가 필요하다. 회전주사는 0[°]~180[°]까지 하는 것이 필요한데, 만일 회전주사를 등간격으로 N번 하고 한 각도당 M개의 선형주사를 한다면 투영 데이터의 총량은 $N \times M$이 될 것이다.

계측한 투영 데이터 집합은 Sine 모양이 중첩되어 있는 모양이어서 이를 Sonogram[53](소노그램)이라 한다.

영상을 재구성하는 알고리즘은 투영 데이터에 대한 필터링과 역투영으로 이루어진다.

53) Sonogram(소노그램) : 초음파를 이용한 진단용 측정장치로 유방암 검사 등에 사용된다.

3. CT의 장점 및 특징

(1) CT의 장점

CT(Computed Tomograpy : 컴퓨티드 토모그라피)는 검사비의 부담에도 불구하고 의료보험이 되므로 질병의 초기 발견과 진단에 필수인 첨단장비로서, 환자에게 고통이나 위험 부담이 없이 비침습적으로 신속·정확하게 검사를 시행하여 초기에 한 번의 검사로 많은 정보를 얻을 수 있기 때문에 중복검사의 고통과 시간을 줄일 수 있는 장점이 있다. 또 일반 X-선에서 나타나지 않았던 연부조직[54)]의 미세한 차이도 확인할 수 있으며, 획득한 데이터 자료를 재구성하여 3차원 영상을 만들어 낼 수도 있다. CT는 재료를 파괴하지 않으면서 안전하게 검사할 수 있다는 장점이 있고 산업 분야에서도 내부의 모습이나 빈 공간, 그리고 밀도를 알기 위하여 사용되고 있다.

(2) CT의 특징

① 카메라를 이용, 물체를 투과한 X-선을 측정하기 위하여 특수 검출기들을 사용한다.

② 검출기에 측정된 검사자료는 컴퓨터로 이동되고 이후 복합적인 수학적 기법에 의하여 본래의 피사체에 대한 하나의 영상으로서 재구성되는 것이다. 그 정보는 관찰과 사진기록을 위하여 영상표시장치에 보내어진다.

③ X-선은 뼈를 볼 수 있는 촬영장치로 널리 이용되어 왔다. 이후 전자공학의 출현과 컴퓨터의 급속한 발달은 X-선 촬영장치에 현저한 발전을 가져왔다. CT는 X-선을 이용하고 있지만 직접 필름에 감광시켜 얻는 일반적인 방사선 사진과는 다르다.

④ CT는 인체의 한 단면 주위를 돌면서 가느다란 X-선을 투사하고 X-선이 인체를 통과하면서 감소되는 양을 측정한다. 인체 내부의 간이나 신장 같은 장기들의 밀도는 약간씩 차이가 나기 때문에 X-선이 투사된 방향에 따라 흡수하는 정도가 서로 다르게 나타나는데 X-선이 투과된 부위의 X-선량을 컴퓨터로 분석하여 내부 장기의 밀도를 결정하고, 이를 통하여 내부의 자세한 단면을 재구성해서 영상으로 나타나게 한다.

⑤ 일반 X-선 사진은 사람 몸의 3차원적인 모습이 2차원의 필름에 나타나지만, CT는 선택한 인체 단면의 촬영부위 모습을 보여주기 때문에 일반 X-선 사진으로는 알아내기 힘든 여러 가지 사실들을 정확하게 진단할 수 있는데 그림 2-20에 나타내었다.

54) 연부조직: 혈액, 뇌척수액, 회질, 백질, 종양 등이다.

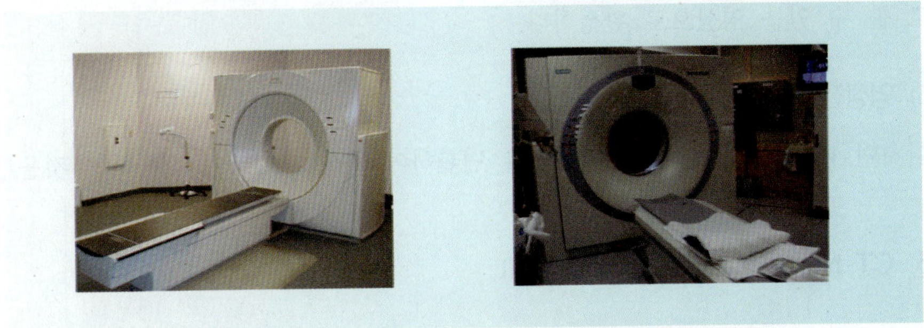

그림 2-20 • 컴퓨터단층촬영(CT) 시스템

4. CT 영상의 촬영원리 4단계

CT 영상의 촬영원리를 그림 2-21에 나타내었다.

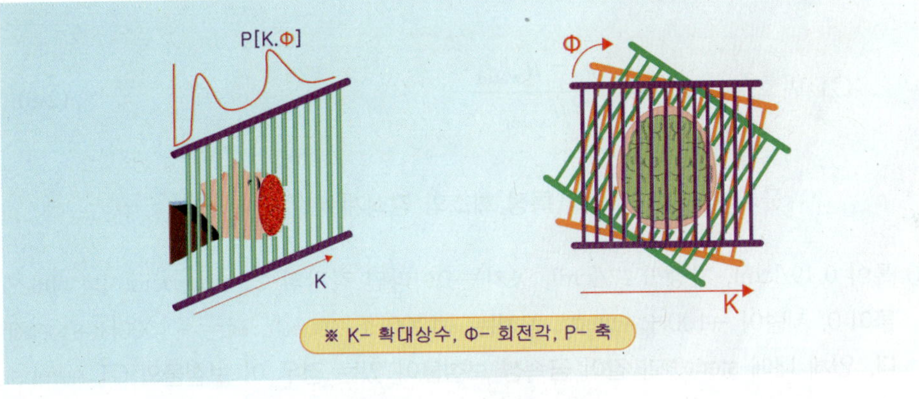

그림 2-21 • CT 촬영의 원리

1) X-ray 생성

X-선관은 X-ray의 흡수차를 이용한다.

2) 데이터 수집(Attenuation : 어테뉴에이션)

① X-ray를 환자 몸을 조사하여 통과한 X-ray선의 감쇠에 관한 자료를 획득한다.

② 조사된 X-ray 강약이 검출기에 의해 전류강약으로 변환한다.

③ 아날로그 신호가 디지털 신호로 변환한다.

3) 영상구성을 위한 데이터 처리(영상 재구성, CT 번호)

인체에 조사된 X-ray의 감쇠에 대한 자료로부터 인체 각 부위의 감쇠를 CT 번호로 변환하는 수학적 과정인 영상 재구성과정으로 DSA에서 수집된 데이터들을 연산방법에 의하여 눈으로 볼 수 있는 영상으로 완성한다.

4) 영상전시

디지털 데이터를 아날로그 데이터로 변환하여 CRT 모니터에 전시하는 것을 말한다.

5. CT Number : Hounsfield Unit

CT로 얻은 영상은 인체 내 조직의 X-선 감쇠계수 분포를 나타낸다. X-선 CT 영상은 X-선 감쇠계수의 절대값을 나타내는 것이 아니라 상대값을 나타내는데 하나의 화소(Pixel : 픽셀)의 상대적 선감약계수를 측정한 후 계수값에 물(0)을 기준으로 인체 중 가장 단단한 뼈를 +1000, 공기를 −1000으로 조직들의 감쇠계수를 확대해서 새로운 수를 부여한 것을 CT 번호 또는 Hounsfield unit(한스필드 유닛) 또는 Hounsfield number(한스필드 넘버)라고 하며 CRT상에 그레이 컬러(Gray color)의 농담으로 나타낸다. CT number는 식 (2-8)과 같다.

$$\text{CT 번호} = 1000 \times \frac{\mu - \mu_{water}}{\mu_{water}} \tag{2-8}$$

μ_{water} : 물의 감쇠계수, μ : 특정 화소의 감쇠계수

① 물이 0.19/[cm], 지방 0.17/[cm], 공기는 0이라면 각각의 CT numbers(시티 넘버스)는 물이 0, 지방이 −100H(−10[%]), 공기는 −1000H(−100[%]), 뼈는 +1000H(+100[%])이다. 인체 내에 stent[55]과 같이 금속성 보철물이 있는 경우 이 보철물의 CT number는 약 3000[HU]까지 갈 수 있다. 그림 2-22는 Stant의 실물 및 시술장면을 나타낸 것이다.

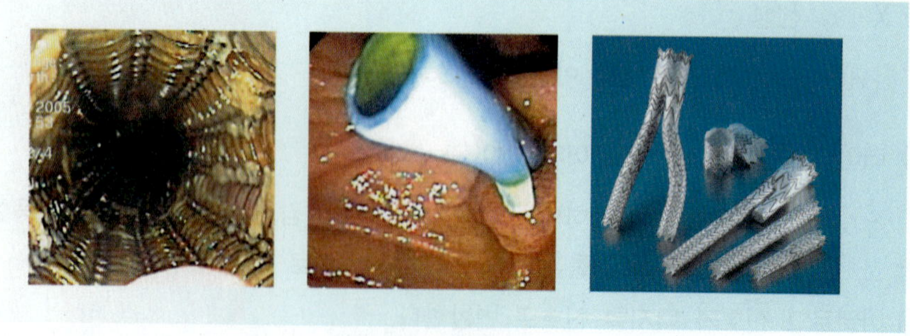

그림 • 2-22 stant의 실물 및 시술장면

55) Stent : 부목, 덧대(1) Stent 화합물로 취한 구강 내 구조의 주형이다. (2) 식피를 고정하기 위하여 사용되는 주형이다.

② **뇌의 백질**(2.4[%]), **회백질**(3.6[%]), **혈액**(1.2[%]) 사이에는 극히 근소한 CT number(시티 넘버)의 차밖에 없다.

이처럼 근소한 X-선의 흡수계수의 차를 알아내기 위해 CT 장치에서는 가능한 얇은 X-선 빔을 이용하여 산란성에 기인하는 영향을 받는다.

6. CT 재구성의 원리

횡단면 내에서의 **감약계수 분포를 어떤 방향으로 합산하여 얻어지는 1차원상의 분포를 생체 단층영상을 재구성**한다.

(1) 영상의 디지털화

영상을 컴퓨터로 구축하기 위해서는 우선 컴퓨터로 처리할 수 있는 모양, 즉 **영상신호를 디지털화**해야 하며 먼저 **생체 단면적을 한 변 길이가 가로 a, 세로 t인 작은 사각형의 바둑판 눈금처럼 세분화**한다. **이 한 구획을 픽셀이**라고 한다. 이와 같이 **가로 열과 세로 열의 2차원 적으로 정렬되어 있는 픽셀들의 배열을 매트릭스**라 한다. **동일 화면에서 매트릭스를 증가시킬수록 각 픽셀의 크기는 작아지므로 영상을 세분화시킬 수 있어 공간분해능이 향상**된다. 그러나 그만큼 데이터수가 많아지므로 컴퓨터의 기억용량이 많이 필요하게 된다.

㉮ 320 × 320 매트릭스는 102,400픽셀로 되므로 64[k] 워드 정도의 소용량의 컴퓨터로는 1워드에 2픽셀의 데이터를 채워도 픽셀 데이터만으로도 용량이 가득 찬다.

영상처리에 기억용량이 큰 컴퓨터가 필요한 이유 중의 하나이다. 다음에 **각 픽셀이 X-선 흡수도를 디지털화하는 데는 픽셀의 농도를 64단계 정도로 수치화**하여야 한다.

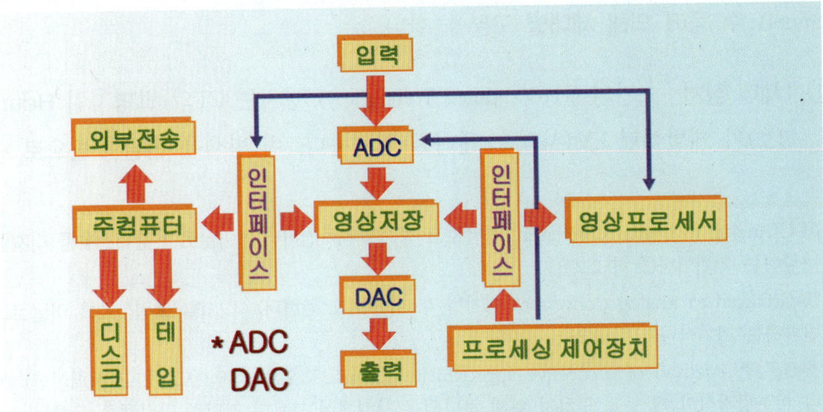

그림 2-23 • 디지털 영상처리 시스템 하드웨어 구성요소 – ADC[56], DAC[57]

일반적으로 컴퓨터로 수를 나타낼 때 비트(bit)를 사용하고 2^n을 n비트(bit)라 한다. 그러므로 2^6은 6비트(bit)이다. 통상 사람의 눈은 4~5비트 정도의 농도 식별능이 있으므로 레벨을 6~8비트(bit)로 나누면 충분하다. 그림 2-23은 디지털 영상처리 시스템 하드웨어 구성 요소도이다.

(2) 영상 재구성의 연산방법

X-선의 1차원적 분포를 2차원적 분포로 재구성한다는 것은 어떤 미지의 물체에 X-선 빔을 조사하고 투과한 X-선의 세기만을 측정하여 어떤 물체의 단면상을 얻으려고 하는 것과 같다. 이와 같은 1차원 투영상의 집합체로부터 2차원상의 재구성 가능성을 증명한 사람은 오스트레일리아의 수학자 J. Radon(라돈, 1917)이다. 영상에 제공된 문제를 풀기 위한 수학적 방법을 연산이라고 한다. 영상 매트릭스 내 픽셀의 흡수계수는 수천 개의 방정식을 이용하여 풀어야 하는 난해한 수학적 기법에 의하지만 컴퓨터의 발달에 의해서 쉽게 처리될 수 있다.

영상 재구성을 위한 수학적 연산방법은 여러 이론이 있는데, 크게 나누어 축차근사법[58]과 해석적 재구성법[59] 등이 있다.

7. CT 장치의 구성과 영상표시

최초의 EMI-CT가 개발된 이래 CT 장치는 스캔시간 단축, 자료수집 방법, 자료처리와 표시 등에서 개선을 거듭하여 많은 발전이 이루어졌다.

(1) CT 장치의 세대별 원리

세대별 구분은 갠트리(Gantry) 운동 방식, 선속의 형태, 데이터 획득 방법, 검출기 채널(Channel) 수 등에 의해 세대별 구분을 한다.

① 1세대 장치 : 초기의 CT(Computed Tomograpy) 장치는 CT의 발명자인 Hounsfield(한스필드)가 개발했던 EMI사의 스캐너를 일컫는다. 이 방식은 연필형 빔으로 X-선관과 대

56) ADC(Analog to Digital Converter : 아날로그 투 디지털 컨버터) : 아날로그 출력신호를 디지털 출력신호로 변환하는 기기이다(그림 2-23).

57) DAC(Digital to Analog Converter : 디지털 투 아날로그 컨버터) : 디지털 출력신호를 아날로그 출력신호로 변환하는 기기이다(그림 2-23).

58) 축차근사법(Method of successive approximation : 메소드 오브 석세시드 어프로시메이션) : 대수방정식이나 미분방정식의 해 등을 구하기 위해 하나의 근사해에서 그보다 정밀한 근사해를 구하는 조작을 하나 정하여 그 조작을 차례로 반복해서 좀 더 정밀한 근사해를 구하는 방법이다.

59) 해석적 재구성법 : 사물을 자세히 풀어서 분석적으로 연구하는 것이다.

칭해서 1개의 검출기를 배치하여 체축에 90[°]로 직선운동으로 스캔하고, 그 다음 일정 각도만큼 회전하여 다시 직선으로 스캔하는 동작을 되풀이하여 180[°] 회전하는 방식이다. 1세대 방식으로 한 장의 단층영상을 얻기 위해 필요한 주사시간은 약 수십분 정도였다(그림 2-24).

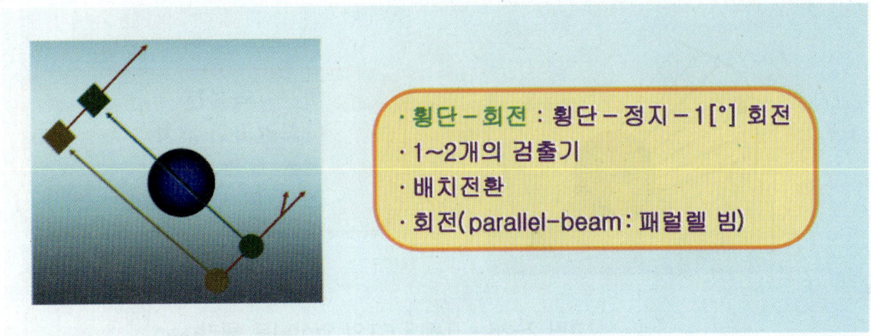

그림 2–24 • 1세대 CT의 영상획득 원리

② 2세대 장치 : X-선 발생부에서 나오는 X-선 빔의 모양이 펜슬(Pencil)형 빔 대신에 3~15[°]의 부채꼴(Narrow fan : 내로 팬) 빔을 사용하고 검출기도 빔의 형상에 대응하여 여러 개 사용함으로써 이동과 회전의 횟수를 적게 한 방식이다. 그리하여 1세대 장치에 비해 원형 주사수를 줄여 주사시간을 많이 감축할 수 있었다. 2세대 장치의 주사시간은 약 수십초 정도였다(그림 2-25).

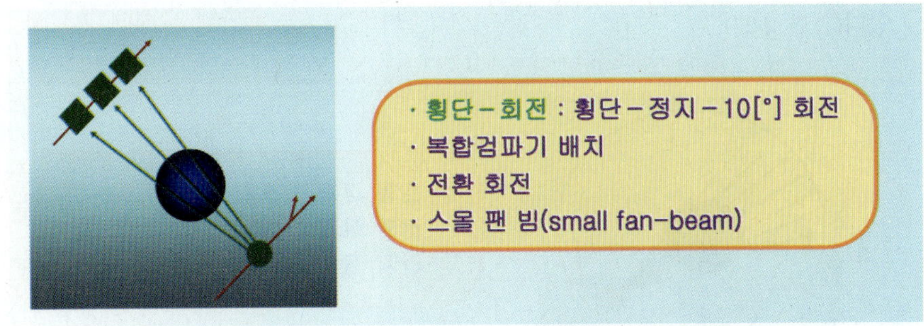

그림 2–25 • 2세대 CT의 영상획득 원리

③ 3세대 장치 : 부채꼴모양의 X-선 빔 각도를 크게 해서 X-선 빔이 한 번에 촬영영역을 모두 통과할 수 있도록 했다. 전체 촬영영역을 포함할 수 있는 30~50[°]의 팬 빔(Fan beam)과 이에 마주하여 X-선 검출기의 수도 많이 늘어나게 되어 보통 500내지 1000개의 검출기를 원호상으로 배열하고, 그 전체를 하나로 하여 피사체를 중심으로 360[°] 회전시켜 투영 데이터를 수집하는 장치가 개발되었다. 이 방식에서는 더 이상 선형주사가

필요 없게 되고 원형주사만 하면 되어 주사시간은 대폭 감소되어 보통 수 초정도이다. 현대식 병원에서 사용되는 대부분의 X-선 CT는 3세대 장치이며 이 방식에서는 하중이 무거운 X-선관과 검출기 배열을 고속으로 회전해야 하기 때문에 매우 정밀한 기계장치가 필요하다(그림 2-26).

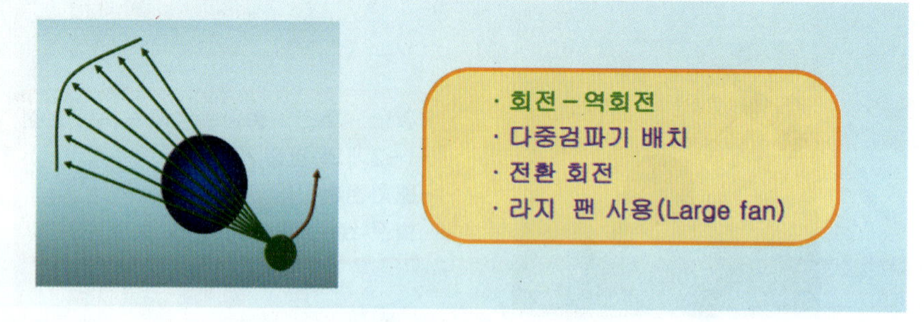

그림 2-26 • 3세대 CT의 영상획득 원리

④ 4세대 장치 : 수백 내지 수천 개의 검출기를 원주상에 배치하고 그 내측의 원주상을 X-선관이 팬 빔을 연속으로 조사하면서 360[°] 회전하는 방식이다. 또한 원주상 검출기 배열의 외측을 X-선관이 회전하는 방식도 있다. 이 방식은 검출소자 증가에 따른 문제를 줄이기 위해 검출 고리를 작게 만들고 외측 X-선관 회전조사시 방해가 되는 검출기를 X-선관 회전과 동기시켜 대피시키도록 도는 고리를 채용한 것이다. 따라서 검출기를 회전할 필요가 없고 X-선관만 회전시키면 된다. 4세대 장치는 3세대 장치에 비해 주사시간이 대폭 감소되지는 않지만 검출기의 불안정성에 대한 영향이 적어지는 장점이 있다(그림 2-27).

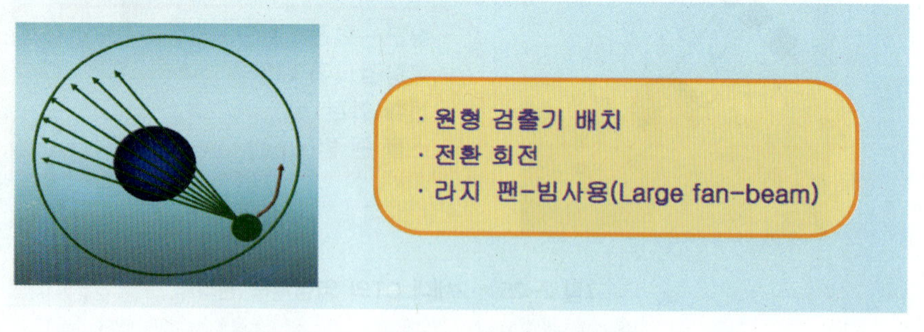

그림 2-27 • 4세대 CT의 영상획득 원리

⑤ 제5세대 장치 : 전자빔 스캔 방식은 X-선관이 회전하는 기계적인 움직임을 없애고, 전자빔의 회전으로 X-선을 발생시킨다. 갠트리(Gantry)에 원호 모양으로 배열된 전자총에서 방출된 전자빔을 집속 편향시키고, 이동하면서 타깃(Target)에 충돌시켜 X-선을 발생한다. 이로써 초고속 스캔이 가능하여 심장검사 등과 같은 동태 기능검사나 3차원 재

구성이 훨씬 양호하다.

이처럼 CT 장비는 다이내믹 스캔과 슬라이스의 실현, 데이터 샘플링 수의 증가, 매트릭스 크기의 증가로 분해능의 향상, X-선관의 대용량화, 고품위 CRT의 탑재 등 개선을 거듭하며 발전하고 있다.

(2) CT의 구성

X-선 CT 장치는 기본적으로 그림 2-28과 같이 구성된다. 컨트롤 콘솔(Control console)에서 CT 스캔에 필요한 지시를 입력하면 이에 따른 제어신호가 컴퓨터 시스템을 거쳐 스캐너(Scanner), 테이블(Table), X-선 발생제어기 등으로 보내지고 스캔 시작신호를 받아 스캐닝을 하게 된다.

스캐닝에 의해 각 점에서 측정된 X-선 투영 데이터의 검출기 전기신호는 검출회로부에서 증폭되고 아날로그에서 디지털로 변환되어 컴퓨터에 입력된다. X-선 투영 데이터에서 얻어진 각각의 정보를 컴퓨터에서 영상 재구성 장치의 영상처리를 거쳐 단층상으로 모니터에 표시된다.

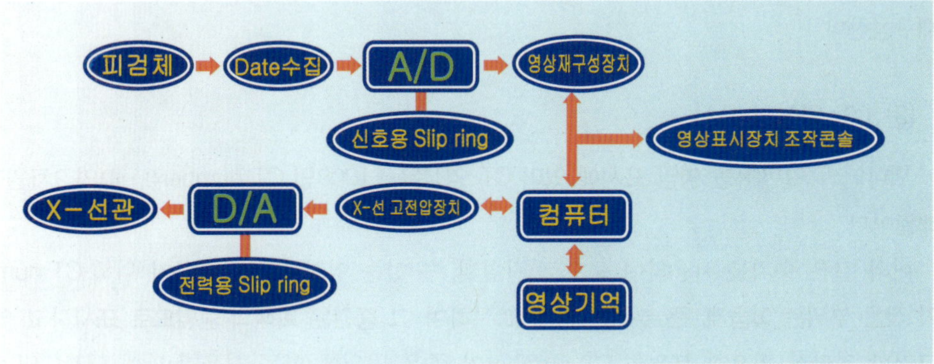

그림 2-28 • CT 장치의 구성

1) X-선관

CT에서는 수 초 내지 수십초 동안 연속적으로 X-선을 조사해야 하기 때문에 높은 열용량이 필요하다 보통 수 [MHU] 정도의 열용량을 가져야 한다. 따라서 X-선관의 타깃은 효율적인 냉각을 위해 회전형이 쓰인다. CT용 X-선관의 관전류는 연속 모드에서는 400[mA] 정도까지 그리고 단속 모드에서는 1000[mA]까지 쓰인다.

2) X-선 검출기

현대식 CT에서는 약 8000개 정도까지의 검출기가 배열되어 있는 배열형 검출기를 쓴다.

각각의 검출기는 섬광체와 광다이오드의 결합으로 이루어져 있다. 섬광체로는 NaI[60], CsI[61], $CdWO_4$[62] 그리고 세라믹이 쓰인다.

3) 시준기

시준기(Collimator : 컬리메터)는 X-선관 앞과 X-선 검출기 앞에 설치되어 있다. 시준기는 X-선 빔의 통과 영역을 촬영영역으로 국한하여 필요 없는 X-선이 인체를 투과하는 것을 막고, 산란된 X-선을 차단하여 영상의 공간해상도를 향상시키는 역할을 한다.

4) 고압발생기

X-선관에 고압의 전압을 인가하는 장치이다. 일반적으로 3상의 교류전원, 혹은 고주파 전원을 사용한다.

5) 컴퓨터

영상을 재구성하기 위한 연산 작업을 수행한다. CT 영상을 재구성하기 위해서는 적어도 250,000개의 방정식을 동시에 풀어야 하기 때문에 시간이 많이 걸린다. 따라서 CT의 성능지표 중 영상 재구성 시간도 중요하여 현대식 CT에서는 512×512 크기의 영상을 1초 이내에 재구성한다.

(3) CT 영상의 표시

모니터의 일반적인 명암 표시에 있어 CT 영상은 ±1000인 CT number(넘버)의 2차원적인 배열이다.

이와 같은 수치를 사용하여 눈으로 관찰할 수 있는 영상으로 변환하기 위해 CT number가 작은 부위는 어둡게, 큰 부위는 밝게 표시하며 그 중간은 회색의 농담으로 표시하고 있다. 그러나 진단상 필요한 부위는 CT number가 좁은 범위에 있는 경우가 많아 대조도의 차를 눈으로 구별하기가 곤란하다. 사람의 눈에 의한 흑백 패턴의 식별 능력은 32~64단계이므로 CT number(넘버)의 전 범위를 식별할 수 없다는 것은 당연하다. 그러므로 CT 영상의 표시장치는 표시하는 CT number의 범위와 그 중심 값을 임의로 조정할 수 있도록 되어 있다. CT number의 범위를 축소하여 다시 그레이 스케일을 부여할 수 있게 한다.

이와 같은 그레이 스케일의 증폭을 위해 선택하는 CT number의 범위를 Window Width(윈도우 위스)라 하며 그 중심 CT number를 Window level(윈도우 레벨)이라 한다(그림 2-29, 표 2-10).

---

60) NaI : 수산화나트륨의 따뜻한 수용액에 요오드를 작용시켜 만드는 무색 결정. 의약품으로 쓴다. 화학식은 NaI이다.

61) CsI : 탄산세슘을 요오드화수소산에 녹여 농축한 무색 결정. 화학식은 CsI이다.

62) $CdWO_4$: Scintillator(신틸레이터)라고도 불리우며. 【물리】 방사선이 충돌하여 발광하는 물질이다.

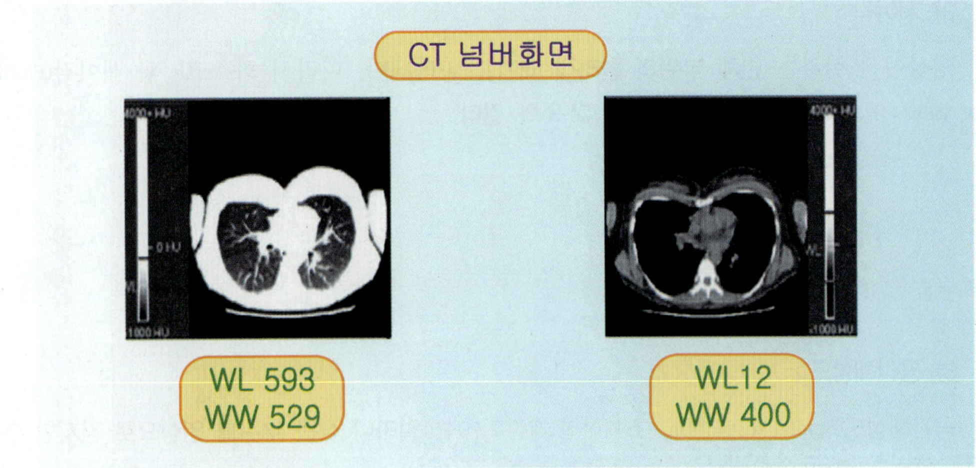

* WW[63], WL[64]

그림 2-29 • 윈도우 레벨의 변화

표 2-10 • WW, WL의 정의

Window Width(색조폭, WW)	Window Level(색조치, WL)
CRT 위에 흑백으로 표시되는 CT number의 범위를 나타낸다.	명암(Density : 덴시티)에 대한 준위로서, 농도를 변화시킨다.
영상의 농도 범위(Gray scale : 그레이 스케일)를 나타낸다.	회색 비율에 대한 중심 CT number(넘버)에 대한 영상의 농도를 변화시키는 것이다.
W가 작을수록 표시되는 CT number(넘버) 폭이 좁고, 클수록 넓다.	진단목적에 따라 WL을 선정할 필요가 있다.
진단 가능한 영상으로 볼 수 있도록 한 CT값이다.	WW 범위의 중앙치를 나타내는 것이며, 농도 범위(Density scale : 덴시티 스케일)를 의미한다.
판독자와 조작자가 선택 조정한다.	WL이 작을수록 브라운(Brown)관에 표시되는 윈도우 폭 내의 CT수가 낮고 클수록 높다.
CT 영상에 대한 대조도를 나타낸다.	

(4) CT 영상의 특징

1) 영상의 크기

영상의 크기(Matrix size : 매트릭스 사이즈)는 영상의 화소(Pixel : 픽셀)의 수를 나타낸다. 현대식 CT의 단면영상의 크기는 보통 512 × 512이다. 이는 하나의 단면영상이 262,144개의 화소로 이루어져 있음을 의미한다.

63) WW(Window Width : 색조폭) : 윈도우 픽셀 단위로 이미지의 가로 크기이다.

64) WL(Window Level : 색조치) : 명도에 대한 픽셀의 양이다.

2) 시야각

영상이 표현하는 인체 부위의 물리적 크기를 나타낸다. 따라서 화소크기와 시야각(Field of view : 필드 오브 뷰) 사이에는 식 (2-9)와 같다.

$$화소크기 = \frac{시야각}{영상의\ 크기} \tag{2-9}$$

3) 공간해상도

공간해상도(Spatial resolution : 스페이셜 레졸루션)는 얼마나 작은 부위를 영상으로 감지할 수 있는가를 나타내는 척도이다. 일반적으로 [lp/cm](line, pair, per, cm)로 나타낸다.

㉳ 5[lp/cm]의 공간해상도를 가진다면 1 [cm]내에 5개의 선 패턴까지 구별할 수 있는 능력이 있다는 뜻이다.

4) MTF

MTF(Modulation Transfer Function : 모듈레이션 트랜스퍼 펑션)는 공간해상도를 보다 엄밀히 나타낼 때 쓰이는 함수이다. 공간주파수별 분해능을 그래프로 표현한 것이다.

5) 대조해상도

대조해상도(Contrast resolution : 콘트라스트 레졸루션)는 특정 부위와 배경사이의 CT number가 다를 때 얼마나 작은 CT number 차이를 구별할 수 있는 가를 나타내는 척도이다.

㉳ 대조해상도가 10[HU]라면 특정 부위와 배경 부위의 차이가 10[HU] 이상일 때 구별이 가능하다는 것이다.

6) 잡 음

CT영상에는 항상 잡음(Noise : 노이즈)이 섞여 있다. CT 영상의 잡음은 X-선관의 전압 및 관전류, 화소크기, 단면두께, X-선 검출기의 감도, X-선량 등 여러 요소에 의해 영향을 받는다.

7) 선형성

물질의 감쇠계수와 CT number 사이의 선형성은 항상 정밀하게 유지되어야 한다. CT를 정기적으로 유지보수하면서 선형성을 확인하고 문제가 있는 경우 이를 보정해 주어야 한다. 선형성 확인을 위해 다섯 가지 물질을 촬영한다. 촬영결과 이 다섯 가지 CT number는 일직선상에 놓여야 한다. 표 2-11은 선형성 시험을 위한 5가지 물질을 나타내었다.

표 2-11 • 선형성 시험을 위한 5가지 물질

물 질 명	밀도[g/cm³]	선형 감쇠계수[cm⁻¹]	CT number
Polyethylene(C_2H_4 : 폴리에틸렌)	0.94	0.185	−85
Polystyrene(C_8H_8 : 폴리스틸렌)	1.05	0.196	−10
Nylon($C_6H_{11}NO$: 나일론)	1.15	0.222	100
Lexan($C_{16}H_{14}O$: 렉산)	1.20	0.223	115
Plexiglass($C_5H_8O_2$: 플렉시글래스)	1.19	0.229	130

8) 균일도

균일도는 영상의 균일한 정도를 나타내는 척도이다. 균일한 감쇠계수를 가진 물체를 촬영했을 때 모든 화소는 같은 CT number값을 가져야 할 것이다. 그러나 많은 경우 균일하지 않은 화소 값을 갖는다.

9) 허 상

실제로는 없는 형상이 CT 영상에 나타나는 것을 허상(Artifact : 아티팩트)이라 한다. 이 허상은 정확한 진단에 매우 방해적인 요소이다. 허상이 나타나는 이유는 X-선관 및 X-선 검출기의 불안정성, 주사를 위한 회전의 불안정성 등 여러 가지가 있다. 허상의 종류는 링 아티팩트[65](Ring artifact), 모션 아티팩트[66](Motion artifact), 음영 아티팩트[67](Shade artifact) 등이 있다.

(5) Helical CT(Spiral CT)

3차원 영상을 얻기 위해 고안된 CT이다. 3차원 영상을 얻기 위해서는 2차원 단면영상을 순차적으로 여러 장 얻어야 한다. Helical CT(헬리컬 CT)는 대상체를 일정한 속도로 움직이면서 부채꼴 스캔을 한다. 스캔 1회전마다 1장의 단면 영상을 얻을 수 있다.

Helical CT(헬리컬 CT)에서는 촬영하는 동안 촬영대상체가 선형적으로 움직이므로 완벽한 원형 주사가 일어나지 않고 나사형 주사가 일어나 2차원 영상을 재구성하기 위해서는 적절한 보간[68](Interpolation : 인터폴레이션)을 한 뒤 CT 알고리즘을 적용하고, 촬영속도를 높이기 위해 여러 개의 디텍터층을 쓰기도 한다.

65) 링 아티팩트(Ring artifact) : Tube와 같이 회전하는 3세대 CT 장치에서 주로 생긴다. 주로 디텍터 cell의 기능이상이나 접촉 불량에 의해 발생되며, 그 외 정격 [kVp]가 발생되지 않을 때나 콜리메이터 고장시 또는 가스검출기의 경우 제논 가스의 압력이 낮을 경우에 생길 수 있다.

66) 모션 아티팩트(Motion artifact) : 가로 방향으로 미세한 잔상이 생기는 현상(가로 방향으로 미세한 잔상/계단 등이 생기는 현상이다.

67) 음영 아티팩트(Shade artifact) : 그림자를 이용한 원래의 영상의 일부가 아닌 빗나간 화소들의 모임이다.

68) 보간(Interpolation : 인터폴레이션) : 어떤 함수 값이 여러 변수 값에 대하여 이미 아는 경우에 이들 값을 사용하여 다른 변수 값에 대한 함수의 값을 구하는 것이다.

예 16개의 디텍터층을 쓴다면 1회전하는 동안 16장의 단면 영상을 동시에 얻을 수 있어서 속도를 16배 빨리 할 수 있다. 2차원 영상을 여러 장 얻으면 영상 단면을 수직방향뿐만 아니라 수평방향으로도 할 수 있으며, 또한 임의 각도로 기울어진 방향으로도 할 수 있어 진단의 효율성을 크게 높일 수 있다. 또한 서피스 렌더링(Surface rendering)[69], 볼륨 렌더링(Volume rendering)[70] 등 3차원 영상처리 기법을 이용해 영상진단의 가치를 높일 수 있게 되었다.

(6) CT 영상

신체 각 부위 CT의 촬영영상을 나타내었다(그림 2-30).

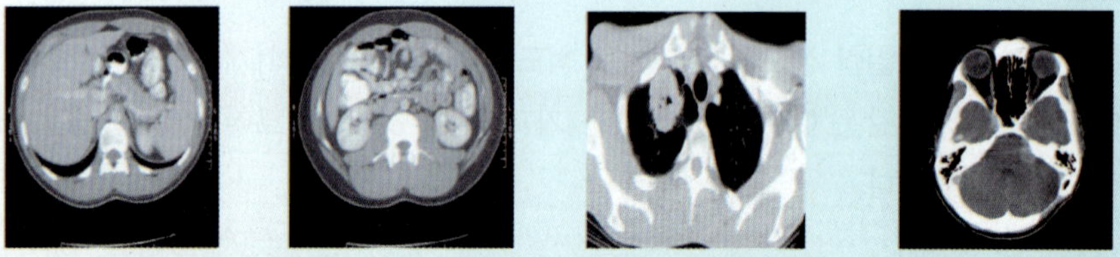

(a) 복부 CT 영상 (b) 복부 CT 영상 (c) 흉부 CT 영상 (d) 두개골 CT 영상

그림 2-30 • 각 부위 CT 촬영의 영상

08 | 핵의학 영상 시스템

1. 핵의학

핵의학은 인체에 적용할 수 있는 안전한 성질을 가지고 있는 원자로나 사이클로트론[71]으로 만든 반감기가 짧은 방사성 동위원소를 이용하여 질병의 진단, 치료 및 질환의 병태생리, 생화학적 연구에 사용되는 임상의학이다. 목적에 따라 핵종과 화학상태를 선정하여 방사성 동위원소를 주사 등으로 환자의 몸 내부에 삽입하여 그 분포를 체외에서 측정하거나 대사물질

69) 서피스 렌더링(Surface rendering) : 표면표현기법이다.

70) 볼륨 렌더링(Volume rendering) : 3차원의 물체 내부를 가시화하기 위해 개발된 모형화 기법. 물체를 와이어 프레임(Wire frame) 모형이나 표면 모형으로 표현하지 않고 미소한 정육면체나 미립자로 표현하는 기술로, 의학이나 기술 분야에 이용된다. 컴퓨터단층촬영 스캐너로 사전에 환부의 단면상을 촬영하고 화상처리와 볼륨 렌더링에 의해 입체적으로 가시화한다. 이렇게 만들어진 화상을 바탕으로 실제 수술 전에 모의실험하여 복잡한 수술의 어려움을 조금이라도 감소시킬 수 있다.

71) 사이클로트론 : 짧은 반감기를 갖는 양전자방출 방사성 동위원소를 PET 스캐너가 인접한 곳에서 직접 생산하기 위한 소형의 저에너지 입자를 핵반응에 필요한 높은 에너지까지 가속시키는 장치이다. 하전입자가 반대의 전하를 가진 금속에 끌려갈 때 가속되어 에너지를 얻는다.

을 측정하여 진단에 필요한 정보를 얻어 질환이 의심되는 장기나 그 기능들을 컴퓨터를 이용하여 그려낼 수 있다. 검사 자체가 환자에게 고통이 없으며 불편함이 없는 쉬운 검사이다. X-선 촬영에서는 인체 외부에서 방사선을 가해 인체를 투과해 나오는 방사선을 감지하여 영상을 얻는 반면 핵의학 영상에서는 인체 내부에서 나오는 방사선을 감지하여 영상을 얻는 점이 큰 차이라 하겠다. 동위원소가 붕괴하면서 방출되는 방사선을 알파입자, 중성자, 전자, 감마선 등 여러 가지가 있으나 핵의학에서는 감마선을 사용한다. X-선은 전자가 물질에 충돌하여 발생하는 반면 감마선을 동위원소의 핵이 붕괴하면서 발생한다는 점에서 차이가 있으나 그 물리적 특성은 광자라는 점에서 동일하다. 감마선 광자의 에너지도 X-선 광자의 에너지와 마찬가지로 [keV] 혹은 [MeV]의 단위로 표시된다. X-선은 전자가 물질에 충돌하면서 전자의 운동에너지가 광자에너지로 변환되면서 발생하기 때문에 다색광 특성을 갖지만 감마선은 원자핵의 붕괴에 의해 방출되므로 단색광 특성을 가진다. 방사성 동위원소는 안정되어 있지 않고 붕괴하기 때문에 시간이 지나면서 동위원소의 양은 식 (2-10)과 같이 줄어든다.

$$N = N_0 e^{-\lambda t} \tag{2-10}$$

λ : 감쇠상수 Decay constant

방사선 동위원소의 양이 절반으로 줄어드는 시간을 반감기라 한다. 반감기와 감쇠상수 (Decay constant) 사이에는 식 (2-11)과 같다.

$$T_{0.5} = \frac{0.693}{\lambda} \tag{2-11}$$

2. 방사성 핵종

핵의학에서 쓰이는 방사능 분자를 일컫는다. 약 1500종의 방사성 핵종이 있으나 이 중 수십개 정도가 핵의학에서 쓰인다.

방사성 핵종의 선택에 있어 방출되는 감마선의 에너지는 중요하다. 에너지가 너무 낮으면 인체를 빠져 나오기 전 인체에 흡수될 가능성이 높으며 또 에너지가 너무 높으면 감마선을 감지하기가 어렵다. 일반적으로 사용되는 핵종의 방사선 에너지는 70~511[keV] 대역이다. 방사성 핵종의 선택에 있어 핵종의 반감기도 중요하다. 반감기가 너무 짧으면 촬영이 종료되기 전에 핵종이 거의 사라져 촬영이 어려운 점이 있고 반감기가 너무 길면 핵종이 인체 내에 머무르는 시간이 너무 길어 인체가 방사능에 너무 오래 노출되는 문제가 있다. 일반적으로 사용되는 감마선 방출 방사성 핵종을 표 2-12에 나타냈다.

표 2-12 • 감마선 방출 방사성 핵종

원자번호	핵 종	반감기[시간]	에너지 [keV]
24(Cr : 크롬)	Chromium － 51	28[일]	320
31(Ga : 갈륨)	Gallium － 67	79.2[시간]	92, 184, 296
34(Se : 셀레늄)	Selenium － 75	120[일]	265
38(Sr : 스트론튬)	Strontium － 87[m]	2.8[시간]	388
43(Tc : 테크네튬)	Technetium － 99[m]	6[시간]	140
49(In : 인듐)	Indium － 111	2.8[일]	173, 247
	Indium － 113[m]	1.73[시간]	393
53(I : 요오드)	Iodine － 123	13.3[시간]	159
	Iodine － 125	60[일]	35, 27
	Iodine － 131	8.04[일]	364
54(Xe : 크세논)	Xenon － 133	5.3[일]	81
80(Hg : 수은)	Mercury － 197	2.7[일]	77
81(Ti : 탈륨)	Thallium － 201	73[시간]	135, 167

표 2-13 • 양전자 방출 방사성 핵종

원자번호	핵 종	반감기[시간]	에너지[keV]
6(C : 탄소)	Carbon － 11	20.3[분]	326
7(N : 질소)	Nitrogen － 13	10.0[분]	432
8(O : 산소)	Oxygen － 15	2.1[분]	696
9(F : 불소)	Fluorine － 18	110[분]	202
29(Cu : 구리)	Copper － 64	12.7[시간]	656
31(Ga : 갈륨)	Gallium － 68	68[분]	1900
33(As : 비소)	Arsenic － 72	26[시간]	3340
35(Br : 브로민)	Bromine － 76	16.1[시간]	3600
37(Br : 루비듐)	Rubidium － 82	1.3[분]	3150
53(I : 요오드)	Iodine － 122	3.5[분]	3100

① 위, 뼈, 관절, 간, 갑상선 등의 여러 가지 장기를 사진으로 얻을 수가 있고 사진과 함께 컴퓨터를 이용하여 움직이는 장기나 혈관의 기능적 평가도 할 수가 있으며 CT나 MRI 검사와 함께 장기 내 부위 질환을 발견하는 데 단층촬영이 시행된다. 현대는 내분비 질환이 많아져 갑상선 검사가 많이 시행되고 있다.

② 의료영상에서 처음으로 디지털 시스템을 사용한 분야는 논란의 여지는 있지만, 핵의학 분야라고 한다. 핵의학 영상은 보통 64×64에서 128×128의 작은 크기의 픽셀을 사용하므로 영상 크기와 데이터양이 작은 편이다. 각 픽셀들은 그 픽셀이 상응하는 영상의 부분에서 일어난 광자들의 활동에 관한 계수정보(Count information : 카운트 인포메이

션)를 갖고 있다.

③ **감마카메라**(Scintillator camera : 신틸레이션 카메라, =섬광카메라) : 형광출력을 감지하는 검출기와 **섬광체**(Scintillator : 신틸레이터)와 **광증배관**(PMT)[72]으로 구성되어 있으며 이러한 장치들은 아날로그 방식이 사용된다. 감마카메라는 2차원적 평면상을 구성한다.

㉠ 광증배관은 **유입된 광자에 비례하는 전압을 출력**한다.

㉡ 광증배관 외에도 신호를 증폭시키는 전 증폭기와 위치결정 회로들이 있다. 이런 장치들로부터 나오는 신호의 디지털 처리는 **섬광체**(Scintillator : 신틸레이터)/**광증배관**(PMT)/**위치결정 단계 이후**에 이루어진다.

㉢ 출력전압은 일반적으로 특정 현상의 **위치와 펄스의 높이**를 나타내며 **아날로그 및 디지털 변환기에 의해 디지털화**된다. 이후의 **신호처리과정은 디지털 방식**으로 이루어진다.

㉣ **단일 광자 방출 단층촬영장치**(SPECT)와 **양전자 방출 단층촬영장치**(PET)를 포함하는 핵 영상화 기술들의 재구성 계산들은 디지털 방식으로 행하여지며, **영상 데이터들은 디지털 픽셀 배열들로서 저장**된다.

④ **핵의학**은 인체장기와 조직세포단위의 기능과 형태를 동시에 관찰할 수 있는 의학이며 원자력의 평화적 사용 측에 성공하고 있는 분야이다. 핵의학을 표 2-14와 같이 분류할 수 있다.

표 2-14 • 핵의학의 분류

<table>
<tr><td rowspan="12">진단</td><td rowspan="8">(생체 내 검사)
In Vivo(인 비보) 검사</td><td rowspan="4">체외계측</td><td rowspan="2">동태계측[73](Dynamic study : 다이내믹 스터디)</td><td>연속 Scintigraphy[74](신티그래피)</td></tr>
<tr><td>동태기능검사[75]</td></tr>
<tr><td rowspan="2">정태계측(Static study : 스태틱 스터디)</td><td>Scintigraphy(신티그래피)</td></tr>
<tr><td>섭취율</td></tr>
<tr><td rowspan="4">시료계측</td><td colspan="2">대사율</td></tr>
<tr><td colspan="2">배설률</td></tr>
<tr><td colspan="2">희석법</td></tr>
<tr><td colspan="2">기타</td></tr>
<tr><td rowspan="4">(시험관 내 검사)
In Vitro(인 비트로) 검사</td><td colspan="3">방사수용체측정(Radioreceptor assay : 라디오리셉터 어세이)</td></tr>
<tr><td colspan="3">면역방사계수측정(Immunoradiometric assay : 이뮤노라디오메트릭 어세이)</td></tr>
<tr><td colspan="3">방사면역측정(Radioimmun assay : 라디오이뮨 어세이)</td></tr>
<tr><td colspan="3">기타</td></tr>
<tr><td rowspan="2">치료</td><td colspan="4">체내투여</td></tr>
<tr><td colspan="4">체외투여</td></tr>
</table>

72) 광증배관(PMT) : 광전자증배관이라고도 하며, 발광으로 이루어진 수백 개의 광자를 10^7~10^{10}개의 전자로 증폭하여 증배관의 출력단자인 양극(Anode)에 그 전자를 수집하여 이용 가능한 전류로 변환시켜준다.

(1) In Vivo 핵의학 검사

In Vivo(인 비보 : 생체 내)법은 방사성 동위원소를 환자의 체내에 투여하여 생리적 추적자로 사용함으로써 체내에서 나오는 방사선을 검출하여 각 기관의 시간에 따른 방사성 동위원소의 체내 분포상태나 변화량, 기능, 형태 등을 해석, 분석하여 화상이나 그래프에 표시하는 검사법이다.

① 섬광카메라(Scintillation camera : 신틸레이션 카메라, 감마카메라), PET(Positron Emission Tomography : 포지트론 이미션 토모그래피) 등의 핵의학 기기의 개발로 X-선으로 검사하기 힘들던 인체의 기관을 그 기관에 선택적으로 모이는 방사성 의약품을 사용하여 묘사할 수 있게 하였다. 이러한 장치들은 환자가 방사선에 피폭되는 것을 줄이고 진단 기능을 향상시키는 데 기여한다.

② 컴퓨터의 적용으로 고도의 각종 기관 기능의 분석, 진단이 가능하게 되어 in vivo(인 비보) 핵의학은 비관혈적, 정량적 진단법으로 중요하게 이용되고 있다. 방사성 동위원소 화상을 얻는 장치로는 신티스캐너, 감마카메라, 핵의학 데이터 처리장치 등이 쓰인다.

(2) In Vitro 핵의학 검사

In Vitro(인 비트로 : 시험관 내)법은 1959년 Berson(버슨)과 Yallow(야로)에 의하여 항원과 항체 사이의 특이반응을 이용한 방사선면역 측정법의 개발로 시작되었다. In Vitro(인 비트로) 검사는 환자에게서 검체한 시료(혈청 · 오줌 등)에 방사성 동위원소를 첨가하여 시료 속의 미량 물질을 정량적으로 측정하는 검사법이다. 이후 항체 이외의 특이결합물질도 이용하게 되면서 여러 가지 방사선 면역측정법의 변형법들이 개발되었다.

① 우물형 신틸레이션 검출기를 사용하여 시험관 내 시료의 측정효율을 높이고 있는데 이는 방사선 피복이 환자에게 무관하다는 장점이다.

② 방사표지 역가검정법에 의하여 종래의 화학정량법이나 생물학적 검정법 등으로는 불가능하였던 극미량의 생체물질의 정량이 가능해졌다. 응용되고 있는 분야는 내분비학이나 바이러스성 질환, 암 관련 검사 분야이다.

---

73) 동태계측 : 방사성 동위원소(RI)를 추격자(Tracer)로서 투여하여 이것이 특정장기에 집적하거나 섭취된 후 분비, 배설하는 상태나 혈류동향 등을 체외로부터 계측하여 RI에 대한 농도의 시간적 변화를 구한다.

74) Scintigraphy(신티그래피) : 인체 내의 방사성 동위원소의 분포를 신티그램 장치를 사용해서 알아보는 방법으로, 신티그램을 통해 체내 기관의 위치, 크기, 형태 등을 조사하는 것. 방사성 물질을 이용한 핵의학 중 하나 섬광계수법, 또는 섬광조영법이라 한다.

75) 동태기능검사 : 혈류조영술(Angiography : 앤지오그라피), 간기능검사(Hepatogram : 헵토그램), 신장기능검사(Renogram : 리노그램)가 있다.

(3) 방사선치료

핵의학에서는 **비밀봉 방사성 동위원소의 체내투여에 의한 치료**를 중심으로 이루어지고 있다. **체내대사를 이용하여 체내에 투여한 방사성 동위원소가 일정 장기 또는 조직에 집적됨으로써 선택적으로 방사선 조사가 이루어져 질환을 치료**하는 것이다. 앞으로 **암 친화선 방사성 동위원소** 또는 **방사성 동위원소 화합물의** 개발이 진전되고, 방사성 동위원소 표지항체의 이용 등에 의해 특이질병 등 종양의 조사가 가능하게 되면 **방사선치료요법은 악성종양치료에 크게 기여**하게 될 것이다.

3. 핵의학 장치의 종류

체내측정 장치법과 시료측정 장치법이 있는데 장치의 구분과 주요 사용목적을 표 2-15에 나타낸다.

표 2-15 • 핵의학 장치의 종류

장치의 구분		주요 사용목적
체내 측정 장치	지향성 Scintillation counter[76](신틸레이션 카운터 : 섬광계수기) : 동태기능검사장치	갑상선 섭취율 측정, 동태기능검사 등 : 1차원적 방사성 동위원소를 분포측정한다.
	Scintillation camera (신틸레이션 카메라, 섬광카메라) ECT 장치	2차원적 방사성 동위원소를 분포측정한다.
	Human counter(휴먼 카운터)	전신계측을 한다.
시료 측정 장치	Well type scintillation counter (웰 타입 신틸레이션 카운터)	혈액, 뇨, 대변 등의 시료 중 방사능을 측정한다.
	Auto well type scintillation counter (오토 웰 타입 신틸레이션 카운터)우물형	방사성 동위원소 등에서 다량의 시료를 자동교환 측정한다.
	대시료용 Scintillation counter (신틸레이션 카운터)	대량의 대변, 요 및 작은 동물 등을 측정한다.
	액체 Scintillation counter(신틸레이션 카운터)	저에너지 베타선을 측정한다.

4. 섬광검출기

섬광체[77](Scintillator : 신틸레이터)에 방사선이 조사되면 **빛을 내는 현상을 이용하여 방사선을 계측**해서 **시료의 정량적 계측이나 또는 출력 펄스를 파고분석으로 입사된 방사선 에너지를 측정하는 검출기**이다. 섬광계수기라고도 한다.

76) **섬광계수기**(Scintillation counter : 신틸레이션 카운터) : 시료로부터 방출되는 **방사성 동위원소의 양을 연속적으로 수치화**한다.

77) **섬광체**(Scintillator : 신틸레이터) : 이온화 입자의 작용에 의하여 **섬광을 내는 물질**이다.

① NaI(Tl) 결정[78]과 광전자증배관으로 구성된 섬광검출기는 공기, 수분 및 빛으로부터 차단되도록 알루미늄으로 싸여 있으며, 결정의 전면부에 구멍이 있어 계수기 속에서 시료를 향하여 계수하도록 되어 있다.

② 섬광검출기(Scintillation detector)는 알루미늄 차폐체에 봉합된 소형의 원판형 NaI(Tl) 결정과 광전자증배관, 그리고 외부로부터 있는 구멍과 전기신호 검출을 위한 몇 개의 단자가 있다. 섬광검출기의 구성도를 그림 2-31에 나타내었다.

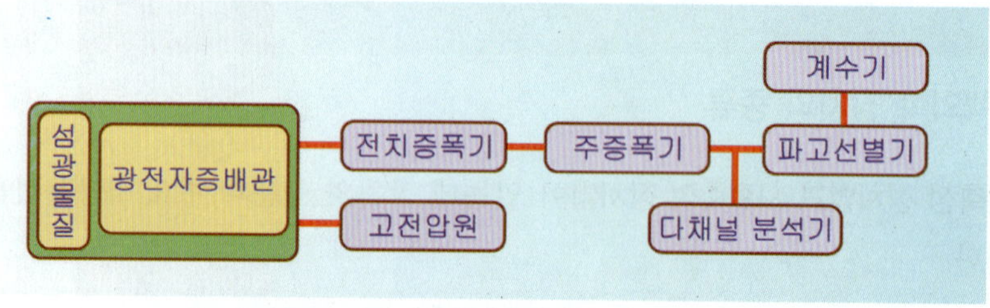

그림 2-31 • 섬광검출기의 구성도

현재 핵의학에서 많이 사용되고 있는 섬광체는 감마(γ)선에 검출효율이 좋은 NaI(Tl) 결정이다. 섬광체에 방사선이 조사되면 흡수 에너지에 비례하여 섬광을 발한다. 이 섬광은 미약하므로 이것을 광전자증배관의 광전음극[79]에서 전자로 변환해서 2차 전자방출전극으로 증배[80]하고 양극에서 수집한다. 이 결과로 증배된 전자수에 비례한 출력으로서 전기적 펄스를 형성한다. 표 2-16에서는 검출 시스템의 구성요소의 역할을 나타내었다.

표 2-16 • 검출 시스템의 구성요소와 역할

구성요소	역 할
고전압원(HV)	광전자증배관에 고전압을 인가한다.
전치증폭기[81](Pre-amp : 프리-앰프 : 전단증폭기)	출력 펄스의 성형한다.
증폭기(Amp)	출력 펄스의 크기별로 분류한다.
다채널분석기(MCA)[82]	잡음 또는 자연방사선을 선별한다.
파고선별기(Discriminator : 디스크리미네이터)	출력 펄스를 계수한다.
계수기(Counter : 카운터)	출력 펄스를 증폭 및 성형한다.

78) NaI(Tl) 활성 탈륨요오드화 나트륨 섬광체 : 무기섬광체 중 하나로 에너지 범위가 넓은 특징을 가지며 감마선(섬광)검출기에 가장 많이 이용된다.

79) 광전음극 : 감광층, 입사하는 빛을 될 수 있는 한 많은 전자로 변환시키며. 섬광체가 방출하는 전자의 에너지는 약 3[eV] 정도이다.

80) 전자증배기(Dynode : 다이노드) : 여기전자를 만들려면 적어도 2~3[eV] 정도의 Energy band gap(에너지 밴드 갭)에 동등한 에너지가 필요하므로 1단당 관전압 200~300[V]를 인가하여 4~6배 정도로 증폭한다.

5. 섬광카메라

섬광카메라(Scintillation camera) 또는 감마카메라는 발명자의 이름을 빌어 **앵거 카메라**(Anger camera)라 불리기도 한다. 이 장치는 1958년 미국의 Donner 연구소에서 H. Anger에 의해 최초로 고안되었다. **섬광카메라는 인체 내에서 체외로 방출되는 감마선을 감지하기 위해 스캔 부위 전체를 동시에 촬영할 수 있도록 다수의 섬광검출기를 2차원적으로 배열한 형태**를 가진다. 감마카메라는 섬광검출기가 2차원적으로 배열되어 있기 때문에 2차원 영상을 얻기 위한 기계적인 **주사**(Scanning : 스캐닝)동작이 필요하지 않아 고속의 촬영이 가능하다 따라서 **인체 장기의 동적인 검사에도 사용**할 수 있다. 즉 **일정 시간 또는 일정 계수 농도를 정하여 일시에 스캔상**을 얻을 수 있다(그림 2-32).

감마카메라의 기본적인 구성은 다음과 같다.

① 조준기, ② NaI 결정과 광전자증배관, ③ **파고분석기**[83]와 마이크로프로세서, ④ 영상기록장치와 영상표시장치, ⑤ 전시 스캔보조장치, ⑥ 컴퓨터 시스템

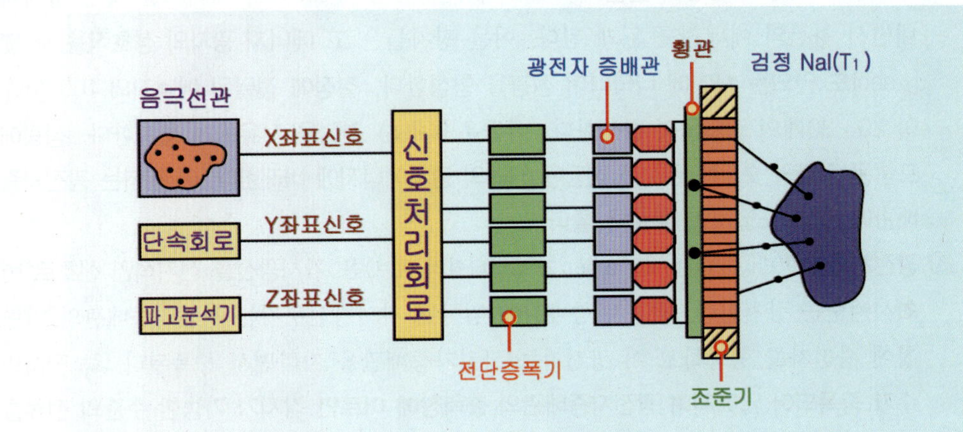

그림 2-32 • 섬광카메라 구성

---

81) **전치증폭기** : 보통 검출기 뒤에 위치하여 **PMT의 양극에 집속된 에너지의 손실이나 왜곡을 감소시켜** 증폭기에 전달한다.

82) **다채널분석기**(Multichannel analyzer : 멀티채널 애널라이저) : 파고분석기는 **단일채널분석기**(SCA)와 **다채널분석기**(MCA)로 나뉘는데 이는 증폭기로 출력된 **펄스**(Pulse) 중 **일정 범위 내의 펄스만 측정하여 산란된 방사선이나 불필요한 에너지의 전압 등의 간섭**을 막는다.

83) **파고분석기** : 우리가 원하는 에너지에 해당하는 **광자만을 계수할 수 있도록 하는 것.** 선원정으로부터 검출기로 직접 방사되는 주광자들은 산란된 광자나 배후광자들로부터 구별되어야 한다. 파고분석기는 **파의 진폭을 이용해서 바로 이런 역할을 수행**한다.

(1) 섬광카메라의 단결정[NaI(T1)]

감마선은 에너지가 매우 높아 감마선을 전기적인 신호로 직접 변환하기가 어렵다. 그래서 일반적으로 감마선을 감지하기 위해 섬광결정체를 사용한다. NaI(T1) 결정의 목적은 γ광자를 중단하여 그것의 에너지를 가시광선으로 바꾸는 것이다. 감마선을 감지하는 결정은 탈륨이 미량 섞인 NaI(T1) 결정은 원판모양이며 직경이 약 10~25[inch](50[cm]) 정도이며 두께는 1/4 내지 1[inch] 정도이다.

① 감마선의 에너지가 큰 경우에는 두꺼운 섬광결정체를 에너지가 작은 경우에는 얇은 섬광결정체를 사용한다. 이것은 감마선의 에너지가 클수록 감마선 센서에 반응하지 않고 결정 안에서 상호작용 없이 통과하거나 광전효과 또는 컴프톤 산란[84] 등의 상호작용을 일으킬 수 있다. 상호작용에 의해 여기된 전자들은 다른 전자들에게 에너지를 전달하거나 또는 가시광선을 내는 광자를 발생시키고 자신의 에너지를 잃게 된다.

② 실온에서 순수한 결정은 위 과정 중 거의 모두가 첫 번째에 해당되어 열을 발생시키게 된다. 그러나 소량의 탈륨(Thallium)이 존재하면 약 3[eV]의 에너지를 갖는 광자를 내면서 자신의 에너지를 잃게 된다. 이들 광자들은 고 에너지 광자의 상호작용 후 몇 [μsec]도 안되는 사이에 나타나며 섬광을 형성한다. 결정에 전달된 에너지의 1000[eV], 약 20~30개의 광자들이 발생한다. 이들은 NaI(Tl) 결정을 자유롭게 통과한다. 섬광에 포함된 광자의 숫자는 결정에 전달된 원래의 광자에너지에 비례한다. 이 광자는 광전자증배관에 많이 도달하면 할수록 좋다.

③ 광전자증배관(Photomultiplier tube : 포토멀티필러 튜브)은 가시광선을 전기적인 신호로 변화시켜주는 장치이다. 광전자 증배관에 입사된 가시광선광자는 광전자증배관의 입력창에 광전자를 형성하고 이 광전자는 광전자증배관을 지나면서 증폭된다. 즉 전자의 수가 증폭되어 많아지며 광전자증배관의 출력창에 이르면 감지가 가능한 수준의 전류를 형성한다.

광전자증배관을 이용하면 매우 미약한 광자신호를 높은 감도로 감지할 수 있다. 섬광결정체 뒤에 보통 수십 개 정도의 광전자증배관이 일정한 간격으로 이차원적으로 배

---

84) 컴프톤 산란(Compton scattering : 컴프톤 스캐터링) : 자유전자에 의한 광자의 Compton(컴프톤) 산란. X-선이 물질에 부딪혀 산란할 때 산란 X-선속에 입사 X-선보다 파장이 긴 것이 포함되는 현상. 컴프톤 산란 효과는 물질 뿐만 아니라 전자기 복사의 파동입자설을 설명하는 양자역학의 기본 법칙 중 하나로 밝혀졌다. 1922년 미국의 물리학자인 컴프톤은 흑연에 의해 산란된 X-선의 파장이 입사광의 파장보다 길어진다는 사실을 발견하고 이와 같이 파장이 길어지는 현상을 파동론으로 설명할 수 없고 빛의 입자라는 가정에서만 설명이 가능하여(X-선의 광자가 물질 내부의 전자와 충돌하여 빛의 입자라는 가정 하에서만 설명이 가능하며), 즉 X-선의 광자가 물질 내부의 전자와 충돌하여 전자에게 에너지를 주었기 때문에 산란된 광자(X-선)의 파장이 길어진다고 주장하였다. 이 가정이 옳다면 충돌 전후의 운동량이 보존되어야 하므로 파장의 변화량 $\Delta\lambda$와 산란각도 $\Delta\theta$가 일치하여야 할 것이고 이는 실험적으로 일치하였다. 이 Compton(컴프톤) 현상은 광전효과와 더불어 빛의 입자성을 뒷받침한 이론이다.

열되어 있다. 그러나 수십 개 정도의 광전자증배관 신호를 단순히 조합하여 영상을 구성하게 되면 영상의 해상도가 매우 열악한 문제가 있다.

④ 감마카메라에서는 영상의 해상도를 향상시키기 위해 위치감지회로를 사용한다. 감마선 한 개가 섬광결정체에 도달하면 수십 내지 수백 개 정도의 광자로 변환되고 이 광자는 섬광결정체를 통과하여 인접해 있는 광전자증배관 창에 도달한다. 섬광결정체에서 방출되는 광자는 사방으로 퍼지기 때문에 감마선이 한 개만 들어오더라도 그 주위에 있는 몇 개 정도의 광전자증배관이 동시에 신호를 내게 된다. 이때 광전자증배관의 출력은 광전자증배관이 감마선이 들어온 위치에 가까울수록 크기 때문에 광전자증배관의 출력은 상대적인 크기정보를 활용하여 감마선이 들어온 위치를 계산해 낼 수 있다. 이 계산을 담당하는 회로를 위치감지회로라 한다.

⑤ 감마선 광자가 들어올 때마다 위치감지회로는 감마선이 발생한 위치를 계산해 내고 이 위치에 대응하는 화소값을 1씩 증가해가면 동위원소의 분포를 나타내는 투영영상을 얻을 수 있다. 감마카메라로 얻은 영상은 인체 내 동위원소의 분포를 투영한 상이다. 즉 3차원 구조의 인체 내부에 확산된 방사성 동위원소의 분포를 2차원 평면상에 투영한 것이다. 따라서 인체 내부구조에 매우 익숙한 전문의들조차 감마카메라영상을 판독하는데 어려움이 있는데 이를 해결하기 위한 단층촬영장치가 개발되었다.

⑥ 섬광카메라의 예민도와 해상력은 NaI 결정의 두께와 광전자증배관의 증배율에 좌우된다. NaI(Tl)가 두꺼울수록 포획된 감마선에 의한 광자 생성도가 우수하며 적은 양의 감마선에 대하여 예민하게 반응한다. NaI의 두께는 보통 0.5[inch] 정도로 광전자증배관의 크기를 작게 하고 그 수를 최대한 늘려서 해상력이 우수한 스캔상을 얻을 수 있다.

⑦ 최근에는 원형배열이 아닌 직각배열의 섬광 개발로 우수한 스캔상과 전신 스캔 검사가 쉽다. NaI 결정도 여러 개를 사용하는 다중결정 섬광카메라의 개발로 예민도가 향상되었다(그림 2-33).

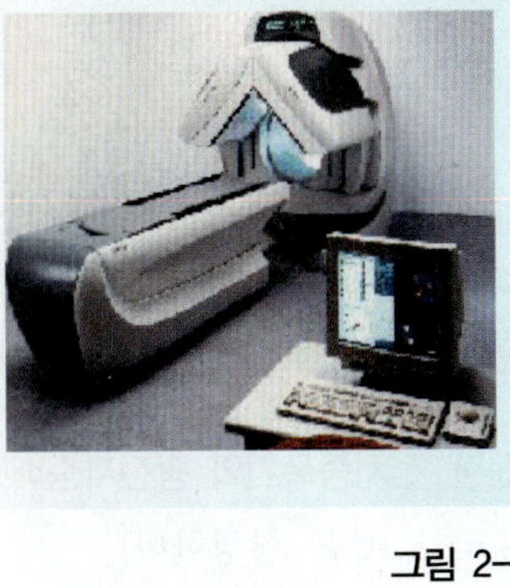

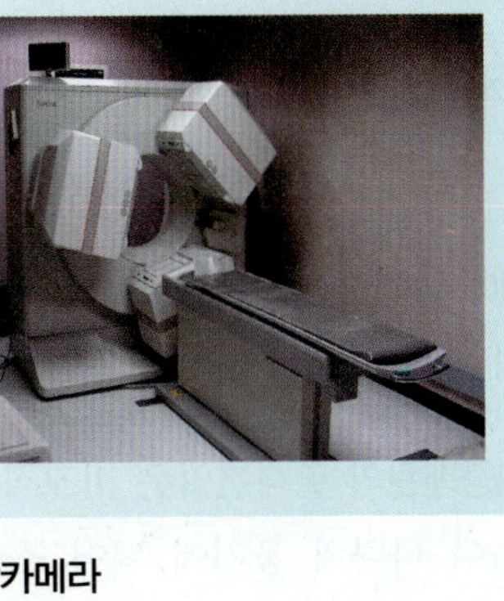

그림 2-33 • 섬광카메라

(2) 조준기

방사성 동위원소에서 방출되는 감마선은 무작위한 방향으로 나아간다. 따라서 인체 외부에 설치된 감마선 센서로 검출한 감마선이 어느 방향에서 나왔는지를 판별하는 것이 불가능하다. 감마선 센서로 검출한 감마선이 어느 방향에서 나왔는지를 알아야만 영상이 가능해진다. 조준기(Collimator : 칼레메이터)는 일종의 **필터로서 스캔부위에서 방출되는 감마선을 기하학적으로 제한하여 필요한 부위에서 방출되는 감마선만이 NaI(Tl)과 반응하도록 한 기구이다. 이는 검사목적과 방사성 동위원소의 에너지에 따라 선택한다.** NaI(T1) 섬광체 위에는 다수의 광전자증배관이 광학적으로 배치되어 있다.

① **시준기는 사각형 기둥모양을 가지고 있는데 납과 같이 감마선을 잘 흡수하는 고밀도의 금속체**로 만들어진다. 이 시준기를 통해 섬광결정체가 보는 **시야각**(FOV) 내에서 방출되는 감마선만이 이 섬광결정체에 도달하게 된다. 시준기는 형상에 따라 **수렴형**(Converging : 커버징), **발산형**(Diverging : 디버징), 그리고 **바늘구멍형**(Pinhole : 핀홀)으로 분류한다.

② **광전자증배관**에서는 **입사방사선의 에너지에 비례한 펄스 신호를 발생**시키는데, 감마선이 입사한 위치에 가까운 광전자증배관은 큰 신호로 출력하지만 입사한 위치가 멀어지면 출력이 작아진다(응답함수). 이 신호의 대소의 비로 감마선 입사위치를 구할 수 있다. 이로서 입사위치에 따른 X-Y 좌표신호가 만들어지며 이에 대응하여 모니터상의 위치에서 휘점이 만들어진다. **휘점의 분포를 광학적으로 기록한 것이 섬광계수법**(Scintigraphy : 신티그래피, 섬광조영법)이다.

② 섬광카메라를 사용하여 **직접 생체 방사성 동위원소 분포상을 기록**할 수 있으므로 **정태상뿐만 아니라 경시적 변화도 시각화할 수 있어 장기의 동태 관찰로 생리적 기능진단이 가능**하게 된다. 또한 디지털화로 컴퓨터와 조합 처리됨으로써 영상의 질과 신뢰성이 향상되면서 새로운 기능검사 방법도 다양하게 개발되고 있다.

6. 섬광계수기

여러 가지 종류의 **형광물질로 구성된 섬광체**(Scintillator : 신틸레이터)**에 방사선이 조사되면 흡수 에너지에 비례하여 순간적으로 빛을 발생시킨다. 섬광체와 광전자증배관은 광학적으로 결합되어 있기 때문에 섬광체의 발광은 광전자증배관에서 전자흐름으로 변환**된다.

① **광전자증배관**의 출력전압은 비교적 작기 때문에 **전치증폭기와 광전자증배관** 같이 접어 배치하여 하나의 용기에 넣어 **조사자**(Probe : 프로브)를 형성한다.

② **전치증폭기의 출력을 주 증폭기에 연결하여 증폭하고 파형조형을 한 뒤에 파고분석기**로 들어간다.

③ **파고분석기**는 여러 종류의 파고 **펄스**(Pulse) 전압으로부터 **특정의 파고 전압 펄스만을 선택하여 계수기 또는 계수율계에서 지시**하거나 **레코더**(Recorder)로서 기록할 수 있다.

④ **섬광계수기에는 감마선량을 측정하는 감마계수기**(Gamma counter : 감마 카운터)**와 베타선량을 측정하는 베타계수기**(Beta counter : 베타 카운터)가 있다. **섬광계수법**(Scintillator : 신틸레이터)을 사진으로 그림 2-34에 나타내었다.

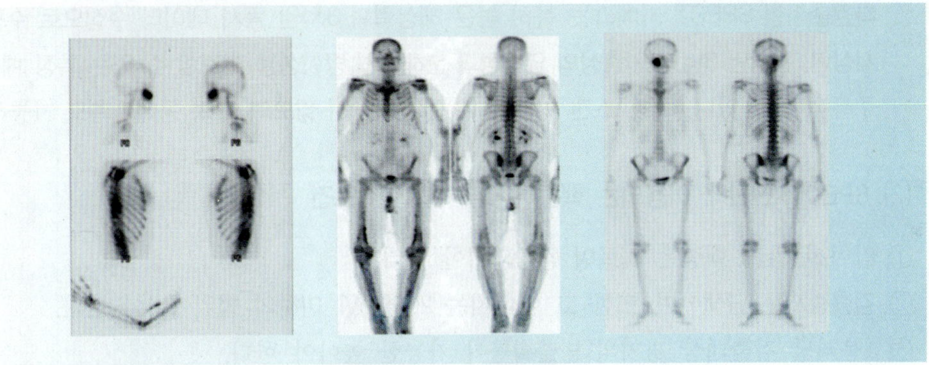

그림 2-34 • 섬광계수법

7. ECT

X-선 조사로 단층촬영이 되는 X-선 CT는 투과 X-선에 의한 흡수계수를 투영데이터로 체외에서 검사하는 것이라 한다면 방출 전산화 단층촬영장치라 불리는 ECT(Emission Computed Tomography : 이미션 컴퓨티드 토모그래피)는 체내장기에 방사성 동위원소를 분포시켜 체외로 방출되는 감마선 측정 후 컴퓨터단층촬영방법이다.

(1) SPECT

체표면을 따라 회전각도에 대하여 일정 시간 동안의 투영계수를 얻는다. 보통의 섬광카메라에 의한 스캔상 획득방법과 동일하나 방사능의 양적 분포를 획득하여 영상의 탐지능력을 높이고 주입된 방사성의 약품의 생리학적 기능을 운동역학적인 변화로 아우러진 공간적 데이터를 여과하며 영상에 포함된 잡음은 제거한다. 단층촬영에 사용되는 섬광카메라는 회전을 위한 기계적 구동장치와 섬광검출기의 배영방법에 따라 다르게 구성된다(그림 2-35).

① SPECT(Single-photon Emission Computed Tomography : 싱글-포톤 이미션 컴퓨티드 토모그래피) 장치는 감마카메라와 구조는 매우 흡사하다. 다만 360[°] 회전하면서 투영데이터 결합을 얻어야 하기 때문에 감마카메라 헤드를 회전시킬 수 있는 기계장치가 있다. SPECT는 여러 개의 검출기를 이용하거나 대향형 검출기로서 스캐닝하여 단층상을 얻는

방법 또는 섬광카메라에 평행다중 구멍조준기[85]를 부착하고 체축 주위를 회전하면서 투영데이터를 수집하여 단층상을 만드는 방법 등이 있다.

② NaI(Tl) 결정과 광전자증배관으로 구성된 섬광검출기는 공기, 수분 및 빛으로부터 차단되도록 알루미늄 차폐체(Protector : 프로텍터)에 봉합된 소형의 원판형 NaI(Tl) 결정과 광전자증배관, 그리고 외부로 나 있는 구멍과 전기신호 검출을 위한 몇 개의 단자(Port : 포트)가 있다.

③ 다검출기형 SPECT 카메라는 특히 높은 해상력과 3차원 동시 데이터 수집으로 수평면, 시상면, 관상면 3방향 단층상의 연속성과 분해능의 방향성을 확보할 수 있는 특징 때문에 주목을 받고 있다. 최소 스캔 시간이 10초로 대단히 짧으며 고속 동태계측도 가능하다.

(2) SPECT 진단에 이용되는 핵종이 갖추어야 할 조건

① 감마선 방출 핵종은 피폭이 경감되어야 한다.

② 검출광자는 단색이며 또한 그 에너지는 200[keV] 이하의 범위이어야 한다.

③ 1붕괴당 검출대상 광자의 방출확률이 가능한 높아야 한다.

④ 검출대상 광자보다 높은 에너지를 가진 광자를 방출하지 않아야 한다.

⑤ 인체에 대량 투여가 가능한 반감기가 짧은 핵종이어야 한다.

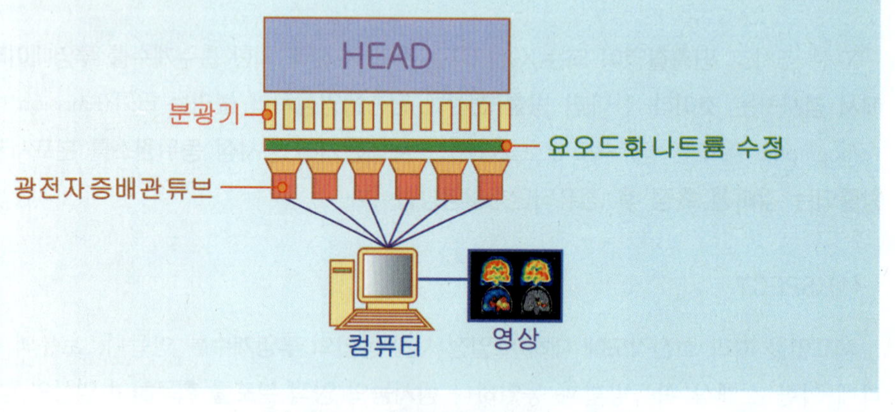

그림 2-35 • SPECT의 구조도

(3) 양전자단층촬영

양전자단층촬영(Positron Emission Tomography(PET) : 포지트론 이미션 토모그래피)은 양전자를 방출하는 방사성 의약품을 체내에 주사한 후 인체 내에서 발생하는 방사선의 분포를 영상화

---

85) 평행다중 구멍조준기 : 조준기의 구멍들을 서로 평행하게 배열한 것으로 상의 크기가 조준기 사이의 거리에 무관하게 일정한 크기의 스캔상으로 구성된다.

하여 암의 발생 및 재발 유무 등을 진단하는 방법이다.

① 체내에서 일어나는 현상을 알아내기 위하여 인체를 구성하는 물질에 양전자를 방출하는 방사성 동위원소를 투여하여 소량의 방사성 의약품으로도 체내에서 일어나는 변화를 감지할 수 있다.

② 체내에 주사된 방사성 의약품은 체외의 카메라를 통하여 인체 내의 포도당 대사 분포를 영상화할 수 있도록 도와준다. 현재 가장 많이 사용되는 방사성 의약품은 포도당 유도체인 FDG(Fluoro-Deoxyglucose : 플러로-디옥시글루코스)이다.

③ 양전자 방출 방사성 동위원소에서는 직접 감마선이 방출되지 않고 일단 양(+)전하(Positive charge : 포지티브 차지)를 띤 전자(Electron : 일렉트론), 즉 양(+)전자가 방출되어 이 양(+)전자가 매우 짧은 거리를 조직 내에서 비행하는 동안 운동에너지를 상실하여 정지하고 음(−)전하(Negative charge : 네거티브 차지)를 띤 보통의 전자와 결합한다. 이 과정을 소멸반응[86](Annihilation process : 애니힐레이션 프로세스)이라고 한다.

④ 소멸반응 과정에서 두 전하를 띤 입자가 질량을 손실하면서 511[keV]의 에너지를 갖는 두 개의 감마선을 180[°] 방향으로 방출하는데 이때 방출된 한 쌍의 감마선은 대상 생체를 투과하여 생체를 둘러싸고 있는 고리 모양의 감마선 검출기에 측정됨으로써 양전자 방출 핵종의 체내 분포에 대한 공간적 위치 정보를 제공한다. 이를 검출하여 영상을 구성하는 장치가 양전자단층촬영장치이다. 이 촬영영상은 질병과정에서 독특하고도 중요한 기능적인 정보를 제공하여 각종 질병의 조기진단 및 미세한 변화를 찾아낼 수 있는 장점이 있다.

⑤ 사용되는 방사성 의약품은 일반적인 단일광자 방출 방사성 동위원소 표지화합물보다 대개 원자크기가 작고, 화학적 성질이 같은 동위원소를 치환하여 생리적인 물질의 성질이 거의 변하지 않아 생리과정을 조사하는 데 더욱 적합하다. PET에 사용되는 방사성 동위원소는 반감기가 짧기 때문에 이를 병원 내에서 만들기 위해 소형의 사이클로트론[87] 장치가 필요하다. 또한 이 방사성 동위원소를 짧은 시간 안에 추적 약품에 표지할 수 있는 방사성 동위원소 표지화합물 생성장치가 필요하다. 그림 2-36은 사이클로트론 장치를 나타내었다.

86) 소멸반응 : 양전자를 방출하는 방사성 동위원소가 표지된 방사성 의약품을 투여하면 양전자 핵종은 주위의 전자와 충돌하여 운동에너지를 잃게 되고 양전자가 정지상태에 가까웠을 때 주위의 전자와 결합 · 충돌하여 운동에너지를 잃게 되고 전자와 결합하여 소멸하면서 511[keV]의 에너지를 갖는 한 쌍의 감마선으로 변형된다.

87) 사이클로트론 : 수소원자에서 전자를 제거한 수소이온에 전기 에너지로 약 13백만 전자볼트의 에너지를 실을 수 있도록 한 입자가속장치로서, 이때 가속된 입자는 원자핵에 부딪혀 양성자수를 변화시켜 새로운 물질을 만들어내는 핵반응이 가능하게 하는 이온 가속장치이다(그림 2-36).
PET에 사용되는 핵종 : 11C, 13N, 15O, 18F 등이다.

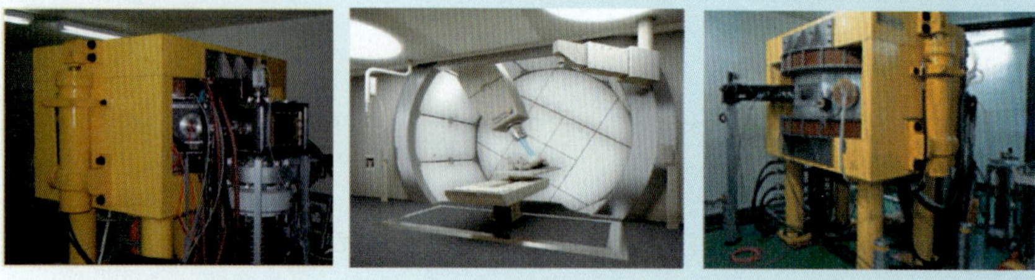

그림 2-36 • 사이클로트론 장치

⑥ 한 쌍의 감마선을 검출하기 위해서는 역시 서로 마주보는 한 쌍의 검출기가 필요하다. 감마선이 방출된 위치는 한 쌍의 검출기를 연결하는 직선상의 어느 곳이 된다. 감마선 센서 배열 중 어느 두 개가 동시에 감마선을 감지하는가를 알아내는 것을 동시발생감지라고 한다. 동시발생을 감지했다면 동시발생감지가 일어난 두 개의 감마선 센서를 잇는 직선상에서 양전자 붕괴가 일어났다는 것을 의미하고 따라서 양전자 붕괴를 감지하는 경우에는 시준기가 없어도 양전자 붕괴가 일어난 직선의 위치를 파악할 수 있다. 이 부분을 알기 위하여 필요한 장치가 동시회로(Coincidence circuit : 코인서던스 서킷)이다. 양전자단층촬영(Positron Emission Tomography(PET) : 포지트론 이미션 토모그래피)은 검출기를 고리상으로 배치하게 된다.

⑦ 각 검출기 쌍에 대하여 하나의 동시회로를 부착하여 동시 또는 더 정확히 일정한 짧은 시간 내에 검출기에 도달한 감마선만을 선택하여 방출 위치를 계산하거나 유효 감마선만을 추출하게 된다. 이렇게 검출된 감마선량을 이용하여 영상을 재구성하는 방법은 SPECT의 경우와 거의 동일하다. 3검출기 방식의 SPECT 시스템을 그림 2-37에 나타내었다.

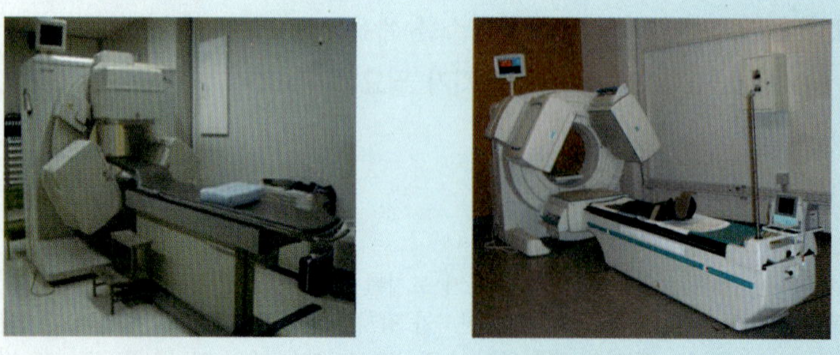

그림 2-37 • 3검출기 방식의 SPECT 시스템

1) PET(양전자단층촬영)의 임상이용

체내 대사나 생화학적 변화를 추적할 수 있는 새로운 방사성 의약품의 개발과 더불어 날로 발전하고 있으며, 현재 FDG(Fluoro Deoxy Glucose : 플루오르 디옥시 글루코스)라는 포도당 추적자를 가장 많이 이용하고 있다. 1980년대 이후에도 양전자단층촬영(PET) 관련 기술이 계속 발전하여 영상 해상도와 영상 질이 향상되고 영상을 얻는 기술이 많이 자동화되고 있다.

① 최근에는 PET/CT라는 최첨단 기기를 개발하여 환자의 CT 영상과 양전자단층촬영(PET) 영상을 동시에 얻어 병소[88]의 형태학적 변화와 생화학적 변화를 함께 볼 수 있기 때문에 질병의 진단이 보다 정확해졌다. PET와 CT를 한 기계에 합쳐 놓은 것을 PET/CT라고 한다. PET 영상은 해상도가 CT나 MRI에 비해 매우 나쁘다. CT나 MRI의 해상도는 0.5[mm] 수준이지만 PET은 2~4[mm] 정도이다.

② 양전자단층촬영(PET)은 방사성 동위원소의 분포만을 보여주므로 해부학적인 모양과 일치하지 않는 경우가 대부분이다. 정확한 PET 진단을 위해서는 PET 영상을 CT나 MRI 영상에 정합하는 것이 필요하다 영상처리 기술의 발달로 PET와 CT 영상을 따로 촬영하더라도 이 두 영상을 정확히 정합하는 것이 가능하다. 그러나 서로 다른 두 개의 기계에서 따로 촬영하는 것은 매우 번거로운 일이다. 그리하여 만들어진 기계가 PET/CT이다.

③ PET와 CT영상을 같은 기계에서 동시에 촬영하기 때문에 촬영의 효율성이 매우 높아졌고 또한 PET와 CT 영상 간의 정합을 보다 정밀하게 할 수 있게 되었다. CT는 정확한 해부학적 정보를, 양전자단층촬영(PET)은 암진단 등에 필요한 생화학적 정보를 제공하므로 PET/CT는 암의 조기진단 등에 널리 쓰이고 있다.

④ 개발 초기에는 주로 연구목적으로 사용하던 PET은 현재는 각종 질병을 진단하기 위한 첨단 임상 영상검사로 널리 사용하고 있다. 임상에서 가장 많이 이용하고 있는 분야는 암 질환의 조기진단, 치료효과 판정, 재발의 발견 등이다.

⑤ 폐암, 식도암, 두경부암, 임파종, 유방암, 갑상선암, 자궁암, 췌장암, 위암, 대장암, 뇌종양에서 많이 이용하고 있으며, 알츠하이머병, 파킨슨씨병, 간질과 같은 뇌 질환과 일부 심혈관질환의 진단에도 PET를 사용한다.

2) PET(양전자단층촬영)의 원리

양전자를 방출하는 방사성 동위원소가 표지된 방사성 의약품을 투여하면 양전자 핵종은 주위의 전자와 충돌하여 운동에너지를 잃게 되고 양전자가 정지상태에 가까웠을 때 주위의 전자와 결합·충돌하여 운동에너지를 잃게 되고 전자와 결합하여 소멸하면서 511[keV]의 에너지를 갖는 한 쌍의 감마선으로 변형된다.

88) 병소 : 병원체가 몸 안에 자리잡고 번식하면서 병을 일으키는 자리이다.

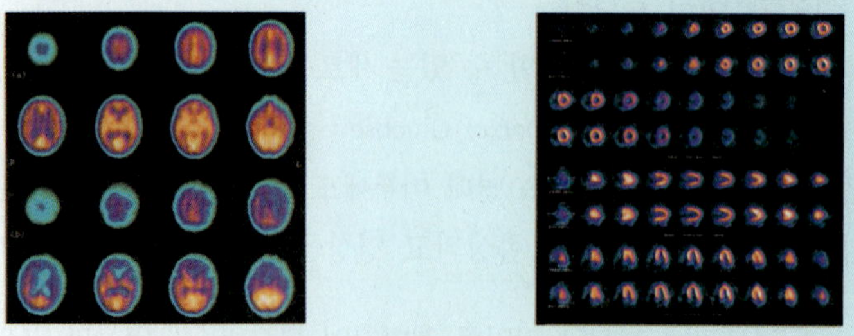

그림 2-38 • SPECT 영상의 예(두개골, 심장)

① 양전자가 방출된 핵과 소멸이 일어나는 곳의 거리는 수[mm]이고 감마선은 약 180[°] 방향으로 방출된다. 이때 방출된 한 쌍의 감마선은 대상 생체를 투과하여 생체를 둘러싸고 있는 고리 모양의 감마선 검출기에 측정됨으로써 양전자 방출 핵종의 체내 분포에 대한 공간적 위치정보를 제공한다. 이러한 감마선 검출하는 PET 검출 시스템이다. 그림 2-38은 SPECT 영상의 예(두개골, 심장)를 나타낸다.

② SPECT과 비교할 때 PET는 양전자 방출용 방사성 동위원소를 잘 볼 수 있게 하기 위하여 이온 가속장치(Cyclotron : 사이클로트론)를 함께 설치하여야 한다.

3) SPECT와 비교시 양전자단층촬영(PET)의 특징

① 생체의 생리학적, 생화학적 상태를 묘출한다.

② 분해능이 우수하고, 반감기가 짧다.

③ 조준기를 사용하지 않아 조준기의 감쇠가 없어지므로 감도가 우수하다.

④ 장치와 함께 Cyclotron(사이클로트론)이 필요하다.

⑤ 기기의 설치와 운용에 많은 비용과 전문적인 기술을 필요로 한다.

⑥ 양전자단층촬영(PET)장치의 구성

SPECT에서와 마찬가지로 PET에서도 단층상 구성을 위해 필요한 기기 구성이 있다. PET(Positron Emission Tomography : 포지트론 이미션 토모그래피)는 구성원리가 SPECT와 유사하나, 양방향으로 방출되는 감마선을 검출해야 하는 점에서 전기적으로 감마선의 입사 방형을 검출할 수 있으므로 조준기를 사용할 필요가 없다는 것에서 SPECT(Single-Photon Emission Computed Tomography : 싱글－포톤 이미션 컴퓨티드 토모그래피)의 구성방법과 다소의 차이가 있다.

㉠ 양전자단층촬영(PET) 장치 : 카메라 대향형이나 다결정 검출기의 대향형 등 여러 가지가 있지만 다수의 검출기를 6각형, 8각형, 또는 고리상으로 배열한 것이 많이 사용되고 있다.

㉡ 양전자방사체에 발생하는 감마선을 검출하는 PET 스캐너 검출 시스템은 수만 개의

섬광체, 광전자증배관, 그리고 동시계수회로 등으로 이루어져 있다. 상용화된 PET 스캐너의 섬광체로는 밀도와 유효원자번호가 크고 511[keV] 감마선에 대한 저지능이 우수한 BGO(Bismuth Germanate Oxide : 비스무스 저마네이트 옥사이드)가 현재 많이 사용되고 있다.

㉢ 양전자단층촬영(PET) : 서로 보고 있는 상태의 두 개의 검출기에서 동시에 입력신호가 들어왔을 때 출력신호를 내는 동시계수회로가 사용된다. 이에 의해 양쪽 검출기를 맺는 직선상에 양전자 방출 핵종이 존재한다는 것을 알 수 있고 여러 검출기 쌍에 실시하면 위치정보가 얻어져서 방사능 분포의 투영데이터를 얻게 된다. PET 정량성이나 해상력이 우수한 것도 이 때문이다. PET 시스템을 그림 2-39에 나타내었다.

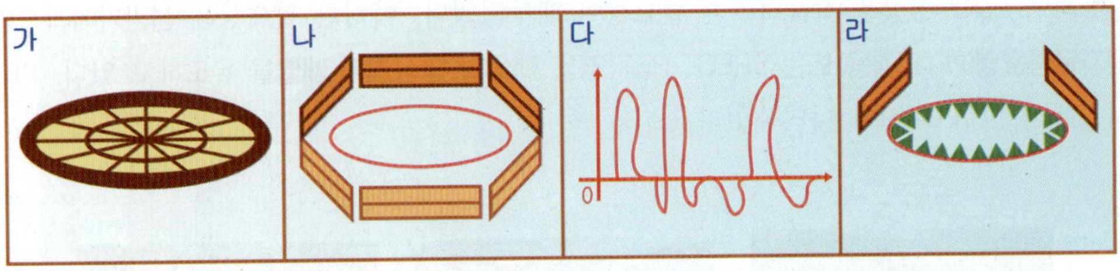

그림 2-39 • PET 시스템

4) 양전자단층촬영(PET)의 특징

상의 재생에 있어서 좋은 점은 여러 가지 있지만 그 외에 생리학적으로 중요한 생체 구성원소를 치환할 수 있는 방사성 핵종은 거의가 양전자방사체라는 것이다. 따라서 인체조직의 구성물질 또는 유사물질의 방사성 동위원소를 이용할 수 있으므로 그 표지 화합물을 사용하여 보다 생리학적 대사과정에 접근할 수 있다는 것과 기능진단에 필요한 고감도 특성 및 기능정보를 정량적 3차원 영상을 만들 수 있다는 특징이 있다.

인체 내 기관의 물질대사, 약물반응 등의 신체활동의 연구나 진단 등에서 독자적인 응용분야로 개척되고 있다. 또한 여러 가지 신경전달물질이나 그 유사물질, 수용자 표지에 의한 뇌 생리의 영상화, 정량화는 정신병리, 노화 등을 규명하는 데 크게 기여하고 있다.

5) 양전자단층촬영(PET)의 재구성

① 필터 : 배후 방사능과 잡음을 억제하고 표 2-17은 필터의 종류 및 특징에 대하여 설명한다.

② 감약을 보정하고, 균일도 보정하며, 회전중심 보정을 한다.

③ 재구성 후 처리 : 재구성 과정에서 생성된 단층상을 편평화와 영상강조를 목적으로 시행한다.

표 2-17 • 필터의 종류 및 특성

고주파 필터	저주파 필터	특성파 대역 필터
고주파 데이터를 통과시키고 저주파 데이터는 제거시킨다.	고주파 데이터는 제거하고 저주파 데이터를 통과시킨다.	특정대역의 데이터만을 통과시키고 그 외의 대역은 제거시킨다.

8. 섬광카메라를 이용한 양전자단층촬영(PET)

양전자단층촬영(PET) 검사에 이용되는 방사성 의약품 중 가장 널리 이용되고 있는 FDG(Fluoro-2-Deoxy-D-Glucose : 플루오르 2 디옥시 D 글루코오스)가 뇌신경계, 심장질환뿐만 아니라 종양 진단에도 우수한 효과를 보이는 사실이 밝혀지면서 널리 보급되어 있는 섬광카메라를 사용하여 FDG 영상을 획득하려는 필요성이 대두되었다. 이러한 필요성은 섬광카메라-양전자단층촬영(PET) 겸용 또는 SPECT-PET 겸용 핵의학 영상기기 개발을 유도하고 있다. PET 시스템을 그림 2-40에 나타내었다.

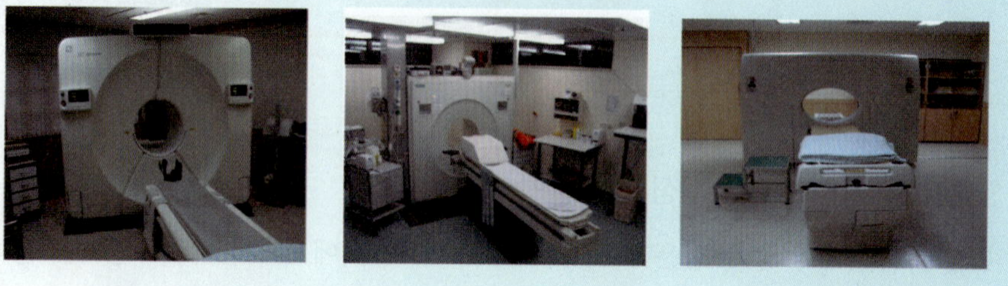

그림 2-40 • PET 영상 진단기기

09 | MRI

자기공명영상(Magnetic Resonance Imaging(MRI) : 마그네틱 레조넌스 이미징)은 1973년 폴로버터(Paul C. Lauterbur)에 의해 처음 자기공명분광법(Nuclear Magnetic Resonanc(NMR) : 뉴클레어 마그네틱 레조넌스)[89]을 단층촬영에 적용할 수 있다는 가능성이 제시되고 영상이 얻어진 이

89) 자기공명분광법(Magnetic Resonance Spectroscope(MRS) : 마이크로 레조넌스 스펙트로스코프) : 핵자기 공명현상을 이용해 단층영상을 얻는 것을 자기공명영상이라고 하고 특정부위의 분광을 얻는 것을 자기공명분광법이라 한다.

래, 지난 20년 동안 비약적인 발전을 이룩하였다. 자기공명영상 시스템은 기존의 다른 진단영상 시스템과 마찬가지로 어느 특정한 물리적인 양 하나만을 영상화하는 장치로 인식되었으나, 자기공명영상은 인체 내의 여러 가지 화학적인 특성(스핀격자완화시간, 스핀스핀완화시간, 화학적천이 등), 혈류속도, 확산계수(Diffusion coefficient : 디퓨전 코어피션트) 등 여러 가지 물리적인 양을 보여줄 수 있다는 것 등 인체 내부조직을 비관혈적으로 관찰할 수 있고 조직생리학적 정보를 제공하고 있는 현대 진단의학 분야에서 X-ray CT와 함께 질환 감별에 매우 중요한 위치를 차지하고 있다.

① 인체의 70[%] 이상을 차지하고 있는 물 성분 가운데 수소의 자기 모멘트 성질을 이용 주위 조직 상태에 따라 변하는 물분자의 자기공명학적 성질(NMR : 핵자기 공명현상)과 그 농도를 반영하는 자기공명신호 크기의 공간적 분포를 영상화한 것으로 X-ray 진단장비와는 달리 인체의 연부조직을 세밀히 관찰하는 데 그 능력을 보여주고 있다.

② MRI 장점 : 그 측정원리상 넓은 임상응용 확장성과 조직의 병리학적 상태에 대한 고민감성과 기존 X-ray를 비롯한 영상장비의 방사능 노출에 따른 위험성이 없으므로 임상적용으로 점차 확대되고 있는 추세이다.

③ 현재 질환 종류에 따른 다양한 인체조직의 생리학적 정보와 변화되는 물 분자의 자기공명학적 성질을 관찰할 수 있는 새로운 자기공명영상 측정방법이 지속적으로 개발되고 있으며, 자기공명영상기기의 시스템 성능도 점차 향상되고 있다. PET 시스템을 그림 2-41에 나타내었다.

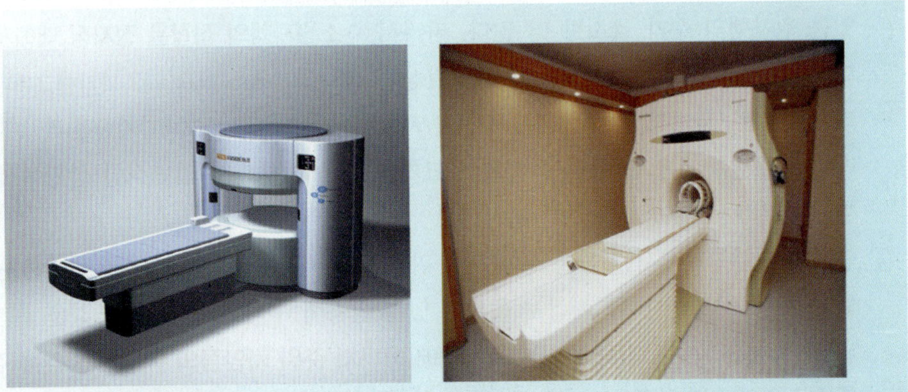

그림 2-41 • PET 시스템

1. MRI의 원리

(1) 핵자기공명(NMR) 현상

핵자기공명 현상을 보이는 원소로는 H(수소), C(탄소), Na(나트륨), P(인) 등이 있는데 현재 MRI(Magnetic Resonance Imaging)의 영상화에 생체조직에 가장 많이 포함되어 있고, 영상화에 있어서 감도가 높기 때문에 수소원자핵이 주로 이용되고 있다. 인체 내에서 수소원자는 물 분자와 지방 분자에 주로 함유되어 있으며 그 외 기타 분자에 소량 함유되어 있다.

① 인(P)원자는 수소원자에 비해 매우 적은 양이 인체에 있어 신호의 크기가 미약하지만 인(P)원자는 생체 내 대사활동에 중요한 역할을 하므로 자기공명영상, 혹은 자기공명 분광법의 대상이 되기도 한다. 수소원자핵은 전자와 마찬가지로 스핀운동을 한다.

② 수소원자핵은 양의 전하를 가지고 있으므로 스핀운동에 의해 자기모멘트(Magnetic moment : 마그네틱 모멘트)를 가진다. 즉 수소원자핵을 미세한 자석으로 볼 수 있는 것이다. 수소원자핵들이 무수히 있을 때 수소원자핵의 자기모멘트는 일정한 규칙이 없이 무작위한 방향으로 놓이게 된다. 따라서 수소원자핵들의 자기 모멘트는 서로 상쇄되어 외부에서 수소원자핵들의 집합을 보면 자성이 없는 것으로 보인다. 그러나 이들 수소 원자들이 정자장(Static magnetic filed : 스태틱 마그네틱 필드) 안에 놓이게 되면 일부 원자들은 정자장과 같은 방향으로 그리고 나머지는 반대방향으로 정렬하게 된다.

③ 정자장과 같은 방향으로 정렬한 원자핵은 낮은 에너지 준위에 있으며 반대방향으로 정렬한 원자핵은 높은 준위에 있게 된다. 높은 준위에 있는 원자핵의 수보다 낮은 준위에 있는 원자핵의 수가 극소량 더 많다. 따라서 수소원자핵의 집합은 정자장 내에서 매우 미약하지만 자성을 띠게 된다. 이러한 현상을 상자성(Paramagnetism : 파라마그네티즘)이라 하며 외부자계에 의해 형성된 자성을 자화(Magnetization 마그네티제이션)라 한다. 그러나 수소원자핵 집합이 띠는 자화의 크기는 매우 미약해서 일반적인 상황에서는 느낄 수 없다.

④ 열적인 평형상태에서는 높은 에너지 준위와 낮은 에너지 준위 사이를 천이하는 핵들의 수가 서로 같아 이들 에너지 준위에 있는 원자핵 수의 차는 일정한 값을 유지하게 된다. 평형상태를 유지하고 있는 원자핵에 에너지 준위 차만큼의 에너지를 갖는 전자파를 원자핵에 인가하면 낮은 에너지 준위에 있는 원자핵들 중 일부는 높은 에너지 준위로 천이하게 되는데 이를 핵자기공명(Nuclear Magnetic Resonance(NMR) : 뉴클리어 마그네틱 리조넌스)이라고 한다. 이 전자파는 수십 내지 수백 [MHz] 정도의 고주파(Radio Frequency (RF) : 라디오 프리퀀시)대역의 주파수를 갖는다.

⑤ 핵자기공명 현상은 홀수의 양자와 중성자를 갖는 원자핵과 그 주위를 자전하며 궤도운동을 하는 음전하를 가진 전자로 되어 있어, 자전하는 회전운동과 자기 모멘트를 가지고

있어 미세자석과 같은 성질을 지니고 있다. 이들 원자핵은 외부자장이 없는 상태에서는 회전축이 제멋대로 배열되어 있으나, 정자기장 H_0 아래에서는 자기장의 방향을 축으로 하여 주파수 ν(뉴)로 회전운동을 시작한다.

⑥ 이를 **세차운동**(Larmor precession : 라머 프리세션)이라 하며, ν(뉴)를 **세차 주파수**(Larmor frequency : 라머 프리퀀시 : 라머 주파수)라 한다. ν와 H_0 사이의 식 (2-12), 식 (2-13)은 **자기공명 조건식**이라 한다.

$$2\pi\nu = rH_0 \tag{2-12}$$

$$\omega = rH_0 \tag{2-13}$$

여기서 r은 물질의 자기 모멘트에 의해 결정되는 **핵종 고유상수**이다. 따라서 **라머 주파수는 원자핵에 따른 특정 수치를 가지며 외부 자장강도에 비례하여 변화**한다. 일반적으로 정자장의 세기는 테슬라(Tesla)단위로 나타내는데 임상병원에서는 0.3~3.0[T]의 정자계가, 연구환경에서는 10[T]까지의 정자장이 사용된다. 식 (2-12), (2-13)에 따라 **라머 세차운동을 하는 원자핵에 자기장 H_0의 방향과 직각인 방향으로, 라머 주파수와 동일한 주파수** ν(Resonance frequency : 레조넌스 프리퀀시) **공진 주파수의 고주파를 가하면 원자핵은 고주파 에너지를 흡수하여 높은 에너지 상태**로 된다(공명흡수). 이것이 **자기공명**(Magnetic resonance : 마그네틱 레조넌스)이다. 이 현상을 이용하면 각종 원자핵의 자기 모멘트 크기를 정밀 측정할 수 있으며, 자기 모멘트의 크기를 알고 있는 원자핵을 써서 물질에 대해 자기공명을 관측하면 이들 물질 내부의 미시적인 성질을 알 수 있다.

⑦ **수소원자의 Gyromagnetic ratio**(지로마그네틱 레티오)는 **42.58[MHz/Tesla]**이다. 이에 따라 3[T]의 자계에서 수소원자의 핵자기 공명주파수는 **127.7[MHz]**가 될 것이다. 전자파의 인가가 중지되면 높은 에너지 준위에 있는 원자핵이 낮은 에너지 준위로 전이되면서 열적인 평형상태로 돌아가게 되고, 이때 **외부에 설치된 고주파 코일**(RF Coil)**에 전기신호가 유도되는데 이를 자유유도감쇠**(Free Induction Decay(FID) : 프리 인덕션 디케이) 신호라 한다. **이 자유유도감쇠 신호를 감지하고 컴퓨터로 처리하여 영상**을 만들게 되는 것이다.

⑧ 핵자기공명 현상이 일어나 **수소원자핵이 높은 에너지 준위로 천이하면 자화 벡터는 수평면에 눕게 된다. 자화 벡터가 수평면에 눕는 순간 전계가 유도**된다. 즉 **고주파 코일에 전압신호가 발생하는 신호가 핵자기공명 신호**인 것이다. 외부 자기장의 영향에 의한

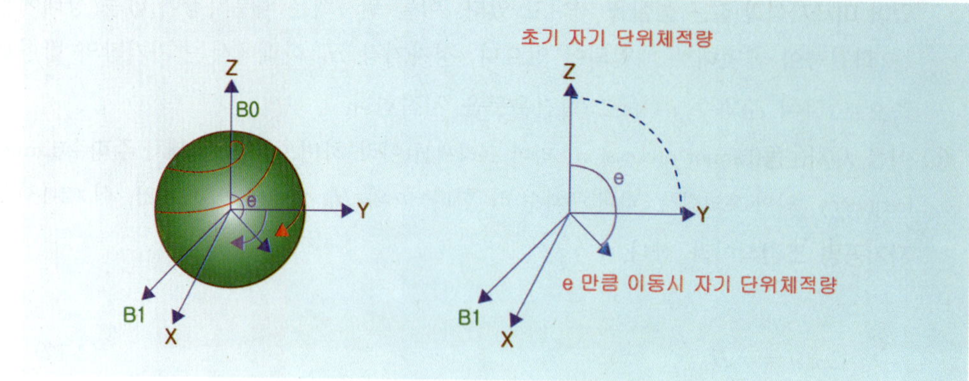

그림 2-42 • 외부 자기장의 영향에 의한 세차운동

세차운동[90]을 그림 2-42에 나타내었다.

(2) 원자핵의 이완

공명상태에서 고주파 펄스를 끊으면 고에너지 상태의 원자핵들은 흡수하였던 고주파 에너지를 다시 방출하면서 원래의 상태로 돌아가는 것을 이완(Relaxation : 릴랙세이션)이라고 한다. 이때 방출하는 고주파 에너지가 MR신호이며 시간이 지남에 따라 자유유도감쇠[91](Free Induction Decay(FID) : 프리 인덕션 디케이) 작용으로 사라지고, 이것은 T1, T2 이완 현상에 의한다.

1) 스핀격자 완화시간 이완

자기장 내에 있는 원자핵들은 자기장이 없을 때와는 다른 에너지 상태를 갖게 되며, 그들이 갖고 있는 자기 모멘트는 가해 준 자기장의 방향과 일치하려는 성질을 갖는다. 이렇게 일치해서 생긴 자화를 평형자화라고 하며 평형을 이룬 상태에서 90[°] RF 펄스를 가하게 되면 자기장 방향(Z방향)과 수직인 면(XY평면)으로 평형자화가 회전하고, 자기장 방향에는 평균자화는 존재하지 않는다. RF 펄스를 끊고 시간이 지나면 원래의 평형상태로 되돌아가게 된다. 이 과정을 T1 이완[92](Spin-lattice relaxation : 스핀－래티스 릴랙세이션, Longitudinal relaxation : 론저튜디널 릴랙세이션)이라 한다. 또 자기장 방향으로 재자화되면서 처음 상태의 63[%]의 순자화가 형성될 때까지 걸리는 시간을 T1 이완시간이라 한다. 모든 수소가 같은 T1을 갖는 것은

---

90) 세차운동 : 강체가 회전운동을 하고 있을 때 외력의 모멘트가 가해지면 그 회전축이 주기운동을 하는 현상이다.

91) 자유유도감쇠 : NMR 현상의 이완(Relaxation : 릴랙세이션) 과정에서 원자핵들의 위상이 완화(Dephasing : 디페이징)될수록 방출되는 신호가 급격히 감소하는 것이다.

92) T1 Relaxation(릴랙세이션) : 처음 상태의 63[%]의 평균자화가 Z방향으로 형성될 때 외부자장의 세기가 높아지면 길어진다.

아니다. T1 이완에 영향을 주는 요소로는 물질의 **물리적·화학적 상태, 자기장의 세기, 온도, 측정조건** 등이 있다.

㉮ 물분자 내에 있는 수소의 T1은 지방분자 내의 수소의 T1에 비해 길다. **MRI에서는 T1 이완으로 인하여 RF 펄스를 빨리 회복하여 가할 수 없게 되어 영상시간이 길어지나, T1은 중요한 영상대비 정보를 주는 주요 변수**이다. T1 강조영상을 그림 2-43에 나타내었다.

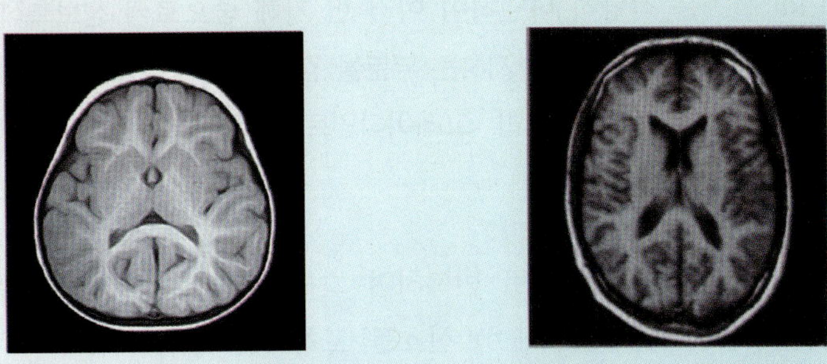

그림 2-43 • T1 강조영상

2) 스핀스핀 완화시간 이완

수소원자핵이 핵자기 공명현상에 의해 여기되면 고주파 코일에 **자유유도감쇠**(Free Induction Decay(FID) : 프리 인덕션 디케이) 신호를 유도한다. 그런데 이 FID 신호(X~Y 평면의 순자화)가 **위상완화과정**[93](Dephasing : 디페이징)에 의해 **처음의 37[%]까지 감소하는 데 걸리는 시간을 T2 이완시간**[94]으로 하고 있다. 이는 **횡이완시간**이라고도 하며 흡수한 공명에너지를 스핀 간의 상호작용으로 에너지를 방출하는데 T2는 스핀의 존재 상태에 의존하므로 **물질의 종류**

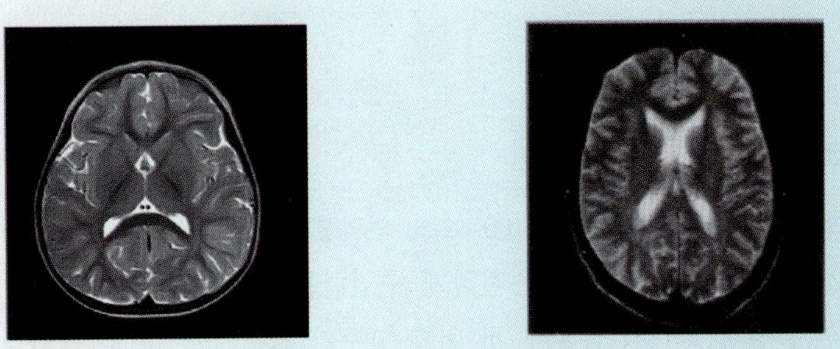

그림 2-44 • T2 강조영상

93) **위상완화과정**(Dephasing : 디페이징) : 처음의 **37[%]까지 감소하는 데 걸리는 시간**. 외부 자기장의 세기에 영향을 받지 않는다.

94) T2 relaxation(릴랙세이션) : X~Y 평면의 평균자화가 **위상을 0으로 바꾸어 주는 것**이다.

나 상태에 따라 다르다. 하지만 같은 물질의 T2값은 정자장 강도에 영향을 받지 않는다. T2 강조영상을 그림 2-44와 같다.

(3) MR 펄스 시퀀스

순 자기 모멘트의 방향이 원래의 방향에 대해서 어느 정도의 각도로 회전하는가는 각을 가해주는 RF 펄스의 시간에 비례한다. 그리고 한 번의 RF 펄스의 신호로는 영상이 이루어지지 않는다. 따라서 RF 펄스를 적당히 나열하여 여러 번 가해 줌으로써 정보축적의 효율을 증대시키거나 MR 영상의 T1, T2 효과가 차지하는 부분을 강조시킬 수 있으며 포화회복법, 반전회복법, 스핀 에코법, 페스트 스핀 에코법, 그레이디언트 에코법이 있다.

1) 포화회복법

90[°] RF 펄스를 일정 시간간격으로 반복하여 발사하고, 그 직후에 자유유도감쇠(Free Induction Decay(FID) : 프리 인덕션 디케이) 신호를 포착하는 방법이다.

① TR(Repetition Time : 레퍼티션 타임) : 일반적으로 자기공명영상을 얻기 위해 수소원자핵을 여러 번 여기시켜야 하는데 이때 여기시키는 90[°] 펄스 사이의 간격을 TR이라 한다.

② TR(Repetition Time : 레퍼티션 타임)이 짧을수록 T1 효과가 강조된 영상을 얻게 되고, TR이 길수록 회전음영 강조영상을 얻게 된다(그림 2-43 참조).

2) 반전회복법

먼저 180[°] RF 펄스를 가해 전체 자기장을 반대방향으로 반전시킨 다음, 일정시간 후에 90[°] 펄스를 가하여 이로부터 FID 신호를 얻는 방법이다.

① 장점 : 포화회복법에 비해 이완시간의 동적 영역을 두 배로 늘려 T1 효과를 극대화시킬 수 있다.

② 단점 : 시간이 많이 걸린다.

3) 스핀 에코법

자유유도감쇠(Free Induction Decay(FID) : 프리 인덕션 디케이)신호는 고주파 펄스를 인가한 직후부터 나오기 때문에 이 신호를 온전하게 수집하는데 어려움이 있다. 첫 번째 90[°] RF 펄스를 가한 후 일정시간이 지난 후에 첫 번째 고주파 펄스의 두 배의 크기로 180[°] 펄스를 주면 에코 신호가 나타나는데 이 에코 신호를 포착하는 방법으로 90[°] 펄스를 준 직후에는 평균 자화가 X~Y 평면에 눕게 되고 시간이 경과하면서 스핀이 동위상 상태를 잃어버리면서 일정시간(τ) 후에는 다시 원자핵들이 출발점에 나란히 서게 된다.

이것을 재초점화라고 하며 이때 강한 에코 신호가 나타나게 되는 것이다. 스핀음영 강조영상을 그림 2-45에 나타내었다.

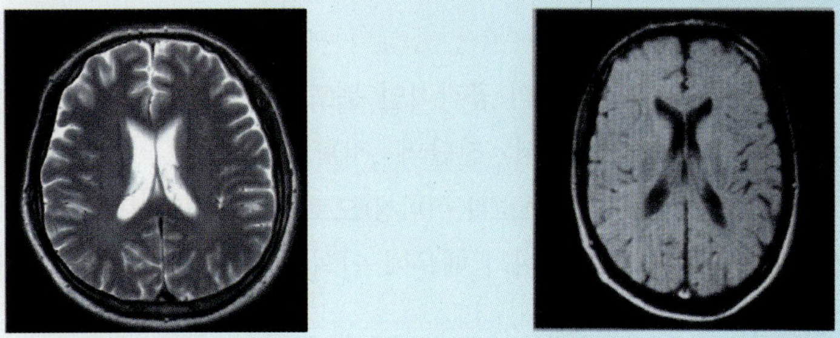

그림 2-45 • 스핀음영 강조영상

4) 페스트 스핀 에코법

스핀 에코 영상을 상대적으로 빠른 시간에 얻을 수 있다. 자기공명영상신호(Echo train : 에코 트레인)를 16으로 하면 각 펄스마다 위상부호단계(Phase encoding step : 페이즈 인코딩 스텝)를 얻을 수 있기 때문에 16번의 데이터를 얻게 되어 스핀 에코법보다 1/16 정도의 시간 감소를 가져온다.

스캔 시간을 줄일 수 있으나 신호 대 잡음비를 향상시키기 위해 신호 수집수를 증가시켜야 하고 해상력을 향상시키기 위해 매트릭스 크기를 증가해야 하는 단점이 있다.

5) 그레이디언트 에코법

180[°] 고주파 대신에 자장기울기(Gradient : 그레이디언트)를 반전시키면 스핀 에코를 얻을 수 있는데 이 방식을 그레이디언트 에코법(Gradient echo)이라고 한다. 이 방식은 수평면 자기화는 적게 일어나나 빨리 회복할 수 있으므로, 시간당 신호는 더 많이 얻을 수 있다.

(4) 분광영상법

자기공명영상법은 자기공명분광법에서 비롯된 것이기 때문에 자기공명영상법과 자기공명분광법의 결합은 자연스러운 것이라 하겠다.

① 자기공명영상법은 인체 내 수소원자핵의 밀도를 영상화한 것으로 수소원자핵의 화학적인 분광특성을 고려하지 않고 있다. 반면 자기공명분광법은 원자핵의 공간적인 밀도분포에 관한 정보에 구애되지 않고 시료의 화학적인 분광정보만을 얻고자 하였다.

② 자기공명분광법에서는 공간적으로 균일한 시료를 고주파 코일에 삽입하고 신호를 수집하

기 때문에 시료에서 발생되는 신호는 원자핵의 화학적 천이에 관한 정보를 담고 있어 신호를 수집한 뒤 이를 푸리에 변환하면 분광정보를 얻을 수 있다.

③ 자기공명분광영상법에서 영상법으로는 신호원의 공간적인 정보를 분해하고 분광법으로는 분광정보를 분해하여 3차원의 공간정보에 1차원의 분광정보를 더한 4차원 영상을 얻는 것이라 할 수 있다.

④ 분광영상법을 이용하면 원자핵의 공간적인 분포뿐만 아니라 그 원자핵의 분광정보까지도 동시에 알 수가 있어서 진단의 정확도를 높일 수가 있다. 분광영상법(Spetroscopic imaging : 스펙트로스코픽 이미징)으로 보는 원자핵은 수소와 인이다. 인은 인체의 신진대사와 관련된 원소이기 때문에 인의 분광을 얻는 것은 진단에 중요한 정보를 제공한다.

⑤ 해부학적 이상을 전혀 동반하지 않은 질병으로 인한 대사상태의 변화와 대사물질의 구성 및 양을 In Vivo상태에서 비침습적인 방법으로 측정할 수가 있다. 간단하게는 체적선택기법(3D volume localization technique : 3D 볼륨 로컬리제이션 테크닉)을 이용하여 원하는 부위에서 발생하는 자기공명신호의 분광정보를 분석할 수도 있고 또는 4차원 분광영상법을 이용하여 영상과 분광측정을 동시에 시행할 수도 있다.

(5) 고속영상기법

자기공명영상촬영시간은 개발초기 단계에서는 수십분 정도로 X-선, CT, 초음파스캐너 등의 촬영시간보다 매우 길었으나, 지속적인 기술개발결과 현재에는 1초 이내에 여러 장의 영상을 얻을 수 있는 수준까지 발전하였다. 촬영시간의 단축은 여러 가지 기술개발의 복합적인 산물이지만 그 중에서도 경사자장 시스템의 혁신적인 기술개발과 영상기법개발이 큰 역할을 하였다. 2차원 자기공명영상을 만드는데 걸리는 시간은 일반적인 자기공명영상법에서 식 (2-14)이다.

$$\text{자기공명영상법} = TR \times N_p \times N_{avg} \tag{2-14}$$

TR : 반복시간, N_p : 영상부호와 경사자장 스텝수

N_{avg} : 신호 대 잡음비를 개선하기 위해 같은 영상신호를 반복해서 수집하는 반복횟수

그러므로 촬영시간을 줄일 수 있는 가장 간단한 방법은 TR, N_p, N_{avg}를 줄이는 것이다. 하지만 N_{avg}를 1로 하더라도 TR을 줄이면 형상의 대조도가 달라지고 N_p를 줄이면 영상의 해상도가 나빠지기 때문에 이들을 줄이는 데에는 한계가 있다. 이러한 문제를 해결하기 위해 개발된 몇 가지 고속 MRI 기법은 다음과 같다.

1) Fast Spin Echo

FSE(Fast Spin Echo : 패스트 스핀 에코)는 일반적으로 많이 쓰이는 Multiple Spin Echo Sequence(멀틴 스핀 에코 스퀀스)를 고속영상법으로 변환시킨 것이다. 180[°] 고주파 펄스에 의해서 만들어지는 모든 스핀 에코 신호 앞에 위상부호와 경사자장을 가하여 공간주파수 영역을 주사하게 되면, 한 TR(반복시간) 동안에 나오는 스핀 에코의 수에 반비례하여 촬영시간이 줄어들게 된다.

㉠ 한 번의 스핀여기로 8개의 스핀 에코를 받는다면 촬영시간을 8배 줄일 수 있다. 그러나 한 TR(반복시간)에 수집하는 스핀 에코수가 늘어나면 촬영대상체의 움직임에 의해 크게 영향을 받는 등의 단점을 가지고 있다.

2) EPI

EPI(Echo Planar Imaging : 에코 플레너 이미징)은 핵스핀을 여기하기 위한 고주파 펄스를 단 한 번 가하고 영향을 구성하는데 필요한 공간주파수 정보를 모두 얻는 방법으로 현재 가장 빠른 영상법이며 촬영시간을 100[msec] 이내로 할 수 있어 뇌기능 영상 고속촬영이 필요한 부분에서 사용된다.

3) SENSE

고주파 코일을 여러 개 사용해 동시에 MRI 신호를 수집할 수 있다. 이 경우 고주파 코일의 감도분포가 서로 다른 점을 이용해 촬영시간을 줄일 수 있는데 이 방법을 SENSE 기법이라 한다. 고주파 코일을 N개 사용한다면 촬영시간을 N배 줄일 수 있다. 몰론 특수한 영상처리기법을 이용해 영상을 재구성해야 한다.

(6) 기능적 영상법

기능적 영상법(Functional imaging : 펑션 이미징) : 인체 내 혈액은 산소포화도에 따라 자화율이 약간 변한다. 노벨상 수상자인 J. Pouling은 액체상태 혈액의 자기적인 성질에 관하여 연구하였다. 이 연구 결과에 따르면 산소와 결합한 산화헤모글로빈은 반자성 성질을, 산소를 잃은 환원헤모글로빈은 상자성 성질을 갖는 것으로 규명되었다.

① 자기공명영상으로 촬영하는 일반적인 조직들은 반자성 성질을 갖는데 반자성 조직주위에 상자성 성질을 갖는 물질이 있으면 자화율의 불균일성에 의해 자장 강도의 불균일성이 야기된다. 즉 혈액에 존재하는 상자성의 환원헤모글로빈은 반자성 성질을 갖는 주변 조직들과 인접했을 때 자화율 차이에 의하여 자장의 불균일성을 야기한다. 이 자장의 불균일성은 자기공명신호의 크기에 영향을 줄 수 있다.

② 뇌에서 활동을 하는 부분은 활동을 하지 않는 부위에 비해 산소를 더 많이 쓴다. 따라

서 그 부위에는 혈액공급량이 일시적으로 증가하며 그 부위의 자성이 일시적으로 바뀌는 것을 의미한다. 이 자성 변화에 의해 활동 부위의 MRI 신호 크기는 2~4[%] 정도 바뀌게 된다. 뇌가 정해진 틀에 따라 활동하게 하면서, 즉 뇌에 적절한 자극을 주면서 MRI 영상을 계속 얻으면 활동이 없는 부위의 화소값은 일정한 값을 갖지만 활동이 있는 부위는 화소값이 바뀌게 된다.

③ 화소값이 뇌자극 패턴에 따라 변하는 부위를 통계적인 방법으로 찾아 도시하는 것을 기능적 영상이라 한다. 통계적 처리방법으로 SPM(Statistical Parameter Mapping : 스테티스티컬 파라미터 매핑) 방법이 많이 쓰인다.

(7) 영상의 구성

MRI에서 영상구성 기법은 2차원적인 방법이나 3차원적인 방법 등 여러 방법들이 개발되어 있다. 그 중에서 목적 단면을 먼저 선택하고 푸리에 변환법으로 영상을 구성하는 방식이 가장 일반적으로 사용되고 있다.

① 자기공명영상은 기본적으로 수소밀도분포를 영상화하는 것이라 할 수 있다. 수소밀도가 높은 곳에서는 신호가 크게 나오기 때문이다. 자장이 매우 균일하다면 수소원자의 공간적 위치에 상관없이 모든 수소 원자는 같은 공명주파수를 가질 것이다. 일반적으로 고주파 코일은 한 개 사용되며, 고주파의 파장은 사람의 크기보다 길기 때문에 고주파 코일에 수신된 핵자기 공명신호로부터 수소원자의 위치를 구별할 수 없다. 수소원자의 위치를 구별하기 위해서는 수소원자의 공명주파수, 혹은 위상을 위치에 따라 다르게 하는 것이 필요하다. 이를 위해 경사자계코일(Gradient Coil : 그래디언트 코일)을 사용한다. 경사자계코일은 X방향, Y방향, Z방향의 세 개가 사용된다.

② 위치에 따라 공명주파수를 바꾸어주는 경사자계를 주파수인코딩 경사자계, 그리고 위상을 바뀌어 주는 것을 위상인코딩 경사자계라고 한다. MRI에서 원하는 단면 내에서만 신호가 나오게 하기 위해 수소원자핵에 고주파를 인가할 때 경사자계를 동시에 인가한다. 이 경사자계를 단면선택 경사자계라 하고, 이때 고주파 펄스의 모양은 주파수 영역에서 사각형 모양이나 가우시안 모양을 갖도록 설계된다. 고주파 펄스의 모양은 싱크(Sinc)함수가 많이 쓰인다.

③ 2차원 단면에서만 MRI 신호가 나오게 하면서 주파수인코딩 경사자계와 위상인코딩 경사자계를 인가하여 MRI 신호를 수집하면 MRI 신호는 수소밀도 분포의 2차원 푸리에 변환이 된다. 그래서 MRI 신호는 K영역(혹은 공간주파수영역)에서 수집한다고 한다. MRI 신호를 2차원 역푸리에 변환을 하면 수소밀도분포를 나타내는 영상을 얻을 수 있다. 단면영상을 얻기 위한 신호는 2차원 신호인데 고주파 코일이 수신하는 신호는 1차원 신호이므로 MRI 신호를 여러 번 받아야 한다. MRI 신호를 받을 때마다 주파수인코딩

경사자계는 같은 모양으로 하지만 위상인코딩 경사자계는 모양이 바뀐다.

④ 어떤 원자핵을 자기공명시키기 위해서는 라머 주파수와 일치하는 고주파를 가하고 또 라머 주파수는 정자장의 세기와 비례하여 변화한다. 만일 정자장(외부자장)의 세기가 인체 전 부분에서 모두 같을 경우에 수소원자핵의 라머 주파수로 수소원자핵을 공명시키면 인체 모든 부분의 수소원자핵이 공명되어 단명상이 얻어지지 않는다. 그러므로 그레이디언트 코일[95](Gradient Coil)을 이용하여 외부자장의 세기를 다르게 일정간격으로 기울기를 만들어 자장세기에 따른 라머 주파수에 변화를 준다. 여기서 단면(Z)의 수소원자핵 라머 주파수에 해당하는 공명주파수를 가하면 해당 단면의 수소원자핵만이 공명을 일으키게 된다. 이렇게 일정 방향으로 자장의 기울기(Gradient : 그레이디언트)를 만들어 줌으로써 단면상은 선택된다.

⑤ Z방향의 단면이 선택되면 그 단면 내 각 픽셀들의 위상은 모두 같으므로 각 픽셀에서 나오는 신호(MR 신호)는 모두 같게 나온다. 따라서 이의 공간적 분해를 위해 또 다른 그레이디언트 코일을 이용하여 X방향과 Y방향으로 자장의 기울기를 두어 세기를 달리하면 단면(Z)의 각 픽셀에서 나오는 신호는 각각 위상과 주파수가 다르게 된다. 이 신호를 푸리에 변환의 과정으로 처리하면 각 픽셀에서 나오는 신호강도를 분리할 수 있게 되어 공간적으로 나타낼 수 있게 된다.

⑥ 자기공명영상신호의 크기 : 자기공명영상신호의 크기는 수소밀도에만 관계되는 것이 아니다. 자기공명신호의 크기는 스핀격자 완화시간, 스핀-스핀 완화시간과도 관계가 있다.

자기공명영상신호의 크기는 식 (2-15)와 같다.

$$M = M_0 (1 - e^{-TR/T1}) e^{-TE/T2} \tag{2-15}$$

M_0 : Equilibrium magnetization(이퀼리브리엄 마그네티제이션)

TR : Repetition time(레피티션 타임)

TE : Echo time(에코 타임)

T1 : Spin-lattice relaxation time(스핀-라티스 릴렉세이션 타임)

T2 : Spin-spin relaxation time(스핀-스핀 릴렉세이션 타임)

자기공명영상의 대조비는 크게 스핀밀도, 스핀격자 완화시간, 스핀-스핀 완화시간에 의해 결정된다.

95) 그레이디언트 코일 : 자기공명영상장치에서 원하는 경사자장을 생성시키기 위한 코일이다.

⑦ 스핀밀도 강조영상 : 스핀밀도 강조영상은 스핀밀도에 비례하는 M_0영상을 얻는 것이다. TR ≫ T1, TE ≪T2의 조건으로 영상을 얻는다. T1 강조영상은 TR~T1, TE≪T2의 조건으로 영상은 식 (2-16)과 같다.

$$M; \quad M_0(1 - e^{-TR/T1}) \tag{2-16}$$

T2 강조영상은 TR ≫ T1, TE~T2의 조건으로 영상은 식 (2-17)과 같다.

$$M; \quad M_0 e^{-TE/T2} \tag{2-17}$$

(8) 영상 파라미터

펄스 연쇄(Pulse Sequence : 펄스 시퀀스)에 추가하여 여러 파라미터들을 스캔 전에 설정하게 된다. 선택단면의 두께, 단면 사이의 간격, FOV[96](Field of View : 필드 오브 뷰), NEX(Number of Excitation : 넘버 오브 엑사이티션), TR(Repetition Time : 리피티션 타임), TE(Time Echo, Echo Time : 타임 에코, 에코 타임), 대역폭(Band width : 밴드위드), 매트릭스 크기(Matrix size : 메트릭스 사이즈) 등이 있다. 부가적으로 반전시간, 포화 펄스 등을 선택할 수 있다.

1) 단면두께

단면의 두께는 영상의 화질과 해상력에 영향을 준다. 두께가 증가하면 신호 대 잡음비의 증가로 영상 관찰은 수월하나 너무 큰 단면두께는 임상정보 제공에 있어 적당하지 않다.

2) NEX

NEX(Number of Excitation : 넘버 오브 엑사이테이션)는 스핀의 여기 횟수를 의미하는데 각 복셀[97](Voxel)로부터 신호를 얻는 횟수이다. 신호 수집을 1회만 하면 잡음에 의해 신호가 변경될 수 있지만, 신호 수집의 횟수가 증가하면 잡음을 최소화할 수 있다. 신호 대 잡음비는 NEX(Number of Excitation : 넘버 오브 엑사이테이션)의 제곱근에 비례한다.

3) 매트릭스 크기

위상 부호화수를 좌우하는 매트릭스 크기(Matrix Size : 메트릭스 사이즈)의 선택은 검사기간,

96) FOV(Field of View : 필드 오브 뷰) : 시계(視界). 시찰기기를 통하여 관찰할 수 있는 각도와 영역이다.

97) 복셀(Voxel) : 3D 공간의 한 점을 정의한 일단의 그래픽 정보. 엑스선, 음극선, 자기공명사진(MRI)을 여러 각도에서 보기 위해 복셀로 된 영상을 사용한다.

신호 대 잡음비 해상력을 결정하는 데 매우 중요하다. 매트릭스의 크기를 고정시키고 시야(Field Of View(FOV) : 필드 오브 뷰)를 크게 하면 픽셀의 크기가 증가되어 해상력은 저하되나 반대로 시야를 작게 하면 해상력은 증가한다.

4) 대역폭

대역폭(Bandwidth : 밴드위스)을 조절하면 잡음을 줄이면서 신호 대 잡음비는 증가시킬 수 있다. 넓은 대역폭은 복셀(Voxel)에서 나오는 신호 외에 잡음까지 포함하지만 좁은 대역폭을 사용하면 수신되는 잡음을 줄일 수 있다.

5) TR

TR(Repetition Time : 레퍼티션 타임)은 다음 펄스가 적용되기 전까지 시간의 길이를 의미한다. TR이 길수록 종축 자기화의 회복이 더 많아지게 되기 때문에 다음 펄스가 적용되었을 때 횡축으로 이동이 더욱 커지게 된다.

6) 반사시간

반사시간(Echo time : 에코 타임)은 RF 펄스가 모이는 시간을 결정한다. 즉 고주파 펄스를 인가하고 난 뒤 핵자기공명신호를 수집하기까지 걸리는 시간이다. 횡축자기화의 붕괴는 RF 펄스가 멈추면서 시작되므로 TE[98]가 길수록 신호를 만드는 횡축자기화 성분이 Mxy 면에 조금밖에 남지 않게 된다. 때문에 TE(Time Echo, Echo Time : 타임 에코, 에코 타임)가 짧을수록 신호 대 잡음비는 높아지고 TE가 길수록 신호가 작아져 신호 대 잡음비가 낮아진다.

2. MR 영상 시스템

MRI에 필요한 장비들은 MRI의 원리로부터 생각할 수 있다. MRI 시스템의 기본구성을 그림 2-46에 나타내었다.

(1) 정자장장치

정자장 발생장치는 MRI의 시스템의 기본성능을 결정하는 것으로서 높은 자장 균일성과 자장이 시간적으로 안정되고, 누설자장 및 소비전력이 작아야 하는 등의 특성을 요구한다. 정자장 발생에는 영구자석, 상전도 자석, 초전도 자석 방식이 있다. 최근에 가장 많이 사용되고 있는 것은 초전도 자석이다.

98) TE(Time Echo, Echo Time : 타임 에코, 에코 타임) : 스핀 에코(Spin echo)에서 90[°] 펄스(Pulse)에서 에코 시그널(Echo signal)까지의 시간이며 조직이 흡수한 에너지를 방출하는 시간이다.

1) 영구자석 방식

영구자석은 자성체를 이용해 만든 강자성 물질로 일단 자기 에너지가 주어지면 영구히 자속을 발생하는 자석이다. 일단 만들어지면 자계가 영구적으로 생기므로 따라서 전기를 사용하지 않아 가동운영비가 적게 드는 장점이 있으나 자장강도가 0.3[T](Tesla : 테슬라) 정도로 제한되며 자석의 시간적 안정도가 떨어지는 단점이 있다. 주로 소형병원에서 쓰인다. 자석의 재질로는 희토류 자석이 많이 쓰이고 Sm-Co(사마리움-코발트), Nd-Fe-B(네오다이뮴-철-붕소) 등의 합금이 사용된다.

2) 상전도 자석 방식

코일에 전류를 가하여 자장을 만드는 전자석에 의한 방식이 상전도 자석 방식이다. 코일의 전기저항으로 고자장 형성에 따른 전력소모가 크고 열발생에 따른 냉각 시스템이 필요하다. 전류에 의한 전자석이므로 일정 자장 유지에 따른 안정화 전원이 요구된다. 이러한 이유와 포화자기장[99] 등으로 상전도 방식은 0.002~0.4[T](Tesla : 테슬라)의 범위 내에서 장치가 만들어지고 있다.

3) 초전도 자석 방식

초전도(Super conductive : 슈퍼 컨덕티브)란 전기저항이 0이 되는 상태를 말한다. 따라서 전기저항이 없기 때문에 발열에 의한 전기손실이 없다. 그러므로 초전도 현상이 일어나는 물질로 고리를 만들어 전류를 흘리면 소모 없이 영구 자기장을 만들어 낼 수 있다. 영구 자기장이 만들어지는 만큼 보통의 전자석과는 달리 강력한 자기장을 만들어 내는 것이 가능하다.

① 초전도 현상은 절대온도에 가까운 극저온에서 일어난다. 따라서 초전도 물질을 냉각하기 위해, 값비싼 헬륨 액체를 냉각재로 사용하고 있다. 현재 극저온이 필요 없는 신초전도 물질이 잇달아 발견되면서 최고온도도 올라가고 있으며 초전도상태를 유지하기 위해서는 초전도 현상이 일어나는 임계온도 이하가 되어야 한다. 또한 임계온도보다 낮은 온도에서도 초전도체를 흐르는 전류의 크기나 주위의 자기장의 강도가 어느 한계를 초월하면 초전도 상태가 무너져 보통의 상전도 상태로 옮겨가 버린다. 이 한계치를 임계전류밀도, 임계자기장이라고 한다. 이들 임계조건이 무너지면 초전도체는 초전도성을 상실하고 상전도 상태가 되는데 이 현상을 퀀칭(Quenching)이라 한다.

② 퀀칭(Quenching)이 발생하면 상전도 상태의 전기저항으로 대량의 열이 발생하고, 초전도체를 용해시키거나 값비싼 냉각재를 증발시키는 손실이 발생하므로 초전도 자석의 설계나 설치에 있어서는 충분한 대책이 강구되어야 한다.

③ MRI용 초전도 코일 재료로는 Nb-Ti(니오븀-티타늄) 합금이나 Nb_3Sn(니오븀 주석) 화합물

---

99) 포화자기장 : 정점 이상은 강하게 되지 않는 자기장의 한계이다.

등이 있다. 액체헬륨 내에 초전도 코일이 들어가고, 그 바깥쪽은 진공상태에 있으며 또 액체질소에 둘러싸여 있는 보온구조이다. 이 저온 용기를 일반적으로 저온유지장치(Cryostat : 크라이어스탯)라 한다. 액체질소가 사용되는 이유는 고가의 액체헬륨이 증발되는 것을 방지하고 냉각상태를 보호하기 위해서다.

④ 초전도 자석은 자장이 세고(0.5~3.0[T]), 자장의 공간균일도가 좋으며, 자장의 시간적 안정성이 뛰어나 가장 많이 이용되고 있다. 초전도 자석은 영상을 얻고자 하는 부위에 원하는 자장을 만들어주지만, 초전도 자석 주변에 원하지 않는 누설자장를 함께 형성한다. 이 누설자장은 심박보조장치 등과 같은 의료기구의 오동작을 유발할 수 있기 때문에 누설자장이 적절한 수준으로(일반적 5[Gauss] 이하) 감쇠되는 공간까지를 확보해야 하므로 자기공명영상 시스템의 설치공간은 다른 진단영상 시스템에 비해 매우 커야 하는 문제점이 있다.

⑤ 최근에는 이 누설자장을 효과적으로 줄일 수 있는 자장차폐 기술이 개발되어서 공명영상 시스템의 설치공간도 획기적으로 감축되었다. 왜곡이 없는 단층영상을 얻기 위해서는 영상을 하고자 하는 부위에서 정자장이 매우 균일해야 한다. 보통 자기공명영상 시스템에서 쓰는 자석들은 보통 직경 30[cm] 구 안에서 수십[ppm] 이하의 자장균일도를 갖는다.

㉠ 초전도 자석 방식의 장점 : 높은 자장을 발생시킬 수 있어 영상의 고해상도, 짧은 스캔시간, 분광학(Spectroscopy : 스펙트로스코피), 현미경검사(Microscopy : 마이크로스코피) 등에 많이 쓰인다.

㉡ 초전도 자석 방식의 단점 : 주기적으로 고가의 액체질소와 액체헬륨을 공급해야 하므로 운영비가 많이 든다.

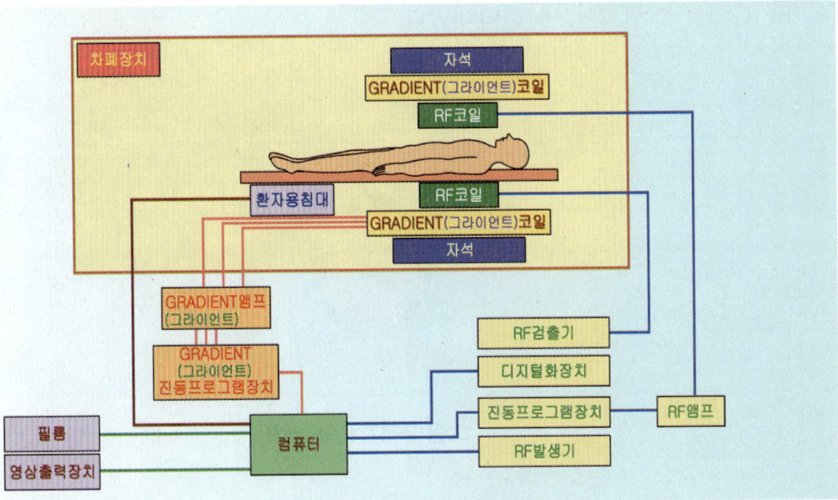

그림 2-46 • MRI 시스템의 기본구성

(2) 고주파 코일

라디오주파수(Radio Frequency(RF) : 라디오 프리퀀시) 코일은 자기공명영상에서 원자핵 스핀을 여기하고 여기된 스핀이 평형상태로 회귀하면서 발생하는 고주파의 발신과 생체에서의 MR 신호를 수신하기 위한 코일이다. 따라서 고주파 코일의 감도특성은 자기공명영상의 신호 대 잡음비를 좌우하므로, 잡음이 적은 영상을 얻기 위해서는 고감도의 고주파 코일이 필수적이다. 고주파의 발신과 수신은 시간적으로 엇갈리기 때문에 하나의 코일로 발신과 수신을 겸용하는 방식(Single type : 단일형)과 별개로 설치하는 방식(Cross type : 크로스형)이 있는데 주로 별개로 설치하는 방식이 많이 쓰이고 있다. 최근에는 위상배열형(Pulsed array) 고주파 코일이 개발되어서 고주파 코일의 감도가 크게 향상되었다.

① MRI에서의 라디오주파수 코일은 크게 홀-볼륨 코일(Whole-Volume coil)과 서피스 코일(Surface coil)이 있다. 홀-볼륨 코일은 커다란 검사부위에서 여기된 MR 신호를 받아들이는 것으로 코일 안에 환자가 들어가기 때문에 원통형에 가까운 구조로 되어 있다. 코일의 형태는 솔레노이드형(수직자장방식)과 안장 모양형(Saddle-shaped : 새들 셰이프트, =수평자장방식) 코일이 있다.

② 라디오주파수 코일은 정자기장과 직교하는 자장을 만들어야 하므로 정자기장 방향에 따라 선택된다. 표면 코일(Surface coil : 서피스 코일 : 로컬 코일)은 일종의 수신 안테나로서 검사하고자 하는 관심부위에 인접해 사용할 수 있게 한 코일이다. 따라서 인체의 작은 단면을 영상화할 수 있으며, 월등한 신호강도를 발생시키므로 분해능을 증가시킬 수 있다.

③ 종류로는 등뼈(Spine : 스파인), 목(Neck : 넥), 가슴(Breast : 브레스트), 하지(Extremity : 익스트레머티), 눈구멍(Orbit : 오빗)용 등의 서피스 코일(Surface coil)과 다용도용이 있다. RF Coil을 그림 2-47에 나타내었다.

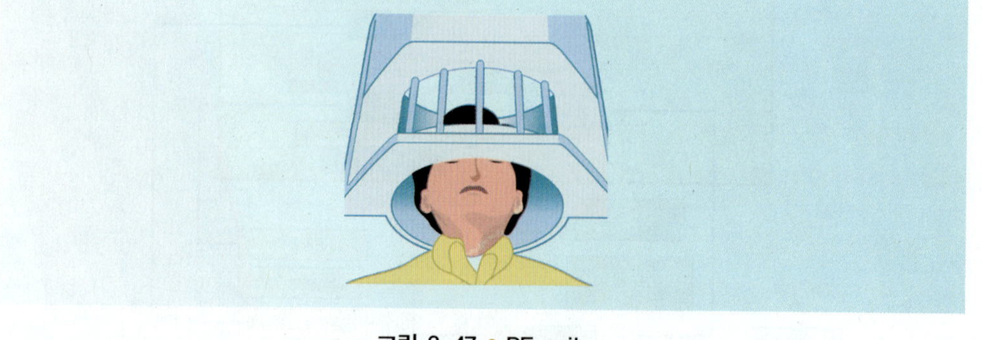

그림 2-47 • RF coil

(3) 심 코일과 그레이디언트 코일

1) 심(Shim) 코일

양질의 자기공명영상을 얻기 위해서는 매우 좋은 자장의 균일도가 요구된다. 정자기장 내부에 놓여 정자기장의 비균질성을 부분적으로 수정하기 위해 낮은 자장을 만들어 내어, 더욱 균일하게 만드는 시밍(Shimming : 틈새를 막는 나무[금속] 조각) 작용을 하기 위한 코일이다. 시밍(Shimming)은 심 코일을 이용한 방법 외에 정자기장 내부나 냉각장치 외부에 철편을 설치하여 이루어질 수도 있다. 시밍(Shimming) 코일은 열개 정도로 구성되는데 각각의 코일에 흐르는 전류의 양을 조절하여 자장의 균일도를 높일 수 있다.

2) 경사자계(Gradient) 코일

정자장은 공간적으로 매우 균일하기 때문에 이상적인 경우를 가정하면 영상하고자 하는 부위 모든 점에서의 자장 강도는 같다고 할 수 있다. 즉 모든 점에서 원자핵 스핀의 에너지 준위차가 같기 때문에 여기된 원자핵이 평형상태로 회귀되면서 유도되는 전자파의 주파수도 모든 점에서 같게 된다. 자기공명영상을 구성하기 위해서는 공간적인 정보를 구분하는 방법이 필요한데 이를 위해 경사자계(Gradient : 그레이디언트) 코일이 쓰인다. 경사자계코일은 정자장 자석 내의 심 코일 내부에 X, Y, Z축을 따라 나란히 설치되어 전류를 흐르게 한다. 자장 그레이디언트는 영상을 구성하는 데에 위치를 정해 주며 단면 선택(Slice selection : 슬라이스 셀렉션), 주파수 부호화(Frequency encoding : 프리퀀시 인코딩), 위상 부호화(Phase encoding : 페이즈 인코딩)의 기능을 가지고 있다.

그레이디언트 코일은 세 개의 그레이디언트 증폭기(Gradient amplifier : 그레이디언트 앰플리파이어)가 설치되어 작동시켜 주며, 자장 기울기의 크기와 변화율은 컴퓨터의 제어로 정확하게 조절된다.

㉠ X-방향의 경사자계를 만들어 정자장에 더해주게 되면 X-방향으로의 자계강도가 선형적으로 증가하게 되므로, X-방향으로 다른 위치에 놓인 원자핵들은 서로 다른 주파수의 FID신호를 유도하게 된다.

(4) 경사자계코일 구동기

경사자계코일에 펄스형 전류를 인가해주는 장치이다. 경사자계코일에는 보통 수백 [A] 정도의 전류가 인가되므로 경사자계코일 구동기는 고전력 회로로 구성된다. 경사자계코일과 경사자계코일 구동기의 성능을 함축해 나타내는 지표로 경사자장 강도가 쓰이며 단위는 [mT/m]가 주로 쓰인다. 일반적인 MRI 시스템의 경우 경사자장 강도는 30~60[mT/m] 정도이다.

(5) 스펙트로미터

스펙트로미터(Spectrometer)는 MRI를 가동하기 위해 필요한 고주파 펄스, 경자자계 펄스 파형을 합성하고 수신한 자기공명신호를 처리하여 영상을 구성하는 주제어 장치이다.

(6) 콘 솔

콘솔은 촬영 소프트웨어를 돌리고 재구성된 영상을 도시하고 분석하기 위한 장치이다.

3. MRI의 장 · 단점

MRI는 주로 중추신경계, 두경부, 척주와 척수 등 신경계통의 환자에게 이용되며 실제 이용 범위는 넓다.

(1) 장 점

① MRI는 X-ray처럼 이온화 방사선이 아니므로 인체에 무해하다.
② 3차원 영상화가 가능하며 컴퓨터단층촬영(CT)에 비해 대조도와 해상도가 더 뛰어나다.
③ 횡단면 촬영만이 가능한 컴퓨터단층촬영과는 달리 관상면과 시상면도 촬영할 수 있다.
④ 필요한 각도의 영상을 검사자가 선택하여 촬영할 수 있다.

(2) 단 점

① 검사료가 비싸며 촬영시간이 오래 걸린다.
② 검사공간이 협소하여 혼자 들어가야 하므로 중환자나 폐쇄공포증이 심한 환자(어린아이는 상관없음)는 촬영할 수 없다.

4. MRI 영상의 예

머리의 관상면과 시상면을 MRI 촬영한 사진을 그림 2-48에 나타내었다.

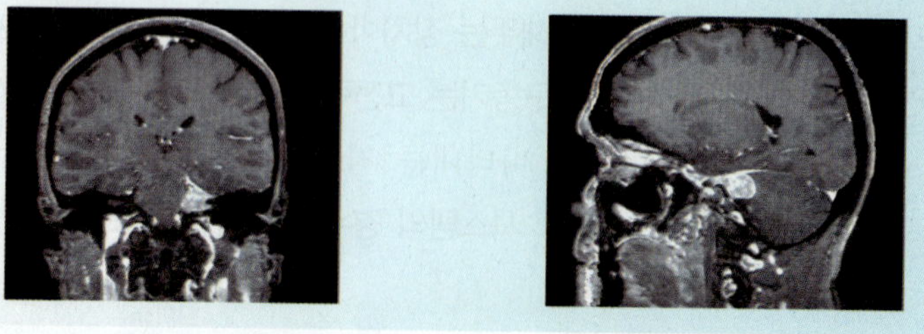

그림 2-48 • 머리의 관상면, 시상면 MRI 사진

10 | 열화상

열화상(Thermography : 서모그래피)은 인체에서 방출되는 적외선을 감지하여 컬러 영상화함으로써 통증부위나 질병부위를 진단하는 것이다. 체온의 미세한 변화를 감지하여 영상화함으로써 진단에 이용하려는 것이며, 체외로 자연 방출되는 적외선 에너지를 측정하고 감지하여 적외선 체열촬영이라고 한다.

적외선 기술은 지금까지 군사목적으로 연구되어 왔으나, 현재 의료에서 적외선이 환자의 치료목적으로 이용되고 있다.

1. 체열촬영기의 특징

① 인체에서 방출되는 적외선을 감지하여 동통부위나 질병부위를 컬러 영상으로 표시한다.
② 열해상도 0.1[°C]이다
③ 피부의 방사율이 0.99이므로 흑체로 볼 수 있다.
④ 디스크, 요통, 염좌 등의 통증부위의 온도변화 확인이 가능하다
⑤ 유방암의 조기진단, 수술 전후 비교, 치료효과 판정이 가능하다. 체열촬영기로 촬영하고 있는 모습을 그림 2-49에 나타내었다.

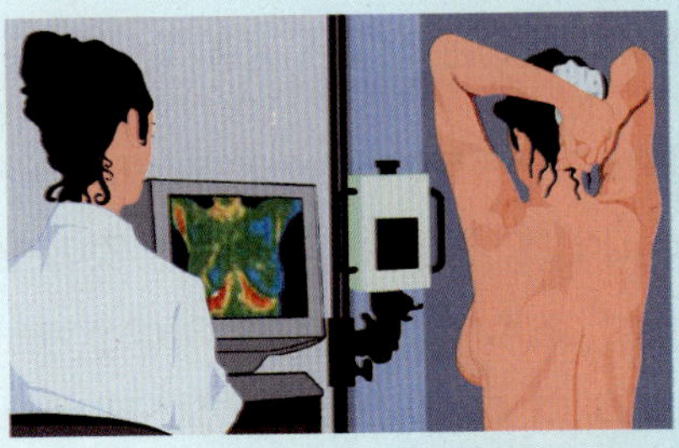

그림 2-49 • 체열촬영기로 촬영하고 있는 모습

2. 열화상의 원리

살아 있는 물체에 한하지 않고 어떤 물체일지라도 절대온도 T가 0[°K] 이상이 되면 에너지를 방사한다. 즉, 슈테판-볼츠만(Stephan-Boltzman)의 법칙으로 알려져 있는 것같이 완전 흑체(Black body : 블랙 바디)의 전 방사선 에너지 T^4에 비례하여 식 (2-18)과 같이 방사된다.

$$W = \sigma T^4 \tag{2-18}$$

T : 절대온도, σ : 슈테판－볼츠만 정수

방사 에너지의 파장 극대점 λ_{max}은 빈의 변위법칙(Wien's displacement law : 빈스 디스플레이스먼트 로)에 의하여 식 (2-19)와 같다.

$$\lambda_{max} = \frac{2897}{T} \tag{2-19}$$

지금 체온을 37[°C]라 가정하면, 식 (2-19)로부터 (2-20)과 같이 파장 λ가 약 10[μ] 정도의 적외선이 인체 체표에서 방사되는 것이다.

$$\lambda_{max} = 9.3 \tag{2-20}$$

이와 같이 생체에서 방사되고 있는 적외선 에너지를 측정함으로써 체온이 측정된다.

3. 적외선 검출소자

상온과 저온으로 냉각하면서 사용하는 적외선 검출기는 두 종류로 분류된다.

① 상온에 속하는 것에 서미스터－볼로미터(Thermister-Bolometer)가 있다. 이것은 감도 극대파장이 $\lambda_{max} = 35\,[\mu m]$인데, 응답시간이 길다는 것이 단점이다.

② 저온에는 InSb(인듐안티몬), Ge(Au)(게르마늄(금), Ge(Hg)(게르마늄(수은) 등이 있다. 이들은 모두 동작온도가 －190[°C] 이하이므로 액체질소로 냉각시켜야 하는 것이 단점이나 광전변환소자이므로 사용하기가 편리하다.

4. 체열촬영 시스템의 구성

온도기록 열상법(Thermography : 서모그래피)은 피사체[100]에서 나오는 적외선을 알아내기 위해 검출계, 집광부, 적외선 검출기, 제어처리부(컴퓨터) 및 영상표시부로 구성된다.

---

100) 피사체 : 사진을 찍는 대상이 되는 물체이다.

① 적외선 체열촬영 : 통증이나 질병에 의해 생기는 피부의 온도변화를 검사하는 방법으로 기존의 X-선이나 CT나 MRI의 해부학적인 진단 방사선법과는 전혀 다른 신체의 생리학적인 변화를 검사하는 새로운 방법으로 체열촬영기를 사용한다. 이는 통증을 객관화시킬 수 있는 검사로 이전의 검사로는 불가능한 자율신경계의 질환을 진단할 수 있다.

② 체온의 변화는 질병의 상태를 간접적으로 표현하는 것으로 전자공학 및 의공학의 발달로 환자의 신체에 접촉이 없이 0.1[℃]까지 정확하게 인체에서 발산되는 체열을 촬영할 수 있게 되었으며 인체에서 발산되는 전 영역의 온도를 측정할 수 있게 되었다.

③ 인체 적외선을 스캔하여 입사열량에 따라 검출기에서 전기신호로 변환하고 증폭 후 디지털 처리로 컴퓨터에 입력되고 다시 영상처리를 거쳐 브라운관에 체표 체온분포가 전시된다. 이것으로 등온분포도를 그릴 수 있으며 필요한 부분의 온도측정 및 온도변화를 색감으로 기록·표시할 수 있다.

④ 적외선 체열촬영기가 처음 출시 때는 콜레스테롤 유도체인 액정을 바른 플라스틱 필름을 직접 신체에 접촉하여 신체 온도변화의 병화를 측정하는 방법이 사용되었으나, 체열변화에 대한 색채 예민도가 낮아지고 색체의 종류가 적으므로 신체 굴곡부위 측정의 어려움이 있었다.

⑤ 현재는 검출부를 체표에서 떼어 촬영하는 텔레서모그래피(Telethermography) 방식이 보편화되어 있으며 컴퓨터 기술로 미세 온도변화도 측정할 수 있는 디지털 적외선 체열촬영 시스템(Digital infrared thermographic imaging system : 디지털 인프라레드 서모그래픽 이미징 시스템)이 사용되고 있다.

5. 임상이용

유방암이나 피부의 악성종양, 신경통 관절염 등의 통증부위, 말초순환장애의 진단 등에 이용되고 있다. 그 적용범위도 넓혀지고 있다.

㉮ -1. 이비인후과는 코로 숨쉬는 공기온도를 측정하여 축농증, 비염 등의 질환을 진단한다거나, 비뇨기과에서 남성성기의 온도를 검출하여 고환 정맥류, 임포텐츠(Impotenz) 등의 질환을 찾아낼 수 있다.

㉮ -2. 인체의 감정변화와 밀접한 관련이 있는 혈류의 변화를 측정하여 정신질환을 객관적으로 진단하려는 시도도 이루어지고 있다.

6. 판독 소견

유방암 환자의 체열 사진의 판독방법은 학자에 따라 약간의 차이는 있다. 판독의 기준은 열소부위의 유무, 혈맥관 무늬, 열무늬의 대칭성 그리고 병소부위의 피부온도와 반대편 대칭부위의 온도차를 기준으로 한다.

국내대학병원 외과연구진에서는 유방체열 촬영의 판독은 유방종괴 부위에 열소견이 없고, 양측 유방이 무혈관 혹은 혈맥관 무늬가 대칭일 때를 정상(Th-1), 유방종괴 부위에 국소적 열소견만 있을 때는 의증(Th-2), 유방종괴 부위에 국소적 열소견과 주위의 맥관 소견이 있을 때 비정상(Th-3)으로 판독한다. 그림 2-50는 유방체열 촬영(Th-1(정상), Th-2(의증)), 그림 2-51에 유방체열 촬영(영상의 색조변화 모습)을 나타내었다.

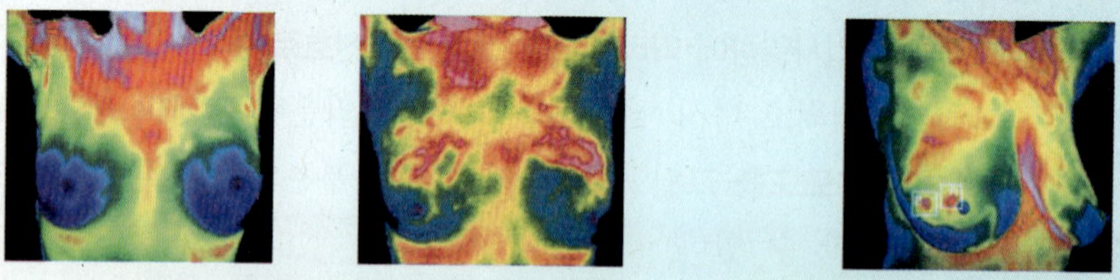

Th-1(정상): 양측 유방이 무혈관 혹은 혈맥관 무늬가 대칭 (좌:보통 무혈관 대칭) (우:보통 혈관 대칭)

Th-2(의증): 유방종괴 부위에 국소적열 소견(다의성: 집중화된 유일한 열 변칙)

그림 2-50 • 유방체열 촬영(Th-1(정상), Th-2(의증))

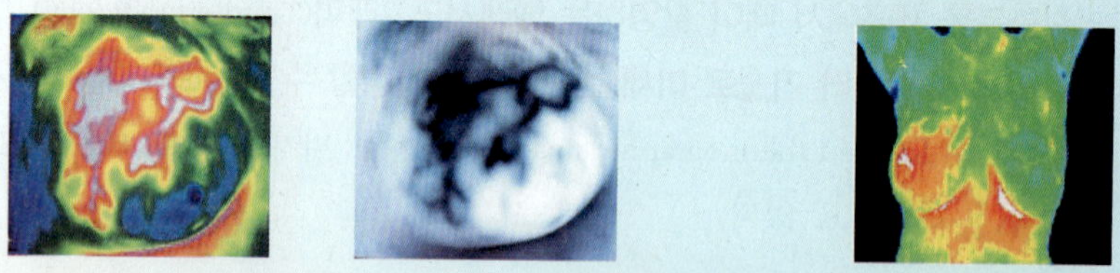

Th-3(비정상): 유방 종괴부위에 국소적 열 소견과 주위의 맥관 소견(비정상: 집중화된 열과 혈관변칙)

촬영한 영상의색조변화 모습

그림 2-51 • 유방체열 촬영(영상의 색조변화 모습)

11 | 무늬영상

영상을 비켜놓은 두 장의 사진으로 입체감각이 생기게 하여 인체를 3차원 공간으로 표현하는 기술이 널리 쓰이고 있는데 레이저나 초음파를 이용하여 3차원 영상을 그리는 홀로그램 기술은 최근에 큰 진전을 가져왔다. 지평도는 2차 평면에 3차원상을 그리는 방법의 하나이다.

① 줄무늬를 이용하여 등고선을 그리는 시도가 행해지고 있다. 무아레 줄무늬를 이용하여 3차원 측정에 이용하는 방법을 무늬영상(Moire topography : 무아레 토포그래피)이라고 하

며 무아레 줄무늬라는 것은 좌우 한 쌍의 광원 앞에 격자를 놓고 물체를 조사하였을 때 물체 표면에 생기는 줄무늬 문양을 말한다.

② 무늬영상은 크게 그림자식 무아레 토포그래피와 영사식 무아레 토포그래피로 나눌 수 있다.

㉠ 영사식 무아레 : 기준격자를 물체와 가까이에 접하는 그림자식 무아레와는 달리, 영사기를 이용해서 측정하는 물체면에 격자(무늬)를 투영시킨다. 그리고 측정물체에 투영된 형질이 변한 격자(무늬)의 영상을 측정하고자 하는 물체면에 격자를 투영시킨다. 그리고 측정물체에 투영된 변형격자의 영상을 결상[101]렌즈를 사용하여 기준격자 위에 결상시키고, 이때 변형격자의 영상과 기준격자의 영상이 겹쳐져서 발생되는 무아레 무늬를 카메라로 포착하게 된다. 무아레 토포그래피 영상(영사식)을 그림 2-52에 나타내었다.

㉡ 그림자식 무아레법 : 측정하고자 하는 물체의 바로 앞에 기준격자를 위치시키고 조영을 하여 일정한 각도로 이를 관찰함으로써 기준격자와 측정자를 물체 위에 형성된 기준격자의 그림자가 겹쳐진 영상을 얻게 된다. 이 영상에는 두 개의 격자가 겹쳐졌을 때 나타나는 무아레 무늬가 담겨 있다. 무아레 토포그래피 영상(그림자식)을 그림 2-53에 나타내었다.

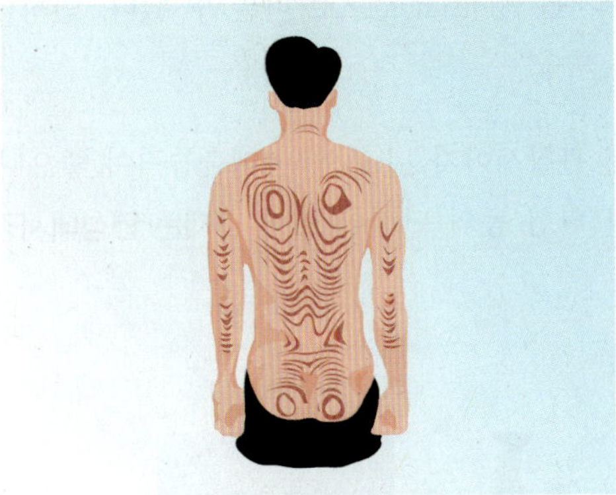

그림 2-52 • 무아레 토포그래피 영상(영사식)

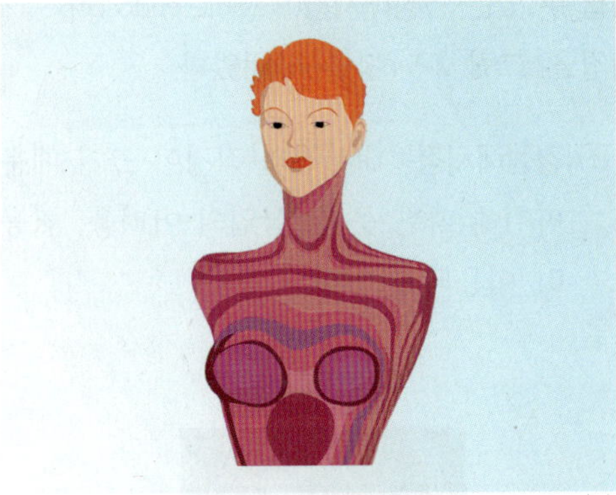

그림 2-53 • 무아레 토포그래피 영상(그림자식)

③ 현재로서는 무늬영상(Moire topography : 무아레 토포그래피)을 임상에서의 사용은 적지만, 미소한 형태학적 변화를 체표면으로부터 감지할 수 있는 장점이 있기에 서모그래피(Thermo graphy) 등과 조합한다면 미래에 유용한 치료기술이 될 것이다.

101) 결상 : 한 점 A에서 나온 광선속이 방사굴절을 되풀이한 후 다른 한 점 B에서 교차하는 공심광선속이 되는 것이다. (공심광선속 : 빛이 여러 개 모인 것)

12 | 내시경

신체 내부를 직접 볼 수 있는 의료기구를 총칭하여 내시경(Endoscope : 엔더스코프)이라 한다. 기관지경·후두경·식도경·위카메라·자궁경·요도경·관절경·방광경·직장경·복강경·심장경 등이 있으며, 각 부위의 상태를 관찰하고 병의 발견·진단에 도움을 준다. 최근에는 유리섬유를 이용한 파이버스코프를 사용함으로써 관찰하면서 사진촬영도 가능해졌으며, 고주파 전류로 폴립을 절제하거나 레이저광선으로 지혈하는 치료에도 이용되고 있다. 내시경 검사는 임상 진단·치료에 있어 필수검사가 되어 많은 진료과에서 초음파 영상진단 장비와 함께 폭넓게 사용되는 기기이다. 내시경에 의하여 거의 모든 소화기관 내벽을 관찰할 수 있으며, 대혈관이나 심강 내를, 뇌나 뇌실, 요도를 통한 방광과 신장 등 체강 내를 육안으로 볼 수 있게 되었다. 내시경은 인체 내부를 지금까지의 간접적인 영상으로 보는 것과는 달리 의사가 직접 들여다봄으로써 새로운 영상진단의 계기가 되었다.

1. 내시경의 원리

내시경은 굴곡되지 않는 경성내시경(Rigid endoscope : 리지드 엔더스코프)과 자유롭게 굴곡시킬 수 있는 연성내시경(Flexible endoscope : 플렉서블 엔더스코프)으로 나눌 수 있다. 연성내시경을 그림 2-54에 나타내었다.

① 경성내시경 : 내시경의 직경이 크기 때문에 관찰시야가 넓고 흡인 배출능력이 좋으나, 마취에 따른 문제, 삽입의 어려움, 천공의 위험 등의 단점이 있어 현재는 연성내시경이 이용되고 있다.

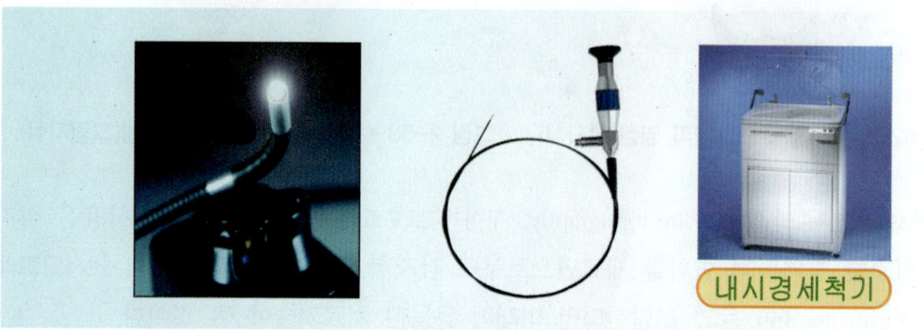

그림 2-54 • 연성내시경

② **광학유리섬유의 특징** : 직경이 20~200[μm]인 유리섬유로 한쪽 단면에 빛을 입사시키면 빛은 유리의 내벽을 전반사하면서 계속 진행하여 다른 쪽 단면에 도달하게 할 수 있는 것이다. 따라서 **직경 30[μm] 이하의 가는 광섬유를 다량으로**(1만개 이상) **한 번에 묶어놓으면 이것으로 물체의 영상을 전송**할 수 있다. 이를 **영상 가이드**라고 한다.

③ **내시경**은 이 광섬유를 이용하고 있기에 **파이버스코프**(Fiber scope)라고 부르기도 한다. 광섬유는 자유로이 구부릴 수 있기 때문에 **연성 내시경 제작이 가능**하게 되었다. 그리고 **제논**(Xenon) **램프 등으로 강한 조사광**을 얻을 수 있으므로 관찰뿐만 아니라 사진이나 영화촬영도 가능하다. 또 **넓은 각도를 볼 수 있는 광각렌즈 등을 선단에 장착시킴으로써 넓은 시야를 확보**할 수 있다. **전방시형은 위, 십이지장 등의 관찰에** 쓰이고 측방시형은 **담도 개구부를 관찰하거나 담도 등의 조영을 위하여** 사용되고 있다. 또한 **생검**[102] **집게를 붙여서 내시경이 닿는 곳의 종양 등의 생검이나 이물질을 제거**할 수 있다.

2. 전자내시경

전자공학의 발달로 1983년 Welch Allyn이 처음으로 개발에 성공하였다. 그 원리는 **내시경 선단부에 초소형 고체 촬상소자인 CCD를 내장시켜, 선단으로 들어가는 빛이 CCD에 상을 맺고** 거기에서 **각 화소에 들어간 광의 강도에 반응하여 전기신호로 변환하여 케이블을 통해** 모니터로 영상이 보내지는 것이다.

① 새로운 내시경의 기술은 TV **엔더스코프**(TV endoscope) 또는 **비디오 엔더스코프**(Video endoscope)라고 부르는 **전자내시경**(Electronic endoscope : 일렉트로닉 엔더스코프)을 출현시켰다. CCD(Charge Couples Device : 차지 커플스 디바이스)라고 하는 **초소형 고체 촬상소자를 사용하여 시야를 수만 개로 나누어 집광**을 한 후, **모니터를 통해 물체를 볼 수 있다.** 종래의 내시경은 섬유경에서 섬유가 절단되면 시야에 **흑점**[103]이 나타나는 현상을 CCD **내시경의** 선단 렌즈에 부착함으로써 해결하였는데 이는 섬유를 통하지 않고 전선에 연결할 수 있기 때문이다.

② 전자내시경은 TV 모니터를 통하여 영상을 보기 때문에 원격조정을 할 수 있으며 접안부를 통하여 보는 것이 아니다. 모니터 영상을 비디오로 기록할 수 있고, 필요에 따라 재생하여 볼 수 있으며 동시에 여럿이 함께 관찰할 수 있으므로, **보다 정확하고 객관적인 진단이 가능**하게 되었다. 또한 **비디오 신호를 컴퓨터로 처리하면 한 가지 색조를 강조하는 등 특수영상효과**도 얻을 수 있다.

---

102) 생검 : 생체에서 조직의 일부를 채취하여 그 조직학적 형태상으로부터 병을 진단하는 방법이다.

103) 흑점 : 큰 광원에 의해 그림자가 생길 때 물체 뒤에 약간의 빛이 들어가서 흐릿하게 나타나는 그림자이다.

③ 섬유를 석영[104](Quartz : 쿼츠)으로 대체하면 내시경은 더욱 가늘어져 환자에게 불편 없이 사용할 수 있다. 그러나 너무 가늘어도 충분한 빛을 내는 데 지장이 따르므로 제약이 따른다. 또한 육안으로 정상조직과 다른 조직을 구별하기가 쉽지 않기 때문에 컬러를 가미하여 조직의 차이를 확연하게 구분할 수 있는 기술이 발달되었다. 전자내시경을 그림 2-55에 나타내었다.

㉠ 전자내시경의 장점 : 여러 사람이 동시에 관찰할 수 있고 생검 등 다른 내시경적 처치가 용이하며 Image guide(이미지 가이드)를 상용하지 않기 때문에 파이버가 끊어질 염려가 없고 해상력이 좋으며 색조와 요철의 차이가 강조되어 미세한 병변도 찾아낼 수 있다.

㉡ 전자내시경의 단점 : 적정광량의 노출범위가 좁아서 거리의 원근에 따른 자동광량 조절이 어렵고 색의 재현성이 나쁘다.

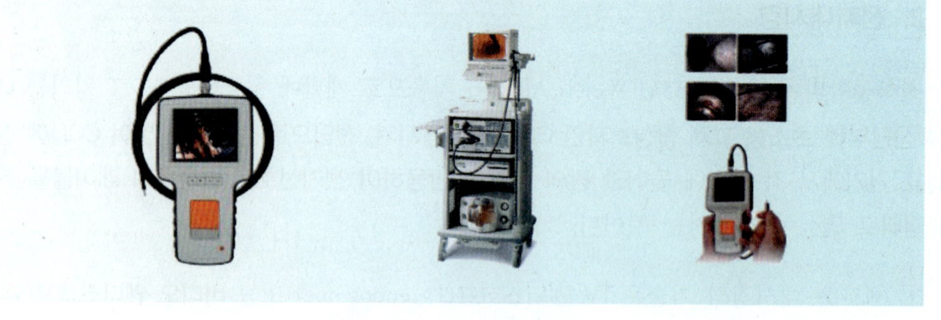

그림 2-55 • 전자내시경

3. 캡슐 내시경

'캡슐 내시경'은 캡슐 내부에 카메라를 부착시켜 인체 내부를 촬영하여 질병을 검진하는 것으로 이스라엘의 Givenimaging(기븐이미징)사에서 최초로 상용화하여 미국 FDA가 승인하였다. 캡슐 내시경은 지름이 1[cm], 크기가 2.5[cm]로 소화기관을 돌아다니며 8시간 동안 1초에 2장씩 총 약 5만여 장의 사진을 찍는다. 대변을 통해 배출되며 검사는 끝난다.

검사는 인체 내를 촬영시 무선통신을 이용하여 체외의 수신기에 송신하도록 되어 있어 질병의 유무를 모니터 영상을 통해 볼 수 있다. 기존의 일반 내시경은 항문을 통하여 관을 삽입해야 했기 때문에 위나 대장에 비해 연동운동이 빠른 소장의 질병진단에 어려움을 겪어 왔었다. 또한 환자도 어려움을 감수해야만 했다.

104) Quartz(쿼츠) : 굵은 것은 시야가 넓은 대신 환자에게 고통을 주고, 가는 것은 환자에게 고통이 적은 대신 가시면이 좁아 진단상에 문제가 있다.

① **캡슐 내시경의 장점** : 일반 내시경으로는 볼 수 없었던 **소장 질환**을 찾아낼 수 있다.

② **캡슐 내시경의 단점** : 사용빈도수나 가격 면에서 경제적이지 못하여 **서민들에게는 대중화되지 못하고 있는 실정**이다. 캡슐 내시경을 그림 2-56에 나타내었다.

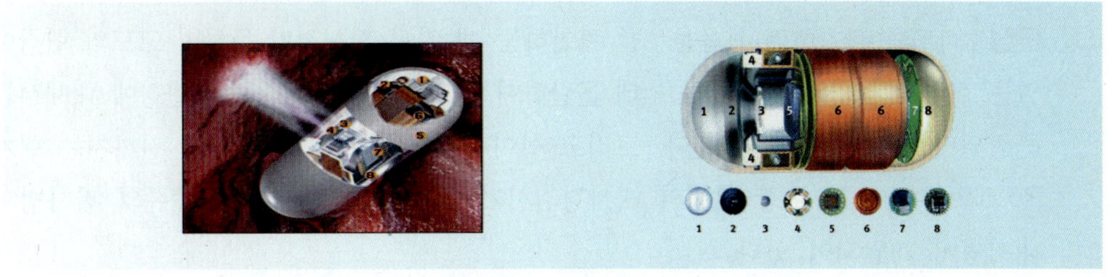

그림 2-56 • 캡슐 내시경

4. 내시경 종류와 사용방법

1963년 **위 카메라에 파이버스코프를 넣은 위 파이버스코프**(GIF)**가 개발**, 실용화되어 이때부터 본격적인 위내시경 시대가 시작되었다. 이후로는 내시경의 종류도 다양해지고 성능면에서 많은 진보를 거듭하였으며 1983년 전자기술의 발달로 전자내시경이 개발되기에 이르렀다. 현재 **내시경은 맹점이 없고 선단굴곡, 송기, 주수, 흡입이 용이하며 관찰상과 촬영사진이 선명하고 여러 가지 기능을 가진 것들이 개발되어 사용된다**. 각 의학 분야에서 개발된 내시경 종류는 다음과 같다.

(1) 식도 및 위, 십이지장 내시경

식도 및 위, 십이지장 내시경(Gastrofiberscopy : 가스트로파이버스코피)은 **렌즈의 위치 방식에 따라 전방시식, 측시식, 사시식, 시야변화식**(Panview : 팬뷰) **내시경** 등으로 분류되며 **식도 및 위, 십이지장 중부까지 충분한 관찰**을 할 수 있는 내시경이다.

1) 전방시식 내시경

내시경 본체와 **수평방향의 시야로 식도나 장 등과 같은 관강 장기**에 사용된다.

① **장점** : 식도, 위의 전부, 위 십이지장 상부, 위체부의 후벽검사에 용이하다.

② **단점** : 후벽에 있는 병소의 조직학적 검사가 어렵고 위저부, 전정부의 소만부를 관찰하기 어렵다.

2) 측시식 내시경

내시경 본체의 측면에 렌즈를 장착하고 프리즘이 직각으로 상을 굽혀 관찰하는 것으로

위 카메라, 위 파이버스코프의 대부분은 렌즈와 피사체 점막면과의 거리가 비교적 떨어진 부위에 사용된다.

① 장점 : 위의 소만부, 십이지장 구부러진 부위와 유두부의 삽관 및 깊은 부위의 십이지장에 대한 검사가 용이하다.

② 단점 : 식도를 관찰하거나 유문부를 관찰하는 데 있어 직시경만 못하며 고도의 협착이 있는 십이지장 구부를 관찰하는 데 곤란하며 식도나 장과 같이 좁은 관강에 대해서는 근접되며 관찰할 수 없게 된다. 그리고 십이지장 이하 부위에서 맹장 전까지는 현재 Routine(루틴)으로 소장 전체의 내시경검사가 어려운 실정으로 몇 종류의 검사법과 내시경이 개발되어 있다.

3) 사시식 내시경

직시식과 측시식의 특징을 살린 것이 사시식 내시경이다.

4) 시야변화식 내시경

넓은 시야를 관찰하기 위해서는 파이버스코프 선단에 곡면 유리를 사용하여 내부에서 프리즘을 회전하여 측시와 직시와 양방향의 시야로 변화하여 관찰하는 형이다.

(2) 내시경적 · 역행성 췌담관조영술

내시경적 · 역행성 췌담관조영술(Endoscopic · Retrograde Cholangiography(ERCP) : 엔도스코픽 · 리트로그레이드 촐엔지오래피)은 삽관을 통한 병변의 진단뿐 아니라 내시경 직시 하에서 췌액, 담즙을 채취하여 세포진을 검사할 수 있고 췌담관 내압을 측정할 수 있으며 내시경적 유두절개술을 실시하여 총담관 결석도 제거할 수 있는 담도계, 췌장질환의 진단에 필수적인 검사이다.

(3) 담도경 검사

담도경(Choledochoscopy : 촐리도초스커피)은 가연성 유무에 따라 경성담도경과 연성담도경으로 분류되며 수술 전과 수술중, 수술 후에는 각각 그 목적하는 바에 따라 분류되어 사용하게 된다. 수술 전은 연성담도경이 사용되며 수술중에는 연성, 경성 둘 다 사용되며 그 적응증은 주로 잔류담석의 진단과 제거 및 악성종양의 감별이고 수술 후에는 연성담도경이 사용되고, 잔류담석의 제거가 그 주 적응증이다. 최근에는 폐쇄성 황달의 원인을 찾거나 간 내 담석을 비수술적으로 제거하기 위하여 수술 전 담도경의 사용도 점차 보급되고 있다.

(4) 대장내시경

대장내시경(Colonoscopy : 콜러노스코피)은 검사부위에 따라 회맹부에 긴 유형(Long type : 롱 타입), 좌측 경장에는 중간 유형(Middle Type : 미들 타입), 하부 결장에는 짧은 유형(Short type : 숏 타입)의 파이버스코프가 이용되고 있다.

(5) 복강경 검사

복강경 검사(Laparoscope : 래퍼러스코프)는 환자에게 큰 위험이나 부담이 없이 복강 내에 삽입한 복강경을 통해 복막과 복강 내 장기를 관찰할 수 있고 병명이 의심스러운 부위에서 직시하에 생검을 시행하여 조직학적 확진을 하는 데 있어 다른 검사 방법보다 좋은 결과를 나타낸다. 현재는 복강경을 통한 담낭제거술, 대장종양제거술 등의 과거 개복수술[105)]에 대치하는 방법으로 그 중요성이 강조되고 있다.

(6) 후두경 검사

후두 내부를 시진하는 방법으로 거울에 반사시켜 간접적으로 시진하는 간접적 후두경 검사(Laryngoscopy : 래링고스커피)법과 내시경을 사용하는 직접적 후두경 검사법이 있는데 직접 후두경은 직각상태로 굴곡되어 있는 구강축과 후두축을 일직선이 되도록 두위를 변경시켜 거울을 사용하지 않고 직접 관찰하는 방법으로 광선의 위치에 따라 Killian(킬리안)식, Bruennngs(브룽스식), Jackon(잭슨)식이 가장 많이 사용되고 있다. 입체적 실상을 직시할 수 있으므로 정밀한 관찰에나 후두경하에서 여러 가지 처치를 할 때 필요하다.

(7) 기관지 내시경

기관, 기관지의 종양이나 염증병변의 직관찰, 고직검사 및 폐세척술, Brushing culture(브러싱 컬처)나 세포검진 혹은 경기관지 폐생검을 하기 위하여 사용한다.

① 경성 기관지 내시경 : 폐엽기관지와 폐구역지의 입구를 볼 수 있다.
② 연성 기관지 내시경 : 폐구역지와 아폐구역지를 다 볼 수 있고 폐실질의 조직검사와 표본채취가 가능하다.
③ 흉막경 : Modified(모더파이드) 기관지 내시경을 늑간 Trocar(트로카)를 통해 직접 흉막을 관찰하고 조직검사하는 데 사용한다.

105) 개복수술 : 배를 째고 하는 수술이다.

(8) 요관경 및 방광경

요관결석을 제거하는 방법으로는 요관경하의 배석술이 1차적인 방법으로 보편화되었고 여러 가지 형태의 배석기와 함께 초음파, 전기수압충격, 레이저를 이용한 쇄석술 등의 발달로 성공률도 크게 향상되고 있다. 방광경의 경우 경성뿐 아니라 연성을 통하여 방광의 관찰을 하고 방광에서 Nephroscope(네프로스코프) 조직검사를 시행한다.

(9) 관절경

관절경(Fiberoptic arthroscope : 파이버옵틱 아스러스코프)은 일반적으로 rod-lens(로드-렌즈) 시스템이 Light conducting glassfibrils(라이트 컨덕팅 글라스피브릴스)로 둘러싸인 것으로 다양한 직경, 경사각, Field of view(필드 오브 뷰) 등을 가지고 관절경을 이용한 진단과 치료에 있어 개선을 가져온 것이다.

① 수술용 관절경 : 직시하 수술용 관절경은 직시하 수술을 할 수 있고 Technique(테크니크)가 쉬우나 작은 관절에는 사용이 불가능한 단점이 있다.

② 현재는 TV Camera(카메라)와 연결하여 관절재건술, 수술 전 확진, 병의 병태생리 등을 알리기 위해 많이 사용된다.

(10) 초음파 내시경

위 파이버스코프의 측시경을 기본으로 하여 물로 채운 선단 벌룬을 관강벽에 밀착시켜 사용하거나 위를 물로 채운 뒤 7.5[MHz], 12[MHz] 등의 고주파 초음파를 이용 관찰하는 방법이다. 초음파 내시경(Endoscopic ultrasonography : 엔도스코픽 울트라서노그래피)은 특히 점막하 종양과 벽외성 압박병변의 감별, 위암의 우벽 침윤 정도 등의 판단에 유용하다.

(11) 레이저 내시경

레이저는 소화관의 출혈이나 악성종양의 제거, 협착부위의 제거 등 주로 치료목적에 이용되고 있으나 최근에는 진단목적으로 연구가 활발히 이루어지고 있다.

(12) 기능적 내시경

내시경술의 발달은 위장관의 물리적 변화뿐 아니라 기능적 변화도 측정할 수 있게 되었다. 1979년 내시경을 이용한 위점막의 혈류를 측정한 이래 Hydrogen gas clearance method(하이드러전 가스 클리어런스 메서드), 133xe clearance technique(클리어런스 테크니크), ICG dye dilution method(다이 딜루션 메서드), Thermal diffusion method(서멀 디퓨전 메서드) 등 다양한 방법이 개발되어 위궤양의 병기 및 부위에 따른 혈류변화, 위암의 형태, 침윤 정도 및 조직학적 아이에 따른 혈류변화를 보고하고 있다.

또한 Biliary dyskinesia(빌리에리 디스키네시어)의 진단시 내시경 하에서 Sphincter of Oddi (스핑터 오브 오디 : SO)의 압력, 수축력을 측정하여 내의 운동장애를 진단할 수 있고 이외에 식도 내 PH의 측정, 소화관 근전도, Manometry(매너메트리) 등을 측정할 수 있어 소화관의 기능까지도 내시경을 이용하여 알 수 있다.

(13) 경피성 혈관내시경

진단 및 치료목적으로 혈관 내 미세현미경을 관상동맥, 폐동맥, 말초동맥, 심방, 심실 등에 삽입하여 직시하에 관찰하는 것으로서 심장판막 병변이나 정확한 정보를 얻을 수 있다. Endo Ballon(엔도 벌룬) 카테터와 12F Scope(스코프)를 쓰는 것과 Side Ballon(사이드 벌룬) 카테터를 쓰는 두 종류가 있다.

① Side balloon angiography(사이드 벌룬 앤지오그래피)에는 Ballon inflation(벌룬 인플레이션), Flushing(플러싱), Guide wire passage(가이드 와이어 패시지)를 할 수 있는 unit(유닛)으로 된 것, Open channel(오픈 채널) 없이 Angioscope(앤지오스코프)를 Guiding ballon(가이딩 벌룬) 카테터를 따라 삽입시킨다.

② 현재 많은 연구 중이나 색깔과 입체병변을 볼 수 있다는 점에서 기존의 혈관조영술보다 이점이 있으며 향후 경피성 레이저 혈관성형술에 쓰일 가능성이 있다.

5. 내시경 수술

진단을 목적으로 도입된 내시경이 최근에는 치료를 목적으로 하는 치료내시경으로 급격히 발전되고 있다. 과거 외과적 수술로써 치료하던 질병이 이제는 내시경을 이용한 수술로 보편화되고 있다.

내시경 수술은 수술부위가 작고 회복이 빠르기 때문에 이러한 내시경을 이용한 치료기술이 점차 확산되어 대중화되었다. 내시경 수술을 그림 2-57에 나타내었다.

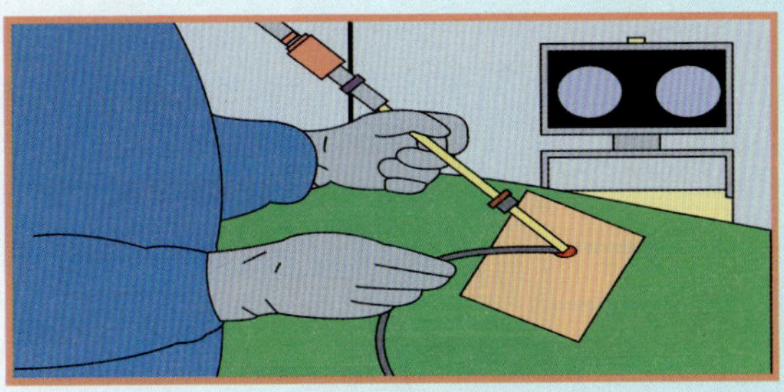

그림 2-57 • 내시경 수술

6. 내시경 영상의 예

인체의 내장을 내시경으로 들여다본 내장의 영상컬러 촬영한 것을 그림 2-58에 나타내었다.

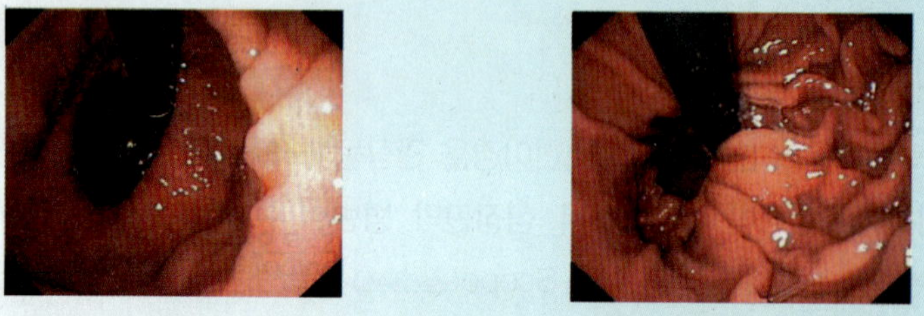

그림 2-58 • 내시경으로 들여다본 내장의 영상

제3장

진단 관련 장비이론

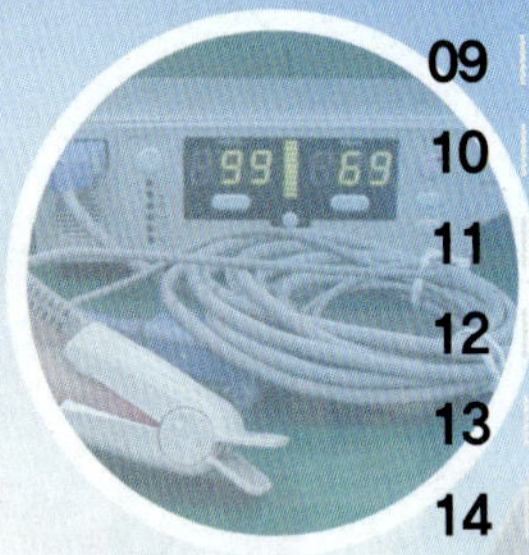

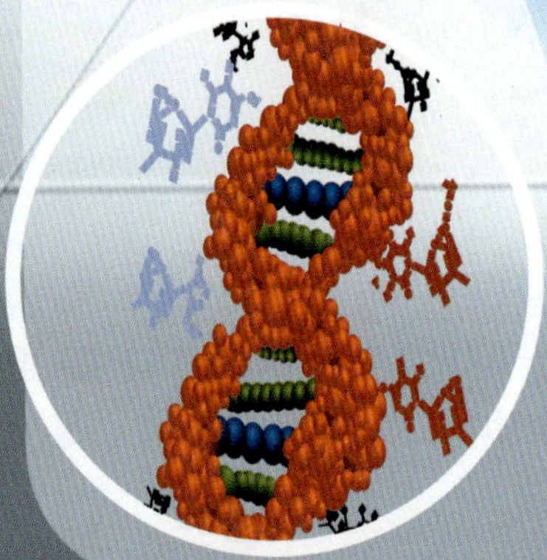

01 | 방사선 영상증폭장치

방사선 영상증폭장치(C-ARM : 씨암)는 수술실에서 사용하는 장치이며, 주로 **정형외과·신경외과**에서 사용한다. **엑스레이**(X-ray)를 이용하여 인체를 투과하고 그 투과한 이미지를 영상으로 볼 수 있는 장치이다.

① **C-ARM 장비** : X-선 촬영장치로써 **골절 및 탈구**를 치료할 경우에 계속해서 X-선 촬영을 반복하는 대신 직접 투시화면을 통하여 **뼈의 상태를 보면서 수술 및 조작**을 가능하게 하는 장비이다.

② **관혈적 수술시**에도 사용하지만 **비관혈적 수술, 즉 수술 메스로 절개를 하지 않고 하는 수술시**에 많이 사용된다. 그 **해상도의 정도에 따라 정확한 수술**할 수 있다.

③ **장점** : X-ray는 한 장의 사진이지만 C-ARM(영상증폭장치)은 TV 모니터를 통해 수술하는 장면을 순간순간 보고 싶을 때 연속적으로 진행과정을 볼 수 있어 **정확성과 시간단축을 할 수 있는 정형외과 골절수술에 사용하는 영상증폭장치**이다. '**피부절개 극소화**(출혈 감소), **합병증 최소화, 마취시간 단축**' 등을 들 수 있다(그림 3-1참조).

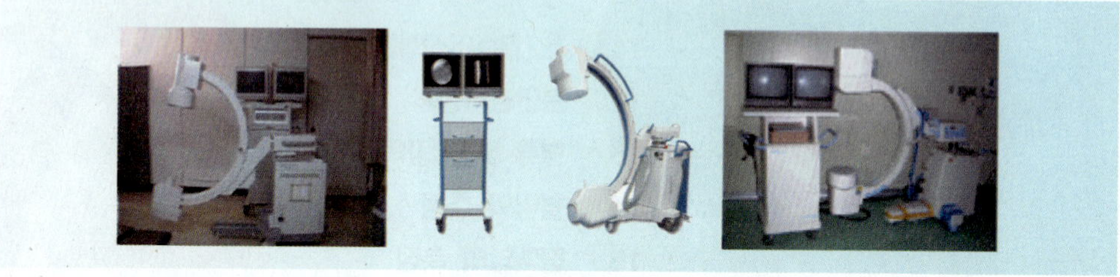

그림 3-1 • 방사선 영상증폭장치(C-ARM)

02 | 체열진단기

가시광선보다 파장이 긴 전자기파를 적외선이라 하는데 자연계에 존재하는 모든 물체는 적외선을 방사한다. **적외선은 사람에게서는 9[μm]～10[μm] 파장대의 원적외선을 방사**하고 **400～700[℃]로 가열된 물체에는 3[μm]～5[μm] 파장대의 적외선을 방사**한다. 방사적외선 파장은 온도에 따라 다르다.

1. 적외선 체열촬영

적외선 전신 체열촬영기는 **인체에서 자연적으로 방출되는 적외선을 감지하여 통증부위나 질병부위를 컬러 영상**으로 나타나는 진단 의료기기이다.

적외선 체열촬영은 **통증이나 질병에 의해 유발되는 피부의 온도조절기능 변화를 검사하는 방법**으로 기존의 X-선, CT나 MRI의 해부학적인 진단방사선법과는 전혀 다른 신체의 생리적인 변화를 검사하는 새로운 방법이다. 통증을 객관화시킬 수 있는 검사로서 기존의 검사로는 불가능한 **자율신경계의 질환을 진단**할 수 있다. 체온의 변화는 질병의 상태를 간접적으로 표현한 것으로 전자공학의 발달로 환자의 신체에 접촉이 없이 0.1[°]까지 정확하게 인체에서 발산되는 전 영역의 온도를 측정할 수 있게 되어 있다. 이를 기초로 동통을 객관화하여 영상화해 주는 의료기기로 환자도 느낄 수 없는 통증을 나타낼 수 있으며 인체에 무해한 적외선을 이용한다.

(1) 적외선 센서의 종류

적외선센서란 적외선의 **0.78[μm]에서 1,000[μm]까지의 빛을 감지하는 센서**를 말한다. 동작원리에 따라 양자형과 열형으로 구분된다.

① **양자형** : 적외선 중에서도 **3[μm] 이상의 긴 파장을 검출하는 것으로 동작원리에 따라 광도전형과 광기전력형**으로 나누어진다. 바이어스된 반도체의 접합면에서의 에너지 흡수 차이에 따라 이동되는 전하량을 이용한 **광전도효과나 광기전력효과에 의한 전압 또는 전류변화를 이용하는 방식**이다. 감도가 높으며 수 [μs] 정도로 응답속도가 빠르고 파장에 따른 감도 변화가 크며, 작동 중 열의 발생으로 냉각이 필요한 특성이 있다.

② **열형** : 적외선이 열로 바뀌어 **열에 의한 저항변화에 따라 전류나 기전력의 형태로 적외선을 감지하는 방식**이다. 주로 상온에서 동작하며 파장에 따른 감도변화가 낮으며 수십[ms]정도로 응답속도가 느린 특성을 보인다.

(2) 적외선 센서의 원리

① **초전효과** : 감지소자의 표면 온도가 변화하면 온도변화량만큼 극성의 크기가 변화한다. 즉 **온도변화에 따라 전하가 서로 평형인 안정상태에서 전기적 평형상태가 무너지게 되고** 이는 그림 3-2처럼 결합할 상대가 없는 전하가 발생한다.

초전계수는 온도변화에 따른 발생전하의 비율을 식 (3-1)에 나타내었다.

$$\lambda(\text{초전계수}) = \frac{\Delta Q(\text{발생전하})}{\Delta T(\text{온도변화})} \tag{3-1}$$

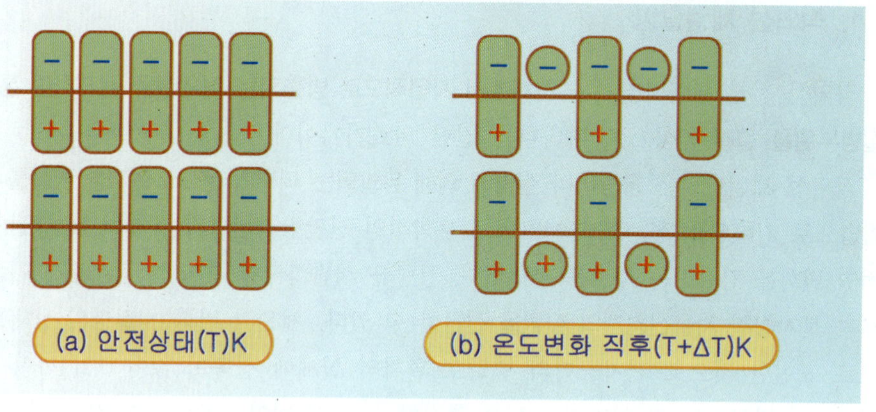

그림 3-2 • 초전형 센서 원리

(3) 체열진단기의 재료와 구성

① **적외선 센서** : 동작원리에 따라 양자형과 열형으로 나누어진다. **양자형에는 포토 트랜지스터**(Photo TR)**나 포토 다이오드**(Photo diode) **또는 CDS 셀 등이 있고, 열형에는 서모파일이나 초전형 적외선 센서가 있는데 최근에는 인체를 감지하여 활성화시키는 초전형** 센서를 주로 쓴다.

② **초전형 센서** : 초전효과를 이용하고 재료로는 PZT[1)](지르콘산 티탄산염), **강유전체 세라믹**, 혹은 **탄탈산리튬**($LiTaO_3$) 등의 단결정, PVDF 등의 유기재료가 초전효과를 보이는 물질이다.

③ **구성요소** : 어떤 물체의 온도범위에 따른 파장 부근의 적외선만을 통과시키기 위한 **광필터**, 통과된 적외선의 방사에너지를 흡수하여 발열하도록 하는 **흑체**, 열을 전기에너지로 변환하는 **센서**, 센서에서 출력되는 미소전압을 증폭하기 위한 **증폭기**(FET)로 구성된다.

④ **센서와 증폭회로** : 센서는 외부로부터 자기장에 의해 잡음이 쉽게 유도되고 또한 피사체의 온도가 낮을 경우 출력전압이 매우 낮아 이를 증폭하여 낮은 출력임피던스를 유지해야만 한다. 따라서 **센서와 동일한 기판에 증폭회로를 내장한다.**

(4) 체열진단기의 특성

① 주변 환경의 온도변화로부터 보호하기 위한 **온도보상장치와 항온, 항습장치가 필요하고 센서가 감응하는 적외선 파장대의 광학필터가 필요하다.**

---

1) PZT : 지르콘산 티탄산염 Lead(납 : P[Plumbum] : 프럼범은 원소기호) Zirconate : 지르코네이트, Titanate : 티탄)의 원소이다.

② 전극 간 임피던스가 높아 잡음에 취약하며, 증폭기의 입력임피던스에 따라 센서의 특성이 달라질 수 있다.

③ 전극으로 유입되는 적외선의 변화량에 따라 미분형태의 출력전압이 얻어지므로 온도 변화가 없으면 출력전압이 변하지 않으므로 초퍼회로나 셔터장치가 필요하다.

④ 전극간 바이어스 전압공급을 위한 안정된 전원장치가 필요하다.

⑤ 압전효과를 이용한 초전 세라믹은 진동에 의한 잡음제거를 위해 역방향으로 직렬연결하여 사용한다.

⑥ 양자형 센서로부터 영상신호획득을 위한 이미지 센서는 냉각장치가 필요하다.

제 3 장

2. 체열진단기의 원리 및 구성

흑체의 온도가 결정되면 그것에 대응한 파장특성을 가진 에너지를 방사하는 것은 프랑크 법칙으로 주어지고 있다. 따라서 피측정물의 온도를 예측할 수 있고 방사 에너지의 이용률이 결정되면 검출기에서 필요한 파장 감도대역이 결정된다. 피부의 방사율은 상온에서 대체로 0.99이므로 흑체로 보아도 큰 오차가 생기지 않는다.

㉠ 체온이 37[°]라고 하면 절대온도에서 310[°]가 되고 적외선 방사 에너지가 최대로 되는 파장은 빈(Wien)법칙에서 9.35[μm]가 된다.

① 적외선 검출기를 사용해서 체표의 온도분포를 구하기 위해서는 주사기구(Scanning mechanism : 스캐닝 메커니즘)가 필요하고 이것을 갖춘 것이 서멀 카메라(Thermal camera)이다. 전기적 주사를 하는 적외선 비디콘, 이미지 주사관 등이 있으나 현재 서멀 카메라라고 하는 것의 대부분은 기계적 주사를 하는 것인데 주사와 동기시켜 브라운관, 필링 위에 열분포상을 얻는다.

② 기본적인 구성으로는 광학계 주사장치, 검출장치, 표시부로 구성된다.
   ㉠ 주사장치 : 기계적인 구성방법으로 사용하고 광학계는 반사경으로 구성된다.
   ㉡ 검출기 : 강도가 높은 인듐안티몬 검출기를 사용한다.
   ㉢ 표시부 : 브라운관으로 하고 이것을 폴라로이드 카메라로 촬영해서 기록으로 남기거나 컬러프린트한다.

③ 선상의 온도분포를 표시하는 방법으로 5가지가 있다.
   ㉠ 단순히 X-Y측으로 표시하는 방법이 있다.
   ㉡ 이를 평면으로 확장해서 표시하는 방법이 있다.
   ㉢ 휘도변조상으로 표시하는 방법이 있다.
   ㉣ 등온선 분포상 방법이 있다.
   ㉤ 컬러로 온도분포를 촬영할 수 있다.

④ 일반적으로 상온 부근의 방사 온도계측은 기술적으로 어려운 영역으로 특히 체온분포의 측정은 고성능이 요구된다.

㉮ 공간적 분해능 150선/프레임, 온도분해능 0.1[°], 주사속도 5~90초/프레임, 구경 200[mm], 시야 수평 20[°], 수직 15[°]가 사용된다.

3. 체열진단기의 촬영목적

정상적인 인체의 피부온도는 항상 좌우 대칭적인 양상을 보인다는 미국의학협회(AMA)의 가이드 라인에 따른 것이다. 통증, 염증 등으로 발생되는 미세한 체온 변화가 피부에 전도되어 나타남으로써 이를 적외선 촬영을 바탕으로 가공과 처리과정을 통하여 색깔로 표시하는 영상을 사용함으로써 발열 위치와 질병의 유무를 쉽게 찾을 수 있도록 진단할 수 있는 기기이다.

4. 체열진단기의 촬영장치

① 적외선 열화상 카메라(Thermal camera : 서멀 카메라 : IR)는 피사체에서 방사되는 적외선을 광학필터로 측정하고자 하는 범위의 파장대만을 통과시키고 렌즈로 집광 후 이미지 센서에 조사하여 영상을 얻는다. 초기 적외선 카메라는 피사체를 고정하여 고정된 영상을 확보하고 종축과 횡축으로 분할한 픽셀을 한 개의 센서에 주사하여 적외선 정보를 얻어 이미지를 재구성하는 방식이 사용되었다. 근래에는 반도체 제조기술의 발달로 적외선 센서들 간의 특성이 균일하게 개발되었다. 이미지 센서는 독립된 센서들을 평면에 나열한 마이크로볼로미터(Microbolo meter)[2)]이다. 기본적으로 초전형 적외선 센서로서 제조회사에 따라 구성과 형태는 달리하며 종축과 횡축으로 배열되는 픽셀숫자에 의해 해상도가 결정된다. 적외선 센서는 온도변화를 전압변화의 형태로 변환하므로 정시된 피사체를 측정하는 것은 불가능하다. 따라서 센서의 바이어스(BIOS)를 변화시키는 전자초퍼방식과 기계적인 셔터로 피사체의 영상을 단속하여 이미지 센서에 조사되는 적외선 영상을 강제적인 온도변화가 일어나도록 하는 방식이나, 이미지 센서에 가해지는 바이어스(BIOS)를 조절하여 촬영하고자 하는 피사체의 측정온도 범위를 설정하여 원하는 적외선 영상을 얻는다.

② Image grabber(이미지 그래버)는 IR camera로 부터의 영상신호를 필터링과 이득조정을 통해 화상을 최적화하여 라인 스캔데이터를 만들거나 동일한 온도 값을 갖는 각

2) 볼로미터(Bolometer) : 복사선(輻射線)의 측정에 쓰이는 저항온도계. 복사를 받으면 온도가 높아지고 전기저항이 변화하는 성질의 금속이나 반도체를 검출체(檢出體)로 하고 있다. 이러한 검출체에는 보통의 금, 반도체 외에 초전도체(超傳導體)·유전체(誘電體) 등이 이용되며, 흡수율을 높이기 위하여 표면을 검게 하거나, 박막(薄膜)으로 하고, 소형화 또는 진공용기에 내장하여 감도를 높이고 응답성을 좋게 한다.

픽셀들을 배열하여 패턴 인식처리후 등고선 맵핑(Mapping)방식으로 이미지 프로세서가 가능하도록 메모리에 저장한다.

③ Image processor(이미지 프로세서)는 Image grabber(이미지 그래버)에서 1차 처리된 신호를 이미지 파일 포메이션에 의해 각기 대응하는 정의된 색깔로 처리하여 화면과 파일로 저장한다.

④ 중앙처리장치(CPU) : 이미지 프로세서에 의해 처리된 이미지 파일을 외부기억장치(HDD)에 저장하고 영상장치(CRT, LCD)에 표시하며 프린터와 네트워크에 전송할 수 있도록 한다.

5. 체열진단기 설치환경 조건

① 습도 30[%]~60[%] 정도이며, 온도 23[℃]~25[℃] 정도이어야 한다.
② 화학물질, 가스, 염분 등이 없어야 한다.
③ 태양광선을 차단하는 적절한 커튼이 설치되어야 한다.
④ 먼지가 없어야 하며 카펫설치를 금지하여야 한다.
⑤ 공기의 흐름이 적고 난방기, 에어컨, 공조기 등의 공기가 직접 유입되지 않아야 한다.
⑥ 파장이 비교적 짧은 형광등과 같은 조명기구를 설치한다.
⑦ 수평이 맞고 진동이 없어야 하며, 상용전원 접지를 설치한다.
⑧ 발열하는 전열기, 전기제품, 가습기와 전자파를 발생하는 제품을 격리한다.

6. 촬영시 유의사항

① 촬영 10여분 전에 피부온도의 분포가 왜곡되지 않도록 장식품(반지, 목걸이, 귀걸이, 옷)을 착용하지 않는다.
② 물리치료, 촬영 전 운동과 피부를 자극하는 검사와 치료(주사, EMG, ECG) 등을 금지하여 체온이 변하는 것을 방지한다.
③ 로션, 연고도포, 반창고, 파스, 흡연, 음주와 같은 피부온도변화를 유도하는 치료나 검사를 하지 않아야 한다.

03 | 컴퓨터 적외선 열 영상 진단기

컴퓨터 적외선 열 영상 진단기(Digital Infrared Thermal Imaging system(DITI) : 디지털 인프라레드 서멀 이미징 시스템)로서 인체에서 자연적으로 방출되는 적외선을 감지, 통증부위나 질병부위의 미세한 체온변화를 컴퓨터가 컬러 영상으로 나타내고 신체의 이상을 진단하는 기기이다. X-레이실에서 X-레이를 찍기 때문에 편안하게 촬영한다. 검사시 통증이 전혀 없으며 더욱이 자연광선인 적외선을 이용하므로 인체에 전혀 해가 없는 안전한 검사방법이다.

1. 컴퓨터 적외선 열 영상 진단기 특징

① 방사선 방식이 아니므로 방사선 노출이 전혀 없다.
② 인체에 무해한 적외선을 이용하므로 통증이 전혀 없다.
③ 신체 각 부위별로 촬영하여 정확한 진단이 가능하다.
④ CT나 X-ray상에서도 사진판독이 불가능한 통증, 환자도 감지할 수 없는 통증을 천연색으로 촬영하여 시각화한다.
⑤ 수술 전후에 비교하여 신경근의 이상영역이 계속 추적 가능하다.
⑥ 히스테리 신경성(특히, 꾀병을 구분 진단함)을 실제 통증과 구별 가능하다.

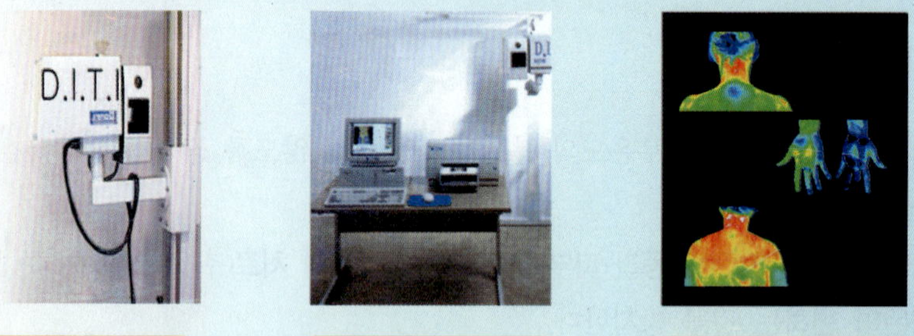

(a) DITI 영상기 (b) DITI 영상화면 (c) DITI 출력화면

그림 3-3 • 컴퓨터 적외선 열 영상 진단기(DITI)

2. 컴퓨터 적외선 열 영상 진단기 적용범위

컴퓨터 적외선 열 영상 진단기의 적용질환의 영역을 나타낸다.

① 신경계 질환 : 만성 및 급성 요통증, 척추디스크 질환, 척추관협착증, 말초신경 손상,

자율신경계 질환, 다한증, 삼차 신경통, 뇌졸중 후유증, 편두통, 척추 손상 등이 있다.

② **심혈관계 질환** : 당뇨성 혈관말초장애, 버거스씨병, 심혈관 혈전증, 레이노드씨병, 혈관 문합술 후 효과를 확인한다.

③ **근골격계 질환** : 각종 관절염, 근건막 증후군, 운동 · 감각신경 근염, 혈전증, 근육 부상 등이 있다.

④ **이비인후과 및 치과계 질환** : 부비동염, 악관절 질환, 하악골 염증질환 등이 있다.

⑤ **비뇨 생식계 질환** : 고환 정맥류, 임포텐스 등이 있다.

⑥ **암 검사** : 유방암, 부갑상선 또는 갑상선 질환, 전이성 암 등이 있다.

⑦ **기타** : 알레르기성 피부염, 수술 전후 통증효과 확인, 피부 및 각막이식 수술 후의 효과 판정이 우수하다.

04 | 심 음

심음도 검사[3]란 특정한 심음[4]과 심장의 한 박동 주기 내에서 발생하는 기계적인 일 또는 전기적인 현상 사이의 관계를 발생시간의 관점에서 비교하는 것으로 청진기를 사용하여 심음을 들은 임상의사는 환자 심장의 기능적인 특성에 대한 중요한 정보를 얻을 수 있다. 동맥경화 진단기를 그림 3-4에 나타내고 있다.

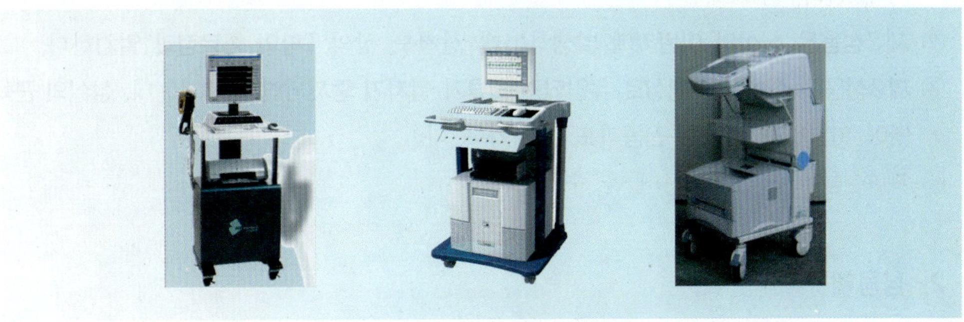

그림 3-4 • 동맥경화 진단기(PWV)

3) 심음도 검사(Phonocardiography : 포노카디어그래프) : 심장과 심장에 연결된 큰 혈관에서 생기는 소리를 기록한 도표를 통해 심음도를 제작하는 진단법이다.

4) 심음 : 심장이 움직이는 소리이다.

1. 심음의 기원

네 개의 심음들과 심박동 주기 내의 전기적인 현상이나 기계적인 현상들과의 관계는 그림 3-5와 같다.

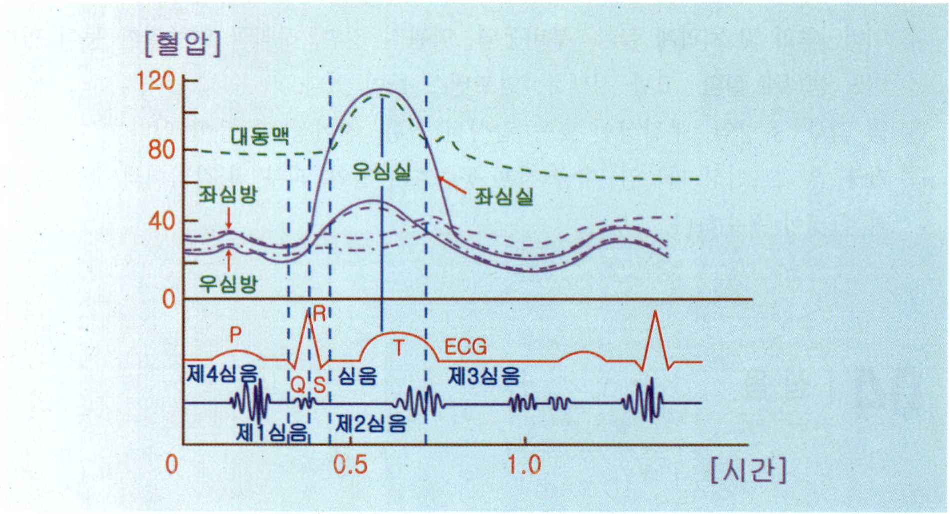

그림 3-5 • 4개의 심음과 심박동 주기

① 제1심음은 심실의 수축기에 일어나는 혈액의 이동과 관련되어 있다. 심실이 수축하면서 혈액은 심방 쪽으로 밀려나고, 심방과 심실 사이의 판막들이 닫히면서 혈액이 진동하게 된다.

② 제2심음은 심실의 이완기에 발생하는데 심전도 상의 T파의 종료점과 일치한다.

③ 제3심음은 심방에서 심실로 유입되면 혈류가 갑자기 중지되면서 생기는데, 심실의 근육벽이 이완하며 생기는 진동과도 관계가 있다.

④ 제4심음은 청진기로는 들을 수 없다.

2. 심음계

심음도를 기록할 때는 일반적으로 마이크로폰을 사용하는데 이것은 소리를 전기신호로 변환시키는 트랜스듀서이다. 심음계(Phonocardiograph : 포노카디어그래프)를 측정할 때는 자석과 가동코일로 이루어지는 다이내믹 마이크로폰과 음을 콘덴서에 전달하는 콘덴서형 마이크로폰[5] 등이 이용되고 있다.

5) 마이크로폰 : 음향을 본질적으로 같은 파형 특성을 가지는 전력으로 변환하는 기구이다.

심음계가 다른 의료기기와 다른 특징은 저주파용, 중간주파용, 고주파용 필터 및 인간의 청각에 비슷한 주파수 특성을 갖도록 설계된 필터를 가지고 있다는 점이다. 필터가 사용되는 이유는 흉벽[6]의 진동성분을 그대로 증폭해서는 고주파 성분을 기록할 수 없기 때문에 필터를 이용하여 필요한 성분을 통과시키는 역할을 하기 때문이다. 더 자세한 내용은 현대 의용기계 공학 8장 3절 심음도를 참조하면 된다.

05 | EXG(ECG, EMG, EEC)

생체신호는 환자를 진료하는데 중요한 자료이다. 그러므로 정확한 생체신호의 측정은 진단시 매우 중요한 전제 조건이 되며 신호들의 물리적 특성을 고려해야 한다. 장비 중에서 생체신호는 크게 전기적 신호와 비전기적 신호가 있는데 EXG(ECG, EMG, EEG 등)에서는 대표적으로 전기적 신호를 검출하는 장비에 대해 설명한다.

전기적 신호는 생체의 미세한 전위활동의 결과이며, 이것은 전자·전기적인 계측기를 이용하여 측정할 수 있다.

1. 심전계

심전계(Electro Cardio Gram(ECG) : 일렉트로카디오그램)란 심장의 맥이 뛸 때 심근에 생기는 활동 전류나 활동 전위의 시간적 변동을 인간이 볼 수 있게 그래프로 표현, 기록하는 기계로 신체의 서로 다른 두 지점에 유도 코드를 접속하여 심박동을 전위차의 변화로 기록한다. 심전계는 심기전력에 의해 생체의 다른 부위 사이에 생기는 전위차를 연속적으로 기록하게 되는데 그 전위차는 수십[μV]에서 10[mV] 이하로 작으며 주파수 성분은 0.01~200[Hz] 정도이다. 또 심전도를 측정할 때에는 체표면의 피부에 전극을 부착하는데, 피부는 접촉저항이 크고 피부와 전극사이에 발생되는 분극전압을 차단하기 위해 1[MΩ] 이상의 높은 입력 저항값을 갖는 전치증폭기를 이용하여 신호를 증폭한다.

① 심전계는 심전도 유도법에 따라 체표면의 일정부위에 전극을 부착시키고 두 전극 간의 전위차 또는 체표면상의 한 점의 전위변화를 전극으로 유도하여 신호증폭 후 그래프나 곡선으로 기록하는 의료기기이다. 1903년 네덜란드의 Einthoven(에인트호번)에 의해 체표면에서 검류계(Galvanometer : 갤버너미터)에 전선을 이용하여 심장전기신호를

6) 흉벽 : 가슴의 외벽이다.

처음으로 기록하였으며, 이 전기신호의 등전위선에서 돌출하는 곳을 에인트호번의 명명에 따라 P, Q, R, S, T, U파라고 한다.

② 심전도의 기본파형

정상 심전도는 P파 P-R분절, QRS군, S-T절 및 T파로 구성되어 있으며, P간격, QRS간격 및 Q-T간격을 포함한다.

③ 정상 심전도의 분석

㉠ P파 : 심방의 탈분극, 심방 내 전도시간 0.06~0.1[s]이다.

㉡ QRS complex(큐알에스 컴플렉스) : 심실의 탈분극, 0.08~0.1[s]이다.

㉢ T파 : 심실의 재분극, 0.2[s]이다.

㉣ U파 : 퍼킨지 섬유의 재분극이다.

㉤ PR interval(피알 인터버) : 방실결절, 전도시간 0.12~0.2[s]이다.

㉥ PR segment(피알 세그먼트) : 방실지연, 0.1[s]이다.

㉦ ST segment(에스티 세그먼트) : 0.08[s]이다.

㉧ QT interval(큐티 인터버) : 0.04[s]이다.

④ 에인트호번은 제 1유도(양손), 제2유도(오른손과 왼발), 제3유도(왼손과 왼발) 간의 세 개의 조합으로 측정하여 전위차를 기록하였다. 이 기록법이 ECG의 시초이며 이를 표준전극법(Standard lead : 스탠다드 리드)이고 한다.

⑤ 표준전극법에서 왼발을 사용하는 이유는 심장이 왼쪽에 있기 때문이며 각 리드들의 순서대로 앞쪽 리드를 (−)극, 뒤쪽 리드를 (+)극으로 사용하였다. 심장의 근육이 활동할 때는 전기적 흥분이 일어나게 되며, 활동전위가 발생하게 된다. 심장의 활동전위는 1[mV] 이하의 작은 전위차로서 신체의 접촉저항이나 피부전류, 외부의 진동 및 주변 전기의 영향을 많이 받는다.

⑥ 전압형 심전계는 신체의 접촉저항이나, 피부전류, 외부의 진동 및 주변 전기의 영향을 최소화하기 위해 심장의 활동전압을 유도 후 증폭하는 형태의 심전계로 사용법이 간편하여 주로 심장검사나 수술시의 환자감시장치 그리고 중환자 감시장치 등에 널리 이용되고 있다.

⑦ 심전도의 임상적 의의 : 현대의학에 있어서 심전도의 임상적 활용가치는 매우 높다. 심전도 검사는 협심증이나 심근경색 등의 관상동맥 질환을 비롯하여 심실 혹은 심방의 비대나 확대, 심방에서 심실 또는 심실내의 전도 장애, 심방과 심실의 부정맥, 심근허혈 혹은 경색, 선천성 심장기형에서의 특이한 소견, 전해질이상, 심근 및 심낭염과 심낭삼출, 심장약의 효과판정, 인공심박기 기능의 평가 등 환자의 질환이나 건강상태의 진단. 그리고 수술중의 심장 이상의 유무의 조사 확인 등에 결정적 혹은 중요한 역할을 한다.

⑧ ECG 부위별 유도법

㉠ 표준유도 : I, II, III

㉡ 사지유도 : aVR, aVL aVF

㉢ 흉부유도 : V1, V2, V3, V4, V5, V6

㉮ V1 : 제4늑간의 흉골우연이다.

㉯ V2 : 제4늑간의 흉골좌연이다.

㉰ V3 : V2와 V4의 중간부위이다.

㉱ V4 : 제5늑간과 좌측 쇄골 중앙선이 만나는 부위이다.

㉲ V5 : V4와 수평되는 전액와선 부위이다.

㉳ V6 : V4와 수평되는 중액와선 부위이다.

2. 뇌전도

뇌전도(Electroencephalogram(EEG) : 일렉트로인서펄러그램)는 뇌신경 세포의 전기활동을 그래프로 기록한 것으로 다양하게 변화하는 뇌의 활동상태를 확인할 수 있으며 생리적으로 수면파 각성상태, 간질 등의 진단에 매우 유용하게 사용된다.

(1) 뇌파의 발생기전

뇌의 전기적 활동의 근원은 흥분뉴런의 세포막을 투과해 지나가는 이온들에 의해 발생하는 전류이다. 이들 신경조직은 전도성 매질에 둘러싸여 있기 때문에 뉴런에서 발생한 전류는 머리표면에까지 그 흐름이 미세하게 이어지게 된다. 미세한 전위(10[mV])가 머리표면에 발생(대뇌피질의 신경세포에서 발생하는 시냅스(Synapse) 전위가 모여서 일어난다)하게 되는데 두피상에서 측정되는 뇌파의 전위변동은 수 [μV]~수백 [μV]로 매우 낮은 전위를 갖고 있다. 일반적으로 두피상에서 전극을 접착하여 이 미세한 전위를 증폭하여 기록하는 의료기기가 뇌전도이다.

① 뇌파의 임상적 평가를 위해서는 최소 12개의 다양한 전기연합 통로에서 측정기록이 필요하며, 뇌 전류들은 직접적으로 뇌 표면으로부터 유도되고, 뇌파는 뇌의 기능적 변화를 나타낸다.

② 뇌파 단일 검사만으로 일부 진단이 가능한 것은 경련성 질환이며, 여러 가지 원인에 의한 의식장애의 유무나 정도, 두부외상, 뇌종양, 뇌염 그리고 뇌사 등에 있어서 뇌파는 유용하다.

③ 뇌파는 어떤 증상이 있어도 정상 뇌파가 나올 수 있으며, 가끔은 정상인에게도 이상이 있는 것으로 뇌파가 기록될 수도 있기 때문에 뇌파의 판독 소견과 임상 소견이 일치하지 않을 수도 있다.

④ 뇌파상의 변화요인으로는 개인차, 연령, 의식상태의 변화, 정신활동, 지각자극, 신체의 생화학적 변화, 뇌 내 병적 과정 혹은 질환상태 등을 들 수 있다.

(2) 뇌파의 종류

뇌파의 종류는 델타파, 세타파, 알파파, 베타파, 감마파로 나누어지는데 정상적인 성인의 뇌파 파형은 대체로 정현곡선(사인파)에 가까운 파동으로 나타나며 주파수(0.5~100[kHz])와 의식수준에 따라 그림 3-6과 같이 분류할 수 있다. 뇌파는 진동 주파수의 범위에 따라 일반적으로 델타(δ)파(0.2~3.99[Hz]), 세타(θ)파(4~7.99[Hz]), 알파(α)파(8~12.9[9Hz]), 베타(β)파(13~29.9[Hz]), 감마(γ)파(30~50[Hz])로 구분한다.

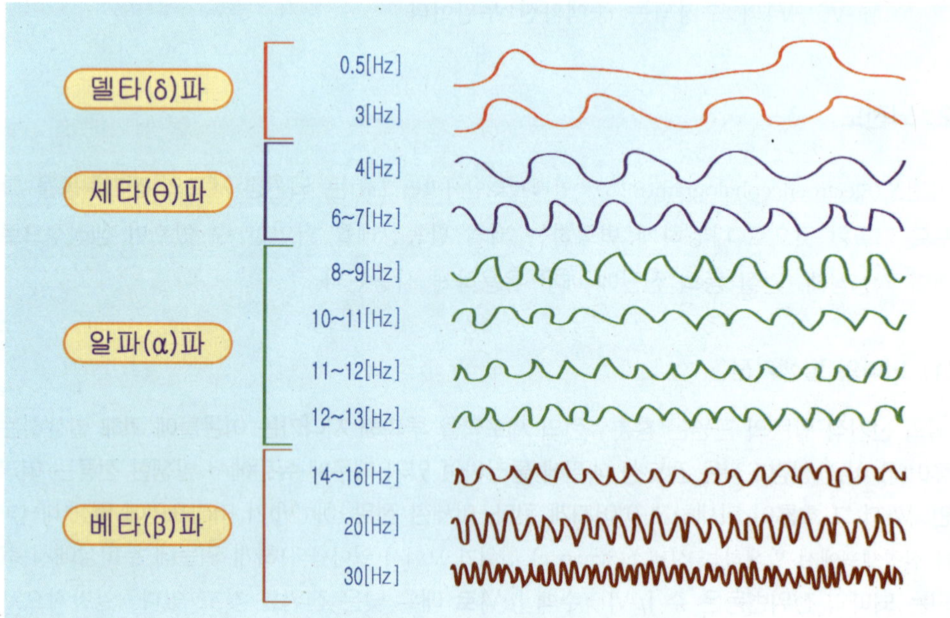

그림 3-6 • 주파수별 정상뇌파 의 종류

① 델타(δ)파 100~200[μV] : 0.5~4[Hz] 사이의 낮은 주파수 영역에서의 불규칙한 모든 파형들을 포함하고 있는 서파이며 꿈을 꾸지 않는 숙면과정에서 전형적으로 나타나는 신호로 주로 정상인의 깊은 수면시나 신생아의 경우 두드러지게 나타나게 된다. 만약 깨어있는 사람에게서 델타파가 평균범위보다 매우 많이 나타나면 이상 판정이 가능하며 대뇌피질 부위의 악성 종양 또는 마취, 혼수상태와 관련된 질병일 수도 있다. 건강한 정상인의 경우 델타파가 두드러지는 이유로 뇌파 측정시 눈을 깜박이거나 몸을 심하게 움직이는 경우에 발생하며, 이러한 눈움직임이나 몸움직임에 의해 발생하는 잡음의 주파수 영역이 델타파와 비슷하기 때문에 측정시 주의를 하여야 한다.

② 세타(θ)파 10~50[μV] : 3~8[Hz] 사이의 주파수 영역에서의 신호이다. 알파파를 기준으로 느린 주파수이므로 서파에 속한다. 몸과 마음이 다소 몽롱한 상태를 의미하며 졸림과 깨어 있음의 중간상태를 의미한다. 세타파는 가벼운 수면 과정이나 강한 환경

자극에 의해 반응한다. 정서적 안정 또는 수면으로 이어지는 과정에서 주로 나타나는 신호로 성인보다는 어린이에게서 더 많은 분포를 한다. 세타파는 기억력, 초능력, 창의력, 집중력, 불안해소 등 다양한 상태와 관련되어 있다고 하는데 아직 표준화된 결과들이 다소 미흡한 상태이다.

③ 알파(α)파 10~150[μV] : 8~13[Hz] 사이의 주파수 영역의 조용하면서도 안정된 뇌파상태를 갖고 있으며 깨어 있는 정상인에게서 나타나는 신호이다. 알파파는 가벼운 이완내지는 이완된 각성과 관련이 있다. 긴장이완과 같은 편안한 상태에서 주로 나타나며, 안정되고 편안한 상태일수록 진폭이 증가하게 된다. 일반적으로 규칙적이며 연속적인 파동의 형태로 나타나며, 두정부와 후두부에서 가장 크게 기록되고 전두부에 가장 작게 나타나는 특성이 있다. 특히 눈을 감고 진정한 상태에 있을 때 안정된 알파파가 나타나며, 눈을 뜨고 물체를 주시하거나 정신적으로 흥분하게 되면 알파파는 억제되는 특성이 있다. 일반적으로 알파파는 뇌의 발달과 밀접한 관계가 있으며, 유아기에는 4~6[Hz]에서 측정되나 이후 나이가 들수록 주파수 대역도 증가하여 20세 전후에 성인의 값에 이르게 된다.

④ 베타(β)파 5~20[μV] : 뇌파상의 스펙트럼에서 14~30[Hz] 사이의 주파수 영역의 신호이다. 알파파를 기준으로 빠른 주파수이므로 속파라고도 한다. 긴장, 흥분 상태 등 활동할 때 발생하는 파로 일상생활 중 대부분 사람에게서 나타난다. 눈을 뜨고, 걷고, 흥분하고, 외부세계에 초점을 맞추고 있는 순간 우리의 뇌를 지배하고 있는 파이기 때문에 활동뇌파[7] 또는 스트레스파라고도 한다. 또한 특정한 항정신성약제 효과의 결과로 생길 수도 있으며 또는 REM 수면상태에서 나타난다. 특히 집중력이 과도하거나 스트레스를 높게 받는 정신활동을 하는 동안은 알파파보다 더 파형이 불규칙한 고베타파(20[kHz]이상)가 높게 나타난다. 베타파는 주로 머리의 중심부인 두골의 정점부위와 정면부위에서 검출된다.

⑤ 감마(γ)파 : 31~70[Hz]의 주파수 영역의 신호로 높은 불안과 흥분시, 강한 집중시 잘 나타나게 된다. 감마파 상태에서는 온갖 생각들이 머릿속에 떠오르는 활발한 신경활동으로 인해 머리가 화끈하게 달아오르고 괴로움에 몸을 떨기까지 하는데 이런 상태가 자주 발생하고 지속되는 정신병자의 경우 고래고래 소리를 지르거나 난동을 부릴 때 나타나는 파이다.

일반적으로 뇌파가 정상이라고 하는 것은 뇌파가 정상적인 패턴을 가졌기 때문이 아니라 비정상의 패턴이 없기 때문이며 또한 뇌의 구조나 기능이 비정상적이라 해서 항상 비정상 뇌파만을 만들지 않기 때문에 정상 뇌파가 항상 뇌에 병변[8]이 없다는 것은 아니다.

7) 활동뇌파 : 의사결정, 논리적 추론, 문제해결 등과 연관된 뇌파이다.
8) 병변 : 병이 원인이 되어 일어나는 생체변화이다.

표 3-1 • 각 주파수별 뇌파의 상태

<table>
<tr><th>주파수</th><th>뇌파 종류</th><th>의식차원</th><th>속 도</th><th>정신과 신체의 상태</th></tr>
<tr><td>30[Hz] 이상</td><td>감마파</td><td rowspan="2">외적의식</td><td rowspan="2">속파</td><td>불안, 흥분상태이다.</td></tr>
<tr><td>14~30[Hz]</td><td>베타파</td><td>평상시의 뇌파, 업무와 육체활동과 같은 외계와 대응하여 긴장상태에서 일을 처리하고 있는 상태이다.</td></tr>
<tr><td rowspan="3">12~13[Hz]
10~12[Hz]
8~9[Hz]</td><td rowspan="3">빠른 알파파
중간 알파파
느린 알파파</td><td rowspan="3">내적의식</td><td rowspan="3">기본파</td><td>주위 집중과 약간의 긴장상태이다.</td></tr>
<tr><td>공부능률상태, 정신통일상태, 기억력과 집중력 최대상태, 스트레스 해소상태이다.</td></tr>
<tr><td>완전히 긴장이 이완된 명상상태이다.</td></tr>
<tr><td>4~8[Hz]</td><td>세타파</td><td>내적의식</td><td rowspan="2">서파</td><td>졸음, 얕은 수면, 최면상태, 초능력상태이다.</td></tr>
<tr><td>0.5~4[Hz]</td><td>델타파</td><td>무 의 식</td><td>젖먹이 때 아기, 성인의 깊은 수면, 혼수상태</td></tr>
</table>

각 주파수별 뇌파의 상태를 표 3-1에 나타내었다.

(3) 뇌전도의 구성

뇌파는 연속적으로 변화하고 두피상 각 부위에 따라 파형이 다르게 나타난다. 따라서 두피상 여러 부위의 파형을 동시에 기록하여 각 부위의 파형을 비교 검토하여야 한다. 따라서 뇌전도는 동시에 기록할 수 있는 유도수로 분류하며, 통상 12[ch], 16[ch], 32[ch], 64[ch] 등이 있다. 뇌전도는 전극, 전극 접속기, 입력회로부, 증폭부 및 기록부로 구성된다. 뇌전도의 감도는 심전계에 비해 약 20배 정도 높으며, 주파수 특성도 좋기 때문에 교류에 의한 장해를 주의하여야 한다.

① 뇌파 측정용 전극(Electrode : 일렉트로드) : 전극의 종류나 부착위치에 따라 뇌파 기록목적이 다양하다. 신경세포 각각의 활동을 측정하는 활동, 신경세포군 간 상호 전달을 조사하는 방법, 또는 대뇌피질표면에 전극을 설치하여 측정하는 방법 등이 있으나 이러한 것은 뇌수술이나 동물실험에 시행해지는 것으로 보통은 두피상 전극에 의한 뇌파기록이 행해지고 있다.

② 증폭기(Amplifier : 앰플리피어) : 뇌전도의 각각의 증폭기에는 차동증폭기가 많이 사용되며, 이는 교류잡음을 포함한 뇌전도신호로부터 전기적 잡음전위를 제거하기 위한 목적으로 사용된다.

③ 필터(Filter) : 뇌파로부터 비교적 높거나 낮은 주파수의 전파를 제거하는데 사용한다. 그래서 뇌파의 가장 중요한 주파수 영역인 1~30[Hz] 사이의 전파를 왜곡 없이 깨끗이 기록할 수 있다.

④ 뇌전도용 필터의 종류

㉠ 저역통과필터(Low frequency filter : 로우 프리퀀시 필터) : 서파의 진폭을 감소시킨다.

㉡ 고역통과필터(High frequency filter : 하이 프리퀀시 필터) : 속파의 진폭을 감소시킨다.

㉢ 60[Hz] filter(=AC filter) : 상용주파수인 60[Hz] 주파수의 진폭을 선택적으로 감소시키는 역할을 하지만 제한적으로 사용되어야 한다.

⑤ 뇌파분석장치

뇌전도의 기록부에 포함된 뇌파분석 장치는 뇌파를 측정하여 분석하는 부분으로 다음과 같은 종류가 있으며, 최근 전산화를 통해 분석프로그램이 내장되어 있는 장치들로 구성된다.

㉠ 주파수 분석장치 : 뇌파에 포함되는 주파수의 성분을 필터 외 신호처리를 통해 여러 대역으로 분리하거나 특정 주파수를 꺼내어 표시한다.

㉡ 상관관계 분석장치 : 뇌파의 잔기 및 상호상관 함수를 계산한다.

㉢ 유발전위 가산장치 : 특정한 자극에 대한 뇌의 응답을 얻어낸다.

㉣ 자동진단장치 : 뇌파의 파형을 해석하여 간단한 진단을 한다.

(4) 뇌전도 검사시 주의사항

① 피검자에게 긴장이나 불안감 등의 정신적인 스트레스를 주지 않도록 한다.

② 올바른 부위에 전극을 장착한다.

③ 머리 기름 등을 바르지 않으며 이마와 귓불 등을 깨끗이 닦아 전극의 접촉저항을 작게 하며, 뇌전도는 교류장해로부터 차폐가 필요하다.

④ 기계적 진동이 장치에 전달되지 않도록 해야 한다.

⑤ 측정 전 뇌전도의 감도, 시상수, 내부 잡음, 위상특성, 기록펜 압력 및 위치, 댐핑 등과 같은 항목을 확인, 조정을 하여야 한다.

⑥ 고압 송전선, 모터, X-선 장치, 변전소 등의 가까이에서는 뇌전도 검사를 피한다.

3. 근전도

신경과 근섬유를 따라 자극이 전달되면 근육 내 이온 변화가 발생하게 된다. 근의 안정시 섬유막의 외부는 (+)이온, 내부는 (−)이온상태를 나타나게 된다. 이때 근이 수축을 하게 되면 자극이 전달되면서 섬유막 외부와 내부의 이온이 상호 전달되는 탈분극 현상이 발생되며, 전달 후에 다시 분극상태로 돌아가게 된다. 이때 전달 경로의 다른 두 지점 간에 전극을 부착하고 전압계를 통해 두 지점 간의 전위차를 얻을 수 있으며, 이를 증폭하여 그래프 상태로 나타낸 것이 근전도(Electromyogram(EMG) : 일렉트로마이어그램)이다.

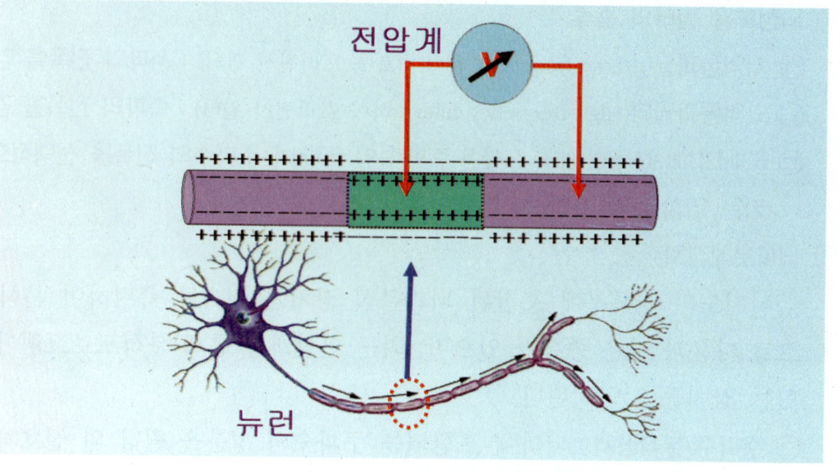

그림 3-7 • 신경의 활동전위 측정

근육이 흥분하여 수축작용을 할 때 발생하는 미세한 **정막전위**(약 80[mV] 내외)**의 골격근이 수축**(약 10[μV]~10[mV])**할 때에 생기는** 활동전위로 **전극**[9]을 이용한 적당한 방법으로 유도하여 증폭시켜 그래프로 나타낸 것이다. **주파수 대역은 5~10[kHz]의 넓은 범위**를 갖는다. 평활근 역시 활동전위가 기록될 수 있지만 **평활근의 경우는 보통 평활근전도**라 하여 따로 구분된다.

① 운동을 위한 말초신경계의 기본적 활동단위인 신경 · 근단위(운동단위)는 **신경의 전각세포, 축색과 수초를 포함한 신경섬유, 신경과 근육의 접합부**(신경 · 근연접)와 이 접합부에 연결된 모든 근섬유를 포함하는 생리적 단위이다.

② **근전도**(Electromyogram(EMG) : 일렉트로마이어그램)의 가장 큰 목적은 **어떤 병변이 이 운동단위 신체부위 중 어느 곳을 침범하고 있는 것인가를 판별하는** 것이며 그 병변이 국소적인 침범인가 또는 전신적인 침범인가와 그 침범의 정도가 얼마나 심한 상태인가를 진단하는 것이다.

③ 근전도 검사는 크게 두 가지로 나눌 수 있다.

㉠ 피검자를 검사하고자 하는 **근육을 이완 및 수축시켜 근육표면, 또는 근육안에 삽입된 침전극을 통해 근활동전위를 측정하는 방법**(보통 환자의 고통 때문에 주로 표면전극이 주로 쓰인다)이다.

㉡ 검사하고자 하는 근육을 지배하는 **신경을 자극하여 이로 인해 유발된 근활동 전위를 측정하는 방법**이 있다.

---

9) **전극** : 인체의 전위와 전류를 측정하여 기록하기 위해서는 인체와 측정기기 사이에 연결단자가 있어야 한다. 이 단자 역할을 하는 것이 바로 전극이다. 전극의 기능은 생각보다 단순하지 않다. 항상 전위를 측정할 때에는 전류의 흐름을 동반하게 되는데 인체 내의 전류는 이온들의 이동에 의하여 생기고, 도선에서의 전류는 전자의 이동에 의한 것이기에 **전극은 이온전류를 전자전류로 바꾸는 변환기 역할을 수행**하여야 한다.

(1) 근전도의 활용

근활동 상태나 근활동의 근간이 되는 중추신경의 지배 상황을 파악할 수 있으며, 또한 근활동을 통해 신경질환이나 예후의 진단 등 임상적인 측면에서와 생체역학, 운동생리학 분야에서 신체활동을 해석하는 수단으로 활용된다.

근육의 움직임은 신경계가 없이 이루어질 수 없다. 신경계의 활성과 근육의 적절한 조절이 이루어짐으로써 수의적, 불수의적인 근육 움직임을 수행하게 된다. 따라서 근육과 신경의 흥분성 막전위, 화학적 신경전달 물질들은 인체활동에 필요한 운동단위와 근섬유의 동원 등을 통합적으로 조절하게 된다.

(2) 신경 · 근단위

임상적으로 근전도는 신경 · 근단위의 활동을 기록하는 데 목적을 두고 있다.

① 신경 · 근단위(Neuro Muscular Unit(NMU) : 뉴로 머스큘러 유닛)란 척수의 전근에서 나오는 운동신경세포와 그 지배 아래에 있는 근섬유를 하나의 기능적 최소 단위로 생각한 것으로 운동단위(Motor unit : 모터 유닛)[10]라고도 한다.

② 운동뉴런은 지배하는 근육에 연접하기 전에 또는 연접된 직후에 수많은 가지를 내어 평균 100개 이상의 근섬유와 연결된다. 이와 같은 운동단위가 합해져서 구성되고, 정상에서는 각 운동단위의 흥분은 비동기적이다.

③ 근육의 수축이 일어날 때에는 모든 운동단위의 활동전위가 나타난다. 이 운동뉴런 하나가 연결시키는(지배하는) 근섬유 수의 비율을 지배비율이라 부른다.

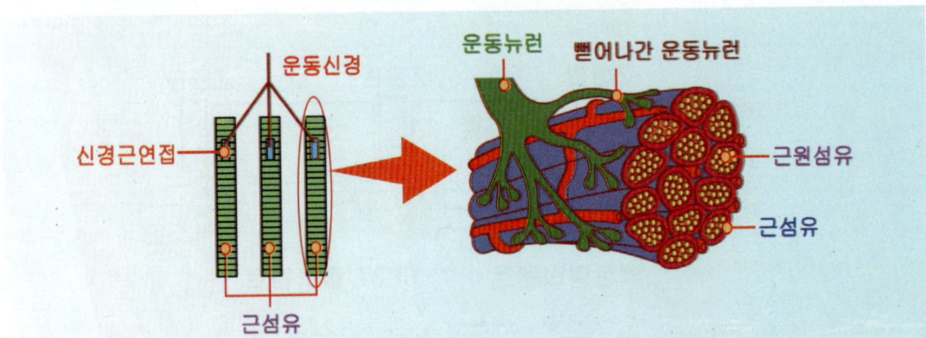

그림 3-8 • 신경·근(운동단위)을 구성하는 신경원과 근섬유

10) 운동단위(Motor unit : 모터 유닛) : 운동단위는 근수축을 위한 신경조절의 기능적 단위로 하나의 운동뉴런에 의하여 지배되는 여러 개의 근섬유로 구성되어 있으며, 뉴런은 긴 축색돌기를 가지고 있고 이를 통해 신경이 근섬유까지 전달되며 신경이 근육으로 유입되는 지점을 바로 운동단위라고 한다. 섬세한 운동이나 느리고 작은 힘의 발생에 필요한 운동단위의 크기는 작고 빠르지만, 과격한 운동이나 큰 힘의 발생에 필요한 운동단위의 크기는 크고 느리다.

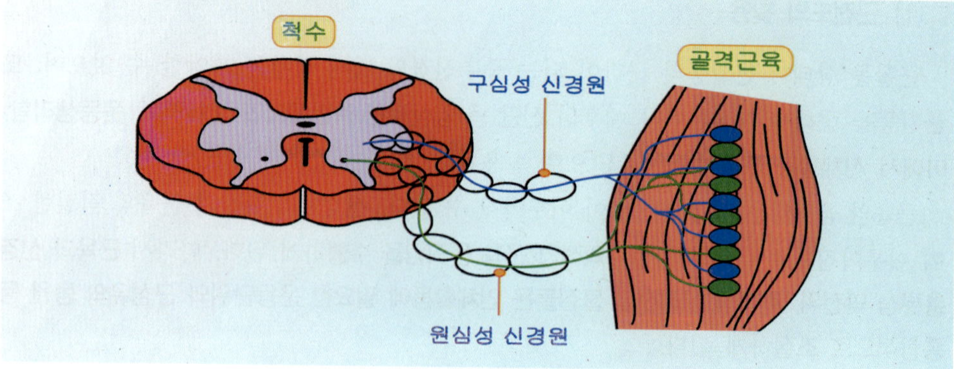

그림 3-9 • 척수로부터 뻗어 나온 신경운동단위

④ 하나의 운동단위가 그림 3-8과, 그림 3-9와 같이 흥분하면, 그 지배하의 근섬유군은 동시에 동기적으로 수축을 일으킨다. 근육은 이와 같은 운동단위가 많이 모여 구성된 것이며 근육의 수축이 일어날 때에는 모든 운동단위에서 활동전위가 발생한다.

⑤ 인체에는 약 600개 이상의 골격근이 있으며 하나의 골격근은 수천 개의 근섬유(근세포)로 이루어져 있다. 개개의 근섬유는 근장 속에 평행하게 배열된 많은 근원섬유를 가지고 있으며 근원섬유는 많은 근 필라멘트로 이루어져 있다.

⑥ 근 필라멘트에는 무거운 분자량의 단백질로 이루어진 미오신 필라멘트와 가벼운 분자량의 단백질로 이루어진 액틴 필라멘트 등이 있는데 그림 3-10과 같이 근육수축은 액틴 필라멘트가 미오신 필라멘트 중앙으로 미끄러져 들어가면서 이루어진다. 골격근 세포막은 신경세포막과 같이 활동전압을 발생시키고 전도하는 특성을 가지고 있다.

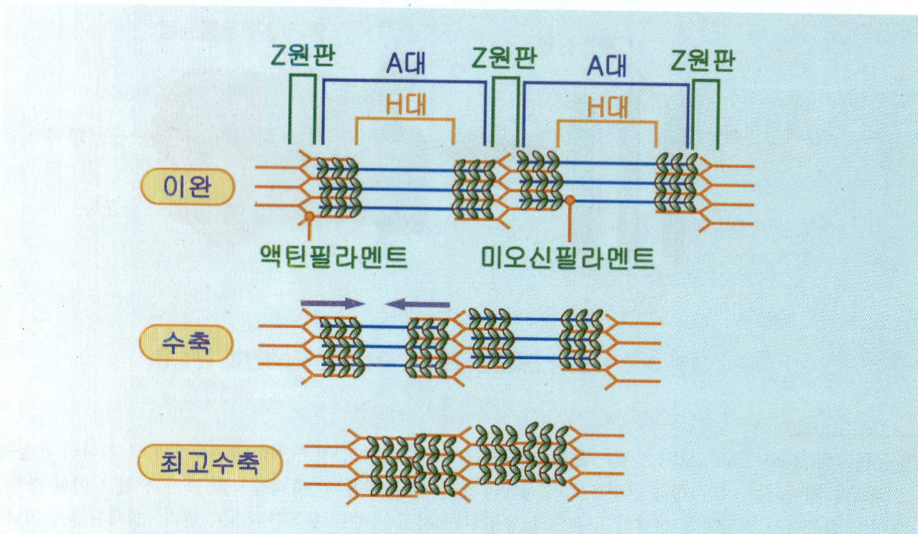

그림 3-10 • 근육세포의 수축원리

(3) 신경근 연접

하나의 운동뉴런이 근섬유에 연결되기 위해서는 여러 개의 분지로 나뉘게 된다. 이들 나눠진 분지의 끝인 종말과 하나의 근섬유의 근초가 연결되어 있는 구조를 신경근 연접이라고 하며, 신경의 활동전압이 종말 Axon(액손)에 도달하게 되면 종말 Axon(액손)에 존재하는 신경 전달 물질이 유리된다.

(4) 근수축 형태 및 특성

근수축이란 액틴[11]과 미오신[12]이 결합하여 파워를 생성하는 능력과 4단계의 근수축 과정의 평균 활성도를 말한다. 수축은 근육이 짧아진다는 의미로 근육은 수축하여 짧아지면서 힘을 발생하기도 하며, 반대로 근육의 길이가 유지되거나 그 길이가 늘어나면서 힘이 발생되기도 한다.

(5) 연축, 가중, 강축

근육이 흥분이나 수축 정도에 따라 1회 수축 이완하는 것을 연축이라고 하고, 근육이 수축 상태에서 완전히 이완되지 않은 상태에서 다음 자극이 주어지게 되면 앞의 장력에 추가되어 증가하는데 이를 가중이라 한다. 그리고 자극의 빈도가 증가하여 최대 장력을 지속적으로 발생시키게 되는 것을 강축이라 한다. 이들 강축은 근피로에 의해 발생되기도 하며, 자극이 멈춰질 때 종료된다.

(6) 근의 활동전위 특성

전위는 약 10[μV]~10[mV], 지속시간은 30[msec] 정도, 주파수 대역은 5~1000[Hz] 정도이다.

(7) 근전도의 종류

① 일반 근전도 : 근육 내에 침전극을 삽입하여 안정시, 수의운동시의 근육활동 전압이다.

② 표면 근전도 : 피부표면에 전극을 부착하여 무통증, 비침습적인 방법으로 측정된 근육활동 전압(표면근전도 신호파형)이다.

③ 유발 근전도 : 말초신경에 직접 전기자극을 가하게 되면 그 신경의 지배 하에 있는 근육이 수축하게 되고 활동전위를 발생시키는데 이를 유발 근전도라 하며, M파, H파, F파, T파로 분류한다.

---

11) 액틴(Action) : 근육을 구성하며, 그 수축에 필요한 단백질의 일종

12) 미오신(Myosin) : 근육을 이루는 주요 단백질

㉠ M파 : 자극 후 수 [msec]의 잠복기간 후 나타나는 전위, 말초운동신경 및 이에 연결되는 신경근육접합부의 이상 유무 및 근섬유 상태를 반영한다. 자극에 비례하여 진폭이 커진다.

㉡ H파 : 자극 후 20~30[msec]의 잠복기간 후에 나타나는 전위이다. 척수반사회로를 통해 자극을 전달하며 초기 자극강도에 비례하여 진폭이 증가하다가 M파가 나타나면서 진폭이 감소한다. 주로 하지에서 도출한다.

㉢ F파 : 자극 후 20~30[msec]의 잠복기간 후에 나타나는 전위이다. 원심성 운동신경섬유를 역행하는 자극에 의한 것이다. 근육부위의 운동신경 전도속도를 측정하는데 유효하다. 최대의 강한 자극에 의해서만 기록되며 척수내 병변의 지표가 된다.

㉣ T파 : 건반사(슬개건, 아킬레스건)를 통한 근육의 움직임을 반영한다. 말초신경장애에서 감쇠 또는 소실되며, 중추신경장애에서 항진된다.

(8) 근전도 유도법

유도법이란 생체에 한 쌍의 전극을 부착하여 생체신호를 유도선에 의해 증폭기로 유도하는 것을 의미한다. 근전도 유도법에는 활동 부위나 비활동 부위에서의 측정이 가능한 단극 유도법과 활동 부위에서만 유도가 가능한 쌍극 유도법이 있다.

(9) 정상근전도 신호의 특성

① 피부표면전극에 의한 신호파형 : 근수축의 강약의 정도는 근전도의 진폭의 차이로 나타난다.

② 침전극에 의한 파형은 표 3-2와 같이 나타낸다.

표 3-2 • 침전극에 의한 파형상태

<table>
<tr><td rowspan="4">안정시</td><td colspan="2">완전히 이완상태에서는 근방전이 나타나지 않으며 전기적으로 안정된 상태이다.
조금이라도 수의 수축이 있으면 스파이크 방전현상이 반복한다.</td></tr>
<tr><td>자입전위</td><td>침전극 삽입시 나타나는 돌발 전위이며, 진폭 1~3[mV], 지속시간 100~300[msec]이다.</td></tr>
<tr><td>신경전위</td><td>운동신경분지 부근이 침전극으로 자극시 자발전위, 통증동반,
진폭 50~200[μV], 50~100[Hz], 2~3[msec]이다.</td></tr>
<tr><td>종판전위</td><td>침전극이 신경 · 근육접합부 자극시 발생한다.
진폭 20~100[μV]. 지속시간 1~2[msec]이다.</td></tr>
<tr><td>수축시</td><td colspan="2">약한 수의 수축시 주기적으로 반복되는 신경 · 근단위(NMU) 전위가 발생한다.
근 수축이 강할 경우 활동성 근섬유의 증가로 근방전의 수가 증가, 이때 진폭은 불변이다. 최대수축시 간섭파형이 발생한다.</td></tr>
</table>

(10) 근전계의 구성

① 유도용 전극 : 유도법에 사용하는 전극은 크게 생체를 손상시키지 않기 위한 피부표면 전극 그림 3-11과 직접 생체 내로 전극을 찔러 넣는 침전극 그림 3-12로 분류할 수 있는데 보통 환자의 고통을 덜어주기 위해 표면전극을 주로 사용한다.

제 3 장

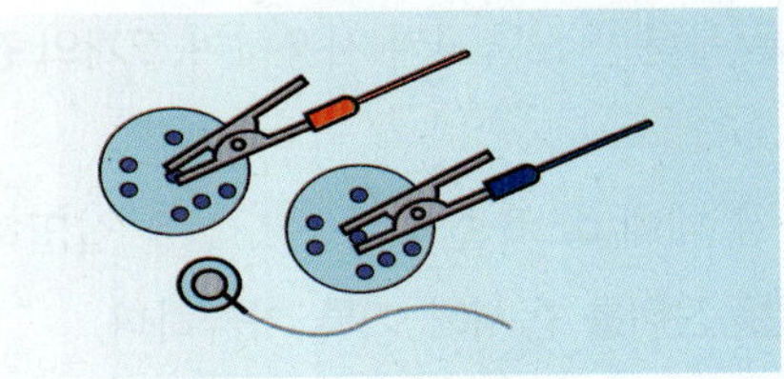

그림 3-11 • 표면전극

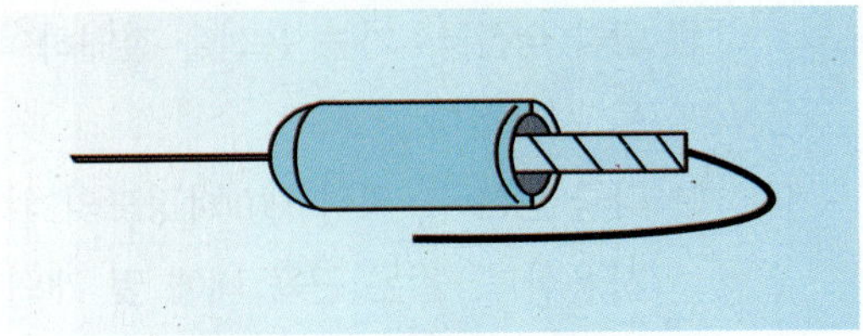

그림 3-12 • 일반적인 침전극

㉠ 피부표면 전극은 모양에 따라 원판전극, 막대전극, 링전극 등으로 다양하며 전극의 지름은 약 0.5~2.5[cm] 정도이다. 피부표면 전극은 근육전체의 수축상태나 신체의 자세, 동작, 반사활동조사, 그리고 유발근전도 측정시 적합하나, 개개의 신경·근단위(NMU) 활동전위를 분리하여 기록할 수 없다는 단점이 있다.

피부표면 전극의 특징으로는

㉮ 신체의 표면에 부착한다.

㉯ 간섭파형[13]으로 인해 개개의 신경·근단위(Neuro Muscular Unit : NMU)를 분리하여 측정할 수 없다.

㉰ 근육 전체에 대한 활동전위의 측정이나 반사활동의 검사에 유효하다.

㉱ 표면전극 조건으로는 장시간 안정적으로 접촉유지가 가능해야 하며 접촉저항과 분극전압이 적고 잡음이 잘 발생하지 않아야 한다.

㉡ 침전극은 피부를 뚫고 바늘을 삽입하는 전극으로 신체 내부의 미세한 전위신호를 표면에서의 간접측정이 아닌 직접측정을 할 때 사용하며 근육 개개의 신경·근단위의 활동전위를 분리하여 유도하는데 표면전극은 침전극에 비해 신체피부에 대한 접촉이 떨어지기 때문에 환자가 불안감과 아픈 것만 참을 수 있다면 표면전극보다 정밀한 생체 내 개개의 NMU[14](신경·근단위) 활동전위를 분리 유도하여 측정할 수 있으며, 다음과 같은 종류가 있다.

㉮ 동심형 일심 침전극 : EMG 측정시 가장 많이 사용하며, 봉입선이 50~100[μ

---

13) 간섭파형 : 근육의 수축이 너무 강하면 다수의 운동신경단위의 활동전위가 증가하고 서로 간섭하여 진폭이 큰 복잡한 형태가 되는 것으로 개개의 운동신경단위의 활동전위를 분리하지 못하고 그 전위도 관찰할 수 없는 파형을 말한다.

14) NMU : Neuro muscular(신경·근단위) unit의 약어, 첫 글자만 따서 NMU라 함

m]의 에나멜구리선으로 끝이 절단되어 노출되어 있으며, 장점으로 개개의 신경 · 근단위(NMU)의 활동전위를 분리유도가 가능하다.

㉯ 동심형 이심 침전극 : NMU(신경 · 근단위)로 분리유도가 가능하며, 일심 침전극보다 국한된 부위 전위기록. 봉입선의 두께 및 거리에 따라 진폭이 변화하는 단점이 있다.

㉰ 단극 침전극 : 가는 은선을 절연하여 끝 부분만 노출시켜 사용하며, 2개의 전극을 사용한다.

㉱ 다극 침전극 : 외경 1[mm]정도의 외장침 내에 5~6줄의 가는 도선을 삽입하여 사용한다. 같은 근육 내에 몇 개의 활동전위를 동시에 기록 가능하다.

㉲ 미소 침전극 : 직경 20~25[μm] 정도의 아주 가는 백금선을 봉입한 것으로 백금선 노출수에 따라 일심, 이심, 다심 전극으로 분류한다. 아주 가늘기 때문에 신경 · 근단위(NMU) 내의 단일 근섬유 세포의 활동전위를 유도한다. 전극의 부착은 통증 또는 마비부위, 수술관련 부위 등 근육에 있는 모든 부위에 부착이 가능하며, 재활치료의 경우 치료하고자 하는 근육부위에 전극을 부착하여 사용한다. 스트레스 등의 감정이나 정서와 관련된 근전신호를 얻고자 할 경우는 보통 얼굴 근육부위에 부착한다.

② 입력부 : 전극 접속기와 교정장치로 구성되며, 감도조절 기능이 있다.

③ 증폭부 : 전치 증폭기와 주 증폭기로 이루어져 있으며, 기록측정을 위해 120[dB](100만배) 정도의 증폭도를 갖추어야 한다.

④ 영상표시부 : 근전도 신호의 파형 관찰을 위한 브라운관은 오실로스코프이다.

⑤ 기록부 : 근전도의 신호파형 출력을 위한 표준 이동속도(Line-monitor : 라인-모니터)는 20[cm/sec]이다. 더 자세한 내용은 현대 의용기계공학 8장 생체전기신호, 근전도, 뇌전도, 심전도를 참조하면 된다.

06 | 환자감시 시스템

환자감시 시스템(Patient monitoring system : 페이션트 모니터링 시스템)은 과거의 진료담당과 별로 독립적인 환자진료에서 벗어나 환자의 증상이나 상태 또한 치료의 시기나 간호의 정도에 따라 의료진이나 시설을 전문화, 중앙집중화하려는 환자진료 시스템이 활용되었다. 현재 환자를 위한 집중치료실의 설치와 치료를 위한 환자감시장치의 개발이 이루어졌다. 이렇게 집중 환자감시 시스템은 주로 중환자를 대상으로 하며 환자의 생명유지를 위한 ECG,

SPO_2, CO_2, NIBP, IBP, 체온, 호흡, 심박수 등의 진단정보를 연속 측정함으로써, 위급하게 발생하는 환자상태의 변화를 빨리 발견하여 신속하게 치료하려는 것을 목적으로 한다. 특히 심근경색증과 같은 급격한 경과를 특징으로 하는 중증 심질환 환자를 대상으로 하는 심장병 치료실(Coronary Care Unit(CCU) : 코러너리 케어 유닛)에서 환자감시 시스템에 의한 치료효과는 대단하다.

제 3 장

1. 집중치료실

심정지, 심근경색증 등의 심질환과 같이 예고 없이 발병하는 질환으로부터 죽음을 면하기 위해서는 응급치료가 필요하다. 이와 같은 치료는 병원 내의 특수한 장치를 비치한 그림 3-13과 같은 집중치료실(Intensive Care Unit(ICU) : 인텐시브 케어 유닛)에서 이루어진다.

ICU에서는 중환자의 상태변화에 신속히 대응하기 위해 지속적인 관찰과 생리상태의 연속감시가 이루어져야 하며, 필요할 때에 응급치료가 빨리 행해져야 한다. 이를 위해서 ICU에는 생체의 여러 가지 현상을 연속 계측할 수 있는 집중 환자감시 시스템뿐만 아니라, 응급치료를 할 수 있는 숙련된 의사, 간호사 등의 의료인력 배치와 응급장치가 설치되어 있어야 한다. ICU는 병원의 차별성에 따라 일반적으로 다르며, 표준화된 ICU는 그리 많지 않다. 또한 집중치료장치도 계속 발전하고 있으며, 오늘날에는 컴퓨터에 의한 자동계측장비가 개발되어 생리계측장치가 사용되고 있다.

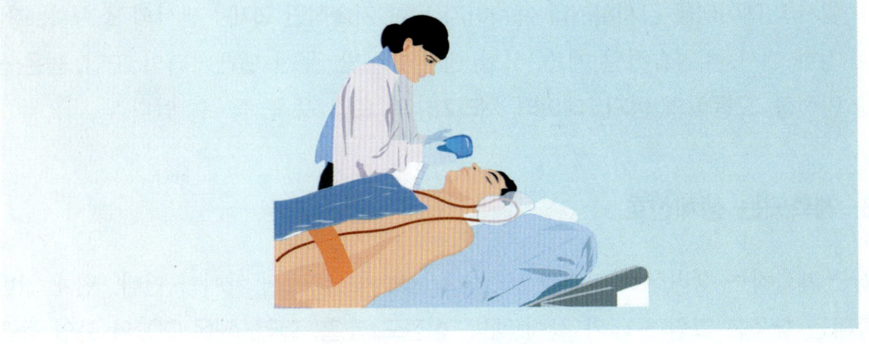

그림 3-13 • ICU(집중치료실)

2. 환자감시장치

환자감시는 연속적으로 환자의 질병상태를 파악하여야 하므로, 많은 인력과 비용이 필요하다. 그러므로 병원경영상 합리화가 필요한 분야로서 가장 의공학 기술이 필요한 업무라 할 수 있다. 환자감시장치가 이용되기 시작한 것은 그림 3-14와 같은 수술실이나 회복실에서 작은 단위의 소형 감시에서부터였다. 이후 치료가 진료 각과의 독립적인 치료에서 중앙집중

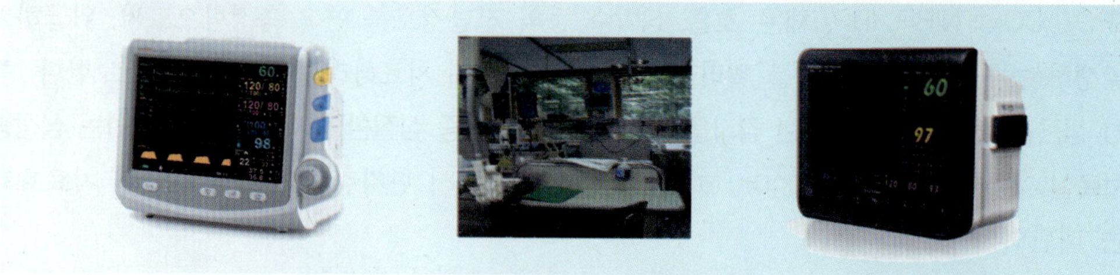

그림 3-14 • 중환자실 및 환자감시장치

식[15]으로 바뀌었고, 전문화하면서 ICU, CCU[16] 등에서 감시 시스템으로 발전하였으며 컴퓨터와의 결합을 통해 병원 전체의 환자감시 시스템으로 확대되고 있다.

① 일반적으로 병원에서 **환자감시가 이루어지는 수술실, 회복실, 집중치료실**(Intensive Care Unit(ICU) : 인텐시브 케어 유닛), **심장병치료병실**(Coronary Care Unit(CCU) : 코러너리 케어 유닛), **호흡기질환 집중치료실**(Respiratory Care Unit(RCU) : 리스파이러터리 케어 유닛), **뇌졸중 집중치료실**(Stroke Care Unit(SCU) : 스트로크 케어 유닛), **미숙아, 신생아실, 분만실, 고압산소실, 방사선치료실** 등이 있다.

② 계측에 의해서 지속적으로 수집되는 데이터에는 **환자의 신장, 체중 등의 기초 데이터 및 신체검사 데이터, 생리학적 데이터, 투약 · 치료의 데이터, 기왕증**[17], **약품 등에 대한 알레르기 유무** 등이 포함된다.

③ **환자의 데이터를 감시하거나 계측하기 위한 기술적인 과제** : 센서의 소형화, 장시간 안정한 센서, 비침습적인 계측, 복합 센서의 개발, 무선 텔레미터의 도입, **높은 신뢰성과 안전성, 오동작의 방지, 데이터 처리기술의 도입** 등을 들 수 있다.

3. 계측되는 생체신호

집중 계측하는 생리신호는 병원 또는 ICU(집중치료실)에서 차이가 난다. 현재 일반적으로 계측되는 항목은 그림 3-15와 같이 **맥박, 심전도, 호흡, 혈압, 체온 CO_2**의 분압 등을 들 수 있다. **생리기능을 계측할 때 주의해야 할 점**은 환자의 회복과정에 도움이 되고, 가능한 한 환자에게 불쾌함을 주지 않아야 한다. 생체신호의 생리기능을 측정하면서 집중치료중의

---

15) **중앙환자감시장치**(Central monitoring system : 센트럴 모니터링 시스템) : 환자감시장치가 환자당 1대씩 설치되며, 여러 개의 환자감시장치로부터 수집된 정보는 **중앙감시센터**(Central station)의 통합모니터로 전송된다. 이런 중앙환자감시장치는 병원의 ICU(집중치료실), OR(수술실), ER(응급실), **회복실** 등에서 사용되는 중요기기로서 **환자의 생체신호를 감지하며 환자 상태를 확인**하는 데 이용된다.

16) CCU : Coronary Care Unit(코로너어리 케어 유닛)의 약어

17) **기왕증** : 환자가 과거에 경험한 질병이다.

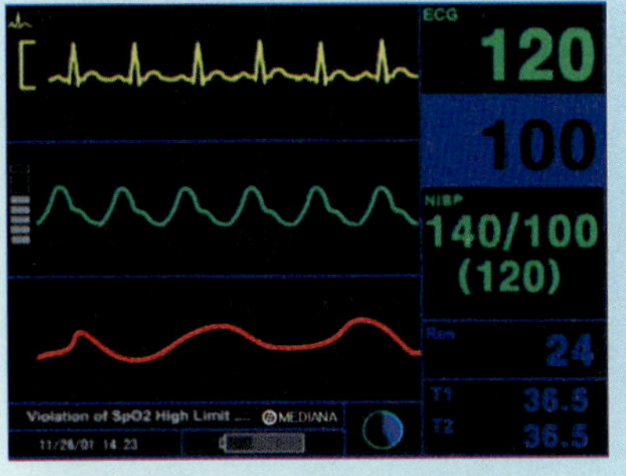

그림 3-15 • 계측되는 신호

환자감시장치의 측정 가능한 정보는 다음과 같다.

(1) 심전도

집중치료실(Intensive Care Uint(ICU) : 인텐시브 케어 유닛)에서 환자 감시되는 주요 생체신호는 그림 3-16과 같이 **심전도**(Electrocardiogram(ECG, EKG) : 일렉트로카디오그램)이다. 심전도는 **심장의 수축, 확장에 따른 활동 전위를 표면전극을 통해 연속적인 파형**으로 나타냄으로써 현재의 심장상태를 정확히 판단하도록 한다. 통상 ECG와 평균심장박동수(HR)을 동시에 측정하게 되며, **심장박동으로 인한 전기적 파형**(심전도)을 분석하여 **부정맥, 협심증, 심근경색**(심장마비) 등의 **허혈성 심장질환과 심방·심실의 비대, 확장 등을 진단**할 수 있다. 임상용 환자감시장치는 채널수에 따라 1~12개 채널에서 동시측정이 가능하며, 5~10개 리드선을 심장근처 부위와 손목, 발목에 전극으로 연결하여 심전도검사를 하게 된다. 심전도는 심전도 모니터에 의하여 영상화되어 환자감시를 할 수 있다. 심전도 모니터는 심장기능의 저하를 나타내는 소리의 출력, 또는 심박수의 음의 표시를 나타내기 위한 소리의 출력뿐만 아니라 **낮은 임피던스 음원으로부터 ECG**(심전도)**를 검출**할 수 있다.

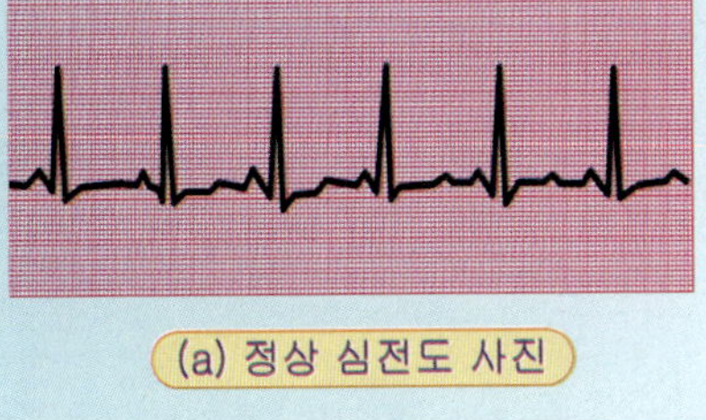

(a) 정상 심전도 사진

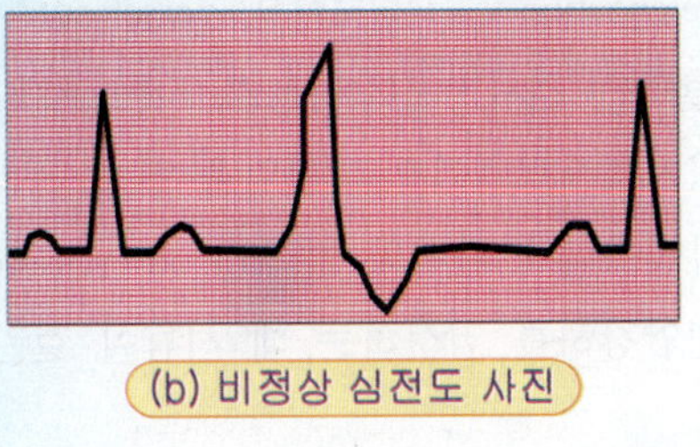

(b) 비정상 심전도 사진

그림 3-16 • 심전도 사진

집중치료중인 심전도 계측에 사용되는 전극은 장시간 사용에 적합한 것이 필요하다. 또한 전극 페이스터(Paster)는 피부를 자극하지 않고, 환자에게 불쾌감을 주지 않는 것을 사용해야 한다.

(2) 호 흡

중증환자나 대수술 후의 환자 중에는 환자의 호흡(Respiration : 레스퍼레이션) 기능도 계측하는 것이 바람직하다.

① 호흡기능 : 환자의 콧구멍에 장착시킨 서미스터 뉴모그래프로 측정할 수 있다. 호흡수로 표시할 뿐만 아니라 설정한 한계치 이하로 호흡수가 떨어지거나 이상으로 증가하거나 또는 서미스터 뉴모그래프에 의한 신호 값이 설정하여 놓은 진폭 이하로 떨어지면 경보를 울린다. 호흡상태를 측정하여 파형으로 브라운관에 나타내고 호흡횟수는 숫자로 표시한다.

② 측정방법 : 호흡의 측정은 ECG(심전도)의 두 전극 사이에 발생되는 임피던스의 변화를 이용하여 측정하는데 환자의 흉곽에 2개의 전극을 부착하고 전극 간의 저항변화를 감지하여 호흡상태를 측정한다. 사람이 호흡을 할 때는 흉곽근육이 수축, 팽창을 반복하는데 이 때문에 흉곽근육의 저항이 변하는 것을 전극을 통해 감지하여 호흡측정에 이용하는 것이다.

㉠ 호흡측정방식은 비구형이라고 하는 예열된 서미스터의 온도를 변환시키는 방식이다.

㉡ 전해액 또는 카본을 가득 채운 고무튜브를 흉부에 감아서 저항변화를 측정하는 방식이다.

㉢ 흉곽의 전후에 코일을 놓고 고주파에서의 상호 유도를 측정하는 방식 등이 있다.

(3) 혈 압

ICU에서 계측할 수 있는 생체신호는 혈압이다. 혈압은 동맥 내에서 카테터 삽입법(Catheterization : 카세터레이션, Vessel cutdown : 베설 컷다운)에 의해 직접측정하기도 하지만, 비관혈적인 검사인 간접측정법, 자동 커프 측정 등이 사용되고 있다. 그러나 자동 혈압측정장치는 샘플링법이므로 혈압을 연속 기록할 수 없고, 환자에게 다소 불쾌감을 준다. 따라서 갑작스럽게 환자의 혈압(Blood Pressure(BP) : 블러드 프레셔)이 내려갔을 때 이 장치에서는 혈압강하를 검사하는 데 시간이 걸린다.

① 플레시스모그래피(Plethysmography)를 통한 혈압계측은 환자에게 불쾌감이 적고, 수축기·확장기의 정확한 값을 얻는 것이 아니고, 순환기계의 상대적인 지표만을 얻을 수 있

다. 혈압은 환자의 앞이마, 귓불 또는 비중격에 장착된 플레시스모그래프에 의하여 측정된다. 플레시스모그래피용 측정기는 맥박수의 정보도 얻을 수 있다. 초기에 설정된 맥박수 한계치를 초과하거나 설정값 이하로 떨어지면 경보신호(알람)를 발생한다. 혈압의 반복 측정을 위한 최적의 방법에는 현재 여러 가지 방법이 행해지고 있지만, 어떤 방법이든 각각 특징이 있다. ICU에서는 한 가지 또는 그 이상의 방법을 쓰고 있다.

② 확장기와 수축기의 동맥압은 평상시 계측되고 있지만, 필요시에는 평균혈압과 정맥압도 계측한다. 심실이 수축하여 혈액이 동맥으로 밀려 나갈 때의 혈압을 수축기 혈압(Systolic : 시즈플릭 BP) 또는 최고 혈압이라고 부르며, 심실이 확장하여 혈액이 밀려 나가지 않을 때도 동맥벽에 탄력이 있어 혈액을 압박하고 있으므로 혈압이 영(Zero)으로 되지는 않는다. 이때의 혈압을 확장기 혈압(Diastolic : 디아스플릭 BP) 또는 최저 혈압이라고 한다. 혈압의 측정에는 두 가지 방법이 있다. 청진기를 사용하는 수은혈압계와 혈관 내로 생리식염수를 채운 카테터를 삽입하여 혈압을 체외로 유도하여 압력 트랜스듀서로 측정하는 방식이다. 청진기로 측정하는 방법을 간접법 또는 비관혈식이라 하고 압력 트랜스로 측정하는 방법을 직접법 또는 t관혈식이라고 부른다. 흔히 사용되는 간접법은 기구나 방법이 간단하지만 쇼크 상태의 이상 저혈압시에는 측정이 불가능하다. 직접법은 기기가 필요하고 방법이 복잡하지만 어떠한 상황에서도 측정이 가능하므로 모니터용으로 많이 사용된다.

1) 간접측정법

압박대를 상완부에 감고 상완 동맥이 있는 곳에 청진기를 댄 다음 송기구를 통해서 압력을 충분히 높이면 혈류가 정지한다. 압력을 낮추어 가면 혈맥이 흐르기 시작하는 순간부터 혈관음이 들리는데 이때의 혈압을 최고 혈압이라고 하며 압력을 더욱 낮추어 가면 소리가 점차로 맑고 커지다가 서서히 약해지고 탁음이 되면서 어느 압력에 이르면 들리지 않게 되는데 이때의 혈압을 최저 혈압이라고 한다. 환자감시장치에서는 청진기 대신 압박대의 중앙부에 음파 센서 또는 압력변환기를 두어 혈관음 또는 압력의 변화를 측정한 후 압력단위인 [mmHg]로 환산하여 최고 혈압, 최저 혈압, 그리고 평균 혈압을 모니터상에 디지털로 표시하는 방법과 압력변화를 파형으로 나타내는 방법이 있는데 통상 환자감시장치에서는 이 두 가지를 모두 표시한다.

2) 직접측정법

직접법에 의한 혈압측정에 사용하는 관혈식 모니터는 카테터와 압력 트랜스듀서 및 본체, 기록기, 모니터용 브라운관으로 구성된다. 카테터는 생리식염수로 채워놓고 혈압을 체외로 유도하는 역할을 한다. 압력 트랜스듀서는 전달된 혈압을 전기신호로 변환하며 모니터 본체는 혈압의 전기신호를 증폭하여 펜으로 기록할 수 있고 브라운관에 표시한다.

3) 직접측정법 사용순서

① 트랜스듀서의 멸균 : 약물이나 가스로 멸균한다.

② 트랜스듀서 내의 기포 제거 : 카테터와 삼방 코크(3Way-stopcock : 스리 웨이-스톱콕)를 트랜스듀서에 연결하여 생리식염수를 흐르게 하여 돔(Dome) 내부, 카테터 내부의 기포를 완전히 제거한다.

③ 바른 설치 : 트랜스듀서는 환자의 심장 높이와 같도록 한다.

④ 사용 중의 세척(Flushing : 플러싱) : 카테터나 동맥 침의 선두 부분은 응혈되지 않도록 헤파린이 들어 있는 생리식염수로 3시간에 1회는 세척하여야 한다. 선두 부분이 응혈되거나 기포가 혼입되면 혈압파형이 정밀하지 않다.

⑤ 공기제거에 의한 기준선의 확인 : 때때로 트랜스듀서의 카테터 측의 삼방 코크를 막고 공기빼기 코크를 열어 트랜스듀서에 가해지는 압력을 영(0)으로 하여 레코더나 브라운관상의 기준선에 맞추도록 한다. 혈압 트랜스듀서는 떨어뜨리면 내부의 스트레인 게이지가 파손될 수 있으므로 취급에 주의한다.

(4) 체 온

서미스터 프로브에 의하여 측정된다. 체온(Temperature : 템퍼러처)을 지시하는 측정기에는 체온이 설정치로부터 벗어났을 때 경보를 발하는 장치도 같이 들어 있다.

체온은 거의 일정하며 정상적인 상태에서 약 37[°C]를 유지한다. 따라서 환자상태를 판단하는 중요 인자로서 기본적인 기능임에도 환자감시장치에서는 심전도나 혈압보다는 사용빈도가 적다. 온도 프로브를 환자의 피부, 구강 또는 항문에 넣어 체온을 감지하여 회로를 통해 증폭한 후 숫자로 나타낸다.

(5) 혈중 산소포화농도(SpO_2)

환자의 동맥혈 내의 산소포화도를 비침습적인 방법으로 측정하여 환자의 호흡상태를 판단하는 기능이다. 체내 산소상태를 디지털화하여 판단함으로써 환자의 호흡관리 및 인공적인 산소공급을 위한 판단에 도움을 주게 된다. 동맥혈의 산소포화도는 동맥혈의 헤모글로빈이 산소와의 결합 백분율로서 SaO_2[18]라고도 하며, 건강한 성인의 수치는 94[%]~100[%]이다.

① 측정방법 : SpO_2 센서는 발광부와 수광부가 있으며 발광부에서는 LED 발광을 통해 적외선과 빨간색 빛을 동시에 방출하게 된다. 방출된 빛은 손가락 사이의 혈관을 통과하

18) SaO_2 : 혈액의 산소포화량은 산소와 포화된 동맥피에 헤모글로빈 분자의 백분율을 말하며, 즉 동맥 속의 헤모글로빈이 산소와 몇 [%] 결합하였는지를 측정하는 것이며 이 수치를 SaO_2라고 부른다. 펄스옥시미터로 측정된 SaO_2를 SpO_2라고 부른다.

여 수광부를 통해 검출되는데, 산소와 결합한 헤로글로빈은 적외선을, 그렇지 않은 환원 헤모글로빈은 빨간색 빛을 더 흡수하는 성질을 이용하여 그 빛의 차이를 측정하여 SpO_2의 수치를 산출한다.

② 통상 SpO_2는 일정시간동안 측정된 값을 계산하여 출력으로 표시하게 되는데, 빠른 측정이 요구되거나 환자의 움직임이 거의 없을 때는 5초 동안 측정 후 계산하여 출력하게 되며, 대부분 환자의 경우 움직임의 영향이 적은 경우는 10초, 환자의 움직임이 심한 경우에는 20초 동안의 측정값을 가지고 계산하여 수치로 출력하게 된다.

(6) 맥 박

심장의 수축에 의해 좌심실에서 대동맥으로 급격하게 밀려 나간 혈액이 동맥벽을 팽창시키며, 팽창된 동맥벽은 그 탄성 때문에 진동하고 그 파동이 동맥계 말초 부위에 차례로 전파되어 맥박(Pulse rate : 펄스 레이트)으로서 촉지된다. 맥박의 전파속도는 5~9[m/s]이며 말초에 가까워질수록 빨라진다. 그 전파속도가 빨라서 맥박은 심장박동과 거의 동시에 느껴진다. 또 맥박은 동맥벽의 진동이므로 그 속도는 혈류의 속도(대동맥에서 약 50[cm/s])보다 크다. 체표면 근처를 지나는 동맥에서 촉지하기 쉽다. 맥박수는 1분간의 횟수로 표시하며 보통 심박수와 일치한다. 성인의 경우 분당 60~100회, 유아는 분당 130회 전후, 노인은 분당 50회 이하로 연령이나 성별에 따라 다르다. 또 수면시에는 감소하며, 기초대사나 자율신경 긴장도의 변화에 따라 크게 변동한다. 일반적으로 여자가 남자보다 맥박수가 많다. 성인의 경우, 매분 100회 이상의 맥박을 빈맥이라 하고, 매분 60회 이하의 맥박을 서맥이라 한다. 건강한 사람이라도 운동을 하거나 정신적으로 긴장하면 빈맥을 나타낸다. 체온이 1[℃] 상승하면 분당 8~10정도 증가하게 된다.

맥박률에 영향을 주는 요인은 다음과 같다.

① 나이 : 맥박률은 나이가 들수록 점차 저하된다.(영아 100~160회/[min])
② 성별 : 사춘기 이후는 일반적으로 남자가 여자보다 느리다.
③ 운동 : 신체활동은 맥박률을 증가시키나 운동선수는 오히려 느리다(심장크기, 힘, 효율성이 일반사람보다 더 크기 때문이다.)
④ 열 : 체온 상승은 말초혈관을 이완시켜 혈압이 떨어지므로 맥박률이 증가한다.
⑤ 약물 : 약물에 따라 맥박률이 영향을 받는다.
⑥ 출혈 : 혈액이 손실되면 보상기전으로 심박동률이 빨라진다. 10[%]정도의 혈액 손실은 변화 없으나 헌혈을 500[mL] 정도하면 일시적으로 상승한다.
⑦ 스트레스 : 교감신경 자극으로 전반적인 심장활동을 증가시킨다. 즉, 심박동률과 힘을 모두 증가시킨다. 불안, 공포 같은 정서적 반응도 심한 통증만큼 교감신경의 자극을 받는다.

⑧ 체위변화 : 앉거나 일어서면 정맥혈관상태에 따라 혈액이 고이게 되어 심장으로 귀환하는 혈액량이 감소하므로 이는 교감신경의 영향으로 심박동률이 증가한다.

4. 생체신호의 원격측정

생체신호를 측정할 때 피검사자인 환자를 침대에 있게 하고 유선인 전극, 트랜스듀서를 이용하여 생체신호를 측정하는 것이 일반적인 방법이지만 이는 계측장비에 대한 불안감, 활동의 제한 등으로 정확한 생체신호를 얻을 수 없다. 이러한 영향을 최소화하면서 생체신호를 원격 측정(Bio-telemetry : 바이오 텔레메트리)하는 기술을 생체 텔레머트리라고 한다. 전송매체로서 전파를 사용하는 전파 텔레머트리(Radio telemetry : 라디오 텔레머트리)는 가장 많이 사용되고 있는 것이며 전송매체로 적외선을 사용한 적외선 텔레머트리, 초음파를 이용하는 초음파 텔레머트리가 있다. 이외에도 홀터 모니터링(Holter monitoring), 휴대용 계측장치(Ambulatory monitoring : 엠블레토리 모니터) 등의 기억 텔레머트리(Storage telemetry : 스토리지 텔레머트리), 체내에 이식하여 사용하는 임플란트(Implant) 텔레머트리, 입으로 삼켜 소화기관 내의 검사나 연구에 사용되는 라디오 필(Radio pill) 등 여러 가지가 연구 개발되고 있다. 환자감시장치에 관한 더 자세한 내용은 교재 의공실무의 환자감시장치, 현대 의용기계공학 8장 2절의 심전도를 참고하면 된다.

07 | 인공 심박조율기

인공 심박조율기란 심장박동수를 정상화하여 우리몸 여러 기관에 혈액을 충분히 공급하기 위하여 몸안에 장치하는 인공적인 기계로 정상적인 심장은 동방결절(SAnode : Sino-atrial node : 시노아트리얼노드)이라는 심박조율기에 의해 심박이 조정된다. 동방결절에서 일정한 주기로 전기충격을 발생시키고 이 전기충격이 심방을 수축시킨다. 그 후 심방과 심실 사이의 방실결절(NA node : 애노드 : Atrioventricular node)에 전기충격이 전달되어 활성화되고 심근전체로 전기충격이 퍼져 심장이 수축을 하게 된다. 하지만 동방결절이 제 역할을 다하지 못해서 심장의 전도계에 이상이 생기는 현상을 심장블록이라 하며 심장이 비정상적으로 박동하는 현상을 부정맥이라 한다. 부정맥은 정상적인 심전도가 관찰되지 않는 상태로 어른의 경우 심장은 1분에 60회 정도 규칙적으로 뛰는 데 지나치게 빠르거나 늦거나 혹은 맥박이 불규칙하게 뛰는 것을 말한다. 부정맥은 각종 심장질환의 합병증이나 후유증으로 발생하며 특히 서맥의 치료법 중 하나가 인공 심박조율기를 사용하는 방법이다.

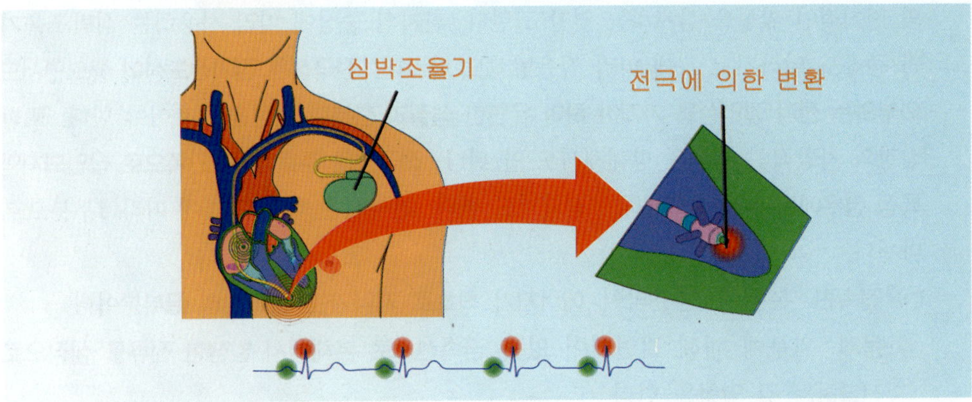

그림 3-17 • 심내막에 부착된 전극에 주기적으로 전기펄스를 보내는 심박조율기

인공 심박조율기(Artificial pacemaker : 아티피셜 페이스메이커)는 그림 3-17과 같이 **심장근육 내에, 심장표면에, 심장의 가운데 빈곳 또는 심내막에 부착된 전극에 주기적으로 전기펄스를 보내는 전기자극기**를 말한다.

심박조율기는 맥박이 느려져 어지럼증이나 실신 또는 증상이 없더라도 급사의 위험성이 있는 경우에 주로 사용하는데 스스로 적절한 시간간격으로 수축하지 못하는 질환상태에 있는 환자의 심장에 자극이 전달되면 심장이 수축하게 되어 **환자의 심장박동을 일정하게 유지시켜 주는 보조기기 역할**을 한다. 주요 병변상태로는 **심폐색이 짙은 환자에게 주로 심박조율기를 사용하나 각종 심장질환의 증상인 부정맥, 특히 서맥을 치료하는데 효과적이며 비후성심근증, 심부전증 등 부정맥을 유발하는 질병에도 효과가 있다.**

1. 인공 심박조율기의 구성

인공 심박조율기는 종류와 상관없이 크게 **본체와 전극선** 두 부분으로 나뉜다.

① **본체는 전기자극 발생장치로 반영구적인 건전지와 작은 컴퓨터와 비슷한 전기회로로 구성되어 있다.** 전지는 에너지를 만들어낼 전력을 제공하고 회로는 전기자극을 가할 시점과 에너지의 양을 결정한다. 본체의 기능은 **심장박동이 비정상적으로 변할 때 이를 감지하여 전지에서 미세한 전류를 심장으로 전달하는** 것이다. 이때 전류는 0.1~20[mA/sec]에서 조정이 가능하다. 이 전류로 인해 **심근은 탈분극이 되어 수축하게 되고, 전류는 심근을 탈분극시킨 후에 다시 본체로 돌아온다.** 본체는 가볍고 생체적합성이 좋은 금속으로 만들어진다.

② **전극선은 심근에 고정되어 본체에서 전달된 전류를 심장에 전달하는 역할을 한다.** 사용하는 전극의 개수는 1개에서 3개까지 다양하며 종류에 따라 다르다. 뿐만 아니라 심장

의 전기적인 활동을 감지하는 역할도 한다. 환자의 증상에 따라 사용하는 심박조율기의 종류도 달라지고 그에 따라 작용방식도 다르다. **전극선은 전기전도성이 좋으면서도 외부와는 전기 절연성을 가져야 하며 유연한 성질과 충분한 물성**을 갖추어야 한다. 또한 심장의 자발적인 활동을 방해해서도 안 된다. **전극선은 주로 심장 안쪽으로 삽입되지만 특정 경우에는 심장의 외부에 고정**되기도 한다. 전극선은 다시 기능에 따라 4부분으로 나뉜다.

㉠ **접속핀**: 본체에 연결되어 **에너지가 최초로 지나가는 전극선의 끝부분**이다.
㉡ **몸체**: 외부에 대해 절연되어 있는 **금속선으로 본체에서 발생한 전류를 심장으로 전달하는 길 역할**을 한다.
㉢ **고정부위**: 전극선의 끝부분에 있으며, **심근에 전극선을 고정**시킬 수 있는 모양으로 만들어져 있다.
㉣ **전극**: 고정부위 앞, **전극선의 제일 끝부분에 위치**한다. **심장의 활동정보를 수집하여 본체로 전달하고 본체에서 발생한 전류를 심근에 전달하는 역할**을 한다.

2. 동기성 심박조율기

환자들의 심박동작상태가 어떤 경우에는 정상적인 박동을 나타내는 경우가 있다. 정상적인 박동일 때 외부에서 **박동**[19](Beat : 비트)을 가해줄 필요가 없기 때문에 환자들에게는 항상 심근에 전기자극을 가할 필요가 없다. 정상적인 상태에 연속적인 자극을 주면 경우에 따라 심각한 부작용을 유발할 수도 있고, 혹 자발적인 심근의 수축 후 바로 나타나는 **재분극**[20](Repolarization : 리폴라리제이션) 과정에서 외부의 전기자극이 주어지면 심방의 박동이 불규칙적으로 빨라지거나 혹은 멈추는 경우도 발생할 수 있다. 따라서 **심장의 자발적인 박동을 방해해서는 안되는 것이 심박조율기의 규칙**이다.

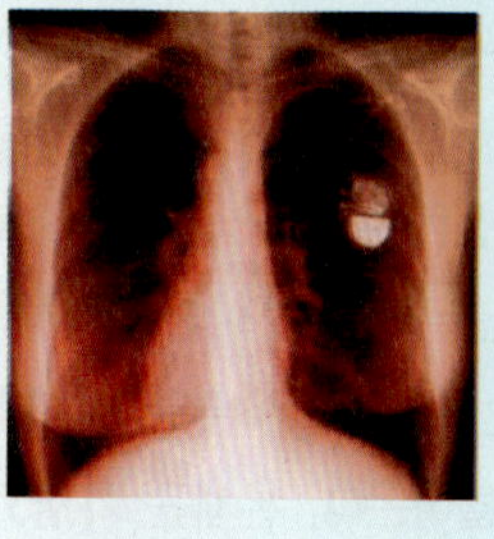

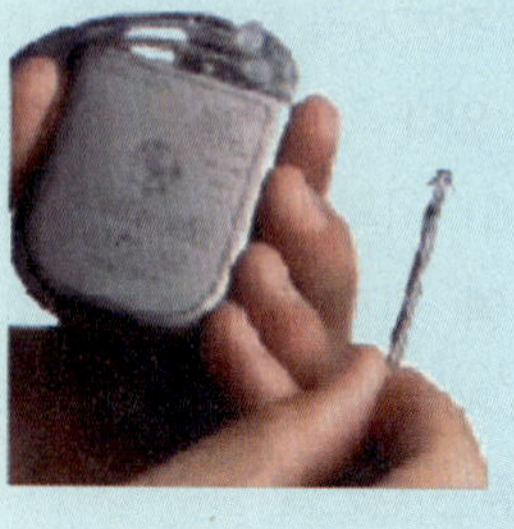

그림 3-18 • 심박조율기

---

19) **박동**: 심장의 수축과 확장의 반복운동이다.
20) **재분극**: 흥분이 가라앉으면 다시 안정 상태로 돌아가는 시기이다.

그림 3-18은 심박조율기의 의료기기이다. 동기성 심박조율기에는 **심방동기성 심박조율기**와 **응답형 심박조율기** 두 가지 형태가 사용되고 있다.

3. 비동기성 심박조율기

다른 곳의 **신체나 심장의 현 증상에 관계없이 정해진 비율의 전기자극을 공급하는 심박조율기를 비동기성 심박조율기**라 하고, **단위시간당 일정한 박동수를 얻을 수 있다. 박동률을 상당히 높게 설정하는 비동기성 심박조율기**를 이용하면 심박조율기의 자극과 자극 사이가 매우 짧아지기 때문에 심장이 스스로 박동할 수 없다. 또한 배터리가 빨리 소모되는 경향이 있어 현재는 배터리 소모를 방지하기 위해서 동기성 심박조율기를 사용하고 있다.

4. 임시형 심박조율기

임시형 심박조율기는 **맥이 느려짐이 일시적으로 발생**하였다 회복될 가능성이 많은 경우나 영구형 인공 심박조율기를 이식하기 전 기다리는 동안에 시술하는데 **수술은 국소마취하에서 시행하고 임시형의 경우에는 사타구니 정맥이나 쇄골하 정맥**을 이용하고 **소요시간은 10~15분 정도**이다. **전원은 체외에 있으며 9[V]의 전압을 생성하고 체내로 전극만 삽입해 심장에 충격**을 준다. 영구형 심박조율기를 이식하기 전에 심박을 안정시키는 목적으로 사용하며 **서맥이 심한 응급상황에 응급처치를 위해 사용**하기도 한다. 전류 크기는 4~5[mA]에서 점차 낮게 조정하면 심박수는 환자의 고유 심박수보다 조금 낮게 설정한다. **체외에서 임시로 장착하는 페이스메이커로 부정맥이 심하지 않아 회복 가능성이 있어 장기적인 심박조율이 필요하지 않은 환자들의 치료**에 사용한다.

5. 임시형 심박조율기와 응급처치

임시형 심박조율기의 사용은 **심한 서맥에 대한 응급처치 방법으로 상당히 효과적**이다. 약물을 사용했을 때 반응이 없는 경우 임시형 심박조율기를 이용한 전기적 치료를 하게 된다.

(1) 경정맥 심박조율

전극을 방사선 투시기를 사용해 **내경정맥, 쇄골하정맥, 대퇴정맥 등의 정맥을 통해 삽입해서 전기자극을 전달**한다. 가장 효과적이고 안정적인 방법이다.

(2) 경흉부 심박조율

흉벽에서 조율전극선을 직접 심실벽에 삽입하여 심장의 전기적인 활동을 강화한다.

(3) 경식도 심박조율

전극을 식도를 통해서 삽입하고 조율한다.

(4) 경피적 심박조율

모든 서맥 증상에 있어 일차적으로 맥박을 안정화시킨다. 조율패드를 환자의 가슴 앞뒤로 부착하고 ECG 파형을 관찰하면서 흘려주는 전류량을 변화시킨다. 응급상황 발생시 가장 신속하게 행할 수 있는 방법부터 시행한다. 표 3-3은 가장 먼저 경피적 심박조율을 시도하고 효과가 없을 경우 경흉부 심박조율이나 경정맥 심박조율을 시행한다. 응급상황이 아닌 경우에는 환자에게 적절한 방법을 신중하게 선택해서 실시한다.

표 3-3 • 심박조율 방법의 장 · 단점

심박조율방법	조율부위	장 점	단 점
경피적 심장조율	심실	간단하고 안전하며 빠른 시간 내에 시행이 가능하다.	심장의 활동을 정확히 알기 어렵고 내성이 생길 수 있다.
경흉부 심장조율	심실	빠르게 시행이 가능하다.	시행이 다소 복잡하다.
경정맥 심장조율	심방, 심실	가장 안정적이고 효과적이다.	침습적이며 시간이 오래 걸린다.
경식도 심장조율	심방	안전하며 심방의 활동정보를 정확히 알 수 있다.	환자의 내성이 생길 수 있다.

6. 영구형 심박조율기 이식 후 점검

영구형 심박조율기를 이식한 후에는 주기적으로 점검을 받아야 한다. 검진 주기는 개인의 건상상태에 따라 조금씩 다르지만 보통 6개월에서 1년에 한 번 정도이다. 심박조율기를 점검 및 조정할 때 페이스메이커 조정기라는 일종의 리모컨을 이용한다. 조정기를 심박조율기가 있는 피부위에 올려놓으면 심박조율기의 정보가 모두 인식되는데 이 정보를 바탕으로 치료기능을 조정하기도 한다. 영구형 심박조율기의 경우 시술 후 관리를 해주는 프로그래머도 있어 치료기능을 조절할 때 프로그래머에 지시사항을 입력하면 간단하게 조정할 수 있다. 심박조율기를 점검할 때 몇 가지 필수적인 검사가 있다.

① 심장조율에 필요한 최소에너지인 조율역치를 구하고 조율자극의 세기를 조정한다.

일반적으로 조율자극의 세기는 조율역치의 두 배 크기로 한다. 조율자극의 세기가 너무 강하면 배터리가 빨리 떨어지고, 너무 약하면 조율효과가 없으므로 적절히 조절해야 한다.

② **심전도를 확인한다.**

심장과 심박조율기의 전기적인 활동을 모두 확인하고 기록한다.

③ **심장의 비정상 수축에 대한 감도를 확인한다.**

심장이 수축할 때 그것을 얼마나 잘 감지하는지 검사한다. 감도가 높으면 심장의 비정상 수축을 잘 감지할 수 있고 불필요한 전기자극을 줄일 수 있다.

④ **심박률 반응성 검사를 한다.**

환자에게 운동을 시켜 심박조율기의 반응을 보는 검사가 있는데 심박조율기의 형태 중 발생시키는 전기자극의 주기가 일정해진 것이 아니라 **신체대사 요구량에 따라 자동 조절되는 심박조율기**가 있는데 그때 이러한 기능이 정상적인지 검사하는 것이다.

⑤ **전지는 반영구적인 것을 쓰기 때문에 전지의 수명은 대략 5~10년 정도로 긴 편이며, 배터리가 모두 소모되면 심박조율기를 교체해야 한다.** 교체할 때는 본체만 교체하면 된다.

7. 영구형 심박조율기

영구적으로 사용하는 심박조율기로 **부정맥이 심해 지속적인 심박조율을 필요로 하는 환자들에게 사용**한다. 전극과 본체 모두 체내에 이식하므로 크기도 작고 가볍다. 영구형 심박조율기의 크기는 **본체가 길이 약 4[cm], 무게 17~24[g], 전극이 약 50[cm]~60[cm] 정도**이다. 임시형 심박조율기와 달리 **전원은 5[V] 정도의 전압을 발생시킬 수 있는 리튬전지이며 전극은 정맥을 통해 심장에 삽입해 종류에 따라 적절한 위치에 놓고 본체는 전극선과 연결한 다음 쇄골 아래 피부를 절개**해 넣어둔다. 영구형 심박조율기는 **심한 부정맥 환자들이 일상에서 불편함 없이 살아갈 수 있게 심박을 조정**해준다.

8. 심박조율기의 형태

여러 형태로 나뉘는데 심실 및 심방 박동의 조절여부와 조절방법에 따른 차이로 분류한다.

① **Single chamber(싱글 챔버)는 전극선 한 개만을 이용해 심방이나 심실 중 한 곳에만 두고 심박을 조절**한다.

㉠ **VVI(Ventricle Inhibited Pacing : 벤트리클 인히비티드 패이싱)는 전극이 심실에 위치해서 심실박동을 감지하고 조율하는 형태**로 가장 간단하고 안전성이 높다. 심실기능이 저하된 환자에게는 사용하면 안된다. 심방과 심실 간의 박동조화를 맞추기 힘든 단점이 있다.

ⓛ AAI(Atrium Inhibited Pacing : 에이트리움 인히비티드 패이싱)는 VVI와 비슷하지만 전극이 심방에 있어 심방박동을 감지하고 조율한다. 심방전도에 문제가 있고 방실전도에는 문제가 없는 동기능 부전환자에게 사용한다.

ⓒ VVIR, AAIR(Rate Responsive Mode : 레이트 리스폰시브 모드 : VVI/AAI)는 전극을 각각 심실, 심방에 위치하고 AAI 형태와 성질은 같다. 하지만 신체활동에 따라 심장의 활동, 호흡 등을 감지해 맥박수를 자동적으로 조절해주는 기능이 추가된 형태이다.

② Dual chamber(듀얼 챔버)는 전극선 두개를 이용해 심방과 심실에 적절히 배치해서 심박을 효과적으로 조절한다. Single chamber(싱글 챔버) 형태보다 가격이 높고 성능이 좋다.

㉠ VDD(Ventricle Dual Dual : 벤트리클 듀얼 듀얼)는 심방에 전기자극을 주지 않고 심방의 움직임에 따라 심실의 움직임을 조율한다. 심방의 활동은 정상이지만 심실의 활동이 비정상적인 방실전도차단 환자에게 사용한다. 한 개의 전극선과 한 개의 감지기가 있다. 전극선은 심실에, 감지기는 심방에 위치시킨다.

ⓛ DDD(Dual Dual Dual : 듀얼 듀얼 듀얼)는 전극선이 각각 심방과 심실에 위치해서 심방과 심실 모두를 감지하고 조율한다. 실제 심장과 비슷하게 심방과 심실을 순차적으로 조율한다. 즉, 심방조율과 심실조율간에 적당한 간격을 둔다.

ⓒ DDDR(Rate Responsive Mode : 레이트 리스폰시브 모드 : DDD)는 DDD와 성질은 같지만 신체 활동에 따라 심박수를 조절해주는 기능이 있다. DDD보다 더욱 실제 심장에 가까운 형태이다.

③ Biventricular pacing(바이벤트리큘러 패이싱 : BVR)는 심장 재동기화 치료(Cardiac Resynchronization Therapy(CRT) : 카디악 리즈닉크로라이제이션 테라피)라고도 하는데 전극선이 세 개가 있으며 좌심실, 우심실, 심방에 각각 위치한다. 전극선이 양쪽 심실에 모두 위치함으로써 좌우가 동시적으로 수축하지 않는 증상이 있을 때 다시 동시에 수축할 수 있도록 조율하는 역할을 한다. 심실의 좌우가 동시에 수축하지 않는 것은 심부전 환자의 대표적 증상인데 이 형태의 심박조율기를 사용하면 심부전 환자들의 사망률을 낮출 수 있다. 이는 모두 심박을 감지해서 필요할 때만 전기자극을 가할 수 있도록 만들어진 형태이며, 동기성 심박조율기라고 한다. 초기의 심박조율기는 한 번 자극 주기를 결정해 놓으면 심박이 정상적일 때라도 늘 그 주기대로 자극을 내보내는 형태였다 이를 비동기성 심박조율기라고 한다.

9. 심박조율기 이식 후 주의사항

방사선치료, 전기수술, 열치료, 쇄석술을 시행하면 심박조율기가 오작동을 일으킬 가능성이 있으므로 의사와 상의 후 시행한다. 만약 심박조율기를 이식한 환자에게 제세동이 필요한 상황이 온다면 제세동기를 사용하는데 있어서 전극을 부착하는데 주의한다. 전극은 심박조율기의 위치에서 약간 벗어난 곳에 부착해 제세동기의 강한 전류에 심박조율기가 영향을 받지 않도록 한다.

의료행위에 있어서 제약을 받을 수 있는데 X-ray, 초음파, CT 등은 영향을 주지 않지만 MRI(Magnetic Resonance Imager : 마그네틱 리즈넌스 이미저)는 심박조율기를 영구적으로 손상시키므로 MRI(자기공명단층촬영장치) 촬영을 할 수 없다. 가정에서 이용하는 대부분의 전자기기는 사용이 가능하나 자석요, 고주파, 초음파 온열치료기 등은 사용하면 안된다. 휴대폰은 사용가능하지만 일정거리 이상 유지한 상태로 사용하는 것이 좋고 이 외에도 강한 전기나 자석의 영향을 받을 가능성이 있는 기기를 주의하고 그러한 장소를 피하는 것이 좋다.

10. 심박조율기 이식의 부작용

심근에 전극선이 고정된 부위에 외부물질에 의한 염증반응을 일으킬 수 있고 이를 방지하기 위해 전극선의 끝부분인 전극에 항염증 약물을 투여시켜 심장에 고정해 둔다. 그런 처리를 통해 전극선 끝부분에서 약물이 방출되고 접합부위의 염증이 감소하며 상처가 줄어들어 심박조율의 효과를 높인다. 심박조율기의 사용으로 많은 부정맥환자들이 생명을 살릴 수 있게 되었다. 심박조율기 이식은 다른 부정맥 치료법 보다 안전하고 간단하며 합병증이 적어서 많이 사용하는 치료법이지만 이를 여러 번 이식하면서 드물게 부작용으로 상대정맥증후군이 나타날 수도 있다. 심박조율기의 전극을 삽입할 때 상대정맥으로 많이 삽입하는데 이때 상대정맥에서 혈전에 의한 폐쇄가 일어날 수 있다. 이러한 상태를 상대정맥 증후군(Superior vanacava syndrome : 서피리어 바나카바 신드롬)이라 한다. 혈전은 보통 삽입된 전극을 따라 생기는데, 심하면 혈관내막과 협착을 일으키기도 한다. 상대정맥 증후군은 항응고제, 혈전용해제를 사용하거나 혈전제거술, 풍선확장술 등 다양한 치료방법을 통해서 치료할 수 있다.

08 | 체외순환장치

심장은 체내에 혈액을 순환시키며 산소와 영양분, 그리고 노폐물을 이동시키는 중요한 기관이다. 심장에 이상이 있으면 생명에 치명적인 영향을 주게 되며 노화나 질환에 의한 심장기능의 이상은 수술이나 약물로 치료가 가능하지만 수술이나 약물로도 심장기능이 회복되지 못하는 경우 인공심장 의료기기에 대해서 설명한다.

1. 심장보조기기

(1) 심장보조기기의 정의

박동형 펌프(Pulsatile flow blood pump : 퍼세틀 플로우 블러드 펌프)에 속하는 **심장보조기기**(Cardiac assist device : aortic-Balloon system : 카디악 어시스트 디바이스 : 에오틱-벌룬 시스템)는 심장의 기능저하시 기능회복을 돕기 위하여 **대퇴동맥**(Femoral artery : 페머럴 아터리)이나 **말초동맥을 통해 일정한 체적의 풍선**(Balloon : 벌룬)**을 카데터 끝에 달아 좌쇄골하동맥 아래에 풍선을 삽입시켜 환자의 심장박동에 동기시켜 풍선을 확장하여 심장의 회복을 돕는 장치**이다.

(2) 심장보조기기의 원리

심전도신호를 검출하여 **심실수축기를 검출**한다. **체내에 삽입된 풍선은 심장의 수축기에는 풍선을 수축시켜 공간을 확보하여 좌심실압을 저하시켜 수축을 보조하며, 확장기에는 풍선을 확장시켜 혈액유통을 보조함으로써 좌심실의 기능을 보조하며 심장의 확장기에 추가의 심박출을 제공함은 물론 심장에 혈액을 공급하는 관상동맥으로의 혈류공급을 제공**한다. **이산화탄소**(CO_2)**를 사용하여 풍선이 파괴되었을 때 발생하는 가스 색전증**[21](Gas embolism : 가스 엠벌리즘)을 최소화할 수 있다.

---

21) **색전증** : 혈류나 림프류에 의해 **맥관계**(脈管系 : 혈관 및 림프관) 속으로 운반되어 온 여러 부유물이 가는 **혈관강**(血管腔)의 **일부 또는 전부를 막은 상태를 색전증**이라 한다. 색전증의 원인이 된 물체를 **색전**(Embolus : 엠블러스)이라 하며, 색전 중 가장 많은 것은 혈관 내에서 만들어진 **혈전**(血栓)이다. 색전은 **정맥에 의하여 운반되는 경우**(정맥성 혈전증)와 **동맥에 의하여 운반되는 경우**(동맥성 혈전증)가 있다. 정맥성 혈전증은 폐에서 자주 발생하는데 반드시 혈류에 따라 일어나는 것은 아니며, 때로는 혈류의 흐름과는 반대 방향으로 색전이 생기는 경우도 있다(역행성 색전증). **류머티즘성 심내막염**(心內膜炎)이 있을 때 **뇌색전**(뇌연화)을 일으키는 수가 있는데, 이것은 동맥성 색전증의 예이다. 때로는 정맥에 유래하는 색전이 폐에 걸리지 않고 동맥을 통하여 그 말초에서 색전되는 수가 있다. 이것을 **기이한 색전증**, 또는 **교차성 색전증**이라고 한다. 이것은 심장에 **난원공개존**(卵圓孔開存)이 있기 때문에 **색전이 우심방에서 좌심방을 거쳐 동맥혈류**로 들어가 일어난다. 색전을 형성하는 것으로서 가장 중요한 것은 유리된 혈전이며, 이로 인한 색전증을 혈전성 색전증이라 한다. 그 밖에 **가스색전증**(잠함병 · 공기색전증) · **지방색전증 · 세포색전증** 등이 있다.

1. **혈전성 색전증**(Thrombo embolism : 트럼보 엠블러스) : **혈전의 파편에 의해 색전**이 된 것이다.
2. **종양색전증**(Tumor embolism : 튜머 엠블리즘) : 소수의 종양세포가 혈류에 유입돼 **여러 장기의 모세혈관**에 색전된 것이다.
3. **지방색전증**(Fat embolism : 펫 엠블리즘) : 골절이나 골수염이 있을 때 **지방이 정맥 내 음압에 의해 유입**돼 색전된 것이다.
4. **공기색전증**(Air embolism : 에어 엠블리즘) : 가끔 정맥 주사에서도 발생. 주사기 속의 공기를 완전히 제거하지 않아서 생긴다.
5. **가스색전증**(Gas embolism : 가스 엠블리즘) : 잠수부 등에서 빈발(=잠함병) 높은 기압상태에서는 가스가 혈액 속에 많이 용해되어 있다. 그러한 상태 하에 있던 사람이 갑자기 **평압상태**(平壓狀態)로 되돌아오면 혈액 속에 녹아 있던 가스가 기포를 만들어서 **혈행**(血行)을 막기 때문에 일어나는 증세로, 잠수부 등에게 있을 수 있는 직업병의 하나이다.
6. 기타 : 세포 색전증, 기생충 색전증 등이 있다.

IABP(Intra Aortic Ballon Pump : 인트라 에이얼틱 밸론 펌프)의 **심기능 보조 메커니즘**을 정리하면

① 풍선의 수축과 확장에 의한 심장의 후부하는 감소하며, 심박출량은 증가한다.

② 관상동맥 혈류량이 증가하며 심장의 산소소비량이 감소한다.

2. 심실보조장치

(1) 심실보조장치의 정의

심실보조장치(Ventricular Assist Device(VAD) : 벤트리큘러 어시스트 디바이스)는 **심장질환이나 개심수술 후의 심부전 또는 급성 심근장애로 인하여 심장의 심박출량이 부족하여 회복되지 못하는 환자의 심장기능의 회복**을 도모하기 위하여 **심실로 유입되는 혈류의 일부를 받아서 동맥 쪽으로 우회시켜 박출**시켜 줌으로써 심실의 부하를 감소시켜 회복을 돕는 장치이며, 심실보조장치를 환자의 심장기능 중 저하되는 심실을 보조하는 역할에 따라 **좌심실 보조장치, 우심실 보조장치, 양심실 보조장치**로 나눠진다. 현재 임상에서 이용가능한 장치는 Novacord **노바코**(LVAD), **하트메이트**(Heartmate LVAD), **쏘라텍**(Thoratec's LVAD) 등이 사용된다.

(2) 심실보조장치의 원리

직접 심실에 유입관을 설치하거나 **심실 유입구인 심방에 설치하고 연속형 펌프나 박동형 펌프를 이용하여 동맥 쪽으로 박출**시킨다. 임상에 많이 사용되는 **체외순환형**은 체외에 구동장치 또는 펌프를 부착시키는 것이고, **체내에 모든 장치를 이식시켜 심실보조장치 장착 후 환자의 퇴원 및 재활이 용이한 체내삽입형 심실보조장치**(Implantable VAD : 임플랜터블, Imp-VAD)가 개발되었다.

최근에는 심실보조장치의 장기간 사용이 가능해지면서, 심장이식 후 면역억제, 재사용에 의한 부작용 등에 관한 연구가 활발하고 환자에게 사용된다. 또한 **체내형·체외형 심실보조장치**와의 효과를 비교하여 **연속형 펌프로서 원심성 펌프나 축류 펌프 등이 체외형 및 체내삽입형**으로 개발되어 사용되고, **체외에서 전기를 공급하여 구동하거나 체내에 이식된 전기모터로 구동하고 일시적 심장기능의 대체 및 영구이식용**으로 사용하고 있다.

㉄ Jarvic(자빅)형 **심장이식 후 620일 생존**(1988)**하였다.**

① **연속형 펌프**(Continuous flow blood pump : 컨티뉴어스 플로우 블러드 펌프)는 연속류가 생성되어 혈액펌프는 원심형과 축류형의 두 가지로 분류할 수 있다. **축류형 펌프의 임펠러는 통상적으로 매 분당 1만회의 회전속도**를 가지고, **원심형 펌프는 축류형 펌프의 1/5~1/3 정도의 회전속도**를 가진다.

㉠ **원심형 혈액펌프**(Centrifugal blood pump : 센트리퓨걸 블러드 펌프)는 최근에 **장기간 동안 체내에 이식하여 좌심실 또는 양 심실 보조기능을 가지는 원심형 혈액펌프의**

개발이 진행되고 있으며. 초기에는 자석커플링을 이용하여 축에 고정된 임펠러를 회전시키는 방식이 시도되었다. 하지만 임펠러 중심축에 고정된 베어링 내부에 혈액이 누출되거나 마찰에 의한 과도한 발열, 그리고 장기간 사용시 베어링에서 혈전이 고착되는 점 등의 단점이 있다.

3세대로 개발된 혈액펌프는 자기부상 방식을 이용하여 접촉부가 완전히 없어진 모델이 개발되고 있는데, 이는 기존의 접촉형 베어링 채용에 의해 발생하는 문제가 완전히 해결될 수 있었으며, 최근에는 유체베어링을 이용하여 임펠러의 회전에 의해 동적으로 부상되는 임펠러를 사용하는 혈액펌프가 소개되고 있다. **자기부상형과 유체부상형 혈액펌프 두 가지 모두 장기간 체내 이식에 이상적인 모델**이라고 할 수 있다.

대표적인 **원심형 혈액펌프는** Eva Heart(에바하트), Dura Heart(듀라 하트)[22] LVAS, HeartmateⅢ(하트메이트Ⅲ), VentrAssist(벤트라시스트) LVAS 등이 있다.

㉡ **축류형 심실보조장치**(Axial type ventricular assist device : 액시올 타입 벤트리큘러 어시시트 디바이스)는 회전식 펌프가 끊임없이 회전하는 부분에 의해 **비박동성 혈류를 생성하며 축류형 혈액펌프의 회전부는 임펠러 형상을 가지고 있고 아르키메데스의 스크류펌프와 근본적으로 동일**하다. 회전중심에 위치하는 작은 곡선형 임펠러는 분당 약 1만회의 속도로 회전하며 각각의 날개는 혈액을 뒤쪽으로 밀어내며 이 효과적인 메커니즘은 원심형 혈액펌프에 비해 1/3밖에 안 되는 부피의 펌프가 가능하도록 하였다. 현재 사용하고 있는 제품으로는 Jarvic(자빅) 2000, HeartmateⅡ(하트메이트Ⅱ) LVAD, Micromed ebakey(마이크로메드 드베키) LVAD 등이 있다.

3. 완전 이식형 인공심장

(1) 완전 이식형 인공심장의 정의

완전 이식형 인공심장(Total Artificial Heart(TAH) : 토털 아티피셜 하트)은 **말기 심장질환 환자로서 심장이식을 하여야 하는 경우 자연심장을 떼어내고 양쪽 심실의 기능을 가진 소형화된 인공심장을 이식하여 심장 대신 작동하는 순환장치**이다. **우심실용 펌프**는 혈액의 폐순환을 담담하여 산소교환이 되도록 하고 **좌심실용 펌프**는 산소가 공급된 혈액의 체내 순환을 담당하며 이식수술시 자연심장의 좌심방과 우심방을 남긴 채 좌심실과 우심실을 제거한 후 이식한다.

22) LVAD : Left Ventricular Assist Device의 약기로 **좌심실 보조장치**를 가리킨다.

체외의 압축공기(Pneumatic energy : 뉴메틱 에너지)를 **공급하여 구동하는 공압식**[23]은 이미 임상에서 이용되고 있으며, 전기 에너지를 사용하여 피부를 관통하는 연결선을 모두 없애고 체내에 이식된 전기 모터로 구동되는 완전 이식형은 현재 연구개발 중이다. 현재 사용하고 있는 제품으로는 Cardiowest(카디오웨스트) TAH, Abiocor(아비오코) TAH[24] 등이 있다.

(2) 완전 이식형 인공심장의 구성

① **혈액펌프** : 인공 좌우 심실이 되는 두 개의 혈액펌프가 있는데 혈액펌프에 이용되는 재질로는 **티타늄 합금이나 폴리우레탄을 사용하고 생체 적합성**을 뛰어나게 하기 위해 표면처리를 하고, 각각의 인공심실에는 동맥이 연결되는 출구에 2개씩의 **인공심장판막과 심방과 연결되는 유입구**가 있다(그림 3-19).

펌프는 **자연심장의 박동성**을 기준으로 하는 **박동형 혈액펌프**와 **연속류 혈액펌프**로 나눌 수 있다. 표 3-4에 인공심장용 혈액펌프의 분류를 나타내었다.

② **작동기** : 에너지원에 따라 **공기압 구동 방식**과 **전기구동 방식**으로 나눌 수 있다.

㉠ **공압식 구동 방식**의 경우에는 **작동기는 진공과 압축공기이며 이들의 흐름을 제어하는 밸브** 등으로 구성된다.

커다란 압축공기용 **압박기**(Compressor : 컴프레서) 때문에 생체 내 완전 이식이 불가능하고, 이식받은 환자는 활동하는데 제한받는 단점이 있다.

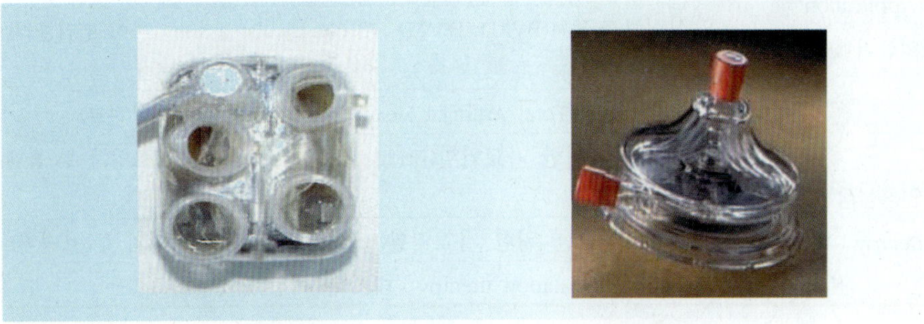

그림 3-19 • 아비오코(Abiocor) 및 혈액펌프

23) **전기공압식 인공심장** : 압축공기를 혈액펌프의 원동력으로 사용하는 공기구동형 펌프로는 세계최초의 인공심장인 Jarvic-7이 있다. 인공심장은 좌우 두 개의 Chamber로 구성되어 있다. 입출구에는 기계식 인공판막이 장착되어 있으며, 각 Chamber 안에는 여러 겹으로 된 탄성막이 있어서 압축공기가 혈액을 짜낼 수 있게 하였다. 공기의 압력은 빠른 속도로 떨어지도록 조절되어 Chamber 내의 공기 압력이 심방압보다 더 낮게 떨어지도록 해 혈액을 유입하게 하였다. 다른 구동력이 공압이기 때문에 혈액적합성이 다른 것들에 비해 뛰어나지만 작동기가 외부에 있기 때문에 환자가 이동하기에 어려움이 있다.

24) Abiocor(아비오코) TAH : 2001년 7월에는 미국의 아비오메드사가 세계 최초로 병든 심장을 완전히 제거하는 대체형 인공심장인 '아비오코(Abiocor)'를 이식하므로 완전 인공심장시대를 열었다. 아비오코가 10명의 환자에게 이식돼 최장 17개월의 생존 기록을 달성하자 **미국 식품의약국**(FDA)도 15명의 말기 심장병 환자에게 아비오코 임상 이식을 허가했다.

표 3-4 • 인공심장용 혈액펌프의 분류

분 류	구 분
박동성 유무 (Pulsatility : 펄사틸리티)	박동성(Pulsatile : 펄사틸)
	페리스탈틱(Peristaltic : 페리스탈틱)
	연속류형(Continuous : 컨티뉴어스)
	원심형(Centrifugal : 센트리퓨걸)
	축류형(Axial : 액시올)
구동메커니즘 (Driving mechanism : 드라이빙 메커니즘)	전기기계식(Electromechanical : 일렉트로메커니컬)
	전기유압식(Elecrtohydraulic : 일렉트 하이드롤릭)
	전기공압식(Electropneumatic : 일렉트로뉴메틱)
	유체기계식(Fluid machinary : 플로드 메커너리)
	원심형(Centrifugal : 센트리퓨걸)
	축류형(Axial : 액시올)
이식성 여부 (Implantation : 임플렌테이션)	이식형(Implantable : 임플랜테이블)
	체외형
	비부착형(Extracorporeal : 엑스트라코퍼리얼)
	부착형(Paracorporeal : 파라코퍼리얼)
적용방법 (Application : 어플리케이션)	심실보조장치(Ventricular Assist Device(VAD) : 벤티큘러 어시스트 디바이스)
	좌심실보조장치(LVAD) Lift VAD
	우심실보조장치(RVAD) Right VAD
	양심실보조장치(BVAD, BiVAD : Bi-Ventricular assist : 바이 벤티큘러 어시스트)
	완전인공심장(Total Artificial Heart(TAH) : 토털 아티피셜 하트)
인공심장 역할 (Therapy : 테라피)	심장이식을 위한 가교역할(Bridge to Transplantation : 브리지 투 플랜스플랜테이션)
	혈액펌프이식을 위한 가교역할(Bridge to bridge : 브리지 투 브리지)
	영구이식(Destination therapy : 데스티네이션 테라피)

㉡ 전기기계식 인공심장의 경우 전기 에너지를 기계적인 박출 에너지로 변환시키기 위한 각종 기계장치가 사용되며 대부분 브러시 없는 직류 전동기나 전자석 등이 사용된다. 이는 공압식 인공심장과 달리 작동기가 내부에 있어 이동성이 뛰어난 내장형 맥동 펌프가 이에 속하며 이들의 기계적인 작동을 인공심실 내의 혈액 박출로 변환시켜 주기 위한 기계장치들이 사용된다. 그림 3-20은 현재 사용하고 있는 제품으로 Novacor(노바코) LVAD, Heartmate(하트메이트) LVAD, Heartsaver(하트세이버) VAD 등이 있다.

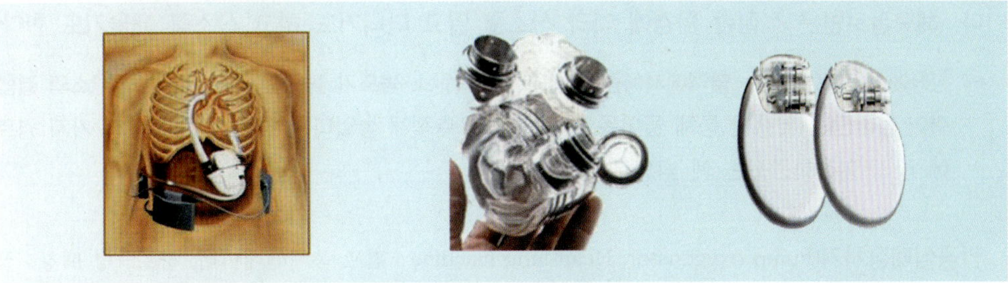

그림 3-20 • 보조 인공심장

③ 제어 및 파워장치 : 환자의 생리적 요구에 응답하는 출력을 제공하도록 하기 위해 인공심장에 마이크로프로세서가 부착된 제어장치가 이용된다.

㉠ 제어장치 : 인공심장 이식시에 고도의 안전성을 제공하기 위해 체내에 이식되며 인공심장 작동에 필요한 에너지는 피부 위에 놓이는 1차 코일과 피하에 이식된 2차 코일 간의 자기유도방식에 의해 에너지 전달식으로 체내로 전달되는 역할을 하고 필요한 경우를 위해 체내·외에 개별 보조 배터리가 연결된다.

㉡ 심장수술시 심장운동을 정지시켜야 한다. 심폐기의 우회경로(Bypass route : 바이패스 루트)를 확보하여 정맥에서 혈액추출 후막형 산화기(Membrane type oxygenator : 멤브레인 타입 옥시제너레이터)에서 기체교환을 달성하고 다시 동맥으로 혈액을 주입함으로써 심폐기능을 구성할 수 있다(그림 3-21).

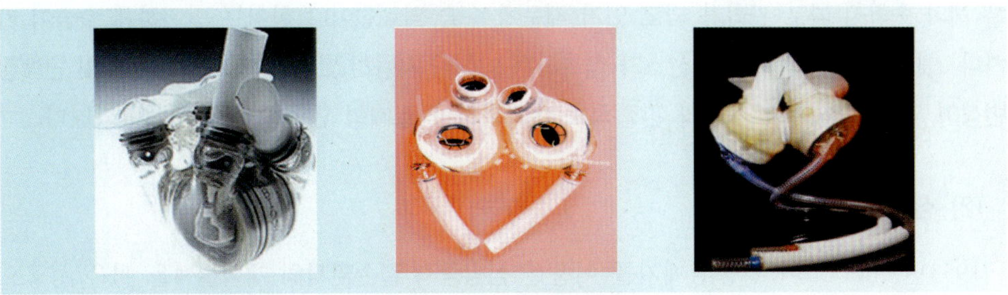

그림 3-21 • 완전 인공심장 Abiocor

4. 인공심폐장치기

심장의 주요기능은 산소가 많은 신선한 혈액을 몸에 공급하고 이산화탄소가 포함된 신선하지 않은 혈액을 몸 밖으로 내보내는 것이다. 이때 산소와 이산화탄소의 교환은 폐에서 이루어진다. 호흡으로 들이마신 산소가 심장으로부터 보내진 혈액의 이산화탄소와 폐에서 교환되어 온 몸으로 공급되는 것이다. 교환을 일으키는 구체적인 대상은 적혈구 내 헤모글로빈이다. **헤모글로빈은 적절한 환경에 따라 산소를 달고 다니기도 하고 산소를 떼놓기도 한다.**

㉮ **심장에서 폐로 보내는 혈액에서처럼 주변의 이산화탄소 농도가 높으면 헤모글로빈과 산소의 결합력이 높아진다.** 호흡을 통해 들어온 산소를 많이 축적해 놓았다는 것이며 이때 여러 가지 경로에 따라 이산화탄소는 폐 밖으로 방출된다.

인공심폐장치기(Pump oxygenator, Heart-lung machine : 펌프 옥시젠네이터, 하트－렁 매칭 : 심폐기)는 외과수술 동안 심장을 일시적으로 멈추게 한 다음 **혈액과 함께 몸 세포조직의 관류를 외용 펌프**(체외 펌프)로 유지시키며 **혈액에 산소를 공급해 주고 환자의 체내에서 흐르는 혈액은 캐뉼러**[25](Cannula)**라 불리는 살균한 깨끗한 관을 통해서 운반**된다. 환자의 근육조직에 맞는 캐뉼러를 삽입시켜 혈액을 공급하거나 공급받도록 한다.

(1) 인공심폐장치기의 정의

Cardiopulmonary bypass machine(카디오풀머내리 바이패스 머신)이라고도 불리는 Heart lung machine(하트 렁 머신)**은 심폐 수술**(Open heart surgery : 오픈 하트 서저리)**시 심장과 폐의 대체 역할을 위한 의료기기로 혈액에 산소를 공급하여 순환시키는 기능**을 한다.

Heart lung machine(하트 렁 머신)은 **혈액을 심장의 우심방에서 산소공급기라고 불리는 특별 저장소로 보내고 산소공급기 안에서 특별 투과막에 의해 산소가 공급**된다. 이런 과정을 거치면서 어두운 혈액의 대정맥은 밝은 적색의 생생한 혈액으로 바뀌어 대동맥으로 흘러들어간다. 그리고 이런 혈액들이 인체 혈관을 통해 순환을 한다. Heart lung machine(하트 렁 머신)은 체외 순환시 따로 관리가 되고 있기 때문에 수술 의료진이나 환자는 안전하게 수술이 가능하다. 옛날에는 혈액에 **직접 산소가 접촉하는 방식을 사용하였는데 적혈구의 파괴 및 단백질의 변성이 일어나 혈액이 가스와 간접적으로 접촉하는 밀폐형 인공심폐기가** 개발되었다.

(2) 심장질환의 수술

1953년 Gibbon이 인공심폐기를 이용한 **심방중격 결손환자의 개심술**[26]을 처음 성공으로 인하여 지금은 보편화되었고 비교적 안전하게 시행되고 있다. 국내에서 약 60~70여개 병원에서 매년 수천회 이상의 개심술이 시행되고 있고 성공률이 높지만 아직도 인공심폐기를 이용한 개심술에는 인공심폐기를 통한 관류시간이 길면 길수록 심장과 폐의 손상이 있으므로 대부분의 **수술이 체외순환시간 1~3시간 이내에서 이루어져야 하며, 인체의 산소소모량을 줄이기 위한 저체온법**(Hypothermia : 하이포서미아), **표면 냉각법, 중심 냉각법, 심정지를**

---

25) **캐뉼러**(Cannula) : 환자의 환부에 꽂아 액을 빼내거나 약을 넣는 데 쓰는 금속관이다.

26) **개심술**(開心術) : 심장과 폐의 기능을 일시적으로 정지시킨 상태에서 심장의 일부분을 절개로 열고 수술을 시행하는 것으로 대부분 **심장수술은 개심술**로 하게 된다.

위한 심정지 마비액 사용과 혈액 응고방지를 위한 지혈제 사용과 국소관류로 인한 혈액응고장애 등의 제약이 따른다. 이렇게 인공심폐기를 이용한 심장수술기술의 발달로 대부분의 심장 질환이 수술로 치료가 가능하게 되어, Gibbon이 처음 개심술에 성공한 심방중격결손의 수술은 오늘날 수술사망률이 1[%]미만의 좋은 결과를 기대할 수 있다.

(3) 펌핑 작용

회전판 위에 롤러가 혈액을 운반하는 관을 압축하고 압축된 부분의 앞쪽으로 혈류에 힘을 가하게 되어 일어난다. 이런 연동운동은 박자를 이루면서 맥박이 뛰는 흐름을 나타낸다(그림 3-22).

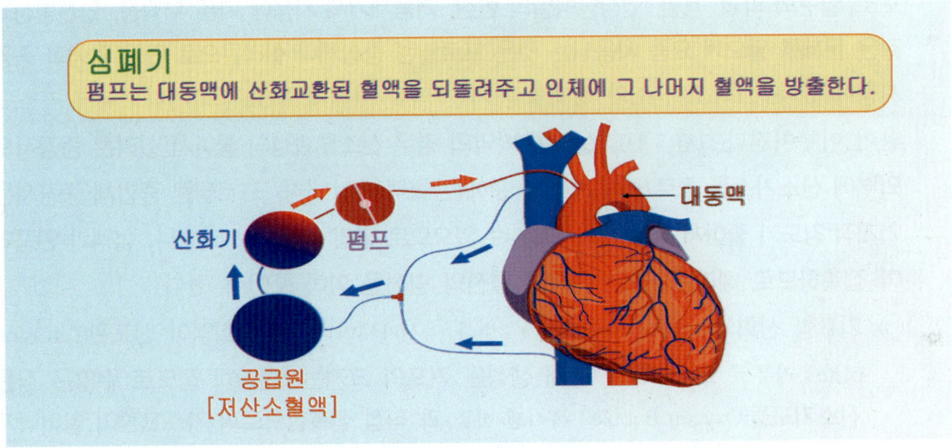

그림 3-22 • 인공심폐기의 모식도

(4) 인공심폐장치기 구성

① 정맥(Venous : 베누스) 캐뉼러(Cannula) : 환부에 꽂아 액을 빼내거나 약을 넣는 데 쓰는 금속관을 말한다. 정맥환류는 펌프를 사용하지 않고 중력에 의한 방법이 주로 사용되는데 우심방이나 대정맥 혹은 대퇴정맥에 삽입된 캐뉼러를 경유하여 저장소(Reservoir)로 배수(Drain : 드레인)가 된다.

정맥 캐뉼러에는 두 가지 방식이 있다.

㉠ Single right artrial cannula(싱글 라이트 아트리얼 캐뉼러) : 우심방 부속지를 통해 우심방에 하나의 캐뉼러만 삽입하는 것으로 우심실을 감압할 수 있으나 경정맥 고혈압이 발생할 수 있다.

㉡ 두 개의 캐뉼러로 우심방을 통하여 상대정맥과 하대정맥으로 각각 삽관하여 체정맥 환류를 시키는 것으로 우심방이 열려있지 않으면 관상정맥동(Coronary sinus : 크러너

리 사이너스)에서의 혈류로 인해 우심장(Right Heart)이 확장될 수 있다.

㉢ 중심정맥압(CVP) : 0~15[mmHg]를 유지한다.

㉣ 정맥환류 : 중력에 의존하며 25~30[inches] 아래에 정맥저장소에 위치한다.

② 동맥 캐뉼러 : 환자의 체표면적과 예상 Flow rate(플로 레이트)로 결정한다. 크기는 6~24[Fr : Flow rate]이며 무명동맥, 직하부 또는 사지동맥을 이용한다.

③ 산화기(Oxygenator) : 산소공급기라고도 하고 산화기는 심폐기를 이루는 구성성분 중에서 동맥 펌프와 더불어 가장 중요한 두 가지 기본 성분 중의 하나이다. 정맥혈에 산소를 공급하기 위한 산화기(Oxygenator : 옥시제네이터)는 단순히 산소공급만을 하는 것이 아니라 이산화탄소 제거기능도 겸하고 있다. 그러므로 산화기보다 인공폐, 혹은 가스교환기라고도 한다. 처음에는 막을 통하거나 기포를 형성하여 혈액과 공기를 직접 접촉시키므로 혈구의 파괴, 용혈, 혈장단백질의 변성, 거품제거제 사용에 따른 부작용, 혈전형성과 같은 문제를 일으켜 요즘 사용되는 것은 프로필렌 중합체나 실리콘으로 만든 막형과 중공사형이 있다. 그리고 산소와 정맥혈을 가는 막을 사이에 두고 접촉시킴으로써 가스교환이 이루어진다(그림 3-23). 실리콘 박막의 경우 산소투과성이 좋아서 실리콘 중공사의 외부에 산소가스를 흐르게 하고 내부 관에는 혈액을 보낸다. 프로필렌 중합체 중공사는 기계적 강도가 좋아서 매우 얇게 만들 수 있으므로 널리 사용되고 있으나, 혈액과 인공막이 접촉하므로 헤파린[27]을 투여하여 혈전의 형성을 막아 주어야 한다.

㉠ 기포형 산화기(Bubble oxygenator : 버블 옥시제네이터) : 정맥혈액이 산포관(Diffusion plate : 리퓨전 플레이트)을 통해 생성된 기포의 크기는 35[μm] 정도로 수많은 작은 산소기포들(Oxygen Bubble : 옥시젠 버블)과 직접 접촉함으로써 가스교환이 일어나게 하는 산화기이다. 기포형 산화기는 70~80년대 초에 이용되었으며 2시간 이내의 관류에 사용한다. 그러나 시간이 흐를수록 손상이 증가된다.

㉡ 막형 산화기(Membrane oxygenator : 멤브레인 옥시제네이터) : 혈액과 가스가 집적 접촉하는 대신 폴리프로필렌(Polypropylene), 실리콘 수지, 테프론 등 산소 및 이산화탄소에 투과성인 막상구조를 사이에 두고 가스교환이 일어나는 산화기로서 인체의 가스교환 방식에 보다 접근된 형태이다. 최대표면 면적은 1.6~5.4[m^2]으로 열교환기와 하나의 유닛(Unit)으로 구성되어 2~3시간 이상의 관류에 유리하다. 대부분의 혈액 손상은 첫 2~3분간 발생된다.

④ 펌프(Peristaltic pump) : 동맥펌프(Arterial pump : 아트리얼 펌프)는 산화된 혈액을 환자에게 되돌려 보내는 장치로 일반적으로 롤러펌프(Roller pump)와 원심성 펌프(Centrifugal pump : 센트리퓨걸 펌프)의 두 종류가 있다.

---

27) 헤파린 : 혈액응고를 막는 작용을 하는 다당류의 황산에스테르. 고등 동물의 각종 조직에 널리 분포되어 있으며, 수술 후의 혈전을 막는 데 쓴다.

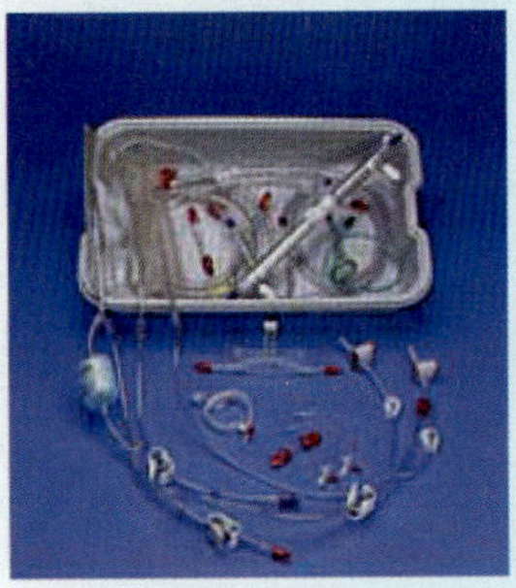

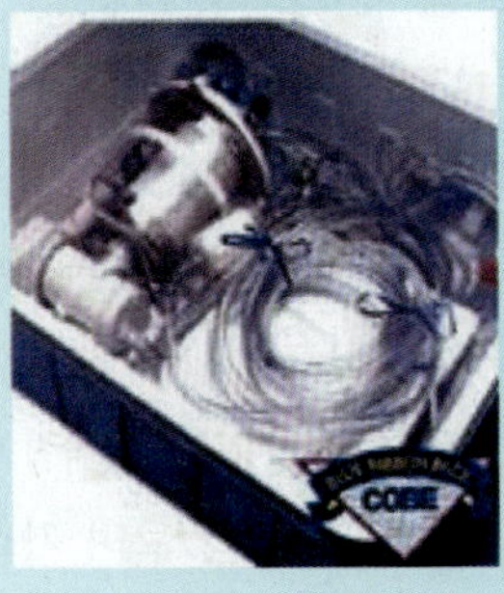

그림 3-23 • 인공심폐기 회로

㉠ 체외순환은 두 개의 롤러가 회전하는 막대기 양쪽에 달려 혈액이 들어 있는 튜브를 눌러 혈액을 박출하는 형태의 펌프(Peristaltic pump : 페리스탤틱 펌프)를 사용한다.

㉡ 주로 사용되는 롤러펌프는 두 개의 롤러의 작용으로 혈액을 이동시키는데 단점으로는 혈액과 공기를 같이 Pumping(펌핑)할 수 있고 혈류가 막혔을 경우 과압력이 가해질 수 있으며 적혈구손상, 관유출 등이 발생할 수 있다.

㉢ 원심성펌프는 급속히 회전하는 추진기(Impeller : 임펠러)에 의해 혈액을 원심성으로 이동시키게 되는데 캐뉼러 크기, 관의 길이와 직경, 환자의 Periphera(페리플럴) Vascular(베스큘러) Resistance(레지스턴스)에 의해 영향을 받는다. 혈류가 막혀 있다거나 저항이 있을 때에는 혈류가 감소하거나 정지할 수 있어 Pump 속도를 증가시킴으로써 보상할 수 있다. 그러므로 Flow meter(플러 메터)는 원심성 Pump(펌프)에 있어 필수적이다.

⑤ 열교환기(Heat exchanger : 히트 익스체인저) : 심폐바이패스시 저체온의 유도를 위하여 사용된다. 이를 위해서 심폐기에는 환자의 혈액을 냉각시키고 다시 혈액을 가온시킬 수 있는 장치가 필요하며 내부에서 냉각 또는 가온된 물을 순환시켜 관류혈액을 냉각 또는 가온시킴으로써 환자의 체온을 조절하게 된다. 체온은 직장과 비인두로 측정하며 냉각속도는 0.7~1.5[℃/min]이며 가온속도는 0.2~0.5[℃/min]이다.

⑥ 저혈조(Blood reservoir : 블러드 레저부아) : 혈액저장소(Reservoirs : 레저부아)에는 심장수술동안 심장과 폐를 비우기 위해 환자로부터 drain(드레인)된 혈액이 저장되어 있다. 두 가지의 혈액저장소(Reservoirs : 레저부아) 가 있는데 환자의 정맥환류를 저장하는 정맥혈저장소와 수술 중 심장 외로 배출되는 혈액을 심장절개 흡인기(Cardiotomy sucker : 카디오토미 석커)로 흡인하여 저장하는 Cardiotomy reservoir(카디오코미 레저브와)가 있고, 각각에는 여과기가 있다. 저혈조는 응급상황시 5~10초간의 관류에 필요한 혈액을 공급하며, 정맥환류량이 과도할 때 저장하는 역할과 공기를 배출하는 역할을 한다.

㉠ 기포형 산화기(Bubble oxygenator : 버블 옥시젠에이터) : 동맥혈의 저장소(Arterial reservoir : 아트리얼 레저부아)이다.

㉡ 막형 산화기(Membrane oxygenator : 멤버레인 옥시젠에이터) : 정맥혈의 저장소(Venous reservoir : 비너스 레저부아)이다.

⑦ 심장 내 흡인장치(Cardiotomy suction system : 카디오토미 석션 시스템) : 수술중 출혈을 저혈조로 흡입하는 기기이다. 심폐기를 사용하며 생기는 혈액손상의 중요원인은 공기와 피의 접촉과 교류가 있으며 가스색전증의 중요한 원인으로는 질소가스의 방울들이 혈관을 돌아다니는 것이 위험하다.

⑧ 여과기(Filters : 필터) : 혈액 내의 작은 입자나 가스에 의한 색전증을 방지하기 위해서 동맥선(Arterial line : 아트리얼라인) 내에 장치하는데 입자의 크기에 따라 여과기 구멍보다 큰 것을 걸러내는 Depth filter(뎁스 필터)와 전극을 이용하여 Filter(필터)의 전극과 반대되는 전극의 입자를 걸러내는 Screen filter(스크린 필터)가 있다. 나일론이나 폴리에스테르를 사용하여 막형의 필터를 만들며(20～40[μm]) 정도이다.

⑨ Cell Saver : Heparin(헤스파린) 투여 전 또는 Protamine(프로타민)의 투여 후 : 자가수혈법(Autotransfusion : 오토트랜스 퓨션, 1～5unit Packed RBC)이다.

⑩ 심폐기사(Perfusionist : 퍼퓨션리스트) : 심장수술시에 오픈 심장수술이나 기타 심장수술에는 환자의 순환계 또는 호흡기능을 대체할 필요가 있는 의료절차를 수행하는 동안 Extractor portal(익스트렉터 포털) 순환장비를 운영하는 기사이다.

(5) 합병증

① 중추신경계 : 뇌졸중(2[%] Incidence)

㉠ 출혈에 의한 상해 : Heparinization During CPB이다.

㉡ 허혈에 의한 상해 : 최고혈압 MAP 〈 50[mmHg], 고령, 장기간의 관류이다.

㉢ 가스색전에 의한 상해 : 0.1～0.2[%]의 인공심폐환자이다.

㉣ Microemboli : 가스, 피브린, 지방, 세포, 혈소판, 백혈구 응집물 등의 기타 이물질이다.

㉤ 일시적인 정신이상(Temporary psychosis : 템포레리 사이코시스)이다.

② 심 장

㉠ 저심박출 증후군 : 심근육의 상해, 낮은 심근육의 수축성이다.

㉡ 부정맥 : 25[%] of CABG & 75[%] of 판막교체(저체온증 : 심장수술시 냉각텁에 의한 75[%]의 부정맥), ↓PaO_2, 심근육의 상해, 증가하는 카테콜아민 ↑,전해질의 불안정

③ 심낭막 절개증후군 : 불쾌감, 고열, 심낭의 유출, 백혈구의 증가, 늑막염에 의한 고통, 심낭주변의 마찰은 자연치유가 가능하다.

④ 출혈 : Surgical bleeding(서지켈 블리딩) Vs medical bleeding(메디칼 블리딩), 혈액희석, 낮은 혈소판의 수용기, 엉긴 혈전에 의한 교란, 높은 섬유소 분해 등은 DIC이다.

⑤ 심장압진 : 저심박출, 중심정맥압 상승, 심박수 상승, 기이맥, 종격동 확장이다.

⑥ 폐 : 무기폐, 늑막유출, 기흉, 폐렴, ↑A-aDO_2, 폐부종, 급성 호흡기 질환 ARDS, 객혈, Hemothorax 기관의 상해이다.

⑦ 신장 : 급성신부전을 들 수 있다. 원인으로는 저관류, 저혈압, 약제, 혈뇨, Microemboli 들 수 있다.

⑧ 위장관 : GI bleeding(GI 블리딩), 혈전색전증, 장간막의 경색, 격렬한 췌장염 등이다.

⑨ 동맥 카테터 : 출혈, 해부, 사지국소빈혈, 동맥의 허혈 등이다.

⑩ 정맥 캐뉼러 : 정맥환류의 방해, RA Tearing(테어링), 협착증 등이다.

09 | 호흡기능의 측정

1. 호흡생리

호흡은 우리에게 바깥 공기로부터 산소를 공급받을 수 있게 하는 역할을 한다.

공기 중의 산소를 혈액 속으로 용해시키고 이산화탄소를 혈액에서 제거하여 공기 중으로 배출하는 것이 호흡기계의 가장 큰 목적이다. 이러한 호흡기계에 생리적인 결함으로 인해 산소공급이 중단되면 혈액 중의 산소량이 급격히 저하되고, 60~90초 정도에서 정신을 잃고 4~5분이 지나면 생명이 위험하게 된다.

호흡을 담당하는 주기관은 폐[28]인데 가스교환은 확산과정으로 산소분압이 높은 곳에서 낮은 곳으로 이동하게 된다. 즉 흡입된 공기 중 산소비율이 혈액 내의 산소비율보다 높기 때문에 혈액 속으로 이동하고 이산화탄소도 마찬가지로 비율의 차이로 산소의 확산과 반대방향으로 서로 이동한다. 이산화탄소 비율이 낮은 폐로 이동이 되는 것이며. 호흡운동은 폐를 부풀게 하거나 수축시켜 그 속의 공기를 교체하는 운동이다. 이런 호흡운동은 폐용량의 감소 또는 증가를 일으키는 근육운동에 의하여 제약받고 있다.

28) 폐 : 폐는 산소화 및 환기의 호흡기능 이외에도 산 및 염기조절, 내분비적 기능, 그리고 정맥혈액의 환류에 미치는 영향 등 호흡 외적 기능도 수행하고 있으며 또한 인체의 항상성을 조절하고 유지하는 중요한 기관이다.

2. 호흡운동의 측정

호흡에 의해 움직이는 신체부분의 상대적 변화나 콧구멍을 지나서 공기흐름을 조사하여 상대적인 호흡운동이 검출된다. 절대적인 값은 필요하지 않으므로, 환자에 장착하는 트랜스듀서(Transducer : 변환기)도 간단한 것을 사용한다. 호흡운동을 측정하는 방법에는 뉴모 그래프와 뉴모그램이 있다. 뉴모 그래프(Pneumo graph)는 단순한 호흡운동을 검사하는 장치이고, 뉴모그램(Pneumogram : 호흡곡선)은 시간에 따라 호흡운동을 기록한다. 서미스터[29]를 이용하여 가장 간단한 뉴모그래프를 얻을 수 있다. 이것은 서미스터를 콧구멍에 장착하고, 숨을 내쉬고(호기) 들이마실 때(흡기)에 생기는 공기의 온도차를 서미스터가 검출하는 것이다. 수술 중, 수술 후 및 일반 임상 용도에 사용되는 보편적인 방법이며 환자가 입으로 호흡할 때에는 서미스터를 입에 부착하며, 호흡운동에 의한 가슴 · 몸통의 체적변화도 호흡운동 검출에 활용되고 있다. 신축성이 있는 천에 스트레인게이지[30](Strain Gage)를 붙여 밴드를 가슴에 감아서 사용한다.

3. 호흡유량의 측정

호흡의 역학적 이론체계를 환기역학이라 하고 환기역학은 기류속도(Flow : 플로우, V), 환기량(Volume, V), 내압[31]의 3가지 요소로 구성되며, 이들을 측정해서 가슴부분, 기도와 폐의 상황을 측정한다.

환기역학 측정 시스템은 기류계가 중심이 되어 있으며. 공기흐름의 도중에 유체저항을 주고, 전후의 압력 차를 차압이라 한다. 차압을 측정해서 유속을 알고자 하는 것을 이용한 것이 차압유량계(Differential pressure flow meter : 디퍼렌셜 프레셔 플로우 미터)이다. 그러므로 호흡유량계(Pneumotachograph : 뉴모테커그래프), 호흡기류계는 유량저항 헤드와 차압 트랜스듀서로 구성된다.

유량계에 쓰이는 헤드는 그림 3-24와 같은데 그물눈 스크린이 공기의 흐름에 대하여 약간의 저항을 나타낸다. 공기의 흐름(기류)에 대한 저항은 그물눈 스크린의 양쪽에 압력차를 일으키는데, 그 크기는 평균 기류속도에 비례한다. 이 압력차는 차압 트랜스듀서로 검출되며 장치의 측정정도는 다른 종류의 그물을 사용하거나, 그물눈의 크기를 다르게 하면 바꿀 수 있다.

29) 서미스터 : 온도에 따라 저항값이 변하는 반도체소자이다.

30) 스트레인게이지(Strain gage) : 구조체의 변형되는 상태와 그 양을 측정하기 위하여 구조체 표면에 부착하여 측정하는 계기이다.

31) 내압(Pressure, P) : 구강내압, 폐포내압, 흉강내압, 식도내압 등이다.

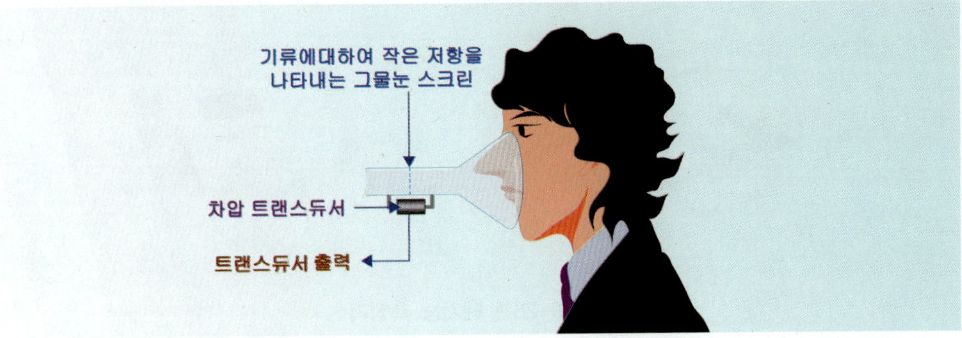

그림 3-24 • 호흡유량 트랜스듀서

4. 호흡량의 측정

호흡계(Spirometer : 스파이로미터, =폐활량계)로 보편적으로 **호흡량**(폐활량)을 측정한다. **폐용량의 시간에 따른 변화 기록을 스파이로그램**(Spirogram)이라고 한다.

호흡기능검사에서 자주 이용되는 장치로 호흡계의 기본적인 원리는 그림 3-25와 같다.

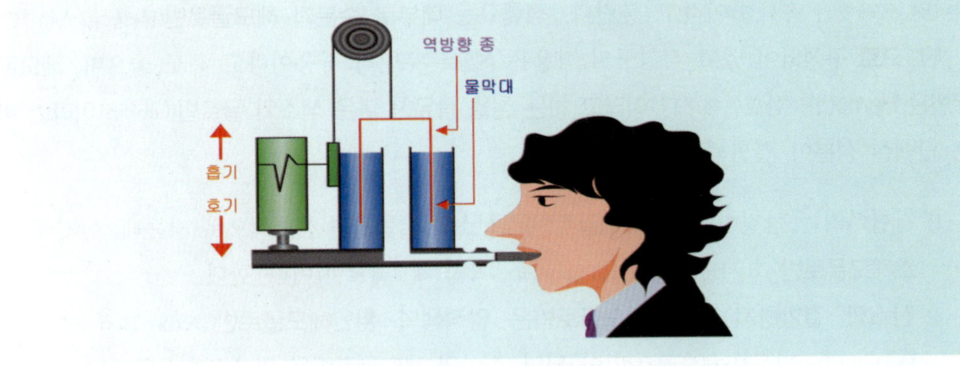

그림 3-25 • 호흡계의 원리

물이 담긴 용기 위로 평형추가 달린 종이 달려 있어서 호기와 흡기에 의해 위아래로 움직이게 되는데 종의 움직임은 **풀리**(Pulley : 도르래)에 전달되고, 호흡량은 종의 변하는 양에 따라 도르래의 눈금에서 읽으면 된다. 단 호흡계는 구조상, 제동이 크고 얼마간의 **히스테리시스**[32](Hysteresis)가 있기 때문에 호흡의 미세한 변화는 기록할 수 없다. 그림 3-26은 현재 사용중인 단계별 호흡훈련과 폐활량계이다. 더 자세한 것은 현대 기초의학 및 의공학 7장 3절의 폐기능검사를 참조하면 된다.

32) **히스테리시스**(Hysteresis : 자기 이력 현장) : 어떤 물리량이 그때의 물리조건만으로는 인위적으로 결정되지 않고, 그 이전에 그 물질이 경과해 온 상태의 변화과정에 의존하는 현상이다.

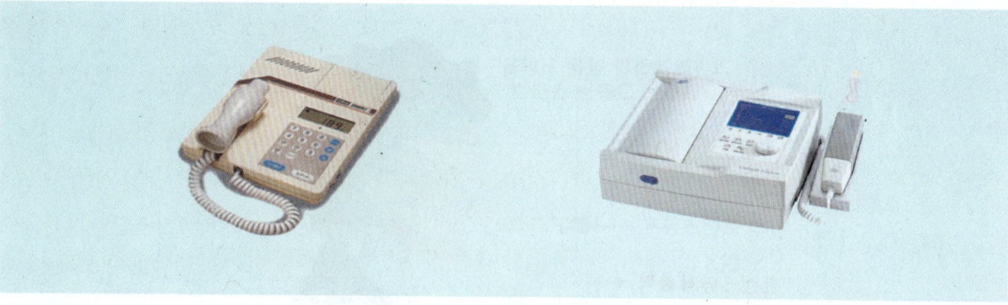

그림 3-26 • 폐기능 측정기

10 | 경피동맥혈 산소포화도 측정기

1. 혈중 산소포화도[33)]

혈중산도 포화화도는 SpO_2(Saturation of partial pressure(Arterial) oxyzen : 세튜레이션 오브 파티얼 프레슈려 옥시젼)이라고 불린다. **적혈구는 대부분 수분과 헤모글로빈**(Hemoglobin-Hb, 혈색소)**으로 구성**되어 있고 적혈구의 작용은 헤모글로빈의 작용이라고 해도 좋으며, **헤모글로빈은 Heme**(힘 : 환원 : 헤마틴)**이라고 하는 철을 함유한 붉은 색소와 글로빈**(Globin)**이라고 하는 단백질 성분**이 결합되어 있다.

① 결합하려는 성질이 있는 **헤모글로빈은 산소와 결합하면 선홍색**으로 되는데, 이것을 **산소헤모글로빈**(Oxy-Hemoglobin : Oxy-Hb : 옥시 헤모글로빈)이라 한다.

② **산소와 결합하지 않은 헤모글로빈은 암적색의 환원헤모글로빈**(Deoxy-Hemoglobin : Deoxy-Hb : 디옥시 헤모글로빈)이 되며, **1[g]의 헤모글로빈은 약 1.34[ml]의 산소와 결합**하면, 식 (3-2)와 같다.

$$\text{환원헤모글로빈} + \text{산소} \Leftrightarrow \text{산소헤모글로빈} \qquad (3\text{-}2)$$

산소운반 과정에서 헤모글로빈이 산소와 결합하는 **산소헤모글로빈**(Oxy-hemoglobin : 옥시 헤모글로빈)의 비율이 높아지고 **산소의 농도가 낮아질수록 비율이 작아지며, 농도가 높을수록 산소헤모글로빈의 비율은 높아진다.**

33) **혈중 산소포화도** : 전체 혈색소 중에서 산소와 실제로 결합한 혈색소가 차지하는 비율이다.

③ 허파꽈리 속의 산소농도가 높고, 혈액이 폐의 모세혈관을 흐를 때 적혈구 속의 헤모글로빈은 산소와 결합하여 산소헤모글로빈이 되어 혈액이 선홍색이 된다. 이런 과정을 통해 동맥혈이 만들어진다. 보통 동맥혈에서는 95[%] 이상이 산소헤모글로빈이 있다. 동맥혈이 체순환을 하게 되면 산소헤모글로빈은 산소농도가 낮은 세포조직에서 산소를 세포조직 쪽으로 방출하고 암적색의 환원헤모글로빈으로 되는 것이고 이것을 정맥혈이라 한다. 정맥혈에서는 헤모글로빈의 약 25[%]가 환원헤모글로빈으로 바뀐다.

④ 헤모글로빈 중 산소헤모글로빈이 어느 정도 포함되어 있는지를 [%]로 표시한 것이 헤모글로빈의 산소포화도이며, 산소포화도(S)는 식 (3-3)으로 계산된다.

$$\text{산소포화도}(S) = \frac{\text{산소헤모글로빈}}{\text{산소헤모글로빈} + \text{환원헤모글로빈}} \times 100[\%] \quad (3\text{-}3)$$

동맥혈은 어느 조직에서도 큰 차이는 나지 않고 95[%] 이상이 정상이고 정맥혈은 조직에 따라 차이가 나고 산소소비가 큰 조직을 지나온 정맥혈일수록 산소포화도는 낮다. 하지만 평균은 항상 약 75[%]는 유지된다.

2. 혈중 산소포화도 측정방법

혈색소의 산소포화도는 측정하는 방법 및 부위에 따라서 표기를 달리한다. 임상적으로 산소포화도는 침습적 방법인 혈액가스분석을 통해서 쉽게 알 수 있지만 경피동맥혈 산소포화 측정기를 이용하면 비침습적 방법으로도 간편하게 연속적으로 측정할 수 있다.

① 경피동맥혈 산소포화 측정기(Pulse oximeter : 펄스 옥시미터)는 광의 흡수에 관한 비어의 법칙[34)](Beer's law)을 이용한 기기이다. 펄스 옥시미터는 동맥혈액의 혈액 중에서 산소가 차지하는 비중(산소분압)이나 농도를 직접 측정하는 기구는 아니지만 혈중 산소포화 측정기의 광원과 센서 사이에 있는 수축과 확장을 반복하는 동맥혈관의 팽창과 수축에 따라 검출되는 빛의 양이 산소헤모글로빈과 환원헤모글로빈의 흡수도에 의해서 좌우되는 성질을 이용하여 빛이 소멸되지 않는 방법으로 계속해서 동맥혈액의 산소포화도를 측정할 수 있도록 개발된 기기이다. 검출된 연구결과 맥박산소계측기에 나타나는 산소포화도(SpO_2)는 동맥혈액의 산소포화도(SaO_2)와 거의 같은 수치를 갖는다(그림 3-27).

34) 비어의 법칙(Beer's law) : 용액의 흡수에 관한 법칙, 660[nm]의 적색광과 940[nm]의 적외선을 투과하여 산소헤모글로빈과 환원헤모글로빈간의 흡광도 차이로서 포화도를 측정한다.

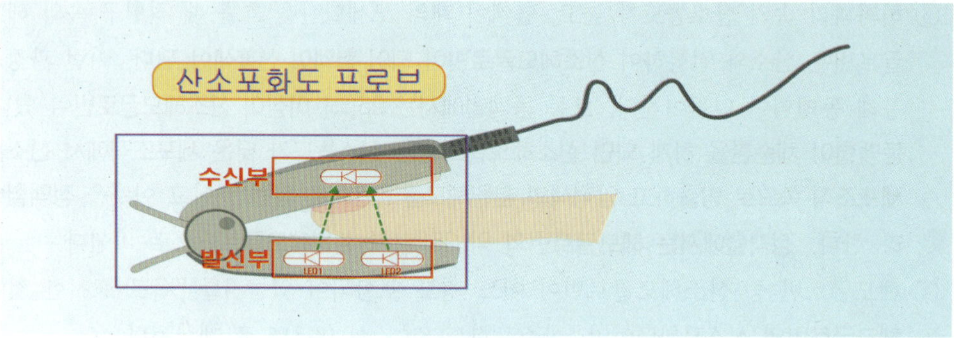

그림 3-27 • 산소포화도 측정기의 원리

② 산소헤모글로빈과 환원헤모글로빈의 파장에 따른 빛의 흡수도 차이를 그림 3-28에 나타내었으며, 일반적으로 사용하는 **펄스옥시미터**(Pulse oximeter)**의 광원은 660[nm]의 적색광원과 940[nm]의 적외선 광원**을 사용한다.

그림 3-28에서 보면 940[nm]의 적외선 광에서보다 700[nm] 정도의 적색광원에서 흡수도의 차이가 많이 나는 것을 볼 수 있는데, 이것을 이용하여 혈중 산소포화도(SpO_2)를 구할 수 있다. 그림 3-29는 펄스 옥시미터 의료기기를 나타낸다.

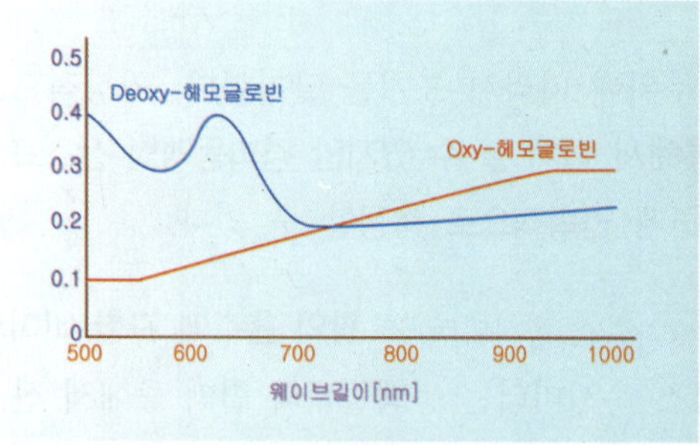

그림 3-28 • 산소헤모글로빈과 환원헤모글로빈의 흡수도 차이

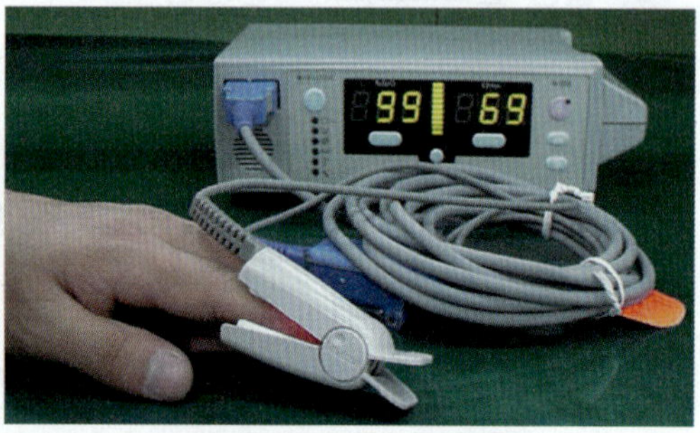

그림 3-29 • 펄스 옥시미터

11 | 호기말 이산화탄소 분압의 측정

세포내의 사립체는 산소의 존재하에 호기성 대사과정을 통하여 38[mol]의 ATP와 수분 그리고 탄산가스를 생성하며, 이 탄산가스는 폐를 통하여 체외로 배출된다. 이러한 과정을 **환기**라고 하며 이는 산소화 과정과 별개로 이루어지고 있다.

제 3 장

1. 탄산가스 분압의 측정

보통 전신마취 중에 호흡회로와 연결해서 환기가 잘되고 있는지 확인할 때 사용하는데 **환기가 안되면 산소공급이 중단되어 저산소증 현상**이 일어나게 된다. 그 외에 환자의 자발호흡이 돌아왔는지, 호흡회로의 밸브에 이상이 있는지, 이산화탄소의 흡수제의 기능이 떨어졌는지를 알 수 있고, **동맥 내 이산화탄소 분압을 알 수 있다면 호기말 이산화탄소 분압과 비교하여 환기량을 조절**할 수 있다.

① 임상적으로 탄산가스의 분압은 측정하는 방법 및 부위에 따라서 **호기말 탄산가스 분압**(End-Tidal PCO_2 : 앤드 타이덜 피시오투 : $PETCO_2$)과 **동맥혈 탄산가스 분압**($PaCO_2$) 등이 있다.

㉠ **$PaCO_2$는 침습적 방법인 혈액가스분석**을 통해서 알 수 있으나 **$PETCO_2$는 농도측정기**(Capnometer : 캡노미터)를 이용하여 **비침습적 방법으로 간단하게 그리고 연속적으로 측정**할 수 있는 장점이 있다.

㉡ 중환자실이나 수술실 등에서 기관 튜브에 연결하여 간단하게 이용할 수 있는 **호기말 탄산가스**(Capnometer : 캡노미터)**는 $PETCO_2$를 수치와 파형**(Wave : 웨이브)**으로도 나타낸다**. 그 파형을 보고 **폐포 환기상태**를 간접적으로 평가할 수 있다. 캡노미터에서 볼 수 있는 파형(Wave)을 그림 3-30에 나타내었으며, 표 3-5는 그 파형에 대한 설명이다.

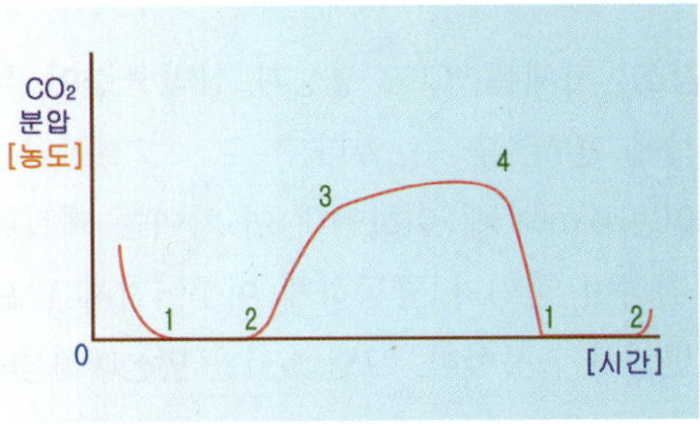

그림 3-30 • 호기말 이산화탄소 분압을 나타내는 정상적인 파형

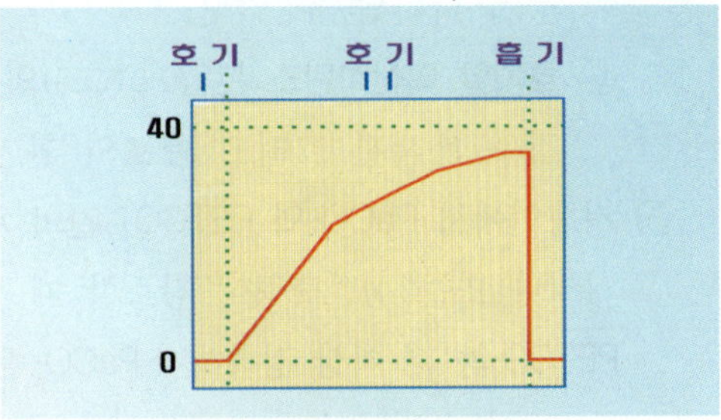

그림 3-31 • 만성폐쇄성폐질환(COPD)시에 나타나는 파형

표 3-5 • 캡노미터에서 관찰되는 파형

캡노미터에서 관찰되는 파형에 대한 설명	
4 - 1	흡기 상태이다.
1 - 4	호기 상태이다.
1 - 2	탄산가스가 거의없는 해부학적 사강 내의 가스가 배출되는 호기의 초기단계이다.
2 - 3	폐포로부터 배출되는 가스와 해부학적 사강 내의 가스가 혼합되어 배출되는 단계
3 - 4	폐포 내의 가스가 배출되는 단계이다.
4	호기말 이산화탄소분압(농도)을 나타낸다.

② 정상인은 폐포환기가 적절할 경우에 **탄산가스 분압**(PaCO₂)**은 36~44[mmHg] 수준으로 유지**되고 있다.

㉠ $PaCO_2$가 35[mmHg] **이하**로 감소된 경우를 **과환기**(Hyperventilation : 하이퍼벤틸레이션) 또는 **저탄산증**(Hypocarbia : 하이포카비아, Hypocapnia : 하이포캐프니아)이라고 한다.

㉡ $PaCO_2$가 45[mmHg] **이상**으로 증가된 경우를 **저환기**(Hypoventilation : 하이포벤틸레이션) 또는 **과탄산증**(Hypercarbia : 하이퍼카비아, Hypercapnia : 하이퍼캐프니아)이라고 한다.

③ 정상인에게 폐포의($PaCO_2$)를 반영하는 **$PaCO_2$는 40[mmHg] 내외**이나 기관 및 기관지와 같은 **사강**[35](Dead space : 데드 스페이스)의 **PCO_2는 28[mmHg] 내외**이고 또한 호기말 이산화탄소 분압($PETCO_2$)은 사강 내 PCO_2의 영향을 많이 받기 때문에 대략 28[mmHg] **내외**가 되며 $PaCO_2$보다 낮게 나타난다.

④ **임신부의 약** 50[%] 정도, **체외순환을 수행한 환자의 약** 8[%] 그리고 **마취 중이거나 또는 기계적 환기보조를 받고 있는 환자의 약** 12[%]에서는 $PETCO_2$가 PCO_2와 **비슷하거나 또는 높게** 나타나는 수도 있다.

㉠ **호기말 이산화탄소 분압**($PETCO_2$)**의 증가** : 체온이 높거나 또는 사강이 증가한 경우에 나타날 수 있다.

㉡ **호기말 이산화탄소 분압**($PETCO_2$)**의 감소** : 저체온, CO_2 생성과 심박출량이 적은 경우 폐색전 그리고 폐포의 환기시에 흔히 볼 수 있다.

⑤ 정상인에서 **$PaCO_2$와 $PETCO_2$ 간의 차이는** 6[mmHg] **이하**인데 이 차이는 폐질환이 있거나 또는 심박출량이 감소할 때 증가하며 환기가 균등하게 이루어지지 않으면 $PETCO_2$는 더 이상 정확하게 $PaCO_2$를 반영하지 못한다. 그림 3-31은 **만성폐쇄성폐질**

35) **사강**(Dead Space : 데드 스페이스) : 비강에서 폐포까지의 호흡기계 중 혈액이 가스 대사를 하지 않는 부분이다.

환(COPD)시에 나타나는 파형이다.

2. 호기말 이산화탄소 분압의 측정원리

탄산가스 분압측정기(Capnography : 캡노그라피)의 측정원리는 산소포화측정기(Pulse Oximeter : 펄스옥시미터)와 같이 광의 흡수에 관한 비어(Beer)의 법칙을 이용하며 식 (3-4)와 같다.

$$I = I_o \cdot e^{-kcl} \tag{3-4}$$

여기서, I : 빔(beam)이 지나가는 경로, I_o : 출발 때의 빔 강도
c : 단위체적당 분자수(농도), k : 비례상수

혼성 원자결합 분자인 그림 3-32의 이산화탄소(CO_2), 일산화탄소(CO), 질소산화물(NOx), 탄산수소(HC), 메탄(CH_4), 프로판($CH_3CH_2CH_3$) 등은 적외선의 흡수에 의해서 쌍극자 모멘트(Moment)의 회전 및 진동을 하게 된다. 그리고 방출된 적외선의 감소 정도는 바로 적외선을 흡수한 기체 농도의 함수로 나타나게 된다. 또한 특정 기체는 특정 파장의 에너지만을 흡수하므로 특정 파장 성분의 감소량을 광필터를 통하여 측정을 하게 되면 특정 기체 농도를 측정할 수 있게 된다(그림 3-33).

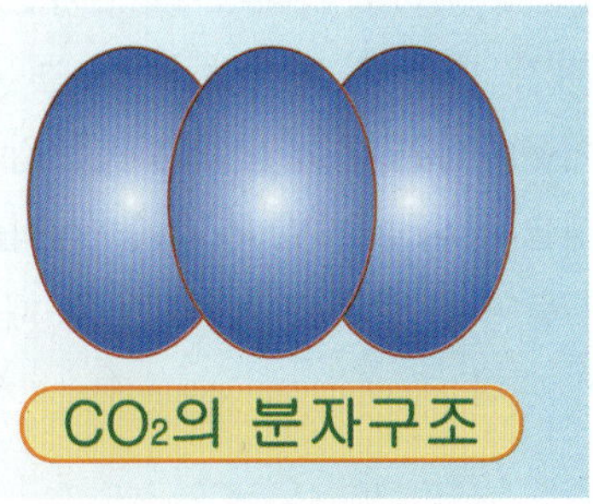

그림 3-32 • 이산화탄소의 분자구조

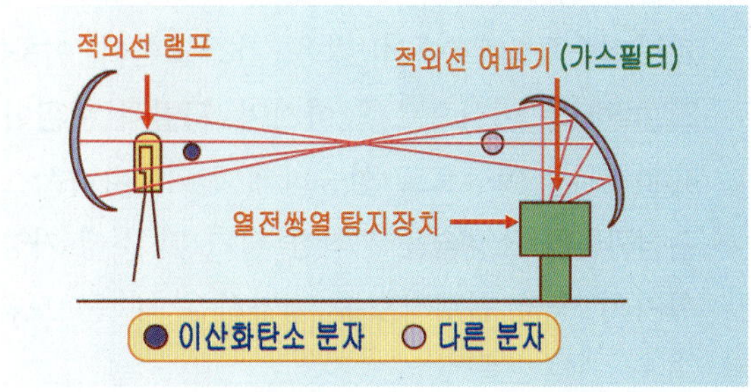

그림 3-33 • 단일광 적외선 흡수 기체 검출기의 구조

3. 캡노그라피의 임상적 유용성

① 기계적 환기보조 또는 자발호흡(Spontaneous Breathing : 스폰테이너스 브리딩)을 하고 있는 환자에서 환기상태가 적절한지를 평가할 수 있다.

② 기관 튜브가 제대로 기관 내에 삽입되었는지 확인할 수 있는데 만일 튜브가 기관

내로 삽입되지 않고 식도 내로 잘못 삽입되면 호기가 배출되지 않으므로 곡선이 나타나지 않게 된다.

③ 흡입마취시 이산화탄소흡수제인 소다－라임(Soda-lime)의 효능을 평가할 수 있다. 즉 소다－라임을 장시간 사용한 결과로 이산화탄소 흡수능력이 감퇴된 경우에는 그림 3-34와 같이 파형이 기저선(Base line : 베이스 라인)까지 내려오지 않고 그 위에 위치한다. 그러므로 이런 경우에는 소다－라임을 새것으로 교체하거나 또는 호기 밸브(Expiratory valve : 익스파이러트리 밸브)가 제대로 작동하는지 확인한다(그림 3-35).

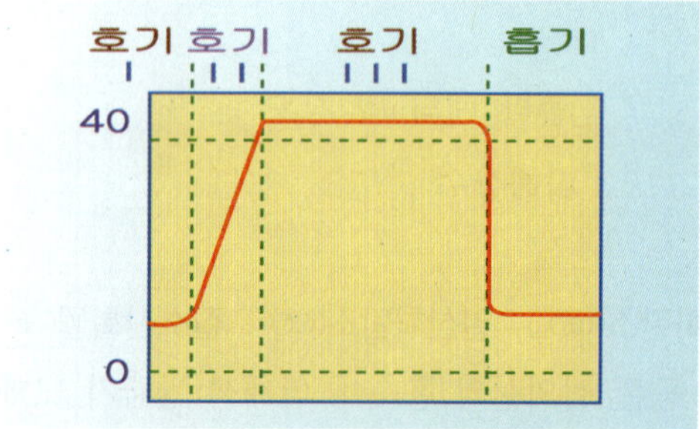

그림 3-34 • 이산화탄소 흡수제의 기능이 소실되었거나 또는 호기 밸브가 제대로 작동하지 않을 때 나타나는 파형

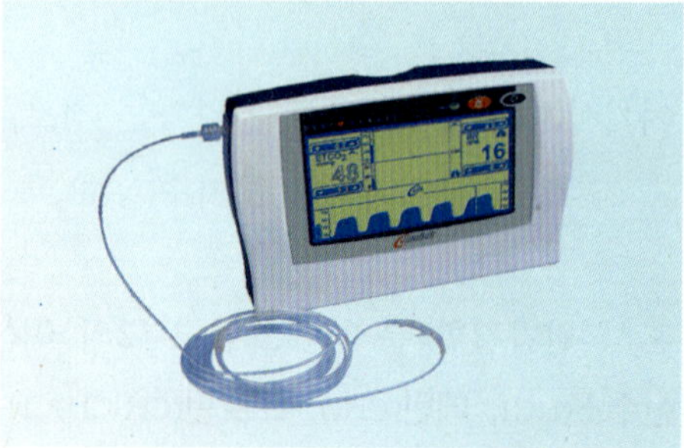

그림 3-35 • 호기말 이산화탄소 분압($P_{ET}CO_2$) 측정기

④ 심폐소생술의 결과를 평가할 수 있는데, 소생술 중에 관류상태가 충분하지 않으면 폐포사강이 커지기 때문에 호기말 PCO_2는 흔히 10[mmHg] 이하로 낮아지나 심박출량이 많아질수록 폐포에서 많은 가스교환이 이루어지기 때문에 호기말 PCO_2는 흔히 20[mmHg] 이상으로 높아지며 자발적 순환이 이루어지면 호기말 PCO_2가 갑자기 40[mmHg] 이상으로 상승하게 된다. 따라서 소생술 중의 호기말 PCO_2는 심박출량, 관상관류압, 소생술을 시작한 시기 및 소생 가능성 등과 높은 상호관계가 있기 때문에 환자의 병의 진행정도를 평가하는 데 큰 도움이 된다.

4. 탄산가스 분압측정기의 문제점

중환자에게 캡노그래피(Capnography)의 가장 큰 문제점은 $PaCO_2$와 $P_{ET}CO_2$ 간의 상호관계가 일정하지 않으며 특히 심박출량이 낮거나 또는 환기/관류 불균형이 발생하는 환자에게는 신뢰도가 낮기 때문에 호기말 이산화탄소 분압($P_{ET}CO_2$) 하나만 가지고 환기상태를 평가하는 것은 좋지 않다.

12 | 분만감시장치

분만감시장치는 임신과 출산 중의 필수 생리적 기능의 기록을 얻기 위한 환자감시장치의 특별한 형태인데 임신과 분만의 평가에 사용되며 산부인과 의사에게는 내과의사에게서의 심전도 역할을 한다고 말할 만큼 유용성이 크며 Cardio-tocograph(카디오 토코그래프)라고 한다.

1. 분만감시장치

분만까지의 태아의 심박, 산모의 진통 등을 검출해서 분만 진행 중인 태아의 이상 유무를 감시하는 장치이며, 자궁수축과 상관한 태아 심박수의 시간적 변화를 관찰하여 태아상태를 모니터하고 태아 이상을 조기에 발견하여 안전하고 확실한 분만관리를 위한 데이터를 제공하는 목적으로 한다. 태아의 심박검출에는 초음파 심음을 사용하고, 진통은 외측법을 채택하는 경우가 많다.

2. 태아 심박수 검출장치

태아 심박수 검출장치(Fetal Heart Rate Monitoring System : 피틀 하트 레이트 모니터링 시스템)는 진통을 느끼는 것이 분만 전의 진통간격, 진통 지속시간 및 그 강도를 알기 위해 자궁수축도를 얻는 데에는 외측법과 내측법이 있고 임상적으로는 스트레인 게이지를 사용한 트랜스듀서를 모체의 복벽상에 부착하고 복벽의 변위를 검출하는 외측법이 많이 사용되고 있다. 하지만 외측법에서는 자궁 내압의 절대치를 측정할 수 없기 때문에 정확한 자궁압력 파형을 얻기 위해 카테터를 사용하여 자궁내압의 절대치를 측정하는 내측법이 사용되고 있다.

3. 태아의 심박수를 검출하기 위한 방법

① 태아의 심음 트랜스듀서에 의한 방법 : 모체의 복벽 위에 태아의 심음이 가장 잘 들리는 곳에 트랜스듀서를 장착하여 태아 심음을 검출하고 심음 신호를 증폭 처리하여 태아 심박수를 계수하는 방법이다. 정확한 심박수를 얻을 수 있으나 분만 초기부터 분만 중간에는 잡음 혼입이 많아 태아 심박수 검출에 한계가 있다.

② 초음파 트랜스듀서에 의한 방법 : 모체 복벽 위에 장착한 트랜스듀서로부터 초음파를 발생하여 태아의 심박동을 기계적인 움직임으로 변환한 도플러 효과를 이용하여 변조된 음파를 전기신호로 변환하고 이것을 증폭 처리하여 태아심박동수를 얻는 것이다. 대부분

의 분만감시장치는 태아심전도와 심음을 같이 기록하도록 되어 있다. 모체의 움직임, 진통에 의한 근수축 등에 의한 잡음을 제거할 수 있어 임신 12주 이후이면 확실한 태아의 움직임이 검지되며, 분만감시 장치를 초음파 도플러 태아심음계라고 한다.

③ 경질 유도 태아심전도법 : 파수 후의 태아 선단부(머리부분) 한쪽에 전극, 모체의 산도 내의 일부에 다른 전극을 장착하여 태아심전도를 얻기 때문에 진통 발작 중에도 잡음에 강하고 안정되며 정확한 순시 심박수를 측정할 수 있다. 그러나 직접 자궁 내에 전극을 삽입하여 태아에 부착하기 때문에 안전성에 주의해야 한다.

④ 복벽유도 태아심전도법 : 복벽상에 전극을 장착하여 복벽으로부터 태아심전도를 얻는 것으로 통상 태아 R파가 10~50[μV]이고, 이 태아심전도에 모체 R파 100~300[μV] 정도의 모체심전도를 중첩하여 모체-태아 복합 심전도를 얻는다. 이 신호를 처리하여 모체심전도 성분을 제거하여 태아심전도를 얻은 후 태아 R파 신호를 트리거 신호로 하여 태아심박수를 계수하는 것이다.

㉠ 장점 : 다른 방법보다 모체의 구속감이 작다.

㉡ 단점 : 태아의 R파가 매우 작고 분만진행에 따라 진통발작시에 모체 근전도의 영향으로 태아심전도의 검출이 불가능할 때가 있다.

13 | 혈류 및 혈량의 측정

의사가 환자로부터 알고자 하는 기본항목 중의 하나는 세포 내의 산소농도와 영양소이다. 이러한 항목들은 측정하기가 매우 힘들어 대체로 혈류 혹은 혈량의 변화를 측정하게 되는데 혈류측정도 어려우면 혈류와 관계가 있는 혈압을 측정하게 된다. 만약 혈압 측정도 불가능하면 혈압과 관계가 있는 심전도를 측정하게 되는데 혈류측정은 세포 내의 산소농도의 측정과 가장 밀접하나 혈압이나 심전도 측정에 비해 측정하기가 힘들며 더 관혈적이다.

심장의 좌심실에서 대동맥으로 밀어내는 분당 혈류량을 심박출량(Cardiac Output(CO) : 카디악 아웃풋)이라 한다. 이는 심박수(Heart Rate : 하트 레이트 : HR)와 1회 심박출량(Stroke Volume(SV) : 스트로크 볼륨) 심장의 매 수축시 좌심실로부터 분출되는 혈액량으로 약 70[mL]의 곱으로 식 (3-5)와 같다.

$$CO = HR \times SV \tag{3-5}$$

정상적인 남성의 경우 심박출량은 약 5[L]~6[L]정도이며 여성의 경우는 남성보다 10[%] 정도 적다. Blood vessel(블러드 베슬), 관구(Orfice : 오리피스, = 구멍)나 터빈 유량계 같은 유량법은 혈관의 절단이 요구되고 혈전을 유발할 수 있기 때문에 혈류측정에는 적합지 않으며 현재 혈류측정에 이용되고 있는 방법은 다음과 같다.

1. 연속주입 지시액-희석법

연속주입 지시액- 희석법(Indicator dilution method : 인디케이터 딜루션 메서드)은 순간적인 맥류(Pulsatile flow : 펄서틸 플로)는 측정할 수 없고 대신 일정 시간 동안의 평균 혈류를 측정한다. 측정된 공간에서의 유량을 계속해서 추출하고 보충하게 될 때 정해진 농도변화를 유지하기 위해서 단위시간당 일정량의 지시물질을 연속해서 삽입해야 하는 것으로 픽(Fick)[36]의 방법이 있다.

(1) 농 도

농도(Concentration : 컨센트레이션)는 지시물질의 주어진 양(m)이 부피(V)에 더해지는 경우 지시액의 농도 C 는 $C = mo/V$가 된다. 측정된 공간에서의 유량(Fluid volume : 플루이드 볼륨)을 계속해서 빼내고 보충하게 되면 정해진 농도변화를 유지하기 위해서 단위시간당 일정량의 지시물질을 지속적으로 주입해야 한다. 즉, 식 (3-6)이 된다.

$$\Delta C = (dm/dt)/(dV/dt) \tag{3-6}$$

식 (3-6)으로부터 유량을 계산하면 식 (3-7)과 같다.

$$F = \frac{dV}{dt} = \frac{dm/dt}{\Delta C} \tag{3-7}$$

(2) 픽(Fick)의 방법

심박출량(심장으로부터의 혈류량)은 식 (3-7)을 사용할 수 있는데

$$F = \frac{dm/dt}{C_a - C_v} \tag{3-8}$$

36) 픽(Fick)의 법칙 : 용액 속에서 용질의 확산이 일어나는 방향에 수직인 단위넓이를 통하여 단위시간에 확산하는 용질의 양은 그 장소에서의 농도의 기울기에 비례한다는 법칙으로 픽의 확산법칙이라고도 한다.

여기서, F : 심박출량, $\dfrac{dm}{dt}$: 산소소비량,

C_a : 동맥의 산소농도, C_v : 정맥의 산소농도,

Fick's의 법칙에서의 지시물질은 산소로 산소소비량은 폐활량계를 이용하여 측정한다. 인체 상반부로부터 심장으로 돌아가는 혈액의 산소농도는 하부로부터 심장으로 돌아가는 혈액과 다른데 그 이유는 뇌에서 추출되는 산소량이 신장, 근육 등에서 추출되는 산소량과 다르기 때문이다. 그러므로 우심방에서의 농도, C_v를 정확히 측정할 수 없으므로 우심실의 펌핑에 의해 혼합된 폐동맥에서 측정해야 한다. 이동·정맥혈의 산소농도 차는 혈관 내의 카데터를 이용하여 혈액을 채취 후 농도를 측정한다. 카데터(Catheter : 도관) 끝을 둘러싼 작은 풍선을 일시적으로 팽창시켜 카데터를 원하는 위치에 있도록 할 수 있으며 이러한 기능은 카데터의 두 번째 관을 통해서 이루어진다.

① 혈액이 폐의 말초혈관으로 통과함에 따라 피검자는 폐활량계의 순수 산소를 호흡함으로써 지시물질인 산소를 추가하게 되는데 내쉰 이산화탄소는 소다-라임 통에서 흡수되고 산소 소모량은 총 기체-유량 비율(Net gas-flow rate : 넷 가스 플로 레이드)에 의해 측정된다.

② 폐 말초혈관에 있는 혈액은 좌심실에 의해 혼합이 잘되고 동맥에서는 산소가 소모되지 않기 때문에 동맥에서의 혈액의 산소농도 C_a가 측정될 수 있으며 팔은 다리의 동맥이 대개 이용된다.

③ 산소농도의 단위 : 혈액으로부터 추출될 수 있는 산소량을 뜻한다. 많은 양의 산소가 헤모글로빈과 결합할 수 있기 때문에 혈액의 산소농도는 매우 높고, 만일 물이 혈관을 통해 흐르는 경우에는 PO_2가 동일하다하더라도 산소농도는 매우 낮다.

④ Fick 방법의 장점 : 지시물질이 산소이기 때문에 혈액이 전신의 말초혈관을 순환하면서 부분적으로 제거되어 독성이 없다.

⑤ 산소소모량 커브의 기울기를 얻기 위해서는 심박출량이 몇 분 동안은 일정하여야 하며 카테터의 심박출량에 대한 영향은 무시할 수 있을 정도로 작다.

2. 급속주입 지시액-희석법

급속주입 지시액-희석법은 지시물질을 빠르게 관으로 주입하고 좀 떨어진 곳에서 지시물질에 대한 농도변화를 측정하는 것이다. 이 방법에는 인도시아닌 그린 염료를 이용하는 염료희석법과 찬 식염수를 지시물질로 사용하는 열희석법이 있다.

(1) 급속주입 지시액 - 희석법의 원리

연속주입 방법은 간편한 급속주입 방법에 의해 거의 대체되었다. 급속주입 방법은 지시물질을 빠르게 관으로 주입하고 주입 위치에서 좀 떨어진 곳에서 지시물질의 시간에 대한 농도변화를 측정해야 한다.

(2) 염료희석법

임상적으로 심박출량(Cardiac Output : 카디악 아웃풋)을 측정하는 데 많이 사용하는 방법은 색깔이 있는 Indocyanyne Green(인도시아닌 그린) 또는 Crdio Green(카디오 그린)의 염료를 사용한다. 혈관에 지시물질인 색소 Mo[g]을 주입할 경우 혈류의 말초에서 측정한 평균 색소농도를 C[g/mL], 색소를 샘플링한 시간을 t[s]라 하면 심박출량 F는 식 (3-9)와 같다.

$$F = \frac{M_o}{\int_0^t C(t)\,dt} \tag{3-9}$$

① 지시물질로 사용되기 위한 조건 : ㉠ 경제적 ㉡ 무해 ㉢ 측정 가능 ㉣ 비활성 ㉤ 혈관 내로 주입이 가능하여야 한다. 이것의 최대 흡수파장은 805[nm]이며 이 파장에서 혈액의 흡수계수와 산소포화도와는 무관하다.

② 염료는 식염수로 희석시킨 액체로서 카테터를 통해 대개 폐동맥으로 주입된다. 염료의 약 50[%]는 신장에 의해 10분 내에 걸러지므로 반복시행이 가능하다.
시간에 대한 농도곡선은 대퇴동맥 혹은 상완동맥에 있는 카테터로부터 흡입하는 일정-유량 펌프에 의해 측정되며, 혈액은 비색계[37](Colorimeter : 컬러리미터) 큐베트[38](Cuvette)를 통해 흡입된다. 흡수광도계의 원리를 이용하여 염료농도를 계속적으로 측정한다.

③ 2채널 혈액 산소계의 805[nm] 채널을 이용하여 염료-희석 곡선을 측정할 수 있고 측정된 염료와 혈액의 양을 혼합하고 흡수관을 통해 혼합액체를 흡입하여 비색계를 교정할 수 있다.

곡선의 모양을 분석하여 진단에 활용할 수 있는데 그림 3-36의 쇄선은 좌측과 우측 심장에 구멍이 있는 좌우문합(Left-right shunt : 레프트-라이트 션트)의 경우로서

37) 비색계(Colorimeter : 컬러리미터) : 용액에 의한 빛의 흡수가 농도와 액층의 두께에 의존한다는 람베르트-베르의 법칙을 이용해서 용액이나 현탁액의 농도를 측정하는 계기이다. 염료의 순도시험이나 미량물질의 정량 등의 비색분석에 이용된다.

38) 큐베트(Cuvette) : 비색 분석 또는 분광 분석에서 시료 용액을 넣는 그릇이다.

정상의 경우보다 혈액 재순환이 빨라 재순환 피크가 일찍 발생한다. **우좌문합**(Right-Left Shunt : 라이트-레프트 션트)이 있는 경우에는 일부 염료가 폐를 거치지 않고 샘플링 장소에 도달하기 때문에 지연시간이 비정상적으로 짧게 된다.

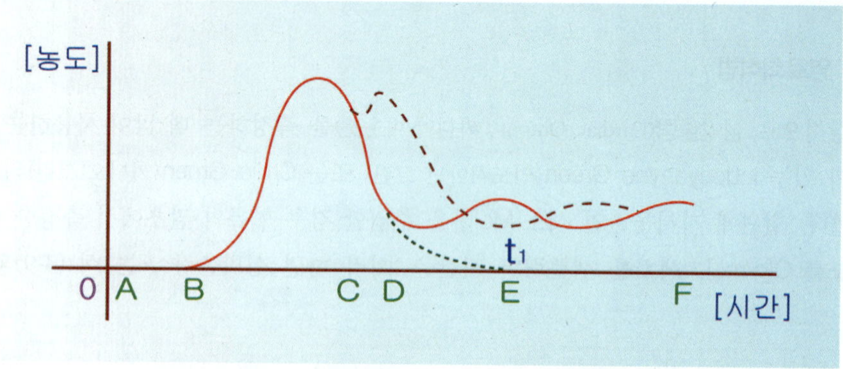

그림 3-36 • 급속주입 지시-희석 곡선[39)]

(3) 열희석법

임상에서 심박출량 측정방법으로 찬 식염수를 지시물질로 주입하는 열희석법이 주목을 받고 있다.

① **첫 번째 관**: 4개의 관이 있는 특수한 카테터를 **쇄골정맥을 통해 우심방, 우심실을 통해 폐동맥에**까지 밀어 넣고 그중 한 개의 관을 통해 주사기로 기체를 주입하면 카테터 끝에 있는 도넛같이 생긴 작은 풍선이 부푼다.

② **두 번째 관**: 우심방에 위치해 있는 두 번째 관을 통해 찬 식염수를 주입한다. 주입된 **찬 식염수는 우심실에서 혈액과 혼합이 되고 혈액의 온도강하가 폐동맥에 위치한 카테터 끝 부분에 있는 서미스터에 의해 측정**한다.

③ **세 번째 관**: **서미스터 와이어**가 있다.

④ **네 번째 관**: **혈액 샘플을 추출**하는 데 사용된다.

카테터는 심장에 대개 24시간 설치해 둘 수 있기 때문에 심박출량 측정을 여러 번 할 수 있지만 염료희석법에서는 그렇게 할 수 없다. 그리고 희석법에서는 동맥혈관을 뚫을 필요가 없다. 그러므로 식 (3-10)과 같다.

---

39) **급속주입 지시-희석 곡선**: 그림 3-36을 설명하면 지시물질이 시각 A에서 주입되면, 시각 B에서 농도가 증가할 때까지 지연이 있게 된다. 최고 농도를 지나면 C와 D 사이 영역에서 지수함수적으로 감소하게 되는데, 만일 재순환이 없다면 점선을 따라 T1까지 감소할 것이다. 그러나 지시물질이 F에서 완전히 혈액과 혼합되기 전에 재순환으로 인하여 두 번째 피크가 생기게 된다. 긴 쇄선은 좌측과 우측 심장 사이에 구멍이 있는 경우 발생하는 **급속한 재순환 경우의 농도곡선**이다.

$$F = \frac{Q}{\rho_b C_b \int_0^{t_1} \Delta T_b(t)dt} \ [\mathrm{m^3/s}] \quad (3\text{-}10)$$

여기서, Q : 주입물질의 열량, J : $V_i \Delta T_i \rho_i c_i$

ρ_b : 혈액밀도[kg/m^3], c_b : 혈액의 비열[J/(kg · K)]

(4) 열희석법을 시행함에 있어 오차를 유발하는 문제점들

① 주입장소와 샘플링 장소 간의 거리가 짧아 충분한 혼합이 되지 않을 수 있다.

② **혈액과 심장벽 사이에 열교환**이 생기기도 한다.

③ 주입 전, 주입도중, 주입 후에 **카테터의 도관벽을 통한 열교환**이 생길 수 있다.

이런 문제점들을 교정하기 위해 동시에 **염료희석법을 시행하여 교정계수를 적용하면 오차를 줄일 수 있다.**

3. 전자기 유량계

전자기 유량계(Electromagnetic flowmeter : 일렉트로마그네틱 플로미터)의 기본원리는 **자기장 내에서 전도성 물질이 이동하면 유도기전력**[40]**이 발생**한다는 **패러데이(Faraday)의 유도법칙**을 이용한다.

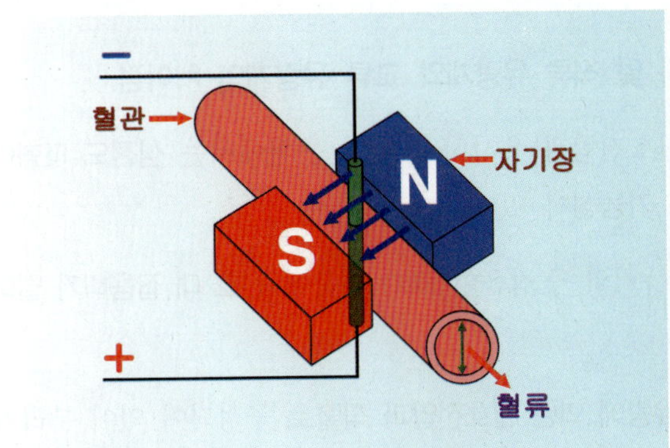

그림 3-37 • 전자기 유량계의 원리

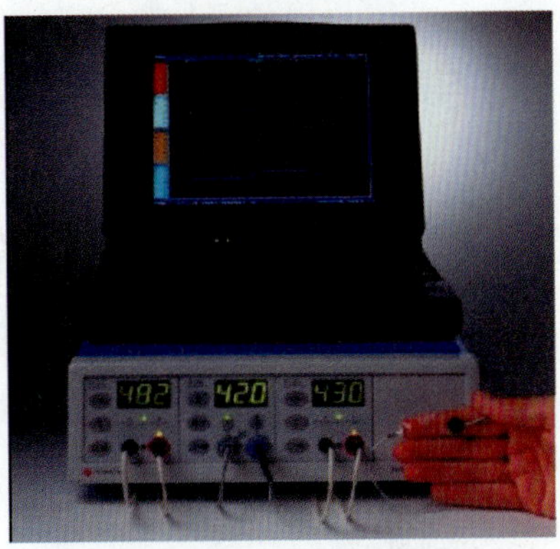

그림 3-38 • 전자혈류계

40) **유도기전력** : 전자기유도에 의해 회로 내에 생기는 기전력이다.

혈류와 직각방향으로 그림 3-37과 같이 **자장** B를 주면 혈류는 전기전도성이 있기 때문에 **패러데이의 법칙**에 의해 각각의 **직각방향인 기전력** E가 발생하는데 **자장의 세기** B를 일정하게 하고 기전력 E와 혈관에 동일속도로 혈류가 흐르고 있다고 가정했을 때의 **혈류속도** v 사이에는 비례관계가 식 (3-11)이 된다.

$$E = Bdv \times 10^{-8}[\mathrm{V}] \tag{3-11}$$

식 (3-11)에서 d : **전극 간 거리**, B : **자속밀도**, v : **혈류유속**이다. 이때 B와 d가 일정하다고 가정하면, 전극 간 전압을 측정함으로써 혈류속도 v를 구할 수 있다. 또한 혈관의 지름 D가 정확하게 측정되면 단면적이 계산되고 혈관 내에 흐르는 혈액의 체적 유량을 구할 수 있다.

(1) 전자 유량계의 오차 5가지 요인

① 측방향의 **자속밀도 불균일로 축방향으로 순환전류**가 흐른다.

② 횡단면의 **자속밀도가 불균일**하다.

③ 혈관벽의 외부에 있는 유체가 **유량신호**를 분류시킨다.

④ 혈류의 고속지역과 저속지역에 따른 유도 기전력의 차이가 나서 이들 **전위차에 의해 순환전류가 발생**하게 된다.

⑤ **혈관벽의 혈액에 대한 전도율**은 **혈액에 대한 혈구의 헤마토크릿**에 따라 변화하므로 **혈관벽의 분류효과가 혈액**에 따라 **차이**가 있다.

(2) 직류 유량계의 오차 요인 3가지 및 직류 유량계와 교류 유량계의 차이점

① 심전도 파형의 주파수 대역이 신호전압과 유사하고 심장 근처에서는 **심전도 파형이 훨씬 크기 때문에 간섭을 일으킬 가능성**이 있다.

② 0~30[Hz] 주파수 대역에서는 증폭기의 $\frac{1}{f}$ 잡음이 크기 때문에 **신호 대 잡음비가 떨어**진다.

③ 전극의 **금속-용액 간의 전압이 유량에 의한 신호전압과 직렬**로 구성되어 있어 분리가 애매하다.

교류 유량계는 약 400[Hz]의 교류를 사용하여 직류 유량계가 가진 단점을 해결할 수 있다.

제 3 장

4. 초음파 혈류계

혈관에 그림 3-39와 같이 초음파를 투사하면 혈관에 흐르는 혈구로부터 반사된 초음파는 **도플러 효과**에 의하여 **주파수 편이**가 생기는데, 만일 **일정한 속도로 운동하고 있는 혈류에 초음파를 투영시킬 때 주파수가 일정하게 변하면 변화된 주파수 양은 혈류의 속도에 비례**한다. 그렇기 때문에 **변화된 주파수를 측정하면 혈류의 속도를 구할 수 있고 이것이 도플러 혈류계의 원리**이다. 이런 원리를 통해 사용되고 있는 초음파 도플러 혈류계의 의료기기는 그림 3-40과 같다.

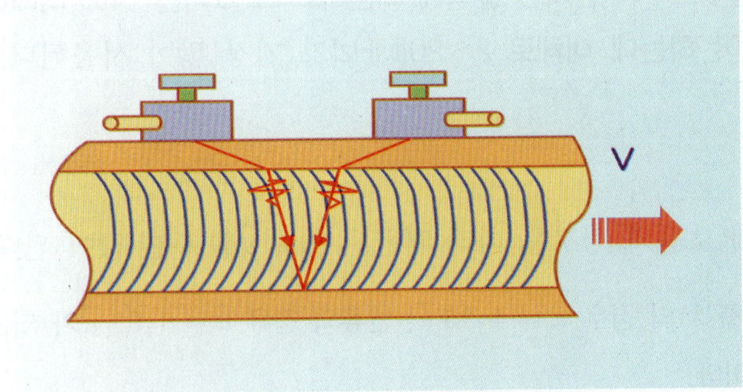

그림 3-39 • 초음파 혈류계의 원리

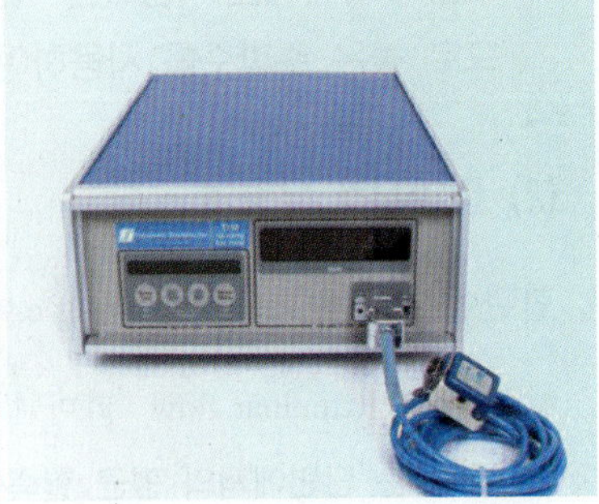

그림 3-40 • 초음파 도플러 혈류계

① **혈류량** : 혈류속도를 구하여 **혈관의 단면적과 곱**하여 산출할 수 있고 실제로 **혈관 내의 혈구**[41]가 모두 같은 속도로 흐르지 않기 때문에 **도플러 신호**(Doppler bit : 도플러 비트)는 여러 가지 주파수 성분을 갖게 된다.

② **초음파 유량계** : 전자기 유량계처럼 순간 혈류량을 측정할 수 있으며 피부를 통해 초음파를 혈관에 입사하여 측정한다. 최신의 초음파 유량계는 **유량의 윤곽**(Profile : 프로필)도 측정할 수 있어 활발한 개발이 진행중이다.

(1) 변환기

초음파 유량계에서는 **전기를 음향으로 변환시키는 압전물질을 변환기**(Transducer : 트랜스듀서)로 사용하고 있다. **효율이 가장 높은 크리스털의 일종인 지르코산-티탄산염**(Lead Zirconate Titanate PZT : 리드 지르코네이트 타이터네이트)이 가장 많이 이용된다.

① **지르코산-티탄산염 압전물질** : 용융으로 어떠한 형태로도 주조가 가능하고, 강한 전계 내에서 자기변화가 일어나는 **퀴리**(Curie)온도로 냉각하면서 물질을 분극시킨다. 그

41) **혈구** : 혈액의 고체 성분으로 혈장 속에 부유(浮遊)하는 세포이다.

리고 크리스털 내에 형성된 전계로 인해 기계적인 수축이 일어나며 피스톤 같은 운동에 의해 종파가 발생하여 조직 속으로 전파된다.

② 최대 효율을 위해서는 크리스털의 두께가 반파장이어야 하며 유체- 기체 간의 높은 반사에 의한 손실을 방지하기 위해 크리스털과 피부 사이를 유체나 젤리로 채워야 한다.

③ 변환기의 직경은 제한되어 있기 때문에 렌즈에서처럼 회절현상이 발생하게 된다.

④ 동작 주파수를 결정 : 관의 단면적이 일정하다고 가정할 경우 조직에서의 열흡수 때문에 출력이 지수함수적으로 감소한다.

⑤ 흡수계수 : 대체로 주파수에 비례하게 되므로 낮은 주파수를 사용해야 하지만, 대개의 초음파 유량계는 이동하는 적혈구로부터 반사된 출력에 의존하고 그 크기는 14에 비례하므로 높은 주파수를 사용하여야 하는데 대체로 2~20[MHz]가 가장 많이 사용된다.

(2) 통과시간 유량계

혈관에서의 유효음속은 음속 c에 초음파 경로를 따라 평균된 혈속 $\hat{u}$를 더한 값이 된다.

㉠ 판상류[42](Laminar flow : 라미널 플로)의 경우 $\hat{u} = 1.33\,\overline{u}$, 난류의 경우 $\hat{u} = 1.07\,\overline{u}$가 되는데, $\overline{u}$는 단면에서의 평균 혈속이다.

초음파 경로는 단면에서의 평균보다는 한 선을 따르기 때문에 $\hat{u}$ 와 $\overline{u}$ 는 다르게 된다. 혈류 방향과 같은 식 (3-12)와 같이 되며

$$t = \frac{\text{거리}}{\text{속도}} = \frac{D}{c \pm \hat{u}\cos\theta} \tag{3-12}$$

역방향 식 (3-13)의 통과시간은 동일 방향과 역방향 통과시간의 차이는

$$\Delta t = \frac{2D\hat{u}\cos\theta}{(c^2 - \hat{u}^2\cos^2\theta)} \cong \frac{2D\,\hat{u}\cos\theta}{c^2} \tag{3-13}$$

여기서 평균속도 $\hat{u}$는 Δt에 비례한다.

42) Laminar flow(라미널 플로) : 층류. 유체의 규칙적인 흐름으로 흐트러지지 않고 일정하게 흐르는 것이다. 층흐름이라고도 한다. ㉠ 가는 파이프에 물을 흘릴 경우 잉크를 넣어 흐름의 상태를 관측하면 유속(流速)에 따라 레이놀즈수가 작을 때는 잉크의 흐름이 직선으로 나타나고, 물의 각 부분이 파이프벽에 평행으로 움직이며 서로 섞이지 않음을 알 수 있다. 이러한 흐름이 층류이다. 또 담배를 피우면 담배에서 발생한 연기는 처음에는 거의 일자로 올라가다가 어느 정도 지나면 흐트러진 모습으로 퍼진다. 처음 상태를 층류라고 하고 나중 상태를 난류라고 한다.

짧은 펄스가 교대로 동일 방향과 역방향으로 발사되며 Δt 가 10^{-9}초 정도로 매우 작아 안정성을 유지하기 위해 복잡한 회로가 필요하게 된다. 전자기 유량계처럼 위상변환을 이용하는 통과시간 유량계는 특별한 반사물질이 필요 없기 때문에 식염수나 혈액에서 작동할 수 있으나 혈관을 노출시켜야 하기 때문에 수술이 필요하다.

(3) 연속파 도플러 유량계

목표가 고정된 음원으로부터 후퇴할 때에는 수신 음파의 주파수가 도플러 효과에 의해 낮아지게 되고 변화가 작을 때는 주파수 변화율과 속도 변화율이 같게 된다. 유량계는 혈구와 같은 반사물체가 필요하며 주파수는 두 번 낮아지게 된다. 첫 번째는 음원과 음파를 받는 이동하는 혈구 사이에서, 두 번째는 받은 음파를 반사시키는 혈구와 수신변환기 사이에서 식 (3-14)와 같다.

$$\frac{F_d}{f_o} = \frac{2u}{c+u} \cong \frac{2u}{c} \tag{3-14}$$

근사식은 $c \cong 1500$[m/s]이고 $u \cong 1.5$[m/s]이기 때문에 유효하며 빔과 혈액의 진행각도를 고려할 경우 식 (3-15), (3-16)으로 나타난다.

$$f_d = \frac{2f_o u \cos\theta}{c} \tag{3-15}$$

$$\frac{f_d}{f_o} = \frac{u}{c} \tag{3-16}$$

여기서, f_d : 도플러 주파수, f_o : 음원의 주파수
u : 목표물의 속도, c : 음속

여기서 θ 는 빔과 혈관의 각도로 만일 혈액의 진행방향이 축방향이 아니거나 변환기가 같은 각도에 놓여 있지 않을 경우 삼각함수 요인을 고려해야 한다.

① 통과시간 프로브는 서로 마주보는 두 개의 변환기가 필요하고 혈관축과 각도 f 로 길이 D 만큼 떨어져 있다.

② 경피성 프로브에서는 두 개의 변환기가 혈관의 같은 쪽에 놓이기 때문에 프로브를 피부

위에 설치한다.

③ 변환기 앞부분의 루사이트(Lucite)는 변환기에 부하를 걸고 빔을 굴절시킨다.

④ 펄스 초음파의 경우 텅스텐 분말을 변환기 뒤에 에폭시로 부착시켜 손실은 커지지만 t는 낮아진다.

⑤ 초점을 맞추고 빔을 좁히기 위해 플라스틱 렌즈를 변환기에 부착한다.

⑥ 도관 앞에 설치된 변환기는 혈류방향으로 빔을 발사한다.

⑦ 펄스 초음파로서 변환기가 혈관과 각도를 이루어져 있다.

발진기의 출력 임피던스는 낮은 임피던스의 크리스털을 구동하기 위해 낮아야 하는데 대부분의 주파수 대역에서 크리스털 변환기의 임피던스는 높지만 공진상태에서 동작을 하기 때문에 100[Ω] 정도로 낮아진다. 초음파가 이동하는 세포에 발사되면 그 세포는 도플러 효과에 의해 변화된 초음파를 수신변환기에 반사시키는데 수신변환기는 발신변환기와 같다. 증폭된 무선 주파수(RF) 신호와 전송(Carrier : 캐리어) 신호가 합쳐진 신호가 검파되어 가청 주파수의 신호를 발생시키게 된다.

가장 간단한 기기의 경우 초음파는 혈관벽을 통해 발사되고 적혈구에 의해 산란되어 압전 수정에 의해 수신된다.

5. 광혈량 측정기기

혈량측정법(Plethysmography : 플레시스모그래피)은 사지의 용적 변화를 측정하여 사지에서의 혈류량을 결정한다.

(1) 광혈류측정

혈관 속의 적혈구에 적외선의 흡수량을 측정하여 정맥기능을 진단하는 방법으로 정맥 재충전시간을 재는 것이다. 하지정맥류를 앓고 있는 사람은 정상보다 시간이 짧아지게 되며, 심부정맥 혈행에 장애가 있는 사람은 종아리 근육의 운동에도 적외선 흡수가 감소되지 않아 심부정맥 혈전증이나 만성 정맥부전과 같은 병을 진단한다. 즉 비정상적인 피의 역류의 장소가 표재성 정맥인지 심부정맥인지 감별진단할 수 있고, 또한 심부정맥 혈전증 유무도 검사할 수 있다.

(2) 광혈량 측정기기

빛을 이용하여 혈액순환에 따라 변화하는 신체의 부분적 체적을 측정하는 방법이다.

① 혈량계(Plethysmograph : 플레시스모그래프) : 동맥혈압 파형과 비슷한 파형을 만들어내면,

이 파형은 펄스 속도를 측정하거나 동맥폐색(Arterial obstruction : 아테리엘 어브스트럭션)를 확인하는 데에만 이용한다.

② 광혈량계(Photoplethysmograph(PPG) : 포토플레시스모그래프) : (광센서)와 광원으로 구성된다. 광원으로는 주로 발광다이오드(Light-emitting)와 광전지(diode : 라이트-이미팅 다이오드 : LED)를 사용한다.

③ 검출기 : 정전류원에 의해 여자된 광저항기(Photoresistor : 포토레지스터)이며, 광도(Light intensity : 라이트 인텐서티)의 변화는 광저항기의 저항값에 비례한다. 광저항기에 흐르는 전류는 일정하기 때문에 저항의 변화는 곧 출력단자의 전압변화(E_o)를 일으킨다. 엄지손가락의 동맥 펄스(Arterial pulse : 아티리얼 펄스)는 혈액의 광밀도를 변화시켜 혈액용적(Blood volume : 블러드 볼륨)을 변화시키고 혈액을 통과하는 광도를 변조시킨다. 광원으로부터 발생되는 빛은 산란과 뼈구조 하층으로부터의 직접반사에 의해 광저항기로 반사된다.

④ 광혈량계는 펄스 속도, 심장 박동률, 그리고 손가락에서의 펄스의 존재 유무 등을 측정하는 데 한정하여 사용되며 '교정 가능'한 용적 변화를 나타내지는 않는다.

실제적인 사지의 용적 변화를 측정할 수 있는 혈량계를 제작하여 작동시키는 것은 어렵지만 정량적인 데이터를 얻을 수 있는 장점이 있다.

⑤ 광혈량 측정장치는 측정하려고 하는 사지나 측정하려고 하는 손가락, 발가락 주위에 차폐실(Sealed chamber : 실드 쳄버)을 사용하는데 이 차폐실은 일정한 체적을 갖도록 설계되어 있기 때문에 사지에서의 체적변화는 차폐실 내의 입력변화로서 기록된다. 차폐실의 압력은 변환기와 증폭기에 의해 전기적으로 측정한다.

⑥ 압력증폭기 판독장치에 영(0) 기저선을 설정하고 작지만 정확하게 시스템의 용적을 변화시키기 위해 주사기의 흡인용 고무컵(Plunger : 플런저)의 위치를 변화시키는데 출력파형을 표시하기 위하여 사용한 오실로스코프나 스트립차트 기록기의 'Span(스팬)' 조정장치는 단위체적 변화를 적당하게 조정할 수 있다. 대부분의 작은 주사기는 체적의 단위인 [cc] 또는 [Cm^3]으로 이미 눈금조정이 되어 있다. 차폐실에 가까이 위치한 혈압가압대(Blood pressure cuff : 블러드 프레셔 커프)는 정맥혈압보다 조금 더 높은 압력으로 부풀게 되나, 이로 인하여 동맥혈압은 사지로 흐르게 되는 반면에 사지의 체적을 각 수축에 따라 약간씩 증가시키는 정맥혈압의 역류를 방지한다.

(3) 광 원

광원으로부터 발생한 광선이 조직을 통과하고 작은 텅스텐 전구가 광원으로서 사용될 수도 있는데 램프에서 발생된 열이 혈관을 확장시켜 측정이 부정확하게 된다. 이런 혈관확장 현상으로 더 큰 펄스가 측정될 수 있기 때문에 바람직하다.

GaAs(갈륨비소) 발광다이오드(Light Emitting Diode(LED) : 라이팅 이미팅 다이오드)를 이용하면 기기를 작게 만들 수 있으며 940[nm]에서 최대 방출을 하는 광원을 얻을 수 있다.

(4) 광전도 센서

광전도(Photoconductive : 포토컨덕티브)센서가 많이 이용되고 있는데 부피가 크고 사전에 광선에 노출되면 센서의 감도가 변하는 단점이 있기 때문에 가시광선 영역에서 현저한 혈중 산소농도의 변화가 센서의 감도에 영향을 주지 않도록 필터를 사용하여 근적외선에 대한 감도를 감소시켜야 한다. Si(실리콘), 광트랜지스터를 이용하면 센서의 부피를 더 작게 할 수 있고, 형광등에서 발생하는 120[Hz] 잡음을 차단하기 위해 모든 종류의 센서에 적외선만 통과시키는 필터를 사용하면 좋다. 이런 필터를 사용하더라도 지저선을 변동시키는 텅스텐 전구나 햇빛의 직류성분의 광선을 차단시킬 수 없으므로 외부의 빛을 차단하는 덮개가 부착되어 있다.

6. 뇌혈류진단기

(1) 뇌혈류진단기의 원리

① 혈관 내경이 좁아지면 그 부위를 통과하는 혈류속도가 상대적으로 빨라지는 원리를 이용해 협착부위의 진단, 진행 여부 등 위험도를 파악한다.

② 도플러 원리를 이용한 스펙트럼 방식이라고 하며 검사기기의 프로브에 의해 방출된 초음파가 혈관 내 적혈구에 의해 반사되는 반사초음파를 프로브에서 받는다. 이때 반사된 초음파 파장의 변화를 도플러 이동이며, 반사된 초음파 주파수를 검출해 혈류속도로 변환하게 된다. 실제 혈류의 속도는 도플러 이동에 비례하여 나타나게 되고 이때 방출된 초음파와 반사되어 돌아오는 초음파 간의 차이는 가시 및 가청주파수 범위 내에 있어 이를 듣거나 볼 수 있는 것이다.

③ 도플러 방식에는 연속파, 펄스파, 이중 도플러, 색도플러, 강화 도플러 방식이 있다.

㉠ 연속파 방식 : 연속적 초음파를 발신하며, 발신부와 수신부가 분리되어 있다. 초음파의 집속을 위해 프로브의 발신면이 오목하게 되어 있거나 실리콘 고무로 된 볼록렌즈 모양의 음향렌즈가 붙어 있고 주로 4[MHz]~10[MHz] 범위의 초음파를 이용하여 말초혈관이나 외두개골 경동맥의 혈류량 측정에 사용한다.

㉡ 펄스파 방식 : 펄스 형태의 초음파를 발생하며, 발신부와 수신부가 하나의 형태로 되어 있고 발신시간이 1[%], 수신시간이 99[%]로 수신시간이 더 길며, 검사 깊이 조절이 가능하고 내두개골 동맥의 혈관 검사에 이용한다.

㉢ 이중 도플러 방식 : 펄스와 휘도 방식이 합쳐진 형태이다.

㉣ 색도플러 방식 : 휘도 방식과 혈류속도를 색깔로 표현한다.

㉣ 강화 도플러 방식 : 도플러 신호의 강도로써 혈관 구조를 표현한다.

(2) 뇌혈류진단기에서의 혈관 판별

프로브를 이용하여 혈관의 혈류속도를 측정할 수 있으며, 사용된 Window(윈도우), 투사방향과 각도, Sample volumed(샘플 볼륨드) 깊이, 혈류의 방향, 해당 혈관이 Tracing(트래싱)되는 거리, 혈관 사이의 상대적 위치관계, 상대적인 혈류속도의 차이, 경동맥 압박에 의한 영향 등으로 측정 혈관의 종류가 파악 가능하다.

(3) 뇌혈류진단기의 정의

뇌혈류진단기(TransCranial Doppler(TCD) : 트랜스크래니얼 도플러)는 초음파 프로브를 이용하여 내두개골 동맥(Intracranial arteries : 인트라크래니얼 아트리스)과 외두개골 동맥(Extracranial arteries : 엑스트라크래니얼 아트리스), 말초동맥(Peripheral : 프리퍼럴)의 혈류순환관계를 측정하는 비침습적 혈관진단 시스템이며, 심박동계수, 혈류의 최고 최저속도, 평균주기, 저항계수, 맥박수 등을 측정하여 혈류상 내외적인 장애요인을 컴퓨터 분석, 수치로 표시해 주는 진단용 의료기기이다.

(4) 뇌혈류진단기의 장점

비침습적 측정방법으로 환자에게 통증을 주지 않고 쉽게 뇌졸중 및 혈관질환을 검사할 수 있고, 발병 전 후 즉시 진단이 가능하고 지속적인 모니터링이 용이하며 실시간 반복 측정이 가능하다.

(5) 뇌혈류진단기의 주요 진단 영역

① 혈전, 색전 검사를 하며, 뇌혈관 협착을 발견한다.
② 뇌졸중의 조기진단 및 예방 등을 하고, 윌리스 서클의 측부 순환능력검사를 한다.
③ 뇌압 상승검사(Intra Cranial Pressure(ICP) : 인트라 크래니얼 프래셔)를 한다.
④ CO_2 영향에 의한 혈류 변화 : 무호흡으로 인한 과탄소혈증, 과호흡으로 인한 저탄소혈증을 진단한다.
⑤ 일과성 허혈발작(Transient Ischemia Attack(TIA) : 트랜션트 이스키미어 어택) 검사를 한다.
⑥ 말초혈관질환(당뇨병성 혈관질환, 발기부전 등)검사를 한다.
⑦ 뇌혈관 기형(AVM)을 진단하고, 뇌사판정을 한다.
⑧ 기타 : 편두통, 두부외상, 단순 두통이나 어지러움 등을 검사한다.

제 3 장

(6) 뇌혈류진단기의 검사

① 경측두골검사(Transtemporal approach : 트랜스탬포럴 어프로취) : 두개골을 투과해 두개강 내에 위치하는 혈관의 혈류를 측정하는 것이다. 경측두골측정에서 이용되는 동맥은 중뇌동맥(Middle cerebral artery : 미들 세리벌 아트리), 전뇌동맥(Anterior cerebral artery : 앤티어리어 세리벌 아트리), 후뇌동맥(Posterior cerebralAartery : 포스테이리어 세리벌 아트리)이 있다.

② 경안와검사(Transorbital approach : 트랜스올비럴 어프로취) 2[MHz]의 hand held probe(핸드 홀드 프로브)를 이용하며, 초음파의 Power(파워)는 17[W/cm²]를 넘지 않도록 하여 백내장과 수정체의 손상을 방지하고 측정환자가 렌즈 착용시에는 사전확인 제거 후 검사를 실시하여야 한다. 경안와검사에서 이용되는 동맥은 안동맥(Ophthalmic artery : 옵사울믹 아트리)과 내경동맥(Internal carotid artery : 인터널 카로티드 아트리)이 있다.

③ 후두골하검사(Suboccipital approach : 섭옵시피털 어프로취) : 후두골의 기저 동맥의 혈류를 측정하며 후두골하검사에서 이용되는 동맥은 추골동맥(Vertebral artery : 버티벌 아트리)과 기저동맥(Basilar artery : 바실러 아트리)이 있다.

④ 하악골하검사(Submandibular Approach : 섭맨디뷸러 어프로취) : 하악골 아래부위에서 내경동맥의 맥박을 촉지하고 그 분위에 4[MHz]의 Hand Held Probe(핸드 홀드 프로브)를 이용하여 뒤쪽 방향으로 내경동맥과 외경동맥을 측정한다.

⑤ 유양돌기후검사(Retromastoid Approach : 레트로매스토이드 어프로취) : 유양돌기 부분에서 척수로부터 나오는 추골동맥의 혈류를 측정한다.

(7) 뇌혈류진단기 적응 예

① 뇌동맥류 지주막하 출혈 발생시

㉠ 환자의 상태가 나쁠수록 CT상에서 지주막하 출혈량이 많을수록 중대뇌(MCA)에서의 평균속도가 높게 측정된다.

㉡ 출혈추 3~10일 사이 혈류속도가 증가하며, 11~20일 사이 최고 수준, 4주 후 정상화된다.

㉢ 뇌혈관 연축에 의한 뇌허혈증 및 지주막하 출혈증 및 경색에 의한 임상증세가 나타나기 전에 증가한다.

㉣ 동맥류가 위치한 곳에서의 MCA(중대뇌)의 평균속도가 높게 측정된다.

② 뇌사환자

㉠ 확장기 혈류의 현저한 감소 및 비정상적인 박동지수(Pulsatility Index(PI) : 펄시틸리티 인덱스)지표이다.

㉡ Systolic peak flow(시스톨릭 픽 플로), Zero flow(제로 플로) 등과 같은 비정상적인

혈류모양이다.

(8) 뇌혈류진단기 검사시 주의점

검사시 유동이 없어야 하며, 지속적인 검사시 같은 사람이 검사를 행하여야 하며 잡음이 없는 곳에서 행하여야 정확한 결과를 얻을 수 있다.

(9) 대뇌에 피를 공급하는 두개골 내의 혈관별 정상속도와 깊이를 표 3-6에 나타내고 있다.

표 3-6 • 혈관종류 및 혈류속도

혈 관 종 류	혈류속도[cm/sec]	깊이[mm]
중대뇌 동맥(Middle Cerebral Artery(MCA) : 미들 세리벌 아트리)	62±12	40~60
전대뇌 동맥(Anterior Cerebral Artery(ACA) : 앤티어리어 세리벌 아트리)	50±12	65~75
후대뇌 동맥(Posterior Cerebral Artery(PCA) : 포스테이리어 세리벌 아트리)	42±10	65~75
추골동맥(Vertebral Artery(VA) : 버티벌 아트리)	36±10	65~78
기저동맥(Basilar Artery(BA) : 바실러 아트리)	42±10	80~110

(10) 주요 직접 지표

① 혈류속도(Flow velocity : 플로 블라시티) : 최소 수축기 혈류속도는 가장 먼저 증가하는 것으로 초기 협착의 진단에 사용한다.

㉠ 측부 순환에 의한 경우에는 혈관전체에서 혈류속도가 증가하고 박동지수가 낮고 파형이 정상이다.

㉡ 혈관협착의 경우는 일부분에서만 혈류속도가 증가하고, 박동지수가 높으며 파형이 변화한다.

㉢ 혈류속도가 증가하는 것은 혈관협착이나 측부 순환에 의한 것이다.

② 박동지수(Pulsatility Index(PI) : 펄시틸리티 인덱스)는 측정부 또는 원위부의 저항을 나타내는 지표로 50대 남성의 경우 MCA(중대뇌)의 PI는 0.55~1.05 정도이며, 다른 뇌혈관들은 이보다 높게 식 (3-17)과 같다.

$$\text{박동지수} = \frac{\text{최고수축기 혈류속도} - \text{최종이완기 혈류속도}}{\text{평균혈류속도}} \tag{3-17}$$

㉠ 전체 뇌혈관에서의 박동지수의 범위는 0.5~1.4 정도로 0.5보다 작으면 측부순환,

0.5보다 크면 혈관협착이나 뇌압이 증가한다.

㉡ PI(박동지수)가 증가하는 경우는 뇌압상승, 대동맥협착, 심박출량이 감소한다.

㉢ 혈관 협착의 근위부에서는 PI가 높게 나타나며 원위부에서는 낮다.

㉣ 박동지수(Pulsatility Index(PI) : 펄시틸리티 인덱스)가 감소하는 경우는 맥박이 빠르고, 혈압이 낮을수록, 나이가 어릴수록 낮게 나타난다.

③ 저항지수(Resistance Index : 레지스턴스 인덱스)는 뇌압이 증가할 때 0.6 이상으로 증가하며 식 (3-18)과 같다.

$$\text{저항지수} = \frac{\text{최고수축기 혈류속도} - \text{최종이완기 혈류속도}}{\text{최고수축기 혈류속도}} \qquad (3\text{-}18)$$

(11) 뇌혈류진단기의 구성

TCD(뇌혈관진단기)는 발신부, 수신부, 영상장치부로 구성되어 있다.

① 발신부 : 압전소자를 이용하여 진동자전을 하며 전류를 초음파로, 초음파를 전류로 변환시키는 장치이다. 발신과 수신이 가능하며 프로브에 내장되어 있다. 발전소자로 수정을 이용하였으나 최근에는 세라믹스로 만들어진다.

② 수신부 : 신호증폭, 잡음제거 및 이득조절 기능이 있다.

③ 영상장치부 : 화면표시장치로 도플러 방식으로 가로축은 시간, 세로축은 속도, 컬러픽셀은 신호의 강도를 나타낸다.

14 | 혈압의 측정

혈압은 동맥혈압을 의미한다. 동맥혈압이란 동맥의 벽에 미치는 피의 압력으로 혈액이 전신을 돌아다니는데 필요한 압력을 뜻하며, 수축기 혈압과 확장기 혈압이 있다.

수축기 혈압(Systolic pressure)은 심근의 수축에 의해서 심실 내의 혈액이 대동맥으로 박출될 때의 혈관 내 최고 압력을 수축기 혈압이라고 한다. 이 수축기 혈압은 건강한 젊은이는 대략 120[mmHg] 정도이다. 일반적으로 건강한 성인에서는 100~150[mmHg] 정도이고 나이가 점점 많아질수록 확장기 혈압과 함께 높아진다. 특히 나이가 많아질수록 수축기 혈압(Systolic pressure : 시스톨릭 프레셔)이 확장기 혈압보다 상승하는 정도가 더 큰 이유 중의 하나는 동맥혈관의 탄성이 감소하기 때문이다.

확장기 혈압(Diastolic pressure)은 심장이 수축한 다음에 확장될 때까지의 혈관 내 압력을 확장기 혈압(Diastolic pressure : 디아스톨릭 프레셔)이라고 하며 최저 혈압이라고 부르는데 확장기 혈압은 건강한 젊은이는 대략 80[mmHg] 정도이며, 일반적으로 건강한 성인은 60~90[mmHg] 정도이다.

환자의 혈압을 측정할 때는 보편화된 임상측정의 방법으로 의사가 진찰시 또는 특별한 수술시에도 시행하고 있으며, 인체의 혈압을 측정하는 방법에는 간접적(비관혈적 : Non invasive : 넌 인베이시브 : NIBP) 방법과 직접적(관혈적 : Invasive : 인베이시브 : IBP) 방법들이 사용된다.

1. 직접측정(관혈적 측정)

혈압의 직접측정은 혈관 안에 카테터[43](Catheter)를 입관하여 혈압을 측정하는 방법이다. 카테터의 바깥쪽에 수은주를 바로 연결하면 즉시 읽을 수 있지만, 이것은 측정 시스템의 관성이 커서 혈압파형에 왜곡을 만들 수 있다. 그러므로 여러 종류의 트랜스듀서가 개발되어 사용된다. 주로 사용되는 압전기 트랜스듀서는 가변정전용량, 가변유도용량, 선형가변차동변압기, 광전기, 스트레인 게이지, 그리고 반도체 소자 등이 있다.

(1) 직접측정 혈압파형

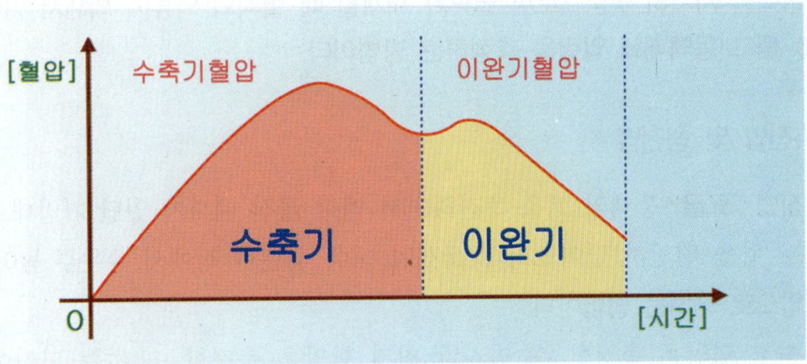

그림 3-41 • 직접측정 혈압의 파형

43) 카테터 : 외과에서 주로 사용되는 의료기구로 혈관이나 신체장기 속에 삽입하여 그 내용물을 배출하거나 약제 등을 투입할 때 쓰이는 튜브. 폴리에틸렌 재질로 만들어진다.

(2) 직접측정의 장 · 단점

① **장점** : 정확한 혈압을 측정할 수 있다. 이러한 직접측정은 수은혈압계 등을 통해 압력 센서를 혈관 내에 삽입시켜 최대한 심장 가까이에서 측정하므로 그림 3-41의 그래프와 같이 정확한 혈압을 측정할 수 있게 된다.

② **단점** : 피부를 절개하여 카테터를 인체에 삽입하기 때문에 피검자에게 고통과 불안함을 주게 된다.

(3) 직접측정의 적용

① 쇼크나 출혈 등으로 인해 간접측정법으로는 동맥혈압을 측정하기가 어려운 경우이다.

② 심혈관계가 불안정하여 지속적으로 동맥혈압의 감시가 필요한 경우이다.

③ 혈액가스 분석 및 기타 혈액검사를 시행하기 위해 동맥혈액을 자주 채취할 필요가 있는 경우에 많이 이용된다.

④ 직접 동맥혈압을 측정하기 위해 카테터를 삽입할 수 있는 동맥으로는 요골, 상완골, 액와, 족배, 대퇴동맥 등이 있으며, 이중 요골동맥과 족배동맥을 많이 이용한다.

2. 간접측정(비관혈적 측정)

요즘은 비관혈적인 방법의 혈압측정을 많이 이용한다. 간접 혈압측정법은 사지 또는 하지의 동맥을 기낭(Pneumatic bladder : 뉴메릭 블라더)으로 감싼 후 압력을 가하여 혈류를 차단한 다음 기낭의 압력을 서서히 낮춤으로써 혈류가 재개될 때 혈액의 와류에 의해서 일어나는 소리를 청진기로 듣고 동맥폐쇄 압력을 측정하는 방법이다.

(1) 촉진법 및 청진법

① **촉진법** : 요골[44]동맥의 맥을 촉진하면서 맥이 끊길 때까지 일단 가압대 압을 높인 후 커프 압을 천천히 떨어뜨리다 끊겼던 맥이 출현한 점에서 수은주 높이를 찾아 최고 혈압으로 정하는 방법이다.

최고 혈압은 측정할 수 있지만 최저 혈압을 측정할 수 없는 단점이 있다.

② **청진법** : 상완부에 감은 커프 아래 상완동맥에 청진기를 대고, 커프에 의한 혈관압박에 따라 생기는 코르트코프음[45](Korotkoff sound : 코르템포 사운드)을 들어 혈압을 측정하는 방법이다. 처음 청진되는 1기와 갑자기 작아지는 4기, 그리고 아주 없어지는 5기의

---

44) 요골 : 아래팔 뼈를 이루는 두 개의 뼈 중 바깥쪽에 있는 삼각기둥 모양의 뼈이다.

45) 코르트코프음 : 커프를 사용하여 혈액이 혈관벽에 부딪쳐서 발생되는 혈관음을 청진기를 통하여 들을 수 있는 소리이다.

압력을 확인한다. 이로 **청진법은 최고·최저 혈압을 모두 측정**할 수 있다. 그림 3-42와 같이 **청진법에 의한 혈압을 측정**한다.

낮은 주파수의 코르트코프음을 사람이 청취해야 하므로, **주변의 소음에 의해 오차가 생길 수 있으며 측정하는 사람마다 혈압이 다를 수 있는 단점**이 있다.

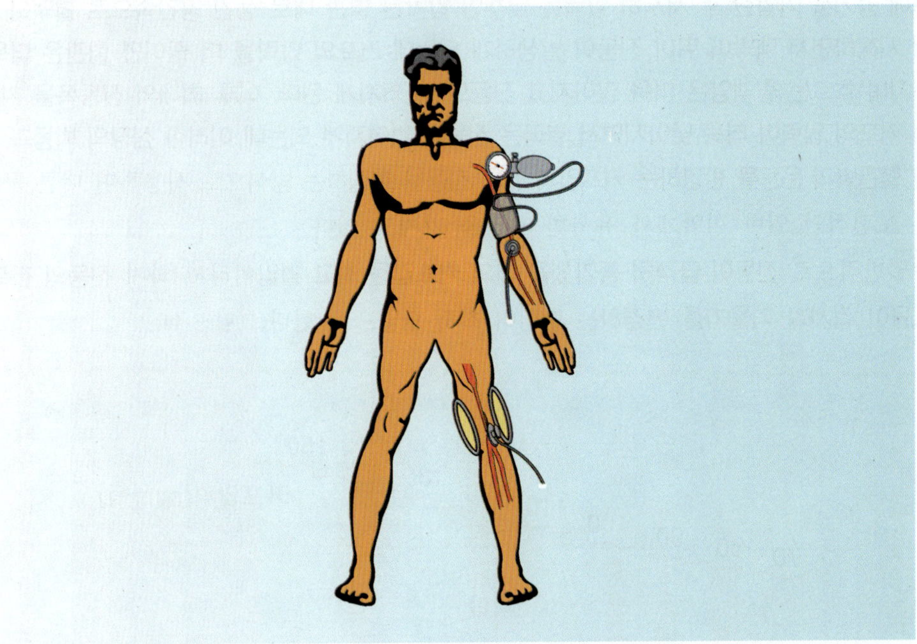

그림 3-42 • 청진법에 의한 혈압측정

이러한 청진법에 사용되는 측정기의 BP(혈압계)기기는 그림 3-43과 같다.

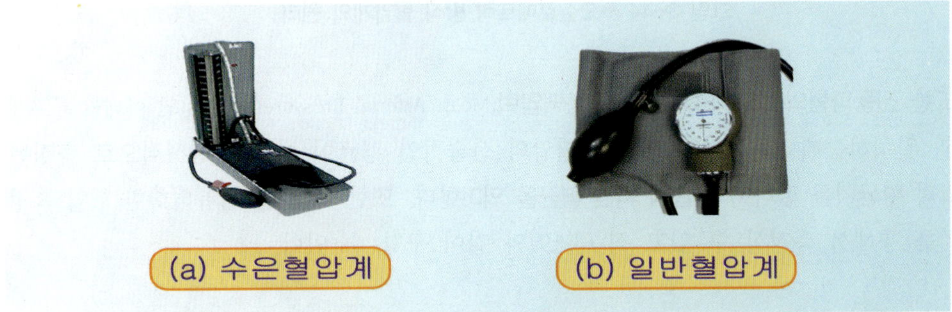

그림 3-43 • 수은혈압계와 일반혈압계 실물사진

(2) 오실로메트릭 방식

오실로메트릭(Oscillometric) 측정방법은 청진법의 단점인 외부의 소음에 영향을 받지 않고 커프만 장착하므로 구조가 단순하여 장착이 자유롭고 쉬우므로 가정이나 병원에서 가장 일반적으로 사용되고 있다. 오실로메트릭은 동맥혈관에 혈액의 흐름이 없어질 때까지 커프에 공기를 가압한 후 서서히 압력을 낮추면 압박된 혈관 내로 생긴 공간속으로 혈액이 흐르기 시작하면서 맥박이 뛰며 진동이 발생하게 되는데 커프의 압력을 더 줄이면 혈관은 더욱 넓어지며 흐르는 혈액양은 더욱 많아지고 진동도 더 커지게 된다. 이후 최대의 진동폭을 기록하며 커프의 압력이 더욱 낮아지면서 결국은 진동이 없어지게 되는데 이러한 심장의 박동과 동기한 혈관벽의 운동을 반영하는 커프압의 작은 진동을 측정하는 방식으로 사용하며 다른 구조들은 보편적인 일반 혈압계와 유사한 모양을 가지고 있다.

일반적으로 진동이 급격히 증가했을 때의 커프압을 최고 혈압이라고 하며 진동의 진폭 감소율이 갑자기 기울기를 변경하는 혈압이 최저 혈압으로 한다(그림 3-44).

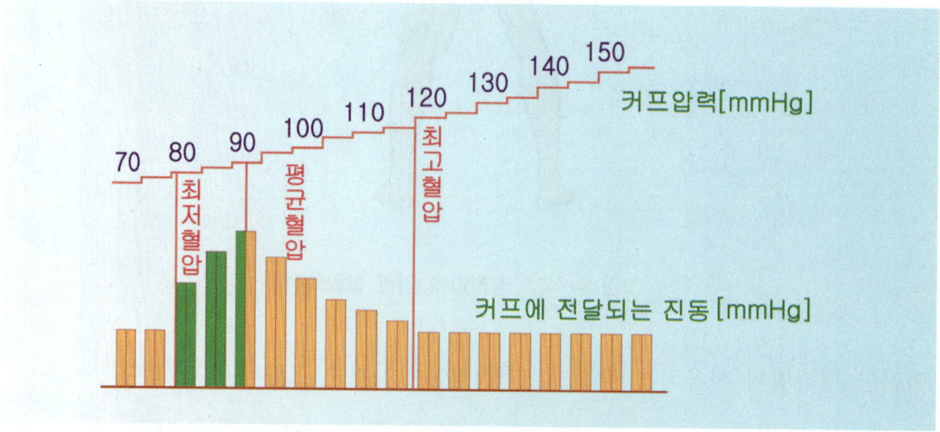

그림 3-44 • 오실로메트릭 방식 혈압계의 원리

또한 진동파형의 진폭 크기는 평균동맥압력(Mean Arterial Pressure(MAP) : 민 아테리얼 프레셔)과 일치하는데 최고 혈압과 최저 혈압의 산술적인 평균이 아니라 일시적으로 측정된 혈압의 평균치를 말하며 혈압의 시간 평균을 의미한다. 또한 이 값은 컴퓨터화한 혈압 측정 장치를 통해서 측정할 수 있고 식 (3-19)와 같이 구할 수 있다.

$$\text{평균동맥압 [mmHg]} = \text{최저 혈압} + \frac{\text{최고 혈압} - \text{최저 혈압}}{3} \tag{3-19}$$

평균동맥압은 최고 혈압보다는 최저 혈압과 더욱 가깝기 때문이며 실제로 평균동맥압의

40[%]는 최고 혈압에 의해 나머지 평균동맥압의 60[%]는 최저 혈압에 의해서 각각 결정되고 있다. 또한 나이가 들수록 평균동맥압은 최저 혈압에 더욱 가까워지게 된다.

우리가 일반적으로 사용하고 있는 전자식 혈압계의 모든 제어는 마이크로프로세서(Microprocessor)에 의해서 통제하며 주기적으로 커프를 팽창시켰다가 서서히 수축하도록 설계되었고 압력센서는 정적인 압력치를 판독하기보다는 압력변이를 최대화할 수 있도록 설계되어 혈압을 자동 측정하도록 한다. 전자식 혈압계는 그림 3-45와 같이 병원에서 사용하는 것과 혈압의 심각한 장애가 있을 경우 그림 3-46과 같은 휴대용 혈압계를 소지하고 다니며 수시로 혈압을 측정한다.

제 3 장

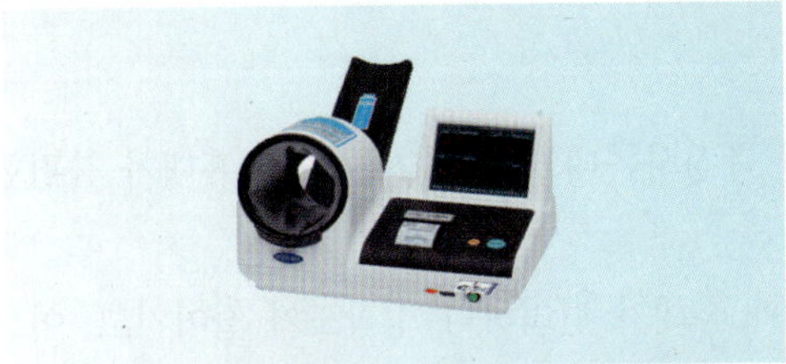

그림 3-45 • 병원용 오실로메트릭 혈압계

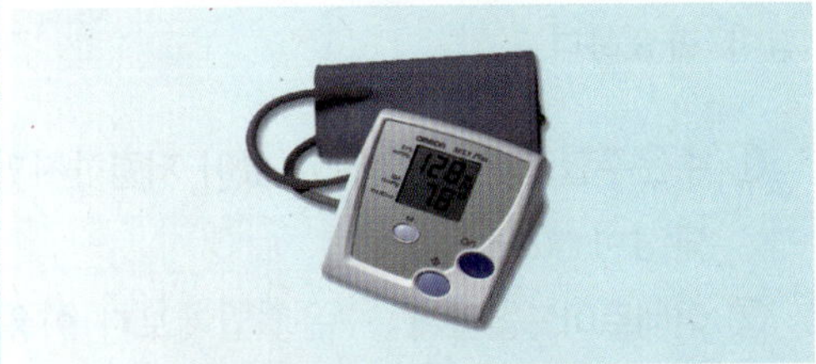

그림 3-46 • 휴대용 오실로메트릭 혈압계

(3) 압력 혈압계

혈압계(Tonometer : 토노미터, =안압계)의 기본원리는 그림 3-47과 같이 압력을 받고 있는 혈관이나 기관이 외부물체에 의해 부분적으로 움푹 들어갈 경우, 이 혈관이나 기관의 벽에 작용하는 원주방향의 내력[46](응력)은 제거되고 혈관 내부와 외부의 압력이 같아진다는 것을 이용하여 측정하는 방법이고 이런 방법은 안압[47]의 측정에 주로 이용되며, 동맥압의 측정에도 이용된다.

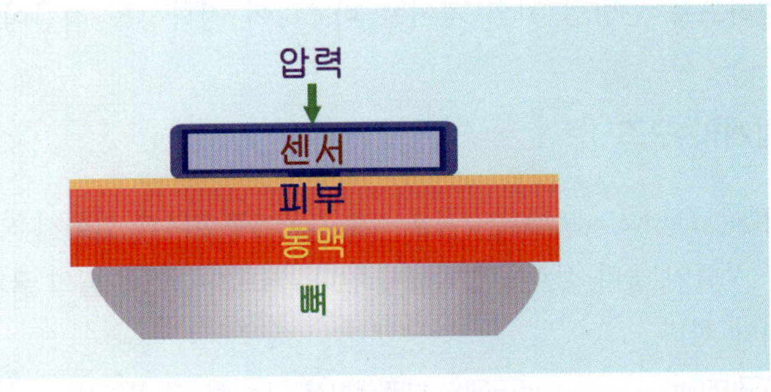

그림 3-47 • 압력 토노미터의 측정방법

46) 내력 : 물체가 외부로부터 힘을 받았을 때 물체 안에 생기는 반작용의 힘, 응력이다.

47) 안압 : 각막과 공막에 싸인 안구 내막의 압력이다.

(4) 초음파 감지법

초음파 감지법(Doppler method : 도플러 메소드)은 청진기로 들리는 **크르트코프음** 대신 **초음파 감지기를 이용하여 동맥벽의 운동을 탐지하고 혈압을 측정**하는 방법이다.

3. 혈압계의 종류

혈압계는 **수은주혈압계, 아네로이드(Aneroid)혈압계, 디지털혈압계**가 있으며, **측정의 정확성과 반복 측정시 일치도가 높은 것은 수은주혈압계**, 아네로이드 및 디지털혈압계는 실제 혈압과 차이가 나는 경우가 많기 때문에 정기적으로 수은주혈압계와 비교하여 정확성을 점검이 필요하다.

① **수은주혈압계** : **정확하고 값이 저렴**하지만 측정하는데 기술이 요구되고 휴대가 불편한 단점이 있다.

② **아네로이드혈압계** : 수은혈압계보다 이용과 휴대가 편리하나 정확도가 떨어지고, 어느 정도 측정기술이 요구된다.

③ **자동혈압계** : 디지털혈압계라고도 한다. 자동혈압계는 청진법을 자동적으로 행하도록 커프압을 제어하고, 코르트코프음의 확인과 식별을 자동화한 기기로써 비관혈식 자동혈압계는 상완부에 청진기 대신에 마이크로폰이나 다른 변환소자를 장착하여 코르트코프음을 전기신호로 변환시켜 자동으로 혈압을 측정한다.

㉠ **장점** : 손쉽게 혈압을 측정할 수 있다.

㉡ **단점** : 수은주혈압계에 비해 정확도가 떨어진다.

측정기가 미묘한 코르트코프음의 발생이나 소멸 등을 측정하기 어렵고 일부 디지털혈압계에서는 **코르트코프음을 이용하지 않고 오실로미터를 이용하여** 혈압을 측정하므로 양방법 간의 차이를 비교하여 정확성을 점검이 필요하다.

4. 혈압계의 구조

① **압박대**(Occlusive cuff : 아클루시브 커프) : 공기주머니가 있어서 외부에서 압력을 가할 경우 부풀어 올라 **상완을 압박**하게 된다. **커프는 나이와 팔의 굵기에 따라 적절히 선택**하여야 한다.

② **고무구**(Inflation deflation bulb : 인플레이션 디플레이션 블루브) : 외부에서 공기주머니로 압력을 넣는 **펌프 역할을 하며, 고무관 안에서 협착이 일어나지 않도록 항상 팽팽하게 보관**하여야 한다.

③ **압력계**(Pressure manometer : 프레슈어 메나메터) : **압력을 미터나 숫자판**으로 나타낸다.

④ 압력조절밸브(Pressure control valve : 프레슈어 컨트롤 밸브) : 압력조절기능을 한다.

5. 혈압계의 장 · 단점

(1) 아날로그형 혈압계의 장 · 단점

① 장점 : 경제적이며 이동이 간편하고 디지털형보다 정확한 혈압측정이 가능하고 측정하는데 기술이 요구되나 숙련된 사람은 혈압을 측정하기가 용이하다.

② 단점 : 사용상 부주의에 의한 부정확한 측정 가능성이 있고 자율적인 측정 및 청진기를 사용함에 따라 청력이 약한 사람들은 이용하기 불편하다.

(2) 디지털혈압계(전자혈압계)의 장 · 단점

① 장점 : 청진기가 필요 없어 청력에 장애가 있는 사람도 쉽게 혈압 측정이 가능하고 에러표시 기능으로 인해 혈압의 오측정 예방이 가능하다. 또한, 스스로 혈압측정이 가능하며, 디지털(숫자)표시로 인한 개인오차를 줄여준다.

② 단점 : 측정시 환자의 움직임이나 심장박동이 불규칙한 사람의 혈압은 부정확하고 건전지 이용에 따른 불편함이 있다.

6. 혈압측정시 주의사항

① 재측정은 커프 안의 공기가 완전히 제거된 상태에서 1~2분 정도의 시간 경과 후 실시한다.

② 커프의 중심부가 심장의 높이와 같도록 팔의 높이를 조절한다.

③ 팔에 힘을 주지 말고 편안하게 이완시킨다.

④ 가압 설정시 자신의 맥박 소실점보다 30[mmHg] 정도 높게 설정한다.

⑤ 측정 전 최소 5분간 안정한 상태로 휴식을 취한 후 혈압을 측정한다.

⑥ 움직이거나 말을 하지 않는다.

⑦ 발바닥을 바닥에 밀착시키고, 다리를 꼬고 앉지 않는다.

7. 혈압에 영향을 미치는 요인

혈압은 하루에도 여러 번 변화하며 사람의 건강 상태, 외적 변화 등에 따라 달라진다.

(1) 혈압에 영향을 미치는 외적 요인

① **운동** : 신체적 노동이나 운동을 할 경우 혈압은 올라가고 안정하면 내려간다.
② **정신적 스트레스** : 각성상태나 스트레스, 불안, 공포, 화를 낼 경우 혈압은 올라간다.
③ **온도, 습도 변화** : 겨울, 낮은 기온, 낮은 기압, 냉탕 등은 혈압이 올라가고 최고 혈압의 차가 더욱 크다.
④ **하루 동안의 변동** : 혈압은 아침과 저녁에 10~30[mmHg] 정도의 혈압 차이를 보이고, **아침**(최저)→**점심**(최고)→**오후**(하강)→**저녁**(재상승)→**취침**(최저) 혈압의 양상을 보인다.
⑤ **음식** : 술, 담배, 커피 등 카페인 함유음식이나 염분섭취량 증가는 혈압을 올린다.
⑥ **동통** : 통증이 있으면 혈압이 올라가지만 **지속적인 통증에는 오히려 혈압이 내려간다.**
⑦ **나이** : 중년 이후 혈관의 탄력성이 떨어지기 때문에 **혈압의 급상승**의 원인이 된다.
⑧ **성별** : 20~40세 사이에서는 **남자의 혈압이 여자의 혈압보다 다소 높고**, 50~60세 사이인 경우 **여자가 남자보다 다소 높다.**
⑨ 혈압측정 중 말을 하게 되면 **이완기 혈압이 상승**할 수 있다.
⑩ 커프를 너무 느슨하게 감거나 폭이 좁은 커프 사용시 **혈압은 높게 측정**될 수 있다.

(2) 혈압에 영향을 미치는 내적 요인

혈관계 변화, **호흡성 변화**(기관지 천식), 갑상선 호르몬의 변화 및 혈액의 점도, **장기 내 장애발생, 발열 등이 있을 때 변화한다.**

$$혈압 = 1회\ 박출량 \times 혈관저항 \tag{3-30}$$

① **혈관저항** : 세동맥의 직경이 가늘수록 **혈관저항이 증가하여 혈압은 높아진다.**
② **혈류** : 혈관저항이 일정하더라도 심장에서 나가는 혈액량이 많아지면 혈압이 상승한다. **불안, 운동시, 대동맥판 폐쇄부전증**[48]**의 경우 증가한다.**
③ **혈액의 점도** : 혈액의 점도는 적혈구수, 혈중 포도당이나 콜레스테롤의 농도에 비례하여 높아진다. **점도가 높을수록 혈압이 높아진다.**
④ **대동맥의 탄력성** : 혈관의 탄성이 떨어지거나 **혈중 지질이 증가하면 혈압이 높아진다.**

(3) 측정자세 및 위치에 따른 혈압의 차이

① 기본 측정자세는 앉아서 측정한다.

---

48) **대동맥판 폐쇄부전증** : 류마티스열, 매독, 대동맥의 동맥경화증 등으로 **심장의 대동맥판이 완전히 닫히지 않는 증상이다.**

② 위쪽 팔일수록, 팔의 굵기가 굵을수록 더 높게 측정된다.
③ 팔의 위치가 심장보다 높으면 최고 혈압이 낮게, 낮으면 높게 측정된다.
④ 좌, 우, 중 주로 사용하는 팔의 혈압이 5~10[mmHg]정도 더 높다.
⑤ 옆으로 누워서 재는 경우 위쪽 팔의 혈압이 아래쪽 팔의 혈압보다 낮게 측정된다.
⑥ 수액을 주입하는 경우 반대쪽 팔을 이용하여 혈압을 측정한다.

8. 혈압의 분류

혈압의 분류는 표 3-7과 같다.

표 3-7 • 혈압의 분류

분류(category 카테고리)	최고 혈압(Sys BP)	최저 혈압(Dia BP)
정상혈압	120 이하	80 이하
전고혈압	121~139	81~89
1단계 고혈압	140~159	90~99
2단계 고혈압	160 이상	100 이상

15 | 정맥압의 측정

정맥의 혈압을 측정하는 것은 우측 심장이나 모세혈관의 기능을 진단하는 데 도움을 주며 모세혈관 내의 압력은 소정맥의 혈압보다 높지만 모세혈관 압력을 추정할 수 있게 해주는 역할을 한다. 또한 흉곽 내의 정맥압은 우심실의 이완기 혈류 유입압력을 결정하는 중요 요소이다.

① 중심정맥압 : 우심방이나 중심정맥에서 측정하는 것으로 피검자의 호흡에 따라 대기압을 중심으로 상하로 움직이게 되며 흉곽의 정맥압은 대기압보다 조금 높고 정맥압의 측정에서 기준점은 우심방으로 한다.
② 외과나 내과 환자 등에게 발생된 쇼크, 심장기능 이상, 과소혈증이나 과다혈증 상태 또는 순환장애 등의 경우에 사용되고 있는 치료방법이 적당한가를 판단하기 위해 보통 중심정맥압을 계속해서 감시한다.
③ 중심정맥압 : 심근의 기능에 대한 중요한 지표로 사용된다.

16 | 청력계

청력계(Audiometer : 아디오미터)는 청각기능을 측정하는 기기로 청력상실의 정도와 난청의 형태를 검사하는 데 사용되며, 청각의 예민한 정도를 측정하는 청각검사와 듣는 능력의 정도를 측정하여 난청의 원인이 되는 병소를 진단하는 청력검사로 2가지가 있다.

청력검사는 가청범위 내의 저 · 중 · 고 · 음 영역에서의 청력상실의 정도와 회화음역에서 언어청취의 지장 정도를 측정함으로써 직업에 대한 적성 여부와 치료를 위한 참고자료로 사용된다. 음의 세기는 데시벨 [dB]로 표기하며 정상인은 0[dB], 경증환자는 41~55[dB], 60[dB] 이상은 난청, 70[dB]이상은 듣지 못하는 농아자로 진단한다(그림 3-48).

1. 청력검사를 위한 음원

청력검사를 위한 음원[49]으로는 음색적인 특징이 없고 음의 크기도 일정한 단일 주파수의 정현파가 필요한데 이런 음을 순음이라 하며 소리굽쇠를 두드렸을 때 나는 소리가 이러한 순음에 가까워서 많이 사용하였으나 최근 전자기술의 발달로 전자회로에 의하여 순음에 가까운 음을 발생시키며 다양한 부가기능을 갖춘 기기들이 많이 개발되고 있다.

2. 청력검사의 종류

청력검사의 목적은 올바른 청능훈련을 하기 위한 것이다. 따라서 올바른 청력검사가 중요하고, 청력검사시 절차에 의해 정확한 측정과 진단을 해야 하며, 그 결과를 청능훈련에 적용해야 한다. 청력검사의 목적은 크게 두 가지로 나눌 수 있다.

① 피검인의 청취수준을 결정하여 청능훈련을 계획함에 있어서 출발점 행동을 찾는 진단의 목적이다.

② 피검인에게 적합한 보청기를 선택하기 위한 목적이다.

진단용 청력검사는 골도검사로 외이나 중이에 전달장애가 있는 전음난청과 내이신경에 장애가 있는 감음난청으로 구별하며, 방향감각이나 평행감각 검사는 뇌손상으로 청각전도나 중추신경장애가 발생한 중추성 난청을 진단한다. 검사방법은 기도검사로 청력에 장애가 발견되면 골도검사를 실시하여 외이도, 고막, 이소골 등에 병소가 있는지 또는 내이, 청신경, 중추신

49) 음원 : 전자회로에 의해 가청주파수의 자극음을 발생시키는 아디오 제너레이터(Audio generator)가 있으며 파형의 형태는 순음으로 정현파가 사용되며 주파수 변조(Frequency Modulation : 프리퀀시 모듈레이션 : FM)를 사용하기도 한다.

경계의 장애인지를 진단하게 된다.

피검자의 귀에 헤드셋을 착용하고 주파수와 음의 세기를 바꾸어가면서 소리를 들려줄 때, 피검자가 소리를 인지하면 검사자에게 신호를 보내서 판단하는 방법이다. 검사실은 피검자가 안정을 취할 수 있는 환경을 조성해야 하며 검사를 실시하는 방은 방음과 흡음시설이 되어 있어야 한다.

검사영역은 가청 주파수 대역인 20[Hz]~20[kHz]의 모든 대역을 검사하는 것이 아니라 **음성주파수 대역에서** 125[Hz], 250[Hz], 500[Hz], 1[kHz], 1.5[kHz], 2[kHz], 3[kHz], 4[kHz], 6[kHz], 8[kHz]**와** −10[dB]~90[dB] **사이를** 5[dB]**나** 10[dB] **간격으로 선택**한다. 자극음의 종류는 **연속음, 단락음, 주파수 변조음** 등이 있으며 **단락음은** 2.5[Pulse/sec]**로** 200[ms] **동안 자극음의 발생과 중지를 반복하고 연속음은 설정된 주파수와 진폭**으로 계속 발생하며 **주파수 변조자극음은 설정된 주파수에서** 5[%] **이내로 변조음을 발생**한다. 단속음을 발생시킬 때에 릴레이와 같은 기계적인 접점을 사용하면 자극음을 단속하는 경계에서 잡음이 발생하여 진단결과에 영향을 줄 수 있으므로 **정현파 신호를 제로 크로싱**(Zero crossing)하여 변환하거나 완만하게 상승과 하강하는 등의 대책이 필요하다.

자극음과 음의 세기와의 관계는 표 3-8과 같으며 수동인 경우에는 검사자가 선택하지만 자동진단기에서는 각 주파수에 대한 음의 세기를 자동으로 변환한다.

검사시 피검사와 검사자가 격리된 방에서 창문을 통하여 마주보며 검사를 진행한다. 자극음 발생기로부터 입력되는 신호를 헤드셋을 직접 구동하거나 **진촉의 크기로 임의 세기를 설정**한다. 경우에 따라서 **전력 증폭기의 출력에** Attenuator(에테뉴에이터)**을 삽입하여 헤드셋에 흐르는 구동전류를 제어하여 음의 세기를 조절**한다.

표 3-8 • 주파수와 음압관계

주파수	음 압
125[Hz]	−10[dB]~50[dB]
250[Hz]	−10[dB]~70[dB]
500[Hz]~6[kHz]	−10[dB]~90[dB]
8[kHz]	−10[dB]~70[dB]

(1) 버튼과 표시기

피검사자가 헤드셋에서 들리는 자극음을 인식하여 좌우버튼을 사용해서 누르면 표시기에 나타나고 검사자가 이를 기록하고 **표시기는 전구나 LED를 이용**한다.

(2) 뇌파기

유아나 어린이, 지체부자유자와 같이 의사표시에 어려움이 있는 피검자를 위한 진단방법으로 **수면상태에서 전극을 두정에 부착하여 얻은 뇌파를 활용하여 검사**한다. 하지만 **뇌파신호에 대한 분석과 해석이 난해함으로 평균 덧셈법**[50]**으로 인식여부를 판단**하게 된다.

(3) 기록계

검사를 위한 자극음의 주파수와 음압, 자극음의 형태와 피검자로부터 얻어지는 신호를 그래프로 기록하는 방법으로 Polygraph(폴리그래프)로 출력하거나 컴퓨터에 의해 신호를 분석하여 그래프와 함께 화면에 표시하고 파일형태로 저장한다.

청력검사의 종류는 그 목적과 대상, 난이도에 따라서 **음차 검사, 유소아 청력검사, 순음청력검사, 어음청력검사, 장애부위 검사**로 나눠진다.

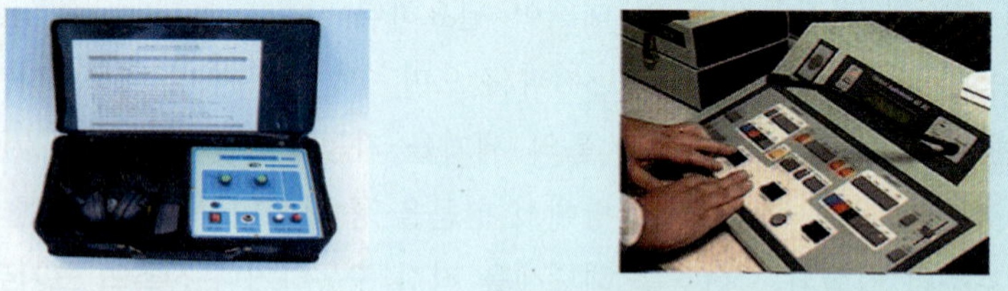

그림 3-48 • 청력계

1) 음차검사

① **시바바흐 검사**(Schwabach test : 시바바흐 테스트) : 피검자의 **골도 청력을 검사자와 비교**하기 위한 검사이다.

② **린네 검사**(Rinne test : 린네 테스트) : **기도의 청력과 골도의 청력을 비교**하기 위한 검사이다.

③ **빙 검사**(Bing test : 빙 테스트) : **인위적인 폐색효과에 의하여 전음성 난청인지 감음성 난청인지를 진단**하기 위한 검사이다.

④ **베버 검사**(Weber test : 베버 테스트) : **편측성 난청이 있거나 양쪽의 청력손실도가 다를 때 청력손실의 형태가 감음성인가 전음성인가를 진단**한다. 또한 **양측성일 때는 어느 쪽의 청력 손실**이 심한가를 구별하는 검사이다.

---

50) **평균 덧셈법** : 신호의 크기를 여러 번 덧셈하여 잡음과 같은 불규칙파와 함께 존재하는 원래의 신호를 추출하는 방법이다.

2) 유소아 청력검사(유희 청력검사법)

유소아들에게는 청력검사를 통해서 청력 그 자체를 측정하기가 어렵다. 검사자가 측정할 수 있는 것은 청각적 자극에 대해서 반응하는 어린이의 행위이다. 유소아의 경우 청력을 결정할 때 어린이의 반응을 가지고 청력을 추론해 나간다. 어린이 나이가 좀 있거나 성인의 경우에는 반응하는 방법이 큰 문제가 되지 않지만, 어떻게 반응할지 모르는 유소아의 경우에는 반응의 정도와 형태가 진단에 결정적인 영향을 미친다. 유소아들은 음자극에 대해서 자의적 반응을 보이기도 하고, 비자의적인 신체 동작을 하기도 하며, 조금의 변화만 있어도 울어 버리기도 한다. 또한 자신이 흥미있는 것에는 너무 집착을 하기도 하며, 그렇지 않을 경우에는 전혀 반응을 보이지 않는다. 이것 때문에 유소아들의 청력검사(Play Audiometer(PA) : 플레이 이지오케터, =유희 청력검사법)는 어렵다.

① 이음향방사검사법(Otoacoustic Emissions(OAEs) : 오토어쿠스틱 이미션) : 내이에 존재하는 청각유모세포에서 발생하는 신호를 중이와 외이를 통해 측정하는 검사로서 소리감지기능에 매우 중요한 청각유모세포의 이상 유무를 확인할 수 있으며, 난청의 조기진단 및 유소아 청력검사에도 활용된다.

② 신생아 청력검사 : 아동의 반사 반응을 대개 이용하여 검사한다.

㉠ 방향정위검사 AOR(Auro-Orienting Reflex : 아로 오리엔팅 리플렉스) : 음자극을 주면 소리가 나는 쪽으로 몸을 돌리는 방향정위 반사기전을 이용한 검사이다.

㉮ 눈꺼풀 반사검사 APR(Auro-Palpebral Reflex : 아로 파알퍼블 리플렉스) : 방울을 유아의 귀 가까이 대고 손바닥을 가볍게 치면 정상아동의 경우 눈 주위의 근육이 수축한다. 출생일부터 7일 사이에 실시한다.

㉯ 모로 반사검사(Auro-moro reflex : 아로-모로 리플렉스) : 음자극을 줄 때 모로 반사, 즉 팔과 발을 벌리고 손가락을 펴다가 마치 무엇을 껴안듯이 몸 쪽으로 팔과 다리를 움직이는 반사를 이용한 검사이다.

㉰ 방향정위검사(Auro-Orienting Reflex(AOR) : 아로 오리엔팅 리플렉스) : 경악반응 검사라고 하며 이와 같은 반응 외에도 음자극을 갑작스럽게 주면 심장고동이 빨라지거나, 움직이던 활동을 정지하거나, 호흡 속도가 변화하거나, 눈썹이 움직인다거나, 얼굴을 찌푸리는 행동으로 아동의 청력을 검사한다.

이들 검사의 검사음은 1[kHz]~3[kHz] 정도의 순음(악기음)을 앉아서 놀이를 하는 유아들의 등 뒤, 양 옆 혹은 사면에 달린 확성기를 통해서 제시하되 검사시각은 젖(모유, 우유)을 먹기 1시간 전이 좋다. 이때가 자극에 대해 반응이 매우 민감하기 때문이다.

③ 유아의 청력검사

㉠ 유아의 청력검사의 종류

㉮ **음성에 의한 청력검사** : 청능훈련의 효과 예후에 대한 진단, 보청기 적합여부, 언어습득 가능성을 예측할 때 사용할 수 있다. **다양한 음성을 사용해서 검사**할 수 있는 것이 장점이다.

㉯ **악기에 의한 청력검사** : 유아의 주위에 있는 음을 가진 물체는 어떤 것이든지 자극음으로 사용할 수 있다. 가능하면 **물건이 가지고 있는 주파수와 일정한 충격에서의 강도를 확인**해두면 도움이 된다.

㉹ **팀파니 100~200[Hz], 심벌즈 1[kHz], 큰 북 500[Hz], 호루라기 2[kHz]**

㉰ **음장상황에서의 청력검사**(Sound field test : 사운드 필드 테스트) : 음장검사는 **음장상황에서 확성기를 활용하여 검사**하는 방법이다. 동물의 소리나 유아들의 울음을 녹음해서 자극으로 사용하는 것도 반응을 유도하는데 상당히 효과가 있다. 때로는 휘파람, 벨, 북소리나 음성 등을 특정 주파수를 제시하기 위해 사용하지만 정확한 결과를 제시해 주는 것은 아니다. **음장상황에서의 청력검사**을 이용한 검사들은 다음과 같다.

ⓐ **작동조건화 검사** : 어린이들의 청력검사 신뢰도를 높일 수 있는 방법이 많은 측면에서 연구되고 있다. 그러나 특히 정신지체아의 경우에는 신뢰도가 높은 청력검사를 한다는 것이 매우 힘들다. 그래서 이와 같은 어려움을 조금이나마 해결하고자 하는 것이 **작동조건화 검사**이다.

ⓑ **조건화된 방향정위검사**(Conditioned orientation reflex : 컨디션드 오리엔테이션 리플렉스) : 어린이는 시각적 범위 내에 인형과 짝지어진 두 쌍의 확성기를 이용하여 인형 짝 앞에 앉는다. **순음과 짝지어진 빛을 3~4초 동안 반복해서 제시**한다. 이와 같은 자극을 몇 번 제시하고 난 뒤에 조건자극인 소리는 무조건 자극인 빛에 의해 조건화되어 소리만 들어도 어린이는 장난감 쪽으로 고개를 돌린다. **검사음의 주파수는 500[Hz], 1[kHz], 2[kHz], 4[kHz]의 범위로 선정**하는 것이 일반적이다.

ⓒ **유희 청력검사**(Play audiometer : 플레이 오디오미터) : **어린이에게 자극에 대한 반응게임**을 한다. 곧 음자극이 있을 때 고리걸기, 상자에 나무토막 넣기, 염주꿰기놀이 등을 할 때 어린이에게 흥미를 가져다 줄 수 있어야 한다. 뇌간 유발반응 검사시 100[dBHL]보다는 더 큰 소리(200[dBHL])의 청각자극을 줄 수가 있어서 뇌간 유발반응에서 반응이 없는 경우에 **잔 청 상태를 보다 잘 파악**할 수 있다. 놀이를 통해서 하는 **유희 청력검사는 만 2세부터 검사가 가능**하다.

ⓓ 완구식 청력검사기에 의한 검사 : 기계화된 청력검사기의 딱딱한 분위기 때문에 아동의 반응을 유도하는데 흥미와 관심을 유발하기가 어려우므로 완구 속에 청력검사기를 설치하여 아동이 반응을 했을 때 완구를 안게 하는 방법이다.

㉡ 청력검사기계에 의한 검사 : 유소아 청력검사는 음자극에 대한 아동의 반응을 중심으로 검사를 하므로 검사의 신뢰도가 의문시되므로 다음의 검사들은 과학의 발달로 인해 객관적인 도구를 이용하여 하는 검사 방법이므로 검사의 객관성 및 신뢰도가 비교적 높다고 볼 수 있다.

㉮ 뇌간유발반응 청력검사(Brainstem Evoked Response Audiometry(BERA) : 브레인스템 이복크 리스폰스 오디오메터리) : 청성유발전위 중 가장 진보된 검사로써 음자극 후 10[msec] 이내에 와우에서 중추신경에 이르기까지에서 발생하는 전위를 컴퓨터로 계산하여 그래프로 볼 수 있게 측정하는 검사이다.

ⓐ 뇌간유발반응 청력검사 : 청신경종양의 진단과 객관적인 난청도의 측정이 가능하다. 특히 생후 직후부터의 청력의 상태를 정확히 파악하는데 이용될 수 있다.

ⓑ 음자극에 따른 청신경계의 전기적 반응을 컴퓨터에 의한 평균기법(Averaging Technique : 에버레징 테크닉)으로 기록할 수 있게 됨으로써 뇌간유발반응 청력검사를 시행할 수 있게 되었으며, 청력손상의 진단이 보다 쉽게 되었다.

ⓒ 뇌간유발반응 청력검사는 어린이에 대해 쉽게 검사할 수 있는 이점이 있으나 특수 장비가 필요한 단점이 있다.

㉯ 뇌파검사(Electro-EncephaloGrapy : 일렉트로-인세팔로그라피) : 상당히 객관도가 높은 검사로서 청각자극에 대한 뇌활동을 기록하는 장치이다.

㉰ 전기와우 청력검사(Electrocochleography(ECGO) : 일렉트로코클리오그라피) : 고막을 통하여 침형전극을 갑각에 또는 구형 전극을 정원 창와에 부착시켜 음자극에 따른 와우 활동전압의 전기적 반응을 기록하는 검사이다.

ⓐ 전기와우 청력검사 ECGO(Electrocochleography : 일렉트로코클리오그라피) : 청력장애의 정도와 병소부위의 진단에 관한 정보를 얻을 수 있다.

ⓑ 고막을 통하여 전극을 갑각(Promontary : 프로몬테리)에 부착시켜 음자극에 따른 와우의 전기적 반응을 기록할 수 있게 됨으로써 청력장애의 정도, 와우의 이상 유무를 관찰할 수 있으나 특수 장비가 필요하다는 단점이 있다.

㉱ 심리 전류검사(Psycho Galvanic Skin Response(PGSR) : 싸이코 갈바닉 스킨 리스폰스) : 상당히 널리 사용되어 온 유아용 청력검사로 대개 1세 이상의 유아에게 유용한 검사이다.

제 3 장

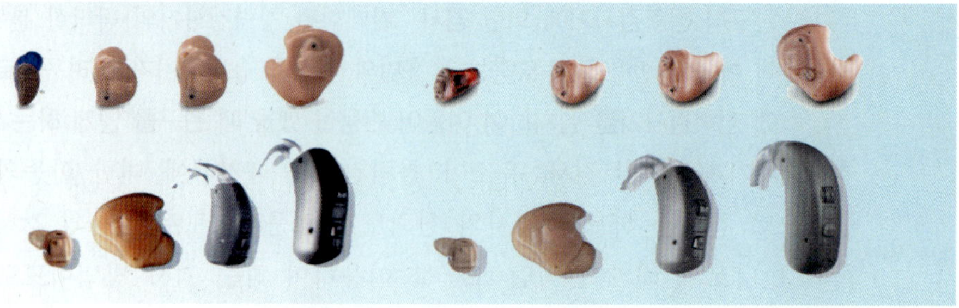

그림 3-49 • 귓속형 보청기

ⓐ 심리 전류검사(Psycho Galvanic Skin Response(PGSR) : 사이코 갈바닉 스킨 리스폰스)법 역시 조건화 원리를 이용한 것으로 무조건 자극에 약한 유도전기와 음을 짝지어 음을 조건화시킨다.

ⓑ 약한 전기를 수반한 음을 몇 회 계속하면 음 자극에 의해서 땀이 분비되는 현상을 얻을 수 있다. 곧 소리만 들려도 쇼크를 예상하여 땀이 나오고 그 반응을 자동적으로 그래프화하도록 장치한 것이 심리 전류검사이다.

3) 순음 청력검사

기도전도 검사와 골전도 검사가 있으며 인간이 들을 수 있는 범위 중에서 말소리가 들리는 범위를 옥타브마다 한 개의 주파수의 순음을 들려주면서 어느 정도씩 청력이 손실되었는지를 측정하는 검사이다. 순음 청력검사(Pure-tone audiometry : 퓨어-톤 오디오메터리)로 난청도, 난청곡선, 난청의 병변부위를 알 수 있다.

① 순음청력검사의 종류

㉠ 기도전도 청력검사 : 가장 일반적으로 유아의 청력을 결정하는 검사이다. 이 검사를 통하여 보청기의 착용 및 조절을 하는 기초검사라고 할 수 있다. 상승법과 하강법의 두 가지의 검사 방법이 있다.

ⓐ 상승법 : 1[kHz]에서 시작하여 고주파수로 가서 검사를 하고 다시 1[kHz]를 검사하고 낮은 주파수로 내려가는 방법으로 상승법은 피검자의 예상 역치 이하에서 점차 강도를 높여 역치를 찾아낸다. 검사음의 강도는 5[dB]씩 상승하고 검사음을 제시하는 시간은 각 단계별로 1~2[s]가 적당하다.

ⓑ 하강법 : 1[kHz]에서 검사를 하고 난 뒤에 낮은 주파수를 검사하고 다시 고주파수를 검사하는 방법이다. 검사하는 주파수의 범위는 125[Hz], 250[Hz], 500[Hz], 1[kHz], 2[kHz], 4[kHz], 8[kHz]이다. 하강법은 피검자의 역치이상에서 음의 강도를 5[dB]씩 낮추어 역치를 찾아낸다. 1[kHz]의 경우에는 두 번 이상 측정하여 검사치가 같을 때는 측정치를 인정하지만, 다를 때는 반복적으로 검

사를 하여 검사횟수의 과반수에서 같은 측정치가 나올 때까지 검사를 실시한다. 역치를 찾을 때 반응이 없으면 10[dB]씩 올리고 내려서 반응이 있으면 다시 5[dB]씩 올리거나 내리는 방법을 사용한다. 간단한 청력검사를 할 경우에는 500[Hz], 1[kHz], 2[kHz] 만을 측정한다. 각 주파수의 최소가청역치를 측정할 때 상승법과 하강법이 있지만 임의로 선택해도 문제가 되지 않는다.

㉡ 골도 청력검사 : 개골이 움직이는 동안 관성의 작용에 의해 이소골은 등골이 난원창에 전진 후퇴 운동을 하도록 뒤로 물러난다. 그리고 난원창의 진동은 내이에 전달되어 기도전도 자극처럼 전기적 자극을 일으킨다. 이 내이 자극의 유형을 관성 골도 전도(Inertial bone conduction : 이너셜 본 컨덕션)라 한다.

㉮ 두개의 진동은 동시에 외이도의 공기를 진동시킨다.

관성 골도 전도는 진동 가운데 일부는 외이도 밖으로 빠져나가고 일부는 귀속으로 들어가 고막을 진동시켜 기도와 같은 경로를 통해 음이 전달된다.

㉯ 귀속으로 들어가 고막을 진동시켜 기도와 같은 경로를 통해 음이 전달되는 유형을 골고막 골전도(Osseotympanic bone conduction : 오시팀패닉 본 컨덕션)라 부른다. 골도청력은 귀속으로 들어가 고막을 진동시켜 기도와 같은 경로를 통해 음이 전달된 세 번째 기전에 의하여 얻어진 것이다.

㉰ 골전도 역치를 측정하는데 있어서 진동자의 위치로 이마 부위가 유양돌기보다 더 측정이 우수하다.

㉱ 정상 귀나 감음성 귀는 귀를 막고 골전도 검사를 하면 폐색효과(Occlusion effect : 오크루션 이펙트)에 의해서 골전도 음의 강도가 증가된다. 폐색효과는 1[kHz] 주파수 이하에서 일어난다. 이 폐색효과는 전음성 장애아에게는 거의 볼 수 없다.

㉲ 귀를 막은 골전도에서 상당히 많은 양의 개인내적 가변성이 있으므로 이런 것을 고려한 측정의 어려움으로 인해 대개 귀를 막지 않은 상태에서 검사한다.

4) 어음청력검사

어음검사는 말소리를 어느 정도 크게 하면 들리는지를 측정하는 어음청취역치와 말소리 구별능력이 어느 정도인지를 측정하는 어음명료도 검사를 구하는 것으로써, 보청기의 효과를 예측하고 의사소통능력을 알기 위한 검사이다.

어음에 대한 청취 및 이해능력을 측정하기 위하여 자극음으로 어음을 사용할 필요가 있다. 어음청력검사 결과는 실제 말을 듣고 이해할 수 있는 능력의 준거가 되므로 보청기 선택과 적응을 비롯한 청능훈련 계획에 중요한 정보를 제공한다.

어음청력검사의 종류는 다음과 같다.

① **어음역치검사**

㉠ **어음탐지역치**(Speech Detection Threshold(SDT) : 스피치 디텍션 트레쉬홀드) : **피검자가 말을 확인하는 최저 수준의 음의 강도로 정의**한다. 때때로 **어음감지역치**(Speech Awareness Threshold(SAT) : 스피치 어웨얼스니스 트레쉬홀드)라고 한다. 말을 이해하는 수준이 아니고 **말을 탐지하는 경우**이다.

㉡ **어음청취역치**(Speech Reception Threshold(SRT) : 스피치 리셉션 트레쉬홀드) : **피검자가 말을 이해하는 최저 수준의 청력수준**이다. 개개의 **피검자가 50[%]를 이해할 수 있는 음의 강도를 어음청취역치**라 한다. 어음청취역치도 어음탐지역치를 구할 때와 마찬가지로 계속적인 이야기나 독립단어를 사용하여 측정한다. 재미없는 이야기를 검사 자극으로 사용하기도 하나 대부분이 강강격 단어를 사용한다. 이 **강강격 단어는 2음절로 구성된 단어**이다. 이 단어를 말할 때는 **VU미터기에 피크가 제로**로 되어야 한다.

ⓐ **재미없는 말을 사용한 SRT 검사**를 시행할 때는 피검자는 말하여진 내용을 아주 조금 이해하였을 경우라도 **반응을 해야 한다는 것을 인식**시켜야 한다.

이때의 반응은 구어, 손들기, 버튼 누르기와 같은 것을 사용할 수 있으며 피검자 스스로 청력수준 다이얼을 돌려가며 조정하도록 해도 된다. **말의 수준은 2[dB] 또는 5[dB] 수준으로 올리거나 내린다.**

ⓑ **강강격 단어로 SRT 측정**은 대개 강강격 단어 리스트의 50[%]를 정확히 이해하는 **최저 수준의 청취역치수준으로 정의**한다.

② **어음명료도 검사** : 청각장애아가 청력평가에서 자신들이 말하는 내용을 검사자가 이해하지 못한다고 한다. 청각장애 아동의 말은 크기가 커지면 명료도는 떨어진다. 그러나 **전음성 장애를 가진 청각장애 아동은 소리의 크기를 크게 할 때 변별능력이 개선**된다. 청각장애아동의 변별능력을 양적으로 결정함에 있어서 검사자는 다음과 같은 도움을 줄 수 있다.

㉠ 변별능력은 **변별의 곤란 정도**를 결정한다.

㉡ **병리적 부위**를 진단하는 데 도움을 준다.

㉢ 보청기의 필요성과 적절한 선택을 결정하는데 돕는다.

㉣ 재활의 진전을 돕는다.

단어 변별을 측정하는 데는 여러 가지 방법이 있다.

무의미 음절, 단음절, 문장 등을 사용하며, 사용하는 방법은 **개방반응**과 **폐쇄반응**이 있다. **개방반응**(Open response : 오픈 리스폰스)은 **무한정적인 발음에서 대답을 선택**하는 방법이고, **폐쇄반응**(Close response : 클로즈 리스폰스)은 **한 집단의 단어나 문장에서 선택**하려는 것이다.

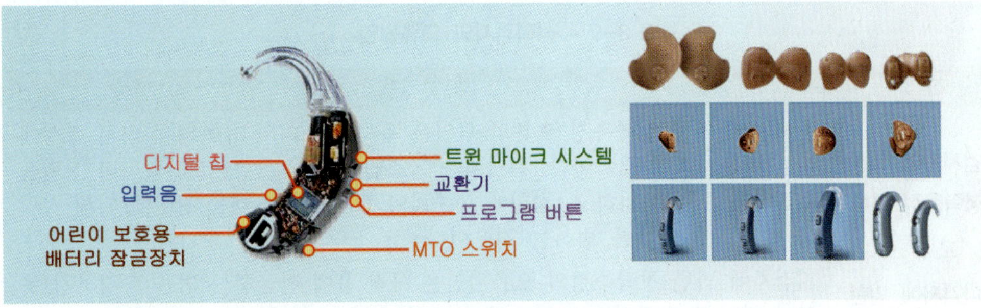

그림 3-50 • 귓속형 보청기 구조

③ 문장에 의한 단어변별검사 : 별 인기를 얻지 못하였다. 단어변별검사를 반대하는 이유는 문장에서는 그 의미를 추측하기가 쉽기 때문이라고 지적하고 있다. 그렇기에 일련의 문장에 의한 어음명료도법이 개선되었다.

5) 장애부위검사

① 임피던스검사 : 중이의 상태를 간접적으로 측정하는 검사법이며, 고실도(Tympanogram : 팀패노그램)검사를 통하여 고막이 정상인지, 변형되었는지, 찢어졌는지를 알 수 있으며, 청각반사검사와 청각반사피로검사를 통하여 청력 손실의 범위, 안면 신경마비, 청신경종양 등에 관한 정보도 얻는다.

② 보충현상검사 : 물리적인 음의 크기가 증가하면 느끼는 소리의 크기도 커진다는 느낌을 측정하는 검사이다.

③ 유발반응검사법 : 최근 흔히 시행되는 청성유발전위는 음자극 후 청각중추로에서 일어나는 일련의 전기적 변화를 피부전극을 사용하여 생체 밖에서 측정하는 방법이다.

④ 양이 교대성 음 크기의 평형검사(Alternate Binaural Loudness Balance test : ABLB) 청능사들이 보충현상을 직접적으로 검사하는 가장 일반적인 방법이다.

ABLB(Alternate Binaural Loudness Balance test : 얼터네이트 비노럴 라우니스 밸런스 테스트) 검사를 사용하기 위해서는 검사받는 주파수에서 한쪽 귀는 정상 청력을 지녀야 한다. 그래서 나쁜 쪽 귀의 청력이 좋은 쪽 귀의 청력보다 적어도 25[dB] 정도 떨어져야 검사를 할 수 있다. ABLB 검사의 목적은 손상된 귀의 음의 크기와 정상귀의 음의 크기를 비교하는 것이다.

⑥ 청력검사 결과의 오류 유형과 원인은 표 3-9에 나타내었다.

표 3-9 • 청력검사와 오류원인

유 형	원 인
검사자에 의한 청력측정 오류	검사자에 의한 청력측정 오류의 원인은 우리 말소리와 유아의 심리적 특성에 관한 전문지식의 결여이다. 검사자는 목소리의 맑음 즉 명료도에 따라 청력을 예견하여 오류를 범하고, 경험에 의존하여 표정, 손짓, 행동 관찰에 의해 청력을 예견하여 오류를 범하는 경우이다.
피검자에 의한 청력측정 오류	피검자에 의한 청력측정의 오류원인은 아직 음에 반응하는 법을 숙지하지 못하여 검사에 효과적으로 반응하지 못하는 경우도 있고, 질병을 앓고 있어서 일시적으로 청력이 다르게 들리는 경우도 있으며, 거짓 반응을 할 때도 있다.
기계특성과 한계에 의한 오류	기계특성으로 인한 청력측정의 오류원인은 청력측정 주파수 대역이 특정주파수만 가능하거나 측정가능수치가 제한되어 있는 경우도 있고, 검사기기의 수명이 오래된 것도 있으며, 기적으로 교정(Calibration : 캘리브레이션)을 해주지 못한 원인도 있다.
피검자의 음의 예민도에 의한 청력측정의 오류	피검자의 음의 예민도에 의한 청력측정의 오류원인은 음에는 피검자가 큰소리에만 정확하게 반응을 하고 약한 소리에는 음을 반응하지 않다가 보청기 착용 후 점차음의 예민도가 길러져서 작고 약한 소리에도 반응을 하게 되어 결국에는 청력이 좋게 나타나는 경우이다. 이런 경우에는 피검자의 잔존 청력이 각 훈련을 통해 음의 인지능력이 점차 향상된다.

3. 청력장치의 구성

① **주파수 발진부** : 측정에 필요한 순음의 주파수를 얻기 위한 회로이며 2개의 채널로 구성된다.

㉠ **채널 1** : 일반적인 순음의 주파수인 125, 250, 500, 1000, …, 8000[Hz]를 발생시키는 **발진기, 주파수 선택 스위치** 등으로 구성된다.

㉡ **채널 2** : 500, 1000, …, 8000[Hz]를 발생시키는 **발진기**와 **마스킹**(차폐) 효과를 얻기 위하여 잡음을 발생시키는 회로로서 **두 개의 필터 회로가 보조기능**으로 사용된다.

② **회화회로부** : **회화회로는 회화음 검사를 하는 데 필요한 회로**로서 Mic(마이크), Tape(테이프), Phono(포노), Aux(보조)의 4개의 입력단자와 입력선택 스위치 및 전치증폭기로 구성된다. 출력증폭기와 감쇠기는 주파수 발진부의 채널 1과 공용으로 사용한다.

③ **출력증폭기** : 발진된 **주파수를 파형의 변화 없이 트랜스듀서에서 충분한 출력**을 낼 수 있도록 전력증폭을 하기 위한 것이며, 채널 1과 채널 2에 각각 하나씩 있다.

④ **감쇠기** : 출력증폭기에서 **증폭된 음이 원하는 레벨이 되도록 감쇠시켜 트랜스듀서에 전달하는 목적**으로 사용된다. 이것은 채널 1과 채널 2에 각각 하나씩 있으며 발진된 파형의 진폭이 찌그러짐 없이 감쇠되어야 한다.

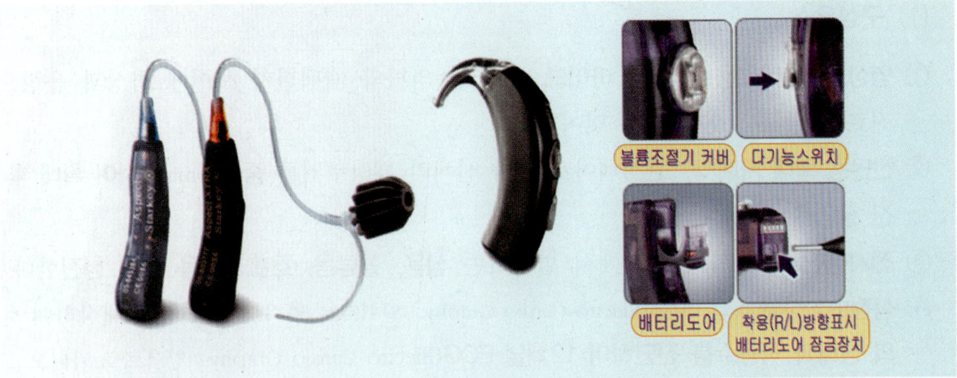

그림 3-51 • 외장형 보청기 구조

⑤ **트랜스듀서** : **주증폭기의 전기적 출력신호를 검사에 사용되는 음파 또는 진동파로 바꾸어 주는 변환기**이다. 트랜스듀서로는 헤드폰과 골진동기가 있다. **골진동기는 골전도검사에 사용되는 트랜스듀서**이며 측정에 사용될 주파수의 신호전류가 흐르면 코일이 전자석이 되며, 영구자석으로 자화된 아마추어가 전자석과 영구자석 사이에서 흡인, 반발을 되풀이하여 진동하게 된다. 이 진동은 케이스에 전달되며 다시 **골**(Bone : 본)**을 통해 내이**에 전달된다.

17 | 기타 진단기기

건강에 관한 관심은 **질병치료의 차원을 넘어 기존 건강상태의 유지 및 질병의 초기 진단을 위한 욕구의 증대**로 나타나고 있다.

1. 원격진단기

컴퓨터와 정보통신의 발달로 의학계의 변화중 하나는 **원격진단 시스템**(Telemedicine system : 텔레메디신 시스템)이다. 이는 **원격지 또는 재택 환자와 병의원의 의료진 사이 실시간으로 화상대화를 하면서 사진과 청진을 하거나 생체신호를 일정기간 동안 수집한 자료들을 일괄 송신하고 환자의 임상자료를 토대로 진단과 치료 등의 기초적인 의료행위**를 할 수 있는 시스템이다.

(1) 구성요소

① **영상화면, 대화용 카메라, 마이크, 스피커** : 의사와 재택환자 사이에 화상과 음성으로 진료를 할 수 있게 하는 것이다.

② **진단용 확대 카메라** : 원격제어로 환자 신체의 특정부위를 **줌**(Zooming)**하여 확대 후 사진 촬영**을 한다.

③ **전자청진기** : 환자의 생체에서 발생하는 **심음, 혈류음, 호흡기류음 등을 청진**한다.

④ **심전도** : 싱글채널 ECG(Electro Cardio Graphy : 일렉트로 카디오 그래피)를 내장하여 **심장의 상태와 맥동수를 진단하며 12채널 ECG**(Electro Cardio Graphy : 일렉트로 카디오 그래피)**를 연결**하기도 하며, 근래에는 수 [mW]급의 아주 작은 출력의 무선기와 초소형 기억장치를 내장한 mobile ECG(모바일 Electro Cardio Graphy : 일렉트로 카디오 그래피)**의 상용화로 환자의 심전도 상태를 24시간 기록**하고 이상증후가 발생하면 재택진단기에 송신하여 원거리에 위치한 의료진에게 실시간으로 심전도 데이터를 보내거나 수집된 자료를 일괄 송신하는 장치가 있다.

(2) 통 신

원격 진단기기는 RS232C 계열의 직렬통신과 유무선 인터넷과 같은 초고속 정보통신 수단을 활용하며, **양방향 화상통신을 기본으로 하기에 데이터의 전송속도**가 빨라야 한다.

2. 전정기능 진단기

내의의 **전정기관과 안구운동은 직립보행과 자세조절, 멀미, 신체회전에 의한 착각, 평행감각 등에 중요한 역할**을 한다. 전정기관을 자극하면 안구가 회전하거나 진동하는 현상을 **안구운동**(안진도, 전정안구반사)이며, 이는 **물체의 영상을 망막에 일정하게 조정하여 시력을 유지하며 자세조절**을 한다.

전정안구 반사운동을 유발시키는 자극으로는 정현적회전의 물리자극, 일정한 온도의 물을 주입하는 열자극이 있다.

전정기관의 질병유무를 진단시 보행할 때 자세평형을 유지하는데 어려움을 겪는 환자, 선박이나 자동차 등을 이용할 때 멀미하는 환자, 항공기 조종사의 적격여부, 이명증 환자의 진단 등에 **정전안구운동을 측정**하여 진단자료로 사용한다.

(1) 안구운동의 발생

임상에서 정량적인 **전정기능을 진단하기 위한 자극은 등가속이 아닌 각가속 회전자극을 줌으로써 발생하는 안구운동과 동기시켜 분석하기 용이한 정현적 회전자극을 시행**한다. 회전자극에는 피검자를 의자에 앉게 하고 의자를 회전시키는 직접자극과 피검자를 고정된 의자에 앉히고 둘레에 격자무늬의 드럼을 회전시키는 간접자극 방식이 있다. **회전자극에서는 전정기관이 자극을 받기 위해서는 회전속도가 가속도로 회전방향을 바꾸어주어야 한다.**

① 정현적인 회전자극에 대해 **서상과 속상의 안구운동**이 발생된다.

② **서상**은 **물체에 시선을 고정**한다.

③ **속상**은 **새로운 물체에 시선을 고정**하기 위한 빠른 안구운동이다.

즉 **좌우로 안구를 움직여 시선을 고정하려는 기능이 상실된 환자의 안구운동**에서는 이런 증상이 없다.

(2) 진단기의 구성

회전자극에 의한 전정기능 진단기는 크게 **회전자극을 발생시키는** rotatory chair unit(로더토리 체어 유니트)와 **안구운동을 검출하고 신호의 가공과 회전자극 신호를 동기시켜 처리하여 출력하는 컴퓨터로 구성**되어 있다.

① **증폭기** : 기본회로는 **1[MΩ]** 이상의 입력 임피던스 변환기를 채용하고 약 1,000배의 증폭도로 −120[dB]의 CMRR(Common-Mode Rejection Ratio : 커먼 모드 리션 레이피) **생체용 차동증폭기**이다. **좌우 안구에 대칭으로 부착하는 전극은 기본적으로 EEG 전극과 동일한 성질을 갖고 좁은 면적을 유지하여야 주변의 조직으로부터 유입되는 EMG와 같은 잡음을 효과적으로 제거**할 수 있다.

② **시상수변환과 저역통과필터**(Low-Pass Filter : LPF) : 생체로부터 취득되는 ENG는 신전도와는 구별되므로 **주파수 대역은 0~20[Hz] 대역만을 필요**로 한다. 따라서 아날로그 전자회로만으로 구성된 시스템에서는 **전원에서 유입되는 잡음이나 주변 생체조직으로부터 섞이는 잡음을 제거하기 위해서 시상수변환과 저역통과필터가 필요하고, 디지털 신호처리 DSP시스템에서는 IIR또는 FIR 필터로 제거**한다.

③ **기준보정** Calibration(켈리브레이션) : 안구운동에 의한 안전위는 약 1[mV]로 증폭기의 이득을 조정하는 **함수발생기로서의 의미**이다.

④ **자극동기신호** : 전정기관에 가해지는 자극에 대해 발생되는 **안구운동과의 관계를 해석하기 위한 신호를 발생, 검출**한다. **열자극일 경우 적정한 온도로 가열된 물이나 공기를 주입하는 장치에서 주입되는 시점에 펄스를 발생**시키고 **회전자극일 경우 회전속도를 검출**한다.

⑤ ADC1과 ADC2 : **안구운동의 안전위와 동기자극신호를 디지털로 변환**한다. 샘플링 시간과 변환폭은 시상수 변환과 디지털 필터의 성능에 영향을 미치므로 **시간은 빠를수록, 변환폭은 클수록 정확한 해석이 가능**하다.

⑥ **회전자극기의 구성** : 회전자극기는 피검자를 앉힐 의자와 **회전동력을 발생하는 서보모**

터와 서보장치, 정현적 신호를 발생시키는 회전신호발생기, 의자의 회전상태를 계측할 센서로 구성된다.

⑦ **회전자극 함수발생** : 회전자극은 전정기관의 반규관을 구성하는 전반규관, 후반규관, 외측반규관 내부의 내임파액에 주어진 각가속에 의해 안구운동이 발생하므로 피검자를 의자에 앉히고 $S = A\sin\omega t$의 정현파자극을 주어야 한다.

⑧ **회전센서** : 아날로그 방식에서는 멀티턴(Multiturn) 또는 360[°]회전하는 포텐셔미터(Potentio meter)에 기준전압을 인가하여 전압을 검출함으로써 회전하는 의자의 각도를 검출하여 폴로그랩(Polygraph)에 출력한다. 디지털방식에서는 인크리멘탈 인코더(Incremental encorder)를 사용하는 경우에는 별도의 업-다운 카운터(Up-Down counter)가 필요하며, 앱솔루트 인코더(Absolute encorder)를 채용한 경우에는 인코더 버퍼(Encorder buffer) 값을 샘플링하면 인코더의 분해능에 의해 정도가 결정된다.

3. 안과진단기기

눈은 빛을 수용해 망막에 상을 맺히게 하므로 사물을 구별할 수 있게 한다. 빛은 유리나 수정체 같은 투명체를 만나면 굴절하게 되는데 스넬의 법칙에 따라 굴절률은 굴절각을 입사각으로 나눈 값으로 식 (3-21)과 같다.

$$\text{굴절률} = \frac{\sin \text{굴절각}}{\sin \text{입사각}} \tag{3-21}$$

빛은 파장에 따라 다르다. 파장에 따라 굴절률과 빛의 속도가 다른 현상을 분산이라 한다. 거울을 사용해서 광축을 바꾸거나 상의 방향을 바꾸기 위해 거울을 사용하면 반사면의 오염을 방지하기 어렵고 반사율이 비교적 낮지만 반사각이 변화하지 않고 반사율과 안정도가 높은 전반사 프리즘을 사용한다. 종류는 직각, 도브, 오각, 포로프리즘이 있다.

(1) 볼록렌즈의 성질과 상

① 렌즈의 중심을 지나는 광선은 직진한다.

② 렌즈 입사면의 초점을 지나는 광선은 렌즈축에 평행으로 지나간다.

③ 렌즈축에 평행으로 입사한 광선은 초점을 지나간다.

즉 오목렌즈에도 동일한 규칙이 적용되는데, 거울의 성질과 상에도 적용된다.

반사망원경은 지름이 큰 대물렌즈를 사용하면 입사광이 많으므로 밝은 상과 분해능도 좋지만 안광학에서는 곡률이 있는 반사면을 이용하면 색수차를 줄일 수 있고 제조가 용이하다. 반사망원경은 매우 약한 빛을 내는 물체를 관찰할 때 사용한다.

(2) 검안경[51)]

안구의 안저(眼底) · 유리체 · 수정체의 관찰과 굴절검사에 사용되는 기구이다. 종류로는 도상검안경과 직상검안경(Ophtalmoscope : 옵더모스콥)이 있다.

① 직상검안경(Directly overhead optalmoscope : 다이렉트리 오버헤드옵터모스콥) : 환자의 망막 자체를 10~12[˚]범위에서 안저의 특정부위를 보다 세밀하게 관찰할 수 있고 배율은 약 15배이며 구성은 전구, 렌즈, 반사경, 집속계로 광학적으로 매우 간단하여 소형으로 휴대할 수 있어 임상에서 사용한다.

② 도상검안경 : 비교적 넓은 범위를 관찰할 수 있고(60[˚]) 배율은 직상검안경에 비해 상대적으로 낮아 초기검사에 사용한다.

(3) 안압계

안압(Tonometer)을 비정상적으로 높아 생기는 녹내장을 진단할 때에 사용되며, 안구에 주어진 압력이나 무게로 각막이 변형되는 정도를 측정하거나 작은 튜브를 직접 삽입하여 측정한다. 안압계는 함입 안압계(Indentation tonometer : 인텐테이션 토노메터)와 압평 안압계(Applacition tonometer : 애플리케이션 토너메터)로 대별되고 국소마취제를 점안한 후 안압을 측정하는데 각막의 일정 부위를 평평하게 만들어 측정하는 압평 안압계와 안압계의 무게에 의해 각막이 눌리는 정도를 측정하는 함입 안압계로 구분되어지며, 측정된 값을 안압으로 환산할 때 환산표가 사용되기도 하고 컴퓨터에 의해 자동변환하거나 기구적으로 내부에 포함하여 표시한다.

① 압평 안압계(Applacition tonometer) : Imbert-Fick 법칙으로 가상의 구형이 있어 표면이 건조하며 두께가 무한히 얇아 유연할 경우 구외부에서 힘을 가하여 일정면적을 편평하게 만들 때 구내부의 압력은 외부에서 가해진 힘을 압평면적으로 나눈 것과 같다. 그러나 각막은 중심두께가 0.5[mm] 정도로 두꺼우며 압평된 표면이 안압이 증가하지 않도록 작용하며 눈물막이 안압계를 눈 쪽으로 당기는 힘이 있어서 설계와 제작시를 감안하

---

51) 검안경 : 1851년 헬름홀츠가 고안하였으며, 그 후 개량을 거듭하여 많은 종류의 검안경이 나와 있다. 안저검사에 사용되는 반사형요면검안경(反射型凹面檢眼鏡) · 전기굴절검안경(電氣屈折檢眼鏡)과 검영법(檢影法) · 철조법(徹照法)에 사용되는 평면형검안경(平面型檢眼鏡)이 대표적인 것이다.

① 도립상 검사 : 요면경은 암실 등의 빛을 받아 이를 눈 안에 들여보내어, 눈앞에 보통+13D(때로는 +8D ~+20D)의 렌즈를 두어 안저의 도립상(倒立像)을 만들고, 이것을 검사하면 약 4배로 확대된 안저상을 얻을 수 있다.

② 직립상 검사 : 전기굴절검안경은 보통 그 안에 들어 있는 꼬마전구의 빛을 프리즘을 써서 눈 안에 들여보내어 안저로부터 되돌아오는 빛을 관찰하는 것으로, 약 16배로 확대된 안저의 직립상(直立像)을 얻을 수 있다.

③ 무적광선(無赤光線) 필터로 광원(光源)을 바꾸어 볼 수도 있고, 안에 있는 렌즈의 도수를 마음대로 바꿀 수 있기 때문에 눈의 굴절도와 유리체 · 수정체를 검사할 수도 있다. 이 밖에 토르넬의 쌍안검안경, 디머, 굴스트란드 등의 대형검안경, 헹켈, 굴스트란드식 간이검안경, 9명이 동시에 관찰할 수 있는 차이스폴리오프탈모스코프, 두 눈의 안저를 동시에 관찰할 수 있는 옴의 바이오프탈모스코프 등이 있다. 중간 투광체의 검사는 평면 및 요면반사형검안경, 전기굴절검안경을 써서 철조법(徹照法)에 의하여 행한다.

여 만들면 정확한 측정결과는 식 (3-22)와 같다.

$$\text{Imbert-Fick의 법칙 안압(IOP)} = \frac{\text{압평무게(g)}}{\text{압평면적(mm}^2\text{)}} \tag{3-22}$$

② 함입 안압계(Indentation tonometer) : 함입되는 정도가 안압에 비례한다는 것을 응용한 것으로 각막의 유동성과 표면장력과 안구의 탄력성에 따라 오차가 발생한다.

$$\text{안압(IOP)} \propto \text{함입 정도[mm]} \tag{3-23}$$

③ Goldmann 안압계(Goldmann tonometer : 골드먼 토노메터) : 직경이 3.06[mm]인 원형부로을 각막을 압평시키는 데 요구되는 힘을 측정하는 것이다. 안압계의 힘에 10을 곱하면 [mmHg] 단위의 힘과 동일하다. 검사자가 형광액을 각막에 주입하고 현미경과 압평헤드를 통해 압평부위를 보면서 압평부위의 직경이 3.06[mm]가 될 때까지 미세조작기구로 작동되는 압평헤드를 조작하여 힘을 측정한다. 각막을 압평하는 원을 반으로 나누어 프리즘과 연동되어 있으므로 2개의 반원이 나타난다.

④ 비접촉 안압계(Noncontact ophthal motonometer : 넌콘택 옵티얼 모토노메터) : 압축공기를 뿜어 각막의 표면 반사가 변화하는 것을 이용하여 안압을 측정한다. 측정원리는 피스톤이 실린더 내에서 동작을 하면 압축된 공기가 노즐을 빠져나갈 때 각막이 압력을 받지 않으면 볼록거울의 형상으로 빛이 분산하고 많은 압력으로 각막이 함입되면 오목거울의 형상으로 빛이 퍼지므로 센서에 검출되는 광량은 매우 작지만 완전히 압평된 각막에서는 전반사가 일어나므로 센서에 최대광량이 검출되고 이 시간으로부터 압력을 상대적으로 측정한다.

(4) 각막곡률계

각막곡률계(Keratometer : 케라토메터)는 각막 전면의 곡률반경을 측정하는데 사용하는데 크기, 위치를 알고 있는 어떤 물체가 각막으로부터 반사되어 결상된 상의 크기와 형태를 측정하여 곡률반경을 계산하여 얻은 결과로 난시, 콘택트렌즈 착용으로 인한 각막의 변화여부와 같은 각막이상 상태를 진단하는 기기이다. 그림 3-52에서와 같이 상의 배율은 h'/h이고 이 식 (3-24)와 (3-25)에서와 같이 곡률반경을 얻을 수 있다. 여기서 h는 물체의 크기, h'는 상의 크기, m은 배율이다.

$$\frac{h'}{h} = \frac{f'}{x} = \frac{-r}{2x} \tag{3-24}$$

$$r = 2\,m\,x \tag{3-25}$$

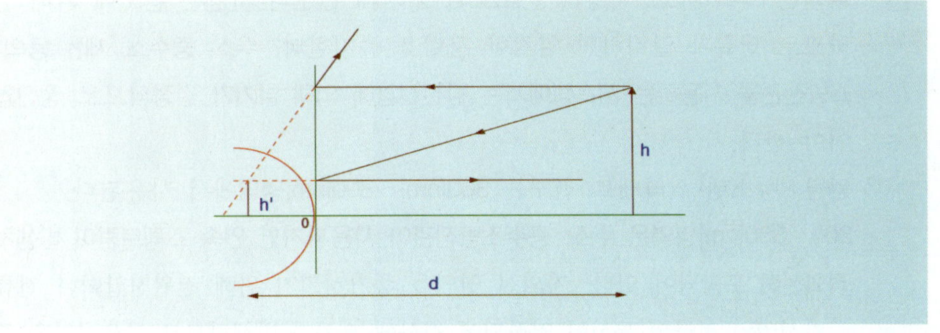

그림 3-52 • 각막곡률계

각막곡률계의 형태는 다양하지만 대표적인 각막곡률계의 구조는 화살의 과녁판과 같은 형태로 오목한 동심원에 검은색의 띠를 그리고 중심부에서 관찰구를 통하여 각막에 비춰지는 반사된 원의 형태를 직접 보거나 카메라로 촬영하여 반사된 각각의 동심원에 대해 처리함으로써 곡률에 대한 결과를 얻을 수 있다.

4. 임상검사기기

환자로부터 채취한 시료를 검사하는 것으로 일반검사, 임상회학검사, 혈액검사, 혈청검사, 세균 미생물검사, 병리검사가 있다.

임상검사들은 임상적으로 각종 특정한 물질이 포함된 양이나 비율이 질병을 진단하는 중요한 척도이다. 특히 혈액검사는 적혈구, 백혈구, 혈소판의 개수와 특성과 생리기능과 가스 분석 등이 있다. 분석법으로는 광량측정(광량계)과 색분해에 의한 색검사(비색계)가 있다.

(1) 분광광도법

임상검사에서 널리 사용되는 검사방법은 수월성, 정확성, 정밀성, 자동화가 쉽고 기술의 안정성과 신뢰도가 있다. 사용되는 광선으로는 자외선(200~400[nm]), 가시광선(400~700[nm]), 근적외선(700~800[nm])으로 임상물질들이 서로 다른 파장의 전자기적인 에너지를 선택적으로 흡수하거나 방출하는 특성을 이용한 검사법이다. 광원에서 발생하는 빛은 특정한 파장대만을 통과시키는 파장선택기를 통과하여 시료를 담은 큐벳(Cuvette)을 통과한다. 이때 특정파장의 광선이 시료에 흡수되거나 방출되어 광선이 센서에 도달하게 된다. 센서는 입사된 광선의 에너지량에 비례하는 전기신호를 발생하면 적절한 증폭과 처리과정을 거친 후 표시한다. 즉 특정물질의 에너지 흡수정도를 측정하여 농도를 알아내는 것이다. 시료 중 혈청, 소변, 척수 등에 함유된 물질들은 에너지 흡수성질이 매우 낮아 시약을 첨가하여 흡수성을 높게 하여 처리한다.

1) 광도계

① **전원장치** : 텅스텐 필라멘트 전구나 백색광 LED를 광원으로 사용하며, 전구의 밝기는 $P=I^2R$이고, 저항의 온도효과에 의해 전구의 저항은 온도에 의해 변화하므로 전류가 일정하면 일정한 광량을 유지한다. **수소, 중수소, 제논 등의 가스방전관을 사용하는 시스템에서는 방전전압에 의해 밝기가 결정**되므로 **정전압**이어야 한다.

② **광원** : 텅스텐 필라멘트 전구는 360[nm]~800[nm]**영역**에서 사용된다. 200~360[nm]**영역은 수소, 중수소방전관이 사용**되지만 **연속 스펙트럼이 발생하고 적외선이 포함**되어 있다. 자외선 영역을 증가시키기 위해 전원전압이나 전류를 증가시키면 전구의 특성이 열화되어 검사에 오차가 발생하므로 사용시간을 준수해야 한다.

③ **파장선택기** : 시료에 입사시킬 특정한 파장을 선택하기 위한 것으로 프리즘을 활용한 **단색광기와 유리필터와 간섭필터로 구별되는 필터**가 있다.

㉠ **단색광기** : **프리즘**[52]이나 **회절격자**[53]를 이용하며 대역폭이 아주 좁고 특정파장을 선택할 수 있다.

㉡ **유리필터** : 색유리를 통과시킴으로써 **색유리파장보다 긴 파장대역을 흡수하고 짧은 파장대역을 통과**시킨다. 투과율은 특정파장의 광선이 필터를 통과하는 비율로 규격의 표시는 △△△[nm]로 에너지가 최대로 통과되는 파장을 표시한다. **1차 저역파장을 통과시키고 2차 고역파장을 통과시켜 특정대역에서 피크파장을 갖는 광선을 얻지만 투과율이 낮다는 단점**이 있으나 정확도가 요구될 때 많이 사용한다.

㉢ **간섭필터** : 연속적으로 반사하게 하여 대역폭 외곽의 파장은 위상이 서로 달라져서 상쇄되도록 하는 간섭효과로 특정대역의 광선만이 동일위상이 되도록 한다. 특성은 상쇄되는 과정에서 발생하는 고조파 에너지는 별도의 차단유리 필터로 제거해야 한다. **최대 투과율은 40~60[%]로 340~900[nm]의 파장에 적당하며 피크파장을 중심으로 ±50[nm]대역을 벗어나면 투과율은 급격히 감소**한다. 다른 유전체를 여러 겹으로 하는 다중 간섭필터를 사용하면 **4[nm]까지**

---

52) **프리즘** : **스펙트럼광을 굴절시켜 파장대별로 분광하는 프리즘을 활용해서 특정파장만을 얻는 방식으로 220~950[nm]** 영역에서 사용되고 유리나 수정을 사용한다. 수정은 350[nm] 이하 파장에서 사용한다. 특정파장을 선택하는 것은 프리즘을 회전하여 선택하고 마지막에 슬릿을 이동시켜 빛을 통과시킴으로써 이루어진다.

53) **회절격자** : 빛이 모서리 부분에서 회절하는 현상을 이용한 것으로 유리나 금속 표면에 평행선을 조밀하게 새긴 격자를 만들어서 제작한다. 회절하는 정도는 파장에 따라 다르므로 각각의 격자선에서 분리되어 스펙트럼을 형성한다. 각 파면의 진행에 따라 **보강간섭**과 **상쇄간섭**에 의해 특정 파장광선을 선택할 수 있다. **복제가 용이하며 200~800[nm]대역에서 많이 사용**한다.

와 90[%] 정도의 투과율도 가능하다. 고가이며 50～100[nm]대의 고조파가 있는 것이 단점이다.

④ 큐벳 : 분석할 시료를 담는 용기로 검사의 정확도에 영향을 주므로 스펙트럼을 변형하여서는 안된다.

⑤ 시료 : 흡수체의 일정 두께는 입사에너지의 일정비율을 흡수한다는 Bouguer(브루거) 법칙에 따라 시료에 포함되어 있는 특정물질은 빛을 식 (3-26)과 같이 선택적으로 흡수한다.

$$P = P_0 10^{-aLC} \tag{3-26}$$

P : 큐벳을 통과하여 나오는 빛의 세기, P_0 : 큐벳 표면에 입사되는 빛의 세기
a : 시료흡수율, L : 시료를 통과하는 경로의 길이, C:흡수체의 농도

⑥ 센서 : 광량을 측정하는 소자로 광전관이나 반도체 센서가 사용된다.

⑦ 증폭기 : 전류나 전압의 형태로 검출된 신호를 증폭하고 가공한다.

⑧ 표시기 : 아날로그형은 계기판을 구동하지만 디지털형에서는 ADC로 변환하여 마이크로프로세서로 처리하여 표시하고 저장한다.

2) 염광광도계

시료를 적절한 방법으로 연소시킬 때 발생하는 화염이나 불꽃을 파장선택기에 입사시킨다. 화염이나 불꽃은 원자가 여기되었다가 다시 기저상태로 되돌아갈 때 특정파장의 에너지를 방출하는 원자 에너지 방출의 원리이다. 특정파장으로 방출되는 에너지의 양은 해당원자의 농도에 비례하며 순수금속의 농도만을 측정할 수 있다. 용액 소비율, 미립증기발생률, 불꽃의 특성 등을 보상하기 위하여 리튬과 같은 표준시료를 내장하여 보정한다.

에너지 흡수형 염광광도계는 Hollow Cathode Lamp(할로우 캐소드 램프)에서 발생하는 광선을 회전판으로 단속시켜서 시료를 태워서 발생하는 화염을 통과시켜 파장선택기로 입사시키는 것이 다르다. Hollow Cathode Lamp(할로우 캐소드 램프)에서 발생하는 빛을 펄스 형태로 하면 회전판이 불필요하다.

① 소작분무기 : 시료를 액체 미립증기로 변화하여 분사하고 LPG나 LNG를 압축공기와 함께 섞어서 연료로 사용한다.

② 원자 에너지 방출 : 불꽃의 세기는 원자의 기저상태에 있는 전자들 중 약 1[%] 정도를 기저상태에서 여기상태로 천이시킨 후 다시 기저상태로 되돌아올 때에 빛을 발생하

므로 Na^+(나트륨), K^+(칼륨), Li^+(리튬) 등의 검사로 제한된다.

③ 원자에너지 흡수 : 칼슘, 납, 구리, 아연, 철, 마그네슘 등의 여러 원소에서 상당히 정확도가 있다. 광원으로 사용하는 Hollow Cathode Lamp(할로우 캐소드 램프)는 검사하고자 하는 시료와 같은 금속으로 표면처리 된 필라멘트를 사용하여 필라멘트가 가열될 때 원자들이 Cathode(캐소드)를 이탈하여 기체원자상태로 공간이 채워진다. 이 원자들이 전자와 이온 충돌하여 여기상태가 되었다가 다시 기저상태로 돌아올 때 특정 파장의 빛이 발생한다. 발생한 이 빛이 시료를 태워 발생한 화염을 통과할 때 흡수되는 에너지의 양은 시료의 원자의 수에 비례한다.

(2) 자동 임상분석기

자동화학분석기와 유사하며 기본원리는 분광광도법을 사용하며 컴퓨터에 의해 시료관리, 시약의 관리와 투여, 보정과 시스템의 준비, 자가진단, 유지 등이 자동으로 이루어지며 시료의 투입, 시약첨가와 희석, 예열, 혼합, 반응시간 대기, 시료분석과 결과자료의 출력과 저장 및 통신이 이루어진다.

(3) 소변분석기

소변은 혈액이 조직을 순환하면서 발생된 신진대사의 노폐물과 수분을 신장에서 여과시켜 체외로 배출하는 것이다. 신장, 요관, 요도, 즉 요의 배설경로에 기능적 이상이 있으면 노폐물이 배설되지 않는다든지 요의 구성성분의 변화를 초래하는데, 이와 같은 경우 요의 성분이나 성상의 이상 유무를 검사해 신체의 질병을 진단하는 검사가 소변검사이다.

(4) 자동 혈구계산기

혈구라 함은 적혈구, 백혈구, 혈소판을 말하며 자동혈구 계산기는 혈액 속의 혈구수를 계수하는 측정기기이다.

(5) 혈액가스분석기

혈액가스분석기란 혈액 내에 산소와 이산화탄소 포화도를 측정하여 체내에 나타나는 산성증 및 알칼리증을 진단하는 검사기기이다. 또한 혈액의 나트륨, 칼륨, 염소 이온 및 중탄산이온 등의 전해질을 분석하여 체액상태를 분석하는 장비이다.

(6) 원심분리기

원심불리기란 원심력의 작용에 의해 성분이나 비중이 다른 물질을 분리, 정제, 농축하는 원심분리를 이용하여 액체 속의 고체 입자를 분리하는 분리기계이다.

제4장

치료 관련 및 기타 장비이론

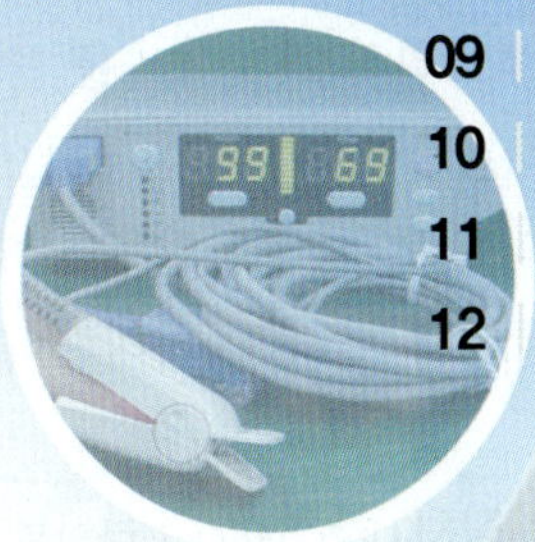

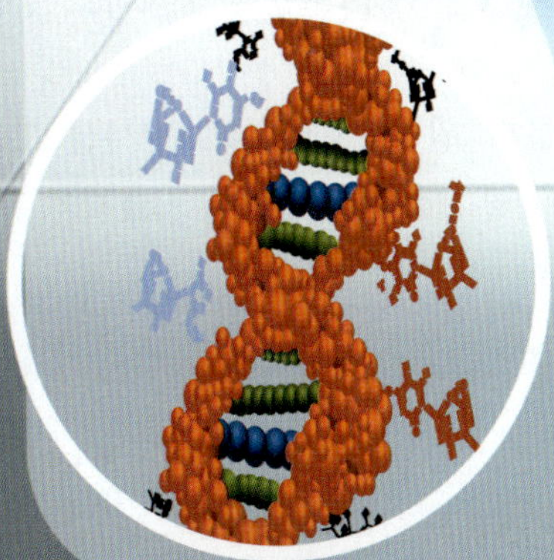

01 | 종양치료를 위한 방사선

방사선치료는 방사선이 연구되어 개발된 후 주로 암치료에 사용되었다. 암치료요법 중 인체의 특정한 부분의 병을 치료하는 목적의 방사선요법은 전리방사선이 인체에 조사되면 정상조직은 어느 정도의 시간이 지나면 회복하지만 종양조직은 회복이 원활하지 못하므로 방사선을 이용하여 종양조직을 제거하는 암치료법으로 X-선, 감마선과 같은 파동형태의 방사선, 또는 전자선, 양성자선과 같은 입자형태의 방사선 등이 암에 조사되면 암세포를 바로 죽이지는 못하나 암세포가 분열, 증식하는 기능을 파괴하여 새로운 암세포가 분열과 생성 증식을 못하게 하므로 암의 성장을 지연시키거나 멈추게 하여 암세포를 죽게 한다.

암에는 충분한 방사선량(Radiation dose : 라디에이션 도스)을 투사하고, 그 외 정상조직에는 투사되지 않게 조심해야 한다.

① 방사선치료시 안전한 이용을 위해서 제한된 범위 안에서 정확성 있는 투사를 수행하여야 하므로 방사선치료 기술은 X-선에서 중입자선[1])으로, 저에너지에서 고에너지로, 수동에서 자동으로, 이차원에서 삼차원으로 점진적으로 발전하고 있다. 그래서 전신치료를 목적으로 한 화학요법을 추가하여 상호보완적으로 효과를 증가시킬 수 있다.

특히 온열요법(Hyperthermia : 하이퍼데미아)을 병행하여 이용함으로써 방사선 효과를 더욱 증대할 수 있다. 그리고 치료계획의 진보 및 과분할 조사 같은 분할법을 시행하여 정상조직의 저하 없이 종양효과의 치료 후 장해를 최대한 줄이는 방법이 연구 진행되고 있다.

② 임상치료에서 고에너지의 방사선이 발생되는 장치(Linac curer : 라이낙 큐어, =라이낙 치료기) 혹은 방사선 동위원소(Cobalt curer : 코발트 큐어, =코발트 치료기)로 암을 치료하는데 이것을 방사선치료라고 한다. 방사선치료를 성공적으로 하기 위해서는 종양에 대한 판단뿐만 아니라 치료기술 및 방사선에 대한 전문적인 지식, 치료계획 및 실행, 치료장비의 관리, 병력관리, 봉사정신 등에 관련된 정보들을 숙지하고 행동해야 한다.

종양치료를 위한 방사선에서는 방사선치료의 원리, 치료계획, 방사선 모의치료(Radiation medical care simulation : 라디에이션 메디컬 케어 시뮬레이션), 치료절차 등을 알아야 한다.

---

1) 중입자선 : 핵자(核子) 및 그보다 질량이 무거운 것에서 가벼운 것으로 소립자를 통틀어 이르는 말이다.

1. 종양과 방사선

(1) 종양치료

종양에는 양성과 악성 두 종류가 있다. 이 중 **악성종양**을 치료하는 방법은 **수술**, **방사선**, **화학**, **면역**, **온열요법**(Thermotherapy : 서모테라피) 등이 있으며 단독, 또는 병합치료방법을 구사하고 있다.

① 치료목적에 따라 **적극적 치료**(Cure : 큐어)와 **대증적 치료**(Palliation : 펠레이션)로 구분하며 질병의 상태에 따라 치료방법을 적절히 선택한다. 적극적 치료와 대증적 치료의 치료 특징은 표 4-1과 같다. **방사선치료는 종양이 크고 침습이 되어 수술이 어렵거나 수술로 제거하지 못한 국한 부위를 치료**(Local/Regional control : 로컬/리저널 컨트롤, 국소요법)하는 방법으로 모든 **암환자의 60[%]가 방사선치료**를 받고 있다. 특히 수술과 함께 수술 전 방사선치료시 종양의 크기를 줄여서 수술을 쉽게 하고, 수술 후에 방사선치료를 하여 남아 있는 악성 세포를 파괴한다.

표 4-1 • 방사선치료의 특징

방사선치료 장점	방사선치료 단점
1. 인체의 병소주위 정상조직의 기능 및 형태가 보존된다.	1. 치료시간(기간)이 길다.
2. 인체의 병변이 수술하기 까다로운 위치에 있어도 치료가 가능하다.	2. 대상이 되는 병소의 크기뿐만 아니라 병리조직 소견, 세포주기, 세포의 상태에 따라 치료효과가 달라진다.
3. 방사선 감수성이 큰 병변에 대해서는 수술요법보다 넓은 영역에 걸쳐서 치료할 수 있다.	3. 국소치유율의 확실성은 수술에 비해 낮다.
4. 전신마취, 입원 등이 불필요하므로 외래치료가 가능하다.	
5. 일반적으로 방사선을 분할해서 조사하므로 인체의 전신적 영향이 적다.	
6. 수술보다 환자의 전신상태에 구애를 덜 받는다.	

② 방사선치료는 때로는 **화학요법**이나 **호르몬 치료**와 함께 실시하여 좋은 효과를 얻는다. 표 4-2에서 보면 **방사선치료 방법**은 크게 **전신요법**과 **국소요법**으로 나누고 있다.

㉠ **전신요법** : 면역요법과 **화학요법**(항암치료)이 있다.

㉡ **국소요법** : 병소가 **원발병소**(특정한 질환의 병부) 및 주위 **림프**(Lymph : 림프관에 들어 있는 조직액)에 제한된 경우에 해당되며, 각 질병의 특징에 따라 수술이나 방사선치료가 적용된다.

표 4-2 • 종양의 치료방법

분 류	치료방법	작용기전	효 과	부작용	기 타
국소요법	수술요법	—		있다	관혈적
국소요법	방사선요법	일정하다.		—	관혈적
전신요법	화학요법	약제에 따라 다르다.	종양과 정상조직의 성질에 의존한다.		비관혈적
전신요법	면역요법	약제에 따라 다르다.	종양과 정상조직의 성질에 의존한다.		비관혈적

③ 임상현장에서 암을 치료하기 위해서는 암의 진단과 병기, 즉 병의 경과를 그 특징에 따라 나눈 시기가 결정되어야 하며, **환자의 정신상태 및 사회·경제적인 여건, 수술, 항암요법**[2]**의 치료성적 비교, 치료 후 예측되는 환자상태 등을 고려해서 치료법이 선택되어야** 한다.

④ **암은 국소적으로 제한되어 있을 때 가장 효율적인 치료효과**를 얻을 수 있다. 전체 **암환자의 약 40[%] 정도가 5년 이상 장기생존이 가능**한데 **암환자 중 대략 20~30[%]는 방사선치료에 의해 완치**되고, 나머지 70~80[%]**는 수술에 의해** 완치된다고 한다.

⑤ 방사선치료는 주로 암이나 육종 등의 악성종양이며 주로 치료하는 부위는 **두경부 종양, 부인과 종양, 폐 및 식도종양** 등 크게 3가지로 나눌 수 있으며 이들 각 종양의 치료에서 방사선치료는 단독 혹은 수술 및 **항암요법**(화학용법)과 병행하여 치료한다. **양성종양, 혈관종, 켈로이드**[3](Keloid), **용종** 등에도 다른 치료방법을 사용할 경우에도 **방사선치료**를 병행하고 있다.

⑥ 방사선치료는 **악성종양과 정상조직과의 방사선 감수성의 차이를 최대한 이용하여 암세포를 파괴시켜 종양을 제거**시키는 것이다. 방사선치료의 가능성 여부는 방사선 감수성 이외에도 종양의 크기나 종양의 진행상태, 조직학적 형태 등에 따라 결정한다. 이들 각 종양의 치료에서 방사선치료는 단독 혹은 수술 및 항암요법과 병용하여 치료한다. 그림 4-1은 방사선치료기를 나타내었다.

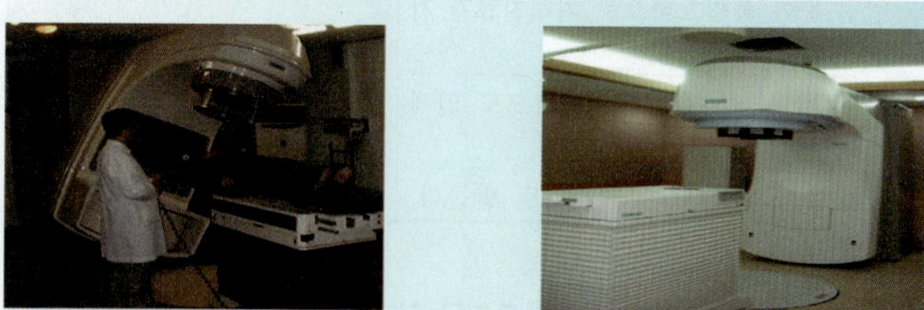

(a) 방사선 촬영모습　(b) 방사선 기기

그림 4-1 • 방사선치료기

2) **항암치료** : 암세포의 분열과 증식을 막고, 암세포를 사멸시키는 작용을 하는 약. 암, 육종, 백혈병 따위의 **악성종양을 치료하는 화학요법**에 주로 쓴다.

3) **켈로이드**(Keloid) : 화상이나 상처가 아문 후에 생기는 종양이다.

(2) 방사선치료의 원리

방사선치료는 인체에 전리방사선을 투여했을 때 일어나는 상호작용을 이용한다. 방사선을 조사해서 세포가 죽게 되는 것은 방사선 에너지가 인체를 구성하는 원자, 분자로 이행되어 물리, 화학, 생물학적 작용을 일으켜 화합물의 조성을 변화시키게 된다. 방사선으로 인해 세포에 필수적인 기관에 영향을 주기 때문에 현재는 그 기관이 DNA와 세포막이라고 알려져 있다. 방사선을 받은 세포는 대부분 그 이후의 세포분열시 기능장애, 증식 저지가 일어나며 일부는 아포토시스[4](Apoptosis) 라는 과정을 거쳐 죽게 된다. 방사선이 인체에 투여되면 방사선 에너지가 인체를 구성하는 원자(Atom : 아톰), 분자(Molecule : 몰레큘)로 변해가며 전리(이온화), 여기 등의 활동을 시작한다. 이로 인한 물리화학적 작용으로 화합물의 조성이 변화하며, 세포기능에 장애가 일어나고, 장애의 정도가 고도인 경우에는 세포의 증식이 저지되거나 세포가 사멸하므로 조사된 부분의 조직이 파괴된다. 방사선의 조직 파괴작용을 이용하는 것이 방사선치료이다. 조직의 파괴작용은 병부에서만 발생되는 것이 아니라 정상적인 조직에서도 일어날 수 있다. 그러므로 병부의 효과는 크게 하고, 정상조직의 장해는 작게 되도록 방사선치료가 되어야 한다. 방사선치료는 종양의 위치에 따라 방사선을 선택하여 치료한다. 현재 주로 이용되고 있는 방사선은 전자파인 X-선[5]과 감마선[6], 입자선인 전자선(베타선)과 중성자선 등이다. 아울러 양자선이나 중립자선도 확대되어 이용되고 있다. 전자선은 피부근처의 종양치료에, X-선과 감마선은 심부에 있는 종양치료에 적합하다.

현재 상용되고 있는 전리방사선의 종류와 어떠한 발생원으로 구성되었는지를 표 4-3은 보여준다.

---

4) Apoptosis : '아포프토시스'라고도 한다. 세포가 죽는 방식에는 크게 나누어 세포의 괴사나 병적인 죽음인 네크로시스(Necrosis)와 아포토시스가 있다.

① 네크로시스는 화상과 타박, 독극물 등의 자극에 의해 일어나는 세포의 죽음이며, 세포의 '사고사'라고 한다. 네크로시스의 경우에는 세포 밖에서 수분이 유입됨으로써 세포가 팽창하여 파괴된다. 이전에는 세포의 죽음은 모두 네크로시스라고 하였다. 그러나 최근 30여 년 사이에 세포에는 자발적인 죽음을 일으키는 유인(誘因)이 있다는 사실이 발견되었다. 유전자에 제어되는 능동적인 세포의 죽음이 아포토시스이다.

② 네크로시스가 오랜 시간에 걸쳐 무질서하게 일어나는 데 반해 아포토시스는 단시간에 질서있게 일어난다. 아포토시스는 세포가 축소되면서 시작된다. 이후 인접하는 세포 사이에 틈새가 생기고, 세포 내에서는 DNA가 규칙적으로 절단되어 단편화된다. 마지막에 세포 전체도 단편화하여 아포토시스 소체라고 불리는 것으로 된 후 가까이 있는 세포에게 흡수되므로 죽음에 이르게 된다.

③ 아포토시스는 발생 과정에서 몸의 형태 만들기를 담당하고, 인체에서는 정상적인 세포를 갱신하거나 이상이 생긴 세포를 제거하는 일을 담당하고 있다.

④ 사람의 경우에는 태아의 초기에 손이나 발은 주걱 모양을 하고 있어 발가락이나 손가락 사이가 벌어지지 않고 있다가, 후기에 그 사이에 해당하는 부분에 있던 세포가 프로그램 세포사함으로써 손가락이나 발가락의 형태가 생긴다. 프로그램 세포사(Programed Cell Death(PCD) : 프로그램드 셀 데스)도 아포토시스와 같은 과정을 보이므로 이 2가지를 같은 뜻으로 보는 학자도 있다. 그러나 아포토시스는 암세포 내의 세포 소실, 바이러스 감염과 약물, 방사선 등 PCD 이외의 경우에도 일어난다는 점에서 구별된다.

5) X-선 : 병원에서 진단이나 치료목적에 많이 사용된다.

6) 감마선 : 의료용 X-선보다는 좀 더 강한 에너지를 갖고 있다.

표 4-3 • 방사선의 분류와 발생원

<table>
<tr><td rowspan="15">전리방사선</td><td rowspan="9">직접전리입자
(하전입자)</td><td rowspan="4">전자</td><td colspan="2">β^-선, β^+선</td><td>방사성 동위원소(RI)</td></tr>
<tr><td colspan="2">내부전환전자</td><td>감마방출 방사성 동위원소 RI</td></tr>
<tr><td colspan="2">전자</td><td>여기상태의 원자</td></tr>
<tr><td colspan="2">전자선</td><td>전자가속기</td></tr>
<tr><td colspan="3">π^-</td><td>Proton linac(프로톤 리낵) 등</td></tr>
<tr><td colspan="3">양자선</td><td>Synchrocyclotron(싱크로사이클로트론) 등</td></tr>
<tr><td rowspan="2">헬륨</td><td colspan="2">알파(α)선</td><td>방사성 동위원소</td></tr>
<tr><td colspan="2">헬륨(He)선</td><td>Synchrocyclotron(싱크로사이클로트론)</td></tr>
<tr><td colspan="3">기타 중립자선(C, N, O, Ne 등)</td><td>Synchrotron(싱크로트론)</td></tr>
<tr><td rowspan="6">간접전리
입자
(지수함수감약)</td><td rowspan="4">광자
(전자방사선)</td><td colspan="2">감마선</td><td>방사성 동위원소 RI, 여기상태의 원자핵</td></tr>
<tr><td rowspan="3">X-선</td><td>저지 X-선</td><td>X-선장치, 전자가속기</td></tr>
<tr><td>특성 X-선</td><td>여기상태의 원자</td></tr>
<tr><td>소멸 방사선</td><td>양전자의 소멸</td></tr>
<tr><td rowspan="2">중성자</td><td colspan="2">열중성자</td><td>원자로 등</td></tr>
<tr><td colspan="2">속중성자선</td><td>Cyclotron(사이클로트론) 등</td></tr>
</table>

(3) 인체에 대한 방사선 효과

방사선 에너지를 인체로의 이행과 그와 동일하게 발생하는 **전리**(Ionization : 아이에너제이션) **작용**[7)]이 **세포의 소멸, 돌연변이의 유발** 등 관찰되는 생물현상과 다른 현상으로 연결되어 있는가는 분명하지 않으며. 이 사이의 기전에 대해서 많은 의견이 있다.

1) 방사선[8)]의 작용단계

방사선이 인체에 작용할 때는 대략 3단계를 거치게 된다.

① **방사선의 에너지**(Energy)**가 인체에 투여되어 흡수되는 물리적 과정**이며 시간은 10~13[s]이다.

② **흡수된 에너지**(Rad energy : 라드 에너지, = 흡수선량)**가 생화학 반응을 진행시키는 물리화학적 과정**이며 시간은 10^{-6}[s]이다.

③ **생화학반응**이 인체에 영향을 주어 그 결과가 생물계에 변화하는 **생물학적 과정**이며 시간은 수분에서 수년까지의 기간이다.

---

7) **전리작용** : 방사선을 쪼여 물질을 구성하고 있는 원자로부터 전자를 튀겨 내어 한 쌍의 플러스 전자를 띤 양이온과 음의 전기를 띤 전자를 만드는 것을 말한다. 우리 눈에 보이지 않고 피부로 느껴지지 않는 방사능의 유무를 조사하거나 그 양을 측정하는 방법으로 전리 작용을 이용한다.

8) 방사선의 단위 : Gray · Gy(1[Gy] = 1[J]/[kg])

④ 방사선이 인체에 투여되면 **세포 내의 분자에 에너지가 흡수되어 분자는 전리나 여기가** 일어난다. 이들 전리된 **분자**의 전부와 여기된 분자의 어떤 물질은 **유리기**[9](Radica : 라디카)를 형성하는데 이 유리기는 또 다른 분자와 반응하기 쉬워 세포 내에 여러 가지의 화학변화를 일으킨다.

⑤ 화학변화의 대부분은 인체에 있어서 별다른 효과를 주지 않지만, **세포 내에서 중요한 기능을 담당하는 DNA에 변화가 일어나면 세포의 장해가** 일어난다. 최초 분자 수준에서 출발한 미세한 변화는 세포 수준에서 개체 전체로 확대 파급되어 간다. 이러한 **인체에 끼치는 영향, 즉 생물학적 과정은 짧게는 수분에서 길게는 수십 년까지의 긴 세월을 걸쳐 인체에 방사선 증상이** 나타나기도 한다.

2) 직접작용과 간접작용

세포 내 분자가 방사선에 의해 변화를 일으키는 작용에 따라 직접작용과 간접작용으로 구분하고 있다.

① **직접작용** : 인체구조 내에 중요한 부분에 직접 에너지가 조사되어 **종양의 손상을 일으키는 것을 말하고, 표적설**[10]이라고도 한다.

② **간접작용** : 표적 밖에서 에너지 조사에 의하여 이온 **유리기**가 퍼져서 인체에 작용한다.

③ 중요한 분자에서 직접작용은 세포 내의 각종 물질의 상대분자 수로 생각할 때 극히 소량으로 일어난다. 그래서 **세포의 장해로 볼 때 직접작용보다는 간접작용을 더 중요**하게 생각한다.

④ 인체 구성요소 중 많은 비율을 차지하는 **물에 방사선이 투여되면 물의 화학변화가 일어나므로 반응성이 강한 유리기가** 생긴다. 물 자체의 변화는 분자수가 많으므로 문제가 되지만, 변화한 물분자가 간접작용으로 주요 분자에 작용할 때 중요한 변화를 일으킨다.

표 4-4 • 간접작용에 의한 변화효과

간접효과	변화효과
희석효과	농도가 낮은 편이 방사선에 의한 용질분자의 변화비율이 커진다.
화학적 방어효과	황 화합물 등의 방사선 보호물질과 같은 유리기가 제거되는 방사선 효과를 감소시킨다.
산소효과	방사선 작용은 산소가 있으면 효과가 증대한다.
온도효과	온도를 낮추면 방사선 효과가 적어진다.
보호효과	물 분해 생성물이나 방사선에 의한 유리기 및 활성종과 반응하기 쉬운 물질을 가하면 방사선 분해의 2차 작용(간접작용)을 줄이는 효과가 있다.

9) **유리기** : 짝짓지 않은 전자[不對電子]를 가지는 **원자단**이다.

10) **표적설**(Target theory) : 세포 속에 일정한 생물학적 변화가 일어나기 위해서는 표적(병소나 병원체, 병원균)이 방사선에 의해 전리 또는 여기를 일으켜야 한다고 가정하는 설이다.

⑤ 간접작용은 방사선을 투여 조사할 때의 여러 가지 조건에 의한 영향을 받을 수 있다. 이러한 변화효과를 표 4-4에 나타내었다.

⑥ 직접작용과 간접작용은 방사선의 용액 등에 대한 **항암 화학반응**에서도 볼 수 있는 현상이다. 하지만 인체에서는 **원달작용**과 같은 특수한 작용도 나타날 수 있다.

㉮ 방사선을 간에 투여했을 때 골수에 변화를 발생시킨다든지, 악성종양의 방사선치료시 조사부위 내의 종양이 축소되면서 조사부위에서 멀리 떨어진 조사받지 못한 종양도 한꺼번에 축소되는 등의 직접으로 투여되지 않는 부분에도 방사선 작용이 나타난다.

3) 세포에 대한 방사선의 효과

인체에 대한 방사선 효과를 이해하려면 방사선 투여시 인체를 구성하는 세포의 작용을 이해하는 것이 중요하다.

① **세포분열장해** : 방사선은 **세포분열을 억제하며 결과적으로 세포소멸**을 일으키기도 한다. 방사선 손상을 입은 세포도 분열은 하지만 정상세포처럼 세포질 분열은 이루지 못하고 큰 세포를 형성한다. 세포집단이 적당량의 방사선 투여를 받으면 분열이 정상보다 늦어지는 것을 볼 수 있다.

② **간기사** : 분열과 분열 사이의 휴지시기에 있는 세포가 방사선을 쪼이는 중 다음 분열에 들어가지 못하고 세포소멸에 이르는 것이다. **세포분열 간기사망의 기전으로는 형질막의 투과성 장애, ATP[11]합성 장애, 핵 및 리보솜[12](Ribosome) 구조의 파괴** 등이 나타난다. 간기사를 일으키려면 많은 양의 방사선량이 조사되어야 한다.

③ **돌연변이** : 세포 안에는 핵 속의 염색체와 유전자가 나란히 존재하여 염색체에 변화가 생기면 다른 유전정보를 가진 **낭세포[13]**인 돌연변이 세포가 탄생하게 된다. **부모의 생식세포에 유발된 돌연변이가 자손에게 나타난 것을 유전적 장해**라 하는데, **유전자 돌연변이와 염색체 이상**에 의한 것으로 볼 수 있다. 돌연변이는 대개 유해하고, **돌연변이가 되는 유전자의 중요도에 따라 장해의 정도가 결정**된다.

④ **고사와 괴사** : **임파구, 흉선세포, 장선와세포, 암세포 등이 방사선조사에 의해 고사를 잘 일으키는 세포**이다. **고사**(말라죽음)**가 일어나는 세포는 일반적으로 세포분열간기에 소멸하나, 2차적인 괴사**를 일으킬 수도 있다.

---

11) ATP : 아데노신에 인산기가 3개 달린 유기화합물로써 아데노신3인산이라고도 한다. 아데노신은 아데닌이라는 질소함유 유기화합물에 오탄당(탄소 원자가 5개인 탄수화물의 일종)이 결부된 화합물이다.

12) 리보솜(Ribosome) : RNA와 단백질로 이루어져 있는 작은 과립이다.

13) 낭세포 : 세포분열에 의하여 생긴 두 개의 세포이다.

4) 조직에 대한 방사선의 효과

방사선 감수성은 세포 또는 조직의 종류에 따라 다르다. **세포분열 빈도수가 높을수록**(세포의 재생능력이 클수록), **세포분열기간이 길수록, 미분화세포**(형태적, 기능적으로 분화가 적을수록) **감수성이 높다**고 하는 Bergonie-Tribondeau(버고니와 트리봉도)의 법칙은 잘 알려져 있다.

① **조직의 감수성**은 조직의 분화 정도에 반비례하고 분열활성에 비례한다. 그러나 Bergonie-Tribondeau **법칙**은 세포재생계의 대부분의 세포조직에 해당되지만 항상 그렇지는 않다.

㉮ 림프구는 방사선 감수성이 매우 높지만 거의 분열하지 않는 경우도 있다.

② **종양 초기**에는 방사선에 대해 저항성이 매우 높은 저산소성 세포가 있거나 정상조직에서 볼 수 없는 괴사층이 있어 방사선 감수성에 관여하는 점이 정상조직과 다르다.

③ **방사선 감수성** : 여러 개의 인자에 의해 변화된다. 일반적으로 문제가 되는 것은 **세포주기, 선형 에너지 전달**(Linear Energy Transfer(LET) : 리니어 에너지 트랜스퍼), **선량률, 산소효과, 온도효과, 증감제, 면역능력** 등이 있다.

(4) 방사선치료 목적

방사선치료의 목적은 **병적 조직과 정상조직의 방사선 효과비를 최대한으로 하여 암세포를 제거시켜 암을 치료하는 것이다.** 이를 위해서는 치료기술과 치료방법이 효과적으로 겸용되어야 한다. 계획적인 투여방법 없이 무조건 방사선을 투여한다면 방사선치료가 아닌 단순한 조사로밖에 볼 수 없다. **체내에서의 공간적 선량분포, 치료기간에 이루어지는 시간적 선량분포, 방사선 종류의 선택, 방사선 증감제 병용, 온열요법**(Hyperthemia : 하이퍼더미아) **및 기타 요법의 병용 등을 바탕으로 한 효과적인 방사선조사가** 이루어져야 계획된 방사선치료의 목적을 이룰 수 있다.

방사선치료를 할 경우에 치료목적은 병을 고치는 치료로 할 것인가 아니면 일시적으로 치료로 할 것인가를 결정하여야 한다.

① **종양을 제거할 목적으로 방사선조사를 근치조사 또는 치유목적을 조사**한다.

② **완치의 가능성이 없이 오로지 증상만을 개선하고자 방사선을 투여하는 조사를 고식조사 또는 대증적 조사**라고 한다.

표 4-5는 방사선치료의 목적 및 분류로 나누었다.

제 4 장

표 4-5 • 방사선치료 목적의 분류

특 성	근치적 치료	고식적 치료
목적	완치를 목적으로 한다.	생활의 질을 향상시킨다. 통증, 출혈, 압박, 폐쇄 등에 대한 치료이다.
조사량	작다	크다
선량	대선량	지선량(치유목적 선량의 2/3)
조사기술	고도의 조사기술을 이용한다.	간단한 조사기술을 이용한다.
적응	방사선의 감수성이 크고, 크기가 크지 않으며, 국소에 국한되어 있고, 전신상태가 별로 나쁘지 않을 때이다.	종양의 크기, 감수성, 전신상태 등으로 보아 치유를 기대할 수 없다.
정상조직의 장애	회복 가능하면 허용한다.	허용하지 않는다.

(5) 방사선치료 과정

방사선치료의 목적은 **종양을 치유하고 삶의 질을 높이기 위하여 종양에는 치유할 수 있는 최적의 방사선량을 조사하면서 주위의 건강조직에는 방사선 손상을 최소로** 줄이는 데 있다. 방사선은 그 효력이 조직 내에서 상당기간 영향을 주며 축적되기 때문에 철저한 **표준선량계측**(Radiation Therapy Detector(RTD) : 라디에이션 테라피 디텍터), **치료계획, 방사선조사, 치료확인, 정도관리가 필수적이며 의사, 물리학자, 방사선기사, 의공기사, 간호사들**이 각각 주어진 임무를 충실히 수행해야 하는 협력체로 이루어져야 한다.

1) 방사선치료 선택

악성종양에 대한 방사선치료 여부를 결정하는 데는 우선 종양의 종류, 발생부위, 전위범위, 병리학적 소견 등에 따라 **병기별**(Staging : 스테이징 : Tumor lymph Nodes Metastasis(TNM) : 튜머 림프 노드 메타시스), **치료목적**(Cure palliation : 큐어 페리에이션), **치료방법**(Prescribed dose, Fraction size : 프리스크라이브드 도스, 프렉션 사이즈), **TDF**(Time Dose Fractionation : 타임 도오즈 프랙셔네이션 : 시간-방사선량→조사 횟수를 가르친다.) 등의 치료 계획을 세운다.

2) 종양의 위치와 크기 결정

방사선 조준장치(X-ray simulator : 엑스레이 시뮬레이터, CT-simulator : 시티 시뮬레이터)를 이용하여 방사선치료 장치에서 조사되는 것과 똑같은 **기하학적, 물리학적 조건에서 해부학적 영상**을 촬영하고 종양과 주위 주요 장기의 위치, 모양, 크기를 2차 또는 3차원 영상으로 표시한다.

3) 방사선치료 계획

방사선종류, 에너지, 방사선조사 방향과 조사면, 다중조사 등을 최대한 조율하여 종양에 정확하고 균일하며, **최적의 방사선량을 조사하면서 주위 건강조직의 방사선피폭이 최소가** 되도록 계획하고 시행하기 위해서는 방사선치료 계획을 세워야 하는데 컴퓨터가 필수적이다.

① 인체 내의 방사선 분포를 2차원적으로 구현하여 이상적인 선량분포가 이루어졌는가를 컴퓨터 화면을 통하여 확인한다(그림 4-2(a)).

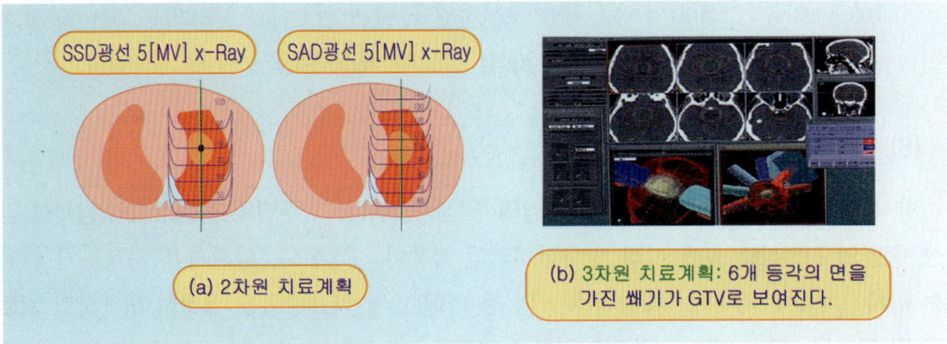

그림 4-2 • 방사선량 분포를 영상 위에 구현하고 있는 치료계획과정(General Television Corporation(GTV) : 제네럴 텔레비전 코퍼레이션)

② 인체 내의 방사선 분포를 3차원적으로 구현하여 이상적인 선량분포가 이루어졌는가를 컴퓨터 화면을 통하여 확인한다(그림 4-2(b)). 방사선치료시 적절한 방사선량을 결정함에 있어서 병부의 치유확률 곡선과 주위 정상적인 장애확률 곡선과의 상호관계를 고려하는 것이 중요하다. 정상조직에 장애가 발생할 확률이 5~10[%] 정도까지이다. 이보다 더 많은 방사선량을 초과하게 되면 장애발생률이 급격히 증가하기 때문에 방사선량을 초과하지 않도록 주의해야 한다.

그림 4-3은 방사선치료기기와 종양의 치유확률곡선, 정상조직의 장애확률곡선 및 최대 치료효과비를 나타내었다.

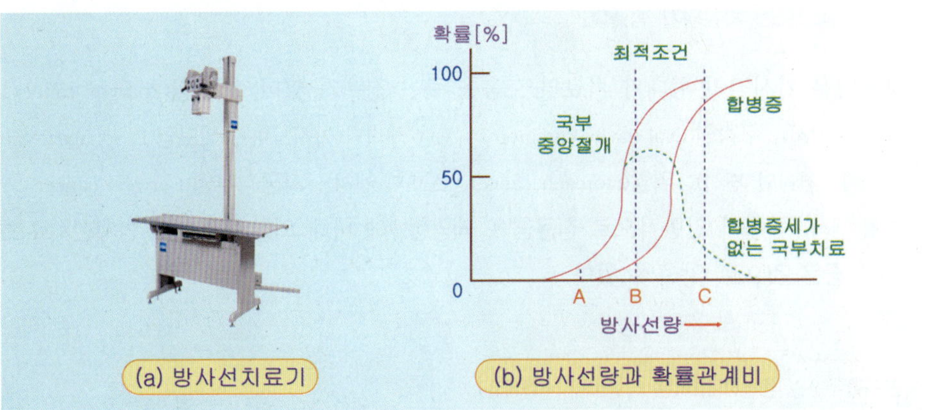

그림 4-3 • 종양의 치유확률곡선, 정상조직의 장애확률곡선 및 최대 치료효과비

③ 심각한 장애를 최대한 작게 하면서 최대의 국소치유율을 얻는 것을 '최적의 치료선량'이라 한다. 이런 최적의 치료선량을 투여하였을 때 환부가 어느 정도 치유될 수 있을 것인가는 병변의 조직학적 소견, 진행 정도 등에 따라 결정된다.

④ 자궁경부암의 경우에 직장 또는 방광에서 10~15[%]의 합병증이 발생할 수 있는 65~70[Gy](Gray : 그레이)의 총선량을 조사하였을 때 병기 Ⅰ~Ⅱ(1기~2기)는 70~90[%], Ⅲ(3기)에서는 50[%], Ⅳ(4기)에서는 20[%] 정도의 국소치유율을 얻을 수 있다.

(6) 방사선치료의 적응

방사선치료를 수행할 경우 환자의 상태, 악성종양이나 그 주변의 정상조직의 방사선 감수성, 종양의 진전상태 등에 따라 방사선치료의 적응이 결정된다. 암환자를 치료하기 위해서는 방사선치료에 외과적·내과적 치료법 등 여러 가지 치료방법을 적절히 병행하면 치료효율 및 근치율[14)]을 높이면서 치료로 인한 합병증을 최소화할 수 있다. 이렇게 환자 삶의 질을 향상시킬 수 있는 집학적 치료요법(Multidisciplinary treatment : 멀티디스킵리너리 트리트먼트)을 병행하는 것이 바람직하다.

1) 종양의 병리학적 소견

방사선감수성의 차이점은 종양의 병리학적 소견에 따라 다르다.

① 방사선 감수성 : 조혈장기, 편평상피암, 선암, 성선의 악성종양, 미분화 세포, 결합조직의 악성종양의 순으로 낮아진다. 방사선감수성이 좋다고 해서 일반적으로 방사선치료의 적응이 잘되는 것은 아니다.

㉮ 방사선 감수성이 낮은 것으로 생각되는 선암 중에서도 유방암 등은 상당히 방사선 감수성이 크다. 또한 방사선 감수성은 좋지만 원격전이(Distant metastasis : 디스턴트 메테스터시스)가 조기에 잘 일어나는 악성림프종, 소세포성미분화 폐암 등은 국소요법인 방사선치료 단독으로는 치유되기 힘들다.

② 종양은 가시적인 형태가 치료의 도움을 주는 경우가 있다. 인두암(Pharynx cancer : 패릭스 캔서), 구강암(Oral cavity carcinoma : 오랄 캐버티 카시노마), 식도암(Esophageal cancer : 이서퍼지얼 캔서), 위암(Stomach cancer : 스토믹 캔서), 자궁경부암(Cervical cancer : 서비컬 캔서) 등에서 일반적으로 침윤형[15)], 궤양형[16)]에 비해 외향 돌출형이 방사선치료 효과가 좋은 것으로 알려져 있다.

14) 근치율 : 병을 완전히 고치는 비율이다.(=완치율)
15) 침윤형 : 악성종양이 차차 번져 나가는 형태이다.
16) 궤양형 : 악성종양 따위의 조직이 깊은 곳까지 헐어서 짓무르는 형태이다.

2) 종양의 병기 분류

병기판정은 수술 전에도 여러 가지의 검사로 가능하며(수술 전 병기판정) 어떤 치료가 가장 적합할지는 검사 결과로 결정한다. 수술 후 절제한 조직을 현미경으로 관찰하여 어디까지 진행되었는지 확인함으로써 병기를 정확하게 판정할 수 있고(수술 후 병기판정) 이는 추가치료의 필요성 또는 진료방법을 결정하거나 예후를 추정하는 데 있어서 가장 중요한 지표가 된다.

① **종양의 진전도**(병기)를 분류하는 방법 : **Dukes**(듀크스)(Astler-coller : 애슬러－콜러) **분류법, UICC**(Union Internationale Contre le Cancer : 유니온 인터내셔널 콘트레 레 캔서)의 **TNM**(Tumor-Node-Metastasis) **분류법**으로 나눌 수 있다.

② 현재 병기판정을 위해 이용하는 분류법을 표 4-6에 나타내었다.

표 4-6 • 병기판정과 증세

분류법	판정방법		상 태
Dukes (듀크스) 분류법	A기		점막에 국한한다.
	B기	B1 기	고유근층까지 침습한다.
		B2 기	암이 장막층을 뚫고 나간 상태이다.
		B3 기	암이 인접한 장기에 유착되거나 침습한 상태이다.
	C기	C1 기	B1 + 국소 림프절 전이이다.
		C2 기	B2 + 국소 림프절 전이이다.
		C3 기	B3 + 국소 림프절 전이이다.
	D기		원격전이 이다.
UICC의 TNM 분류법	종양 : T (Tumor : 튜머)	T0	종양의 근거가 없다.
		T1	점막층과 점막하층에 국한한다.
		T2	고유근층까지 침습한다.
		T3	장막층을 침습한 결장암 또는 직장간막층을 침습한다.
		T4	인접한 다른 장기까지 침습한다.
	림프절 : N (Node : 노드)	N0	림프절 전이가 없다.
		N1	1~3개의 국소 림프절 전이이다.
		N2	4개 이상의 국소 림프절 전이이다.
		N3	비전형적인 림프절 또는 큰 혈관 주위의 림프절 전이이다.
	원격전이 : M (Metastasis : 메타스터시스)	M0	원격전이 없다.
		M1	원격전이 있다.

이와 같이 병기를 정하는 목적은 치료계획 작성에 도움이 되고, 병의 경과 및 결과를 예측할 수 있고, 치료결과의 공동평가와 임상연구의 기초가 되며, 암치료 프로그램을 평가하여 미래 암치료연구에 도움을 주기 때문이다.

3) 종양과 주위 장기와의 관계

방사선치료가 국소요법이기 때문에 종양의 방사선에 의한 감수성과 주위 정상조직의 방사선에 의한 감수성과의 차이로 치료 가능성을 결정하는 데 중요하다.

4) 환자의 전신상태, 합병증 유무 등

방사선치료로 종양을 제거하여 고칠 수 있더라도 환자의 나이가 고령이거나 내과질환[17]이 있는 경우에는 방사선치료로 종양이 치유되어도 생명연장에는 도움을 주지 못하는 경우가 있다. 따라서 방사선치료를 시작하기 전에 환자의 전신상태 및 병변에 대하여 충분히 파악하여야 한다.

2. 방사선치료 방법

(1) 외부 방사선조사법

체외치료는 몸 밖에서 인체에 방사선을 조사하여 치료하는 것이다. 주로, 표재치료장치, ^{60}Co(^{60}코발트)[18], 원격치료장치, 선형가속치료장치, 심부치료장치 등을 이용한다. 종양의 위치에 따라 적당한 방사선을 선택하여 치료한다.

① 전자선은 특징상 피부 근처의 표재성 종양[19]치료에 유리하다.
② X-선과 감마선은 깊은 부위의 심재성 종양[20]치료에 이용한다.

1) 공간적 선량분포에 의한 조사법

방사선 효과를 종양에 집중시키기 위해 여러 종류의 방사선투여방법이 고안되었다. 크게 운동조사법과 고정조사법으로 나눈다.

① 운동조사법 : 환자를 고정시키고 환자 주위를 치료장치가 정해진 속도로 움직이면서 치료하는 방식이 운동조사법이다. 전사조사, 회전조사, 외곽조사법 등이 있다. 운동조사는 다문조사와 마찬가지로 주위의 정상조직의 방사선량을 줄이고 환부에만 방사선을 집중

---

17) 내과질환 : 동맥경화, 고혈압, 당뇨병, 폐, 심장, 간, 신장 기능 부정 등이다.
18) Cobalt^{60} : 코발트^{60} 코발트의 방사성 동위원소 : 기호 ^{60}Co, Co^{60}, 암치료용이다.
19) 표재성 종양 : 피부면 겉으로 나타나는 종양이다.
20) 심재성 종양 : 피부면 안쪽의 종양이다.

시켜 가능한 한 정상조직의 장애를 최소화하는 데 목적이 있다.

② 고정조사법 : 방사선 투여를 고정된 위치에서 하는 것으로 1문 조사법, 대향 2문 조사법, 3문 조사법, 접선조사법, 4문 조사법 등이 있다.

㉠ 종양이 표재성인 경우는 대부분 1문 조사로 치료한다.

㉡ 종양이 깊은 조직에 위치한 경우는 2문 이상의 다문 조사를 시행하게 된다.

㉢ 주위 정상조직의 방사선량을 최대한 줄이고 환부에만 방사선을 집중시킬 수 있도록 치료계획을 수립하고 있다.

2) 시간적 선량배분

방사선의 총 방사선량은 같아도 선량률, 기간, 분할횟수에 따라 치료효과가 다르다. 따라서 시간적 선량분포를 조절하여 결정하는 것이 악성치료 효과의 성패를 결정한다.

① 일반적으로 1회에 모든 선량을 일시에 투여하는 것은 수술 중 방사선치료와 정위적 방사선수술에만 이용된다.

② 단순분할조사법 : 대부분은 1일 1회 1.5~2.0[Gy](Gray : 그레이)[21] 정도를 주 5회 조사하는 방법을 이용하고 있다.

③ 고분할조사법 : 최근에는 단순분할조사법 외에 주 3회로 나누어 투여하거나, 만성부작용을 감소시킬 목적으로 하루에 2~3회 조사하는 방법을 많이 이용하고 있다.

④ 여러 횟수로 나누어 투여 치료하는 목적은 암조직은 파괴하면서 주위 정상조직의 손상을 가능한 한 최소화하기 위한 것이다.

3) 방사선치료 시행과정

방사선치료는 장기간 동안 수행하므로 매번 같은 부위에 정확하게 투여하는 것이 중요하다. 시행과정은 일반적으로 다음과 같다.

① 방사선치료 과정을 환자에게 자세히 설명한다.

② X-선 촬영, CT 촬영, 초음파, MRI 촬영 등을 이용하여 체내 환부 위치를 정확히 검사하고 난 다음 시뮬레이터(Simulator)로 치료부위를 결정한다.

③ 조사부위 또는 조사 양을 피부에 표시한다. 치료기간 중에는 피부에 표시한 선이 지워지지 않도록 환자에게 주의시킨다.

④ 치료부위 표시로 문신을 할 수도 있지만 평생 지워지지 않으므로 필요하다고 판단되면 사전에 환자의 양해와 동의를 구한다.

⑤ 시뮬레이터로부터 확인된 치료부위에 적합한 개인 차폐물을 제작한다.

---

21) 그레이 : 방사선 흡수선량의 단위, 1[Gy](그레이)는 1[kg]당 1줄[J]의 에너지의 방사선을 흡수하는 것이다.

⑥ 방사선치료 부위를 감마그램[22](Gammagram) 또는 리낙그램[23](Linacgram)으로 확인한다.

(2) 소선원을 사용한 방사선치료법

1) 밀봉소선원 치료

밀봉소선원 치료[24]는 며칠 동안 체내에 삽입할 수 있는 라듐침(Ra), 이리듐침(Ir), 세슘침(Cs) · 금천자침(Au)을 사용한 요법이다. 또 최근 도입된 요오드 천자침(I)은 영구도입도 가능해지고 있다. 밀봉소선원(총량으로 3.7[MBq] 이하) 치료는 다른 요법보다 선량분포를 더욱 미세하게 조작할 수 있으므로, 외부조사만으로는 충분한 치료효과를 얻기 어려운 암에 대하여 뛰어난 효과를 기대할 수 있으며, 애프터로딩[25] 기술도 개발되고 있다. 이 치료는 주위의 정상조직에는 선량을 최대한 줄이면서 종양에는 비교적 짧은 시간에 집중적으로 최대의 선량을 투여할 수 있다. 종양이 작을 경우는 처음부터 이용하지만 종양이 큰 경우에는 체외 방사선치료로 환부의 크기를 축소시킨 후 근접치료를 시행한다.

2) 밀봉소선원 이용방법

① 몰드(Mould)법 : 인체 표면의 종양을 치료하기 위한 방법으로 이용되었으나 현재에는 거의 전자선 치료를 이용하고 있다.

② 강내조사(Intracavitary radiation therapy : 인트라케비터리 레디에이션 테라피) : 종자나 관 형태의 선원을 이용하여 상악동, 비강, 식도, 기관지, 담도, 직장, 방광, 자궁암(자궁경부암, 자궁내막암), 질 등의 종양에 이용한다.

③ 조직내조사 : 설암, 구강암, 외음부암, 질암, 연부조직종양, 전립선암의 종양에 바늘형태의 선원을 직접 삽입한다.

④ 원격 후장전법 : 시술자의 방사선 노출을 최소한으로 줄이기 위하여 먼저 환부에 기구를 삽입시킨 후에 모의선원(Dummy source : 더미 소스)으로 위치를 확인하고 선원을 삽입하는 방법이다. 과거에 비해 100배의 강도를 갖는 선원을 이용하여 환자의 치료시간을 1/100 정도로 단축하였다.

---

22) 감마그램(Gammagram) : 무게의 단위. 1감마는 100만분의 1[g]에 해당한다. 기호는 γ. 100만 분의 1[g]을 그래프로 나타낸 것이다.

23) Linacgram(리낙그램) : 조사영역

24) 밀봉소선원(Brachytherapy : 브라키테라피) 치료 : 병소에 방사선을 방출하는 물질을 직접 집어넣거나 쏘이게 하여 치료하는 방법. 근접치료(近接治療), 단거리요법(短距離療法) 전리방사선원을 치료받을 신체 표면이나 가까운 거리에 두고 실시하는 방사선치료요법이다.

25) 애프터로딩 : 근접치료, 강내 치료법이다.

3) 비밀봉소선원 요법

비밀봉 방사성 동위원소를 통한 치료는 비침습적이고, 간단하며, 고통이 적고 안전하게 치료할 수 있다. 경구 또는 정맥주사 등으로 방사성 의약품을 체내에 투입하여, 화합물의 체내대사를 이용해서 일정 장기 또는 조직에만 선택적으로 집적시켜 종양을 치료하는 방법이다.

대표적으로 ^{89}Sr(스트론튬)를 이용하여 전신 뼈 전이 암을 치료하기 위한 방법을 이용하거나 ^{131}I(요오드)를 이용하여 갑상선암의 수술 후 보조요법으로 이용된다.

3. 방사선치료 장치

방사선치료 장비는 방사선을 이용하는 방법에 따라 나눌 수 있다.

① 외조사 치료장치 : 환자의 외부에서 고에너지의 X-선이나 전자선이 조사되어 환자의 피부를 통과해서 몸 내부에 있는 종양까지 도달하여 치료하는 방법이다.
② 근접조사 치료장치 : 방사성 물질을 작은 관에 넣어서 몸속의 종양 근처에 설치하거나 종양에 삽입하여 환자의 몸 안에 주입시켜 치료하는 방법이다.
③ 정위적 방사선 수술장치 : 정위적 고정기구를 이용하여 환자의 움직임을 최소화하고 표적부위를 방사선 빔을 이용하여 한 번에 고선량의 방사선을 조사하면서 표적 밖의 부위는 피해를 극소화시키는 치료 방법이다. 그림 4-4는 방사선치료 장치의 분류를 나타내었다.

외부 방사선치료 장치는 ^{60}Co(코발트) 등의 방사성 동위원소를 이용한 방사성 동위원소 원

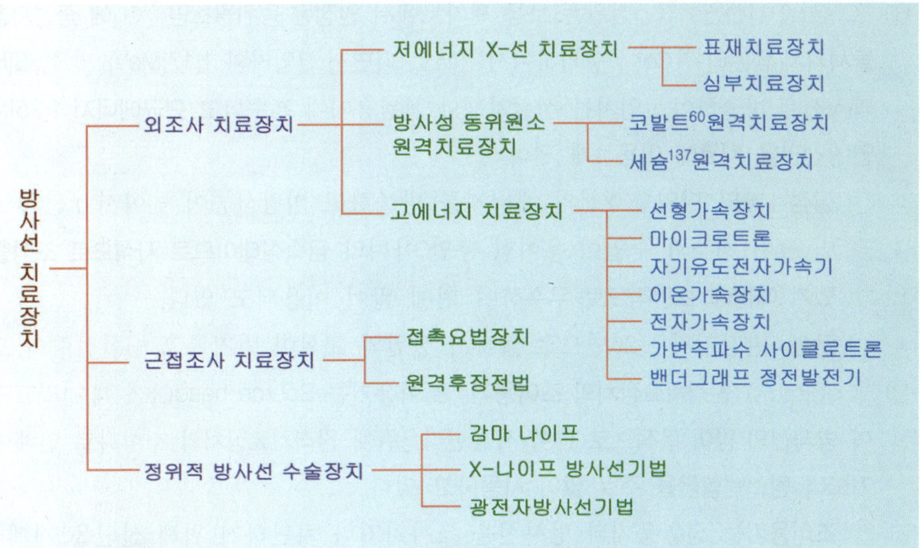

그림 4-4 • 방사선치료 장치의 분류

격치료장치, 10~500[kV]의 X-선 치료장치, 입자를 가속시켜 방사선을 방사시켜 치료하는 입자가속장치 등으로 나눌 수 있다. 체외조사는 주로 ^{60}Co(코발트) 원격치료기와 리이낙(Linac)을 이용하고, 강내 조사에 있어서는 원격 후 부하장치를 이용하며, 온열치료기의 이용이 늘고 있는 추세이다.

(1) 저에너지 X-선 치료장치

저에너지 X-선 치료장치는 관전압 50~120[kV] 정도의 X-선을 이용하여 주로 피부질환에 이용하거나 일부 심부치료에 사용된 기기로서 표면치료용 X-선 장치, X-선 심부치료 장치, 체강 X-선 장치 등이 있으나 악성종양에 대해서는 현재 거의 사용되지 않고 있다.

(2) ^{60}Co(코발트) 원격치료장치

방사성 동위원소인 ^{60}Co(코발트)에서 발생하는 감마선을 이용하는 장치로써 평균에너지는 1.25[MeV]로 선형가속기의 4[MV]의 X-선의 평균에너지와 비슷하다. 이 장치는 단순히 선원의 개폐를 이용하여 치료가 이루어지므로 이용이 편리하고 고장이 적다는 장점이 있지만 평균에너지가 낮아 심부 종양치료에 적절하지 않고 동위원소의 교체비용이 많이 들므로 점차 이용이 감소하고 있다.

1) ^{60}Co(코발트) 원격치료장치의 구성

^{60}Co(코발트) 원격치료장치는 고정조사 및 운동조사를 할 수 있는 장치로 중요한 구성요소는 선원, 조이용기, 회전지지장치, 제어장치, 치료용 테이블이 있다.

① ^{60}Co(코발트)선원 : ^{60}Co선원은 보통 원자로에서 안정된 동위원소인 ^{59}Co에 중성자를 충돌시켜서 얻는다. ^{60}Co이 붕괴하여서 ^{60}Ni로 되면서 β입자와 1.17[MeV] 및 1.33[MeV]의 γ선을 방출하여 β입자는 선원자체와 선원용기에 흡수되고 평균에너지 1.25[MeV]인 γ선만을 치료에 이용하게 된다.

㉠ 장점 : 거의 단일한 γ선의 에너지를 방출하고 비방사능이 높아서 γ선의 출력이 크며 제조와 구입이 용이할 뿐만 아니라 금속상태이므로 자석으로 조작할 수 있기 때문에 보편적으로 우수하여 현재 많이 이용되고 있다.

㉡ 단점 : 반감기가 5.26년으로 짧아서 선원의 교환이 번거롭고 누설선량이 크다.

② ^{60}Co(코발트) 원격치료장치의 조이용기 : 조이용기는 Source head(소스 헤드)라고도 하며 방사선의 방어 목적으로 많이 사용한다. 현재 원격치료장치의 소형화로 인해 납용기보다 텅스텐합금을 주로 많이 사용하고 있다.

㉠ 조이용기는 선원용기와 방사선을 조사하거나 차단하기 위해 선원을 개폐하는 개폐장치로 구성된다.

㉡ 방사선의 조사면적인 조사야의 크기를 결정하기 위한 **조리개의 역할**을 하는 **콜리메터**로 구성된다.

㉢ 광원을 방사선선원과 기하학적으로 일치시켜 치료 전에 방사선의 조사야를 확인할 수 있는 **조사야 표시장치**로 구성된다.

③ ^{60}Co(코발트) **원격치료장치의 회전지지장치** : 회전지지장치는 약 1[t]의 무게를 가지는 조이용기를 지지하며 360[°]**회전이 가능하여 여러 각도로 다양한 방법으로 치료**할 수 있으며 특히 회전조사를 할 수 있도록 설치되어 있다.

④ ^{60}Co(코발트) **원격치료장치의 제어장치** : 제어장치는 **선원의 개폐와 치료방법 및 치료조건을 제어하는 장치**로서 선원을 개폐하는 **전원스위치**, 방사선 조사시간을 제어할 수 있는 **타이머**, 갠트리의 회전 및 방향설정을 하는 장치와 치료실문의 개폐를 알려주는 **표시 램프** 등으로 구성되어 있다.

⑤ ^{60}Co(코발트) **원격치료장치의 치료테이블** : 치료테이블은 선원과의 거리조정을 위해 높낮이를 조절하며 **조사야의 중심**을 맞출 수 있도록 되어 있다.

제 4 장

(3) ^{137}Cs 원격치료장치

방사성 동위원소 ^{137}Cs(Cesium, 세슘)[26]**에서 방출되는** γ(감마)**선을 치료에 이용하는 장치**로써 ^{60}Co(코발트) 치료장치와 구조가 비슷하다. 반감기가 길고 선원이 값싸긴 하지만 비방사능(22~23[Ci/g])이 작아서 선원의 용적이 커지므로 반음영이 커지게 된다. 현재는 특수한 실험용의 경우를 제외하고는 이용되지 않는다.

(4) 선형 가속장치

방사선치료의 표준장비로서 제 2차 세계대전 중 마이크로웨이브의 발전에 힘입어 1950년 Sranford Hospital(스텐포드 하스피털)에 처음 설치된 이후 계속적인 개발이 진행되어 왔다. 일명 **직선가속장치라고 불리는 이 장치는 균등조사에 효과가 있으며, 투과력이 높고 표면선량이 적으며 부작용도 적기 때문에 가장 이상적인 치료효과**가 있다. X-선 및 전자선의 출력이 가능하며 다양한 에너지 높은 선량률, 빔 모양을 조정할 수 있다. 일반적으로 치료용으로 이용되는 **X-선 에너지의 범위는** 4~15[MV], 전자선은 6~20[MeV]이다.

최근에는 컴퓨터로 제어되는 최신형 선형 가속기가 개발되고 첨단 보조장치들이 개발되어 부작용 없이 완치율을 높일 수 있는 3차원 입체 조형치료가 가능하게 되었다. **리이낙**(입자선형가속기, Linear accelerator : 리니어 액셀러레이터)**은 양자 등 무거운 입자를 가속하는 선형 양자가속장치**와 **전자를 가속하는 선형 전자가속장치**가 있다.

26) ^{137}Cs(세슘) : 세슘의 인공 방사성 원소 : 기호 ^{137}Cs

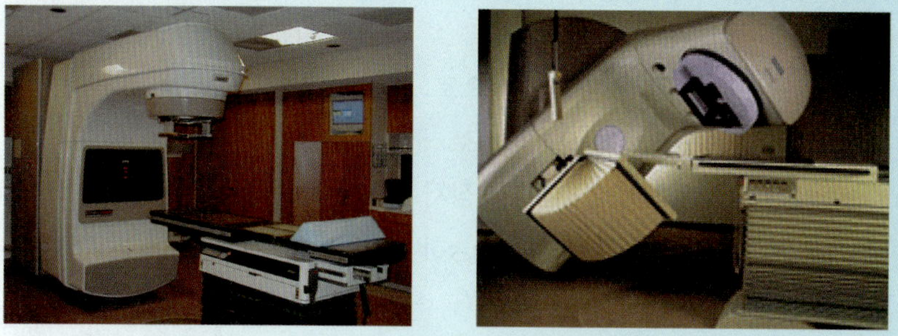

그림 4-5 • 선형 입자가속기(linac)

1) 선형 양자가속장치

대형 사이클로트론[27](Cyclotron) 입사기로 이용되고 속중성자(106[eV], 2만[km/s]), 양자, 중간자[28]를 발생시키는 가속기로 주로 이용된다.

2) 선형 전자가속장치

의료분야에서 이용되고 있는 리이낙(Linac)은 전부 선형 전자가속장치로 그림 4-5에 나타내었다. 리이낙은 에너지가 다양한 전자선이나 X-선을 발생할 수 있으므로, 체외조사 암치료에 있어서 중요한 역할을 하고 있다.

3) 선형 가속장치의 작동원리

전자총에서 발생된 전자를 고주전자파에 실어 가속하는 장치로서 이때 고주전자파는 Magnetron(마그네트론) 또는 속도변조관(Klystron : 클라이스트론)에서 발생되어 도파관을 통해 가속관에서 공급된다.

전자는 6~45[MeV]의 에너지를 얻어 타깃에 충돌하여 X-선을 발생시킨다.

마그네트론과 클라이스트론의 차이점은

① 마그네트론은 단지 마이크로 펄스파를 만드는 것이다.
② 클라이스트론은 마이크로 펄스파를 만들어 증폭시키는 역할을 겸한다.
③ 마그네트론과 클라이스트론의 차이점 때문에 마그네트론은 저에너지 리니악에 클라이스트론은 고에너지 리니악에 부착되는 장치이다.

---

27) 사이클로트론(Cyclotron) : 원자핵의 인공 파괴장치이다.
28) 중간자 : 전자보다 무겁고 양성자보다 가벼운 질량을 가진 소립자이다.

4) 선형 가속장치의 구성

현재 이용되고 있는 선형 가속장치는 고주파 발진부와 가속부, 조사헤드부, 회전지지장치, 조사제어장치, 치료대로 구성되어 있다.

① 고주파 발진부 : 전자를 가속시키기 위한 3000[MHz] 전후의 고주파를 발생시키는 장치이다.

㉠ 마그네트론 : 고주파를 발생시키는 것으로 약 3000[MHz]의 고주파를 발생시킨다. 이들 고주파는 도파관을 따라 가속관으로 들어가게 된다. 구조는 원통형으로 되어 있으며 중심에 음극이 있고 그 주변으로 몇 개의 발진 구멍을 갖추고 있는 양극으로 둘러싸여 있다. 그림 4-6은 마그네트론의 원리를 나타내었다.

㉮ 장점 : 마그네트론은 클라이스트론에 비해 구조가 간단하고 소형이며, 조작이 간단하고 가격이 저렴하여 실용적이다.

㉯ 단점 : 클라이스트론에 비해 주파수나 출력의 안전성이 나쁘고 수명이 짧다.

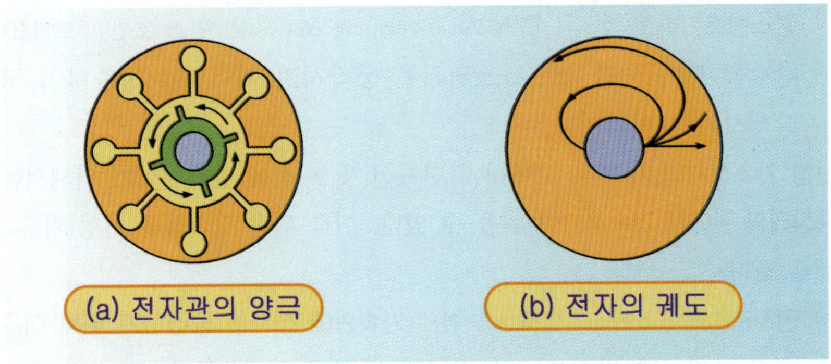

그림 4-6 • 마그네트론

㉡ 클라이스트론 : 고주파 증폭기라고 할 수 있으며 구조로는 기본적으로 2개의 구멍이 있으며 이때 음극에 의해 발생된 전자는 양극에 의해 가속되어 4~5단계의 Buncher(번처)를 통과하면서 마이크로파와 같이 밀도가 변조되고, 밀도 변조된 전자군을 공진전자파로 전환시켜 5~7[MW]의 대출력을 가진 고주파를 얻은 다음 이것을 도파관을 통해 가속관에 보내어 전자총에서 발생된 전자를 실어 가속시켜 에너지를 얻게 된다. 그림 4-7은 클라이스트론의 구조를 나타내었다.

㉮ 장점 : 주파수의 안정화는 저출력 부분에서 별도로 행하고 있기 때문에 마그네트론에 비해 수명이 길고 발진주파수가 안정되어 X-선과 전자선을 발생시킬 수 있는 이중선질장치에 유리하며, 안정된 대출력의 마이크로파를 얻을 수 있다.

㉯ 단점 : 가격이 비싸다.

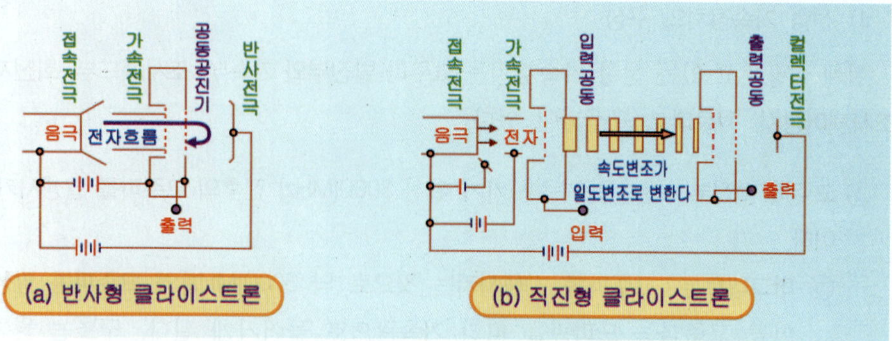

그림 4-7 • 클라이스트론

ⓒ 도파관[29] : 마그네트론 또는 클라이스트론에서 발생된 마이크로파를 구리로 만든 금속관 내부를 통해 가속관으로 전달하는 금속관을 말한다.

ⓔ 펄스전원 : 전자총에서 전자를 발생시킬 경우나 마그네트론 또는 클라이스트론이 마이크로파를 발생시키는데 필요한 대출력의 펄스를 만들어주는 전원 즉 펄스변조기라고 한다. PFN(Pulse Forming Network : 펄스 포밍 네트워크)에 전기에너지를 모아 순간적으로 스위치를 동작시켜 에너지를 방출하여 구형 펄스를 발생시키는 원리이다.

② 선형 가속장치의 가속부 : 고에너지 전자선 및 X-선을 발생시키기 위해서는 전자를 진공상태의 관에서 가속시켜야 얻을 수 있다. 이를 위한 장치들을 선형 가속기의 가속부라고 한다.

㉠ 전자총(Electron Gun : 일렉트론 건) : 가속관에 전자를 공급하기 위해 이용하는 것으로 2극 진공관 방식과 3극 진공관 방식이 있다. 두 방식 모두 음극과 양극 사이에 10～70[kV]의 전압을 인가하면 음극에서 방출열전자가 양극으로 가속되어 진행하게 되어 전자가 가속관에 입사한다.

㉡ 가속관(Accelerating Tube : 액셀러레이팅 튜브) : 전자총에서 발생된 전자를 클라이스트론 또는 마그네트론에서 발생된 마이크로파의 위상속도와 같게 하여 전자를 실은 다음 가속시켜 높은 에너지를 얻게 하는 장치이다. 가속관 벽면의 에너지 손실을 최소화하기 위해서 구리를 이용한다. 전자를 가속시키기 위한 가속관의 종류로는 정재파형과 진행파형이 있다.

㉮ 정재파형 가속관 : 가속관의 종단부에는 전파를 반사시키도록 종단되어 있으며 이 때문에 입사한 전파는 전부 같은 위상에서 반사되어 가속으로 작용하게 된다. 따라서 위상속도가 변화하지만 에너지는 변화하지 않는다.

29) 도파관(Waveguide) : 두 경계면 사이에서 반복적인 파의 반사를 일으키게 하는 통로이다.

㉯ **진행파형 가속관** : 전자총에서 가속관으로 들어온 전자는 동시에 공급된 고주파 위에 실려 같이 진행하기 때문에 **고주파 위상의 진행방향과 일치하여 전자를 가속시키는 형태**이다. 전자 입사부에서는 전자의 속도가 가속을 받아 변화하기 때문에 **전자의 속도와 고주파의 위상속도를 일치하도록 연속적으로 변화시켜 주어야 한다**. 이를 위해 **유용원판 간격 및 구멍 크기가 다른 Buncher(번쳐)부**와 **간격이나 구멍의 크기가 일정한 레귤러부로 구성**되어 있다.

㉰ **이온펌프** : 가속관 내는 방전이나 전자와 공기의 충돌로 인한 빔의 손실이 생기지 않도록 **약 10^{-8}[torr], [mmHg] 고진공도를 유지할 필요가 있어 전원이 꺼져도 항상 이온펌프를 작동**시킨다.

㉱ **편향부** : 가속관을 통하여 가속된 전자류는 편향 마그네트에 의해 편향시켜 Ti(티타늄)으로 된 얇은 판막에 투과시킨 다음 공기 중으로 내보냄으로써 진공을 유지한다.

㉲ **본체 냉각부** : 가속관 본체 온도가 약간만 변화하여도 마이크로파 위상변화가 상당하기 때문에 **가속관의 외벽에 냉각수를 흘려서 온도변화를 ±0.5[˚] 이내로 제어**하고 있다.

③ **선형 가속장치의 조사헤드부** : 조사헤드는 **납 또는 텅스텐과 납의 합금으로 된 물질**로 이루어져 있어 이용선추 외의 **불필요한 방사선을 이용선추의 1/1000이하로 차폐**한다.

㉠ 조사헤드는 고에너지의 **전자선과 X-선을 선별적으로 발생**시키는 **타깃**으로 구성된다.

㉡ 전자빔을 통로에 삽입하여 **산란 또는 확산**시켜 균등한 선량 분포의 조사야로 이용하기 위한 **산란박**으로 구성된다.

㉢ X-선을 **조사야 전체에 균등**하게 조사하는 **선속평탄 여과판**으로 구성된다.

㉣ 조사되는 X-선의 **전량을 측정하여 수치**를 알려주는 **이온선량계**로 구성된다.

㉤ 치료에 이용하는 **1차선 조사야를 결정**해주는 **콜리메터**로 구성된다.

㉥ 조사야와 **선원중심을 맞춰 주는 빛조사장치**인 **조사야 표시장치** 등으로 구성되어 있다.

④ **회전지지장치**(Gantry : 갠트리) : 조사헤드부를 지지하고 있으며 **360[˚] 회전이 가능하기 때문에 고정조사 및 운동조사**를 할 수 있다. **선속저지체가 부착**되어 있어 **회전축의 균형 유지와 방어벽의 보조역할**을 하고 있다.

⑤ **조정제어기** : 조정실에 설치되어 있는 장치로서 **선형 가속장치에서 발생되는 X-선 또는 전자선을 선택, 조정하여 이용할 수 있고 에너지와 조사야 선량을 선택**할 수 있다. 또한 **선량률 및 조사선량, 갠트리각도, 회전조사 등을 조정**할 수 있다.

제 4 장

(5) 베타트론

원형궤도상에서 전자를(β입자) 같은 궤도반경을 회전시키면서 고속으로 가속시키는 장치로 자속의 시간변화에 의해 생기는 전자력이 전자에 작용하여 가속을 행하는 것이기 때문에 유도 가속장치라고 할 수 있다.

① 베타트론의 원리

교류자장에 의해 원형 가속진공관 내에서 전자를 일정하게 회전시키면서 가속하는 원리를 이용한다. 즉 전자총에서 발생시킨 전자를 원형 가속관 내에 주입하면 전자는 원형 가속관 주변에 설치된 교류변압기에 의해 발생된 자계의 수직방향으로 힘을 받아 회전운동을 하게 되고 시간당 변화하는 자속에 의해 발생된 전계의 작용으로 가속된다.

② 베타트론의 구성

㉠ 의료용으로 이용되는 베타트론(Betatron) 치료장치는 전자를 회전시키거나 입사 또는 출력을 위한 전원을 공급하는 전원부로 구성된다.

㉡ 가속관 내의 전자의 집속과 회전 유지를 위한 전자석, 가속관이 도넛 형태를 이루고 있는 도넛관으로 구성된다.

㉢ 조사야 내 선속의 평탄도와 선속을 제어하는 조사헤드부와 전자총에서 전자를 도넛관 내로 입사시키거나 X-선 혹은 전자선을 발생시키기 위한 펄스 발생장치, 지지장치 및 조정 제어장치로 구성되어 있다.

(6) 마이크로트론

선형 가속장치와 사이클로트론의 원리를 합한 형태로 전자를 가속시켜서 에너지를 얻는다. 마이크로트론(Microtron)은 전자 가속 효율이 뛰어나고 비교적 쉽게 임의의 높은 강도의 전자선 에너지를 발생시킬 수 있어서 방사선치료상 특별한 선량률 효과를 지니고 있다.

1) 마이크로트론의 원리

전자총에서 발생된 전자를 클라이스트론 또는 마그네트론에서 발생된 고주파에 실어 공진공동(Resonance cavity : 리조넌스 캐비티)에 도달시키면 자계의 힘을 받아 가속된 전자가 원형의 직류자장용 진공관 내를 물결파가 퍼져나가는 형태로 회전 가속하면서 필요한 에너지를 얻게 된다. 가속이 되풀이되면서 가속전자의 에너지가 점점 높아지게 되고 회전반경도 점차 커지게 된다. 또한 원형의 전자석을 2개로 나눠 분리시키고 그 사이에 정재파형 가속관을 삽입시킨 레이스 트랙 마이크로트론 가속원리도 있다.

2) 마이크로트론의 구성

① **가속기 본체** : **전자를 고주파에 실어 회전자계를 이용**하여 반복 회전시켜서 가속하는 장치이다.

② **유도관** : 본체에서 발생된 전자선속을 2~3개로 나누어진 치료장치에 보내주는 관으로써 **편향전자석을 이용**해 손실없이 보내지게 된다.

③ **회전지지장치 및 조사헤드** : 조사헤드와 회전지지장치는 선형 가속기와 기본적으로 같지만 **마이크로트론은 1대의 본체에 2~3대의 치료장치를 연결**할 수 있기 때문에 환자의 치료가 끝남과 동시에 다른 치료장치에서 미리 준비하고 있던 환자를 바로 치료할 수 있다.

④ **제어부** : 치료장치를 제어할 수 있도록 **2~3개의 컨트롤박스로 구성**되어 있으며 기능은 **선형 가속장치와 비슷**하다.

(7) 사이클로트론

전자석의 중간에 두 개의 반원형 전극으로 되어 있는 Dee라고 불리는 가속관에 **일정하고 강한 자장과 교번고주파의 전장을 바꾸어 줌으로써 이온원으로부터 나온 하전입자는 균일한 자계 B**(전극에서 만들어진 자속밀도)**의 힘을 받아서 궤도반경을 따라 회전운동시키면서 15~50[MeV] 정도의 에너지로 가속하는 장치**이다.

사이클로트론(Cyclotron) 장치는 하전입자를 가속시키는 Dee라는 가속관과 고압고주파를 제공하는 **고주파 발진기**, 전극의 중심부에 위치하여 하전입자를 발생시키는 **이온 소스**, 발생된 하전입자를 회전운동시키기 위해 강한 자장을 일으키는 **전자석 코일과 전자석 철심**, 그리고 발생된 소스를 외측으로 편향시키기 위한 **Deflector**(디플렉터) 등으로 구성되어 있다.

(8) 싱크로사이클로트론

사이클로트론과 같은 원리지만 **하전입자의 에너지가 높게 되면 질량이 증가**해서 입자의 속도가 변화하여 사이클로트론의 주기가 성립되지 않게 된다. 따라서 **속도에 맞춰 주파수를 변경시켜 입자를 가속하는 장치**이다.

사이클로트론과 차이점은 하전입자의 회전주기에 위상이 좀 더 안정적이며 **출력전류가 펄스형태로 약 1/100 정도** 밖에 되지 않으며 높은 가속 전압이 필요하지는 않다. 또한 **상당히 높은 에너지 약 500~800[MeV]까지 가속**할 수 있다.

(9) 싱크로트론

싱크로트론(Synchrotron) 가속장치는 증가하는 자장을 이용하여 하전입자를 일정한 원형 궤도 위를 회전시키고 그 도중에 **고주파를 걸어 가속하는 장치**로서 **전자 싱크로트론**과 **양자**

싱크로트론이 있다. 일정한 궤도반경을 유지하기 위해서는 에너지가 증가함에 따라 자장을 강하게 해줘야 하며 이로 인해 **싱크로사이클로트론**(Synchrocyclotron)**에 비해 자장공간이 적어 경제적**이다.

(10) 정전형 고전압 발생장치

정전형 고전압 발생장치(Van de graaff generator : 반 데 그라프 가속기)는 집전극에 많은 정전기를 집적시켜 **직류 고전압을 얻어 하전입자, 즉 전자, 양자를 가속하는 장치**로서 치료용으로 이용되는 정전형 고전압 발생장치는 **주로 2[MV] 정도의 고에너지 X-선을 발생**시킨다. 고압의 절연과 장치 크기의 제한에 의해 현재는 이용하지 않고 있다.

(11) 감마나이프

감마나이프(Gamma knife)는 감마선과 나이프의 합성어로 **201개의 작은** ^{60}Co(코발트) **밀봉 소선원이 센트럴 바디라고 하는 반구형 차폐로 되어 있으며, 또한 이것과 연결된 좁은 원통형의 구멍이 있는 콜리메터가 장착된 헬멧을 통하여 뇌 속에 있는 병소에 집중적으로 방사선을 조사하는 정위적 치료장치**이다.

이 때문에 정상 뇌조직에는 전혀 손상 없이 동정맥 기형, 각종 뇌종양 등을 종래의 **머리를 절개하는 뇌수술 대신에 비침습적으로 감마선에 의하여 치료**하는 정밀한 장비이다(그림 4-8).

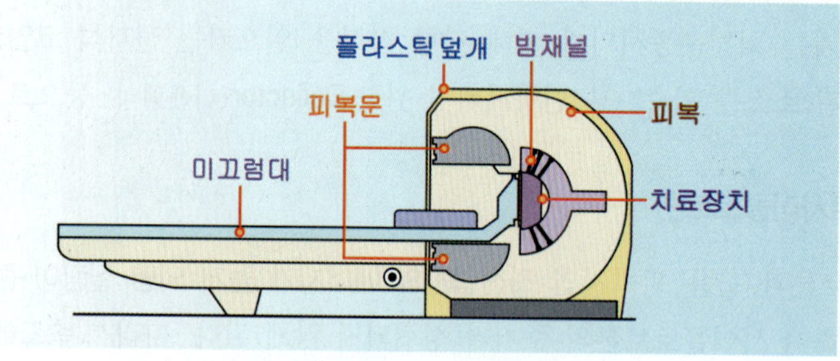

그림 4-8 • 감마나이프의 구조도

1) 감마나이프의 구성

감마나이프는 201개의 ^{60}Co(코발트)선원을 내장하고 있는 조사부와 방사선원에서 조사되는 방사선을 두개 내의 목표물까지 유도해주는 **반구형태의 콜리메터 헬멧 4종류, 환자가 치료를 받는 환자테이블 그리고 조정장치로 구성**되어 있으며, **목표물의 위치를 3차원 공간 내에서 확인할 수 있는 정위적 기구**와 목표물에 조사되는 방사선량을 설정하는 **치료계획 시스템이 포함**된다.

① **조사부** : 감마나이프의 주요부분인 조사부는 외경이 약 170[cm]인 반구형이며 두께는 약 40[cm], 무게는 18[t] 정도이다. 밀봉소선원에서 발생된 방사선이 한 곳으로 집중되도록 설계되어 있으며 ^{60}Co(코발트)선원과 선원과 콜리메터 헬멧 연결부인 센트럴바디, 치료시조이용기 입구를 개폐하는 차폐문으로 이루어져 있다.

② **콜리메터 헬멧** : 콜리메터 헬멧은 201개의 홀이 헬멧전체에 걸쳐 일정하게 분포되어 있으며, 이것을 환자의 머리에 씌워 치료한다. 이것은 6[cm] 두께를 가진 텅스텐합금으로 되어 있으며, 외부반경은 22.5[cm]이고 내부는 16.5[cm] 정도의 반경으로 되어 있다. 이때 각 선원에서 발생된 방사선은 센트럴바디를 거쳐 헬멧에 분포되어 있는 콜리메터를 통하여 병소에 집중적으로 조사하게 된다.

③ **환자테이블** : 방사선치료용 테이블과 비슷하며 헬멧을 고정하고 있다. 환자를 조이용기 내로 이동할 때 테이블은 전후로 이동 가능하다.

④ **조정장치** : 결정된 조사시간을 셋업하여 치료하고 제어하는데 이용된다. 응급상황에 대처하기 위한 장치도 포함되어 있다.

2) LINAC 조사법

감마나이프와 비슷한 원리이지만 상대적으로 치료시간이 길다. 치료시 기존의 선형가속기보다 높은 정확도를 유지할 수 있게 되었다. 그림 4-9는 감마나이프 의료기기이다.

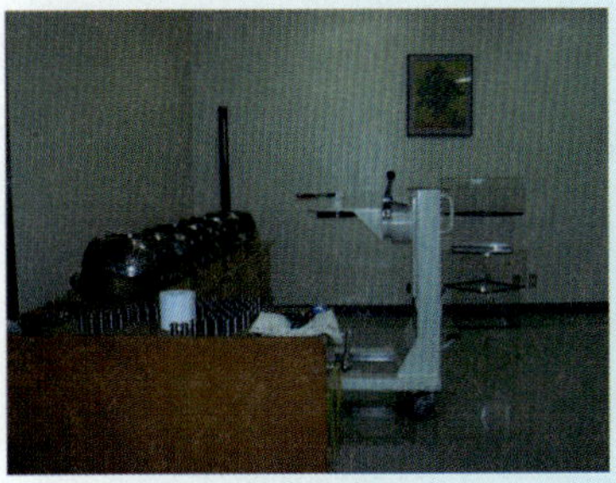

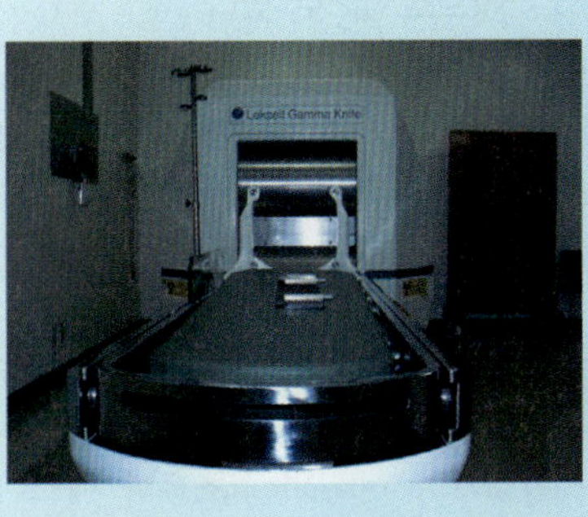

그림 4-9 • 감마나이프의 실제도

제 4 장

02 | 초음파를 이용한 치료

초음파를 이용한 치료는 초음파의 인체조직에 대한 기계적인 효과 및 열을 이용한다. 초음파 치료로는 표 4-7과 같이 초음파 온욕기나 마사지기와 같이 인체기능의 변화를 목적으로 하는 것과 인체조직의 파괴를 목적으로 하는 초음파 메스(Mes), 치석제거기 등으로 나눌 수 있다. 그 외에 초음파 쇄석기, 초음파 세정기, 초음파 분무기 등도 이용되고 있다.

① 초음파는 파동이론[30]에 의거하여 전기적 · 기계적 · 공간상으로 에너지를 집중시킬 수 있다. 초음파 집속이론에 의하면 초음파 진동자 표면에서의 강도에 의하여 에너지가 집속된 위치인 초점에서의 초음파 강도는 수 10~수 1000배로 증가한다.

② 체외 초음파 종양치료기의 기본원리 : 초음파 집속장치를 활용하면 주위의 정상조직에 아무런 영향을 미치지 않으면서 체외에서 발생한 초음파 에너지를 체내의 종양이 위치한 자리에 조사하여 파괴할 수 있다.

㉮-1. 고강도 집속형 초음파를 이용한 외과수술의 경우 주파수가 1~3[MHz], 초점에서 음향강도 500~2,000[W/cm^2] 범위의 집속형 초음파 치료기를 임상적으로 이용하고 있다. 이 정도의 초음파 강도에 조사된 종양조직은 보통 1초 전후로 열에 의해 괴사된다. 초점거리는 기계적 · 전기적으로 조절이 가능하므로 임의의 깊이에 위치한 종양을 치료의 대상으로 할 수 있다.

㉮-2. 고강도 집속형 초음파 에너지를 이용하여 초음파 종양치료처럼 인체조직을 파괴하는 것이나, 안구 수정체를 파괴하여 백내장을 치료하거나, 요로결석을 파괴하는 것 등에도 이용되고 있다.

표 4-7 • 초음파의 의료이용

인체 기능의 변화를 목적으로 하는 것	인체조직 파괴를 목적으로 하는 것	기 타
초음파 치료기	초음파 메스(집속 초음파)	초음파 세정기
초음파 온욕기	결석 파괴장치(비뇨기과용)	초음파 세안기
물 속 미세기포군의 응용	치석 제거장치(치과용)	초음파 세균파괴
초음파 인공신장	백내장 수술장치(안과용)	유화장치
	Meniere(메니에르)병 치료장치	초음파 Nebulizer(네뷰라이저) 등

30) 엘리어트 파동이론(Elliott wave principle : 엘리어트 웨이브 프린시플)
① 엘리어트(R. N. Elliott)가 개발한 주가변동이론으로 주가의 변화는 대자연의 법칙에 따라 일정한 규칙을 가지고 반복된다는 이론이다.
② 엘리어트 파동이론에 의하면 주가변동은 상승 5파와 하락 3파로 움직이면서 끝없이 순환하는 과정을 반복한다.

1. 체외충격파 쇄석술

초음파의 기계적인 효과를 이용하여 체외충격파 쇄석술(Extracorporeal Shock Wave Lithotripsy(ESWL) : 엑스트라코포리얼 쇼크 웨이브 리서트립시)을 개발하였다.

① 치료방법 : 특수 전자장치에 의해 발생된 고에너지의 충격파가 인체 내 한 곳에 집중될 때 강력한 충격효과를 나타낸다는 원리를 이용하여 이루어진다. 이러한 시술을 할 수 있는 장치를 쇄석기라고 하며 실제 치료 모습은 그림 4-10과 같다.

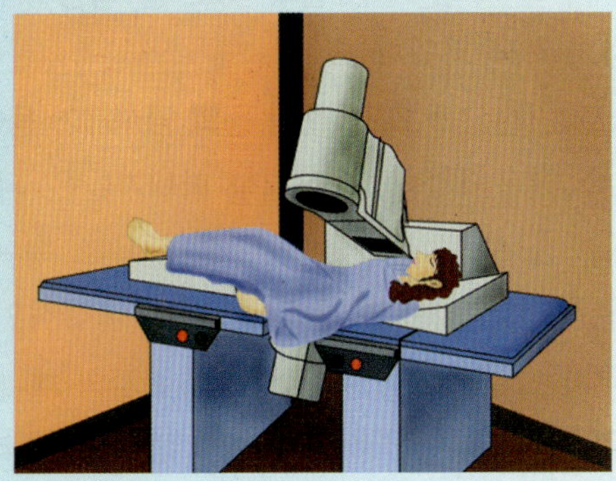

그림 4-10 • 체외충격파 쇄석기로 치료하는 장면

체외충격파 쇄석술 치료기의 치료방법은 그림 4-11과 같이 체외에서 발생시킨 충격파의 초점을 체내의 결석에다 맞추어 충격파를 발사함으로써 직경 2[mm] 이하의 작은 가루로 부순 다음 소변을 통해 자연스럽게 배출하는 방식을 이용한다.

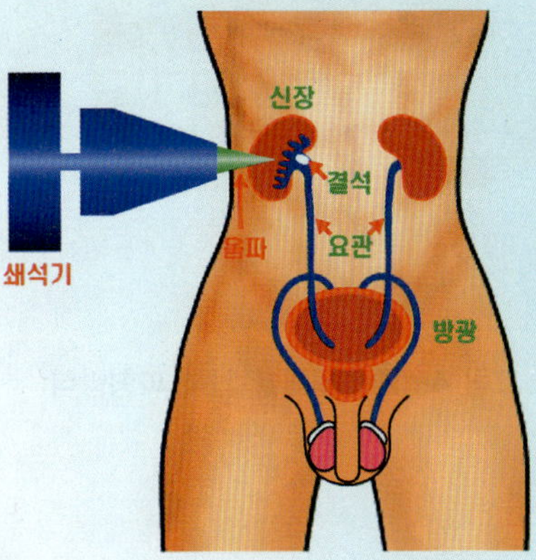

그림 4-11 • 결석의 분쇄방법

② 인체 내 결석을 부수는 방법 : 초점을 정확히 맞춘 충격파를 통해 결석을 깨는 충격파 방식과 초음파를 이용하여 결석을 깨는 초음파 방식으로 나눌 수 있다.

㉠ 충격파 방식 : 의료용으로 이용되는 충격파는 액체상태에서 널리 전파되며 의료용 충격파는 높은 에너지를 갖고 있으며 펄스형태의 파동을 이용한다. 의학 목적에 사용된 첫 번째 충격파는 전광 스트로크에 의한 불꽃 방전으로 발생하였다. 고에너지의 정현파 펄스는 물의 음향특성이 있는 조직에 투사될 때 반사파를 최소로 하여 그 효과가 극대화된다. 1947년 미국의 리브의 두뇌 종창의 치료를 위해 이용된 충격파 발전기가 그 효시이며 1960년에 초 충격파를 이용한 연구는 재료 분석에서부터 의학용 치료법의 시도 등 다양하게 산업과 의학 전문분야로 확대되어 연구하기 시작되었다.

㉡ 체외충격파 시술로는 신장과 요관, 췌장 등의 담석제거 등에 이용하였고 특히 돌을 잘게 분해하도록 이용되었다. 신장결석 파쇄기들은 파쇄할 조직 덩어리를 물에 의해 둘러싸여진 상태, 즉 물리치료실의 욕조 속에 잠긴 환자상태가 요구되었으며, 환자는 편한 자세로 물속에 서서 직접적인 접촉으로 치료를 받았다. 사실상 충격파는 일정한 물 쿠션에 의해 환자의 체내로 전파될 수 있다. 충격파의 발생은 여러 가지 전기 음향변환기들에 의한 고전압을 가지는 전기적 축전방식을 이용한다.

㉢ 의학용 충격파 발생에서는 평평한 코일, 원통모양의 코일, 그리고 포물선 형태의 반사물을 이용한 음향렌즈로 이루어져 있다. 주로 전기유체학적으로 압전방식과 전자계방식 등이 이용된다. 그림 4-12는 세대별 압력파형 방식을 나타내었다.

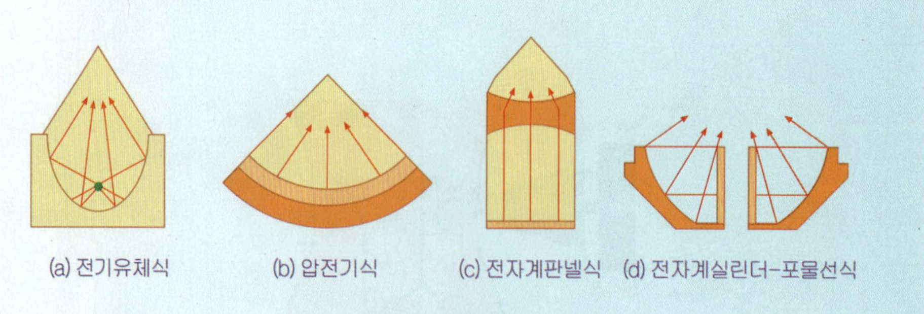

그림 4-12 • 세대별 압력 파형방식

(1) 체외충격파의 의료적용 배경

체외충격파 쇄석술은 초음파의 의료시술에 대한 응용과 마찬가지로 군사적 이용에서 개발되었다. 제2차 세계대전 중 B-29 폭격기가 예상치 못한 공중폭발에 의한 문제를 연구하다가 빠른 속도의 충격파로 인해 발생하는 힘은 대상물을 잘게 부술 수 있다는 것을 발견하였고, 이를 바탕으로 도니어(Dornier) 항공회사에서는 충격파를 의학적으로 활용하기 시작되었다. 그 후 8년간의 기초실험과 동물실험을 거쳐 도니어(Dornier)는 세계 최초의 충격파 결석 분쇄장치인 Dornier HM-1(Extracorporeal Shock Wave Lithotripsy(ESWL) : 엑스트러코포리얼 쇼크 웨이브 리서트립시, =체외충격파 쇄석술)을 개발하였고, 그 후 Dornier HM-2를 출시하여 800여 명의 환자를 시술하게 되었다. 또한 1983년 10월에 Dornier HM-3이 개발되면서부터 본격적으로 체외충격파 쇄석술(Extracorporeal Shock Wave Lithotripsy : ESWL)이 상업적인 목적으로 병원에 보급되기 시작하였다.

Dornier HM-3은 가격은 고가이며 크기가 매우 커 치료하기 위해서는 개인치료방이 필요하며 상당히 큰 소음을 발생하는 단점이 있기 때문에 1986년경부터는 이러한 문제점들을 개선한 다양한 기종이 여러 회사에서 제작되어 보급되기 시작하였으며 계속적인 발달을 통해 오늘날에는 그림 4-13과 같이 체외충격파 장비의 혁신적인 향상을 가져왔다.

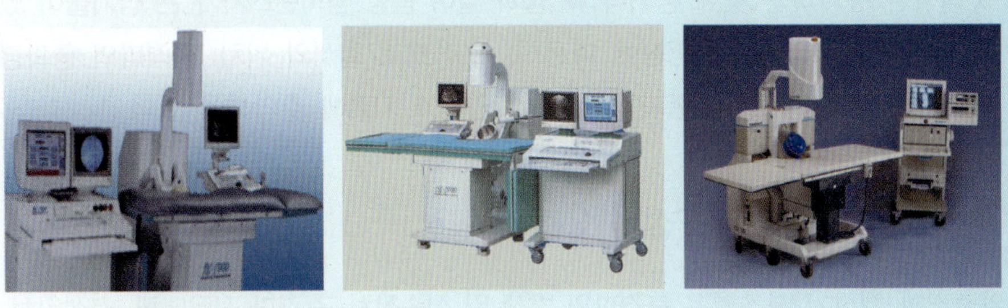

그림 4-13 • 체외충격파 쇄석기

(2) 체외충격파의 특성과 결석 분쇄원리

1) 충격파의 특성

소리는 일정한 진폭이 있는 압력파(소밀파)로 되어 있으나 우리가 들을 수 있는 소리의 진폭은 상당히 작다. 소리의 음압을 크게 하면 음파의 성격에서 벗어나 높은 압력부는 다른 부분에 비해서 상당히 빨리 퍼져나가는 비선형성을 보인다.

① 비선형성 음파는 재질을 투과하면서 초기의 약한 압력진폭을 급격히 증강시킨 파형이 만들어지고 공기, 물과 같은 매체와의 압축, 점성 등의 경합 · 조합의 결과로서 충격파를

형성하게 된다.

② ESWL 충격파의 물리적 특징 : 진단용 초음파 펄스(Pules)와는 차이가 있다.

㉠ 진단용 초음파 : 시간에 따라 주기적으로 음압·양압이 변한다.

㉡ 충격파 : 급격한 압력 증가와 비교적으로 매우 완만한 압력감소가 이어지는 파형의 특성을 보인다.

2) 결석 분쇄원리

소리가 전달되는 매질 사이의 음향 임피던스가 같으면 충격파는 반사되지 않고 투과된다.

① 인체장기의 음향 임피던스는 치아, 뼈 및 폐와 같은 공기를 함유하는 장기를 제외하면 물의 음향 임피던스(1.48×106[ralys])와 비슷하다. 따라서 물에서 시작한 충격파가 물을 거쳐 인체조직의 물리적 영향이 없이 결석에 도달되게 된다.

② 결석에 도착한 충격파는 조직과 결석 사이의 음향 임피던스 차이로 반사하면서 압축력이 세어지고, 또한 반대쪽 면에서는 강한 장력이 발생하여 결석의 균열을 일으킨다. 이와 같이 충격파가 음향 임피던스가 서로 다른 물체를 지날 때에는 전면부에는 압축이, 후면부에는 장력확장이 나타나고, 이 압축력과 장력이 결석 자체의 결속력을 초과하게 되면 마침내 결석은 부서지게 된다.

③ 충격파가 통과하는 곳에 공기나 뼈 등과 같이 음향 임피던스차가 큰 장기들이 있다면 충격파 에너지에 의한 위험성이 따른다. 그러므로 결석의 위치, 충격파의 통과경로를 확인하여 뼈나 가스층을 통과하는지를 확인하고 치료에 주의해야 한다.

2. 체외충격파 쇄석기의 구성

체외충격파 쇄석기 시스템은 충격파의 발생 및 집속장치, 충격파 전달매체, 결석위치 측정장치, 환자장치 등으로 구성된다.

(1) 충격파 발생장치

충격파를 발생시키는 방법은 크게 편선원과 점선원 방식으로 나누어진다. 방출자, 압전방출자 등이 편선원 방식이고, 수중방전 방식(Spark Gab : 스파크 갭), 레이저, 미소폭발 등에 의한 충격파 발생이 점선원 방식이다.

① 점 에너지원으로는 수중에 놓인 전극 사이에서 20[kV], 1[μs] 정도의 방전을 일으켜 이때 발생하는 충격파를 이용하는 수중방전 방식(Spark gab : 스파크 갭)이 있다.

② 미량의 화약을 폭파하여 발생하는 충격파를 이용하는 미소폭발 방식이 있다.

③ 금속막을 전자석으로 진동시켜 이때 방생되는 압력파를 집속시켜 충격파를 만드는 전

자진동 방식이 있다.

④ 세라믹 소자에 고주파를 인가하여 발생하는 초음파를 이용하는 압전소자 방식이 있다.

1) 수중방전 방식에 의한 방식

수중에 두 개의 전극을 설치하고 매우 짧은 시간에 고전압을 인가하면 스파크[31](Spark)가 발생함과 동시에 충격파가 생성되고 이를 타원 반사경에 집속시켜 결석에 투사한다.

2) 수중방전 방식의 단점

① 고전압에 의해 충격파를 발생시키므로 치료 중에 전극에 기계적·열적 압박이 심하여 18[kV]에서 1,500회 이상의 충격파를 생성하면 전극은 심하게 마모되어 줄어들게 된다. 따라서 정상적인 스파크 방전 및 안전을 위하여 규칙적으로 전극을 교체해 주어야 한다.

② 수중방전 방식(Spark gab : 스파크 갭)에서 얻어진 충격파는 초점부위에서 최대 160[MPa](메가파스칼 : 압력단위) 정도의 최대 압력이 만들어지고 타원형의 반사경에 의해 집중되므로 통증이 심해 마취를 해야 할 경우가 많다. 하지만 계속적인 연구를 통해 반사경 구조의 개선으로 마취 없이 시행할 수 있는 기기들이 개발되고 있다.

3) 편선형 방법

① 압전 방출자에 의한 방식 : 많은 수의 압전기판을 구형 접시형으로 배열하여 압전효과에 의해서 충격파를 발생시키고 자체적으로 한 곳에 충격파를 집결시킬 수 있다. 이러한 방식을 통해 얻어진 충격파는 초점부위에서 최대 70[MPa]의 충격파 압력이 만들어지며, 다른 방식에 비해 압력이 작으므로 상대적으로 통증도 적다.

② 전자기 방출자에 의한 방식 : 금속판과 코일 사이에 자장을 형성하여 금속판의 떨림을 통해 충격파를 만들고 이러한 충격파를 음향 렌즈를 이용하여 한 곳으로 집중시킨다. 이 방식으로 얻어진 충격파는 초점부위에서 최대 120[MPa] 정도의 압력을 가지며, 통증이 매우 미약하여 국소마취를 통해서도 치료할 수 있다.

(2) 충격파의 집속

충격파의 집속 방식은 타원 모양의 반사경과 접시 모양의 배열형 및 음향렌즈형이 있으며 충격파의 방식은 발생장치의 종류에 따라 선택한다. 그림 4-14는 충격파의 집속 방식 중 구면 방식[32]을 나타낸 것이며 이 밖의 다른 방식의 특징은 다음과 같다.

---

31) 스파크 : 불꽃, 특히 전기의 방전 때 일어나는 불꽃. 전기 불꽃 등이다.

32) 구면 방식 : 구면사에서 나온 압력파를 초점에 모아 충격파로 이용한다.

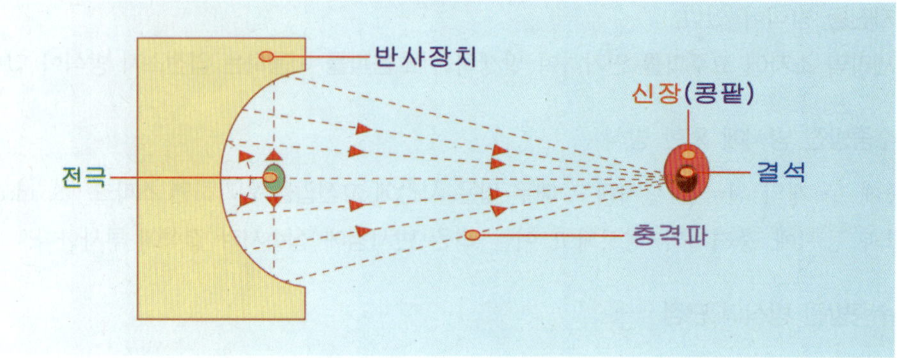

그림 4-14 • 충격파 집속

① **회전타원체 방식** : 타원에는 두 개의 초점이 있으며 발생한 에너지(충격파)를 **제1초점에 놓고, 제2초점에 충격파를 모아** 이용한다.

② **방물면 방식** : 원통의 측면에서 나온 **압력파를 초점**에 접속하여 충격파로 한다.

③ **음향 렌즈 방식** : 원통에서 나온 **압력파를 렌즈로 접속**하여 충격파로 한다.

(3) 충격파 전달매체

체외에서 발사된 충격파는 **체내를 투과할 때 피부에서 반사될 수도 있으며 충격파가 전달 도중 감소**할 수도 있다. 이러한 작용을 커버하기 위해서 충격파 전달매체를 이용하는 경우 **인체조직과 음향 임피던스가 비슷한 물을 이용**하므로, 충격파를 물속에서 만들고 물을 통해서 조사하고 있다.

① **제1세대 기종**인 Dornier HM-3은 물리치료실의 환자가 완전히 물에 잠기는 욕조에서 치료를 하였다. 그 후 충격파의 안전성이 확인된 후 **제2세대 기종**은 환자의 허리 부분까지만 침수시키는 방법이나 물베개를 대고서 물베개에서 발생시킨 충격파를 체내에 투여하는 방식을 이용하였다.

② **단점** : 전달매체는 일정기간 이용 후 바꾸어 주어야 한다. 이를 보완할 수 있는 쉽게 훼손되지 않는 매체를 연구중이다. **수중방전 방식**(Spark gab : 스파크 갭)과 같은 발생기를 이용할 경우에는 물속에서 **스파크**(Spark : 불꽃)에 따른 기포가 발생되어 충격파를 흡수하며 **유사공동현상**(Pseudo cavitation : 슈도 캐비테이션)을 발생하여 **기생 파장을 발생시켜서 원래의 충격파를 방해**하기도 한다.

(4) 결석의 위치측정방법

결석의 탐사와 위치결정 그리고 분쇄상태를 확인할 때는 **X-선을 이용하는 방식과 초음파를 이용하는 방식**을 이용한다.

1) 초음파 방식

X-선 방식에 비해 영상정보의 질은 떨어지나 비전리 방사선을 이용하기 때문에 안전성이 높다.

① 초음파 방식의 장점 : 특수성분의 결석 · 담석은 X-선 영상으로는 진단이 불가능하지만 초음파 영상으로 확인할 수 있다.

② 초음파를 이용하는 기기

㉠ 장점 : 방사선 노출위험이 없고 X-선 투과성 결석도 발견할 수 있으며 가격이 저렴하다.

㉡ 단점 : 영상 해상력이 X-선 영상정보보다 낮고, 시술 중 또는 시술 후에 정확한 결과판정이 불확실하며 뼈와 겹치는 부분의 결석 분쇄를 할 수 없다.

③ 뼈와 겹치지 않는 부위의 결석의 크기가 5[mm] 이하인 경우에는 X-선 방식보다 초음파를 이용하여 측정하는 것이 더 용이하다.

2) X-선 방식

2방향에서 X-선을 조사하여 X-선 화면으로 결석상황을 확인하는 것으로 신결석 뿐만 아니라 작은 요관결석[33](Ureteral Calculus : 유리털 캘큘러스)도 장소에 상관없이 위치측정을 할 수 있어 정확한 조준이 가능하다.

① X-선 방식의 장점 : 연속투시에 의해 실시간으로 파악할 수 있고 시술 중 결석의 부서진 정도나 시술 후의 평가를 정확히 할 수 있다.

② 최근에는 시술 전, 시술 중, 시술 후에도 정밀한 진단을 위해 X-선 영상을 이용하고, 충격파로 결석을 분쇄하는 도중에도 초음파 영상을 이용하여 관찰할 수 있도록 하여 환자에게 가해지는 방사선 피폭량(대상이 받은 방사선의 양)을 최소화하였다.

(5) 환자장치 – 호흡 · 심박 측정

충격파는 공기층과 만나면 경계 면에서 큰 에너지를 남기며 반사하므로 폐에 충격파가 입사될 수 있으므로 항상 조심하여야 한다. 폐에 충격파가 입사하면 기포 내 파열이 일어날 수 있다. 결석은 호흡에 의하여 움직이므로, 충격파의 발사는 대상자가 숨을 호기 때와 맞추어 이루어지도록 호흡측정장치를 이용하기도 한다. 호흡측정장치에 의하여 정확성이 높아지고 결석 이외에 조사되는 것이 없어 부작용도 낮아진다. 또 충격파에 의해 전기적 심장자극으로 생길 수 있는 기외수축[34]을 예방하기 위해 필요에 따라 심전도 동기법(ECG lead)이 있다.

---

33) 요관결석 : 신장에서 생긴 결석이 요관으로 내려와 그 곳에서 정체한 현상이다.

34) 기외수축 : 심장의 일부에 이상 자극이 형성되어 정맥동으로 인해 발생하는 정규 박동 이외에 다른 박동이

3. 체외충격파 쇄석술의 특징

체외충격파 쇄석술은 그림 4-15와 같이 거대한 담석을 몸 안에 가지고 있는 경우의 필름 사진이다.

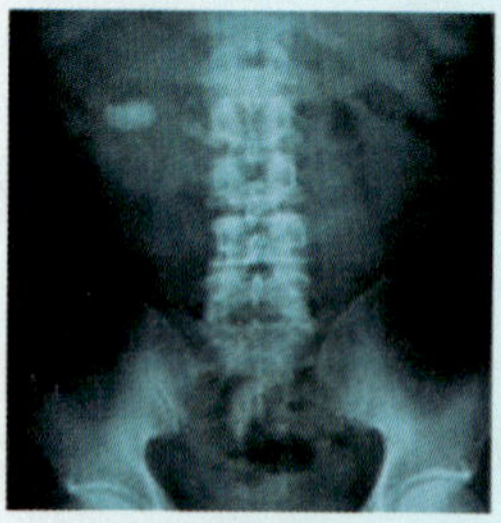

그림 4-15 • 체외충격파 쇄석술 시술 전의 거대담관 담석

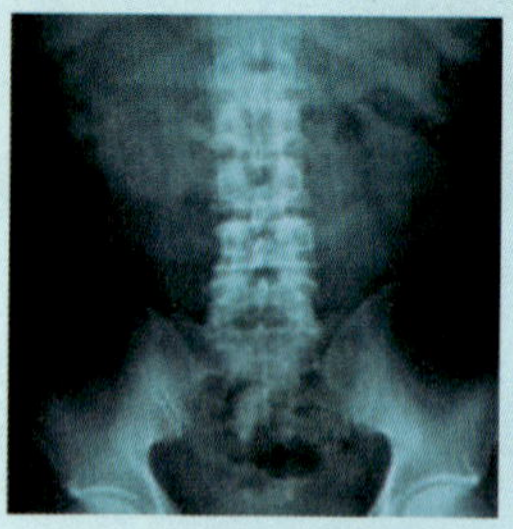

그림 4-16 • 체외충격파 쇄석술 시술 후 담석이 작게 파쇄된 모습

체외충격파 쇄석술시술을 통해 그림 4-16과 같이 담석을 작게 분해할 수 있으며 다음과 같은 특징을 가지고 있다.

① 신장, 뼈, 피부 등 주위 조직의 손상이 없을 뿐만 아니라 통증이 없다.

② 입원하지 않고 통원치료가 가능하다.

③ 결석이 너무 크거나 중한 전신질환이 없는 한 입원이 필요 없으며, 약 30~40분간의 시술 후 곧 정상생활이 가능하다.

④ 반복치료가 가능하며, 피부절개나 마취가 필요 없다.

⑤ 결석은 점점 자라거나 자주 재발하는 성질이 있으며, 다른 수술법은 반복시술이 어려운 반면에 충격파 쇄석술은 얼마든지 반복치료가 가능하다.

⑥ 타 절개수술에 비해 입원이나 마취, 투약 등이 필요 없기 때문에 인체적 · 경제적 부담이 적다.

⑦ 안정성이 가장 높은 치료법이며, 경제적인 치료법이다.

⑧ 시술 후 합병증이나 후유증이 극히 적으며, 노약자나 대사성 질환자에 대해서도 안전하게 시술할 수 있다.

일어나는 수축현상이다.

4. 체외충격파치료의 치료기전

체외충격파 쇄석술(ESWL)과 다르게 **체외충격파치료**(ESWT)의 **치료기전**은 아직까지 확실히 밝혀지지 않았으나 다음의 3가지 방법이 치료기전으로 작용한다.

① **화학적 변화** : 체외충격파가 병변부위의 화학적 조성을 변화시키거나 새로운 성분합성을 유도하여 **통증을 감소**시킨다.

② **신생혈관 생성을 촉진** : 체외충격파가 병변부위에 혈액공급을 증가시켜 **염증과 통증을 감소**시킨다.

③ **과도한 자극에 의한 진통작용** : 체외충격파가 신경섬유를 과도 자극하여 **관문조절효과**(Gate control theory : 게이트 컨트롤 시어리)에 따라 환자의 **통증 역치를 증가시켜 진통효과**를 유발한다.

5. 맹인용 초음파 보행 보조장치

박쥐나 돌고래의 경우 초음파를 발산하여 반사된 초음파를 감지하여 대상물의 존재여부 및 위치를 확인하는데, 이러한 행위를 **반향정위**(Echolocation : 에콜로케이션)라고 한다.

박쥐는 **후두**[35] 안쪽 벽에 초음파 발생장치를 가지고 있어 이곳에서 약 20~100[kHz]의 펄스 초음파를 지속적으로 발사한다. 넓은 공간을 날고 있을 때에는 이 펄스 발사빈도는 1초에 수회 정도이지만 곤충이나 장애물이 가까워지면 펄스 발생빈도를 상당히 빠르게 증가시키는데 때로는 1초에 2천 번까지도 높일 수 있다. 이때의 **발사 초음파 주파수는 15~30[kHz]가 되고, 펄스 지속시간은 현저하게 짧아져서 약** 0.5[ms]로 된다.

① **원거리**에 있는 물체를 관찰할 때는 **주파수가 높은 초음파를 반복**하며 빈도는 적게 하고 지속시간을 길게 발사한다.

② **근거리**에 있는 물체는 **빈도를 빠르게 하고 지속시간을 짧게** 하여 가까이 있는 짐승이나 물체로부터 자신을 보호하거나 먹이를 민첩하게 포획할 수 있도록 한다. 이러한 방식은 오늘날의 레이더 기술에도 활용되고 있다.

뉴질랜드의 L. Kay는 박쥐의 물체감지능력에 착안하여 초음파를 이용한 **맹인용 보행 보조기구**(Kay의 초음파 안경)를 고안하였다.

35) **후두** : 기도의 상단에 있는 판상기구를 가진 중요한 **발성기관**이다.

03 | 의료용 레이저

인간의 질병치료와 질병검사를 위해 레이저[36](Laser)라는 빛을 적용하고자 하는 시도는 내과, 소아과, 안과, 이비인후과, 피부과, 산부인과 등 광범위한 의료분야에서 실현되고 있다. 그리고 외과에서는 기본적인 치료방법에 이용되고 있으며, 임상병리검사, 방사선검사 등의 검진범위에도 효율적인 진단 향상을 위해 레이저가 이용되고 있다. 앞으로 더욱 새로운 응용분야에 이용되기 위하여 레이저의 연구 · 실험, 검토가 이루어지고 있다. 표 4-8은 레이저의 발전역사를 나타내었다.

표 4-8 • 레이저의 발전 역사

년도	레이저의 종류	레이저 발명자
1945	암모니아 레이저	C.townes(타운즈)
1960	루비 레이저	T.H Maiman(마이맨)
	4준위계 고체 레이저	P.P. Sorokin(소로킨), M.J. Stevenson(스티븐슨)
1961	He-Ne 레이저	A. Javan(자반) et al.
	Q 스위치법	F.J. McClung(맥클렁), R.W. Hellwarth(헬워쓰)
	제2고조파 발생	P.A. Franken(프란켄) et al.
1962	Nd : Glass 레이저	E. Snitzer(스나이저)
	AIAs 반도체 레이저	M.I. Nathan(나단) et al.
	라만 레이저	E.J. Woodburg(우드버그) et al.
1963	질소 레이저	H.G. Heard(허드)
1964	Ar 레이저	W.B Bridges(브리지)
	CO_2 레이저	C.K.N. Patel(파텔)
	모드 同期法(동기법)	L.E. Hargrove(하그루브) et al.
1965	화학 레이저	J.V. Kasper(카스퍼), G.C. Pimentel(프리멘털)
	광파라메트릭발진	J.A. Giordmain(지오다민), R.C. Miller(밀러)
1966	색소 레이저	P.P. Sorokin(소로킨), J.R. Lankard(랜카드)
1970	엑시머 레이저	N.G. Basov(바소브) et al.
1975	稀(희) 가스 할라이드 레이저	S.K. Searles(시어레스). G.A. Hart(하트)
1976	자유전자 레이저	L.R. Elias(엘리어스) et al.
1984	연 X-선 레이저	M.D. Rosen(로센) et al.

36) 레이저 : "Light amplification by stimulated emission of radiation(라이트 앰플리케이션 바이 시뮬레이티드 이미션 오브 레디에이션)"이란 영어의 각 단어 머리글자를 따서 조합한 합성어로서 우리말로 하면 "유도방출과정에 의한 빛의 증폭"이란 뜻이다.

① **레이저의 장점** : 레이저의 이용은 의료분야에서 해결할 수 없었던 문제를 해결할 수 있고 치료시 부작용이 적다. 의료에서 레이저의 이용은 환자의 어려운 부분을 해결했다.

② 레이저는 연구하여 이용된 기간이 짧다는 점을 감안해서 레이저 연구가 이제는 **인체에 어떠한 해를 주는가에 관심**을 가져야 할 것이다. 또한 레이저를 정확히 이해하고 새로운 레이저 의료기술을 발전시켜야 한다.

1. 레이저의 원리와 특성 레이저

레이저의 원리와 특성 레이저는 'Light amplication by stimulated emission of radiation'(라이트 앰플리케이션 바이 스티뮬레이티드 이미션 오브 레디에이션)이라는 영어의 각 단어 첫 자를 따서 조합한 합성어로, 번역하면 '**유도방출과정에 의한 빛의 증폭**'이란 뜻이다. 이렇게 **레이저는 빛이 증폭되는 물리적 현상**을 얘기하지만, **현재는 레이저 빛을 발생하는 장치**를 말한다.

(1) 레이저의 원리

원자는 중심부에 +(양전하) 성질을 가진 원자핵이 있고 주위에 −(음전하)를 가진 전자가 돌고 있다. 원자의 **에너지 준위**(Energy level : 에너지 레벨), 즉 **원자가 정상상태가 취할 수 있는 에너지 값은 주위에 도는 전자의 개수**에 따라 결정된다. 그림 4-17(a)는 레이저 기기이다.

① 전자가 정상궤도에서 움직이고 있을 때를 **표준상태**(기저상태)에 있다고 하며, 이때의 **원자는 안정되고 열평형상태**에 머물러 있게 된다.

② **표준상태**(기저상태)에 있는 원자가 **외부로부터 에너지를 공급받으면, 보다 높은 단계의 에너지 상태로 이동**하는 상태를 **들뜬상태**(Excited state : 익사이티드 스테이트, =여기상태)라 하고 일정한 수명을 가지고 있다가 시간이 경과되면 다시 기저상태로 되돌아온다. 이때 **에너지 레벨의 차이에서 발생하는 에너지를 빛으로 방출**하는데 이것을 **자연방출**(Spontaneous emission : 스폰테이니어스 이미션)이라 부른다.

③ 레이저와 다른 광원 사이의 큰 차이는 **레이저 매질이 특수한 에너지 레벨을 갖고 있어 들뜬상태의 원자가 기저상태로 돌아가기 전에 준안정 상태**에 약간 머물러 있다. 원자들은 이러한 준안정 상태로 있다가 외부자극에 의해 강력한 상호작용을 일으킴과 동시에 기저상태로 되돌아간다. 이 과정에서 **원자는 기저상태로 되돌아가도록 한 빛의 파장과 동일한 파장의 빛을 방출**하는 것을 **유도방출**이라 한다. 즉 **흡수한 에너지는 원자에 축적되었다가 어느 정도 경과 후에 방출하면 원자는 준안정 상태에서 낮은 레벨 상태로 변환하면서 단일파장의 광**을 낸다.

④ 유도방출되는 빛은 두 에너지 상태의 크기와 차가 동일하고, 위상 및 진행방향 주파수도 같다. 따라서 유도방출의 결과로 인해 빛은 2배로 증가하고 다시 다른 유도방출을 유도하여 방출되면 빛은 기하급수적으로 증가하게 된다. 이렇게 빛의 증가에 의해서 레이저의 발생원리와 레이저 기기의 장치 및 원리도를 그림 4-17(b)에 나타내었다.

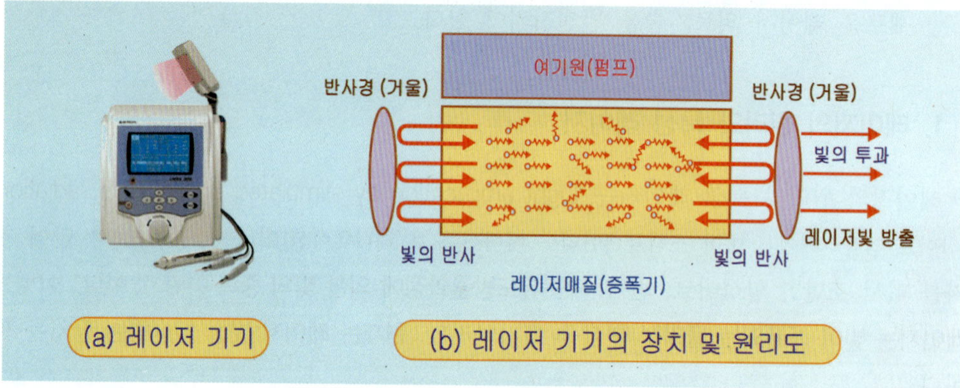

그림 4-17 • 레이저의 발생원리

(2) 레이저의 구성

레이저는 레이저 매질, 여기원자(펌프), 공진기 등으로 구성된다. 각각의 기능들은 표 4-9와 같다.

표 4-9 • 레이저 장치의 기능

레이저 장치	레이저의 기능
레이저 매질	외부에서 들어오는 에너지를 흡수하여 빛 방출. 매질에는 기체, 액체, 고체 그리고 반도체 등이 있다. 매질의 내부에는 활성원자가 균일하게 분포되어 있다. 이러한 활성원자는 외부에서 에너지를 공급받아 여기상태로 이동했다가 수명이 되면 다시 원래의 기저상태로 되돌아오게 된다.
여기원자	레이저 매질이 빛을 방출하도록 에너지를 공급하는 것으로 전기방전, 전자빔, 빛 등이 있다.
공진기	레이저 매질로부터 방출되는 빛을 모아 한 방향으로 보내는 장치로 활성원자가 여기원자로부터 에너지를 공급받은 뒤, 여기상태를 거쳐서 빛으로 방출하지만 그 방출된 빛을 레이저 매질 속으로 왕복시켜 빛 에너지로서 계속하여 증폭시키는 것으로 보통은 2개의 반사경(전반사경 및 출력반사경)으로 구성된다.

레이저는 특정한 에너지를 흡수해 빛으로 방출할 수 있어야 하며 매질로 이용되는 물질에 의해 종류가 나누어진다. 그러므로 매질에 따라서 특정 파장을 가진 빛으로 방출하는 특징을 가지고 있다. 그림 4-18은 레이저의 구조를 나타내었다.

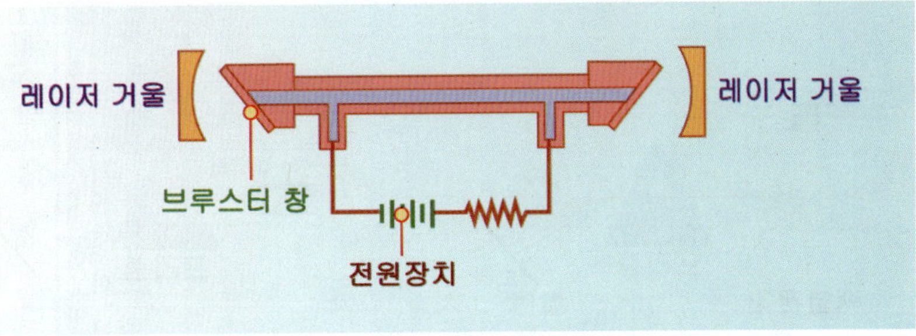

그림 4-18 • 레이저의 구조

(3) 레이저광의 특성

레이저광은 다른 전자파와 비교해 간섭성[37](Coherence : 코히어런스)이라는 특징을 가지고 있다.

1) 지향성

반사나 굴절시키지 않는 한 거의 일직선으로 빛이 진행하는 것이다.

㉯ 백열구에서 나오는 빛을 보면 멀리서 보았을 때 빛의 세기가 줄어드는 것을 알 수 있지만, 레이저에서 나오는 길고 가느다란 빛은 멀리까지도 줄어들지 않고 진행한다.

① 공연장에서 화려한 조명과 레이저를 이용해서 공연을 하고 있는 장면을 지구 밖에서 본다면 가늘고 선명한 레이저만 보일 것이다. 이러한 레이저의 성질을 이용하여 먼 거리에 있는 물체의 위치를 탐색하거나 측량의 정확성을 증가시켜 터널을 곧바로 파기도 하고, 지진, 화산분출 예견 등을 가능하게 했다.

② 빛의 지향성(Directional : 디렉셔널) 정도 : 발산각인 빔의 중심축이 바깥부분과 이루는 각을 의미하는 것으로 이러한 발산각으로 빔의 확산속도와 정도를 나타낼 수 있다.

37) 간섭성 : 대단히 높은 규칙성, 즉 공간적이나 시간적으로 예측할 수 있는 성질을 말한다. 이러한 간섭성 때문에 레이저광은 유도방출에 의한 빛이기 때문에 형광등이나 백열전구, 태양등 기존의 광원에서 나오는 빛과는 다른 독특한 성질을 갖고 있다.

2) 단색성

가정에서 이용하는 백열전구와 레이저를 그림 4-19와 같이 프리즘을 통하여 비교해 보면, 백열구 그림 4-19(a)에서 나오는 빛은 '빨, 주, 노, 초, 파, 남, 보'의 우리가 볼 수 있는 여러 가지(무지개) 색깔의 빛이 섞여 있으나 레이저 빛에서는 한 가지 색깔만이 검출된다.

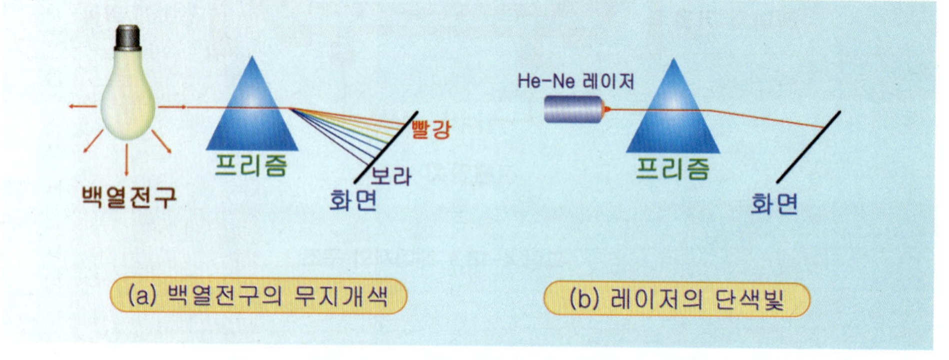

그림 4-19 • 백열전구의 무지개색과 레이저의 단색빛

레이저 빛은 하나의 파장으로 된 빛으로, 단일 주파수, 즉 단일 색(Monochromatic : 모노크로매틱, =단색성)으로 구성된 빛을 말한다. 유도방출현상에 의해서 부분적으로 방출된 특이파장의 빛이 마주보는 두 개의 반사거울로 이루어진 공진기에서 더 큰 광여파(Optical filtering : 옵티컬 필터링)가 되기 때문에 레이저광이 단색성이 높다.

처음에는 단색광을 검출하기 위해 프리즘을 통과한 광선의 파장이 다른 단색광(單色光)으로 나눠지는 것을 통해 얻었지만, 이 방법은 부드러운 단색광을 검출할 수 없기 때문에 검출하기 어려운 단색광(그림 4-19(b))의 레이저라는 장치를 통해서 검출하고 있다. 이런 성질을 이용하여 레이저는 여러 가지 물리적 특성이나 분광화학분석 등에 이용되며 이성체의 분리, 또는 새로운 합성 등 화학분야에서도 레이저를 응용하고 있다.

3) 간섭성

간섭성적인 특성을 가진 빛이 레이저이다. 전자파의 진폭이나 위상의 흔들림 정도를 말하는 것으로 태양 빛이나 백열구 빛의 파동은 일관성을 가지고 있지 않아 여러 방향으로 나타지만, 레이저는 빛의 진로방향이 평행하게 나타나는 빛이다. 이러한 것을 간섭성(Coherence : 코히어런스)적인 특징이며, 레이저 빛은 이상적인 평행 빛으로서 38만[km]나 떨어진 달에 도착하여도 불과 3[km] 이내의 확산만 일어난다. 레이저광의 간섭성을 그림 4-20에 나타내었다.

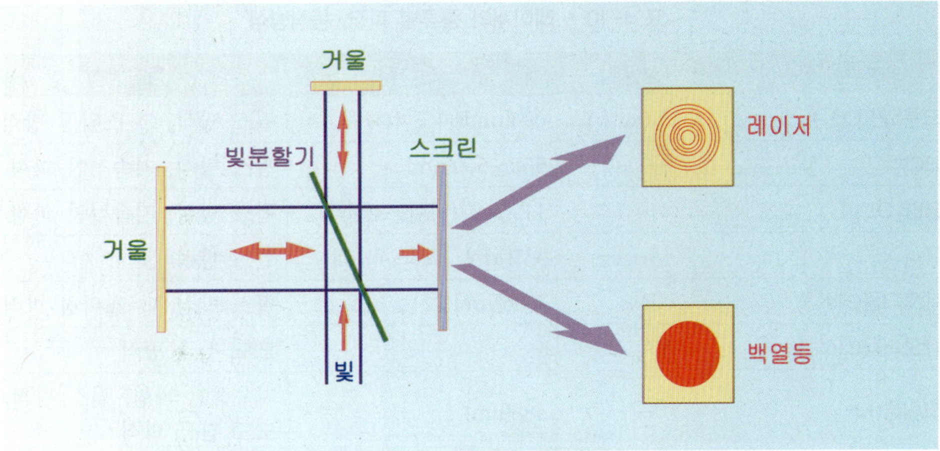

그림 4-20 • 레이저광의 간섭성

4) 고휘도

휘도란 일정한 넓이를 가진 광원 또는 빛의 사체 표면의 밝기를 나타내는 빛의 출력밀도이다.

따라서 고휘도는 광원의 지향성 및 출력밀도에 의해서 좌우된다. 레이저는 빔의 평행성이 상당히 탁월하므로 렌즈에 모으면 상당히 높은 에너지를 한 점으로 맞출 수 있다. 외과수술용 메스나 무기로 레이저를 이용할 수 있는 것은 레이저의 고휘도(Brightness : 브라이트니스) 때문이다.

2. 레이저의 종류

현재 사용중인 레이저는 상당히 많으며, 연구 중인 레이저까지 합치면 종류는 수도 없이 많다. 레이저의 분류는 이용 매질, 출력되는 빛의 파장, 외부에서 공급해 주는 에너지 종류, 동작하는 파장영역, 공진기의 모양, 동작형태 등에 따라 다양하지만, 현재 사용 중인 분류방법은 사용 매질의 성질에 따라 레이저의 종류별 파장, 동작방식을 표 4-10에 나타내었다.

(1) 고체 레이저

고체 레이저는 비결정이나 결정물질을 바탕으로 소량의 활성이온을 혼합한 매질을 사용한다. 발진 재료에 따라 Nd : Glass, Rb, RbCl, Nd : YAG, Alexandrite(알렉산드라이트) 등의 레이저로 구분하고 모재(Host : 호스트)라고 불리는 유리나 결정질의 매트릭스 속에 끼워진 이온들이 보통 능동입자를 형성한다.

표 4-10 • 레이저의 종류별 파장, 동작방식

레이저 물질	구성물질	발진파장	동작방식
크롬3가(Cr^{3+})	Al_2O_3(Ruby)	694[nm](나노미터)	펄스 방식, Q 스위칭 방식
HCN	–	530～560[nm]	펄스 방식, 지속적인 파형
HF, DF	–	119[μm](마이크로미터)	펄스 방식, 지속적인 파형
N_2	–	337[μm], 2.6～4[μm]	펄스 방식
네오디뮴(Nd^{3+})	Glass	1.06[μm]	펄스 방식, Q 스위칭 방식
네오디뮴(Nd^{3+})	YAG	–	모드 잠금 방식
크립톤(Kr+)	–	488[nm]	지속적인 파형, 펄스 방식, 모드 잠금 방식
비소화갈륨(GaAs)	GaAs Substrate	515[nm]	고정
비소화갈륨 알루미늄(GaAlAs)	GaAs	647[nm]	지속적인 파형, 펄스 방식
인화갈륨(GaP)	GaAs	840[nm]	펄스 방식, 지속적인 파형
GaInAsP	InP	850[nm]	펄스 방식, 지속적인 파형
네온(Ne)	He	633[nm], 1.15, 3.39[μm]	지속적인 파형
이산화탄소(CO_2)	–	325[nm], 4.22[nm]	지속적인 파형
아르곤(Ar+)	–	10.0[μm]	지속적인 파형, Q 스위칭 방식, 반복적인 펄스 방식
Excimer(KrCl, KrF, XeCl, XeF)	–	337[nm], 1.05[μm]	펄스 방식
로다민 6가 (Rhodamine 6G)	에탄올(Ethanol), 메탄올, 물	550～560[nm], 0.9～1.7[μm]	펄스 방식, 지속적인 파형, 단거리 펄스 방식
소듐 플루오레세인 (sodium ˈfluorescein)	에탄올 물	570～610[nm]	지속적인 파형, 모드 잠금장치
수증기(water vapor)	–	–	단거리 펄스 방식, 지속적인 파형
구리증기(Cu vapor)	–	222, 248, 308, 351[nm]	펄스 방식

1) 고체 레이저의 장점

고체 레이저는 기계적으로 견고하고 이용하기 편하다.

2) 고체 레이저의 단점

기체 레이저보다 연속동작에 대한 안정성이 부족하며 광펌핑에 의한 여기 방식으로 제한해야 하므로 효율이 낮다.

3) 고체 레이저의 종류

다음과 같은 것들이 있으며, 그 발진파장은 붉은색에서부터 적외선 파장에 나타난다. 즉 발진파장의 영역이 제한적이다.

① 루비(Cr : Al_2O_3) 레이저 : 1960년 휴즈(Hughes) 연구소의 마이안(T. Maiman)에 의해 최초로 만들어진 가시광선 영역인 694.3[nm](1[nm]=10억 분의 1[m])의 붉은색인 레이저이다. 루비 레이저는 가시광선 영역에서 M[W] 이상의 고출력을 낸다. 그러므로 고첨두 출력의 가시광선이 필요한 임상분야에 많이 이용되고 있다. 루비(Cr : Al_2O_3) 레이저의 결정 및 에너지 준위를 그림 4-21에 나타내었다.

㉮ 피부과에서는 루비 레이저에서 방출하는 색의 흡수성질을 이용하여 피부에 난 검은 반점을 태워 제거하는 데 이용하고 있다.

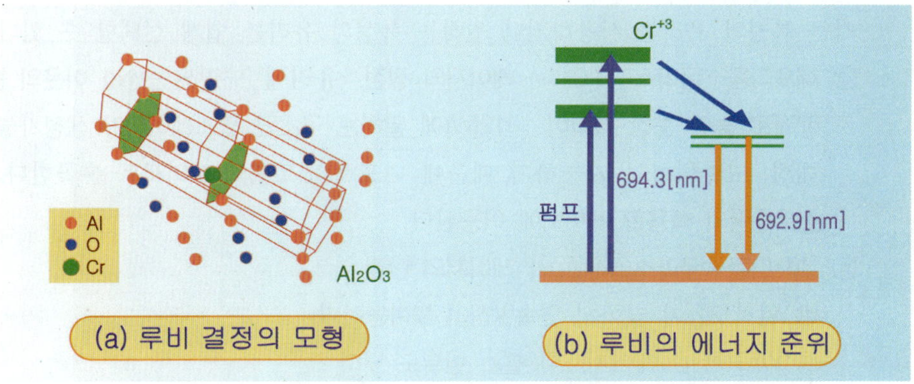

그림 4-21 • 루비(Cr : Al_2O_3) 레이저의 결정 및 에너지 준위

② 네오디뮴-야그(Nd-YAG) 레이저 : 네오디뮴(Nd : Neodymium) 이온을 증폭매질로 사용하며, Nd : YAG, Nd : Glass가 대표적이다. 발진파장은 1.064[μm]이며 Nd(네오디뮴)이온에서의 천이가 레이저 발진을 유발하지만 발광특성은 Nd(네오디뮴)의 에너지 준위에 대한 모재 격자의 영향에 따라 구분된다. Nd(네오디뮴) 레이저의 능동매질은 3중으로 이온화된 Nd(네오디뮴)이고 결정이나 유리구조속에 결합하며 가장 일반적인 모재는 YAG(야그)이지만 결정을 키우기가 어렵기에 YAG(야그) 막대의 길이는 10[cm] 정도로 제한되며 보통 반경은 6~10[mm] 정도이다. 유리를 이용하면 46[cm]까지 길이가 늘어나며, 펄스 모드일 때는 직렬로 몇 개의 레이저를 반사시키면 엄청난 파워의 출력을 낸다.

㉠ Nd : YAG레이저는 Nd^{+3}이온에 의해 생성되는 고체 레이저이다. Nd^{+3}이온은 다양한 주 소재와 병합할 수 있는데 대부분 모재로는 Ttrium-Aluminium-Garnet(이트륨-알루미늄-가넷)이라는 일종의 합성보석을 이용한다. 고체 레이저 중 1[μm](마이크로미터) 파장의 근적외선 영역에서 발진하는 네오디뮴-야그 레이저는 레이

저 이득이 크고 연속 발진하여 높은 출력이 가능하며 열적·기계적 특성이 탁월하여 널리 응용되고 있는 레이저이며, 파장은 대부분 1,064[μm]의 파장을 이용하는 것이 아니라 주파수 변환방법을 이용하여 높은 출력의 가시광선이나 자외선을 이용하며, 연속파 출력은 수 [W]에서 수 [kW]까지 사용가능하여 물을 통과하여도 수[cm] 전달할 수 있다. 에너지는 조직에 의해 전후로 산란되고 색소에 의해 흡수된다.

㉡ 임상분야에선 환부의 절개 및 마비와 광섬유를 통해 레이저의 전달이 가능하므로 내시경을 이용한 수술 등에 이용되고 있다. 또한 레이저 천공, 과학연구용이나 레이저 용접 같은 산업용, 또는 의료용 등의 다양한 측면에서도 이용되고 있다. 네오디뮴-야그(Nd-YAG) 레이저는 파장을 변환시켜 녹색 레이저 광원을 중요하게 이용하고 있다.

③ 네오디뮴-글라스(Nd-Glass) 레이저 : Nd-YAG(네오디뮴-야그) 레이저와 동일한 Nd 이온을 증폭매체로 이용하지만, 모재로는 결정체가 아닌 광학유리를 이용하며 발진파장은 Nd-YAG 레이저와 비슷한 1.06[μm]이다. 광학유리는 다양한 종류가 있으므로 원하는 특성의 유리를 사용하거나 원하는 특성의 유리를 쉽게 선택할 수 있다.

㉠ 네오디뮴-글라스(Nd-Glass) 레이저의 장점 : 유리에 도핑되는 Nd 이온의 농도가 6[%]로 높아 순간 출력이 1012[W]에 달하는 극초단 펄스레이저가 생성가능하고, 대형, 고출력화가 가능하기 때문에 대표적인 고출력 레이저로 손꼽힌다. 높은 첨두출력의 핵융합 레이저에 이용된다.

㉡ 네오디뮴-글라스(Nd-Glass) 레이저의 단점

㉮ 열전도율이 낮아서 연속발진이 불가능하다.

㉯ YAG(야그) 레이저보다 펄스 반복도 낮다.

④ 네오디뮴-일프(Nd-YLF) 레이저

㉠ Neodymium(네오디뮴 : Nd^{3+} : Yttrium(이트륨)[38], Lithium(리튬)[39], Fluoride(플루오르 : 불소)

㉡ 모재격자에서 알루미늄이 리튬으로 치환되어 1.047[μm]에서 발진하며, 1.319[μm]에서도 발진이 가능하다.

⑤ 티타늄[40] 사파이어(Ti-Sapphire) 레이저

38) 이트늄(Yttrium) : 화학원소로 기호는 Y이고 원자번호는 39이다. 은백색을 띠는 전이 금속으로 희토류 원소 중 가장 흔하다. 컬러 텔레비전에서 빨간색을 내는 데에 이트륨 화합물이 사용된다. 전연성이 없다. 공기 중에서 표면이 산화되기 쉽다. 뜨거운 물에 분해되고 산에는 녹지만 알카리에는 녹지 않는 특성이 있다.

39) 리튬(Lithium) : 화학원소로 기호는 Li이고 원자번호는 3이고 물에 뜨며, 물과 반응해 수산화리튬과 수소기체를 만든다. 대기 중에서 습기와 반응하기 때문에 바셀린을 칠해서 보관한다.

40) 티타늄(Titanium) : 화학원소로 기호는 Ti이고 원자번호는 22이다. 가볍고 단단하고 내부식성이 있는 전이 금속 원소로 은백색의 금속 광택이 있다. 티타늄은 철이나 알루미늄의 가볍고 단단한 합금을 만드는데 쓰인다. 또 이산화 티타늄은 흰색 안료의 재료로, 페인트 등에 쓰인다. 티타늄은 여러 광물에 널리 분포하는데, 주로 티탄철석과 금홍석에서 얻는다. 두 가지 동소체와 다섯 가지 자연 동위원소로 발견되며, 가장 흔한 것은 Ti-48이다. 티타늄의 가장 중요한 성질은 강철처럼 단단하지만, 무게는 60[%]밖에 되지 않는다. 티타늄의 물리적, 화학적 성질은 지르코늄과 비슷하다.

⑥ 반도체 레이저 : 갈륨비소, 인듐갈륨비소인과 같은 반도체로 P형 및 N형을 구성하고 전자와 홀의 재결합을 촉진시켜 유도방출을 만들어낸다.

(2) 기체 레이저

레이저 발명 초기부터 많은 연구가 진행되어 다수의 레이저 종류가 개발된 것이 기체 레이저이며 원적외선 영역에서 X-선 영역까지 광범위하게 동작할 수 있다. 기체 레이저는 기체의 활성원자 또는 그것을 포함한 혼합기체를 레이저 매질로서 활용하는 것으로 주로 전기방전 또는 전자빔에 의하여 여기된다. 다른 레이저보다 기체 레이저가 매질이 동일하기 때문에 광학적으로 상당한 균일한 고품질의 광속을 검출할 수 있으며 매질의 부피를 자유롭게 조절할 수 있기 때문에 원하는 출력을 얻을 수 있다.

제 4 장

1) He-Ne 레이저

632.8[nm]의 붉은 파장을 가지며, 중성원자인 He(헬륨)가스와 Ne(네온)가스의 혼합기체를 매질로 이용하는 최초의 가스 레이저이다. 그림 4-22(a)는 He-Ne 레이저를 이용한 의료기기이다.

① He-Ne 레이저는 544[nm], 594[nm], 612[nm], 633[nm]의 가시광선과 1,154[nm], 1,804[nm], 381[nm]의 적외선을 낼 수 있다. 의료용으로는 붉은색인 633[nm]를 주로 이용하고 있다. 단색성이 매우 높다. 그림 4-22(b)는 헬륨-네온 레이저의 장치 및 원리도이다.

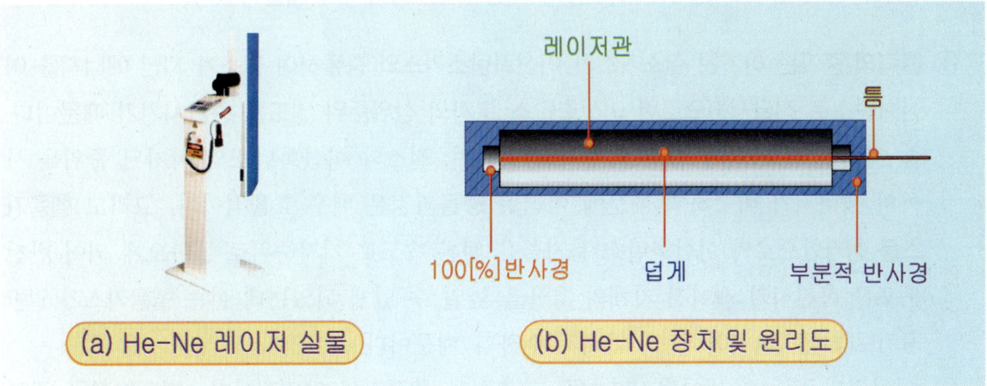

그림 4-22 • He-Ne 레이저 의료기기

② 주로 간섭(Intervention : 인터벤션), 회절(Diffraction : 디프랙션), 굴절(Refraction : 리프렉션) 등 기초 광학실험용으로 많이 사용되며 0.5~100[mW]까지의 출력을 낼 수 있는 다양

한 레이저가 개발되어 있다. 헬륨(He)과 네온(Ne)의 혼합기체는 레이저의 매질로 이용되고 네온(Ne)가스에서 레이저가 발진된다. 그림 4-23은 He-Ne(헬륨-네온) 레이저 원리 및 구조도이다.

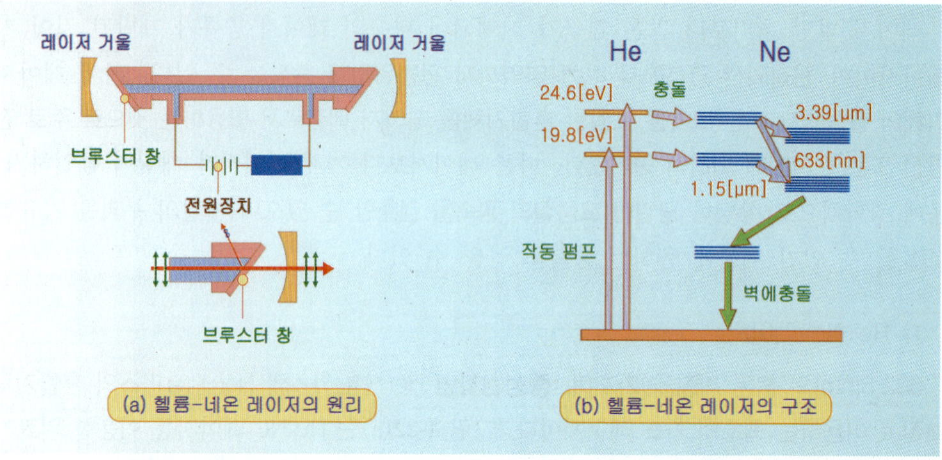

그림 4-23 • He-Ne(헬륨-네온) 레이저 원리 및 구조

2) 이산화탄소(CO_2) 레이저

1964년 미국의 패텔(Patel)이 이산화탄소가스를 이용하여 처음으로 적외선 레이저 빛의 연속발진에 성공하였다. 그 후 질소가스를 첨가하므로 레이저 장치의 평균출력을 수 [mW]에서 12[W]로 증가시키고 현재 100[kW]의 대형 CO_2 레이저도 개발하였다.

① 출력의 증가는 여기된 질소가스가 이산화탄소가스와 충돌하여 질소가 지닌 에너지를 이산화탄소로 전달시킴으로써 이산화탄소 분자의 상위준위 밀도를 증가시키기 때문이다. 즉 여기된 질소는 긴 수명을 가지고 있으며, 질소와 이산화탄소의 여기된 준위들 사이의 에너지가 비슷하기 때문에 이러한 충돌과정은 매우 효율적이다. 그리고 헬륨가스를 첨가함으로써 이산화탄소 분자들은 빠른 속도로 기저준위로 돌아오게 되어 반전분포를 촉진시켜 레이저 자체의 효율을 높일 수 있게 되었는데 이는 헬륨가스가 일반 공기보다 냉각능력이 약 6~8배 우수하기 때문이다.

② 이산화탄소(CO_2) 레이저 : 고효율, 고출력의 원적외선 레이저이다. 발진파장은 주로 10,600[nm]이나 이보다 낮은 9,600[nm]에서도 용이하게 발진이 된다. 따라서 레이저에 쓰이는 광학 부품은 원적외선 영역에서의 반사(Reflection : 리플렉션)성 또는 투과(Transmission : 트랜스미션)성이 탁월하여야 하며, 고출력 레이저용 광학에서는 열에 의한 손상을 줄여야 한다.

표 4-11 • 이산화탄소(CO_2) 시스템의 종류

냉각방식	여기방식	공진기 형태
저속 축류형	직류 글로우 여기	안정형
고속 축류형	축방향 방전여기형, 횡방향 방전여기형, 분할 방전여기형	링모드
횡류형	고주파 방전여기(무성방전형, RF방전형)	FAIR 공진기

③ 이산화탄소(CO_2) 레이저 : 긴 파장이어서 물을 0.3[mm] 밖에 통과하지 못하고 흡수된다. 조직의 절단과 증기화가 이상적이어서 수술 후 통증이 적고 암세포(악성종양세포)를 태워 없애는 데 쓰인다. 표 4-11은 이산화탄소(CO_2) 시스템의 종류를 나타내었다.

3) 아르곤이온 레이저

수백[mW]~수십[W]의 출력을 내는 가시광 기체 레이저이다.

① 아르곤(Ar)이온 레이저는 청색(488.0[nm])과 녹색(514.5[nm])의 2개의 파장에서 강하게 발진된다. 아르곤이온 레이저는 조명효과가 뛰어나서 무대효과에 이용되고, 레이저쇼에도 많이 사용되고, 안과에서는 청색과 녹색의 빛이 망막까지 완전 도달하는 성질을 이용한다.

② 의료분야에선 에너지가 헤모글로빈(Hemoglobin)과 같은 붉은 색소에 잘 흡수되어 지혈이 잘되기 때문에 응고장치에 사용되고 피부치료에도 이용된다.

③ 연구실에서도 아르곤 레이저는 색소 레이저의 여기용으로도 이용되고 있다. 아르곤 원자를 이온화하기 위해서는 많은 에너지가 필요하므로, 아크 방전(Arc Discharge : 아크 디스차지)에 의한 여기 방식이 사용되어 높은 열이 발생한다.

㉠ 장점 : 파장은 480~514[nm]로, 물을 3[m] 이상 통과할 수 있다. 광섬유를 통해 전달되어서 내시경과 같이 이용되고 있다.

㉡ 단점 : 아르곤 레이저는 장치가 복잡하고 효율이 낮아 상대적으로 경제성이 낙후되었다.

4) 엑시머 레이저

여기분자(Excited dimer : 익사이티드 디머)에서 나온 단어로 전기적으로 KrF, ArF이나 XeCl 여기[41]된 상태에서만 분자로 결합한다는 뜻이다.

① 엑시머(Excimer) 레이저는 자외선 영역에서 발진하는 대표적 기체 레이저이다. 비록 펄스 형태로 동작하지만 고출력, 고효율이 가능하여 경쟁적으로 연구 개발되고 있다. 엑

41) 여기 : 에너지 준위가 가장 낮은 상태, 바닥상태이다.

시머 레이저의 파장이 짧으므로, 엑시머 레이저는 접속시 그 직경을 매우 작게 할 수 있어 반도체 가공분야, 산업적으로 재료의 초미세 가공 등에 이용되고 있으며, 공기오염도 측정, 동위원소 분리 등 다양하게 활용되고 있다.

② 엑시머(Excimer) 레이저는 짧은 파장 영역에서 발진하므로, 16[M] DRAM이나 64[M] DRAM과 같은 고집적 메모리칩의 생산을 위한 광 리소그래피 광원으로 이용되고 있다.

③ 엑시머 레이저 중 ArF 레이저[42]는 안과에서는 근시교정을 위한 각막성형에 이용하고 있다. 또한 세라믹과 같은 물질의 미세가공에 활용되고 있다.

㉠ 치료 : 신경외과에선 마이크로 수술에 활용하고 있다. 엑시머 레이저 이용시 혈액조사를 했을 때만 혈액을 제거할 수 있다.

㉡ 단점 : 염증부위에서 지혈효과가 없다.

(3) 액체 레이저

액체 레이저는 물이나 알코올 같은 용매에 유기색소를 녹여서 이를 매질로 이용하고 주로 빛에 의해 여기되는 색소 레이저(Dye laser : 다이 레이저)이다.

1) 색소 레이저

적절한 색소를 교환하여 가시광선 전체 영역에 걸쳐 연속적으로 파장가변을 할 수 있고 넓은 영역에서 파장을 가변할 수 있기 때문에, 의료용이나 과학연구용으로 많이 이용된다. 선택적인 광열분해 작용의 원리에 의해 혈관 속에 있는 적혈구, 그 중에서도 헤모글로빈을 파괴시키는 것으로 혈관성 질환의 치료에 흉터를 남기지 않고 탁월한 치료효과를 얻을 수 있다.

① 585[nm] 파장의 오렌지색 광선을 내는 색소 레이저는 붉은색 계통의 질환으로 혈관증, 모세혈관확장증, 안면홍조증, 거미반점 치료에 쓰인다.

② 515[nm] 파장의 녹색 광선을 내는 색소 레이저는 검정색 계통의 질환인 갈색모반, 기미, 주근깨 등의 주사비 등의 피부과용 레이저 치료에 쓰인다.

③ 색소 레이저의 특징

㉠ 넓은 영역에서 파장을 가변할 수 있다.

㉡ 다양한 종류의 색소 레이저가 개발되어 있다.

㉢ 색소 레이저에 이용되는 색소를 교환함으로써 전 가시광선 영역을 포함하는 색상에서 레이저의 발진을 얻을 수 있다.

㉣ 반도체를 이용한 반도체 레이저 그리고 자유전자 레이저가 있다.

42) ArF 레이저(아르곤 불소 레이저) : ArF 레이저의 근시교정 방법은 국내에 많이 보급되어 있으나, 구미 선진국에서는 장기적 부작용에 대한 검증이 끝나지 아니하여 아직 시험단계에 있다(엑시머 레이저의 일종).

2) 반도체 레이저

다이오드 레이저라고도 하며 레이저 중 제일 작은 것으로 보통 1[nm] 이하의 크기이다. p형 반도체와 n형 반도체의 접합체인 다이오드로 되어 있으며 p-n접합의 끝은 평행한 평면이다. 만약 면이 평행하지 않거나 평면이 아니면 반도체 레이저가 될 수 없다. 그림 4-24(a) 처럼 이 두 면은 매우 큰 굴절률 때문에 반사경의 역할이 가능하다. 그림 4-24(b)는 반도체 레이저(Semiconductor laser : 세미컨덕터 레이저) 의료기기이다.

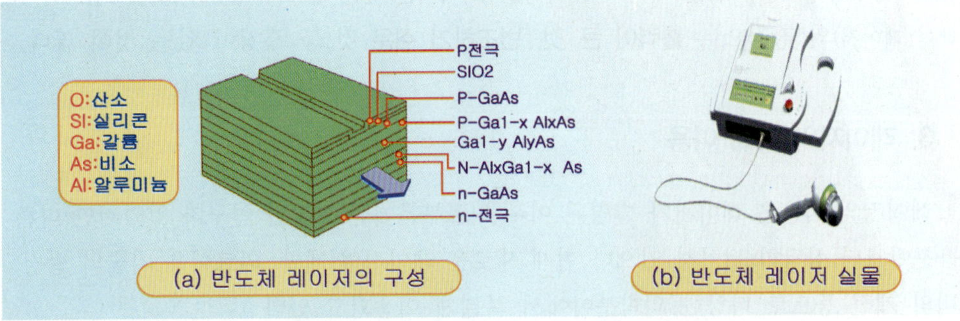

그림 4-24 • 반도체 레이저의 구성 및 실물

① 반도체 레이저

㉠ 반도체 레이저의 장점 : 수[mA]의 전류만 흘리면 레이저가 되기 때문에 광통신, CD 재생장치 등에 이용된다. 체적이 매우 적은 특성이 있고 제조단가가 저렴하고 대량생산이 용이하며 응답속도가 빠르고 제어하기도 쉽다.

㉡ 반도체 레이저의 단점 : 지향성 및 간섭성이 다른 레이저보다 떨어진다.

② 반도체 레이저의 재료 : GaAs(비소화갈륨)나 GaAlAS(비소화갈륨 알루미늄) 또는 GaAlAsP 등이 개발되어 있으며 발진 파장은 매질의 종류에 따라 다르나 GaAs(비소화갈륨)인 경우 840[nm]의 적외선이다.

㉠ 반도체 레이저 재료의 결점 : 크기가 매우 작기 때문에 회절효과가 두드러져 지향성이 다른 레이저에 비해 떨어진다.

㉡ 보통 반도체 레이저 빔의 확산각도가 다른 레이저의 빔의 각도보다 훨씬 큰 5~10[°]이다.

3) 자유전자 레이저

전자를 좌우로 진동시키는 교번 자장기(Wigger : 위거)는 고에너지 전자발생기, 공진기로 구성되었다. 높은 에너지를 가진 전자들이 자기장의 극성이 규칙적으로 바뀌는 위거를 통과하면서 진동을 하면, 제동복사(Bremsstrahlung : 브렘슈트랄렁)라고 하는 복사광을 방출한다. 이 복사광이 자유전자 레이저의 공진기를 구성하고 있는 광학계에 의해 교번 자장기(Wigger

: 위거) 내를 통과하는 고에너지 전자들과 상호작용을 할 수 있고 공진기의 공진조건을 만들어 주면 자유전자 레이저에서도 일반적인 레이저처럼 레이저 발진을 일으킬 수 있다.

4) 적외선 레이저

파장 0.8～1,000[μm] 범위의 빛을 발진하는 레이저로 단색성과 강도가 좋다. 대표적인 것으로 파장 0.9[μm]의 갈륨－비소 반도체 레이저, 파장 1.06[μm]의 유리 레이저 및 YAG 레이저, 파장 1.15[μm] 및 3.39[μm]의 헬륨－네온 레이저, 파장 10.6[μm]의 이산화탄소 레이저, 파장 337[μm]의 시안 레이저 등이 있다. 적외선 레이저(Infrared Ray Laser : 인프레이레드 레이 레이저)의 장점으로 출력이 큰 것, 변조하기 쉬운 것 등 특징이 있는 것이 많다.

3. 레이저의 의료 이용

레이저의 이용은 레이저가 발명된 이후 의료부분에선 상당한 연구가 있었지만 다른 응용분야보다 상당히 뒤처져 있으나 현재 새로운 레이저의 개발, 의료이용 기술의 발전, 장비의 개선 등으로 다양한 의학분야에서 폭넓게 이용되고 있다.

(1) 레이저의 의료이용 역사

메이만(Maiman)의 레이저 발명 이후에 레이저의 이용은 의료에서 큰 기대를 모아 여러 번 의학적으로 연구가 되었으나, 1960년대에는 의학목적에 도달하는 결과를 얻지 못하여 안과를 제외한 임상분야에서는 이용되지 못하고 연구만 계속되어 왔다.

① 이스라엘의 샤론(Sharon)과 카플란(Kaplan)이 1972년 이산화탄소가스(CO_2) 레이저를 외과수술에 이용하기 시작하였고, 이후 미국의 골드만(Goldman)과 이스라엘의 카플란(Kaplan)에 의해서 다양한 방법의 피부수술이 개발되었다. 이산화탄소가스(CO_2) 레이저는 효과적인 절개가 가능하였지만 지혈효과는 기대에 미치지 못하였다. 그러나 네오디뮴－야그(Nd-YAG) 레이저의 발명으로 탁월한 지혈효과가 있다.

② 1978년에 드와이어(Dwyer), 나스(Nath), 프로모간(Fruhmorgon)에 의하여 내시경을 통한 레이저로서 위장관 출혈의 지혈 성공사례가 보고되었다. 기도, 기관지의 종량치료, 위장관 폐색치료에 이용되었으며 또한 소구경 광섬유를 함유한 내시경의 개발로 피경하 내시경에 의한 레이저를 이용한 혈관 협착의 치료가 시도되었다.

③ 1970년대 중반에 와서 본격적인 레이저 수술장비의 실용화가 시작되었지만 1980년대 초까지만 해도 레이저의 이용은 절개된 망막을 고정시키는 것과 같은 몇 가지 특수 외과용 도구로만 이용되었다.

④ 1985년 7월에 미국의 드와이어(Dwyer)가 소화기 악성종양의 일시적인 치료로서 내시

경을 이용한 레이저의 이용을 발표하여 악성 협착증 치료에 일반적인 치료의 길을 열었다.

⑤ 미국의 다이쿠노조(Daikunozo)와 조페(Joffe)가 1985년에 현재까지의 레이저의 문제점을 해결하기 위해 접촉식 프로브(Contact probe : 콘택트 프로브)를 개발함으로써 외과적 수술에서 Nd-YAG[43](네오디뮴－야그) 레이저만으로도 효과적인 절개와 지혈을 할 수 있게 하여 레이저 이용의 다양화를 마련하였다.

(2) 레이저가 인체세포 조직에 미치는 영향

레이저가 인체에 어떤 작용을 하며, 어떠한 부작용이 있는지 중요하게 고려하여야 한다. 임상치료에 이용되는 레이저는 열작용, 압력작용, 광작용 또는 흡수효과, 전자작용, 혈액응고작용 등과 같은 효과를 줄 수 있으며 이러한 효과는 세포조직에 영향을 준다.

① 레이저의 열작용 : 레이저 빔을 세포에 접촉시키면 높은 에너지 밀도를 얻을 수 있다. 밀도변화에 의하여 인체조직의 미세한 부분에 200～1,000[℃] 이상의 온도상승이 일어난다. 온도상승으로 인하여 세포조직을 고열로 파괴함으로써 정밀한 절단수술이 가능하다.

② 레이저의 압력작용 : 레이저광의 압력은 매우 적은 양이지만 접속점에는 중력가속도[44]의 100만 배가 되는 큰 가속도가 발생하며 레이저광이 인체에 닿으면 접촉면에 압력을 준다. 그러므로 레이저의 접속점에서는 순식간에 빛에너지가 열에너지로 전환되는데 순간적으로 세포로부터의 수분증발 · 팽창, 세포의 파열, 세포막의 파괴 등이 짧은 시간에 일어난다.

③ 레이저의 광(光)작용 : 레이저는 빛으로서의 작용이 있다. 빛은 직진, 굴적, 반사, 간섭, 회절, 산란 외에도 편광 등의 현상이 있는데, 빛의 흡수성은 물질의 화학구조에 긴밀하게 관계된다. 레이저가 세포조직에 흡수되는 인체조직의 색깔이나 빛의 침투 정도에 따라 매우 복잡한 양상을 보인다. 보편적으로 빛은 보색을 나타내는 물질에 최대의 흡수를 보인다.

㉮ 아르곤 레이저의 녹색(575～500[nm]), 파랑(500～445[nm])은 보색인 붉은색의 세포조직에 흡수가 잘되는 것을 알 수 있다. 인체색소 중에 멜라닌 색소[45]를 갖는 인체조직이나 멜라닌 색소를 갖는 악성종양에 레이저를 투여하여 조직파괴를 할 수 있는 것이 레이저의 광작용 때문이다.

---

43) YAG(야그) : Yttrium(이트륨), Aluminium(알루미늄), Garnet(가넷)의 약자 첫 글자만 따서 명명한다.

44) 중력가속도 : 물체가 운동할 때 중력의 작용으로 말미암아 생기는 가속도이다.

45) 멜라닌(Melanin) : 동물의 조직 및 피부에 존재하는 갈색 또는 흑색의 색소이다.

광작용은 표 4-12를 이용한 피부과의 레이저 수술이다. 레이저 자체의 살균효과가 있어 2차 감염이 적고 혈액 누출이 적어 시야가 깨끗하며, 주위 조직의 열손상이 적어 부종이나 수술 후의 부작용이 적어 널리 이용된다.

표 4-12 • 피부과의 레이저 이용

레이저의 종류	치료 범위
색소 레이저 (Dye laser : 다이 레이저)	화염상 모반, 혈관확장증, 주사(딸기코), 혈관종, 화장독 및 연고부작용으로 인한 안면홍조, 기타 피부혈관성 병변 등이다.
이산화탄소 레이저 CO_2 laser(Carbon deoxide laser : 카본 데옥사이드 레이저)	색소성 모반, 노인성 반점, 사마귀, 주사, 양성종양의 제거 등이다.
펄스드 에르비움 야그 레이저 (Pulsed Er : YAG[46] laser)	레이저 피부박피술, 눈 주위 및 입주위의 주름제거, 여드름, 수두 및 천연두의 흉터 제거, 색소성 모반, 한관종, 사마귀, 지루각화증, 표피모반, 베커모반, 함몰흉터, 선상흉터, 비후성 반흔, 굳은 살, 백반(표피이식술) 등이다.
알렉산드라이트 레이저 (Q-Switched alexandrite laser : 큐-스위치드 랙산드라이트레이저)	문신, 오타모반, 주근깨, 흑자, 밀크커피색 반점, 베커모반, 반문상모반 및 기타 색소반이다.

④ **레이저의 혈액응고 작용** : 혈액응고 작용은 빛의 작용 중 상당히 활용도가 크다. 혈액응고 작용을 이용하여 **소화관을 비롯한 내부 장기의 지혈**을 할 수 있다. 종래의 기계적인 **메스**(Scalpel : 스카펠)로서는 곤란하였던 내부 장기의 부분적인 절제술도 **레이저의 혈액응고 작용**을 이용하여 가능하게 되었다.

(3) 레이저의 의료이용 분야

1) 치료용 레이저

① **레이저 메스**(Laser scalpel : 레이저 스카펠) : **A.아인슈타인**의 이론에 의해 1960년 메이만이 루비를 사용하여 최초로 만들었던 **레이저** 광선은 **동일 파장 · 동일 위상**(位相) · **동일 방향**이라는 특성을 가진 **단색파**이며, 진행방향이 정확하게 평행인 여러 빛의 다발[束]이다. 이 레이저는 **렌즈를 써서 보통 빛보다 고도로 강하게 초점을 맞출 수 있는 특성**을 가진다. 이 때 **초점의 온도가 수만, 수십 만으로 올라가 초점**이 맞는 곳은 한

46) Yttriumaluminumgarnet : 【물리】 야그 《이트륨과 산화알루미늄의 합성 가넷 : **보석용 레이저 발진**(發振)용이다.

순간에 증발하는 원리를 이용하는 것으로 특히 **레이저메스**가 의학 분야의 진단 또는 치료에 사용된다.

㉠ 레이저 광선이 갖는 에너지를 이용해서 **절개수술이나 지혈**(止血)·**응혈**(凝血) **역할을 하는 것이 레이저메스**이다. **레이저메스**에 이용되는 레이저는 **아르곤 레이저·YAG 레이저·이산화탄소 레이저** 등이며, **출력은 15~100[W]이다.**

레이저메스는 공업용 레이저 가공기와는 달리 출력의 크기보다는 **안전성**의 확보 때문에 **레이저 광선 도광부**(導光部)**의 실드기술이 가장 중요**시된다.

㉡ **레이저메스는 전기메스에 비해서 초점이 미세하기 때문에 정상세포를 다치지 않고 지혈효과도 커서 뇌 외과수술에서 효과**가 크다.

㉢ **위암치료에도 효과**가 있으며. 그 밖에 **안과에서 망막내 혈전증수술 등의 치료, 펄스 레이저메스, 망막 광응고장치, 연속파 레이저메스, 광섬유 레이저메스** 등에 사용된다.

② **인체용 레이저 용접기** : 충치치료기기, 뼈용접용 등에 사용한다.

③ **레이저 쇄석기** : 요로결석용 레이저 쇄석기 등에 사용한다.

④ **인체용 레이저 자극기** : 침구술에서 자극용, 창상치료촉진용, 종양변성용 등에 사용한다.

⑤ **감각보조용 레이저 장치** : 맹인용 레이저 지팡이, 홀로그램 안경 등에 사용한다.

⑥ **살균용 레이저 조사기** : 하수처리용 등에 사용한다.

2) 진단용 레이저

① **레이저 흐름측정법**(Laser flow microphotometry : 레이저 플로 마이크로포토머트리) : **세포형 광측정법**(Cytofluorometry : 사이토플루오메트리), **세포분류기**(Cell sorter : 셀 소럴) 등에 사용한다.

② **분광분석용** : 레이저 발광분광분석, 혈액 산소포화도 측정, 숨을 내쉬는 중 알코올 검사, 온라인(On line) 혈액성분동정 등에 사용한다.

③ **레이저 간섭계** : 청각기 진동검사, 레이저 청진기, 변형검출, 망막해상력 측정 등에 사용한다.

④ **영상처리** : 혈구판별, 세포진용 등에 사용한다.

⑤ **레이저 도플러 유속계** : 망막혈관류계, 혈류 프로필계측 등에 사용한다.

⑥ **레이저 홀로그래피** : 안전 카메라 등에 사용한다.

⑦ **레이저 도플러** : 항원-항체반응 검출용 등에 사용한다.

⑧ **조명용** : 레이저광 투과조명 등에 사용한다.

⑨ **레이저 산란** : 전자 영동도 계측, 현탁계 등에 사용한다.

⑩ 자극역치 측정기 : 통각계, 온감계 등에 사용한다.
⑪ 레이저 분광, 초음파 홀로그래피, 레이저 현미경, 안구굴절 이상 검출용 등에 사용한다.

3) 레이저의 기타 사용

① 입체시각용 홀로그래피, 인공광합성 등에 사용한다.
② 의료정보, 영상전송, 효소부활, 세포증식부활 등에 사용한다.
③ 레이저 용접(의치용 합금) 등과 레이저 구멍뚫기(봉합침) 등에 사용한다.
④ 마이크로-이레디에이터(Micro-irradiator) 등에 사용한다.
⑤ 마이크로-스티뮬레이터(Micro-stimulator) 등에 사용한다.

(4) 레이저 장비의 조건

① 소형화, 경량화이어야 한다.
② 동작제어가 간단하고 오동작을 감지하여야 한다.
③ 조사시간의 폭의 가변성이어야 한다.
④ 높은 자유도를 가지는 유연한 Mnipulator(머니퓰레이터)[47]이어야 한다.
⑤ 비접촉 진행으로 인체 절개 깊이의 측정 지시장치가 필요하다.
⑥ 조직의 기화로 인한 가스의 흡입 및 배기장치가 필요하다.

(5) 레이저메스[48]

레이저 방사 에너지를 급격하게 열로 변환시켜 물의 끓는점 이상의 온도로 순간적으로 상승되므로 조직이 절단되는 데 이용된다. 아르곤, 탄산가스 및 Nd-YAG(네오디뮴-야그) 레이저의 연속파를 주로 이용하고, 외과수술용 메스로서 활용되고 있다.

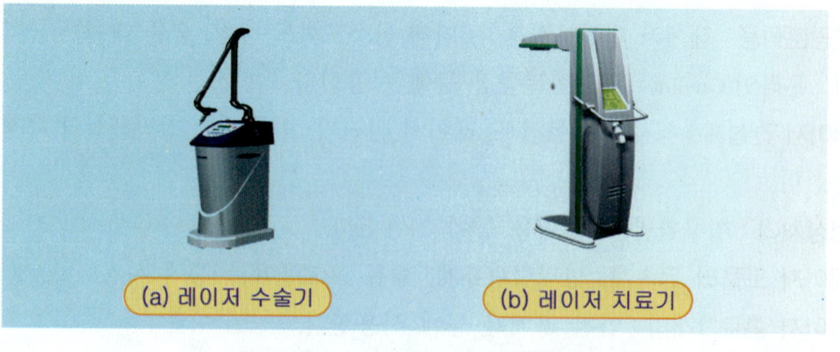

그림 4-25 • 레이저 수술기 및 치료기

47) Manipulator(머니퓰레이터) : 팔이나 손의 동작과 유사하게 움직이도록 만들어진 것이다.
48) 레이저 메스 : 레이저 광선의 열에너지를 이용한 수술용 칼이다. 보통의 수술용 칼보다 출혈 없이 더 예리하게 환부를 자를 수 있다.

레이저 빔을 극소광점에 집중시킬 수 있고, 초점이 미세하기 때문에 정상세포를 상하게 하지 않고 지혈효과도 커서 뇌 또는 내이(귀) 등 복잡한 구조의 장기수술이 가능하게 되었고 아주 작고 복잡한 외과수술은 레이저에 의해 가능하게 되었다.

위암치료에도 효과가 있을 것으로 보고 현재 연구가 진행중이다. 그 밖에 안과에서 망막내 혈전증 수술 등의 치료에도 이용된다. 그림 4-25는 레이저 수술기 및 치료기를 나타내었다.

(6) 레이저메스의 특징

① 작은 혈관이나 모세혈관은 절개되는 동시에 열에 의해 자연스럽게 응결되어 서로 밀착하게 된다. 응결되는 현상으로 자동적인 지혈작용이 일어나 출혈 없는 수술이 가능하게 되며, 수혈량도 최소로 줄일 수 있다.

② 수술 도중에 계속적인 지혈작용을 하지 않아도 되고 수술부위의 출혈을 제거하는 시간이 필요 없기 때문에 수술시간이 줄어든다.

③ 미세혈관들이 많은 장기부위는 기존의 메스로는 수술시 지혈할 수 없었기 때문에 일부 절개나 제거가 어려웠던 수술도 가능해졌다.

④ 레이저메스를 이용하면 절개에 의해 파괴되는 세포층의 두께가 매우 얇아서 회복시간이 단축되고 수술 후 통증이 줄어든다.

⑤ 환부를 응고시키면서 제거하기 때문에 자동으로 살균이 되어 감염을 막아준다.

⑥ 전기자극을 이용하는 것이므로 측정기기나 인공 심박동기 등에 전기적인 영향이 없으며 전기쇼크 등의 위험이 없다.

4. 레이저의 안전

레이저로 인한 상해는 피부와 눈으로 구분할 수 있다. 레이저 빔은 피부표면에만 일부 흡수된다. 레이저 빔이 눈의 수정체에 입사되면 망막을 태워 시력을 잃게 할 수 있다. 레이저 기기 주변에는 '레이저 위험' 등으로 쉽게 알 수 있는 표시를 하고 출력이 큰 레이저는 경보기 등을 설치해야 한다.

04 | 전기수술기

혈액은 인체를 순환하며 물질의 운반, 체온조절, 면역기능 등의 중요한 역할을 하게 된다. 혈액이 제기능을 행하기 위해서는 일정한 혈액량이 유지되어야 하는데 이를 위해 외과적인 수술시행시 인체조직의 일부를 절개하고, 수술시 출혈을 줄이거나 막기 위해 사용되는 의료기기가 전기수술기(Electrosugical Unit(ESU) : 일렉트로서지칼 유닛)이다. 현재의 외과수술에서는 절대적인 장치로서, 심전계 다음으로 많이 이용되는 의료기기이다. 전기수술기는 수술시 출혈량을 줄여서 혈액의 손실을 줄이고 시야를 확보할 뿐만 아니라 흉터도 심하게 남기지 않는다. 그러나 고전력을 이용하므로 많은 문제점을 안고 있으며 특히 화상사고에 항상 대비하여야 하므로 사용방법을 항상 잘 알고 안전에 주의하여야 한다.

1. 전기수술기의 역사

수술기 이용기술은 20세기 초에 발전되었으며. 19세기 초 프랑스의 물리학자 Becquerel (베크렐)이 전기를 이용해서 Wire Needle(와이어 니들)이 열을 내는 데모를 함으로써 처음으로 알려지게 되었다. 일찍이 이집트인들은 피를 멈추게 하는 방법으로 열을 이용하였다. 뜨겁게 데운 팁은 조직을 응고, 제거, 탈수시키는데 이용되었지만 이러한 방법은 열 효과를 제어할 수 없어서 큰 혈관을 막거나 정밀한 수술에는 이용할 수 없었다. 1891년 d' Arsonoval(드' 알소노벌)에 의해서 높은 주파수의 전류는 전기충격 없이 사람의 몸을 통과할 수 있다는 것을 발견했다. 20[kHz] 이상의 높은 주파수의 전류는 사람의 몸을 통과하여 조직 내에서 열을 만들 수 있다는 것이다. 최초로 실용적인 전기수술기를 만든 사람은

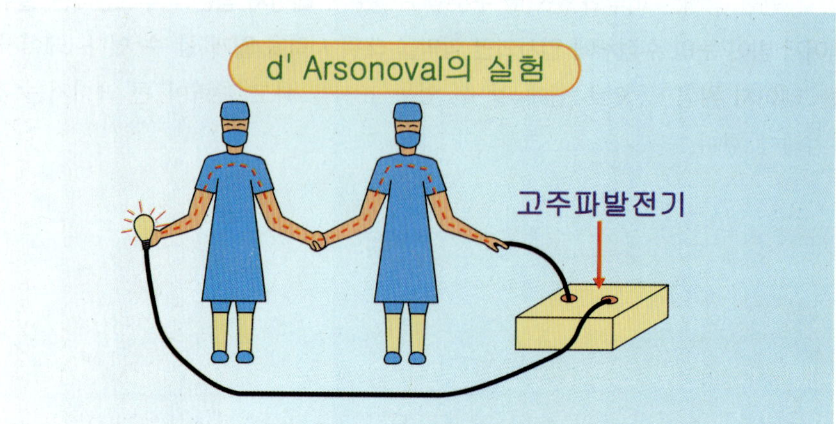

그림 4-26 • d' Arsonoval 실험

1920년 인체물리학자 William T Bovie(윌리엄 티 보비)였다. 높은 주파수를 이용하여 시술하고자 하는 인체조직의 온도를 올려 환자를 수술하였는데, 전기수술기는 피의 손실, 병균의 전염율, 조직의 손상을 줄여 외과의사가 짧은 시간에 시술을 할 수 있게 하였다. 이러한 이유로 아직도 전기수술기를 Bovie(보비)로 많이 부른다. 그림 4-26은 d' Arsonoval(드' 알소노벌) 실험을 나타내었다.

2. 전기수술기의 원리

인체는 전류에 대해 저항으로 작용한다. 만약 과다한 전류가 인체를 통해 흐른다면 그 전류의 열작용에 의해 화상, 통증, 호흡이상, 심장발작 등이 발생할 수 있다.

① 인체의 반응은 전류의 줄열 때문에 발생한다. 이러한 위험성 때문에 직류전류나 낮은 주파수의 교류전류를 인체에 흐르게 하는 것은 불가능하다. 직류전류나 낮은 주파수의 교류전류는 인체를 통과하면 고통과 충격을 줄 수 있기 때문이다. 하지만 20[kHz] 이상의 고주파 전류가 통과하면 고통도 없고 근육수축도 일어나지 않는다.

② 인체의 조직은 그 형태에 따라 저항값이나 전도율이 다양하다. 지방이나 폐가 저항이 높으며 혈액이나 근육은 저항값이 낮다. 그래서 전도율도 근육은 높고 지방은 낮으며 피부의 저항은 중간 수준이라 전도율도 중간수준이다. 표 4-13은 인체조직의 평균저항값을 나타내었다.

표 4-13 • 인체조직의 평균저항값

인체조직형태	평균저항값 [Ω]
혈액	160[Ω]
근육, 신장, 심장	200[Ω]
간, 비장	300[Ω]
뇌	700[Ω]
폐	1000[Ω]
지방	3300[Ω]

③ 고주파의 교류전류를 흘려주면 위험한 반응을 일으키는데 필요한 전류의 역치가 증가하게 되어 활동전위를 일으키지 않고도 조직을 열적 변성시킬 수 있다.

④ 고주파 이용 : 전기수술기에서는 전류를 인체 전체에 흐르게 하지 않고 표피에만 흐르게 하는 방법으로 300[kHz]~3[MHz], 1~10[kV]의 고주파 교류전류를 사용한다. 고주파 전류를 이용한 수술의 원리는 매우 간단하다. 전기수술기는 고주파 전류의 열작용에 의해 인체조직을 절개하거나 응고하는 기기이다.

⑤ 인체조직의 온도가 100[℃] 이상이 되면 세포액이 증발하고, 증발압에 의하여 세포조직이 갈라져서 절개된다. 조직의 온도가 100[℃] 이하를 유지하면 세포 물질은 엉키게 되어 응고가 된다. 이로 단백질이 변성되어 출혈이 일어나지 않는다. 고주파 전류는 넓은 표면을 가진 환자전극(대극판)으로부터 환자의 몸을 통하여 좁은 표면을 가진 활성전극으로 흐른다. 이때 활성전극의 좁은 면적을 따라 고밀도의 전류가 형성되며 일정한 값을 넘으면 열을 발생하여 응고나 절개를 할 수가 있다.

⑥ 가는 바늘(Needle electrode : 니들 일렉트로드)이나 창모양(Lancet electrode : 랜셋 일렉트로드)의 활성 전극은 매우 높은 전류밀도를 형성하고, 이에 따라 절개가 가능한 정도의 높은 온도를 조직에 가한다. 넓은 표면의 전극(Ball electrode : 볼 일렉트로드)은 상대적으로 낮은 전류밀도를 갖고 응고가 가능한 낮은 온도를 발생한다.

⑦ 고주파 전류를 사용하는 것은 고주파에서는 표피효과[49]에 의해 몸 내부의 신경이나 근육이 전기에 의한 자극을 받지 않도록 하기 위함이다. 그래서 직접 전극이 닿는 부분에만 전기수술기가 작용하는 것이며 신경이나 근육이 감지할 수 있는 최소 전류는 그 전류의 주파수에 반비례한다. 그림 4-27은 고밀도류－고주파에 의한 조직 내에서의 열전도를 나타내었다.

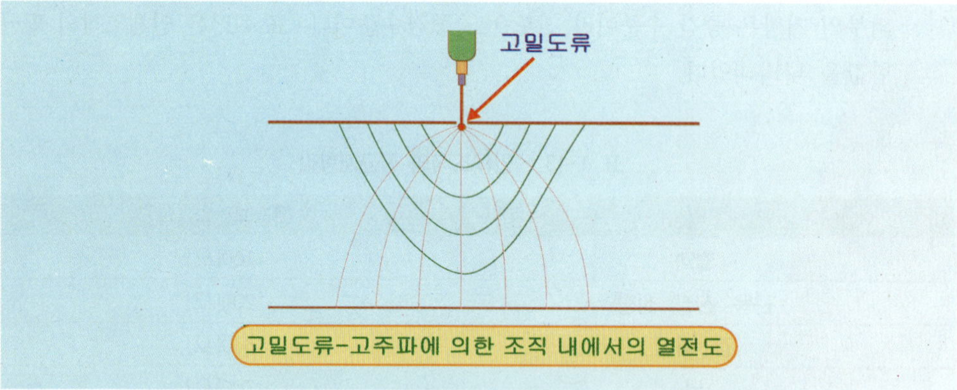

그림 4-27 • 고밀도류－고주파에 의한 조직 내에서의 열전도

3. 전기수술기의 구성

전기수술기는 보편적으로 전원회로, 발진회로, 증폭회로, 조정회로, 출력회로, 안전회로 등으로 구성되며, 기본적으로는 전기수술기 본체, 수술기 전극, 대극판이라고 부르는 3가지 요소로 구성되었다.

49) 표피효과 : 전류가 인체의 피부를 타고 흐르는 현상이다.

안전회로는 환자의 상태에 따라 적절히 출력을 제한시키는 회로이다.

㊞ 환자의 대극판이 단선될 때 환자와 의료진이 모두 부상의 위험이 있는데 이를 방지하기 위해 단선 여부를 감지 단선될 때 출력되지 않도록 작동한다.

① 전류감시법 : 대극판에 흐르는 전류를 감시하여 전류가 끊어지면 출력을 차단하는 방식이다.

② 환자감시법 : 전극이 환자의 시술부위에 접촉했을 때만 출력되는 방식이다.

(1) 전기수술기 본체

① 최대 출력 에너지는 다음과 같이 설계되어 있다.

㉠ 절개시에는 200~400[W]로 한다.

㉡ 응고시에는 100~200[W]로 한다.

㉢ 고주파 발진기는 300[kHz]~5[MHz]로 한다.

㉣ 1~10[kV]의 파형을 전극으로 전달한다.

㉤ 부하저항은 보통 200~1000[Ω](표준 500[옴])이다.

② 대극판 코드단선 경보 등의 안전검사 기구를 갖고 있는 것이 보편적이며 전기수술기는 그림 4-28과 같다.

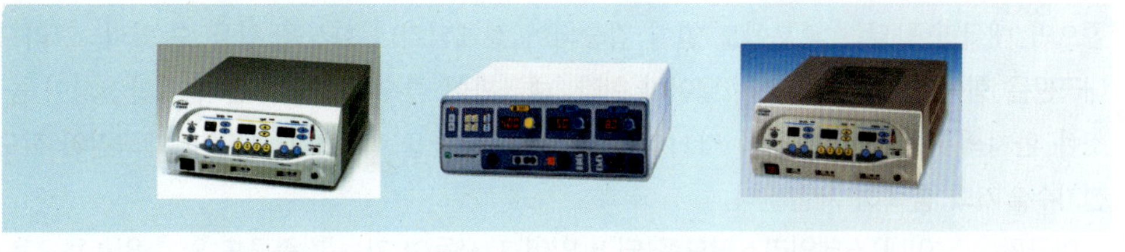

그림 4-28 • 전기수술기

③ 도선에 교류전류를 걸어 주면 도선 내부에는 표피보다 상당히 많은 자력선[50)]이 생성되어 표피 쪽으로 전류가 쉽게 흐른다. 이런 현상을 표피효과라 하고 주파수를 높일수록 표피현상은 강해진다.

④ 인체도 하나의 도체이기 때문에 적당한 주파수의 전류는 인체 내부로 흐르지 않고 피부로 흐를 수 있다.

⑤ 인체는 고주파 전류에 대하여 느낄 수 있는 최소한의 값이 높기 때문에 고주파 전류라도 감전되지 않아 고주파 전류를 에너지로 이용할 수 있는 것이다.

50) 자력선 : 자기장에 있어서 자기작용의 방향을 나타내는 곡선이다.

(2) 전기수술기 전극

전기수술기 전극(Active electrode : 액티브 일렉트로드)은 인체에 고주파 전류를 집중적으로 투입시켜 절개(Cutting : 커팅), 응고(Coagulation : 코귤레이션)작용을 할 수 있는 전극으로 능동전극이라고 부른다. 작용전극이 한 개인 단극형이 주로 이용되지만 핀셋형으로 되어 좁고 작은 부분에만 전류를 흘릴 수 있는 2극 전극이 미세수술에 이용되고 있다. 또한 그림 4-29와 같이 여러 가지 전기수술기용 도구들이 이용되고 있다.

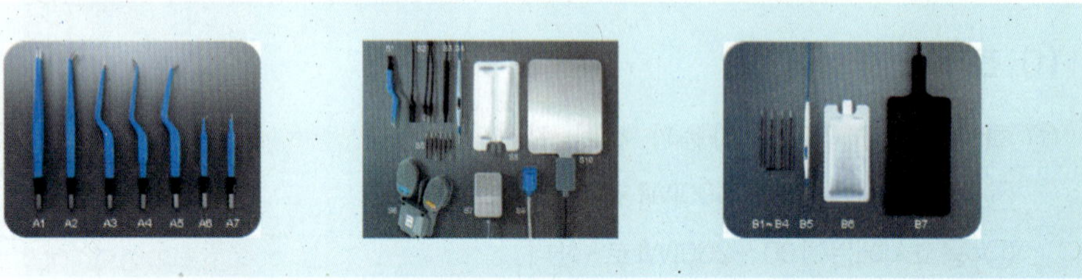

그림 4-29 • 전기수술기용 도구(S10 : 대극판)

(3) 대극판

대극판(Patient plate : 페이션트 플레이트)은 본체로 환자 플레이트라고도 부르며 고주파 전류를 안전한 형태인 낮은 전류밀도로 회수할 수 있는 면적이 큰 전극이다. 이는 체내에 흐르는 전류를 다시 본체로 돌려보내는 역할을 한다. 이 대극판이 수술시 사용하는 전극처럼 면적이 좁으면 대극판에 닿는 피부에도 열이 집중되어 절개되거나 화상을 입을 수 있다. 그러므로 대극판은 항상 인체와 접촉면이 넓어야 한다. 대극판이 클수록 전기수술기의 안전성이 높다. 소아 환자의 경우 인체면적이 작기 때문에 큰 대극판을 이용하기 어렵고 대극판이 작으면 전기수술기의 출력이 제한된다.

대극판은 납이나 스테인리스판으로 되어 있어 재사용이 가능한 종류도 있고 일회용으로 나온 종류도 있다. 대극판의 특성이나 전기수술기의 특징을 고려하여 적절한 것을 사용해야 하며, 주의사항은 다음과 같다.

① 대극판은 전류를 본체로 돌려보내주는 중요한 역할을 한다. 에너지가 한 곳에 집중되지 않도록 면적을 최대한 넓게 해야 하며 면적이 작을 경우 이용하는 에너지의 양이 제한될 수 있다. 그래서 적절한 대극판을 선택해야 하고 그에 따른 에너지를 설정하면 안전성을 높일 수 있다.

② 대극판을 부착한 부위에서 화상을 입을 수 있기 때문에 대극판을 부착할 때 주의해야 한다. 뼈가 돌출되어 있거나 인모가 많은 부분은 에너지가 집중되거나 전류가 원활하게 환류하는 것을 막을 수 있기 때문에 부착하지 않는다. 대극판은 충분한 면적이 있는

근육부에 부착하는 것이 좋다. 인모는 제거하고 부착하는 편이 좋은데 부착할 때도 수술 중 떨어지거나 움직이지 않도록 젤을 충분히 발라서 부착한다. 수술 중에 대극판의 움직임은 화상의 원인이 될 수 있기 때문이다.

4. 수술기의 분류

(1) 단극성 출력전용기

① 한 개의 활성전극(Active electrode : 액티브 일렉트로드)과 한 개의 환자전극(Patient plate : 페이션트 플레이트, Dispersive electrode : 디스퍼시브 일렉트로드), 확산전극(Neutral electrode : 뉴트럴 일렉트로드, Passive electrode : 패시브 일렉트로드, Return electrode : 리턴 일렉트로드)을 가지고 있다.

② 환자전극을 환자에게 붙이고 활성전극으로 시술한다. 그림 4-30은 단극성 출력전용기(Monopolar device : 모노폴러 디바이스)를 나타내었다.

③ 환자전극은 확산전극(Dispersive electrode : 디스퍼시브 일렉트로드), 대극판(Neutral electrode : 뉴트럴 일렉트로드, Passive electrode : 패시브 일렉트로드), 궤환전극(Return electrode : 리턴 일렉트로드)이라고도 한다.

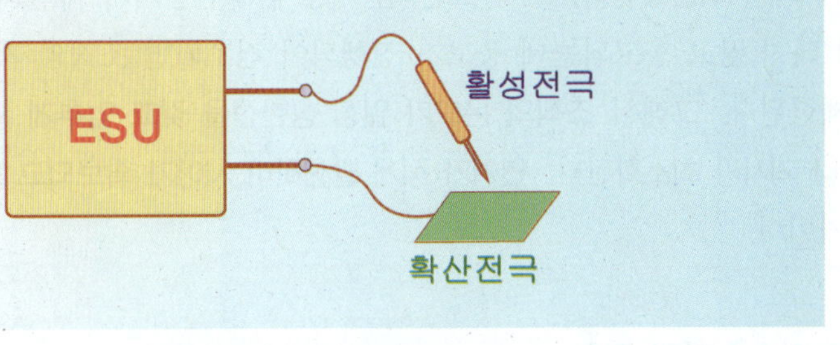

그림 4-30 • 단극성 출력전용기

(2) 양극성 출력전용기

① 대극판과 전극대신 양 전극이 절연된 핀셋 형태의 전극(Forceps : 퍼셉스)을 이용하며 한 쪽 전극에서 전류가 나와 다른 쪽 전극으로 궤환된다. 이 때 혈관이나 미세한 조직을 잡으면 고주파 전류가 양쪽 전극 사이로 도통되어, 전극 사이에 있는 조직에 열이 발생하여 응고가 일어난다. 그림 4-31은 양극성 출력전용기(Bipolar device : 바이폴러 디바이스)를 나타내었다.

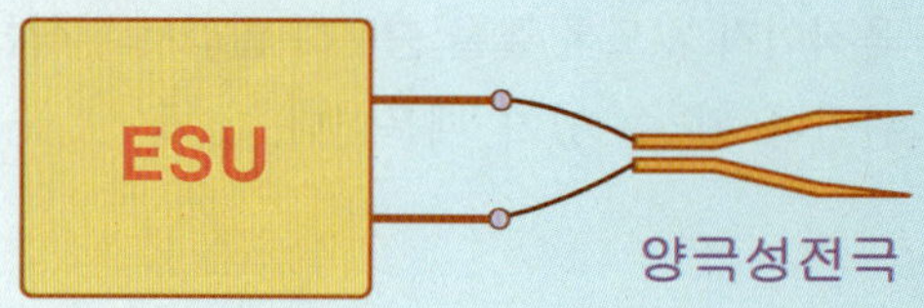

그림 4-31 • 양극성 출력전용기

② 혈관을 처치하거나 섬세한 조직이나 신경 등을 수술하는 경우와 같이 수술의 정확도를 높이고, 주변조직의 상처를 최소화하기 위해 정교한 응고를 요구하는 수술에서 사용한다.

③ 단극방식은 대극판을 통해 전류가 돌아가지만 양극방식에서는 전류를 가하는 곳과 돌아가는 곳이 같다. 단극방식에 비해 출력이 작아서 50~70[W] 정도이다.

5. 아르곤 빔 전기수술기

전기수술기의 전극 끝에서 아르곤 기체를 분사하면서 전극에 강한 전류를 흐르게 하면 아르곤(Ar) 기체가 이온화된다. 또 아르곤 빔 때문에 주변공기가 차단되는 효과가 있기 때문에 조직이 타지 않고 응고되는데 응고가 진행되어 건조되면 조직의 저항이 증가해 전류의 전달이 제한된다. 그래서 조직의 온도가 일정 상한선을 갖고 멈추게 되며 주변조직 및 혈관의 손상이나 괴사가 최소화된다. 연기가 적게 발생하며 시야가 확보되고 보다 안전한 수술이 가능한 기기이다.

6. 전기수술기의 작용

(1) 응고작용

응고작용(Coagulation action : 코아귤레이션 액션)은 전류를 짧은 시간 단속하여 흘리면 연속적으로 열은 발생하지 않으므로 증기폭발이 일어나지 않고 발생하는 고열(1000[°C] 이하)이 혈액이나 단백질을 응고시킨다. 고열로 지혈을 하며 수술시 출혈이 있는 부위에 이용하며 절개시 이용하는 전력보다 낮은 전력을 이용한다. 전력을 낮추면 절개되지 않고 조직이 타서 출혈이 멈춘다. 단 출력전압을 낮추면 지혈이 되지 않으므로 출력전압은 그대로 두고 주파수를 낮춘다. 사용하는 에너지 출력은 100~130[W] 정도이다.

(2) 절개작용

절개작용(Cutting action : 커팅 액션)은 고주파 전류는 전극에서 집중적으로 인체에 주입되어 퍼져 흐른 뒤 대극판으로 회수된다.

전극 끝은 보통 직경 1[mm] 정도 이하의 불꽃기둥 모양으로 인체에 닿아 있고 피부접촉부에서의 접촉저항은 200~1000[Ω] 정도이다. 접촉저항을 500[Ω]으로 하고 접촉 부분에 고주파 전류를 1[A] 흐르게 하면 줄의 법칙으로부터 초당 500[J]의 열량이 발생한다. 이러한 고열로 인해 세포는 순식간에 증기가 되어 날아간다. 이것을 증기폭발이라 하고, 증기폭발이 전기수술기의 절개작용을 한다. 피부의 절개보다는 불필요한 조직이나 종양 등을 절제할 때 많이 이용하는데 주변조직이 손상될 수 있으므로 정밀을 요하는 수술(뇌, 심장 등)에는 거의 사용하지 않는다. 인체 내부로 삽입해서 사용하기도 한다. 출력은 최대 300[W]이며 일반적으로 많이 사용하는 출력은 130[W] 정도이다.

(3) 혼합작용

응고파형과 절개파형의 중간적인 파형을 사용하며 조직을 절개하거나 응고시킬 때 상황에 따라 전기수술기의 작동 방식을 바꾸어 주어야 하는데 이러한 불편한 점을 개선한 것이 지혈방식이다. 전압이나 주파수를 모두 변화시킬 수 있어 조절을 어떻게 하느냐에 따라 응고 방식과 가까워지기도 하고 절개 방식과 가까워지기도 한다. 즉 상황에 맞는 최고의 상태로 전기수술기를 이용할 수 있다. 그림 4-32는 전기수술기의 원리를 나타내었다.

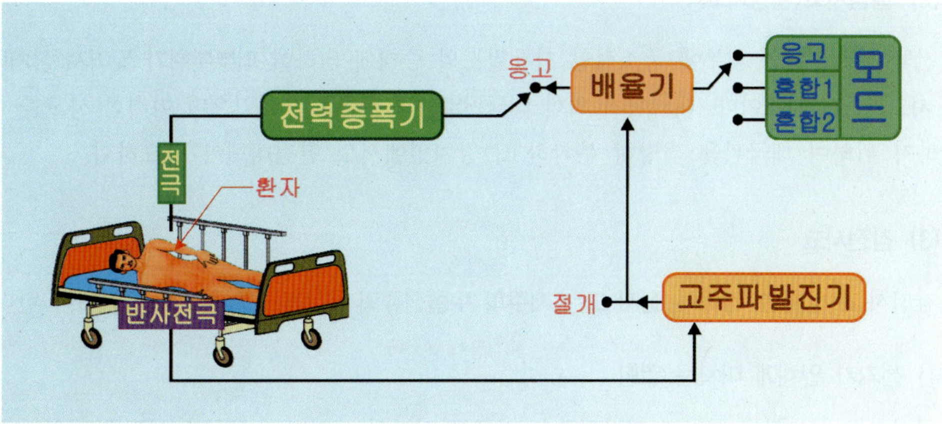

그림 4-32 • 전기수술기의 원리

제 4 장

7. 전기수술기의 점검과 안전사고와 대책

최대 출력의 확인, 출력파형의 관찰, 기기의 누설전류 점검, 대극판과 접지, 대극판과 수술대 사이의 고주파 누설전류 확인 등의 전기적인 점검이 필요하며 전용의 계측기를 이용하면 쉽게 점검할 수 있다.

(1) 화상

전기수술기로 인한 사고 중에서 화상(Burn : 번) 사고가 발생하기 쉽다. 특히 상대가 마취상태에 있는 환자이기 때문에 피해가 의외로 커지는 수가 있으므로 각별한 주의가 필요하다. 화상사고는 대극판을 부착한 부분에서 일어나는 것과 대극판 이외에서 일어나는 것의 두 가지로 나눈다.

① 대극판 부위에서의 화상 : 수술 후 대극판을 붙인 부위의 환자 피부에 발적이나 수포 등의 열상이 발견되는 수가 있다. 이것은 수술 중에 대극판의 일부에 고주파 전류가 집중되었다는 것을 의미한다. 전류가 집중되면 열이 발생하고 화상에 이르게 된다.

② 대극판 이외에서의 화상 : 대극판을 통해 본체로 환류되어야 할 고주파 전류가 정상 루트 이외의 루트를 통하여 본체로 환류할 때 발생한다.

- 대책 : 대극판으로 환류되는 통로를 잘 정리하여 환류를 쉽게 하고 대극판 이외의 통로, 즉 고주파 분류경로를 없애도록 한다.

(2) 열상사고(열창사고)

전극 접촉부위와 피부에 국소적인 전류밀도의 증대에 의하여 피부부위가 찢어져 상처나는 사고가 열상사고이다. 대극판에 의한 대극판열상과 분류열상이 있으며 이러한 사고를 예방하기 위하여 대극판을 적당히 부착하고, 장치면에서도 안전대책이 필요하다.

(3) 감전사고

감전사고 방지를 위하여 접지 또는 저주파 누설전류의 유무를 정기적으로 점검해야 한다.

1) 전기가 인체에 미치는 영향

전기수술기는 인체 조직에 직접적으로 전류를 인가하는 기기로 특히 누설전류에 의해 환자가 전기충격을 받거나 심지어 사망에 이를 수도 있으므로 사용에 세심한 주의가 필요하다. 전류는 몸의 한 점으로 들어가서 다른 한 점으로 나오며 전류가 몸을 흐를 때 세 가지의 일반적인 현상이 일어난다.

표 4-14는 인체의 전류량 및 인체의 영향을 나타내었다.

표 4-14 • 인체의 전류량 및 인체의 영향

전 류 량	인체에 나타나는 증상
~1[mA]	약간 짜릿한 감을 느낀다.
~5[mA]	통증을 느낀다(근육의 자제 가능)
~10[mA]	자제할 수 없는 고통을 받는다.
~20[mA]	근육이 수축되고 움직일 수 없는 상태(근육에 경련현상)이다.
~50[mA]	근육이 경직되고 호흡이 곤란(위험한 상태)하다. (심장의 고동이 불규칙하고 혈압상승)
~100[mA]	치명적인 장애 또는 사망에 이른다.
100[mA] 이상	순간적으로 치사한다.

※상용전원(50[Hz]/60[Hz])에 대한 것임.
1[mA]는 1[A]의 1000분의 1에 해당하는 전류이다.
상기와 같은 위험을 제거하기 위해 국제규격에 누설전류 허용치가 제시되어 있으며 장비는 제조시 이를 만족하여야 한다.

① 조직저항에 의한 열을 발생한다.
② 신경과 근육의 경련을 일으킨다.
③ 전기적 화상을 입는다.

2) 조직에 대한 전기효과

낮은 주파수의 전류가 사람을 통과하면 고통과 충격을 주지만 20[kHz] 이상의 주파수 전류가 통과하면 고통과 근육축소는 없다. 이러한 높은 주파수(고주파) 전류는 조직 내에서 열을 발생시킨다. 실제로는 300[kHz] 이상의 주파수가 이용되는데 그 이유는 전극을 인체 조직에 접촉할 때 발생할 수 있는 Spark(스파크)로 인해 저주파 전류가 발생되는 현상을 최소화하기 위함이다.

3) 전기충격의 종류

① 매크로쇼크(Macroshocks) 몸 전체에 감전되는 경우 : 건조한 피부의 높은 저항은 사람이 감전되었을 때에 심장마비의 위험성을 감소시킨다. 건조한 피부의 1[cm]당 저항값은 15[kΩ]~1[MΩ]이다. 사지내의 내부저항은 약 200[Ω], 몸전체 내부저항 100[Ω], 두 사지 간에 내부저항은 약 500[Ω]이다. 의료행위에 있어서 피부의 저항을 줄이는 것은 전류 흐름을 증가시켜 전기감전을 용이하게 만든다.

㉮ 전극을 피부에 접촉하지 않고 인체 내부에 삽입하였을 경우 정맥용 Catheter(카테터) 내부 온도 Sensor(센서) 등은 Macroshock(매크로쇼크)를 일으킬 가능성이 많아진다.

제 4 장

② **마이크로쇼크**(Microshocks) **심장에 감전되는 경우** : Microshocks(마이크로쇼크)의 경우에는 20[μA]에서 **심장마비 증세**를 일으킨다. 성인남자의 경우 80~600[μA]의 전류가 **심장용** Catheter(카테터) 를 통하여 심장에 전달되면 심장마비 증세를 일으킬 수 있다. **일반적으로** 10[μA]**까지는 안전**하다. 그러므로 이러한 누전의 전기쇼크가 발생해 환자의 생명이 위험해질 수 있으므로 **본체는 항상 접지**시켜야 한다(본래 자체에 누전되지 않게 만들어야 하며 누전이 되더라도 안전하게 땅으로 흐를 수 있게 되어야 한다)

(4) 안전 모니터 회로

환자에게 부착되어 있는 대극판의 도선이 끊어져서 전류가 흐르지 않게 되는 경우 환자는 화상을 입을 수 있고, **환자에게 접촉 중인 의료진은 고주파 쇼크**(Shock)를 입을 수 있다. 이러한 사고를 예방하기 위해 **환자 대극판의 단선 여부를 검출**할 수 있는 회로를 설치하는데 이러한 회로를 **안전 모니터 회로**라고 하며 단선시에는 출력이 되지 않게 한다.

안전 모니터 회로의 종류에는 **전류감시법**과 **환자감시법**이 있다.

① **전류감시법**(Current sentry : 커런트 센트리) : **2개의 선을 대극판의 다른 위치에 연결하고 두 도선에 전류를 인가한 후 이 전류를 관찰하는 방법**으로 두 선 중 한 선이 끊어지면 감지회로가 동작하여 경보등이 켜지며 **고주파 신호를 끊어서 출력이 나가지 않게** 된다.

② **환자감시법**(Patient sentry : 페이션트 센트리) : **대극판과 수술전극 사이에 인체를 통하면서 전류 루프**(Loop)**가 형성되어 미세한 직류전류가 흘러야만 출력이 나오게 하는 방식**이다. 대극판의 코드(Code)가 한 개의 선이어도 수술전극이 환자의 피부에 접촉되어야만 출력이 나오게 하는 방식이므로 **의료시술자의 쇼크**(Shock) **사고를 예방**할 수 있다.

(5) 폭발사고

전기수술기를 이용하면 **전극에서 불꽃이 일어나므로 인화성 마취가스, 산소 등 가연기체의 농도가 높은 환경에서 사용시 화재가 발생하거나 폭발사고**가 나지 않게 조심해서 사용해야 한다.

(6) 잡음장해

전기수술기는 **인체에 대전류를 흐르게 하고 수백**[W]의 고주파 발진기이므로 주변의 디지털 기기 등의 측정기에 **잡음장해**를 일으켜 정확한 정보를 얻을 수 없게 한다. 이러한 장해의 종류는 **심전도 및 혈압에 장해가 오는 모니터 장해와 인공심박조율기**(Pacemaker : 페이스메이커) **장해가 일반적**이다. 이렇게 영향을 받을 수 있는 기기에는 **필터를 장착해 피해**를 줄인다.

8. 대지접지시 주의사항

대지접지(Earth : 어스)는 장비에 잔류하고 있는 전류를 대지로 흐르게 함으로써 환자나 의료진을 누설전류의 위험으로부터 안전하게 할 수 있다.

① 누설전류 : 인접한 절연체간의 전위차에 의해 흐르는 의도되지 않은 미소전류이다(통상 [μA]). 누설전류의 중요한 요소는 전기장치 내의 모든 도체에서부터 샷시(Chassis)나 환자에 흐르는 전류이다. 샷시에 흐르는 전류는 접지가 잘 되어 있을수록 안전하게 대지로 흐른다. 만약 접지선이 끊어진 경우 샷시에 잔류한 전류가 환자를 통해 흐를 수 있어 의료진이 전기충격을 받을 수 있다.

② 접지공사 : 대지접지(Earth : 어스)공사는 콘센트의 중성선을 금속판, 또는 뾰족한 금속막대에 연결하여 땅 속에 묻는 것을 말한다. 그림 4-33은 접지공사를 나타내었다. 보통 병원 접지는 1종 접지공사로 되어 있다(1종 접지저항값은 10[Ω] 이하).

㉠ 대지접지(Earth)가 잘된 경우 : 장비에 공급된 전류의 누설전류가 대지접지(Earth : 어스) 단자를 통하여 대지로 빠져나감으로써 사람이 장비에 접촉하더라도 전기의 흐름을 전혀 느낄 수 없어 안전하다.

㉡ 대지접지(Earth)가 잘못된 경우 : 장비에 공급된 전류의 누설전류가 장비에 존재하다가 사람이 접촉하게 되면 사람을 통하여 전류가 흐르므로 사람은 전기가 통하는 것을 느끼거나 심한 경우 화상을 입거나 사망할 수 있다.

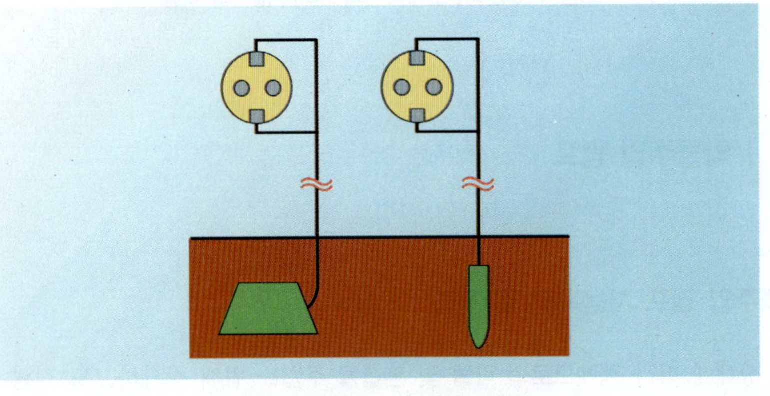

그림 4-33 • 접지공사

③ 수술실에서의 전기수술기의 이용 : 수술실에서 전기수술기를 사용할 경우 다음 사항을 반드시 주의하여야 한다.

㉠ 수술실 내의 모든 장비는 대지와 접지되어야 한다.

㉡ 전기수술기의 Patient Plate(패이션트 플레이트)는 넓은 면적이 환자에 닿도록 정확

하게 부착되어야 한다.

㉢ 전기수술기는 의도적으로 고주파를 방사하는 기기로 이 고주파에 의해 수술실 내의 다른 장비에 영향을 미칠 수 있으므로 주의하여야 한다. 환자감시장치(ECG monitor : 이시지 모니터)를 이용할 경우 Monitor(모니터) 전극은 수술기 전극으로부터 최소 150[mm]이상 떨어져야 하며 오동작 방지를 위해 고주파 전류제한 장치가 내장되어야 한다. 그림 4-34는 수술실에서의 전기수술기를 사용하여 수술한다.

㉣ 건전지(Battery : 배터리)로 작동하는 장비의 환자에게 접촉되는 부분은 절연되어 있어야 한다(심장 전기충격기(Defibrillator : 디파이브릴레이터).

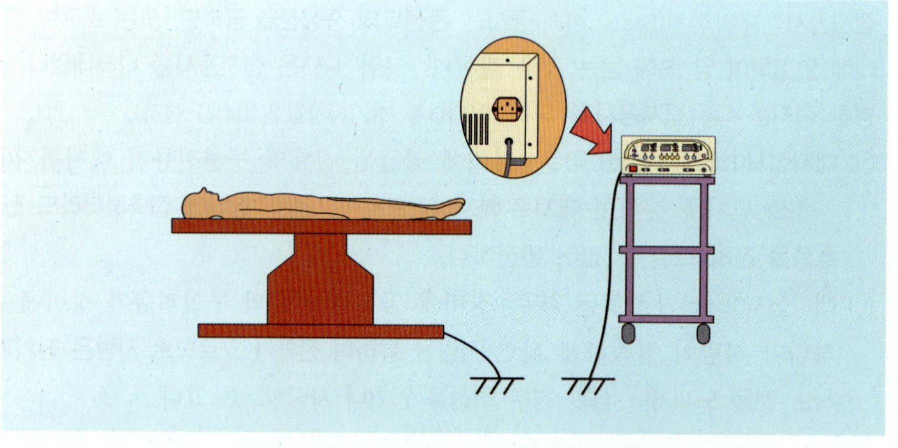

그림 4-34 • 수술실에서의 전기수술기의 사용

05 | 약물주입 펌프

1. 약물주입 펌프 사용목적 및 용도

환자의 상태에 따라 정맥으로의 약물 및 혼합물 주입을 위해 정확하고도 정량 주입을 위한 제어가 필요하다. 약물주입 펌프(Infusion pump : 인퓨전펌프)는 환자에게 정해진 수액량을 일정하게 주입시켜 주는 기기이다.

또한 각종 알람기능에 공기가 있음(Air-In-Line : 에어 인 라인), 막힘(Occlusion : 오클루전), 완료(Complete : 컴플리트), 배터리 부족(Low battery : 로 배터리), 문열림(Door open : 도어 오픈)을 갖추고 있어서 쉽게 수액 주입의 상태를 알 수 있다.

일반적으로 약물주입 펌프는 **피스톤타입**(Piston pump : 피스톤펌프)[51]의 펌프나 **연동펌프**(Peristaltic pump : 페리스털틱 펌프)[52] 작용에 의해 주입량을 가변할 수 있다. **부피측정형 수액펌프**들은 주입 약물의 부피로 제어되며 약물의 주입을 안전하고 정확하게 할 수 있어야 한다. **인퓨전펌프**(Infusion pump)는 병원, 가정의 일반적인 환경에서 사용할 수 있다. 또 내부 충전기가 장착되어 병원 내에서 환자의 이동 및 구급차에 의한 이동중에도 사용할 수 있다.

2. 약물주입 펌프의 동작원리 및 조건

제 4 장

프레세니우스에 의해 최초로 제조된 주입 펌프는 **환자의 순환계로 치료약물 또는 영양소 등을 인체로 주입**하는데, **일반적으로 피하, 정맥, 동맥, 그리고 경막으로 약물을 정확하게 투입하기 위해 사용**되며, Infusion pump(인퓨전펌프)는 Micro controller(마이크로 컨트롤러)에 의해 작동되므로 **의료진이 원하는 수액량을 환자에게 주입**할 수 있다.

① **인퓨전펌프**는 **시간당 0.1[mL] 정도의 작은 양의 약물도 투입**할 수 있다. 인젝션 형태의 인퓨전펌프는 **무통증을 위해 환자가 제어하는 시간마다 약물주입이 가능**하기도하고 또는 **일정시간동안 정량의 약물주입을 위해 볼륨제어가 가능**하기도 한다.

② **인퓨전펌프**는 주입의 유형에 따른 기능설정은 **사용자 인터페이스로서 임상관리자 또는 간호사에 의해 설정**할 수 있으며, **연속주입은 프로그램에 의해 작은 펄스 형태로 한번 주입량이 20[nL]에서 100[μL] 사이**에서 정할 수 있다.

③ **간헐적 주입**의 경우 연속 주입시 보다 많은 양을 주입할 수 있는데 간헐적인 주입을 위한 **주입타이밍은 프로그램에 의해 설정**이 가능하다.

④ 인퓨전펌프 중 **볼륨펌프**는 환자들에게 영양분 공급, 인슐린과 같은 호르몬 공급, 또는 통증 제어를 위한 약들을 주입하게 되며, 이식형 또는 병원 등에서 사용되도록 제품화 되어 있다. 이들 **볼륨펌프**들은 **연동펌프의 변형으로 약물주입 통로인 실리콘형 고무관을 압축한 롤러가 이용되기도 하며, 손가락으로 누르는 형태의 롤러**가 사용되기도 한다.

⑤ 수액펌프에 사용되는 소형펌프들은 컴퓨터에 의해 제어되고 있다. **혈관의 압력은 81[bf/in^2](55[kPa])보다 작고 피하 압력은 181[bf/in^2](125[kPa]) 정도이기에 약물투입백의**

---

51) 피스톤펌프

① **교환형 피스톤펌프** : 유체의 고정 볼륨을 갖는 원통 속을 선택된 비율로 움직이는 피스톤이 유체의 흐름을 밀어내는 방식이다.

② **횡격막형 피스톤펌프** : 유연성 있는 고무 횡격막과 밸브들로 이루어져 있다.

52) 연동펌프

① **선형 연동펌프** : 순차적으로 동작하는 핑거타입의 선형펌프를 이용하여 I.V관재료를 압축하여 유체의 흐름을 앞으로 밀어내는 방식이다.

② **회전형 연동펌프** : 회전형 롤러가 장착되어 I.V관재료를 환자 방향으로 회전하면서 압축하여 유체의 흐름을 밀어내는 방식이다. 롤러의 속도를 변화시킴으로써 주입량을 변화시키게 된다.

높은 압력은 약물주입시 혈관을 압박하므로 주의를 해야 한다.

⑥ 흐름제한 장치는 압력백, 혈관 등의 압력 차이에 따른 약물주입 조절을 위해 주입 시스템의 기압을 일정하게 유지하기 위한 기능을 담당한다.

㉠ 공기정화필터 : 환자의 정맥 속으로 유입되는 공기를 제거하기 위한 안전장치이다. 통상 인체 무게에서 1[kg]당 0.55[cm^3] 정도의 공기는 인체에 해가 되기에 충분한 양으로 추정된다. 이들 작은 공기입자들은 동맥에서 해를 끼칠 수 있으며, 통상 이들 공기입자들은 정맥에서 심장을 통해 폐에서 체외로 분리 배출되기도 한다.

㉡ 공기정화필터 장치 : 얇은 막으로 구성되어 있어 공기입자를 발산한다. 혈액 내에 큰 기포가 있으면 출혈이 발생하기도 하며, 소형의 주입 펌프들은 삼투압을 사용하여 제거하기도 한다.

⑦ 일반적으로 표준 Ⅳ세트(15,20[drops/mL])에서부터 미세 약품방울 Ⅳ세트(60[drops/mL]) 구동가능, 주입량 세팅 범위 1[mL/h]~999.9[mL/h] 정도, 정확성 ±5[%]이내 0.1[mL/h] 내외이다. 일반적인 사용 온도 조건은 5~40[℃] 정도이며, 상대습도는 ≤ 90[%] 유지가 일반적이다.

⑧ 폐쇄 압력은 40[kPa]~140[kPa]이며, 8가지 폐쇄 감성 경보, 전원장치로는 100[V]~240[V], 50[Hz]/60[Hz]이며, 내부전지는 재충전된 Ni-H전지, DC12[V], 2000[mAh](이때 부하시간 ≥ 5[h])이다.

⑨ Infusion Pump(인퓨전펌프)는 차단(Isolation : 아이설레이션) 시스템을 갖추고 있어 전원이 차단되어 있으나, 예상 외의 고장으로 장비 본체에서 감전이 있을 경우에는 위험하니 사용을 중단한다.

3. 기계적 펌프

약물투입속도를 정확하게 조절하기 위해 스텝모터를 사용한 피스톤펌프, 롤러펌프와 같은 연동펌프 이전의 정맥투입장치를 그대로 사용할 수 있는 피아노 건반형의 펌프 등을 사용한다. 이와 같이 기계적으로 약물투입속도를 제어하는 것을 기계적 펌프라고 하며 그 실제사진은 그림 4-35와 같다.

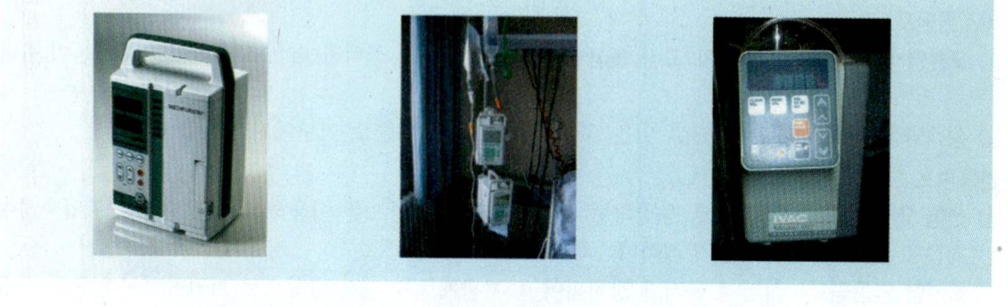

그림 4-35 • 약물주입 펌프(기계적 펌프, 이동형 펌프)

4. 이동형 약물투입장치와 이식형 약물투입장치

체외에 부착하고 다닐 수 있을 정도로 작은 **이동형**(Ambulatory : 앰뷸래터리) **투입장치**와 체내에 이식되어 고농도의 약물이 정해진 속도로 투입하게 하는 **이식형**(Implantable : 임플랜터블) **투입장치**도 있다.

단점 : 이식형은 정기적으로 약물을 충전시켜 주어야 한다.

5. 부피제어기

중력에 의하여 투입되는 약물의 양을 정확하게 항상 제어하는 장치이다. **부피제어기**(Volumetric controller : 볼류메트릭 컨트롤러)는 정맥 투입기에 단위시간당 떨어지는 **약물의 방울수를 제어**하는 **점적실**이 있어 투입되는 약물의 부피를 조절한다. 간단한 제어기로서 **발광다이오드**(LED)**와 광검출기**(Photodetector : 포토디텍터)를 통하여 방울수를 검출하여 **약물병과 점적실 사이의 밸브를 제어**한다.

06 | 전기자극장치

1. 전기자극장치의 정의

전기자극치료란 **인체에 전류를 직접 흐르게 함으로써 유용한 생리적 반응을 유발시켜 질병을 치료하는 모든 방법을 전기치료라고** 할 수 있다.

① **의료용으로는 평류전기, 감응전기, 교류전기**의 세 가지가 쓰인다.

㉠ **평류전기** : 직류전기와 같은 종류로서 **건전지나 축전지 등을 이용**하거나, 콘덴서에 축전시켜 일정한 전압을 유지하여 소정의 전류를 가진 전기를 일정한 방향으로 흘리는 것이다. 이른바 **단형파로서 치료용일 때는 4.5~45[V], 0.1~10[mA]의 전류가 신경이나 근육에 흐른**다. **양극은 지각, 운동신경의 흥분을 가라앉히는 데에 효과가 있고, 진동, 신경의 목적으로 쓰이며, 음극은 마비된 부위를 자극하므로 신경마비 등에 사용된다.**

㉡ **감응전기** : 감응코일을 써서 전력의 경우와 같이 **전류를 빨리 단속시키면서 변화있는 전류**를 통하게 하는 것이며, **단속적인 고주파인 2~10[mA]를 치료용**으로 쓴다.

㉢ **교류전기** : **저주파 전류, 중주파 전류, 고주파 전류**가 포함되어 의료에 이용되고 있다.

② 오늘날의 전기치료는 다양한 형태의 전류를 사용하여 치료에 이용하고 있는데 이는 **인체 전기자극치료, 기능적 전기자극, 고압맥동전류 등을 이용하여 신경근자극, 통증치료, 근육재교육, 근력강화 혈액순환촉진, 상처치유촉진, 부종완화, 경련완화, 관절가동역 증가 등 다양한 분야에 활용**되고 있다.

(1) 전류흐름에 따른 분류

① **직류전류**(Direct Current(DC) : 다이렉트 커런트) : **전자의 흐름이 변하지 않고 계속 한 방향으로 흐르며 전류의 크기도 항상 일정한 전류**이다. 임상적 목적에 따라 **의용평류치료, 이온도입치료에 사용하는 연속 직류전류**(Continuous Direct Current(CDC) : 컨티뉴스 다이렉트 커런트)와 **탈신경근의 전기자극치료**(Electric Stimulation Therapy(EST) : 일렉트릭 스티뮬레이션 테라피), **전기진단에 사용하는 단속직류전류**(Interrupted Direct Current(IDC) : 인터럽티드 다이렉트 커런트)로 나뉜다.

② **교류전류**(Alternating Current(AC) : 얼터네이팅 커런트) : **전자의 흐르는 방향과 전류의 크기가 일정한 주기에 따라 연속적으로 바뀌는 전류**이다. 교류전류는 그 특성에 따라 **정현파 전류**(Sinusoidal current : 시너소덜 커런트), **감응전류**(Faradic current : 패러딕 커런트), **가시전류**(Spike current : 스파이크 커런트), **간섭전류**(Interferential current : 인터페런티얼 커런트), **러시안 전류**(Russian current : 러시안 커런트), **고주파 전류** 등으로 나뉜다.

(2) 주파수에 따른 분류

① **저주파 전류**(Low frequency current : 로우 프리퀀시 커런트) : **주파수가 1[Hz]~1[kHz]까지의 전류**를 말하며 **전기자극치료**(Electrical Stimulation Therapy(EST) : 일렉티컬 스티뮬레이션 테라피), **기능적 전기자극치료**(Functional Electrical Stimulation(FES) : 펑셔널 일렉트리컬 스티뮬레이션), **경피신경 전기자극치료,**(Transcutaneous Electrical Nerve Simulation(TENS) : 트랜스큐태니어스 일렉트리컬 너브 스티뮬레이션) 등에 이용한다.

② **중주파 전류**(Middle frequency current : 미들 프리퀀시 커런트) : **주파수가 1[kHz] 이상~10[kHz]까지의 전류**를 말하며 **간섭전류치료**(ICT), **러시안 전류치료**(Russian stimulation : 러시안 스티뮬레이션) 등에 사용한다.

③ **고주파 전류**(High frequency current : 하이 프리퀀시 커런트) : **주파수가 100[kHz] 이상인 전류**를 말하며 **심부열치료**(Medical diathermy : 메디컬 다이아써미)에 사용하는데 Shortwave(숏웨이브)의 주파수는 10~100[MHz]이며, Microwave(마이크로웨이브)의 주파수는 300~3000[MHz] 정도이다.

(3) 전압 또는 전류의 크기에 의한 분류

① **저전압 전류**(Low voltage current : 로우 볼티지 커런트) : **전압이 100[V] 이하인 전류를 저전압 전류라고** 하며 **직류전류**(Direct Current(DC) : 다이렉트 커런트), **저주파 전류**(Low Frequency Current(LFC) : 로우 프리퀀시 커런트), **중주파 전류**(Middle Frequency Current(MFC) : 미들 프리퀀시 커런트)가 있다.

② **고전압 전류**(High voltage current : 하이 볼티지 커런트) : **전압이 수백 [V] 이상인 전원으로부터 발생한 전류로 고전압 맥동전류**(High Voltage Pulsed Galvanic Current(HVPC) : 하이 볼티지 펄스드 갈바닉 커런트), **고주파 전류**(High Frequency Current(HFC) : 하이 프리퀀시 커런트) 등이 있다.

(4) 전류강도에 의한 분류

① **미세전류**(Micro amperage current : 마이크로 앰피리지 커런트) : **전류강도가 1[mA](1000[μA]) 이하**이다.

② **저전류**(Low amperage current : 로우 앰피리지 커런트) : **전류강도가 1~30[mA]**이다.

③ **고전류**(High amperage current : 하이 앰피리지 커런트) : **전류강도가 500~2000[mA]**이다.

(5) 열의 전달방법에 의한 분류

① **전도**(Conduction : 컨덕션) : 초욕, 온습포, 회전욕 등이다.

② **대류**(Convection : 컨벡션) : 증기욕, 사우나탕 등이다.

③ **복사**(Radiation : 라디에이션) : 열등, 적외선 등이다.

2. 전기자극장치의 특성

전기진단 및 전기치료 장비들은 전기자극기와 자극용 전극을 사용하여 인체조직에 전기흐름을 유발한다. 여러 가지 구성요소들은 일반적으로 전기자극기로 사용되어 전기진단 및 전기치료 장비로 적용된다. 이러한 것들은 **신호발생기와 전기자극 조절용 회로로 구성되어 있**다. **흥분된 조직의 생리학적인 특성이 특정부분에 치료적 적용을 위해 자극매개변수를 선택한**다. **진폭과 주파수가 같은 전기적 자극변수들은 흥분된 조직들이 활성화될 수 있도록 적절하게 선택한**다.

3. 전기자극장치의 구성

치료용 전기자극은 전원장치로부터 직류나 교류전원을 신호발생기에 공급함으로써 생성된다. 이러한 **신호발생기는 기본적으로 전원공급회로, 발진회로, 출력증폭회로로 구성되어 있**다.

전기 치료자극기들은 전원공급장치에 의한 자극과는 다르다. 따라서 **변압기, 정류기, 여과기, 조절기로 구성된 장치들을 이용**해서 **전원공급장치에 의해 제공된 전류를 치료용**으로 우리 몸에 유익하도록 변환시켜야 한다.

(1) 신호발생기

① 신호발생기의 전원공급

㉠ **변압기** : 전류공급으로부터 전자유도 현상을 통하여 제공된 교류전류를 승압이나 강압하여 사용하는 장치이다. 이는 전원공급에 의하여 제공된 전압을 **변압기로 인체조직에 효과적이고 안전한 자극을 위하여 적절한 수준으로 변환**시켜 준다.

㉡ **정류기** : 주기적으로 **양과 음 두 가지 방향으로 변화하는 교류전류**를 한 가지 방향만 갖는 **직류전류로 변환시키는 장치**로서 전원이 공급된 교류파형을 직류파형으로 변환하여 이온도입에 적용하거나 **단상파형으로 변환하여 전기적으로 말초신경 섬유가 활성화**되게 한다.

㉢ **여과기** : 특정 교류주파수를 차단함으로써 다른 교류주파수를 통과시켜 **전기자극을 발생하도록 하는 장치**이다.

㉣ **조절기** : 전류가 지속적으로 흐르게 하여 **전류의 흐름이 일정**하게 유지되도록 조절하는 장치이다.

② **신호발생기의 발진기 회로** : 치료적 회로의 주파수 특성을 조절할 수 있는 역할을 함으로써 **주파수, 전동시간, 순환주기, 상승 및 붕괴시간 등을 조절**할 수 있게 된다.

③ **신호발생기의 증폭기의 출력회로** : 입력신호의 에너지를 증가시켜 **출력 측에 큰 에너지의 변화로 출력**하는 장치로서 **반파의 전류, 전압 등의 강도를 최종적으로 조절, 증폭**시킨다. 특정범위 안에서의 전극에서 조직의 임피던스 변화는 고려하지 않는다.

4. 전기자극 치료기의 형태

치료 또는 진단을 위한 전기자극 치료기들은 외부전원의 종류와 환자에게 제공되는 **전기신호의 형태, 치료적 또는 진단의 목적**에 따라 형태가 다르다.

① **정전류**(Constant current stimulator)와 **정전압 자극기**(Constant voltage stimulator) **치료용으로 사용되기 위해서는 정전압 자극기보다는 정전류 자극기가 더 바람직**하다. 이는 **정전류에 의한 자극을 이용할 경우 인체조직을 통과할 때 임피던스에 일어나는 변화에 의해서 전류의 흐름이 영향을 받지 않고 일정하게 유지**되기 때문이다.

㉠ **정전류 자극기**(Constant current stimulator : 콘스탄트 커런트 스티뮬레이터) : 특정한

표 4-15 • 정전류와 정전압의 저항변화

저항변화		정전류 자극기	정전압 자극기
저항감소	전류	고정	증가
	전압	감소	고정
	전력	감소	증가
저항증가	전류	고정	감소
	전압	증가	고정
	전력	증가	감소

범위에 한해서 조직의 임피던스와 무관하게 **전류가 동일한 진폭으로 흐르도록 하는 장치**이다.

ⓛ **정전압 자극기**(Constant voltage stimulator : 콘스탄트 볼티지 스티뮬레이터) : 특정 조직의 임피던스의 범위에 한해서 무관하게 **전압이 일정하게 유지되어 공급하는 장치**이다. 표 4-15는 정전류와 정전압의 저항변화를 나타내었다.

② **휴대용**(직류) 전원 자극기와 **코드 전선**(교류) 전원용 자극기

㉠ **휴대용 자극기** : 치료목적의 자극기들은 **낮은 전력이 요구되기 때문에 전원으로 건전지를 이용하여 환자가 움직일 때 사용**하기 유용하다. 그러나 전원용량이 작기 때문에 수시로 건전지를 교체해야 한다.

ⓛ **전선용 자극기** : 가정에서 쓰이는 전기(교류)를 전원으로 이용하며, 코드 전선전원용 자극기는 **출력이 일정하며 흔히 전기진단용 장치에 많이 사용**된다.

5. 전기자극장치의 종류

(1) 경피전기신경자극

경피전기신경자극(Transcutaneous Electrical Nerve Stimulation(TENS) : 트랜스커터니어스 일렉트리컬 너브 스티뮤레이션)은 **표면전극**(Surface electrode : 서피스 일렉트로드)을 검사자의 피부에 밀착시키고, 경피전기신경자극기를 이용하여 자극을 주면 **통증이 말초신경에서 척추신경으로 전달되지 못하게 하는 것**으로 많은 통증을 완화시킬 수 있다(그림 4-36).

① 경피전기신경자극의 종류 및 유형

㉠ **고빈도-저강도**(Conventional : 컨벤셔널) : 흔히 사용하는 치료방법으로 75~125[pps] 혹은 **80~120[pps]의 높은 맥동빈도**를 이용한다. 비교적 **진통유발이 빠르게 나타나지만 진통지속시간이 짧은** 편이며, 주로 **급성통증 치료**에 많이 사용한다.

ⓛ **고빈도-고강도**(Brief intense : 브리프 인텐스) : **전기자극을 150[pps] 이상의 높은 맥**

동빈도를 이용하고 맥동기간은 200[μs] 이상으로 하며 견딜수 있는 범위 내에서 근수축이 일어나도록 매우 강한 강도로 자극한다. 비교적 진통유발이 빠르게 나타나지만 진통지속시간이 짧다. 통증을 매우 빠르게 제거할 목적으로 사용한다.

㉢ 저빈도-고강도(Acupuncture-Like : 애큐펑크처-라이크) : 전기자극을 10~20[pps] 이하 대개는 1~4[pps]의 낮은 강도로 자극한다. 주로 심부통증 및 만성통증을 치료하는데 이용되며 비교적 진통유발은 느리지만 진통지속시간은 길다.

② 경피전기신경자극의 치료적 효과

㉠ 전기적으로 감각신경을 자극하여 통증을 제거하고 감각을 조절한다.

㉡ 약간의 미열효과와 마사지 효과가 있으며, 근경축 완화의 효과가 있다.

③ 경피전기신경자극의 효과

㉠ 통증을 동반하는 근골격계 질환들과 손상 : 관절의 염좌, 활액낭염, 건초염, 동결견, 퇴행성관절염, 류마티스 관절염 등에 효과가 있다.

㉡ 통증을 동반하는 신경계의 질환들과 손상 : 신경통, 작열통, 두통, 편두통, 긴장성 두통, 환상지통, 대상포진 등에 효과가 있다.

㉢ 수술후 통증에 효과가 있다.

㉣ 암으로 인한 동통, 만성복통, 분만통, 생리통, 심인성 통증 등에 효과가 있다.

④ 경피전기신경자극의 사용주의

㉠ 심부전증환자, 급성심근경색증환자 등의 심장질환환자에게는 사용하지 않는다. 그림 4-36은 경피전기신경 자극기이다.

㉡ 심박조절기를 사용하는 환자에게는 사용하지 않는다.

㉢ 경동맥동 위, 눈 위나 그 주위, 임산부 복부환자에게는 사용하지 않는다.

㉣ 감각마비 및 감각과민 부위, 뼈가 돌출된 부위환자에게는 사용하지 않는다.

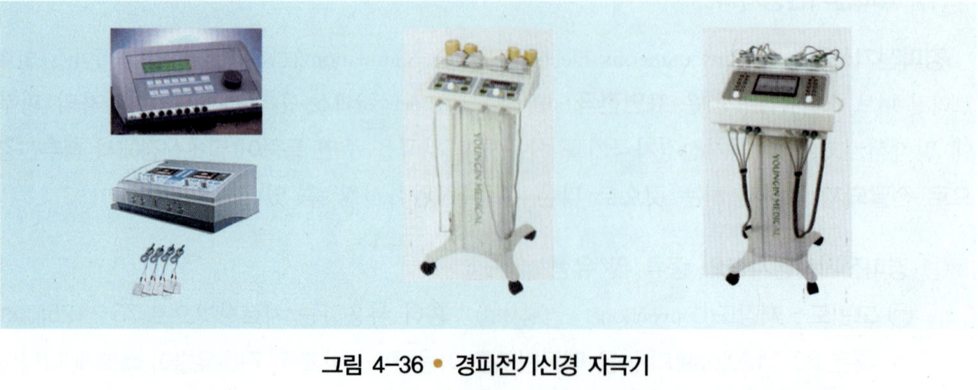

그림 4-36 • 경피전기신경 자극기

(2) 간섭전류 치료기

두 개 혹은 그 이상의 서로 다른 중주파 전류를 인체의 동일 지점 혹은 일련의 지점에서 교차통전시켰을 때 간섭현상으로 새로운 저주파 전류가 발생한다. 신경, 근육계를 자극하는 치료로 저주파, 간섭파, 중주파, ENDOSONO치료, 직류치료 등 다양한 타입의 전류를 사용, 통증관리, 부종치료, 근육강화 등의 목적으로 사용된다. 즉 간섭전류를 이용하여 전기치료하는 방법을 간섭전류치료(Interferent Current(ICT) : 인터페렌티얼 커런트)라고 한다.

① 간섭전류 치료기의 개요 : 간섭파를 이용한 치료법은 1950년 Nemec(네멕)에 의해 처음으로 소개되었다. 이 치료의 목적은 '피부저항을 최소화하면서 심부조직을 효과적으로 전기자극'하는 데 있다. 먼저 간섭파를 이해하려면 맥놀이 파동의 전파 및 중첩[53], 간섭[54] 등에 대해서 알아야 한다.

② 간섭파 전류(Interferential Current(ICT) : 인터페렌티얼 커런)란 피부저항이 거의 없을 정도의 높은 주파수(약 4[kHz])의 서로 다른 중주파를 교차시키면 두 주파수의 차이만큼 새로운 주파수 파형이 발생되는 것을 말하는데 보통 저주파 치료기보다 자극감각이 부드러우며, 피부 근육조직 깊이 침투하여 근육골격계의 만성질환에 효과가 있다. 특히 흡입 마사지를 겸용할 수 있는 장치가 있어서 치료효과를 극대화시킬 수 있는 장점이 있다.

③ 간섭전류 치료기(Interferential Current(ICT) : 인터페렌티얼 커런)의 효과 : 신경근육계를 치료하고 통증완화 등의 효과가 있다. 즉, 서로 다른 중주파(약 4[kHz])를 교차시킬 때 인체 안에서 만들어지는 파형을 말한다. Nemec(네멕)이라는 사람이 가장 먼저 발견하였고 이를 네멕 간섭이라고 부르기도 한다. 이러한 파형을 대각선으로 교차시키면 흔히 발생하는 크로버형태의 간섭파형이 몸 안에서 만들어지게 되며, 높은 주파수는 피부저항이 적기 때문에 상대적으로 많은 전류를 인체 내에 효과적으로 보낼 수 있는 것이다. 또한 인체 내에서 발생하는 간섭파로 치료하기 때문에 경피신경만을 자극하는 일반 저주파치료기보다 침투깊이가 더욱 깊으며 더욱 넓은 부위를 자극할 수 있다.

㉠ 간섭전류 치료기의 생리적 효과

㉮ 자율신경계 작용이 감소하며, 직경이 큰 감각 신경섬유가 자극한다.

㉯ 정상적인 운동신경자극으로 근수축을 유발한다.

㉰ 혈관확장에 의한 국소 및 원격 혈류량 증진한다.

㉱ 대사과정 촉진하고 세포막의 투과성 변경된다.

53) 중첩 : 두 개의 파동변위가 같은 방향이면 서로 커지고, 반대방향이면 상쇄되어 작아진다는 것이다.

54) 간섭 : 두 개의 파동이 한 매질에서 전파하다 중첩될 때 파동이 강해지는 부분과 약해지는 부분이 생기는 현상을 말한다.

ⓛ 간섭전류 치료기의 치료적 효과
㉮ 유해성 자극 전달을 억제함으로써의 진통효과가 있다.
㉯ 운동신경 및 근육을 직접 자극하여 근수축을 유발한다.
㉰ 말초순환증진에 따른 혈류량이 증가한다.
㉱ 정맥과 림프액 순환증진으로 인한 부종 및 혈종을 흡수한다.
㉲ 염증을 완화시키며, 창상치유과정이 촉진하며, 요실금이 완화된다.

④ 간섭전류 치료기의 치료 : 주파수 신호를 디지털로 발생시킴으로써 신호발생의 정확도를 높이고, 주파수 신호를 병변에 따라 치료시간에 대해 프로그램화하여 치료효과를 높인다. 마이크로프로세서 제어를 이용하여 손상된 인대, 근육, 건통 연부조직의 재생과 통증제거를 위해 지금까지 사용되어 온 전기치료와는 달리 Micom(마이콤)에 의해 제어되는 전기파가 인체조직에 대한 세포전달로 근육 및 연부조직의 치유와 마비된 신경을 자극하여 급성·만성통증을 제거하며 특히 만성의 고질적인 디스크성 요통, 운동부족으로 인한 관절 통증, 수술 후의 근력강화에 탁월한 효과를 보이고 있다.
㉠ 근골격계 손상 및 질환 환자에게 사용한다.
㉡ 신경계 손상 및 질환 환자에게 사용한다.
㉢ 순환계질환 환자에게 사용한다.
㉣ 피부질환 및 대상포진 환자에게 사용한다.
㉤ 급성, 만성통증환자에게 사용한다.

⑤ 간섭전류 치료기의 사용주의
㉠ 급성 심부정맥 혈전증 및 급성 혈전성 정맥염 환자에게는 사용하지 않는다.
㉡ 심박조절기를 착용한 환자에게는 사용하지 않는다.
㉢ 감염성 질환, 피부질환 환자에게는 사용하지 않는다.
㉣ 임신부의 복부 환자에게는 사용하지 않는다.

⑥ 간섭파 치료기는 CPU에 의한 자동프로그램이 장착되어 디지털제어에 의한 부드러운 자극을 위한 고정파형을 기준으로 하여 간섭파의 주파수를 다양하게 변화시킬 수 있게 프로그램화되어 있다. 또한 치료시 안전장치로 제로스타트 방식과 최대의 전류세기보다 큰 전류가 환부에 흐르는 것을 방지하는 과전류 방지회로 및 섹션부를 보호하기 위한 수분방지회로 등을 채택하여 안전하게 치료할 수 있게 한다.

(3) 고주파 치료기

고주파(High frequency : 하이 프리퀀시) 치료기는 심부열을 발생하여 인체 내·외부를 관리하는 장비로서 비만, 노화방지 등 건강과 삶의 본질을 향상시킬 수 있는 의료장비이다. 건강에 대한 관심이 높아짐에 따라 다이어트에도 식품, 의료기기, 운동기구 등 다양한 아이템이 등

장했는데, 그 중 가장 인기를 끌고 있는 것이 고주파를 이용한 체지방 분해방식이며, 특히 고주파를 이용한 체지방 분해기술은 불규칙한 생활과 음주가 잦은 20~30대의 직장여성들에게 호응을 얻고 있다. 운동이나 식이요법으로 관리를 하기 어려운 직장인들의 경우 간편한 시술만으로 큰 효과를 볼 수 있으며 고주파 시술의 가장 큰 장점이다. 고주파 치료기는 비만, 셀룰라이트 제거, 탈모 및 통증치료 등 다양한 분야에 활용되고 있다.

(4) 극초단파 치료기

극초단파(Microwave diathermy : 마이크로웨이브 다이어써미)는 고주파에 속하며, 주파수가 300~3000 또는 30000[MHz], 파장이 1[cm]에서 1[m]인 전자기파로 단파와 적외선 사이의 주파수 범위이나 극초단파 심부투열치료에는 2450[MHz](12.25[cm]), 915[MHz](33[cm]), 433.92[MHz](69[cm])를 사용하고 이 중 2450[MHz]를 가장 많이 사용하며, 인체의 각 조직을 거의 균등하게 가열하여 효과가 크고 지속성이 좋은 치료기기이다. 초점 조절이 가능하며, 단파에 비해 근육, 혈액 수분이 많은 부위에 흡수량이 많은 반면 지방에 흡수가 적다. 경계면에서는 반사되며, 근육조직이나 심부조직에는 흡수가 많고 골조직에서 흡수가 적다. 이 온열효과로 인해 치료부위에 혈류가 증대되어 신진대사가 촉진된다.

① 극초단파 치료기(Microwave Diathermy)의 특징
- ㉠ beam 형성하며, 초점을 집속하여 한 곳으로 모은다.
- ㉡ 근육 및 혈액과 같이 수분을 많이 함유한 조직에서 많이 흡수한다.
- ㉢ 심부조직을 선택적으로 가열하며, 주파수가 낮을수록 침투깊이가 깊다.

② 극초단파 치료기의 치료효과
- ㉠ 혈류량을 증진시키며, 섬유성 교원조직의 신장력이 증가한다.
- ㉡ 창상 치유를 촉진하며, 악성종양의 열치료를 한다.
- ㉢ 관절강직의 현저히 감소하며, 진통작용, 근경축을 완화한다.
- ㉣ 만성염증의 화해촉진, 만성감염의 치유를 촉진한다.

③ 극초단파 치료기 활용
- ㉠ 연부조직을 구축하며, 통증 및 근경축을 동반하는 질환에 사용한다.
- ㉡ 강한 열을 활액 관절에 적용할 경우 관절 류마티스에 사용한다.
- ㉢ 혈류량의 증가와 혈액순환 촉진으로 인한 아급성 및 만성 염증질환에 사용한다.

④ 극초단파 치료기의 사용금기
- ㉠ 악성종양, 허혈성 조직의 환자는 사용을 금한다.
- ㉡ 젖은 붕대 및 부착된 테이프, 습기가 있는 상처표면에는 사용을 금한다.
- ㉢ 금속 이식물 또는 누출된 부위에는 사용을 금한다.

제 4 장

ⓔ 성장하는 뼈, 출혈부위, 결핵성 관절, 눈, 최근의 방사선치료, 열과민성 환자에게는 사용을 금한다.

(5) SSP

SSP(Silver Spike Point Therapy : 실버 스파이크 포인트 테라피)치료법은 침을 이용하지 않고 침치료와 똑같은 효과를 기대할 수 있는 '저주파 경혈 표면자극 요법'이다. 전기 통전성을 높이기 위해 은으로 도금한 삼각 원뿔모양인 SSP 전극을 경혈점 표면에 놓고 흡착시켜 저주파 전기를 통전하는 치료기기이다. 이용법이 간편하여 매우 용이하고, 환자에게 주는 고통이 적기 때문에 어린이들이나 과민증 환자를 대상으로 치료하기 좋고 장기간 반복해도 합병증과 부작용이 없다. 그림 4-37은 SSP의 실물사진이다.

① SSP(Silver Spike Point Therapy)의 특성

ⓖ 전류 : 저전압 맥동전류를 사용하는 정전류 자극기를 사용한다.

ⓛ 파형 : 이상 비대칭 가시파나 이상 비대칭 직사각형파를 사용한다.

ⓓ 맥동빈도 : 1~200[PPS]나 1~999[PPS]까지 다양하다.

ⓔ 맥동기간 : 50~150[μs]를 사용한다.

② SSP(Silver Spike Point therapy : 실버 스파이크 포인트 씨러피) 전극

은으로 도금한 삼각 원뿔 모양의 전극으로 원뿔을 중심으로 원반위의 전선연결 부위는 원통모양으로 만들고 원뿔의 뾰족한 끝을 피부에 접촉하고, 침이랑 비슷한 자극효과를 얻기 위해서 반창고 등으로 고정을 한다. SSP 전극의 종류로 표준 SSP 전극, 작은 크기의 와이용 SSP 전극, 진공상태로 피부에 밀착하는 흡입식 SSP 전극이 있다.

③ SSP의 치료효과

진통효과, 마취효과, 순환증진효과, 항염효과, 치유촉진효과, 마사지효과, 마비개선효과, 전기침의 생리학적 효과 등이 있다.

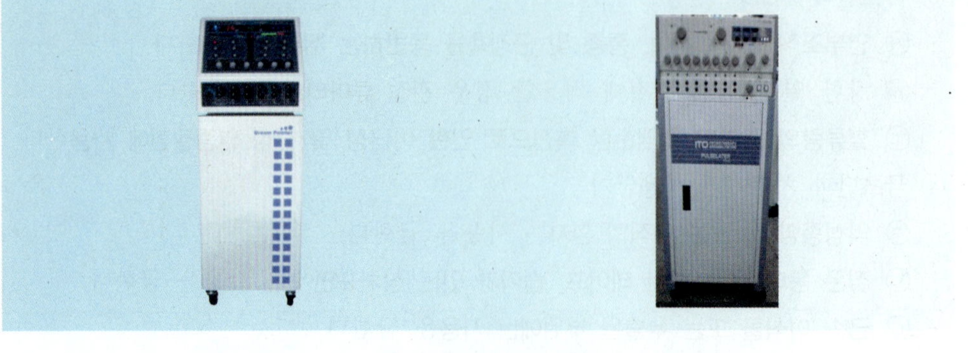

그림 4-37 • SSP(Silver Spike Point therapy)

④ SSP의 활용
  ㉠ 수술시 마취에 사용하며, 통증완화 및 염좌 골절 등에 사용한다.
  ㉡ 변비, 설사, 식욕부진, 불면증 등이 있다.
  ㉢ 젖분비촉진, 월경통, 방광염, 입덧 등에 사용한다.

⑤ SSP의 사용주의
  ㉠ 심박조율기 이용 환자, 심장질환환자 등에 사용에 주의한다.
  ㉡ 열동반 질환, 피부염으로 전극 부착이 힘들 경우 사용에 주의한다.
  ㉢ 임신초기, 혈전증환자 등에 사용에 주의한다.

(6) 기능성 전기자극치료기

전극을 환자가 참을 수 있는 강도로 자극하여 근수축을 유발시켜서 중추신경계 환자의 재활에 사용하는 기기이며, 기능성 전기자극치료기(FES) 치료효과는 다음과 같다.

① 관절가동범위를 증진하며, 근력을 증강한다.
② 신경마비환자의 자발적인 조절을 위한 재교육적 효과가 있다.
③ 중추신경장애를 가진 환자의 감각지각력 증가한다.

(7) 신경 · 근 전기자극치료기

전기자극치료는 전기적으로 근육이나 신경을 자극함으로써 근수축을 유도해내는 치료기기로서 신경지배가 비정상적인 탈신경근인 경우에는 근위축 발생을 예방하거나 진행속도를 늦추고 신장성 감소방지, 근육이 마비되어 있는 동안 근수축 감각유지를 위해 사용한다.

① 신경 · 근 전기자극치료기(EST)의 치료효과
  ㉠ 탈신경근의 전기자극효과가 있다.
  ㉡ 신경지배근의 전기자극효과가 있다.

② 신경 · 근 전기자극치료기의 활용
  ㉠ 근육마비 등에 사용하며, 경련성을 완화할 수 있다.
  ㉡ 관절운동범위를 유지할 수 있으며 조절할 수 있으며, 근을 재교육할 수 있다.
  ㉢ 배뇨장애을 제거할 수 있으며, 척추측만증을 치료할 수 있다.

③ 신경 · 근 전기자극치료기의 사용주의
  ㉠ 부종환자, 피부손상환자에게는 사용을 금한다.
  ㉡ 악성종양환자에게는 사용을 금한다.
  ㉢ 감각마비 부위환자, 결핵환자에게는 사용을 금한다.

(8) 저주파 치료기

저주파 치료기는 전자기파의 주파수에 의한 분류로서 고주파 주파수 범위에 들지 않는 낮은 주파수를 말하는데 보통 10[kHz] 이하를 말한다.

① 저주파에서는 전자기파의 공간방사, 유전체손실, 피층효과가 작으며 측정기술이 충분히 확립되어 있다.

② 저주파는 1~10[Hz]의 전기자극을 줄 때, 즉 작은 도자로 큰 자극을 줄 때 수축성 구조의 치료에 주안점을 두어야 한다. 0.1[Hz]는 기브스 등을 오랜 시간 했을 때 3[Hz]는 근육 재활교육을 시키거나 근육을 풀어줄 때 엔돌핀 분비가 가장 많은 주파수이다.

③ 저주파를 이용해 지방을 제거하면서 탄력을 유지시켜 주는 비수술적인 방법으로 지방을 분해하고 신진대사를 원활히 해주며 피부재생효과도 있다.

④ 특정부위의 지방이나 근육에 자극을 주므로 조직액을 제거하거나 감소시키고 혈액순환을 촉진시켜서 지방을 배출한다. 단백질의 일종인 콜라겐을 합성시켜주며 산성도의 밸런스를 조절해 주는 화학적 효과와 세포활성화와 피부탄력을 증가시키는 물리적인 효과 등을 나타낸다. 따라서 팔, 복부, 엉덩이, 허벅지, 눈두덩이, 이중 턱부위의 지방감소에도 효과를 거둘 수 있다.

⑤ **저주파 관리의 특징** : 시술시간은 30여분이고 시술주기는 주 2~3회이다.

⑥ **저주파 치료기의 시술방법** : 저주파로 피하지방층을 자극하여 지방분해를 촉진시키는 방법이 있다.

⑦ **저주파 치료의 효과** : 통증의 진정작용으로 아픔을 신속히 가라앉힌다. 신경통, 류마티즘, 두통, 위경련, 기타 통증을 수반한 질병에 효과가 있다. 특히 신경조직의 진정 및 고무작용, 혈행촉진, 모든 분비선의 기능을 조정, 흡수력을 좋게 한다.

(9) 초음파 기기

진동주파수가 17~20[kHz] 이상인 불가청 진동음파를 이용하여 치료하는 기기로서 교류전류를 발생시키는 심부 열치료기로 음파의 형태이기 때문에 금속삽입물이 인체조직 내에 있을 경우에도 사용이 가능하다. 초음파 치료는 0.5~5[MHz], 대개 1[MHz] 내외의 초음파를 사용하여 치료한다.

① **초음파의 흡수** : 조직에 초음파를 적용하면 조직의 분자에서 초음파 에너지를 흡수하여 열에너지로 전환시킨다.

㉠ 초음파 에너지 흡수는 조직의 음향 임피던스, 전파속도, 조직의 밀도, 주파수, 단백질, 지방, 수분함량, 입사각, 반사, 굴절 등에 영향을 받는다.

㉡ 구조단백질의 함량이 높을수록 뼈, 관절낭이 같은 교원조직의 함량이 많을수록 흡수

가 많다.

㉢ 주파수가 높고 파장이 짧을수록 흡수량이 증가하지만 멀리 전파되는 에너지의 양은 줄어들게 된다.

② 초음파 기기의 구성

㉠ 전원공급회로 : 완파장 정류기와 여과기로 이루어져 있으며 진동회로에 안정된 출력을 공급한다.

㉡ 진동회로 : 50~60[Hz]의 교류전류를 고주파 전류로 바꾸고 500[V] 또는 그 이상의 고전압 전류로 만들어 동축케이블을 통해 변환기의 금속전극에 전달한다.

㉢ 변환기 초음파를 발생하는 부위로 변환기의 압전재[55]에 고주파 교류전류가 전달되면 압전재가 변형되면서 압축과 비압축이 반복적으로 일어나 전극판의 두께가 1~2[μm] 정도 변화하여 진동을 발생시킨다. 변환기의 면적은 방산각과 반비례한다. 종류로는 Transducer(트랜스듀서), Applicator(애플리케이터), Sound head(사운드 헤드), Probe(프로브) 등이 있다.

③ 초음파의 발생

㉠ 압전효과(피에조) : 기계적인 자극을 주면(압축과 비압축) (+), (−)전하가 생겨 전류가 발생한다.

㉡ 역압전효과 : 전기적인 자극을 주면 기계적인 진동이 발생한다.

④ 초음파의 전파 매개물질

㉠ 물 : 쉽게 구할 수 있으나 변환기를 유연하게 움직일 수 없다.

㉡ 오일과 수성 파라핀 : 적당한 점성, 조직과 저항이 맞지 않아 국소부위 가열의 원인이 된다.

㉢ 글리세롤 : 점성, 피부에 대한 친화성이 있다.

㉣ 초음파용 겔 : 가장 많이 이용한다.

⑤ 초음파 기기의 치료효과

㉠ 관절구축, 유착, 반흔조직의 신장이 이루어진다.

㉡ 관절의 강직이 감소하며, 통증 및 근경축이 완화된다.

㉢ 칼슘침착의 흡수를 돕고, 골절을 치유한다.

㉣ 염증수복 및 치유를 촉진하며, 살균효과가 있다.

⑥ 초음파기기의 활용

㉠ 관절구축 및 유착 : 고정, 외상, 류마티스성 관절염, 퇴행성 관절염, 근육단축, 섬유증, 피부질환에 의한 구축 및 반흔조직 등에 사용한다.

---

55) 압전재 : 압전성질을 가진 물질로 천연압전재료는 수정, 토말린 등이 있고 수정을 가장 많이 사용한다. 인공 압전재료는 티탄산바륨, 지르콘산염을 많이 사용한다.

제 4 장

㉡ 관절강직, 말초혈관장애 등에 이용한다.

㉢ 통증 및 근경축을 동반하는 질환 : 어깨의 통증이나 요통, 근막통증 증후군 등의 근골격계 통증, 대상포진, 교감신경 기능장애에 의한 통증, 신경통 등의 신경계 통증 등에 사용한다.

㉣ 급성 및 만성 염증성질환과 창상 : 점액낭염, 건염, 건초염, 관절주위염 등의 염증성질환, 염좌, 혈종, 종창, 부종 등에 사용한다.

⑦ 초음파 기기의 사용주의

㉠ 심박조절기를 사용하는 경우 사용하지 않는다.

㉡ 눈, 뇌와 척수에 사용하지 않으며, 급성감염에 사용하지 않는다.

㉢ 생식기관 및 복부기관, 임신부의 자궁 등에 사용하지 않는다.

㉣ 악성종양이나 결핵, 말초순환장애 부위에 사용하지 않는다.

6. 기타 전기자극치료기

(1) 요실금치료기

요실금치료기(Urinary incontinence treatment : 유어러네리 인콘터넌스 트리트먼트)는 요도 주위의 괄약근의 수축력과 이완력을 최적으로 향상시켜주기 위해 남자는 항문에 삽입하는 전극을, 여자는 자궁에 페서리 전극 등을 사용한다. 환자상태에 따라 자극장치를 인체 내에 삽입하고 경피적으로 에너지를 전달하는 경우도 있다(그림 4-38). 7장의 비뇨기과 (4) 요실금치료기 참조

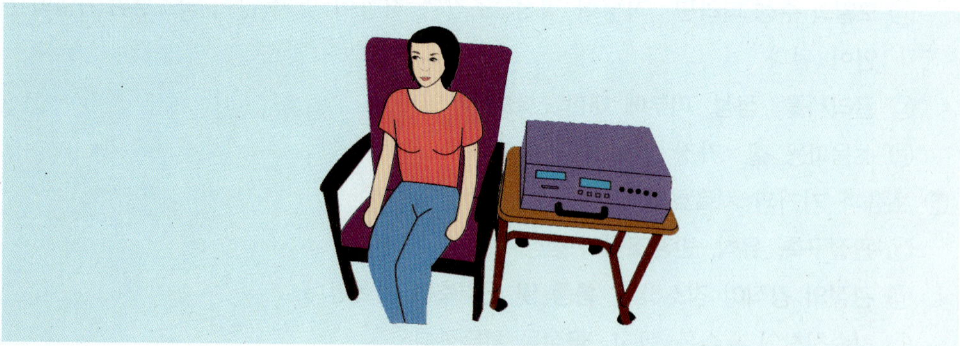

그림 4-38 • 요실금치료기

(2) 방광자극기

방광자극기(Bladder stimulator : 블래더 스티뮬레이터)는 방광조절기능을 상실한 환자의 경우 요도의 괄약근이나 방광을 관장하는 척추신경에 전극을 부착하고, 외부에 전기자극을 주어 원하는 때에 배뇨(Urination : 유러네이션)할 수 있게 해준다. 소변실금(Urinary incontinence : 유어

러네리 인컨티넌스) 환자의 치료시 이용된다.

이 장치는 심박조율기보다 고전력이 필요하여 경피성(Transcutaneous : 튜랜스큐테니어스)의 자극기법으로 이용된다.

(3) 통증제거기

통증제거기(Pain suppression : 페인 서프레션)는 통증이 있는 피부, 말초 및 척추신경 뒷부분에 전기자극 혹은 기계적으로(침술) 자극을 가하여 진통효과를 유발하는 장치이다.

(4) 근육자극기

근육자극기(Functional electric stimulation : 펑셔널 일렉트릭 스티뮬레이션)는 기능적 전기자극 시스템으로 골격 근육의 기능을 회복할 수 있다. 근육을 전기자극하여 물리치료시 근육의 수축능력을 검사하고 근육의 수축기능이 상실되었을 때 운동치료 효과를 얻을 수 있다. 또, 신경손상시 근육 대신 사용되고 있다. 그림 4-39는 전기근육자극기이다.

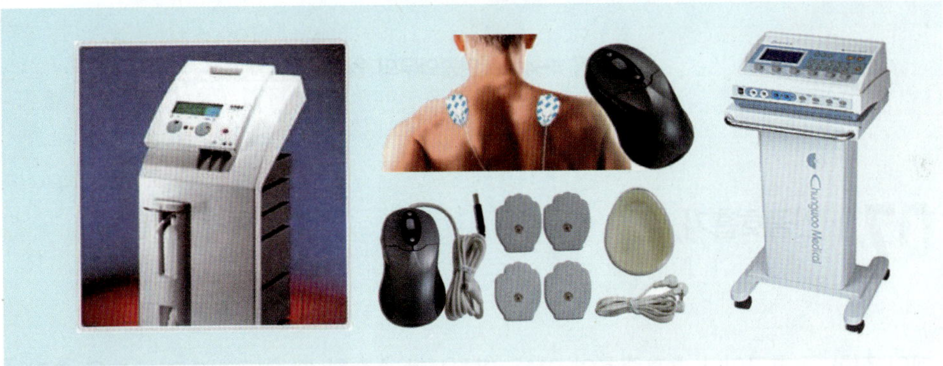

그림 4-39 • 전기근육자극기

(5) 인공와우

인공와우(Cochlear cochlea : 카클리어 카클리어, =보청기)는 내이(속귀)에 분포되어 있는 순감각신경인 청신경은 살아 있으나 중이와 내이에서 소리를 감지하는 소리감지 기구에 이상이 있는 경우 내이의 고실계(Scala tympani : 스칼라 팀퍼니)에 여러 개의 전극을 삽입하여 달팽이관의 중심을 따라 내이의 와우곽(Cochlear : 카클리어) 중심을 따라 전류가 흘러 전기적인 자극을 주어 어느 수준의 청력을 회복시키는 것이다. 외부의 장치(External unit : 익스터널 유닛)인 신호처리장치와 마이크로폰에 의해 자극신호가 주어진다. 인공와우(청각보조)장치는 체내에 이식되어 있는 내부장치(Internal unit : 인터널 유닛)와 외부장치(External unit : 익스터널 유닛)로 구성된다. 그림 4-40은 인공와우의 원리를 나타내었다.

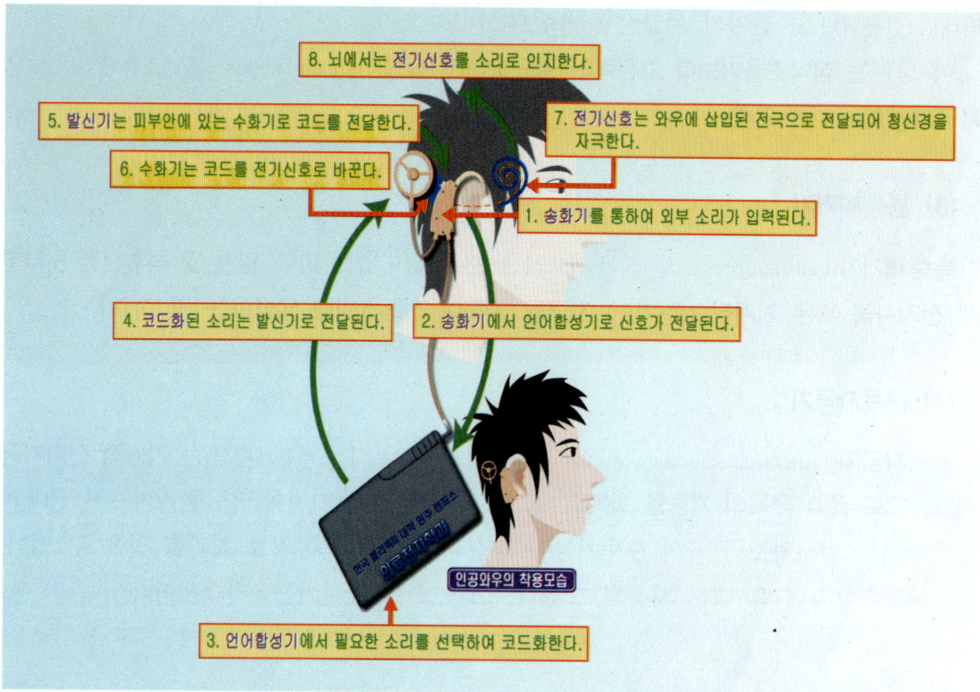

그림 4-40 • 인공와우의 원리

07 | 인공호흡기

폐의 질환, 호흡근이나 호흡중추의 이상, 마취시켜 수술할 때 인공적으로 호흡을 조절하여 폐포에 산소를 불어넣는 장치를 **인공호흡기**(Ventilator respirator)라고 한다. 이는 산화와 환기를 개선하고 효과적인 호흡에 필요한 노력과 산소요구량을 감소시킨다.

① 폐기능이 적절해질 때까지 또는 급성 증상이 해소될 때까지 사용하는데 인공호흡기는 손상된 폐를 치료하는 것이 아니라 **폐가 호흡과정을 회복할 수 있을 때까지 환기를 제공**하는 것이다.

② 여러 가지 종류가 있으나 크게 나누면 **구강과 기관을 통하여 폐용곽을 내부에서 가압하는 것**과 **흉곽을 밖으로부터의 음압**으로 당기거나 **양압으로 가압**하는 것의 두 종류가 있다. **외과에서 마취용에 이용**하는 것과 **내과에서 폐질환에 이용**하는 것 중에는 외과에서 마취용이 많이 사용된다.

③ 현재 **폐절제나 심장수술 등 큰 수술이 적극적으로 행해지는** 것은 **마취기와 인공호흡기가**

진보한 결과라고 할 수 있다. **내과영역에서도 폐기종, 기관지천식, 만성기관지염 등 기도의 폐색을 일으키는 호흡기 질환의 치료**에 인공호흡기가 자주 쓰인다.

④ 환자의 호흡계를 치료할 경우 가장 먼저 고려할 점은 허파에 원활한 산소공급이 이루어져야 하는 것이다. 현재 개발된 장치를 **호흡기**(Ventilator : 벤털레이터) 혹은 **호흡보조기**라 하는데, 이용하는 작용에 따라 **제어기와 보조기로 분류**한다.

⑤ 환자의 호흡을 전담하기 위해서는 **제어기형 호흡보조기**를 환자에게 부착한다. 이 장치에 의하여 환자의 호흡주기가 결정된다. 하지만 **호흡보조기는 환자가 스스로 간헐적으로 호흡하려 할 때 감지하여 기계적으로 호흡을 증진**시킴으로써, **환자의 호흡을 제어하는 것이 아니라 보조적 역할만 하는 것**이다. **환자 자신이 간헐적으로 호흡을 하였을 때에는 장치의 작동에는 영향을 주지 못하고 오히려 환자의 호흡이 제어를 당할 수도 있으므로 호흡보조기는 환자의 호흡상태에 맞게 조정되어 환자의 호흡활동을 향상시키도록 해야 한다.**

⑥ 호흡보조기를 더 세밀하게 나누면 **음압장치**[56]**와 양압장치**[57]로 나눌 수 있다.

㉠ **압력이 낮은 밀폐된 공간에 환자를 넣어두는 음압 호흡보조기는 인체의 생리작용에 가깝다.** 밀폐공간 안의 환자 복부 내로 음압이 전달되면 기관을 따라 압력강도가 생성되어 공기가 환자의 허파로 들어가게 된 후 압력을 대기압으로 바꾸면, 허파는 원래의 크기로 되돌아오고 허파에 들어 있던 공기의 일부는 다시 밖으로 내보내게 된다.

㉡ **양압 호흡보조기**를 이용하면 **기관의 압력이 증가되어 공기를 허파 속으로 삽입**시켜 준다. 그러면 허파는 내부압력에 의하여 커지게 되고, 연달아 압력이 다시 내려가면 허파가 자연적으로 작아지면서 공기를 내뿜게 된다.

⑦ 호흡보조기의 주기는 **부피**(Volume : 볼륨), **압력**(Pressure : 프레셔), **시간**(Time : 타임)**으로 제어**할 수 있다. 이들을 **각각 부피주기형, 압력주기형, 시간주기형**이라 한다. 오늘날에는 이들의 모든 조건을 갖추고 있는 그림 4-41과 같은 인공호흡기(Ventilator respirator : 벤털레이터 레스퍼레이터)를 사용하고 있다.

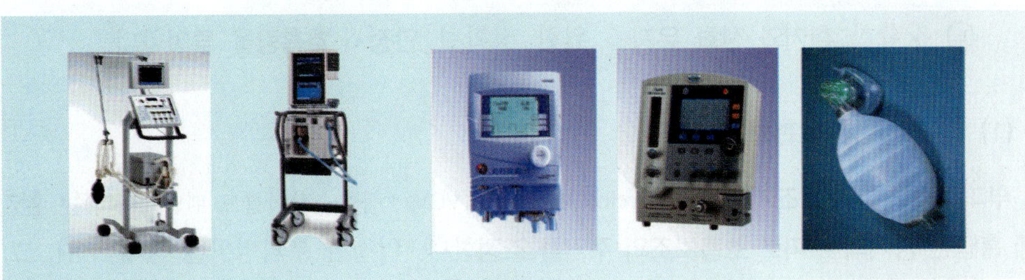

그림 4-41 • 인공호흡기

56) **음압장치** : 호흡보조기 내에 **마이너스 압력을 형성**할 수 있게 하는 장치이다.

57) **양압장치** : 허파에서 빼 내는 **양보다 공급되는 양을 많게 해주는 장치**이다.

1. 인공호흡기가 필요한 경우

① 산소화 : PaO_2[58] 〈 50[mmHg], FiO_2 〈 0.60
② 환기 : $PaCO_2$[59] 〉 50[mmHg], pH 〈 7.25
③ 폐활량 < 1회 호흡량의 2배(10~15[mL/kg]보다 적을 경우)
④ 음압 흡인력 < −25[cm] H_2O
⑤ 호흡기전 : 무호흡, 지속적인 호흡수 > 35회/분
⑥ FiO_2[60] : 흡인산소농도, PaO_2 동맥 산소압
⑦ $PaCO_2$: 동맥 이산화탄소압
⑧ pH : 수소이온농도

2. 계속적 인공호흡기

계속적 인공호흡기(Continuous Mandatory Ventilation(CMV) : 컨티뉴어스 맨더토리 벤틸레이션)는 대상자 스스로 호흡을 전혀 할 수 없는 경우에 적용한다. 인공호흡기가 환기를 유발하는 약식으로써 대상자의 자발적인 흡기 노력과 상관없이 치료자가 설정해준 1회 호흡용적 및 횟수로 기계 환기가 이루어진다.

① 계속적 인공호흡기의 장점 : 경추 손상과 같이 무호흡이 있는 혼수환자, 뇌손상, 약물과다, 마취시에도 적용된다. 대상자 스스로 환기를 유지할 수 없는 사람들이 호흡하는데 드는 힘을 감소시켜주는 것이다.
② 계속적 인공호흡기의 단점 : 스스로 호흡할 수 있는 환자는 힘들어 한다. 어떤 노력에도 반응을 못하여 특히 혼란이 있거나 불안정한 환자는 효과적인 환기를 위해 진정제나 근이완제를 투여 후 적용해야 한다.
③ 계속적 인공호흡기의 목적
㉠ 적합한 환기를 유지하며, 정확한 FiO_2를 유지한다.
㉡ 정확한 환기와 산화 유지를 위한 정확한 안정시 호흡량을 투여한다.

(1) 부피주기형 호흡보조기

부피주기형 호흡보조기(Volume-Cycled Ventilator(VCV) : 볼륨-사이클드 벤틸레이터)는 환자에게 흡입된 공기의 부피로 호흡보조의 주기를 조정한다. 일정한 부피범위를 정해 주면, 그 적

58) PaO_2 : 동맥혈 산소분압(動脈血酸素分壓). Partial Pressure of Arterial Oxygen의 약기이다.
59) $PaCo_2$: 동맥혈 탄산가스분압. Partial Pressure Co_2 Partial Pressure of Arterial Carbon Dioxide : Carbon Dioxide(이산화탄소)이다.
60) FiO_2 : 흡입산소 농도 Fraction of Inspired Oxygen의 약기이다.

당량만큼 공기가 환자에게 흡입되어야 비로소 공기의 배출을 시작 또는 유도하는 주기작용을 시작한다. 또한 **압력통제 밸브**(Pressure-control valve : 프레셔 컨트롤 밸브)도 설치하여 환자에게 호흡보조기가 공기를 삽입시키는 동안에 압력이 미리 설정된 최대 압력을 넘으면, 지금까지 흡입된 공기의 양에 상관없이 주기작용을 시작하는 것이다. 이렇게 하여 **압력이 조절되지 못할 때 환자에게 발생할 수 있는 손상을 막을 수 있다.** 따라서 안전성을 폭넓게 가늠할 수 있다. 그림 4-42는 **부피주기형 호흡보조기**(Volume-Cycled Ventilator(VCV) : 볼륨-사이클드 벤틸레이터)**의 원리 및 기기이다.**

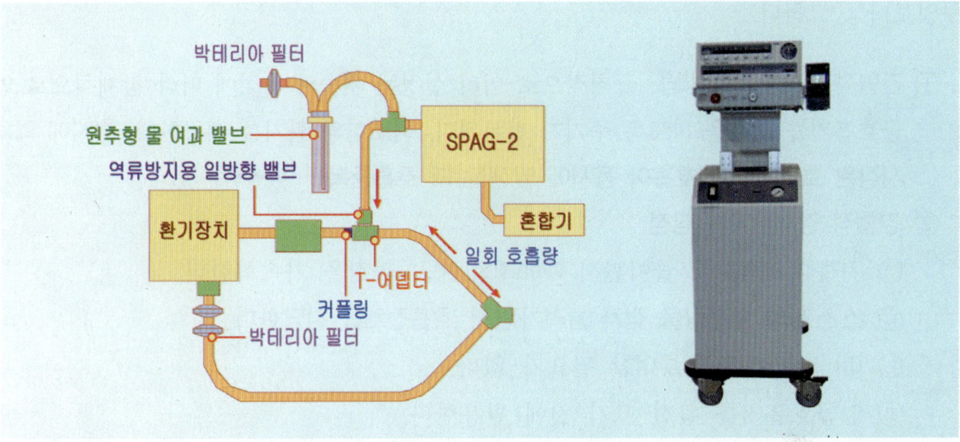

그림 4-42 • 부피주기형 호흡보조기(Volume-cycled ventilator : VCV의 원리 및 기기)

(2) 압력주기형 호흡보조기

압력주기형 호흡보조기(Pressure-Cycled Ventilator(PCV) : 프레셔-사이클드 벤틸레이터)에서는 공기를 환자에게 공급하여 허파의 압력이 미리 설정된 범위에 이를 때까지 호흡보조기가 공기의 유출을 돕는 장치이다. 대상자의 기도압력이 미리 설정한 수준에 다다를 때까지 가스가 들어간다. 충분한 일회 호흡량이 들어가고 있는지 확인하기 위해 주기적으로 **호기양을 측정해야** 한다. **가장 큰 단점은 가스의 흐름은 압력과 저항의 함수이기 때문에 가스의 저항에 매우 민감**하다는 것이다. 기도의 저항이 크지 않은 환자의 경우 무방하지만 **급성 기도 경련, 수술 직후 등 기도저항이 수시로 변하는 경우에는 매 호흡마다 전달되는 가스의 양이 달라지기 때문에 적절하지 않다.**

3. 간헐적 강제환기

간헐적 강제환기(Intermittent Mandatory Venilation(IMV) : 인터미턴트 맨더토리 베닐레이션)**는**

계속적으로 대상자가 자연스런 호흡을 하면서 인공호흡기가 정해진 1회 호흡량을 정해진 횟수에 따라 전달하는 양식으로 대상자의 자발적인 호흡사이에 치료자가 설정한 강제적 환기를 삽입하는 방식이다. 인공호흡기의 순화주기를 통해 환자가 자발적으로 호흡을 하도록 돕는 장치이다. 오랫동안 인공호흡이 필요했던 환자나 다른 이유로 인공호흡을 중단하기 어려웠던 환자를 인공호흡기로부터 중단시키기 위해 사용하며 또한 자발적인 호흡을 하는 환자에게도 사용되는데 1회 호흡량과 호흡수 요구에 적절하지 못할 때 사용된다.

만성폐쇄성 폐질환 환자(Chronic Obstructive Pulmonary Disease(COPD) : 클로닉 오브스트럭티브 풀모너리 디스에즈 : 급성 폐쇄성 폐질환자)들의 경우 원활한 호흡을 필요로 하므로 환기는 무엇보다 중요하다.

① 간헐적 강제환기의 방법 : 규칙적으로 미리 설정된 횟수와 용적에 따라 강제적으로 인공호흡기는 호흡을 하도록 주기가 반복된다. 최소한의 환기를 제공한다. 환자에 의해 시작된 호흡과 기계호흡이 동시에 발생할 때 호흡중복이 있을 수 있다.

② 간헐적 강제환기의 장점

㉠ 기계적 호흡수를 줄이면서 Weaning(위닝) 과정을 가속화한다

㉡ 스스로의 호흡량을 점차 늘려가면서 호흡전체를 감당한다.

㉢ 마비나 진정제를 투여할 필요가 없다.

㉣ 인공호흡기를 완전 끄기 전에 활용한다.

4. 동시성 간헐적 강제환기

동시성 간헐적 강제환기(Synchronized Intermittent Mandatory Ventilation(SIMV) : 싱크로나이즈드 인터미턴트 맨더토리 벤틸레이션)는 IMV(간헐적 강제환기)의 단점을 보완하여 대상자의 환기노력과 동시에 인공호흡기에서 공기를 전달한다. 즉 1분당 정해진 횟수만큼 대상자의 흡기노력과 일치하여 간헐적으로 시작하도록 되어 있다. 인공호흡기를 통해 자발적으로 호흡을 하도록 돕는 것으로 자발적으로 호흡을 할 수 있으나 1회 호흡량과 호흡횟수가 요구보다 적을 때 사용되며 방법은 다음과 같다.

① 규칙적으로 미리 설정된 시간에 따라 강제호흡을 하게 한다.

② 환자 자신의 흡기노력에 의해 강제호흡이 시작되고, 기계적 호흡은 환자의 흡기노력과 동시에 발생되거나 보조하게 된다.

③ 환자가 흡입하는 노력을 하지 않아도 여전히 호흡은 제공되거나 또는 조절된다.

5. 호기말 양압 호흡

호기말 양압 호흡(Positive End-Expiratory Pressure(PEEP) : 포지티브 엔드-익스파이레토리 프레저)은 심각한 상태에 빠져 자발적인 호흡을 하지 못하여 환자가 숨을 모두 내쉬었을 때 폐의 양압을 유지시켜 환자의 폐표면을 확장시킨 상태에서 인공호흡기가 호흡을 돕도록 한다. 기계적인 인공호흡을 하는 동안 압력은 호기말에 대기압력 수준 이상을 유지하게 하여 기능적 잔기량을 증가시킨다.

① 호기말 양압 호흡(PEEP : 핍)의 장점 : 가스교환을 하는 표면부위를 증가시키고, 호기가 끝날 때까지 기도에 일정한 압력을 가하여 기도와 폐포의 허탈을 방지함으로서 폐포의 허탈과 무기폐로 진전되는 것을 예방하며 기능성 잔기량을 증가시켜 폐포에서 폐모세혈관으로 더 많은 산소를 확산시킨다.

② 호기말 양압 호흡의 단점 : PEEP로 인해 흉곽 내 압력을 증가시키고 정맥혈이 심장으로 귀환하는 것을 감소시킨다.

6. 지속성 기도양압

지속성 기도양압(Continuos Positive Airway Pressure(CPAP) : 컨티뉴어스 포지티브 에어웨이 프레저)은 자발적인 호흡을 하는 대상자의 기도에 호기말 양압이 가해지는 방식이다.(자발적 호흡+PEEP = CPAP) PEEP와의 차이는 대상자가 인공호흡기 보조를 받지 않고 자발적으로 호흡하는 것이며, 적절한 1회 호흡용적을 유지할 수 있는 능력은 있으나 적절한 조직 산화의 유지를 방해하는 질환이 있는 환자에게 사용된다. 기계적 인공호흡이 부족하기 때문에 평균 기도압이 낮다. 이것은 압력으로 인한 손상의 위험과 정맥 귀환의 장애를 감소시킨다. 이는 인공호흡기의 횟수가 '0'일 때 인공호흡기를 통해 운반되거나 인공호흡기가 필요하지 않은 분리된 지속성 기도양압[61]을 통해 운반된다.

7. 시간주기형 호흡보조기

시간주기형 호흡보조기(Time-cycled : 타임-사이클드)는 시간주기형에는 음압 호흡보조기가 있다. 즉, 일정주기 동안 환자에게 음압을 가하고 다시 일정주기 동안 음압공급을 중단하는 과정을 되풀이한다. 현재 사용 중인 시간주기형 호흡보조기의 제어는 호흡의 주기, 공기를 흡입하는 시간과 내쉬는 시간의 비율도 설정할 수 있는 전자회로가 맡고 있다. 비안정 멀티바이브레이터(Astable multivibrator : 에이스테이블 멀티바이브레이터) 회로를 이용한다.

비안정 멀티바이브레이터 회로는 솔레노이드[62] 밸브를 작동시켜 공기의 흐름을 제어한다.

---

61) Circuitry(서키트리) : (전자 · 전기의) 회로(설계) ; 회로소자(素子)이다.

8. 인공호흡기의 조절과 맞춤

① **1회 환기량**(Tital Volume(TV) : 타이탈 볼륨) : 대상자가 호흡할 때마다 **들이쉬는 공기량**(평균 7~10[mL/kg])이다.

② **분당 호흡수** : 1분당 전달되는 인공호흡기의 호흡수(평균 10~14회/[min])이다.

③ **흡입산소분압 FiO_2** : 대상자에게 전달되는 산소농도로 필요에 따라 **21~100[%] 산소 공급이 가능**하다.

④ **한숨** : 정해진 1회 호흡량의 1.5~2배에 해당하는 **공기용량을 1시간에 6~10회 전달**한다.

⑤ **최고기도압력 PIP** : 1회 호흡량을 전달하는데 필요한 **기도의 최고 압력**이다.

⑥ **지속성 기도양압 CPAP** : 자발적 호흡을 하고 있는 대상자를 위해 **전 호흡주기 동안 양압을 적용**하는 것이다.

⑦ **호기말 양압 PEEP** : 호기동안 양압을 적용하는 것으로 **무기폐를 예방하여 산화를 증진**시킨다.

⑧ **유량 Flow** : 매 호흡시 인공호흡기가 공기 흐름을 얼마나 빨리 전달하는가를 나타내는 것으로 **보통 40[L/min]으로 설정**한다.

9. 인공호흡기의 이용에 따른 부작용

(1) 기관튜브 합병증

① **장기간 기관튜브 삽입시** : 후두손상, 심각한 위장관 팽만현상 등이다.

② **오른쪽 기관지에 튜브 삽입시** : 폐포 과환기, 무기폐, 기흉 등이 발생한다.

③ **기타** : 커프가 밀리면서 **튜브의 입구 폐쇄, 혈관괴사 현상** 등이 일어난다.

(2) 인공호흡기의 기능 이상

기계의 고장, 흡기의 과열, 부적절한 가습, 경보장애 등이 있으며, 흡인을 위해 잠시 꺼두었다가 켜는 것을 잊는 것이 가장 흔하면서도 위험한 실수이다. 저압경보는 회로에 새는 곳이 있음을 알려준다.

(3) 인공호흡기의 감염

인공호흡기 치료를 받는 대상자는 **보통 저항력이 떨어져 있으므로 감염에 취약**하다. 기관튜브는 정상적인 상기도의 방어기전을 차단한다. **슈도모나스균**은 따뜻하고 습한 환경에서 잘

---

62) 솔레노이드(Solenoid) : 원통형으로 길게 도선을 감은 코일이다.

자라므로 가습 치료가 큰 위험요소가 된다. 따라서 24시간마다 대상자와 접촉하는 모든 기구는 교환한다. 호흡간호 제공시 멸균법을 잘 지키고, 객담검사도 규칙적으로 시행해야 한다.

(4) 인공호흡기의 압력으로 인한 폐손상

지속적인 양압이 가해지면 기흉이 올 수 있다. 이는 흡기 때 들어온 가스가 호기 때 배출되지 못하기 때문이다. 대상자의 기도압력이 갑자기 올라간 경우 기흉을 의심할 수 있다.

(5) 인공호흡기의 저혈압

정상적인 호흡은 흡기 중 음압이 증가하고 호기시 감소하지만, 인공호흡기는 양압으로 폐를 팽창시키므로 흉곽 내 압력이 생기고 상하 대정맥에서의 혈액 흐름이 감소하여 심장으로 정맥혈 귀환이 저하되어 심박출량도 감소한다. 따라서 주의깊게 혈압을 측정하고 중심정맥압을 측정하거나 Swan ganz catheter(스완 간즈 카데터)로 폐동맥압(PAP), 폐모세혈관압(PCWP)을 측정해야 한다.

(6) 인공호흡기의 근육합병증

부동성 때문에 전반적으로 근육이 소모되므로 조기 이상과 적절한 운동이 필요하다.

(7) 인공호흡기의 의존

인공호흡기를 오래 사용할수록 호흡근이 피로해지고, 스스로 호흡을 할 수 없기 때문에 중단하는 과정이 매우 어렵다. 의료팀은 인체 계통을 최적화하고, 환자에게서 인공호흡기를 뗄 수 없다고 단정하기 전까지 모든 방법을 다 시도한다.

08 | 인공신장기

1. 혈액투석의 정의

혈액투석은 투석기를 이용하여 혈액으로부터 노폐물을 걸러주고 인체 내의 전해질 균형을 유지하며 과잉의 수분을 제거하는 방법이다. 혈액투석을 받기 위해서는 혈관에 투석치료를 위한 통로를 만들어야 한다. 이것은 외과적 수술을 통해 주로 전박(아래팔)의 동맥과 정맥혈관을 연결해서 혈관을 점점 굵게 만드는 것으로 이 굵어진 혈관을 동정맥루라고 한다. 동정맥루가 충분히 굵어지면(약 6주 이상 소요) 주사바늘을 이곳에 삽입하여 투석기와 연결한 후

투석치료가 시작된다. 혈관이 발달하지 않은 사람들은 인공혈관을 이용해 누관을 만들 수 있다. 만약 동정맥루를 만들기 전에 혈액투석을 해야 하는 급한 상황에서는 플라스틱관을 어깨 부분의 큰 혈관이나 서혜부 정맥에 넣어야 투석이 가능하다. 어깨부분의 큰 혈관에 넣은 관은 2주에서 한 달 정도 이용할 수 있다.

(1) 혈액투석의 장점

① 환자가 병원에 정기적으로 내진하기 때문에 다른 환자나 치료진과 정기적으로 진찰 치료하기 때문에 병의 진행 등에 대해 체크할 수 있어 안전하다.
② 매일 치료하지 않고 주 2~3회 치료로 충분하다.
③ 집에 특별한 도구가 필요 없으며 동정맥루 수술 후에는 인체에 카테터를 달고 다니지 않아도 된다.

(2) 혈액투석의 단점

① 고정된 스케줄에 맞춰 주 2~3회 투석실에 가야 하는 번거로움이 있다.
② 기계에 의존해야 하며 치료할 때마다 주사를 맞아야 한다.
③ 투석과 투석 사이에 쌓인 노폐물을 몇 시간에 걸쳐 빼므로 투석 후 피곤하거나 허약감을 느낄 수 있다.
④ 주 2~3회만 투석하게 되므로 식사나 수분의 제한이 심하다.

2. 혈액투석 원리

투석에서 용질의 제거는 확산과 대류에 의해 이루어지고 체액 제거는 초여과에 의해 이루어진다.

(1) 확 산

확산(Diffusion : 딥퓨전)은 혈액과 투석액 사이에 반투막을 두고 요소나 칼륨 같은 용질이 이동하는 것으로 반투막 면적 및 투과성, 혈액과 투석액 사이의 농도차 및 유속, 분자크기 등으로 좌우된다.

(2) 대 류

반투막을 통해 체액이 이동할 때 상당량의 용질이 용매끌기라고 불리는 마찰력에 의해 움직이는 것으로 보통의 혈액투석으로는 대류(Convection : 컨벡션)에 의한 용질 이동은 적지만 초여과율이 높은 고유량 투석기에서는 그 역할이 크다.

(3) 초여과

혈액구획에 양압을 걸고 투석액 구획에 음압을 걸어 이것의 합이 막간 정수압을 형성한다. 따라서 일정한 막간 정수압에서 일정 시간동안 제거할 수 있는 수분량을 투석기 초여과계수라고 할 때 초여과율은 초여과계수와 막간 정수압, 투석시간 등에 의해 결정된다.

① 혈액투석 : 확산과 초여과(Ultrafiltration : 울트라필트레이션)가 동시에 이루어진다.
② 순차적 초여과 및 혈액투석 : 초여과를 먼저 시행하고 혈액투석은 그 다음에 시행한다.
③ 혈액여과 : 초여과된 체액을 수액으로 보충한다.
④ 혈액투석여과 : 혈액투석과 혈액여과를 합친 것이다.

3. 인공신장기의 정의

체내에서 생성된 노폐물을 걸러 배설하는 역할을 하는 것이 신장이다. 그러나 기능이 떨어지면 혈액 속에 독성물질이 싸여 식욕부진, 무력감(Impotentness feeling : 임포텐트니스 필링), 고혈압(Hypertension : 하이퍼텐션), 빈혈(Poverty : 포버티) 등과 같은 증상이 나타나고 심해지면 출혈, 호흡곤란, 구토 등이 일어나 생명이 위험해진다. 이때 수분(Water : 워터), 염분(Salt : 솔트) 및 여러 노폐물을 혈액에서 제거할 수 있는 인공신장기(Hemodialysis : 히모다이앨러시스)를 이용한다.

1913년에 아벨(Abel)이 인공신장을 동물을 대상으로 연구하였고, 콜프는 1943년에 셀로판지로 반투막(Semipermeable membrane : 세미퍼미어블 멤브레인)을 만들어 환자에게 처음 사용하였다. 전해질용액은 정상인의 혈액과 비슷하기 때문에 투석액으로 이용하면 셀로판 반투막을 통해 노폐물이 걸러져 환자 혈액이 정상화하는 원리이다. 콜프의 실험 이후 여러 종류의 합성물질로 만든 반투막이 개발되었고 반투막의 형태도 다양해졌으며, 투석액과 혈액을 적당하게 순환시키고 부종 증세가 있는 환자의 인체에서 적당량의 수분을 제거할 수 있는 전자장치와 기계도 개발하였다.

인공신장의 개발 초기는 급성신부전(Acute renal failure : 어큐트 리널 페일리어)에만 이용되었으나 현재는 주로 만성신부전(Chronic renal failure : 크로닉 리널 페일리어)과 같이 장시간에도 이용되고 있다. 그러나 인공신장을 이용한 혈액투석요법도 완전치 못하여 투석을 하였어도 독성물질의 수치가 정상인보다 상당히 높아 식이요법을 엄격히 시행해야 하고, 또 여러 합병증이 발병할 가능성도 크다. 그러므로 인체의 장기를 화학적·기계적 기기로 교체할 수 있다는 희망을 인공신장이 가져다 준 것이다. 또한 다른 인공장기의 개발에 많은 자극을 주었다.

4. 인공신장기의 구성

(1) 교환기

교환기(Exchanger : 익스체인저)는 투석기라고도 불리며 이러한 투석기(Dialyzer : 다이얼라이저)는 인공신장기는 혈액부분과 연결되는 2개의 연결부위와 투석액 부분과 연결되는 2개의 연결부위가 있다. 최근에는 섬관형 투석기를 많이 이용하며, 플라스틱 원통 안에 속이 빈 가는 섬유신장기들이 수천 개씩 있는데 이곳으로 혈액이 통과하여 투석액과 접촉하면서 노폐물, 과다한 전해질, 수분이 혈액에서 투석액 쪽으로 이동하게 된다. 인공신장기는 그림 4-43과 같이 투석액이 들어 있는 공간과 환자의 혈액이 담겨 있는 공간이 반투막을 사이에 두고 분리되어 있으며, 혈액 펌프와 관을 통해 환자에게 연결되어 있다.

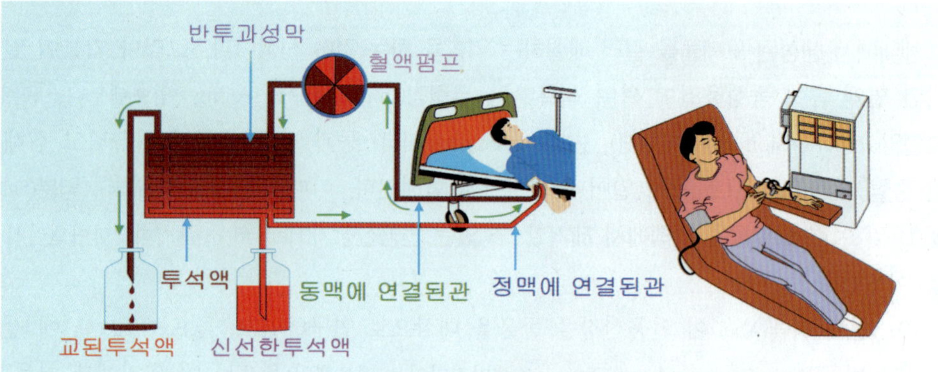

그림 4-43 • 인공신장기 구조

이러한 인공신장기의 구조 중에서 투석액을 바꿔주는 역할을 하는 교환기의 종류에는 다음과 같은 3가지가 있다. 그림 4-44는 인공신장기를 나타내었다.

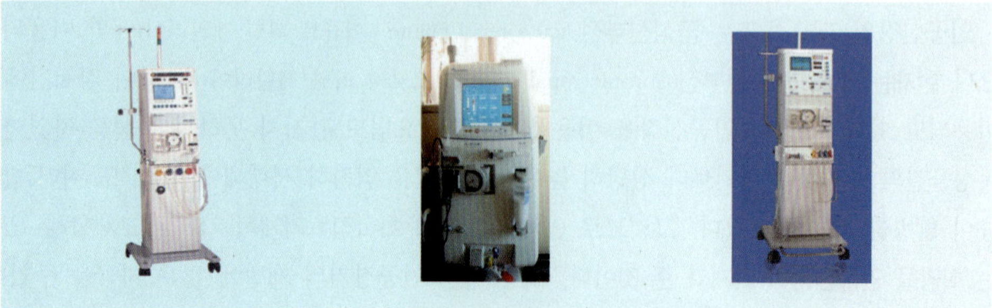

그림 4-44 • 인공신장기

① **코일 투석기**(Coil dialyzer : 코일 다이얼라이저) : 반투과성막의 특성을 갖는 물질을 코일처럼 감아 **투석액과 혈액이 나선형 사이에서 순환**하도록 하는 장치이다.

② **평행판 투석기**(Plate dialyzer : 플레이트 다이얼라이저) : 여러 층의 평행판 구조로 반투과성막의 특성이 있는 물질을 판의 모양대로 놓고 각각의 판 사이로 **투석액과 혈액이 순서대로 순환**되도록 하는 장치이다.

③ **공동섬유 투석기**(Hollow-fiber dialyzer : 홀로-파이버 다이얼라이저) : 길이가 150[mm] 정도이고 안지름이 0.2[mm] 정도의 속이 뚫린 가는 섬유가닥을 **10,000～15,000개 정도를 묶어 안쪽으로는 혈액이 흐르고 바깥쪽으로는 투석액이 둘러싸고 있으며 반투과성막의 역할을 하는 것은 섬유의 벽**이다.

제 4 장

(2) 투석액전달 시스템

투석액전달 시스템(Dialyzer deliver system : 다이얼라이저 딜리버 시스템)은 **여러 가지 용질을 물에 섞어서 혈액과 상호작용하여 노폐물과 과잉 수분을 제거하면서 필요한 전해질은 보충하고 유지시켜줄 수 있도록 만든 것이 투석액**이다. 투석액은 적당량을 미리 만들어 투석실에 펌프로 공급하거나 많은 양의 투석액이 필요할 때는 물과 농축용액을 섞으면서 자동으로 농도를 맞추기도 한다. **농도는 혈장액과 비슷하다. 혈액투석시 200～300[ml/min]의 많은 혈류량을 유지하기 위한 혈관통로가 필요**하다. 단위시간당 충분한 혈액을 공급할 수 있어야 하며 다시 정맥으로 유입가능하고 반복 사용할 수 있어야 한다.

① 일시적인 접근방법

쇄골하정맥, 내경정맥, 대퇴정맥에 카테터를 삽입하는 방법이나 **기흉, 혈흉, 부정맥, 감염, 출혈의 합병증**이 생길 수 있다.

② 영구적인 접근방법

㉠ **동정맥루**와 **합성이식물질**이나 **자기혈관을 이식하는 동정맥이식**이 있다.

㉮ **동정맥루** : 동맥과 정맥이 연결되면 **압력이 센 동맥혈이 정맥 내**로 흘러들어가 **정맥혈관을 웅혈**시키고 굵어지게 하여 투석시 사용할 수 있게 된다. 수술 후 이렇게 성숙될 때까지 1～2개월 기다렸다가 사용하며, **수술로 인해 심하게 손이 붓거나 국소빈혈, 출혈, 혈전증, 동정맥류, 감염 등의 합병증**이 있다.

㉯ **동정맥이식** : **인조혈관을 당뇨 또는 심한 동맥경화**로 인해 적절한 **동정맥루 형성이 어려운 대상자, 비만, 혈관이 가늘고 깊은 위치에 있는 여성, 노령자 등에게 사용하는 방법**이다.

㉡ **영구적 카테터** : 동정맥루나 인조혈관이식술이 어려운 경우 **내경정맥이나 쇄골하정맥에 삽입**한다.

㉢ 혈관통로의 합병증

㉮ 감염이 일어나며, 카테터의 혈전이 일어난다.

㉯ 동맥류 혹은 가동맥류가 일어난다.

㉰ 중심정맥 등의 혈전이나 협착이 일어나며, 손의 허혈이 일어난다.

(3) 전자제어장치

전해질(Electrolyte : 일렉트롤라이트) 농도측정, 투석액 혈액누출감지, 혈액온도 유지, 기포검출 등에 사용된다.

(4) 항응고제

혈액투석시 혈액이 체외로 나와 응고될 수 있으므로 항응고요법이 필요하며, 헤파린이 널리 사용된다.

(5) 혈액투석의 합병증

혈액투석의 합병증으로는 저혈압, 근경련, 흉통과 부정맥, 발열과 오한, 투석불균형증후군, 투석중 고혈압 오심과 구토가 있다.

(6) 복막투석

1) 복막투석의 정의

혈액투석과 더불어 말기 신부전증 환자에게 시행되는 신대체요법의 하나로 환자 자신의 복막을 이용하여 투석하는 방법이다. 이를 위해 환자의 복부에 특수 제조된 부드러운 관을 삽입하며 이 관을 통해 투석액을 주입하고 배액함으로써 체내 노폐물과 수분 등을 제거한다. 혈액은 복강주위의 혈관 내에 그대로 있으면서 과다한 수분과 노폐물은 혈액으로부터 걸러지게 된다. 투석과정이 끝나면 투석액은 관을 통해 몸 밖으로 나가게 된다.

2) 복막투석의 원리

복막은 복강을 둘러싸서 뱃속의 장기를 보호하는 얇은 막으로 안에 많은 수의 모세혈관을 포함하고 있으며 표면적이 2[m^2]에 달하는 넓은 막이다. 이러한 복막은 수백만 개의 작은 구멍을 가지고 있는 반투과성막으로 혈액 내 노폐물과 수분은 구멍을 통과하나 단백질이나 혈액세포는 통과시키지 않는 선택적 투과막이며 투석액이 복강 내로 주입되면 확산과 삼투압을 통해 혈액 내의 노폐물과 여분의 수분이 혈액에서 투석액 쪽으로 당겨지게 되는 것이다.

3) 복막투석의 종류

① 지속적 외래 복막투석 : 직장이나 학교 같은 곳에서 일상생활을 하는 동안 기계에 의존하지 않고 환자 자신이 직접 투석을 시행하는 방법이다. Bag 안에 들어 있는 투석액은 관을 통해 복강 내로 중력에 의해 들어가서 4~5시간 정도 머문 후 다시 Bag 속으로 투석액을 내보낸 후 버린다. 이것은 24시간 동안 3~4번 시행된다. 한번 교환시에 약 30~40분이 소요되고 투석액이 복강 내에 있는 동안 환자는 직장이나 집에서 일을 할 수 있다.

② 간헐적 복막투석 : 낮 동안만 투석을 하는 주간 복막투석법과 주 2~3회 병원에 와서 복막투석기계를 사용하여 투석을 하는 방법, 밤에만 기계를 이용하여 투석을 하고 낮 동안에는 정상 생활을 하는 야간 복막투석법이 있다.

③ 지속적 주기적 복막투석 : 투석원리는 지속적 외래 복막투석과 비슷하나 투석이 기계를 이용하여 자동적으로 이루어지는 점이 다르다. 주로 집에서 밤사이에 한 시간 30분 간격정도로 계속 투석이 이루어지며 낮 동안에는 투석액이 복강 내에 있어서 투석액을 교환하지 않는다. 그러나 값이 비싼 장비가 필요하므로 경제적 부담이 있다.

4) 복막투석의 장점

① 요독증의 조절이 용이하며, 혈압조절이 쉽다.

② 빈혈이 있는 환자에게서 영양상태의 호전을 기대할 수 있다.

③ 말초신경염이 혈액투석에 의해 호전된다.

④ 식사제한을 하지 않으므로 영양상태가 양호하며, 시간과 경비가 절약된다.

⑤ 환자가 더 쾌적함을 느끼며, 생존율 및 사회 복귀에 유리하다.

5) 복막투석의 단점

① 최대의 단점은 인체에 카테터(관)을 달고 있어야 하므로 복막이 외부로부터 세균침입에 대해 방어기구가 거의 없어 복막염에 감염된다는 것이다.

② 혈액투석에 비해 꽤 큰 물질도 통과시키기에 혈중의 단백질, 비타민 등이 소실된다.

③ 포도당이 체내에 흡수되기 때문에 비만이나 고지혈증의 위험이 크다.

09 | 심실세동제거기

1. 제세동기의 개요

제세동의 메커니즘은 1899년 프레보(Prevost)와 바테리(Batelli)에 의해 처음으로 시도되었으며 이는 심장이 동방결절(Sino-Atrial Node : 시노-아트리얼 노드)이나 이소성맥박 조절기로부터의 고유한 전기적 임펄스에 반응하는 것처럼 부유한 전기적 임펄스에서도 반응하므로, 충분한 전류를 심실세동(Ventricular Fibrillation(VF) : 벤트리큘러 피브러레이션)이 발생하는 동안 흉곽에 인가하여 심실세포들의 대부분은 탈분극하여 심장활동의 자활을 유도하는 것이다. 이러한 제세동의 정확한 메커니즘은 알려져 있지 않지만, 연구에 따르면 제세동이 이루어지기 위해서는 심실세포의 임계량이 동시에 탈분극되어야 한다. 전형적으로 DC(직류)형 제세동기는 3~9[ms]의 짧은 시간 동안 인체에 DC(직류) 펄스를 인가하며, 인가되는 전기적 에너지의 양은 줄[J][63]로 표현한다.

2. 제세동기

제세동기는 심실세동과 심실빈맥 현상을 제거하기 위해 흉곽을 개방하여 직접 심근에 전류를 인가하거나 비간접적으로 흉곽 외부에 전류를 인가하여 심근에 전기적 역충격을 가하는 의료장비를 말하며 기본 심폐소생술(CPR)보다 효과가 뛰어난다. 심실빈맥과 세동은 심장마비의 원인이 되기 때문에 이런 제세동기를 사용한 시술방법은 소생술의 하나로 행해지고 있다.

심실세동, 무맥성 심실빈맥일 때 심장에 강한 충격(전기자극)을 주면 심근 전체는 동시에 흥분하고 다시 통일된 심박동을 재개하는 경우가 있다. 이것이 전기적 세동제거법 중에서 역쇼크법(Countershock법 : 카운터쇼크법)이라고 한다. 역쇼크법 방법에는 직류(Direct Current(DC) : 디렉트 커런트)를 이용하는 방법과 교류(Alternating Current(AC) : 올터네이팅 커런트)를 이용하는 방법이 있는데, 현재에는 직류 세동제거법을 이용하고 있다.

현재 사용되고 있는 심폐소생술(Cardiopulmonary resuscitation : 카디오펄머너리 리세스테이션) 중에는 직류 세동제거법, 인공호흡(Artificial respiration : 아터피셜 레스퍼레이션) 및 심장박동 조절장치(Pacemaker : 페이스메이커), 심장 마사지(Cardiac massage : 카디애크 마사지) 등이 있다.

자동세동제거기(Automated External Defibrillato(AED) : 오토메티드 익스터널 디피브릴레이터)는 환자의 심전도 검사결과를 자율적으로 판독하여 세동제거가 필요할 때 이용자에게 세동제

63) 1[J] : 1[Ω]의 저항을 통해 1초 동안 흐르는 1[A]의 전류가 소모하는 전기 에너지의 양이다.

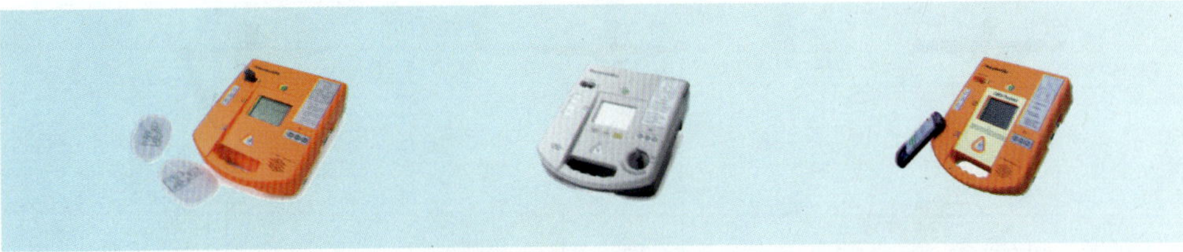

그림 4-45 • 제세동제거기 및 교육용 체외형 자동제세동기 장비

거를 시행하라는 경보로 알려주며, 세동제거의 에너지 등을 자동적으로 판단하는 기능을 가졌다. 그림 4-45는 제세동제거기 및 교육용 체외형 자동제세동기 장비이다.

3. 제세동기의 필요성

미국심장학회(American Heart Asociation(AHA) : 아메리칸 하트 어소시에이션)의 보고에 따르면 **연간 약 460,000만 명 정도가 급심정지**(Sudden cardiac arrest : 서든 카디악 어레스트)로 인해 미국에서 사망하고 있으며, **급심정지 환자 중 95[%]가 병원에 도달하기 전에 사망**한다는 통계가 나왔다. **부정맥으로 인한 심장마비는 발생한 지 1분이 지날 때마다 환자의 생존율이 7~10[%] 정도씩 감소**하므로 신속한 응급조치가 무엇보다도 중요하다. 즉 **10분 이내에 심장마비환자에게 전기충격의 치료를 통한 치료가 없이는 살아날 확률이 1~2[%]에 불과**하게 된다. 그래서 심장마비 환자가 발생할 수 있는 공공장소 및 비행기, 여객선, 철도 등의 교통수단 그리고 119구조대, 소방서, 경찰 등의 응급조치가 필요한 기관 등 병원 외의 장소에 체외형 자동제세동기 보급을 권고하고 있는 것이 세계적인 추세이다.

4. 심전도

심전도(Electrocardiogram : 일렉트로카디오그램)란 **심장의 활동에 따라 변화하는 인체전류를 측정한 것을 사람이 인지할 수 있도록 그래프로 표시하는 것을 심전도**라고 한다. 측정방법에는 **표준사지유도와 증폭사지유도, 흉부유도**가 있다.

① **표준사지유도**는 **쌍극유도**로 각각(−)극과 (+)극으로 정하여 두 곳의 전위차를 측정하는 것이다. 그림 4-46과 같이 Lead I는 오른손은(−)극, 왼손을(+)극, Lead II는 오른손은(−)극, 왼발을(+)극, Lead III는 왼손은(−)극, 왼발은(+)극 전극을 부착하여 측정한다.

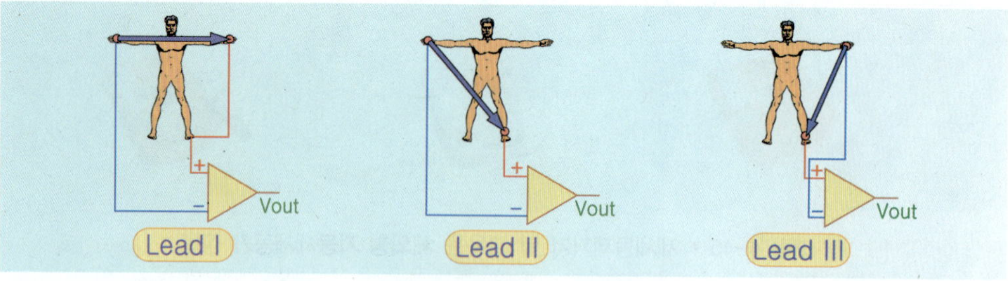

그림 4-46 • 표준사지유도

② 증폭사지유도는 인체의 양손과 왼발에서 한 곳을 선택한 후 남은 두 곳을 기준으로 하여 측정하는 것으로 전위가 낮아 증폭회로를 사용하여 신호를 증폭한다. 각 증폭사지유도 명칭을 오른손, 왼손, 왼발의 순으로 각각 aVR, aVL, aVF라고 한다(그림 4-47).

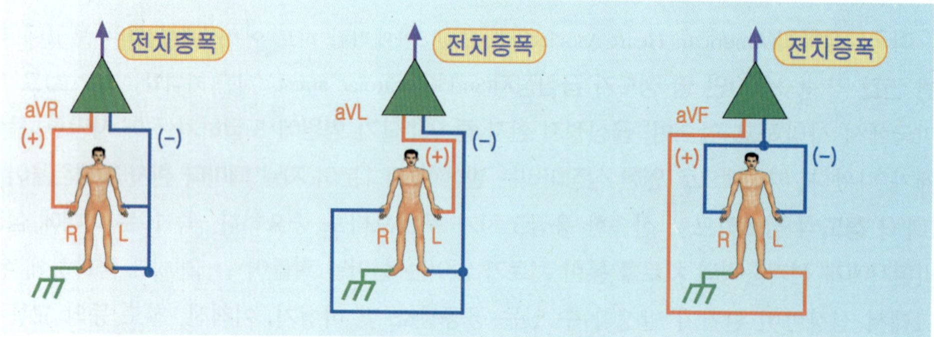

그림 4-47 • 증폭단극사지유도

③ 흉부유도는 단극유도로 심장을 수평단면에 따라서 기록한 것이다. 교육용 제세동기는 표준사지유도의 Lead II 방식을 이용하여 심전도를 측정한다. 그림 4-48에서는 흉부유도와 흉부유도에서의 QRS파의 변화를 나타내었다.

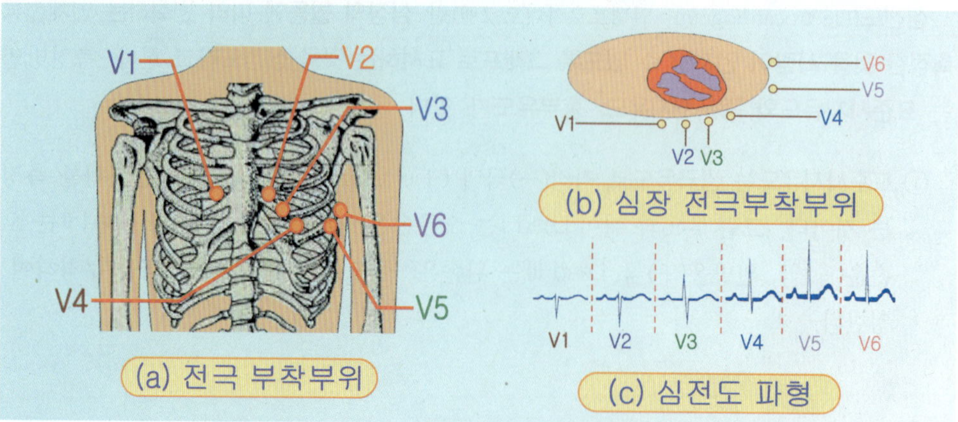

그림 4-48 • 흉부유도와 흉부유도에서의 QRS파의 변화

5. 부정맥

정상적인 심전도가 관찰되지 않는 상태로 부정맥은 심방과 심실이 과민해지거나 전도장애로 인해 심방과 심실수축을 위한 전기적 활동이 다른 부위에서 시작이 되는 경우 발생한다. 이러한 부정맥은 심박출량 감소를 초래한다. 불충분한 심방과 심실의 충만과 기계적인 수축력 감소로 인해 1회 박출량이 심각하게 감소된다.

① 심실빈맥(Ventricular Tachycardia : VT) : 3개 또는 그 이상의 심실성기외수축(PVC)이 연속적으로 나타나는 것으로 심실이 연이어 빠른 속도로 흥분하여 심박수 100~250회 정도로 빠르고 규칙적이며 P파와 PR 간격이 없으며 넓은 모양의 QRS 파형을 만든다. 심실빈맥은 심실세동으로 변하기도 한다. 심실빈맥이 30초 미만 지속되는 경우는 비지속성(Nonsustained : 넌서스테인드) VT, 30초 이상 지속시에는 지속성(Sustained : 서스테인드) 심실빈맥이라고 한다.

② 심실세동(Ventricular Fibrillation(VF) : 벤트리큘러 파이브럴레이션) : 심근이 각각 탈분극과 재분극을 하여 심근이 불규칙적으로 움직여서 무수축 상태가 되어 심박출이 안되는 상태이다. 심전도 파형은 P파와 PR 간격 없고 심방수축 및 QRS 파형을 볼 수 없으며 심박수는 불규칙하다. 그리고 150~500회의 심박수를 가진다. 심실세동은 일반적으로는 심실빈맥에서 심실세동으로 전환되거나 심실조기수축을 통해 발생한다. 심실세동이 관찰되면 즉시 제세동을 시행해야 한다.

㉠ 심장의 전기적 증세가 이상한 혼돈상태로서 심근 근이 불규칙적으로 제각기 이완과 수축을 반복하는 현상을 세동이라 한다. 심방의 세동을 심방세동, 심실의 세동을 심실세동(Ventricular Fibrillation(VF) : 벤트리큘러 파이브럴레이션)이라고 한다.

㉡ 심실세동의 현상은 혈액을 보내는 펌프로서의 기능을 할 수 없게 하고, 심실벽은 잔물결이 일어난 것처럼 간소하게 불규칙적이고 빠르며, 심실파형을 구별하기 힘들고, 무질서하고 비협조적인 진동이 형성되어 심실 전체로서 기능적인 수축이 볼 수 없게 된다. 그 결과 심장이 무질서하게 박동하며 떨리게 되고 환자의 혈압은 0(zero)까지 떨어지게 된다. 그림 4-49는 (a) 심방세동(Atrial fibrillation : 아트리얼 피블레이션), (b) 심실세동(Ventricular fibrillation : 벤트리큘러 피블레이션)을 나타내었다.

㉢ 심장으로부터 혈액이 거의 분출되지 않으며 체내 산소는 급속히 소모되어 보통 수초 내에 임상적으로 사망단계에 접했다고 할 수 있다. 빠른 시간 안에 즉각적이고 효과적인 치료로 심실수축이 일어나지 않으면 뇌와 심장 등에 비정상적인 상태로 변화하여 사망하게 된다. 이때의 심전도는 상당히 독특한 정현파 파형을 나타낸다. 이 상태로 몇 분간 유지되는데 그 사이에 정현파 모양의 심전도는 진폭이 차차 감소하여 마침내 작아져서 죽음에 이른다.

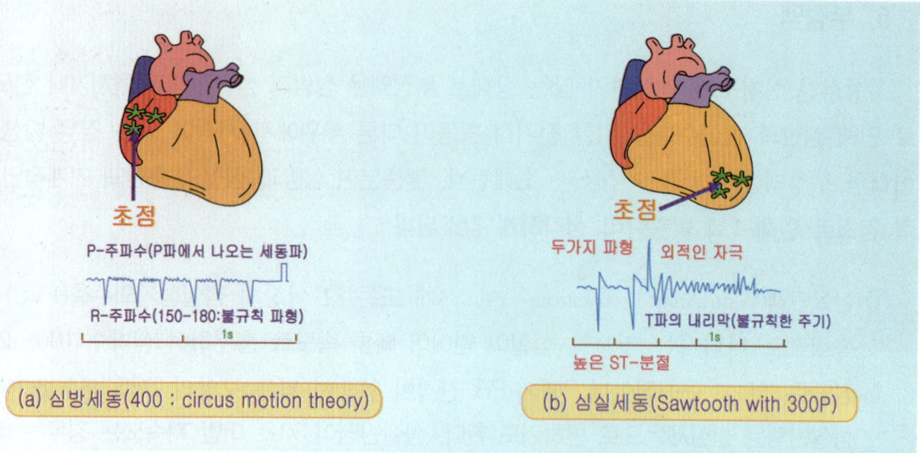

그림 4-49 • 심방세동 및 심실세동

③ 심실 무수축 : 심실의 탈분극이 없으므로 심근수축이 없다. 즉 심실의 전기활동이 없는 상태로 심전도에는 전기활동이 나타나지 않는다. 완전 방실차단의 경우는 QRS파는 나타나지 않지만 P파는 관찰될 수 있다. 심실정지 환자는 처음부터 무수축인 경우도 있으나, 일반적으로 심실세동이 지속되다가 무수축으로 전환된다. 심실 무수축(Asystole : 어시스톨)은 시간이 경과할수록 심폐정지가 될 수 있기 때문에 높은 사망률을 보인다.

6. 제세동기의 동작원리

제세동기는 심장에 강한 전기충격을 가해 세동을 종료시키는 기기이다. 심실세동이나 심실성 빈맥은 모두 심실의 수축이 비정상적이고 불규칙하게 일어나는 상태이다.

① 제세동기는 강한 전기 에너지를 이용해 불규칙적으로 움직이는 심근의 세포들을 동시에 탈분극시켜 절대적 불응기로 만든다. 그 이후에 페이스메이커(Pace maker)인 동방결절(SA node)[64]이 회복되어 정상적인 리듬으로 되돌아오게 유도한다. 이때 심근의 80[%] 이상이 탈분극되어야 심장전체가 전기적으로 균일한 상태가 될 수 있고, 제세동의 성공률도 높아진다. 그래서 제세동기는 심장 전체를 탈분극시킬 만큼 강한 전기충격을 가해야 한다. 형태에 따라 조금씩 차이가 있지만 심실세동 제거의 경우 체외에서는 보통 100[J]~400[J] 사이의 에너지를 이용한다.

② 심장에 직접 이용하는 경우 100[J] 이하로 한다. 심방세동일 경우 필요한 에너지는 좀더 적어서 150[J] 정도이다. 심실성 빈맥은 심장 율동의 형태나 빈맥의 빠르기에 따라 결정

64) 동방결절(SA node : Sinoauricular node) : 시노아우리큘러 노드이다.

된다. 맥박이 있든 없든 보통 단상 사인형태로 100[J]정도면 된다. 심실성 빈맥이 빠르기나 형태에 있어서 보다 불규칙해지면 심실세동과 비슷해지므로 200[J]정도가 필요하다.

③ 현재는 직류 세동제거기를 많이 사용하고 있는데, 콘덴서 방전 방식이다. 콘덴서에 수천 볼트[V]의 고전압을 저장하고 짧은 시간에 인체에 높은 전류를 흐르게 하여 세동을 제거한다. 장비의 구성은 전류를 흐르게 하는 전원부, 인체와 접촉하는 전극, 심전도 모니터부, 레코더 등이 있다. 그림 4-50에서와 같이 미리 2~7[kV]로 끌어올린 고전압을 스위치를 ① 쪽으로 닫아서 콘덴서 C를 충전한다. 세동제거를 할 때는 전극을 환자의 흉부에 부착하고 스위치를 ② 쪽으로 닫으면 콘덴서 C에 충전되었던 전하가 빠르게 방전된다. 이 세동제거기 장치의 전류는 5~20[A], 전류를 통하게 하는 전압은 2~7[kV], 자극시간은 2~5[ms]이다.

④ 환자의 가슴에 부착된 전극을 통해 얻어진 심전도신호를 엔트로피 부정맥 분석 알고리즘을 이용하여 심실세동(VF) 및 심실빈맥(VT) 여부를 판독한다. 이러한 심장마비증상의 부정맥현상이 발견될 경우 환자에게 이상성(Biphasic : 바이페이직) 파형의 고압 고전류의 전기충격 치료를 통해 심근 전체를 동시에 수축시켜 강제적으로 심근활동의 초기조건을 만들어 줌으로써 심장 리듬이 정상적으로 회복될 수 있도록 한다.

⑤ 제세동기의 에너지는 심장전체를 탈분극시킬 수 있는 최저 유효에너지로 설정된다. 만약 제세동기의 에너지가 너무 낮아 전류가 약하면 제세동에 실패하게 되고 너무 높아 지나치게 강한 전류가 발생하면 심근이 손상되어 심장기능에 장애가 생길 수도 있다. 또 에너지가 너무 높거나 낮을 경우 심장의 비정상적인 현상을 가속화시킬 가능성도 있다.

⑥ 성인의 기준에서 체격과 요구에너지는 크게 관계가 없다. 하지만 소아(1~8세)의 경우 성인보다 적은 에너지를 이용해야 한다.(1세미만의 영아에게는 제세동을 실시하지 않는다) 하지만 사정이 급할 경우 성인 기준의 에너지를 이용해도 상관없다.

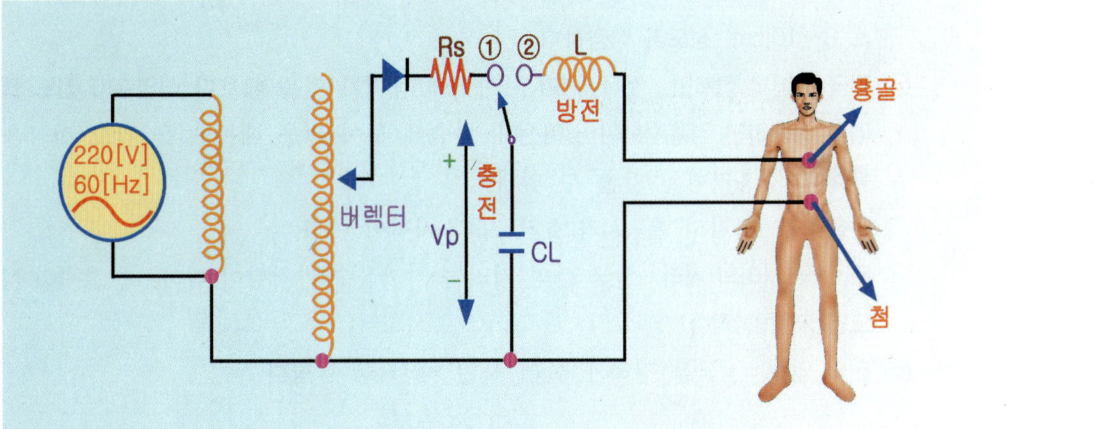

그림 4-50 • 세동제거기 회로(콘덴서 방전 방식)

⑦ 제세동을 성공시키기 위한 최소한의 에너지를 제세동역치라 한다. 제세동역치는 크게 해부학적 인자와 전기적 인자에 의해 결정된다. 해부학적 인자는 심장의 크기, 폐의 용적 등 자극을 주는 부위의 해부학적 정보이다. 전기적 인자는 심전도 파형, 인체의 대사상태, 체온, 산소분압, 조직의 산성도, 세포외 칼슘농도, 심장의 허혈 등 심장의 움직임에 관련된 인자이다. 이러한 두 가지 인자 외에도 제세동역치는 심실세동의 지속시간과 관계가 있다. 지속시간이 길어질수록 역치는 최대 5배 정도까지 높아질 수 있다.

⑧ 제세동의 성공에 관여하는 요인 중 다른 하나는 경흉저항(Transthoracic impedence : 트렌스라식 임피던스)이다. 경흉저항은 전류의 효과적인 전달에 관여한다. 경흉저항이 크면 전류가 잘 전달되지 못해서 치료효과에 영향을 준다. 성인의 평균 경흉저항은 70~80[Ω] 정도이다. 그림 4-51은 경흉저항측정법 및 시술장면이다.

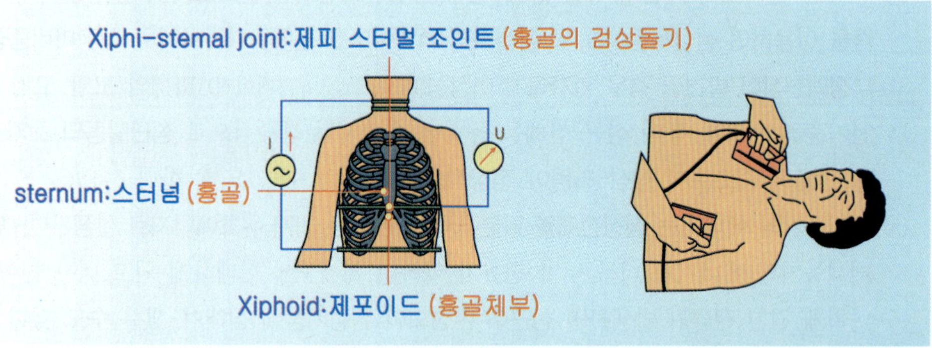

그림 4-51 • 경흉저항측정법 및 시술

⑨ 경흉저항에 관여하는 인자들은 크게 5가지 정도가 있다.

㉠ 전극크기 : 전극크기가 작을수록 경흉저항이 크다. 하지만 너무 크면 전류가 효과적으로 전달되지 못한다. 성인의 경우 직경이 최소 13[cm], 소아의 경우 최소 8~10[cm] 정도가 적당하다.

㉡ 전극과 피부 접촉면 : 전극과 피부 사이에 공기가 있을 때보다 식염수나 전도 젤리를 이용하면 경흉저항이 낮아진다. 가슴에 털이 많을 때는 털을 깎고 전극을 붙이면 경흉저항을 낮출 수 있다.

㉢ 호흡주기 : 환자의 흡기시가 호기시보다 저항이 크다.

㉣ 두 전극 사이의 거리 : 전극 간의 거리는 가까울수록 저항이 작다. 즉 흉곽이 작으면 저항이 작다.

㉤ 전극 압력 : 전극을 강하게 눌러 붙일 때 저항이 작다.

7. 제세동기의 에너지 형태

제세동기는 크게 단상파형(Monophasic : 모노페이직)과 이중파형(Biphasic : 바이페이직)의 두 가지로 분류된다. 두 가지 형태는 제세동기에 전류를 흘려보내는 방식에 차이점이 있다. 이중파형을 이용했을 때 단상파형을 이용했을 경우에 비해 낮은 에너지로 큰 효과를 볼 수 있다.

① 단상파형 제세동기 : 전류를 한 방향으로만 흐르게 한다. 파형은 시간에 따라 증가했다가 0으로 급격히 감소하는 모양을 갖는다. 단상사인(MDS), 단상 순간형 지수(MTE) 등의 형태로 에너지가 전달된다. 2005년 개정이전에는 단계적으로 200[J]에서 300[J]로 해서 360[J]의 에너지로 증가시키며 충격을 가하는 것이 일반적이며 전기충격 성공률을 높이고 안전성을 높이기 위함이었다. 2005년 개정 이후로 처음부터 360[J]로 강하게 시행해서 한 번에 심장을 소생시키는 것을 목표로 한다.

② 이중파형 제세동기 : 전류가 한극에서만 흐르지 않고 한 극에서 흐른 전류가 다른 극으로 이동해 파형의 모양은 위아래로 흔들리는 모양이 된다. 이중 순간형 지수(BTE) 이중직선(RLB) 등의 형태가 있다. 이중파형을 이용할 때는 에너지의 크기를 증가시키지 않는다. 이때 에너지는 단상파형보다 훨씬 낮은 150[J]~175[J]사이의 에너지를 연속적으로 사용한다. 하지만 둘의 치료효과는 거의 비슷하거나 이중파형 쪽이 더 좋다. 또한 낮은 에너지를 이용하는 이중파형 전기충격이 더 안전해서 심근의 손상이 적다. 그리고 이중파형 제세동기는 단상파형에 비해 크기와 무게를 줄일 수 있어 더 다양한 곳에서 사용이 가능하다는 장점이 있다. 그림 4-52는 제세동기의 에너지 파형의 형태를 나타내었다.

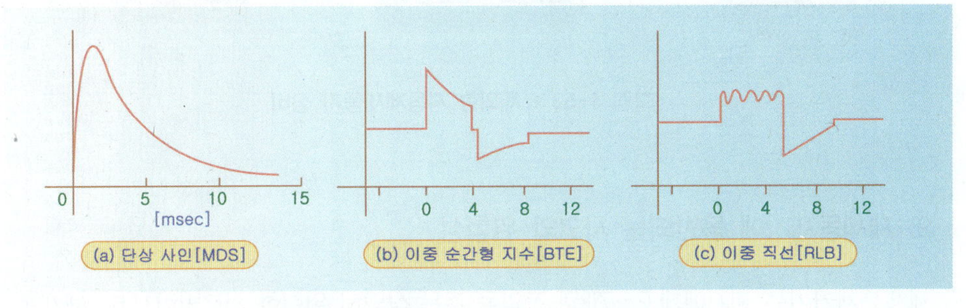

그림 4-52 • 제세동기의 에너지 파형의 형태

8. 체외형 자동제세동기의 용도

체외형 자동제세동기(Automatic External Defibrillator(AED) : 오토매틱 익스터널 디피브릴레이터)는 심실빈맥(VT)이나 심실세동(VF)의 부정맥이 나타나는 심장마비(Sudden cardiac arrest : 서든 카디악 어레스트) 환자나 응급상황의 심장질환환자에게 전기충격을 주어 심장을 정상 리듬으로 회복시키는 데 이용되는 기기이다. 체외형 자동제세동기(AED)에서는 심전도를 분석할 때 사람이 직접 할 필요가 없고 자동으로 상태를 진단해서 알려준다. 뿐만 아니라 현재 환자의 상태에서 제세동이 필요한지를 결정해주고 일반인들도 지시에 따라 응급처치를 할 수 있도록 모든 치료순서를 안내해주는 시스템을 갖고 있다. 필요한 에너지양에 대한 정보도 프로그래밍되어 있다. 단 최종적인 제세동 실행은 사람이 직접 버튼을 눌러야 가능하다. 소아의 경우 필요한 에너지의 양이 서인보다 적을 수 있다 이러한 경우를 대비해 소아용 변환 시스템을 가지고 있는 체외형 자동제세동기(AED)가 있으나 변환 시스템이 없다 하더라도 성인 기준의 에너지를 이용해도 상관없다 단 성인에게 소아기준의 에너지를 이용해서는 안된다.

심장마비 환자는 발병 후 1분마다 7~10[%]씩 생존율이 떨어지므로 전기충격의 심장충격기를 통한 심폐소생술의 응급처치를 위해 비행기나 구급차, 공공장소에 설치되어 응급구조사가 환자를 병원으로 이송하는 과정 중에 응급치료를 위해 이용된다. 그림 4-53는 체외형 자동제세동기 장비를 나타내었다.

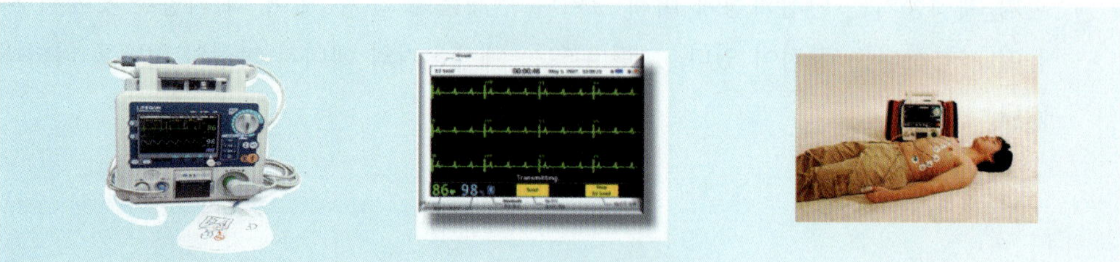

그림 4-53 • 체외형 자동제세동기 장비

9. 제세동제거에 동반되는 사고와 위험성

제세동제거기는 환자에게 2~7[kV] 전압을 주는 상당히 위험한 치료법이므로, 제세동제거기를 이용한 치료에선 상당한 주의와 전기안전에 대한 숙지가 되어 있어야 한다.

일반적으로 발생하는 사고에는 화상이 있다. 환자의 인체에 전류를 흐르면 피부 저항에 의해 열이 발생되고 화상을 입을 수 있다.

① 첫 번째 사고는 화상이다. 전극을 부착했던 부위에 붉은 점이 나타날 수 있으며 때론

화상이 되기도 한다. 화상을 예방하는 방법으로는 저항이 가장 큰 피부에 페이스트를 칠하고, 전극이 접촉하는 면적을 넓게 하고, 전극을 피부에 밀착시키는 것 등이 있다.

② 두 번째 사고는 고전압에 의한 이용자의 감전이다. 고전압 펄스가 환자의 몸을 통해 흐르면서 환자와 접촉한 사람에게도 전류가 흐를 수 있다. 감전사고를 예방하는 방법은 전극을 갖고 있는 이용자는 항상 고무장갑을 착용하여야 하고, 또한 전극을 잡는 부분을 혈액이나 식염수 등 액체에 닿지 않도록 주의하여야 한다. 감전은 전극전류뿐만이 아니라 제세동제거 장치로부터의 누설전류에 의해서도 발생된다. 감전은 이용자나 보조자에 위험을 줄 뿐만 아니라 치료한 환자가 다시 심실세동을 유발시켜 위험한 상태까지 갈 수 있게 한다. 그러므로 감전사고를 방지하기 위해서는 제세동제거기 이용시 항상 접지를 하고, 환자는 접지로부터 분리시킨다.

③ 세 번째 사고는 폭발이다. 땀, 인모 등으로 인해 인체와 전극의 접촉이 좋지 않으면 전극과 흉벽 사이에 불꽃이 튈 수 있다. 전극과 흉벽 사이에 불꽃이 인화성 마취가스나 산소 등에 인화할 경우 폭발을 일으킬 수 있다.

10. 전기제세동기

환자의 심전도(Electrocardiogram(ECG) : 일렉트로카디오그램, EKG : Electrokardiogram)에 T파가 발생했을 때 직류 제세동제거기를 이용하여 전기충격을 주면, 심실세동을 초래할 가능성이 높다. 그러나 일반적인 심실세동이 발생했을 때 심실세동을 없애기 위하여 제세동제거기를 이용하기 때문에 이런 문제는 생각할 필요는 없다. 즉 심실세동이 발생하면 T파가 발생되지 않는다.

반면에, 심방조동 또는 심방빈맥과 같은 심방부정맥(심방세동) 현상이 생기면, 심실이 급속하게 수축하기 때문에 직류 세동제거기를 이용하여 정상적인 박동률을 되찾을 수 있다. 이런 경우 R파가 발생되는 도중에 실수로 제세동제거기를 이용하여 펄스가 입사되면 심실세동을

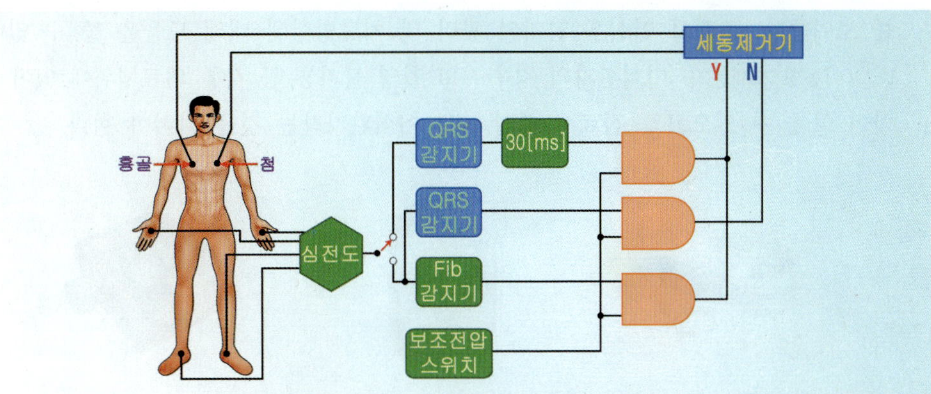

그림 4-54 • 전기제세동제거기의 구조

유발할 수 있다.

이러한 사고의 위험성을 예방하기 위해 T파가 생기기 전, 즉 R파 발생 바로 다음에 펄스를 만들어 내는 동기회로를 갖춘 특수한 제세동제거기가 만들어져야 한다. 그림 4-54는 전기제세동제거기(Cardioverter)의 구조를 나타내었다.

11. 이식형 제세동기

이식형 제세동기(Implantable Cardioverter Defibrillator(ICD) : 임플랜터블 카디오버터 디피블레이터)는 환자의 인체 내에 삽입되어 심실빈맥과 심실세동 같은 빠르고 불안정한 심장의 심파형이 발생되면 자동으로 감지하고 치료가 된다(그림 4-55).

악성 부정맥이 있는 환자의 체내에 직접 삽입하는 제세동기로 한정횟수, 낮은 에너지로 전기충격을 심근에 직접 가하는 기기이다. 이식형 제세동기는 심장의 박동을 계속 감지하고 있다가 악성 부정맥이 발생하면 이를 감지하고 충격을 가해 부정맥을 즉각 중지시킨다. 이때 비정상적으로 빠른 부정맥뿐만 아니라 비정상적으로 느린 부정맥도 치료할 수 있다.

① 왼쪽 쇄골 아래를 절개해 전극선을 심장 안으로 이식하고 본체에 연결후 피부 밑에 이식한다. 전극선은 실제로 심장에 전기충격을 주는 부분이다. 전기충격을 주기 위한 배터리와 회로로 구성되어 있으며 배터리가 모두 소모되는 경우 본체 자체를 바꾸어야 한다. 수명은 2~5년 정도이다. 심한 부정맥이 생길 경우 큰 도움이 되며 부정맥제를 복용할 필요가 없어지거나 복용량이 줄어드는 등 장점이 있다.

② 체내형 제세동기는 전극선, 본체, 프로그래머 등으로 구성된다. 전극선과 본체는 시술시 직접 몸에 이식되는 것이고 시술 후 ICD(이동형 제세동기)를 검사하는 소형 컴퓨터인 프로그래머는 치료정보를 관리하는 역할을 한다.

③ 이식 후 정기적으로 관리를 받을 필요가 있는데 이때 병원에서는 프로그래머를 이용한다. 프로그래머에서는 ICD가 부정맥 발생시 잘 치료했는지 확인하고 그 치료정보를 보여준다. 그래서 이식후 환자의 관리 및 치료방향에 대해 도움을 줄 수 있다. ICD(이동형 제세동기) 이식환자의 경우 MRI 촬영 불가능 등 각종 의료행위에 있어 제약이 따를 수 있으므로 진료시 항상 ICD 이식환자라는 것을 밝혀야 한다.

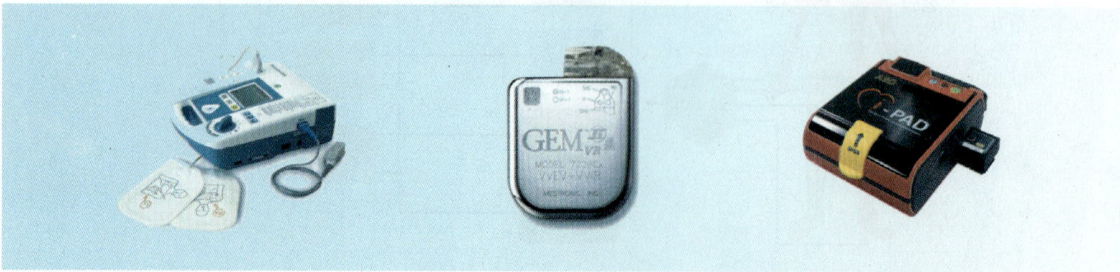

그림 4-55 • 이식형 제세동기 및 전기제세동기

12. 제세동기 사용시 주의사항

제세동기는 일정 조건하에서 사용해야 한다.

① 환자의 심장이 완전히 정지했을 때 환자의 움직임이 전혀 없을 때에만 제세동기로 분석 및 전기충격을 가해야 한다.
② 환자가 호흡을 한다면 기계가 리듬을 부정확하게 분석할 가능성이 있다.
③ 제세동기를 이용할 때에는 휴대폰, 무선 송수신기 등을 근처에서 되도록 사용하지 않는다.
④ 이식형 제세동기를 사용하는 환자나 인공 심박조율기를 이식한 환자의 경우 체외형 제세동기를 사용할 때 주의해야 한다.
⑤ 전극을 부착할 때 내부의 기기와 2.5[cm] 정도 떨어진 곳에 붙여야 한다. 기기를 이식할 때 절개한 흉터가 남으므로 흉터에서 적당히 떨어진 곳에 붙이면 된다.
⑥ 이식형 제세동기와 체외형 제세동기가 충돌해 전기충격에 실패할 가능성이 있으므로 주의한다.
⑦ 이식형 제세동기가 환자에게 전기충격을 시행할 때는 환자의 근육이 어느 정도 수축하게 된다. 이때 이식형 제세동기가 치료주기를 끝낼 수 있게 30~60초 정도 시간을 두고 제외 제세동기를 작동시킨다.
⑧ 피부에 부착해 이용하는 약물이 있을 때는 제거하고 제세동을 실시한다.

10 | 보육기

조산아[65]는 자신의 체온을 조절할 수 있는 능력이 없기 때문에 주위의 온도를 높여 주어 조산아 체온을 알맞게 조절해 주어야 한다. 주위온도를 일정 범위 내에 유지시켜 주면 산소 요구량이 줄어든다. 이런 방법이 특히 조산아에게 꼭 필요한 이유는 조산아의 허파는 정상적으로 태어난 아이의 허파보다 산소를 공급하는 능력이 떨어지기 때문에 호흡계에 문제가 많이 생길 수 있기 때문이다. 따라서 보육기[66](Incubator : 인큐베이터) 내의 온도를 일정 범위 내에 유지시켜 준다. 그림 4-56은 보육기(Incubator : 인큐베이터)를 나타내었다.

65) 조산아 : 태아의 이상이나 기타 질병 때문에 달을 채우지 못하고 태어난 아기이다.

66) 보육기 (Incubator : 인큐베이터) : 신생아에게 있어서 온도의 필요성을 강조하였다. 32.5~33.5[℃]의 온도에서 생후 1개월 내 신생아의 생존비율이 10[%]인 반면 36~37.0[℃]의 온도에서는 유아들의 생존비율이 77[%]까지 증가된다.

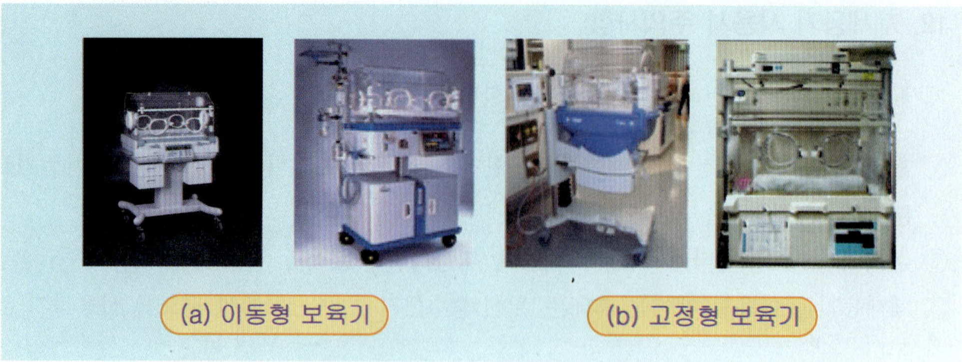

그림 4-56 • 보육기(인큐베이터)

인큐베이터는 온도, 습도 그리고 통풍을 조절할 투명한 공간과 주변장치를 포함한다. 인큐베이터는 일정한 온도를 유지해야만 한다. 온도 편차가 발생하면 인체조직의 손상을 가져오게 되므로 온도 편차가 크지 않아야 하며 인큐베이터에서 열제어는 온도조절장치에 의해 자동으로 유지, 제어된다. 신생아 복부에서 피부온도와 인큐베이터 실내의 공기온도는 24시간 계속해서 모니터링되며 온도 조절이 자동으로 된다.

① 신생아를 보육기 안에 놓고 일정한 온도를 유지시켜 주기 위하여 외부로부터 유입되는 공기의 온도를 조절한다. 온도제어는 비례제어 방식을 이용한다. 공급되는 공기의 온도에 의해 서미스터 저항이 달라지고 이 서미스터 저항을 원하는 온도에 해당하는 저항값과 비교한다.

② 보육기에 들어가는 공기의 온도가 설정온도보다 낮으면 히터의 공급전력을 높여 주어 온도 차이를 없애도록 한다. 비례제어방식을 이용할 때에는 히터에 공급하는 전력의 양이 실제 보육기 온도와 설정온도와의 차이와 비례한다. 즉, 보육기 온도가 설정온도에 가까이 가면 공급전력의 양이 줄어든다. 비례제어 방식을 함으로써 보다 정확한 제어가 가능하고 설정온도에서의 초과량을 줄일 수 있다.

③ 공기의 온도를 직접 조절하는 대신에 어떤 보육기는 아기의 피부온도를 측정하여 온도제어에 이용한다. 아기의 피부에 서미스터를 붙이고, 제어기를 이용하여 피부온도가 일정 온도를 유지하도록 한다. 피부온도가 설정온도보다 낮으면 온도 차이에 비례하여 보육기로 들어가는 공기에 열을 가한다.

④ 보육기에 달린 간단한 경보장치를 통해서 보육기의 온도가 너무 올라가면 의료진에게 알려준다. 만약 보육기 내의 온도가 설정한 범위를 초과하면 온도에 의하여 작동되는 스위치가 알람을 울리게 한다. 바이메탈[67](Bimetal)에 의해 작동하는 스위치가 버저

67) 바이메탈(Bimetal) : 열평창계수가 다른 2종이 금속원판을 압연법으로 붙여 온도의 변화에 따라 두 금속판의 팽창 차이로 휘도록 한 것이다.

(Buzzer)에 연결되어 온도가 변화하면 작동하여 정확도도 높다. 응급시 위급상황에선 회로가 전원으로부터 모터에 공급되는 전력을 순간 제어하여 과도한 온도상승을 막아준다.

⑤ 복사[68]는 신생아들의 체온을 뺏는 큰 원인 중 하나이다. 출산예정시에 정상분만한 신생아뿐만 아니라 조산아도 의사진단시 필요한 검사를 하거나, 응급상황일 때 특별한 조치를 취하기 위해, 또는 측정 장치를 몸에 부착시키기거나 다양한 치료를 위해 신생아의 옷을 벗김으로써 몸의 대부분이 외부공기에 노출된다. 이럴 경우 온도가 올라간 공기의 대류작용(Convention movement : 컨벤션 무브먼트)으로 온도를 유지하는 보육기에 신생아를 두는 것이 좋지 않을 수도 있다. 이런 이유로 복사가열기(Radiant heater : 레이디언트 히터)가 부착된 보육기가 만들어졌다.

⑥ 아기의 상단 쪽에 복사가열기를 위치시키고 아기 주위에 벽을 만들어 세워 굴러 떨어지지 않게 한다. 의료진이 아기를 자유롭게 검진할 수 있도록 다른 장치는 설치하지 않으며, 복사가열기는 가열된 공기의 대류작용으로 온도를 유지해야 하기 때문에 아기를 만지고자 할 때 뚜껑을 열지 않고 암 포트[69](Arm port)를 이용해야 한다는 점이 다른 보육기와 다르다.

⑦ 복사가열기의 열을 방출하는 부분은 보편적으로 전열기와 같은 저항이 큰 코일 등을 사용한다. 열부분 위에 표면이 매우 매끄러운 금속반사경을 씌우고 아기가 누워 있는 부분에 열을 모이도록 한다. 일반적으로 비례제어기(Proportional controller : 프로포셔널 컨트롤러)를 사용하여 발열부분으로 흐른 전류가 적당히 조절되어 아기의 체온이 적당하게 유지되고, 과열현상이 일어나지 않게 한다.

⑧ 비례제어기 : 외부에 노출된 아기의 복부나 가슴에 서미스터[70](Thermistor)를 부착하여 체온을 측정한다. 서미스터 자체도 복사열에 의해 가열되면 체온측정에 오류가 올 수 있으므로 서미스터를 붙일 때 복사열을 반사할 수 있는 매끄러운 금속이 포함된 거품패드로 만든 특수 테이프를 이용한다. 이 특수 테이프는 거품이 열의 전도를 막아주고, 표면이 매끄러워 복사열이 서미스터 자체를 가열하는 효과를 줄여주고, 서미스터의 위치를 고정하는 역할을 한다.

⑨ 조산아뿐만 아니라 정상 분만한 태아라도 종종 호흡곤란 또는 기타 이상증상이 나타날 때도 있다. 아기들은 때때로 숨을 쉬지 않는데, 이럴 경우 생명이 위험할 수도 있다. 이럴 때 보육기벽을 두드리거나 아기의 발바닥을 살짝 때려 주면 보편적으로 다시 숨을 쉬기 시작한다. 따라서 아기가 무호흡 증상을 보일 때면 즉시 감지하여 의료진에

68) 복사 : 자연적 · 인공적 현상작용에 의해 입자 빔 또는 전자기파가 방출되는 현상이다.
69) 암 포트(Arm Port) : 손을 넣을 수 있는 출입구이다.
70) 서미스터(Thermistor) : 온도에 따라 전기 저항값이 달라지는 저항체를 이용한 저항기이다.

게 알려 응급조치를 할 수 있도록 하는 것이 중요하다.

⑩ 현재 여러 종류의 무호흡감지기(Apnea monitor)가 개발 이용되고 있다. 무호흡감지기(Apnea monitor : 애프니어 모니터)는 아기의 움직임을 감지하는 패드(Pad), 복부 임피던스(Abdomen impedance : 애브더먼 임피던스), 또는 호흡작용, 아기 가슴의 움직임 등 환자상황을 감지하여 미리 설정된 범위를 초과하면 경보가 울리도록 한다.

11 | 인공관절

1. 인공고관절의 역사

인체에 처음으로 인공물체를 관절대용물로 삽입하여 처음으로 성공한 예는 1938년 Smith Peterson(스미스 페터슨)이 신소재인 코발트 - 크롬 합금인 Vitallium cup(바이텔리움 컵) 관절성형술을 시행한 것이었다. 1921년 jones(존스)는 재건 관절성형술(Reconstructive arthroplasty : 리컨스트럭티브 애스로플라스티)을 시행하였으며, 1945년 Girdlestone(그리드레스톤)의 대퇴골두 절제술은 오늘날에도 사용되고 있다. 질병으로 손상된 대퇴골두만 치환하여 관절기능을 개선하려는 시도가 Vitallium(바이텔리움)을 이용하여 1940년 Bohlman(보흐만)과 Moore(무어)에 의해 소개되면서 부분 관절 치환술(Partial replacement arthroplasty : 파티얼 리플레이스먼트 애스로플라스티)에 대한 관심과 연구가 활발하며, 오늘날 인공고관절 대퇴골두의 최초 모델이다.

1950년대 초 Charnley(찰리)는 여러 가지 실험을 통하여 스테인리스강으로 된 대퇴스템과 테프론(Teflon)의 비구컵으로 된 고관절 인공관절을 개발하여 골시멘트를 이용한 고정으로 시술결과가 급속도로 발전했다. 또한 1961년도에 오늘날 사용하는 고농도 폴리에틸렌으로 된 컵을 만들어 사용하였지만 수술 후 10년 이상 장기 추시결과 초기에는 관절기능이 좋은 결과를 얻었지만 골시멘트 주위에 심한 골흡수 등이 관찰되는 시멘트병(Cement disease : 시멘트 디스에즈)을 경험하게 되었다. 이후 많은 정형외과 의사들이 골시멘트를 사용하지 않고 인공고관절 치환을 시행하게 되어 인공삽입물의 설계와 디자인을 비롯한 표면 처리 등에 관심을 갖게 되었다.

1970년 프랑스의 Boutin(바우틴)은 세라믹으로 인공관절을 만들어 처음에는 골시멘트를 사용하였으나 후에는 골시멘트를 사용하지 않고 골에 인공관절을 직접 삽입하였다. 그후 1973년 Mittermeier(미터메이어) 등은 산화알미늄 요업제품(Aluminumoxide ceramic : 알루미늄 옥사이드 세라믹)을 인공관절에 사용하였다. 골시멘트를 사용하지 않을 때는 인공삽입물 표면에 작은 구멍을 만들거나 표면을 거칠게 처리하여 신생골이 이들 표면 속으로 자라 들어가 생물학적으로 견고한 고정을 얻도록 하였다. 최근 마모에 의한 골용해를 줄이기 위한 여러 신소재들이 연구 개발되어 임상에서 사용되고 있다. 현재 비구부에는 시멘트를 사용하지 않는 반구형 비구컵과 대퇴스템은 골시멘트로 고정하여 시술하는 것이 일반적이나 나이가 젊고 활동력이 많은 사람은 무시멘트 인공관절 치환술을, 고령이거나 활동력이 적은 경우에는 골시멘트를 이용한 치환술이 사용된다. 그림 4-57은 인공관절을 나타낸 것이다.

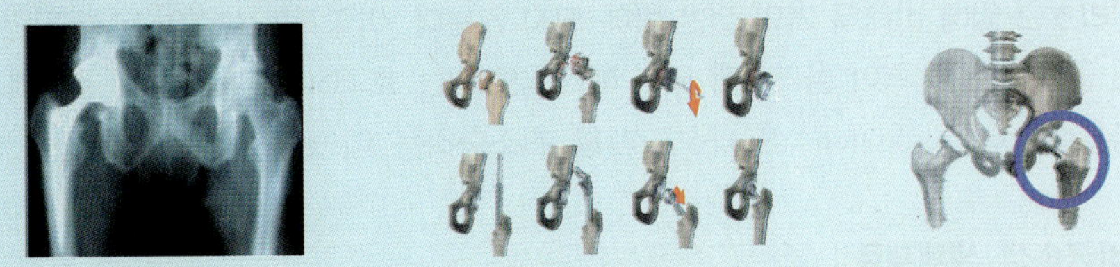

(a) 인공관절수술후 X-선사진 (b) 인공고관절 시술장면 (c) 인공고관절 수술 후

그림 4-57 • 인공관절

2. 인공관절에 사용되는 생체재료

정형외과 영역에서 사용되고 있는 생체재료는 크게 합성 고분자재료, 금속재료, 세라믹 재료 등으로 나눌 수 있다. 인공관절에 많이 사용되고 있는 소재는 크게 두 가지로서 금속성과 비금속성으로 나뉘며 금속성에는 스테인리스 스틸, 코발트 크롬합금, 티타늄 합금 등이 있으며, 비금속성으로는 중합체와 세라믹이 사용되고 있다.

(1) 금속성 생체재료

① 스테인리스 스틸 : 1938년 스테인리스 스틸로 만든 인공관절이 처음으로 사용되었으며, 1950년대에는 스테인리스 스틸로 만든 금속 대 금속(Metal to metal : 메탈 투 메탈)의 인공관절이 사용되었으나 스테인리스 스틸은 코발트 크롬합금(Co-Cr-Mo)이나 티타늄합금보다 부식에 대한 저항이나 강도면에서 많이 떨어지기 때문에 최근에는 잘 사용하지 않는다.

② 코발트 크롬합금(Co-Cr-Mo) : 원래 코발트 크롬합금은 1900년대 초에 개발되어 공장에서는 이미 사용되고 있다가 의료재료로는 1930년대 치과재료로 처음 사용되었다. 이때 사용된 코발트 크롬합금을 Vitallium(비탈리움)이다. 코발트 크롬합금은 이후 1970년대 까지 인공관절의 주재료이었다. 코발트 크롬합금은 염소(Chloride : 콜로라이드)를 함유하는 용액에 대한 부식저항이 매우 높을 뿐 아니라 기계적인 강도가 크고 경도가 커서 표면의 기형변형에 대한 저항성이 높다. 즉 마모에 대한 저항이 매우 높아 인공관절의 관절표면에 이용되고 있다.

③ **티타늄합금** : 코발트 크롬합금과 함께 보다 더 좋은 재료의 개발이 계속되었는데 1950년대 비행기 산업에서 보다 가볍고, 강하며 부식에 강한 금속으로 티타늄 합금이 개발되었다. 티타늄합금의 장점을 살려 1950년대 후반과 1960년대부터 인체에 사용되면서 현재까지 널리 사용되고 있다. 티타늄합금은 생체에 적합성이 높고 물성이 강하며 높은 피로(Fatigue : 파티그)[71]와 저항성을 갖고 있다. Ti-6Ai-4V가 최근에 가장 흔히 사용되는 티타늄합금이다. 티타늄의 가장 큰 장점은 낮은 탄성계수로, 코발트 크롬합금이나 316[L] 스테인리스 스틸에 비해서 거의 절반 밖에 되지 않는다. 이렇게 탄성력이 낮게 되면 삽입물에서 골로 많은 응력이 옮겨지게 되어 뼈가 약해지는 효과(Stress shielding : 스트레스 쉴딩)나 골흡수(Bone resorption : 본 리솔프션)를 최소화하는 데 효과가 있다.

(2) 비금속성 생체재료

① **폴리에틸렌** : Charnley(찰리)는 처음에는 인공관절의 베어링으로 폴리 테트라플루오르에틸렌(Poly Tetra Fluoro Ethylene(PTEE))을 사용하면 그 물질이 인체 내에서 화학적으로 안전하며, 마찰계수가 낮기 때문이다. 그러나 마모가 잘 발생하여 수술 후 3년이 경과되지 않았는데도 불구하고 무려 7~10[mm]의 마모가 발생하였으므로 Charnley(찰리)는 이를 대체할 수 있는 새로운 물질을 찾던 중 고밀도 중합체를 사용하여 1962년 처음으로 인공관절을 시행하고 이후 초고밀도 중합체가 인공관절의 새로운 베어링 물질로 가장 많이 사용되어 왔다. 그러나 이 초고밀도 중합체도 장시간 사용하면서 마모에 의해 조그만 중합체 미립자가 떨어져 나와 이 미립자에 대한 생체반응으로 골용해(Osteolysis : 오스테올리시스)가 발생하여 최근의 인공관절의 가장 큰 문제점으로 대두되면서 새로운 중합체의 개발이나 중합체의 물성을 강화시키는 연구가 활발히 진행되고 있다. 최근에는 마모가 적은 폴리에틸렌을 만드는 방법을 개선하고 가교상태(Cross linking : 크로스 링킹) 등을 증가시키는 폴리에틸렌의 물성을 변화시키는 방법들을 개선하고 있다.

② **세라믹(Ceramic)** : 금속과 비슷한 물성이 있는 생체에 적합한 물질을 개발하려는 연구는 이미 1960년대부터 시작되었으나 최근 인공관절 수술 후 발생하는 마모를 줄이기 위한 노력의 일환으로 세라믹을 이용한 인공관절이 마모를 해결책일 수 있다는 생각이 확산되면서 세라믹에 대한 관심이 증가되었다.

㉠ **세라믹의 특징** : 세라믹은 경도가 높고, 녹는점이 높으며, 전기와 열에 대한 전도가

71) 피로(Fatigue) : 고체재료가 작은 힘을 반복하여 받음으로써 틈이나 균열이 생겨 마침내 파괴되는 현상. 재료에 변동하중 혹은 반복하중이 작용하면 재료 내부에 생기는 응력이 탄성한도를 넘지 않아도 피로에 의하여 재료는 차츰 약해지고, 마침내는 파괴되는 경우가 있다. 이 현상을 피로라고 한다. 재료에 반복하중 등이 가해져도 피로에 의하여 재료가 파괴되지 않는 한계를 피로한계라고 한다. 반복하중을 받는 기계의 설계에서는 이때의 응력값을 기준강도로 사용한다.

낮다. 세라믹은 유연성이 없고 상온에서 점진적인 변형이 거의 일어나지 않고 미세한 부스러짐에 매우 예민하여 변형이 일어나는 대신에 골절파괴가 발생하는 단점이 있다. 세라믹은 골과의 부착력이나 융합이 아주 좋으며 관절면에 사용시 마모가 감소되고 마모가 발생하여도 중합체나 금속보다는 훨씬 골용해가 적게 일어난다는 장점이 있다.

㉡ 세라믹의 종류 : 세라믹의 생체재료에는 여러 종류가 있으나 체중을 오랫동안 받아야 하는 인공관절에서 주로 사용되는 세라믹에는 알루미나(Alumina) 세라믹과 지르코니아(Zirconia) 세라믹이 있다. 알루미나 세라믹은 강도면에서는 금속보다 훨씬 강하나 물성의 특징상 합금이나 중합체에 비해서 쉽게 깨어지고, 탄성계수가 높아 충격을 흡수하지 못하며 Ti-6Ai-4V, 티타늄합금, 코발트 크롬합금 등에 비해 긁힘에 대한 저항(Scratch Force : 스크레치 포스)에서 30~40배 약한 단점이 있다. 단점을 개선할 목적으로 개발된 것이 지르코니아로 알루미나에 비해서 물성이 더 강하고 탄성계수가 낮다는 장점이 있으나 지르코니아는 증기 소독시 표면이 거칠어져 폴리에틸렌과 같이 사용시 많은 마모를 초래할 수 있다.

③ 골시멘트(Polymethylmethacrylate) : 1960년 Charnley(차닐리)는 인공고관절 고정시술시 골시멘트를 사용함으로써 인공고관절은 급속도로 개선되었다. 인공고관절 치환술에 있어서 골시멘트는 두 부분으로 되어 있는데 한 부분은 분말형으로 40[gm], 다른 한 부분은 용액으로 그 양이 20[cc]로 되어 있어 이를 혼합시키면 처음 4~5분 이내는 죽모양으로 되어 있다가 그 후 처음의 8~12분후엔 단단한 고형체가 되는데 고형체 형성의 시간은 기온과 관계가 있다. 온도가 높을수록 골시멘트가 고형체가 되는 시간이 짧아진다. 즉 골시멘트의 고형체 형성시간을 연장시키고 싶을 때는 실온을 낮추든지 골시멘트를 냉장고에 넣어 차게 한 후 사용한다. 골시멘트(Simplex Acrylic Cement : 심플랙스 아크릴릭 시멘트)분말은 방사능 소견에 골시멘트 그림자를 만들기 위해서이고 과산화 벤질(Benzly Peroxide : 벤젤리 페록사이드)은 중합체 결합을 위한 촉매제로 첨가된 것이다. 용액중 n, n-Dimethylparatoluidine(n, n-디메틸파라도루딘)은 중합 형성에서 냉간의 자가 중합체 형성을 예방하는 일종의 안정제 역할을 한다. 중합체 형성시에는 상당한 열이 발생되는데 표면온도가 60[°] 내부온도가 115[°]까지 오를 수 있다. 골시멘트는 피질골에 비하면 약하며, 깨지기 쉬운 물질이다. 더욱이 인공관절 수술시 골시멘트를 골수강내 삽입시에는 피와 다른 세척액과 섞여 들어가 골시멘트 자체 내 흠을 만들고 골과의 접촉을 약화시켜 그 강도를 감소시킨다.

3. 인공관절의 문제점

① 인공관절에 따르는 문제점으로는 인공관절이 생체의 정상관절과 똑같이 안정적일 수는

없기 때문에 간혹 발생하는 수술 후 탈구나 심부 상처의 감염증으로 인한 기능상실 등이 있으며 이를 예방하기 위해 세심한 주위가 요구된다.

② 인공관절면의 마모현상을 들 수 있는데 인공고관절 수술 후 시간의 흐름에 따라 관절면이 마모하면 폴리에틸렌이나 금속 그리고 세라믹에서조차 미립자가 떨어져 나와 생체반응을 일으킴으로써 점차 뼈가 녹아내리고 고정면이 느슨해지는 해리현상이 발생하며 최근에 인공관절의 가장 큰 문제점이다. 마모를 해결하기 위해 새로운 초고밀도 중합체의 개발이나 금속 대 금속관절, 세라믹 대 세라믹 관절 등의 개발 및 사용되고 있다.

4. 현 인공고관절 치환술시 사용되는 첨단 관절의 조합

① Cross linked(크로스 링크드) 폴리에틸렌의 사용 : 인공관절의 베어링으로 초고밀도 중합체가 사용되었으나 초고밀도 중합체도 장기간 사용시에 마모가 되어 최근에는 폴리에틸렌을 만드는 방법을 개선하고 가교상태(Cross linking : 크로스 링킹) 등을 이용한 물성을 증가시키는 방법이 있다. 고농도의 방사선투과나 전자광(Electron beam : 일렉트론 빔)을 쪼이면 폴리에틸렌 내부에서 가교상태를 형성하여 마모가 적은 폴리에틸렌을 만들 수 있다. 이러한 가교상태의 폴리에틸렌은 마모에 있어서 상당한 감소를 보여 기존의 폴리에틸렌이 다른 신소재 관절을 대신할 수 있으나 보다 장기간의 주시관찰이 필요하다.

② 금속 대 금속(Metal to metal : 메탈 투 메탈)관절 : 금속 대 금속관절의 경우 마모의 양이나 마모의 미립자수가 적어 조직 반응이 경미하게 되고 골용해 또한 감소하게 되는 장점이 있어 최근에 많이 사용되고 있다.

③ 세라믹 대 세라믹(Ceramic to ceramic : 세라믹 투 세라믹) 관절 : 세라믹 대 세라믹관절의 경우 세라믹 표면경도가 높고 표면이 아주 매끄러워 마모의 발생이 적고 긁힘에 대한 저항도 매우 높을 뿐 아니라 마찰계수가 낮고 오랜 기간 인체 내에 있어도 표면이 안정되는 장점이 있으나 제작시 좋은 품질의 것을 만드는 것이 힘들다. 미세한 선이나 흠이 발생하면 바로 부서지며, 탄성계수가 커서 충격흡수 능력이 낮다는 것은 더 연구해야 할 점이다. 일반적으로 인공고관절 치환술시 발생하는 선상마모(Linear wear : 리니어 웨어)는 금속－폴리에틸렌 관절시 1년에 0.1～0.2[mm], 금속 대 금속관절은 0.001[mm] 정도, 지금 사용하고 있는 알루미나－알루미나 관절은 1년에 0.005[mm] 정도로 마모가 발생하였으나 최근 개발된 알루미나는 0.001[mm]까지 마모를 낮출 수 있다. 현재 많은 연구결과 마모가 적게 일어나는 폴리에틸렌(Cross-linked polyethylene : 크로스－링크드 폴리에틸렌)과 세라믹과 세라믹 관절면 그리고 금속과 금속 관절면을 이용한 인공관절이 개발되어 사용되고 있으며 보다 많은 연구와 장기간의 추시관찰이 필요하다.

12 | 의료기기의 멸균과 소독

1. 멸균과 소독

① 멸균(Sterilization : 스테러리제이션) : 모든 미생물[72]을 완전히 사멸제거하고 무균의 상태로 만드는 것을 말한다. 주로 열(증기, 건열)이 이용되지만 감마선 또는 산화에틸렌가스(Ethylene Oxide Gas(EOG)) 등의 여러 물질도 이용된다.

② 소독(Disinfection : 디스인펙션) : 대상물질에 병원성 미생물을 사멸시켜 그 잠재적인 감염능력을 소실시키는 것이다. 소독을 위해서 여러 과학물질이 이용되지만 포자를 형성하는 세균에 대하여는 반드시 유효한 방법은 아니다.

2. 멸균소독법의 종류

(1) 고압증기 멸균

고압증기 멸균(Auto clave : 오토클레이브)을 이용하여 챔버 내를 2기압 이상으로 가압하고 내부의 증기의 온도를 120[°C] 이상으로 상승시키기 때문에 그 환경에서 15~20분간 유지하면 모든 미생물은 아포를 포함하여 사멸한다.

① 일반적인 멸균 공정 : 예비 진공(Pre vacumm : 프리 버큠), 증기공급, 멸균, 증기 배기, 건조의 순이다.

② 예비 진공에 의해 멸균효과가 높아진다. 건조멸균에 비해 온도도 낮고, 시간도 짧은 것은 미생물의 사멸효과에 대한 수분의 존재의 유무 때문에 습열 쪽이 건열보다도 온도가 낮아도 시간적으로 짧고 멸균효과는 신속하다.

③ 작용순서는 미생물 구성 단백의 응고변성, 효소계의 불활성으로 되어 있다. 금속성 수술기구의 전부와 유리제 기구, 리넨류는 고압증기 방법에 의해 멸균한다.

(2) 자불소독

주사기, 메스, 가위, 고무를 소규모로 소독할 수 있다. 온도가 100[°C]를 넘지 않으므로 단시간에서는 엄밀한 의미의 멸균이 되지 않는 경우가 있어 멸균법으로서 신뢰성이 높지 않다.

72) 모든 미생물 : 병원성이든 비병원성이든지 상관하지 않는다.

(3) 건열소독

유리기구, 도기제품 등의 멸균에 이용되며 건열멸균기를 이용한다. 160[°C]에서 30분간에서 1시간 정도 유지하며 작용순서는 미생물 구성단백의 응고변형, 산화작용으로 되어 있다.

(4) EOG(E·O Gas) 멸균

고열에 견디지 못하는 기구에 이용하는 멸균법이다. 현재 널리 보급되어 있고 작용순서는 미생물 구성 단백의 알칼리화와 그것에 따른 효소계의 파괴에 의한다.

① EOG 멸균의 장점 : 고압증기 멸균과 비교하여 저온에서 살균이 가능하고 장치도 간단하다.

② EOG 멸균의 단점 : 멸균시간이 길고 멸균조건의 일정화가 어렵고 EOG의 독성이 강하여 전류가스에 의한 부작용[73]을 막기 위해 멸균 후 충분한 에어레이션[74](Aeration)이 필요하다[75].

③ EOG 멸균의 공정 : 공기의 배기 및 가습, EOG 도입, 멸균공정, 공기 배기, 공기세정 등의 순서이다.

④ EOG 멸균법 : 여러 부작용 외에 장기간 노출되면 복막암, 백혈병, 선천성기형 등이 보고된 바 있다. 따라서 작업환경 농도를 일정치 이하로 유지하는 것이 바람직하며 이를 위해서 환기조건 등에 충분한 배려가 필요하다. 멸균 종료 후에 EOG를 다시 공기 중으로 내보내면 국부적으로 고농도의 부위가 나타날 우려가 있으므로 사람이 없는 곳으로 방출한다.

㉮ 1. 미국에서는 8시간 평균(8-hr TWA, Time Weighted Average : 타임 웨이티드 애버리지)으로 1[ppm]로 규제되고 있고 단시간 한계는 15분간 5[ppm]으로 되어 있다.

㉮ 2. 일본에서도 일반 고압가스 보안 규칙에 의해 이것에 준한 값이 채용되고 있다.

(5) 포름알데히드 가스소독

고압증기멸균이 불가능한 각종 광학기기나 마취기, 인공호흡기 등의 소독에 사용된다.

① 작용순서 : 핵단백 응고를 변질시켜 불활성화시키는 것이다. 밀폐한 용기(Formalin box :

---

73) 부작용 : 용액의 피부접촉에 의한 피부접촉에 의한 약상, 가스흡입에 의한 두통, 현기증, 메스꺼움, 실신, 호흡정지 등이다.

74) 에어레이션(Aeration) : 물속에 공기를 불어넣어 물속의 산소를 증가시킴과 동시에 물속에서 나오기 어려운 과잉의 유해한 이산화탄소나 질소를 빼내거나 물을 공기 속에 분무시키는 일이다.

75) 가온, 환기를 에어레이터를 이용하면 50[°C]에서 12시간, 60[°C]에서 8시간이지만 실온에 방치하면 7일간이 소요된다.

포르말린 박스)에 에프겐 과립을 소독하려는 기구와 같이 봉입한다.

② 영양형 세균에는 효과적이지만 아포형 세균에 대하여는 효과가 의문시되고 있으며, 침투성, 확산성이 없고 표면밖에 살균이 되지 않는다. 또는 대형기기에 대하여는 포르말린을 가열, 기화해 순화시켜 이용하는 방법도 있다(포름알데히드 가스 강제순환법).

③ 포름알데히드 가스 : 강한 자극의 냄새가 있고 농도에 따라 그 자극증상이 다르다. 장기간 흡입에 의해 기관지염, 천식증상이 일어나며 비강 내에 암이 발생한다는 보고도 있다.

④ 포름알데히드 가스의 안전기준 : 8-hr TWA로 1[ppm]이며 단시간(15분) 노출한계로는 2[ppm]이다.

(6) 약제에 의한 소독

① 약 종류에 따른 작용법 : 소독약의 종류에 따라 다르지만 다음과 같다.

㉠ 염소계 소독약이다.

㉡ 과산화수소는 산화작용이다.

㉢ 산 알칼리는 과수분해 알코올류이다.

㉣ 석탄산, 크레졸, 포르말린액은 단백질응고이다.

㉤ 수은화합물은 미생물구성 단백과의 결합작용이다.

② 소독약을 이용하는 데 중요한 것은 유효이용 농도를 엄격히 준수하는 것이며 또 온도, 시간도 중요하다. 에타놀, 클로르벤젠, 요오드포름 등이다.

(7) 자외선 살균

물, 공기의 살균에 사용된다. 파장은 2500~2600[Å]이다. 수술실 내의 살균이나 수술용 손 씻는 물의 살균에 사용된다. 전자의 경우는 자외선은 투과력이 낮기 때문에 살균대상 표면에 부착물이 붙어 있으면 살균효과가 낮아지므로 주의가 필요하다. 또 살균 등에 그늘이 되는 부분은 살균은 되지 않으므로 살균대상물의 위치에 유의한다. 그림 4-58은 수술실 및 수술실 감시반을 나타내었다.

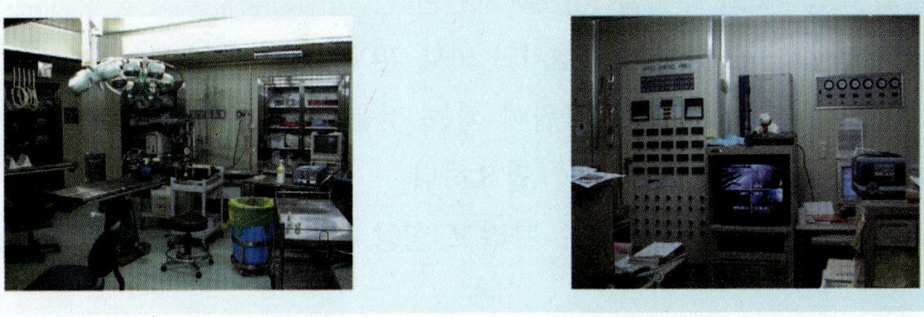

그림 4-58 • 수술실 및 수술실 감시반

작용순서는 분자의 여기에 의해 분자의 불평등 상태 또는 반응성이 중대한 상태이기 때문에 미생물의 핵단백 구성물이 변화하여 사멸하게 된다.

3. 대표적인 의료기기의 멸균소독법

① 대형기기 : 인공호흡기, 마취기 등의 대형 의료기기는 포름알데히드 가스 소독이 많이 이용되며 소독기는 이러한 대형기기를 수용할 필요가 있다. 대형의 포름알데히드 소독기가 없는 경우에는 소독제에 의한 소독을 한다.

② 인체에 부착되는 프로브류 : 고압증기멸균 또는 EOG[76] 멸균이 가장 효과적이다. 이것이 불가능한 경우는 포름알데히드 가스 소독을 하지만 아포에 대하여는 효과가 의문시되고 있다.

③ 광학기기 : EOG 살균이 효과적이다. 불가능하면 포름알데히드 가스 소독을 한다.

④ 액체가 통하는 튜브류 : 고압증기멸균 또는 EOG 멸균을 한다. 그 외의 경우는 멸균된 Disposable(디스포자블) 제품을 이용한다.

⑤ 호흡회로 : EOG 멸균 또는 포름알데히드 가스 소독을 한다. 환자의 경우 대형기기에서 설명한 것처럼 대형기기와 함께 하는 경우가 많다.

4. 수술실의 멸균과 소독

(1) 수술환자의 감염관리

수술실 간호사는 무균술에 대한 폭넓은 지식이 있어야 하며 또한 강력한 요구와 설득을 할 수 있는 태도를 갖추어야 한다.

① 수술 절개부위 감염증 환자의 보고와 기록을 한다.

② 공기청정시설을 확보(Larminar airflow system : 라미널 에어플로 시스템)한다.

③ 수술실의 위치를 고려한다.

④ 수술실 간호사의 전문성 부여한다.

⑤ 수술실의 복장강화와 수술실 방문을 제한한다.

㉠ 수술실 인력을 구성하는 간호사와 의사, 환자 자신이 수술실의 오염원이 된다. 그러므로 수술실 인력이 오염원이 되는 것을 막기 위해서는 마스크, 수술모, 수술가운 등의 올바른 사용이 필요하다.

㉡ 마스크는 코와 입을 완전히 가리고 항상 건조한 상태로 유지되도록 한다.

---

76) EOG(Ethylene Oxide Gas Sterilization 에틸렌 옥사이드 스더렐리제이션) : 약자로 보통 줄여서 EO 가스 소독이라고 한다.

ⓒ 수술모는 수술모 밖으로 머리카락이 나오지 않도록 한다.

ⓔ 수술실 가운은 바지(Slacks : 슬랙스)가 바람직하다.

ⓜ 수술실 인력 외의 수술실 방문을 제한하되 꼭 필요한 경우 수술실 복장을 갖추고 수술실 실내화를 착용하며 손씻기(Hand scrub : 핸드 스크럽)를 허용한다.

⑥ 손씻기 강조(Hand scrub)

ⓐ 수술용 고무장갑이 5 : 1의 비율로 구멍이 난다는 점을 감안하여 손씻기(Hand scrub : 핸드 스크럽)를 철저히 한다.

ⓑ 하루 중 첫 손씻기에는 최소한 10분 이상을 한다.

⑦ 피부준비 및 방포시의 무균실 적용

ⓐ 철저히 무균실이 지켜져야 한다.

ⓑ 서지컬 드레이프스(Surgical drapes) : 수술시의 사용이 일반화되어야 한다.

ⓒ 면방포가 사용될 경우 방포가 젖게 되면 새로운 멸균방포 위에 새로운 방포를 여러 장 덧대어 사용한다.

⑧ 깨끗한 기구 세트(Fresh instrument set : 플래시 인스트루먼트 셋트)를 사용한다. 수술절개 부위 감염증을 가져오는 요인은 다음과 같다.

ⓐ 장문합에 사용된 봉합사가 풀려 장 내용물이 복막강으로 흘러나올 때이다.

ⓑ 오염수술에 사용된 기구나 물품이 오염되면서 복벽 또는 흉벽 등을 오염시킬 때이다.

ⓒ 수술절개 부위 봉합에 깨끗한 기구 세트(Fresh instrument set : 플래시 인스트루먼트 세트)가 사용되지 않았을 때이다.

⑨ 공기 오염원 제거

ⓐ 공기 오염원이 되는 웃음, 대화, 재채기, 수술실 통행 등을 피한다.

ⓑ 수술 중 얻어지는 혈액, 조직, 분비물 등이 건조되면 공기 오염원으로 작용 : 혈액, 조직, 분비물 등이 건조되지 않도록 소독수로 닦는다.

ⓒ 거즈 수량 파악(Gauze count : 거즈 카운트)이 끝나면 거즈를 비닐이나 뚜껑이 있는 용기에 담는다.

⑩ 부속물품 관리

ⓐ 수술부위에 직접 이용되지 않는 물품도 적당한 소독을 해야 한다. 압축지혈대(Pneumatic tourniquet : 뉴메이틱 큐니틱트), 모래베개(Sand bag pillow : 샌드백 필로), 침대 부속물 등이다.

ⓑ 수술침대, 기계상, 운반용 기기(Car) 등의 바퀴도 청소를 자주한다.

ⓒ 고압솥(Autoclave : 오토클로브)의 꼭대기나 가장자리, 스크럽 싱크(Scrub sink)대, 수도꼭지, 비누와 스크럽(Scrub) 솔 저장함 등도 소독수로 자주 닦는다.

제 4 장

⑪ 청소관리

㉠ 수술실의 청소는 하루의 업무가 시작되기 1시간 전에 이루어져야 하며 한 수술이 끝나고 환자가 회복실로 나간 후에도 중간 청소를 하고 하루의 모든 업무가 끝난 후 다시 청소를 한다.

㉡ 업무시간 1시간 전이나 하루의 업무가 끝난 후에 이루어지는 청소는 공기 중의 먼지입자, 비말성 미생물 등이 앉은 것을 제거하기 위해 하는 것으로 바닥은 젖은 마대걸레로 닦고 그 외의 부분은 소독수를 묻힌 타월로 닦는다. 작은 진공청소는 가능하나 빗질은 절대로 금한다. 그림 4-59는 안이 중환자실 및 회복실을 나타내었다.

(a) 안이 중환자실 (b) 안이 회복실

그림 4-59 • 안이 중환자실 및 회복실

(2) 무균수의 기본원칙

① 수술에 이용되는 기구와 물품은 멸균되어 있어야 한다.

② 소독된 상태에 있는 사람은 소독된 물품을 다루며 소독되지 않은 물품은 비소독 상태에 있는 사람이 다룬다.

③ 멸균성에 대해 의심이 갈 경우에는 불결한 것으로 간주한다. 무균성 소독도구(Package : 패키지)가 비소독 작업실에서 발견될 때, 소독기의 작동시간이 불분명할 때, 비소독된 사람이 소독된 기구나 물품을 스쳤을 때, 소독된 기구나 물품의 포장이 벗겨진 상태로 방치되어 있을 때 소독하여야 한다.

④ 부속된 사람은 소독된 공간 위를 지나가서는 안되며 소독된 사람은 비소독된 곳에 기대지 않아야 한다.

㉠ 식염수나 증류수(Saline : 셀라인)가 필요할 때 수술실 근무간호사(Scrub nurse : 스크럽 너스)는 대야(Basin : 베이신)나 볼(Bowl) 등의 멸균된 수술 기계상의 가장자리로 옮겨놓고, 순회간호사(Circulating nurse : 서클레이션 너스)는 멸균된 수술 기계상 근처에 서서 대야(Basin : 베이신)나 볼을 치운다.

㉡ 무영등의 초점을 맞출 때 순회간호사는 소독된 부위와 적당한 거리를 두어야 한다.

㉢ 땀을 제거할 경우 소독된 부위로부터 얼굴을 돌리게 한 후 땀을 닦아낸다.

㉣ 수술실 근무간호사가 비소독 테이블을 방포로 덮을 때에는 자신의 가까운 쪽을 먼저 덮고 후에 먼 쪽을 덮는다.

㉤ 핀셋(Trans forcep : 트랜스 포셉)으로 순회간호사가 비소독 테이블을 소독방포로 덮을 때에는 먼 쪽을 먼저 덮고 가까운 쪽을 덮는다.

⑤ 멸균된 테이블은 단지 테이블 높이에서만 멸균상태이다.

⑥ 소독된 수술가운을 입었을 때의 소독범위 : 허리에서 어깨까지의 앞부분과 소매부분까지이다.

㉠ 손은 허리위치 이상의 자기 시야 안에 둔다.

㉡ 팔꿈치는 양 옆구리 가까이 두면서 손은 얼굴과 멀리 둔다.

㉢ 양 팔을 접어 겨드랑 사이에 두지 않는다.

㉣ 발판 위에 서게 되면 가운의 허리 아래 부분이 테이블 위치 이상으로 올라오므로 주의한다.

㉤ 소독 가운을 집을 때 가운의 허리 윗부분이 가운을 집은 사람의 허리 아래 부분으로 내려가면 불결된 것으로 간주한다.

⑦ 멸균용품을 담고 있는 용기의 가장자리는 불결된 것으로 간주한다.

㉠ 멸균 패키지에서 물품을 들어올릴 때 똑바로 들어올려 물품이 소독방포의 가장자리에 닿지 않도록 한다.

㉡ 순회간호사가 용액병이나 시험관(Test tube : 테스트 튜브)의 뚜껑을 열 때 뚜껑의 가장자리가 병이나 튜브의 주둥이에 닿아서는 안된다.

⑧ 무균자(Sterile person : 스테라일 퍼슨)는 무균실(Sterile area : 스테라일 에어리어)에 있어야 한다.

㉠ 환자를 드래핑[77](Draping)시에 무균자(Sterile person : 스테라일 퍼슨)는 Op[78], Table과 안전한 거리를 둔 상태에서 등을 돌리고 서 있는다.

㉡ 2명의 무균자는 서로 등을 돌리고 지나간다.

㉢ 무균자가 비무균자(Non-sterile person : 논스테라일 퍼슨)가 영역을 지나갈 때는 등을 돌리고 통과한다.

㉣ 무균자가 무균실(Sterile area : 스테라일 에어리어)을 통과할 때는 마주보고 통과한다.

㉤ 무균자과 비무균자는 충분한 거리를 두고 대화하도록 한다.

㉥ 무균자는 수술 시작이 지체되어 기다리게 될 경우 수술실 방안이나 복도를 돌아다녀서는 안 된다.

㉦ 무균자는 소독영역과 최소한으로 접촉하도록 한다.

77) 드래핑(Draping) : 수술부위나 진찰부위를 덮는 것이다.

78) OP table : Operating table의 약자이다.

⑨ 습기는 오염원이 되고 있다.

㉠ 살균된 물품(Sterile package : 스테라일 패키지)은 건조한 곳에 보관한다.

㉡ 살균된 물품이 젖어 있으면 불결한 것으로 간주한다.

㉢ 무균실(Sterile area : 스테라일 에어리어)은 용액 등으로 젖게 되면 다른 무균의 천(Sterile drape : 스테라일 드레이프) 등으로 덮어준다.

⑩ 오염원을 최소한 감소시킨다.

㉠ 환자의 수술부위 피부는 병실에서 면도(Shaving : 셰이빙)와 스크럽을 한 후, 수술 직전에 다시 한 번 살균한다.

㉡ 수술팀은 수술에 참여하기 전 모두 손세정(Hand scrub : 핸드 스크럽)을 한다.

㉢ 간호사와 의사는 맨손이 수술가운의 겉 부분과 수술장갑에 닿지 않도록 주의하여 수술가운을 입은 후 수술장갑을 착용한다.

㉣ 스크럽 후 손을 말리기 위해 이용하는 핸드 타월(Hand towel)이 입고 있는 수술실가운에 닿지 않도록 한다.

㉤ 피부 절개에 이용된 칼(Knife : 나이프)은 불결된 것으로 간주한다.

㉥ 수술 중 장갑(Glove : 글러브)에 구멍이 나면 즉시 교환하고, 구멍을 낸 바늘(Needle : 니들)이나 기구(Instrument : 인스트루먼트)는 불결하다.

㉦ 염증성 수술부위는 오염된 것으로 간주한다.

⑪ 소독포를 풀 경우에는 겉포만 만져서 푼다.

⑫ 핀셋(Trans forceps : 트랜스 퍼셉스) 이용시 비소독된 면에 닿지 않도록 하고 병(Jar : 자)에 넣을 때에는 뚜껑이 완전히 덮이도록 한다.

⑬ 소독된 물품을 멸균기에서 꺼낼 때 비소독된 부분에 닿지 않아야 한다.

⑭ 작은 바늘이나 기구를 잃어버렸을 때에는 바닥의 먼지를 문 쪽으로 쓸면서 찾는다.

(3) 수술실 간호사의 역할

① 수술실 근무간호사(Scrub nurse : 스크럽 널스)의 역할 : 수술과정을 정확히 알고 있어야 하며 수술자의 요구를 예측할 수 있음은 물론 수술자의 요구를 신속하고 효과적으로 처리할 수 있어야 한다. 그림 4-60은 여러 가지 수술기구를 나타내었다.

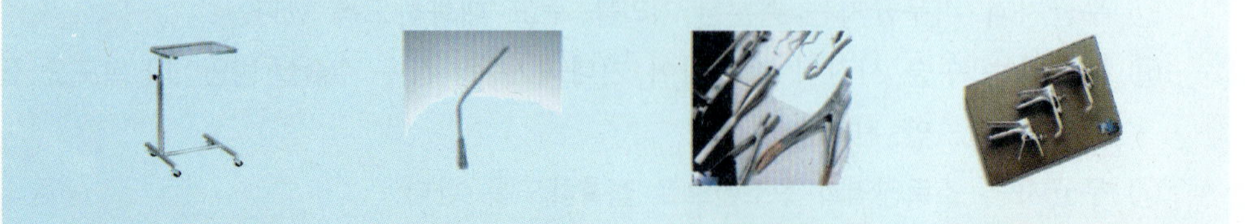

(a) 메이오 스탠드 (b) suction(흡입관) (c) 수술기구-1 (d) 수술기구-2

그림 4-60 • 여러 가지 수술기구

② 수술 전

㉠ 수술과정을 명확히 알고 있어야 한다.

㉡ 수술에 필요한 기계 및 물품이 순회간호사에 의해 공급되도록 지시한다.

㉢ 드레이핑(Draping)에 이용되는 리넨(Linen)을 준비한다.

㉣ 메이요 스탠드(Mayo stand)를 준비한다. 수술에 이용될 기구를 메이요(Mayo)에 차린다. 모든 기구를 쉽게 집을 수 있고 움직일 수 있도록 해 놓는다.

㉤ 봉합사 및 봉합바늘을 준비한다.

㉥ 수술에 이용되는 스펀지(Sponge)를 세어 놓는다.

㉦ Gowning(가우닝), Gloving(글러빙)을 도와준다.

㉧ 수술 전 과정에 있어서 무균술을 철저하게 지킨다.

㉨ 드레이핑하는 것을 돕는다.

③ 수술 중

㉠ 피부절개를 위한 기구를 의사에게 건네주며, 효과적인 방법으로 기구 등을 건네준다.

㉡ 수술 도중 Mayo Table(메이요 테이블)에 있는 기구를 항상 깨끗이 정리한다.

㉢ 이용한 기구는 Gauze(거즈)로 피나 조직을 깨끗이 제거하여 정리해 놓는다.

㉣ Suction Tip[79](석션 팁)은 막히지 않도록 자주 통과시킨다.

㉤ 만약 제거된 뼈나 조직을 다시 이용해야 할 경우 소독된 부위에 보관한다.

㉥ 검사물을 잘 보관하였다가 필요한 경우 처리절차를 지시한다.

㉦ Sponge(스펀지), 바늘(Needle : 니들), 기구(Instrument : 인스트루먼트)의 수를 파악(Count : 카운트)한다.

㉧ 순회간호사로 하여금 수술실이 청결히 유지되도록 한다.

④ 수술 후

㉠ 소독된 손으로 마지막 Dressing(드레싱)하는 것을 돕는다.

㉡ 수술시 나온 모든 검사물에 관해 다시 확인한다.

㉢ 환자가 회복실로 갈 때까지 수술실 내에 머무른다.

㉣ 수술이 끝나 후 이용된 기구와 물품을 절차에 따라 처리한다.

㉤ 수술이 끝난 후에는 수술실 벽과 바닥, 대야, 흡입관(Suction : 석션) 등이 깨끗이 정리되어 있는지 점검한다.

79) Suction Tip : 그림 4-60(b) 흡입관의 사진을 참조한다.

⑤ 순회간호사의 역할

㉠ 수술이 진행되는 동안 수술실의 청결을 유지한다.

㉡ 무영등 및 각종 보조등을 시험해 보며 필요한 부위에 초점을 맞춘다.

㉢ Suction(석션)기, Bovie Unit[80](보비 유닛), 발판 등이 바른 위치에 있는지 확인하고 작동시험도 한다.

㉣ 필요한 경우 깨끗한 멸균기를 조작할 수 있어야 한다.

㉤ 수술실 근무간호사에게 필요한 경우 Gauze(거즈), 식염수(Saline : 살린) 등 각종 멸균 물품을 공급한다.

㉥ 수술체위 유지를 도와준다. 각 수술에 필요한 수술체위와 침대 및 부속물의 이용법을 알아야 한다.

㉦ 수술실 근무간호사의 Sponge(스펀지), 바늘(Needel : 니들), 외과적 기구의 수 파악(Surgical instrument count : 서지컬 인스트루먼트 카운트)에 협조하고 기록을 정확히 한다.

㉧ 수술실 근무간호사를 관찰하며 필요한 경우 지시한다.

㉨ 수술중 누락된 기구 및 물품이 있는지 확인하고 필요한 경우 신속히 공급한다.

㉩ 수술과정 전체에 있어서 무균수술이 철저히 지켜지도록 관찰한다.

㉪ 검사물에는 명칭을 정확히 하여 검사실로 보낸다.

㉫ 다음 수술을 위해 준비를 한다.

㉬ 수술이 끝난 후 중간 청소가 이루어지도록 지시한다.

㉭ 이용된 기구와 물품을 분류하여 정리한다.

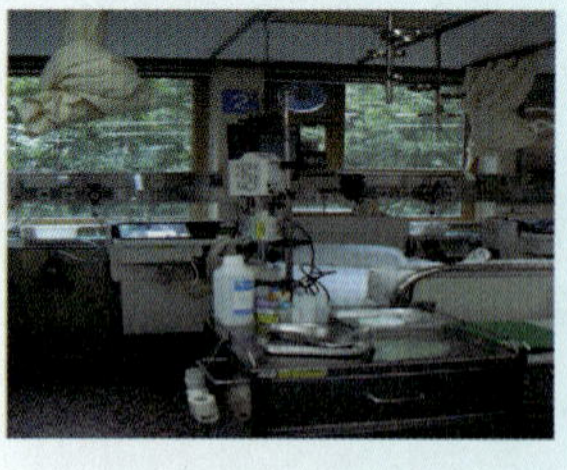

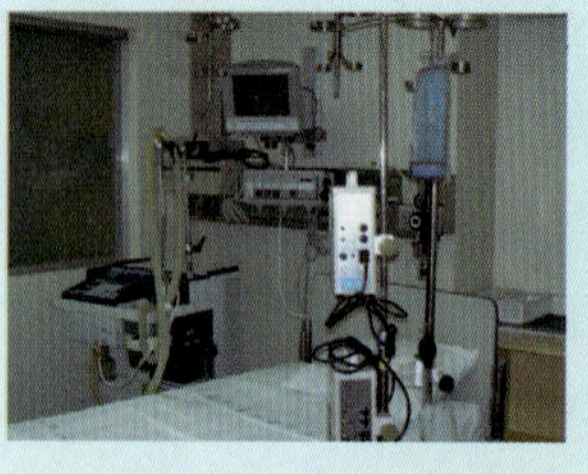

그림 4-61 • 중환자실

80) Bovie Unit(보비 유닛) : 전기적으로 지지는 수술도구로 지혈이나 조직을 자르는 데 이용한다.

(4) 외과수술시 세정

① 외과수술시 세정(Surgical scrub : 서지컬 스크럽) 목적 : 손과 팔의 미생물을 제거하여 수술 절개부위의 오염을 막는다.

② 외과수술시 세정 소요시간 : 첫 세정(Scrub : 스크럽)은 10분 정도, 첫 세정(Scrub : 스크럽) 후에 다시 단축 세정(Short scrub : 쇼트 스크럽)하는 경우는 5분 정도이다.

③ 외과수술시 세정순서

㉠ 반지나 팔지를 뺀다.

㉡ 손바닥에 소독액과 물을 묻혀 거품을 낸 후 팔꿈치 위 31[inch]까지 닦고 흐르는 물에 씻는다.

㉢ 뾰족한 손톱 줄(Nail file : 네일 파일)로 손톱 밑을 깨끗이 한다.

㉣ 솔에 비누를 묻혀서 손을 닦되 양손을 차례로 닦고, 손의 위치는 팔꿈치 높이보다 위에 있어야 한다.

㉤ 왼쪽 손목에서 팔꿈치까지의 팔을 닦되 다시 손목 위로 올라가 손을 닦아서는 안된다.

㉥ 왼쪽 팔꿈치와 상완(팔꿈치 위 31인치[inch])을 닦는다.

㉦ 솔을 깨끗이 헹군다.

㉧ 오른손의 솔을 왼손으로 옮기고 오른쪽 손목에서 팔꿈치까지 비누를 묻히고 솔로 닦는다.

㉨ 오른쪽 팔꿈치 위 31인치[inch]까지의 부위와 팔꿈치 주위를 닦는다.

㉩ 왼손에 솔을 든 채 양손과 팔을 헹군다.

㉪ 반복하여 3번 세정하였으면 솔을 버리고 물을 잠근 후 수술실 안으로 들어간다.

(5) 손 말리기

① 손 전용 타월을 집을 때에는 무릎을 굽히고 빨리 타월을 집으며 이때 타월 주위의 다른 소독 물품이 손에 닿지 않도록 주의한다.

② 타월을 집은 후 손을 닦을 때 타월이 비무균 세정 복장(Non-sterile scrub dress : 논 스테라일 스크럽 드레스)에 닿지 않도록 주의한다.

③ 타월을 반대쪽 세로로 길게 접은 후 접힌 솔기가 손목 쪽에 있게 한 후 팔꿈치 쪽으로 옮겨 가면서 물기를 닦는다.

④ 타월을 지정된 곳에 놓는다.

제 4 장

(6) 수술복 착의

① 수술복 착의시(Gowning : 가우닝) 주위의 다른 멸균 방포에 손이나 비무균 세정 복장(Non-Sterile Scrub Dress : 논스테라일 스크럽 드레스)이 닿지 않도록 주의하며 살균된 가운을 집는다.

② 살균된 가운(Sterile gown : 스테라일 가운) : 무균 가운 내부의 목둘레 부분을 잡은 후 가운의 소매로 들어가는 구멍을 찾는다.

③ 양손으로 각각의 암 홀(Arm hole)을 잡은 후 양손을 동시에 소매 안으로 밀어 넣는다.

④ 순회간호사는 수술실 근무간호사 뒤로 가서 가운 뒷부분을 당긴 후 뒤의 끈을 매준다. 단 이때 순회간호사의 손이 살균 가운 앞부분을 만지지 않도록 주의하며 수술실 근무간호사(Scrub nurse : 스크럽 너스)의 손이 소매 밖으로 나오지 않도록 주의한다.

(7) 장갑 착용시

① 장갑 착용시(Gloving : 글러빙) 수술실 근무간호사의 손을 무균 가운의 소매 안에 둔 채로 오른손으로 왼쪽 장갑(Glove : 글러브)의 끝부분을 잡는다.

② 장갑의 엄지부분과 왼손의 엄지부분이 마주보고, 장갑의 손가락이 팔 쪽을 향하도록 왼쪽 손바닥에 장갑을 놓는다.

③ 무균 가운의 소매 속에 있는 왼손의 엄지와 검지로 장갑의 아래쪽 끝부분을 잡고 무균 가운의 소매 속에 있는 오른손의 엄지와 검지는 장갑의 위쪽 커프(Cuff)를 잡은 채 손을 장갑 속으로 밀어 넣는다.

④ 이때 살균된 가운(Sterile gown : 스테라일 가운)의 끝이 장갑(Glove : 글러브) 속에 머물게 되므로 살균된 가운의 소매 아래 부분을 조심스럽게 잡아당기되 살균된 가운의 끝이 장갑 위로 완전히 빠져 나오지 않도록 주의한다.

⑤ 왼손으로 오른쪽 장갑을 잡은 뒤 오른쪽 손바닥에 놓는다. 그 후의 방법은 동일하다.

(8) 조끼 입는 법

① 손은 허리위치 이상의 자기의 시야 안에 둔다.

② 팔꿈치는 양 옆구리 가까이 두면서 손은 얼굴과 멀리 둔다.

③ 양 팔을 접어 겨드랑 사이에 두지 않는다.

④ 발판 위에 서게 되면 가운의 허리 아래 부분이 테이블 위치 이상으로 올라오므로 주의한다.

⑤ 소독 가운을 집을 때 가운의 허리 윗부분이 가운을 집은 사람의 허리 아래 부분으로 내려가면 불결된 것으로 간주한다.

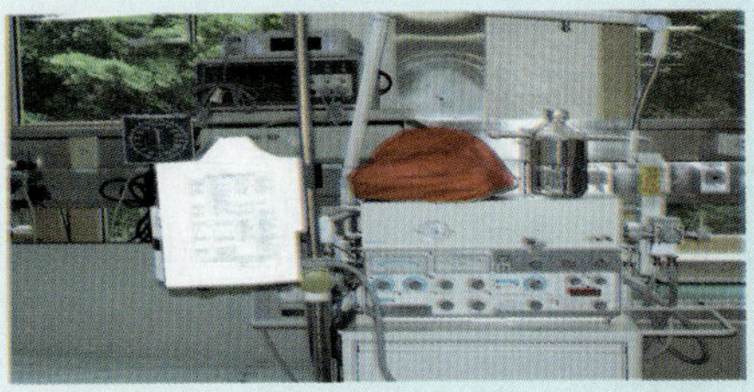

그림 4-62 • 응급실 및 회복실의 장비

(9) Sleeve(슬리브) 끼우는 법

(10) Sponge와 바늘 Count

① Sponge count(Gauze count : 스펀지 카운트, 거즈의 수 파악)

㉠ Sponge(스펀지)는 주로 환자의 혈액이나 조직액 및 분비물을 제거하는 데에 이용된다.

㉡ 이용된 Sponge는 환자의 혈액손실을 측정하는 데 도움을 준다.

㉢ 거즈의 수 파악(Sponge count : 스펀지 카운트)의 목적은 이용된 Sponge가 환자의 채내에 남겨지는 것을 막기 위함이다.

㉣ 거즈의 수 파악(Sponge count : 스펀지 카운트)은 적어도 3번을 하도록 한다. 조직 절개가 이루어지기 전, 복강이나 흉강 등이 닫힐 때 피부봉합이 이루어질 때이다.

㉤ 거즈의 수 파악은 실수를 배제하기 위해서 순회간호사와 수술실 근무 간호사가 함께 세어 보는 방법도 바람직하다.

㉥ 거즈의 수 파악이 이루어진 Sponge는 비닐이나 뚜껑이 있는 용기에 담아두어 수술실 공기오염을 감소시키도록 한다.

㉦ 거즈의 수 파악이 이루어지는 장소는 환자에게 이용된 Sponge가 잘 보이는 곳, 통행량이 많은 곳은 피하되 마취과 의사에게 혈액 손실량이 잘 관찰될 수 있는 곳이 적당하다.

② 바늘 카운트(Needle count)

㉠ 실이 달린 바늘(Needle : 니들)은 이용 직전에 포장지에서 꺼낸다.

㉡ 모든 바늘은 방포, Sponge(스펀지), 기타 Linen(리넨)과 함께 두지 않는다.

㉢ 수술이 시작되기 전에 순회간호사(Circulating nurse : 서큘레이션 너스)와 수술실 근무간호사(Scrub nurse : 스크럽 너스)가 함께 바늘 수를 세어 본 후 순회간호사는 물품 기록지에 바늘의 개수를 기록한다.

㉣ 수술중 수술실 근무간호사는 봉합사의 빈 포장지를 모두 모으며 이용된 바늘

도 모두 모은다.

ⓜ 순회간호사(Circulating nurse : 서큘레이션 너스)는 수술 중 살균영역(Sterile field : 스테라일 필드)으로부터 떨어져 발견된 바늘은 바늘 Count가 끝날 때까지 수술실 방안에 보관하여 수술 중 추가 이용된 바늘의 수는 반드시 기록지에 추가 기록하도록 한다.

ⓑ 수술절개 부위가 봉합되고 있는 동안 바늘을 세고 이때 물론 Sponge수도 센다. 숫자가 맞으면 의사에게 바늘 수가 정확히 이루어졌음을 알리고 수술실 기록지에 바늘 계수 정확(Needle count correct : 니들 카운트 커렉트)이라고 기록한 후 순회간호사와 수술실 근무 간호사가 함께 서명한다.

ⓢ 바늘 수에 이상이 생겼을 경우 외과의와 간호감독이나 수간호사에게 알린 후 수술방과 수술실(Surgical field : 서지컬 필드)를 찾아보며 바늘 수를 다시 센다.

ⓞ 잃어버린 바늘을 찾지 못하면 X-ray 촬영을 한 후 사고보고서를 작성하여 수술실 근무간호사와 순회간호사가 함께 서명한다.

ⓙ 아울러 수술실 기록지에 바늘 계수 정확 '(Needle count correct : 니들 카운트 커렉트)'이라고 기록한 후 수술실 근무간호사, 순회간호사, 외과의가 함께 서명하도록 한다.

제5장

방사선 및 임상 관련 장비

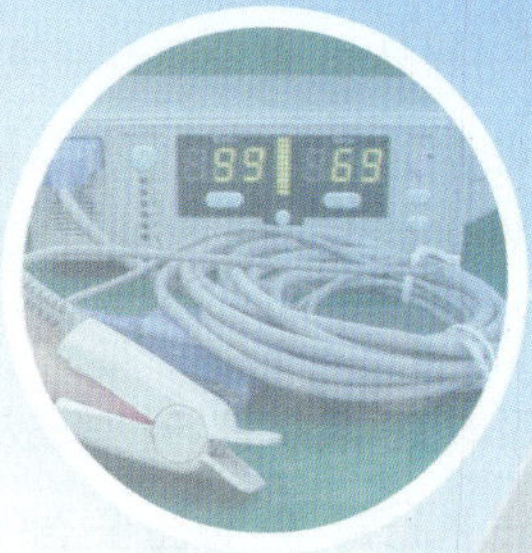

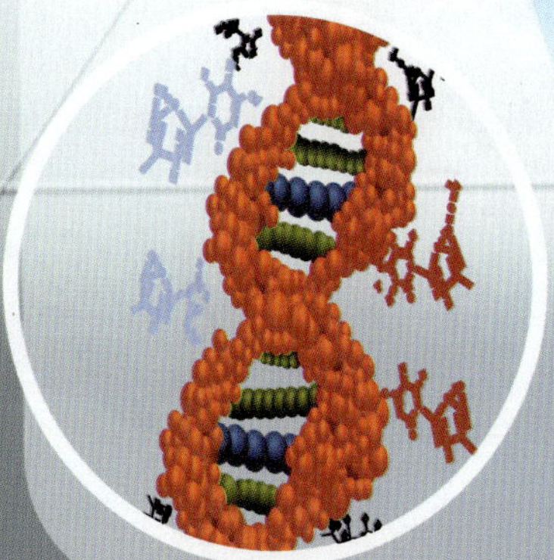

01 | 방사선

1. 자기공명영상장치

자기공명영상(Magnetic Resonance Imaging(MRI) : 마그네틱 레조넌스 이머징)의 원리는 다음과 같다. 원자핵은 평소에는 회전운동을 하고 있으나 일단 강한 자기장에 놓이면 세차운동이 일어난다. 이 세차운동의 속도는 자기장의 세기와 밀접한 관계가 있어 자기장이 강할수록 빨라지게 되는데 이렇게 자화되어 있는 원자핵에 고주파를 가하면 고에너지 상태가 되었다가 다시 고주파를 끊으면 원래의 상태로 되돌아간다.

이때 방출되는 에너지는 가했던 고주파와 똑같은 형태의 고주파를 방출하게 되는데 이렇게 원자핵이 고유하게 방출되는 고주파를 예민한 안테나로 모아서 컴퓨터로 영상화한 것이 MRI이다.

즉, 인체를 구성하는 물질의 자기적 성질을 측정하여 컴퓨터를 통하여 다시 재구성, 영상화하는 기술이라고 할 수 있다.

① 장점 : MRI는 X-ray처럼 이온화 방사선이 아니므로 인체에 무해하고, 3D 영상화가 가능하며 컴퓨터단층촬영(CT)에 비해 대조도와 해상도가 매우 뛰어나다. 그리고 횡단면 촬영만이 가능한 CT와는 달리 관상면과 시상면도 촬영할 수 있어 필요한 각도의 영상을 검사자가 선택하여 촬영할 수 있다.

② 단점 : 검사료가 비싸며 촬영시간이 오래 걸리고 검사공간이 협소하여 혼자 들어가야 하므로 중환자나 폐쇄공포증이 심한 환자는 사용할 수 없는 단점이 있다.

MRI의 검사 범위는 주로 중추신경계, 두경부, 척추와 척수 사이 등 신경계통의 환자에게 이용되며 검사범위는 계속해서 다양해지고 있다.

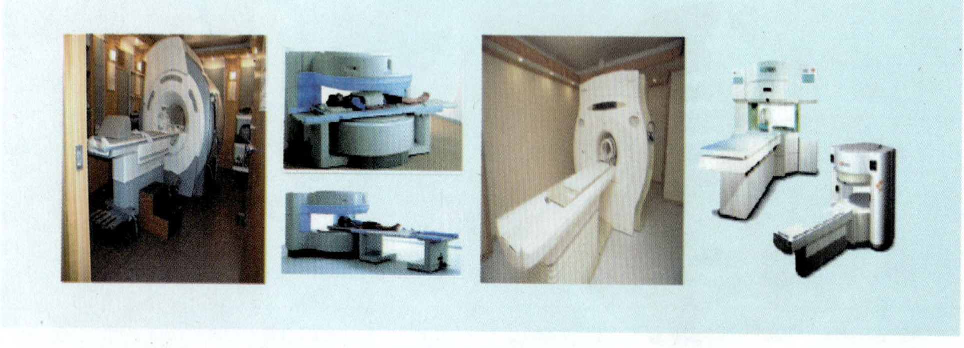

그림 5-1 • MRI

2. 매그파인더 엠알아이 시스템

(1) MagFinder MRI Introduction

MagFinder II(매그파인더II)는 **저자장 개방형 영구자석 시스템**으로, 고전력과 냉매가 필요 없는 시스템이다. 영구자석은 외부전류나 **액체헬륨**(LHe)을 사용하지 않으므로 MRI을 운영함에 있어서 매우 경제적이며 **수직방향으로 자장을 만들 수 있어 고주파** Coil(코일)의 **설계**에 유리한 장점이 있다. **자장의 세기는** 0.32[Tesla](테슬라)이며, 최첨단 전자기술 독자적으로 개발된 주 자석설계 기술로 완성된 매우 경제적이고 편리한 MRI 시스템이다. **환자가 폐쇄공포증**(Claustrophobic : 클라스트로포빅)**을 느끼지 않도록** 42[cm]의 Patient Gap(페이션트 갭)**을 가지고 있으며** Open(오픈)**된 공간도** 120[°]**이다.**

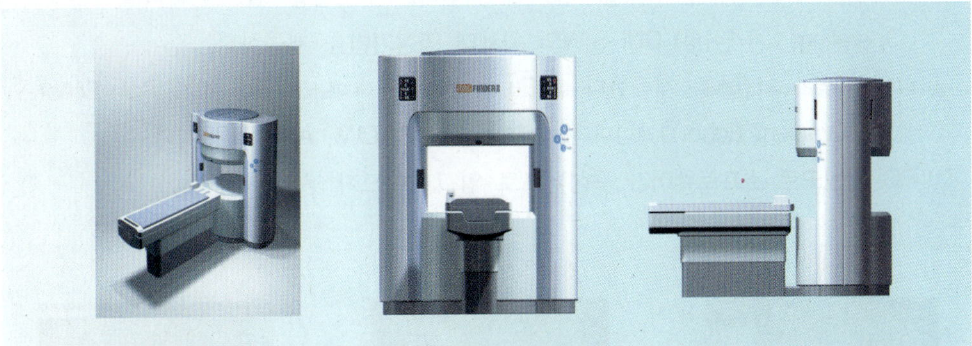

그림 5-2 • MagFinder MRI Introduction(매그파인더 엠알아이 시스템)

(2) MagFinder MRI — Scan Window

AI-View(뷰)는 MagFinder(매그파인더— 스캔 윈도우)를 제어하여 MR **촬영**(Scan : 스캔)을 수행하고, 발생되는 각종 정보들을 저장하고 관리하는 **콘솔 소프트웨어**이다. AI-View(뷰)는 MR 촬영에 사용되는 **프로토콜을 관리**하고 개발, 추가할 수 있는 기능을 가지고 있으며 촬영 후 피검자나 Image(이미지)에 대한 정보의 검색이나 **필름 출력을 쉽게** 할 수 있도록 도와준다.

AI-View(뷰)는 DICOM3.0을 지원하므로 DICOM(Digital Imaging and Communication in Medicine : 디지털 이머징 앤드 커뮤니케이션 인 메디슨) 서버에 Image(이미지)를 전송하거나 DICOM 형식으로 저장이 가능하다. Backup(백업)에 있어서도 CD-RW나 CD-R를 Backup(백업)장치로 사용하므로 경비절감에 도움을 준다. AI-View(뷰)의 UI(User Interface : 유저 인터페이스)는 **표준** Windows GUI(Graphical User Interface : 그래피컬 유저 인터페이스)를 사용하므로 대부분의 작업을 마우스를 이용하여 수행할 수 있다.

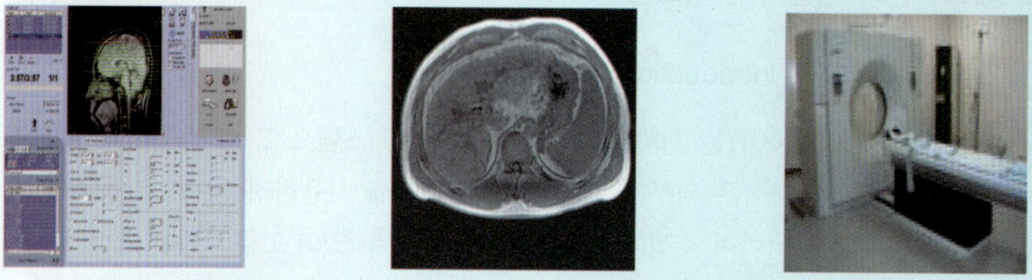

그림 5-3 • MagFinder MRI — Scan Window(매그파인더 엠알아이 — 스캔 윈도우)

(3) MagFinder MRI — Image View Window

① AIVIEW(에이아이뷰)는 MagFinder(매그파인더) 시스템용 소프트웨어로 운영자의 Operating(오퍼레이팅) GUI S/W와 차세대 영상기법을 제공한다.

② 다양한 펄스 시퀀스를 제공한다. FSE(Fast Spin Echo : 패스트 스핀 에코), Spin Echo(스핀 에코), Gradient Echo(그레이디언트 에코), FLAIR, DWI, ANGIO 등이다.

③ PC 기반으로 소프트웨어가 구성되므로 업그레이드가 용이하다.

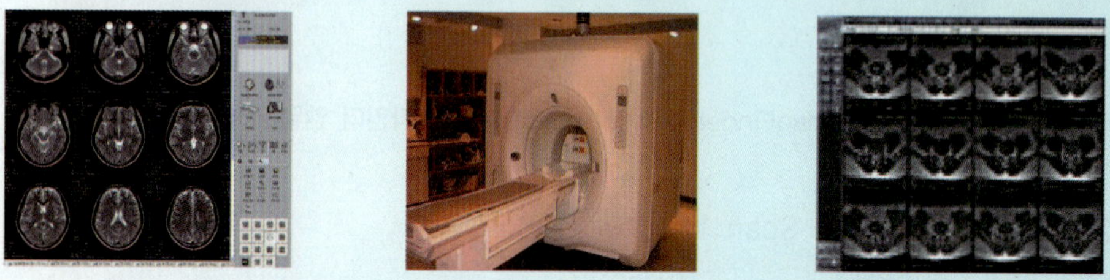

그림 5-4 • MagFinder MRI — Image View Window(매그파인더 엠알아이 — 이미지 뷰 윈도우)

(4) MagFinder MRI — Head Coil

코일의 질이 MRI 시스템의 영상의 질을 좌우한다. MagFinder(매그파인더)는 자체적으로 개발한 최고 품질의 코일로 가장 정확한 영상을 보장하며, 환자가 가장 편안한 상태에서 촬영에 임할 수 있도록 도와준다.

머리, 목, 몸통, 팔다리, 무릎, 손목, 발목 등으로 세분화된 7개의 코일은 환자의 두뇌와 척추, 어깨와 같은 골관절, 근육 등 인체 내부의 구석구석을 자기공명영상으로 촬영하여 질환과 이상여부를 정확하게 진단할 수 있도록 도와준다.

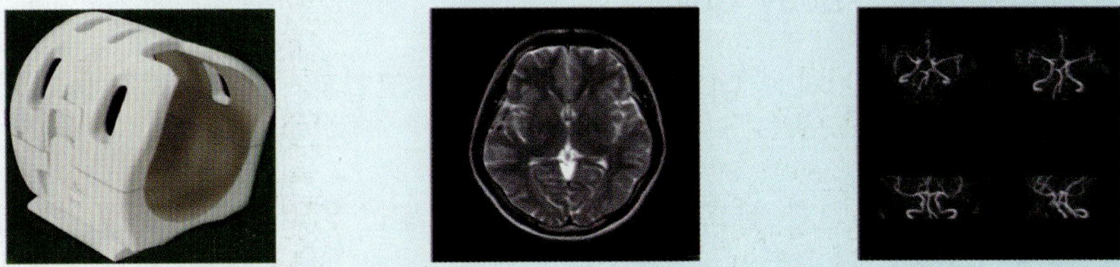

그림 5-5 • MagFinder MRI — Head Coil(매그파인더 엠알아이 — 헤드 코일[1])

(5) MagFinder MRI — Neck Coil[1]

Neck(넥) 코일은 안정적이며, 균일한 영상을 제공하도록 설계되었으며, **폐쇄공포증을 적게 느끼**도록 하기 위해서 디자인되었다(그림 5-6).

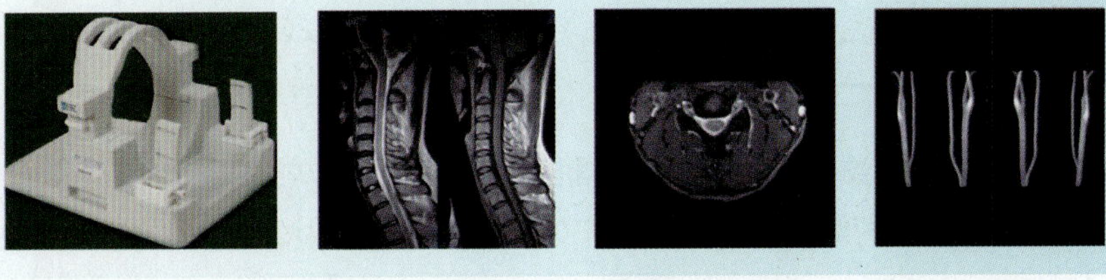

그림 5-6 • MagFinder MRI — Neck Coil(매그파인더 엠알아이 — 넥 코일)

(6) MagFinder MRI — Shoulder Coil

Shoulder(숄더) 코일은 **높은 신호 수신 코일을 설치하여 넓은 영역을 수신**할 수 있도록 설계된 코일이다(그림 5-7).

그림 5-7 • MagFinder MRI — Shoulder Coil(매그파인더 엠알아이–숄더 코일)

1) Head(헤드) **코일**(두부전용 코일) : 수신전용 코일이며, **높은 신호 수신과 균일한 영상이 가능**하도록 설계되었다.

(7) MagFinder MRI — Body Coil

① Body(바디) 코일은 Flexible type(플렉서블 타입)의 코일로서 환자 체형에 맞게 사용이 가능하다(그림 5-8).
② 높은 신호 수신과 균일한 신호 수신이 가능하여 넓은 영역의 검사를 할 때 유용하다.
③ 흉추, 요추, 복부 검사할 때 주로 사용된다.

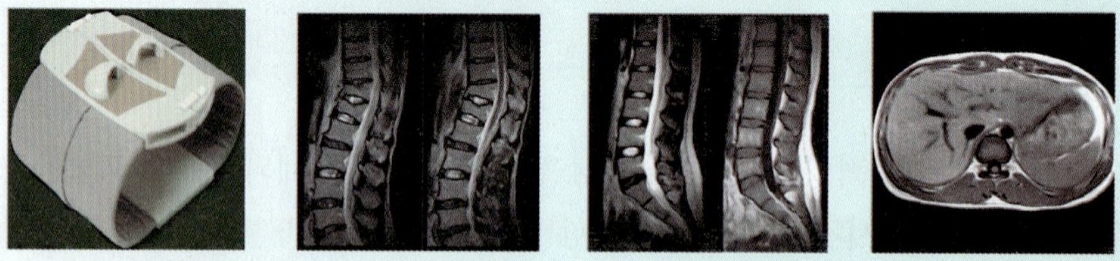

그림 5-8 • MagFinder MRI — Body Coil(매그파인더 엠알아이 — 바디 코일)

(8) MagFinder MRI — Wrist Coil

Wrist(리스트) 코일은 높은 SNR(신호 대 잡음비) 수신이 가능한 코일로서 작은 영역을 검사할 때 유용하다. 환자 혹은 사용자의 요구에 맞게 코일의 위치조절이 가능하다(그림 5-9).

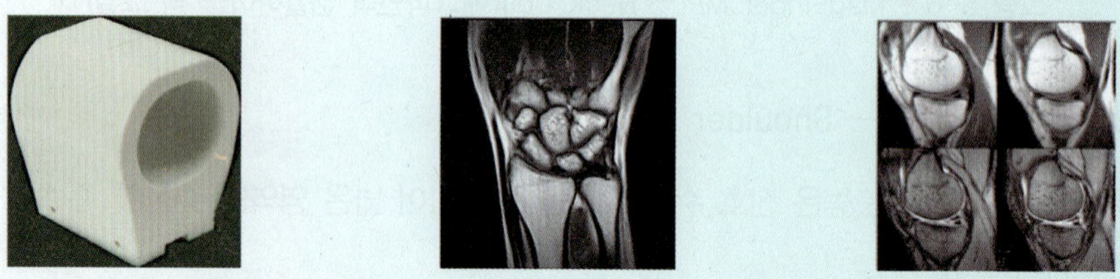

그림 5-9 • MagFinder MRI — Wrist Coil(매그파인더 엠알아이 — 리스트 코일)

(9) MagFinder MRI — Extremity Coil

Extremity(익스트레머티) 코일은 높은 신호 수신감도를 가지고 있다(그림 5-10).

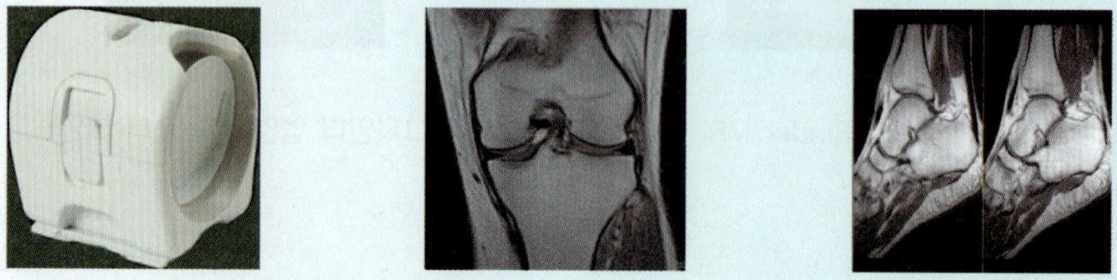

그림 5-10 • MagFinder MRI — Extremity Coil(매그파인더 엠알아이 — 익스트레머티 코일)

3. 컴퓨터단층촬영

컴퓨터단층촬영(Computed Tomography(CT) : 컴퓨티드 토모그래피)이란 X-선을 인체에 투과시켜 그 흡수 차이를 컴퓨터로 재구성하여 인체에 관한 정상 해부학적 또는 비정상 해부학적 정보를 영상정보로 나타내 주는 진단방법이다. 대용량의 X-선 발생장치와 특수한 검출기, 컴퓨터로 구성되어 있는데 아주 작은 인체조직의 밀도 차이도 구별할 수 있어 5[mm] 크기 정도의 작은 병의 부분도 진단이 가능하며 인체의 어느 부위에나 검사의 적용이 가능하다.

또한 CT 검사의 유용성은 매우 다양하나 다음과 같은 정보를 제공할 수 있다. 외상유무에 대한 영향(장기 내 혈종, 부종 등), 병소의 구조, 모양, 전체적 크기 종양과 다른 부위의 구조 및 상호관계, 전이 병소의 탐지, 양성 및 악성종양의 판정, 향후 치료계획 및 예후 판정 등을 검사할 수 있으며 또한, 안전하면서도 환자에게 고통을 주지 않는 진단법으로 여러 가지 경우에 유용하며 몸의 주위에 X-선원과 X-선 검출장치를 회전시켜, 무수한 X-선 사진을 촬영할 수 있다. 그리고 촬영 결과를 컴퓨터에 입력시켜 부위마다 정확한 모습으로 재구성할 수 있어 컴퓨터단층촬영은 몸의 대부분의 부위에 사용할 수 있는데 그 중에서도 특히 뇌의 진단에 많이 사용한다.

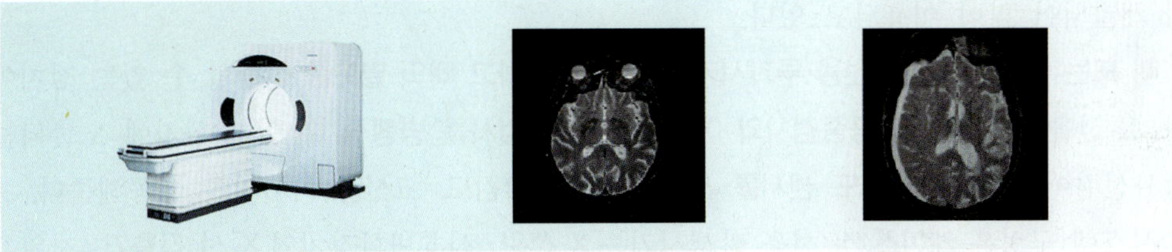

그림 5-11 • 컴퓨터단층촬영

4. 감마나이프

감마선(Gamma knife : 감마나이프)은 매우 높은 에너지를 가진 빛의 일종이기 때문에 한 곳에 감마선을 집중시키면 그 부위의 종양세포가 죽어서 뇌질환을 치료할 수 있다. 그러나 정상세포 역시 비슷한 정도로 감마선에 반응하기 때문에 종양세포는 제거하면서 정상세포는 보호하는 방법이 절실하다. 이를 위해 감마나이프에서는 돋보기와 비슷한 원리를 적용하는데, 보통 우리가 받는 햇빛은 우리에게 전혀 해가 되지 않고 오히려 유익한 경우가 많다. 그러나 돋보기로 햇빛을 한 곳(초점)에 모으면 초점에 모인 햇빛은 그 에너지가 한 곳에 집중되어 종이를 태우는 힘을 발휘하게 된다. 이 원리를 이용하여 감마나이프는 머리 주위에서 201개의 다른 방향에서 감마선을 쏘아 그 중심에 초점을 형성하고 종양을 이 초점에 맞춰줌으로써 종양세포를 제거한다. 따라서 종양까지 이르는 정상세포는 영향을 거의 받지 않으면서 초점에 놓인 종양세포만 공격하는 것이다.

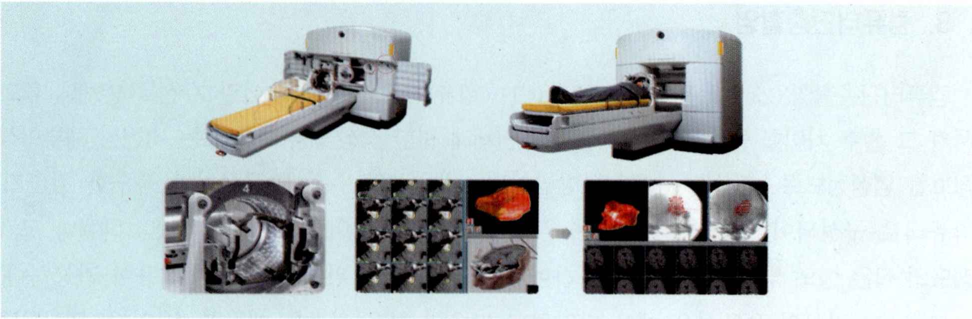

그림 5-12 • 감마나이프

5. 골밀도 측정기

최근 국내에서 사용되기 시작한 양에너지 방사선 골밀도 측정기는 측정시간이 짧고 정밀도가 좋으며 분석의 자동화로 임상에 많이 이용되고 있고 정량적 컴퓨터 골밀도 측정기는 수질골만을 선택하여 측정할 수 있는 장점이 있으나 방사선 노출이 많고 측정시간이 많이 걸리는 단점이 있다. 그렇기 때문에 최근에는 방사선 노출을 줄이고 정밀도를 높인 PQCT가 개발되어 많이 이용되고 있다.

뼈 또는 인접조직에 X-선을 투과시켜 영상을 취득하고 뼈의 밀도를 산출할 수 있는 장치이다. X-선을 이용해 골다공증검사와 어린이 성장판 검사를 병행할 수 있고 환자에 노출되는 방사선량이 적고, 초저조도 센서를 사용함으로써 고감도, 고선명 이미지를 제공해준다.

시스템 구성은 케이스, X-선을 발생시키는 X-선관, 신호변환장치인 X-선 검출기, 전원을 공급하는 고압발생기로 되어 있다. 장비 본체의 작동 및 제어, 영상처리, 밀도 계산 등은 컴퓨터에 설치된 소프트웨어를 이용한다.

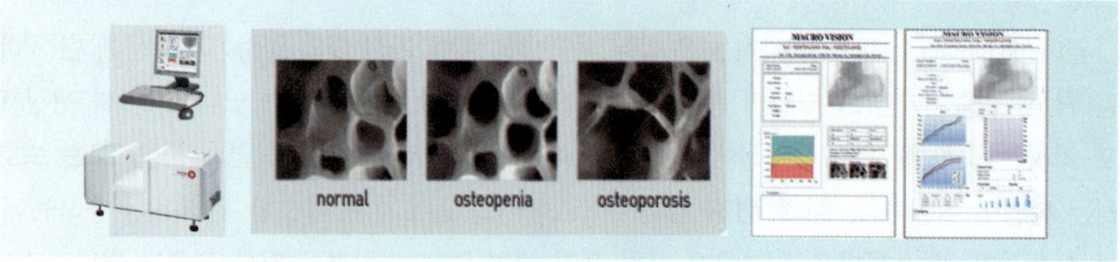

그림 5-13 • 골밀도 측정기 측정표

① 단광자 골밀도 측정기(Cbone densifonefer : 씨본 덴시포너퍼)는 말단 골격을 주로 측정하며 방사선 노출이 적고 정확도와 정밀도가 좋다. 최근에 개발된 직선상 주사법(Rectilinear scanning : 렉털리니어 스캐닝)은 발달 원위 전완(Distal forearm : 디스털 포람)

의 측정이 가능하여 수질골(Trabecular bone : 트라베 큘라 본)의 많은 부위도 측정할 수 있다.

② 양광자 골밀도 측정기는 요추와 고관절부위를 주로 측정하며 전신 골량 및 연부 체조직의 측정이 가능하다. 측정시간이 많이 걸리는 단점이 있으나 방사선 노출이 적고 정밀도와 정확도가 매우 좋다.

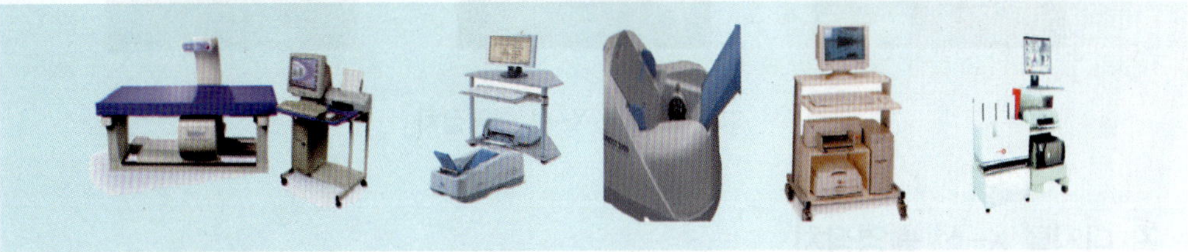

그림 5-14 • 골밀도 측정기

6. X-선 촬영장치

X-ray(엑스레이)는 방출의 메커니즘이나 성질이 일반적인 전자기파와는 다른, 파장이 짧은 전자기파, 즉 넓은 뜻으로는 빛에 포함된다. X-선의 파장은 자외선의 파장보다는 짧고 적외선의 파장보다는 길게 나타나는데 일반적으로 수십~0.01[nm]이다. 이것을 광자(光子)의 에너지라는 관점에서 보면 그 에너지는 1000~수만[eV]의 범위에 이른다.

X-선은 1895년 독일의 뷔르츠부르크대학 교수인 W. K. 뢴트겐에 의해 우연히 발견되었다. 그는 당시 J. J. 톰슨 등과 연구의 주류가 되었던 진공방전 · 음극선을 연구하다가 X-선을 발견하게 되었는데 이것을 계기로 X-선을 뢴트겐선이라고도 한다.

뢴트겐은 1895년 11월, 진공으로 만든 유리용기에 전극을 봉입하고, 이것에 고전압을 가해 주었을 때 방전관에서 눈에 보이지 않는 무엇인가가 방전관으로부터 방출되어 근처에 놓인 형광판을 빛나게 하는 것을 발견하여 이것이 음극선과는 다른 새로운 방사선(복사선)이라는 것을 발견하였다.

그 당시 음극선은 공기 속으로 나온 후 몇[cm]도 가기 전에 공기에 의해서 흡수되어 버린다는 사실이 알려져 있었기 때문이었다. 그런데 이미지의 방사선은 방전관에서 몇 [m]나 떨어진 곳에 도달하며, 더욱이 종이나 목재, 사람의 손 같은 것도 투과하는 신기한 성질을 가지고 있어서 뢴트겐은 음극선과는 다른 이미지의 방사선을 X-선이라 이름 붙이게 되었다.

진단용 X-선 촬영장치란 병원에서 행하고 있는 일반적인 X-선 검사를 말한다. X-선 발생장치(기계)를 이용하여 생성된 X-선을 인체에 투과시켜 그 결과를 필름에 영상화하거나, 근래에는 디지털 영상화하여 모니터로 표현하기도 한다.

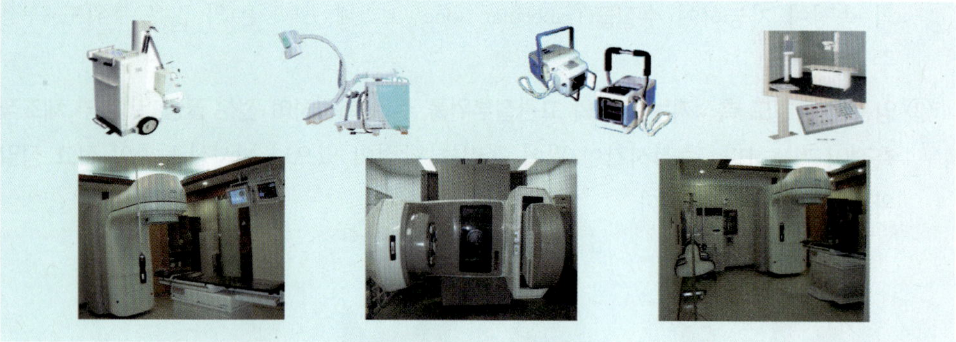

그림 5-15 • X-선 촬영장치

7. 디지털 X-선 촬영장치

(1) 디지털 X-선 촬영장치

1) 디지털 X-선 촬영장치 용도

Digital radiography(디지털 라디오그래피)란 필름이 필요 없는 System(시스템)으로 기존 아날로그 타입의 X-선 장비들에 비해 우수한 영상을 제공하며, X-선 촬영영상을 컴퓨터 데이터로 바꿔 Computer Monitor(컴퓨터 모니터)상에서 직접 진단, 편집이 가능하기 때문에 한 번의 촬영으로 다양하고 정확한 진단정보를 얻을 수 있다. 이 영상은 데이터로 저장 전송이 가능해 의료계의 정보화 인프라 구축에 중요한 역할을 하게 된다.

UNI-DR system(유니 디알 시스템)은 하나의 Detector(디텍터)를 이용하여 모든 X-선 촬영이 가능한 디지털 X-선 촬영 시스템이다. 또한, 소프트웨어는 DICOM 3.0 표준을 지원하며, 병원의 PACS와 연결하여 Worklist(워크리스트)의 환자 촬영정보만으로 X-선 촬영조건, 촬영자세, X-선 조사와 설정이 모두 자동으로 설정되는 전자동 시스템이다.

Workstation(워크스테이션)의 소프트웨어는 영상획득 및 처리를 위한 Imaging software(이머징 소프트웨어)와 X-ray generator(X-레이 제너레이터), Auto collimator(오토 칼러메이터), Universal stand(유니버설 스탠드)의 제어를 담당하는 Control software(컨트롤 소프트웨어)가 모두 통합되어 구성되어 있어 사용자의 편리한 작업환경을 제공한다.

2) 디지털 X-선 촬영장치 특징

① 마이크로프로세서 제어에 의한 고주파 인버터 방식의 고전압 발생장치를 사용하여 X-선의 맥동률이 적고, 재현성·직진성이 우수하다. 또한 Anatomical Programs for Radiography(APR : 애너토미컬 프로그램즈 포 라디오그래피) 기능을 가지고 있으며, Automatic Exposure Control(AEC : 오토매틱 익스포저 컨트롤) 기능을 지원한다.

② Digital Flat Panel Detector(디지털 플랫 패널 디텍터)를 적용하여 4초의 빠른 시간 내에

우수한 품질의 디지털 영상을 얻을 수 있다.

③ 디지털 범용 일반 촬영장치로 Workstation(워크스테이션)상에서 영상획득 및 처리, X-ray Generator(X-레이 제너레이터) 제어부를 통한 X-선 촬영조건 설정, APS(Auto Positioning System : 오토 포지셔닝 시스템) 제어부를 통한 환자 촬영자세의 설정, ACS(Auto Collimation System : 오토 컬러메이션 시스템) 제어부를 통한 자동 X-선 조사가 설정이 가능하며, PACS와의 연동을 통해 Worklist(워크리스트)상의 촬영정보를 이용하여 위 모든 제어부의 자동설정을 지원한다.

④ 자기진단 기능을 가지고 있다.

⑤ APR(Anatomic Program : 애너토믹 프로그램) 기능이 있다.

⑥ AEC(Automatic Exposure Control : 오토매틱 익스포저 컨트롤) 기능이 있다.

⑦ ABC(Automatic Brightness Control : 오토매틱 브라이트니스 컨트롤) 기능이 있다.

⑧ ACS(Auto Collimation System : 오토 칼러메이션 시스템) 기능이 있다.

⑨ DICOM 3.0 표준의 지원을 통한 HIS/RIS, PACS와의 연동이 가능하다.

3) 디지털 X-선 촬영장치 Software(소프트웨어)

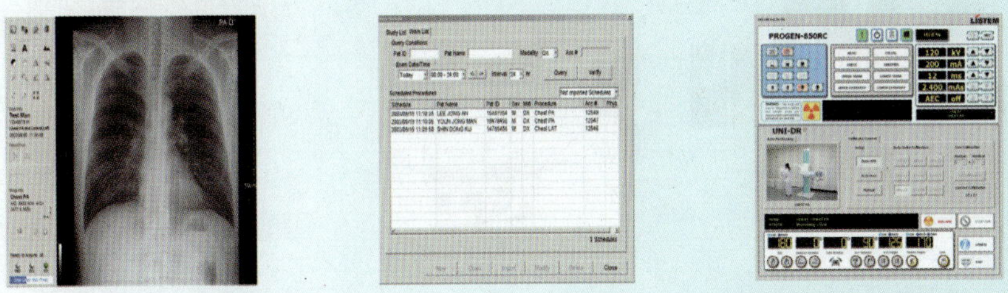

Image Data Acquisition (이미지 데이터 애궈지션) | Worklist, APR Link (워크리스트, APR 링크) | Integrated Control Software (인터그레이티드 컨트롤 소프트웨어)

그림 5-16 Software

4) 디지털 X-선 촬영장치 Detector(디텍터) 구성

X-ray conversion(X-레이 컨버전)	Cesium Iodide(시지엄 아이어다이드)
Receptor type(리셉터 타입)	Amorphous silicon(어모퍼스 실리콘)
Panel active size(패널 액티브 사이즈)	43 ×43[cm]
Pixel pitch(픽셀 피치)	143 Micron(마이크론)
Active pixel matrix(액티브 픽셀 매트릭스)	3,001 ×3,001
Limiting resolution(리미팅 리솔루션)	3.5LP/mm

5) 디지털 X-선 촬영장치 구성

① High frequency x-ray generator(하이 프리퀀시 x-레이 제너레이터)

② X-ray tube assembly(x-레이 튜브 어셈블리)

③ X-ray collimator(x-레이 컬러메이터)

④ Digital flat panel x-ray detector & acq board(디지털 플랫 패널 x-레이 디텍터 앤드 에이시큐 보드)

⑤ Uni-dr stand & controller(유니-디알 스탠드 앤드 컨트롤러)

⑥ Uni-dr workstation(유니-디알 워크스테이션)

⑦ Ion chamber & amplifier(아이언 체임버 앤드 앰플리파이어)

⑧ Grid(그리드)

⑨ Patient table(페이션트 테이블)

6) UNI-DR, UNIDR-S Spec(UNI-Digital Radiography, UNIDR-System)

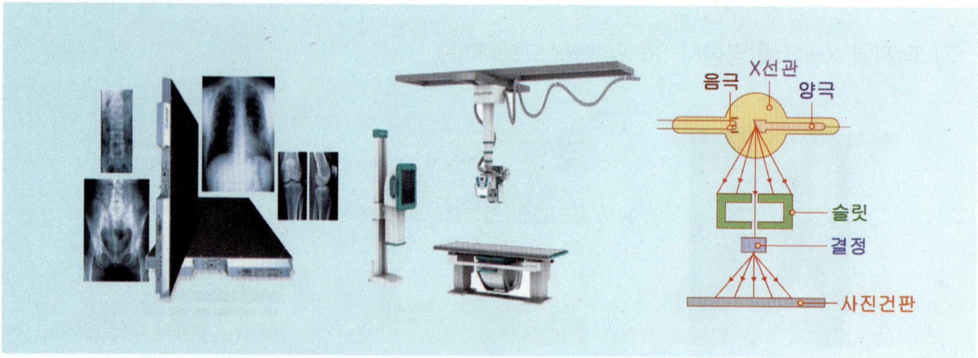

그림 5-17 • 디지털 X-선 촬영사진

	UNIDR-S	UNI-DR
Input Power (인풋 파워) Requirement (리콰이어먼트)	Nominal(노멀)220[VAC], 1ϕ, 50/60[Hz], Nominal(노멀)380[VAC], 3ϕ, 50/60[Hz], PSU(파워 서플라이)220[VAC], 50/60[Hz] (PFC 사용시 85~264[VAC] 사용)	Nominal(노멀) 380[VAC], 3ϕ, 50/60[Hz]
Input Power (인풋 파워) Requirement (리콰이어먼트)	Nominal(노멀)220[VAC], 1ϕ, 50/60[Hz], Nominal(노멀)380[VAC], 3ϕ, 50/60[Hz], PSU(파워 서플라이)220[VAC], 50/60[Hz] (PFC 사용시 85~264[VAC] 사용)	Nominal(노멀) 380[VAC], 3ϕ, 50/60[Hz]
Output Power (아웃풋 파워)	40[kW]	64[kW]
Output Rating (아웃풋 레이팅)	320[mA] at 125[kVp] 500[mA] at 80[kVp]	400[mA] at 150[kVp] 800[mA] at 80[kVp]
[kVp] Range(레인지)	40 to 125[kVp], 1[kV] step	40 to 150[kVp], 1[kV] step
[mA] Range(레인지)	10 to 500[mA]	10 to 800[mA]
[mA] Step(스텝)	18 steps(10, 12.5, 16, 20, 25, 32, 40, 50, 64, 80, 100, 125, 160, 200, 250, 320, 400, 500)	20 steps(10, 12.5, 16, 20, 25, 32, 40, 50, 64, 80, 100, 125, 160, 200, 250, 320, 400, 500, 640, 800)
[mAs] Range(레인지)	0.01 to 600[mAs] [option(옵션) 1000[mAs]]	
Time Range(타임 레인지)	0.001 [sec] to 10[sec]	
Time Step (타임 스텝)	38 steps(1m, 2m, 3m, 4m, 5m, 6m, 8m, 10m, 12m, 16m, 20m, 25m, 32m, 40m, 50m, 64m, 80m, 100m, 125m, 160m, 200m, 250m, 320m, 400m, 500m, 640m, 800m, 1, 1.25, 1.6, 2, 2.5, 3.2, 4, 5, 6.4, 8, 10)	
Tube(튜브)	LTN-25, LTN-26	LTN-50
Rotor(로터)	Low speed(로우 스피드)	Dual Speed(듀얼 스피드)
Display(디스플레이)	4Points[kV/mA/sec/mAs]	4Points[kV/mA/sec/mAs] : 포인트
Bucky(버키)	2Buckys, non-Bucky (버커스, 논 버커스)	2Buckys, non-Bucky (버커스, 논 버커스)
Anatomical Programs (애너토미컬 프로그램즈)	768(256 × 3)	768(256 × 3)
Standard (스탠다드)	Self Diagnostic(셀프 다이어그노스틱), Automatic Calibration(오토매틱 캘러브레이션), Overload Protection(오버로드 프로텍션), HU Display(디스플레이)	
ptions (옵션)	Touch Panel Console(터치 패널 콘솔), Exposure Hand Switch(익스포저 핸드 스위치), AEC[2] Interface(인터페이스), DR[3] Interface(인터페이스)	

2) AEC : Automatic Exposure Control(오토매틱 익스포저 컨트롤)

3) DR : Digital Radiography(디지털 라디오그래피)

(2) DRSC : 디지털 X-선 촬영장치

1) 디지털 X-선의 용도

DRSC system(시스템)은 CCD 방식의 디지털 X-선 촬영 시스템으로 Chest(체스트) 촬영 전용 System(시스템)이다. 또한, 소프트웨어는 DICOM 3.0 표준을 지원하며, 병원의 PACS와 연결하여 Worklist(워크리스트)의 환자 촬영정보를 받고 Tube(튜브), Detector stand(디텍터 스탠드)가 연동기능(Synchro : 싱크로) 되어 자동으로 센터가 맞추어지므로 편리하게 촬영을 진행할 수 있다.

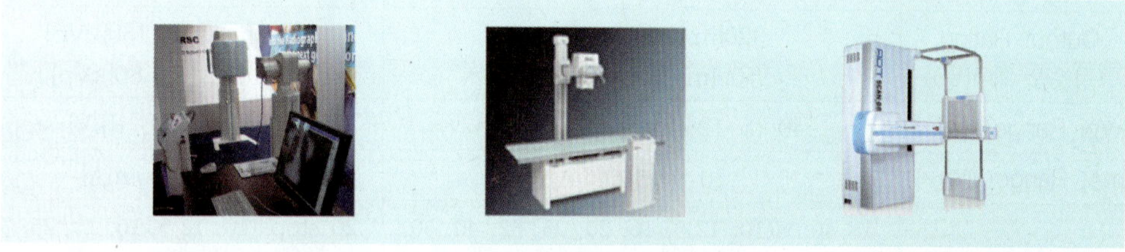

그림 5-18 • 디지털 X-선 촬영장치

2) 디지털 X-선의 특징

① 마이크로프로세서 제어에 의한 고주파 인버터 방식의 고전압 발생장치를 사용하여 X-선의 맥동률이 적고, 재현성·직진성이 우수하다. 또한 APR(Anatomical Programs for Radiography : 애너토미컬 프로그램즈 포 라디오그래피) 기능을 가지고 있으며, AEC(Automatic Exposure Control : 오토매틱 익스포저 컨트롤) 기능을 지원한다.

② 2K × 2K CCD Detector(디텍터)를 적용하여 10초의 빠른 시간 내에 우수한 품질의 디지털 영상을 얻을 수 있다.

③ Easy operating(이지 오퍼레이팅) : 마우스 클릭 한 번으로 자동 Ready/shot(레디/숏) 가능하다.

④ Tube & Detector stand synchro(튜브 앤드 디텍터 스탠드 싱크로, =연동) 기능을 가지고 있다.

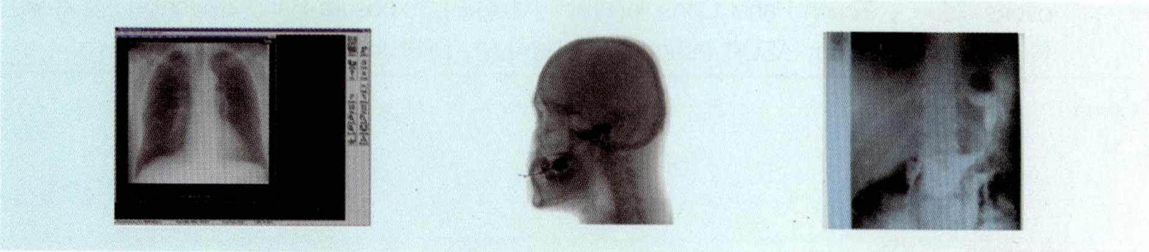

그림 5-19 • 디지털 X-선

⑤ 자기진단 기능을 가지고 있다.

⑥ DICOM 3.0 표준의 지원을 통한 HIS/RIS, Pacs와의 연동이 가능하다.

⑦ 촬영한 영상을 조작하기 위한 각종 TOOL(툴)을 지원한다.

⑧ Zoom(줌), Flip(플립), Angle(앵글), Density(댄서티) 조절, Rotation(로테이션) 등의 특징이 있다.

3) 디지털 X-선의 구성

① High frequency x-ray generator & control console(하이 프리퀀시 X-레이 제너레이터 앤드 컨트롤 콘솔)

② X-ray tube assembly(X-레이 튜브 어셈블리)

③ X-ray collimator(X-레이 컬러메이터)

④ Digital detector & acq PC(디지털 디텍터 앤드 에이시큐)

⑤ Motorized synchro stand(Tube, Detector) & controller(모토라이즈드 싱크로 스탠드(튜브, 디텍터) 앤드 컨트롤러)

⑥ Imaging workstation(이머징 워크스테이션)

(3) CLASCAN : 디지털 투시 / 촬영용 X-선 촬영장치

Digital radiography(디지털 라디오그래피)란 필름이 필요 없는 System(시스템)으로 기존 아날로그 타입의 X-선 장비들에 비해 우수한 영상을 제공하며, X-선 촬영영상을 컴퓨터 데이터로 바꿔 Computer Monitor(컴퓨터 모니터)상에서 직접 진단, 편집이 가능하기 때문에 한 번의 촬영으로 다양하고 정확한 진단정보를 얻을 수 있다. 이 영상은 데이터로 저장·전송이 가능해 의료계의 정보화 인프라 구축에 중요한 역할을 한다(그림 5-20).

이 Clascan 장비는 Digital(디지털) R/F 촬영장치로 Table(테이블) 이동 폭이 넓어 촬영 가능 범위가 넓고 환자의 이동 없이 모든 촬영이 가능하며 Remote(리모트) 방식을 사용하여 모든 구동부의 구동을 메인, 로컬 콘솔에서 조작을 가능하게 하여 조작자의 피폭선량을 줄이고 또한 편의성을 도모한다.

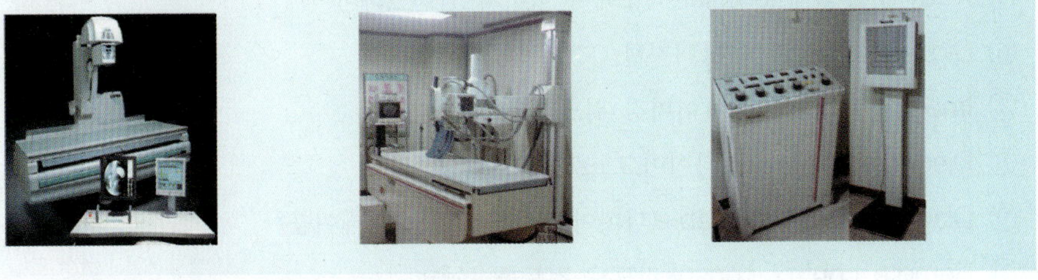

그림 5-20 • 디지털 투시 / 촬영용 X-선 촬영장치

1) 디지털 투시/촬영용 X-선 촬영장치 특징

① 디지털 투시/촬영장치로 Workstation(워크스테이션)상에서 영상획득 및 처리, X-ray Generator(제너레이터) 제어부를 통한 X-선 촬영조건 설정, ACS(Auto Collimation System : 오토 칼러메이션 시스템) 제어부를 통한 자동 X-선 조사야 설정이 가능하며, PACS와의 연동을 통해 Worklist(워크리스트)상의 촬영정보를 이용하여 위 모든 제어부의 자동설정을 지원한다.

② 6, 9, 12인치 I.I Tube(튜브)와 High resolution(하이 레솔루션)(1K ×1K) CCD Camera(카메라)의 이상적인 조합으로 우수한 대조도, 선예도, 입상성을 실현한다.

③ High frequency generator(하이 프리퀀시 제너레이터)를 사용하여 기존 상용주파수 방식에 비해 X-선의 효율 증대 및 X-선 질의 향상을 실현한다.

④ Camera auto calibraton/Setup with image quality analysis software(카메라 오토 칼러메이션/셋업 위드 이미지 퀄러티 어낼러시스 소프트웨어) 기능을 통해 사용자의 편의를 도모하며, Option(옵션) 품목도 있다.

㉠ Touch screen console(터치 스크린 콘솔)

㉡ PC상에서 모든 촬영조건 설정이 가능하다.

㉢ FFD 자동조절 기능(1000, 1100, 1200, 1500[mm])

㉣ APR(Anatomic Program : 오토매틱 프로그램) 기능

㉤ AEC(Automatic Exposure Control : 오토매틱 익스포저 컨트롤)

㉤ ABC(Automatic Brightness Control : 오토매틱 브라이트니스 컨트롤)

㉥ ACS(Auto Collimation System : 오토 칼러메이션 시스템) 기능

㉦ DICOM 3.0 표준의 지원을 통한 HIS/RIS, PACS와의 연동이 가능하다.

2) 디지털 투시/촬영용 X-선 촬영장치 구성

① X-ray generator(엑스레이 제너레이터)

② X-ray control console(엑스레이 컨트롤)

③ X-ray tube assembly(엑스레이 튜브 어셈블리)

④ X-ray collimator(엑스레이 컬러메이터)

⑤ X-ray image intensifier(엑스레이 이미지 인텐스파이어)

⑥ Digital CCD camera(디지털 CCD 카메라)

⑦ Imaging workstation(이머징 워크스테이션)

⑧ Diagnostic monitor(다이어그노스틱 모니터)

⑨ Diagnostic remote table(다이어그노스틱 리모트 테이블)

⑩ Remote control consol(리모트 컨트롤 콘솔)

(4) SM 25HF : 이동형 C-ARM X-선 촬영장치

1) 이동형 C-ARM X-선 촬영장치 용도

① **수술 중 병변의 유무, 크기, 위치 등을 손쉽게 투시, 촬영할 수 있는 외과수술용** 이동형 C-ARM X-선 촬영장치이다.

② 투시버튼을 이용하여 투시검사를 시작하고 **모니터 영상을 보면서 촬영**하고자 하는 부위를 관찰하고, **촬영부위의 촬영이 가능**하다.

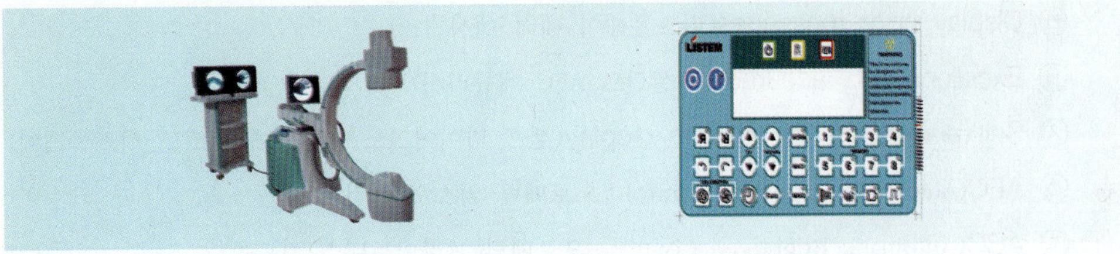

그림 5-21 • 이동형 C-arm X-선 촬영장치

2) 이동형 C-arm X-선 촬영장치 특징

① 고주파 Inverter(인버터) 방식을 채택하여 **고효율의 X-선 출력**으로 촬영조건이 우수하고 조작자와 **환자의 피폭선량을 대폭 감소**시킨다.

② 모든 종류의 **수술환자 및 정형외과, 화상환자, 응급환자** 등에 용이하게 사용 가능하다.

③ **8 Frame(프레임) 영상 메모리 저장 기능**이 있다.

④ **Pulsed Fluoro**(펄스드 플루오로) 방식 선택 가능하다.

⑤ **선택 가능한 CCD** : 1K × 1K 고급 카메라(100만 화소 영상) : 512 × 512 스탠다드 카메라(26만 화소 영상)이다.

⑥ **자가진단 기능** : 에러 코드 내장하여 자가진단 기능 가능, 투시시간 누적 표시(투시 누적시간을 그래픽 LCD에 표시)를 한다.

⑦ 좌우측에 제어용 콘솔이 위치하여 조작위치에 구속을 받지 않는다.

(5) Generator

① **인버터 타입 고주파 X-선 발생장치**이다.

② 고주파 X-선 발생장치는 **맥동률이 적어 정전압에 가까운 X-선을 발생, X-선 효율이 높고, 환자의 피폭선량이 적을 뿐**만 아니라 **출력의 재현성과 직선성이** 우수한 장치이다.

③ 모듈이 소형, 경량으로 좁은 공간에 설치가 가능하고 최적의 **APR이 내장되어 있고 자가진단 기능을 보유한 장치**이다.

④ **전원 저장 유닛**(Power storage unit : 파워 스토리지 유닛)의 장착으로 이동 검진시 전원문

제가 해결되어 일반 가정전원으로 사용할 수도 있다.

⑤ Generator(제너레이터) 및 REX series(Generator : 제너레이터) 특징

㉠ Real-time monitoring of exposure conditions(리얼 타임 모니터링 오브 익스포저 컨디션즈)

㉡ Auto calibration(오토 칼러브레이션)

㉢ APR(Anatomical Programs : 애너토미컬 프로그램즈)

㉣ High level pulsed fluoroscopy function(하이 레벨 펄스드 플루오로스커피 펑션)

㉤ Display error messages(디스플레이 에러 메시지즈)

㉥ Excellent AEC accuracy(엑설런트 AEC 애큐러시)

㉦ Self diagnostics error code display(셀프 다이어그노스틱스 에러 코드 디스플레이)

㉧ AEC(Automatic Exposure Control : 오토매틱 익스포저 컨트롤)

㉨ ABC(Automatic Brightness Control : 오토매틱 브라이트니스 컨트롤)

⑥ REX series(Generator : 제너레이터) 추가사항 : PSU+PFC 사용시 AC 85[V]~264[V] 입력전원 사용이 가능하다.

⑦ PROGEN series(제너레이터) : 프로젠 시리즈

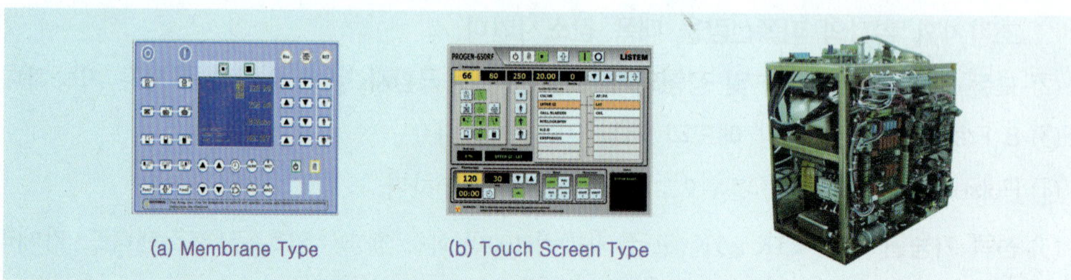

(a) Membrane Type (b) Touch Screen Type

그림 5-22 • Generator(제너레이터)

⑧ REX Series(Generator : 제너레이터) : 렉스 시리즈

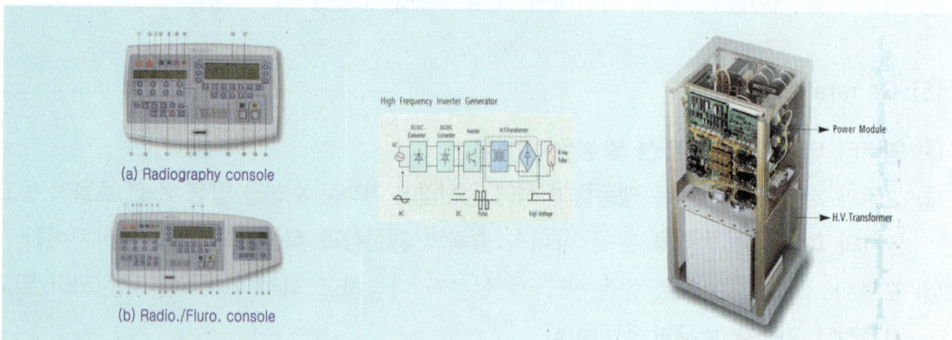

(a) Radiography console (b) Radio./Fluro. console

그림 5-23 • REX Series(Generator : 제너레이터)

(6) Table

1) 일반촬영용 테이블

① 광범위한 움직임으로 다양한 촬영이 가능한 촬영용 Table(테이블)이다.

② 4방향 테이블은 전후, 좌우 방향의 이동이 가능하며 마그네트 Lock(로크) 방식을 사용한다.

③ 6방향 테이블은 전후, 좌우, 상하 이동이 가능하며 마그네트 Lock(로크) 방식을 사용한다(KOB-60 : 카세트 트레이 방식, KOB-ED : DR용).

④ TS-10B : 버키 장치가 부착된 고정 테이블이다.

2) RF용 테이블

① 광범위한 움직임으로 다양한 촬영이 가능한 투시/촬영용 테이블이다.

② 투시 중 목적하는 부위를 포착, Spot(스폿) 촬영이 가능하다 : 필름 사이즈 선택의 다양성과 유동성(8 × 10에서 14 × 14까지 1spot, 2spot, 4spot 가능)이다.

③ Tilting(틸팅) 각도 표시

㉠ DMT-80 : 2way Table(2웨이 테이블), 6way(웨이) 타워부(SFD-4A), Memory Shot(메모리 샷) 기능, 90 ~ −15[°] Tilting(틸팅) 기능

㉡ LFT-20 : 2way Table(2웨이 테이블), 6way(웨이) 타워부(SFD-4A2), APR 기능, 90 ~ −15[°] Tilting(틸팅) 기능

㉢ LTF-40 : 4way Table(4웨이 테이블), 6way(웨이) 타워부(SFD-4A2), APR 기능, 90 ~ −15[°] Tilting(틸링) 기능

(7) Tube stand

① Tube stand(튜브 스탠드)는 Handle bar(핸들 바)의 조작버튼을 누름으로써 이동하는 방향으로 X-선관 장치가 이동하여 촬영을 쉽게 할 수 있도록 도와주는 장치이다.

② 스탠드는 상하, 좌우, 전후, 회전, X-선관 회전이 가능하며 마그네트 Lock(로크) 방식을 사용한다.

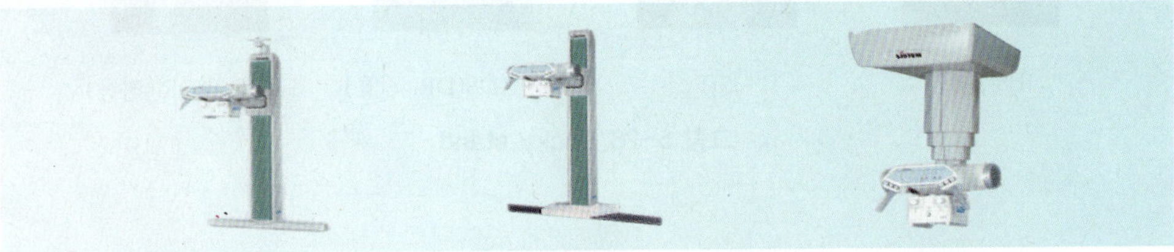

SFC-31, FC-31R　　SFM-31　　CSTS-28

그림 5-24 Tube stand

③ Lock(로크)는 Handle bar(핸들 바) 스위치에 의해서 조작되며 상하 Lock(로크), 좌우 Lock(로크), 전후 Lock(로크), X-선관 회전 Lock(로크)가 각각 동작하며, 전체 Lock(로크) 스위치를 이용하여 동시에 전체 Lock(로크) 기능을 사용할 수 있다.

④ Syncro(싱크로) 기능을 사용하여 X-선관 장치와 검출장치의 위치를 자동으로 인식하여 X-선관의 장치의 위치에 따라 검출장치가 자동으로 이동하여 촬영을 편리하게 해주는 기능을 가지고 있다.

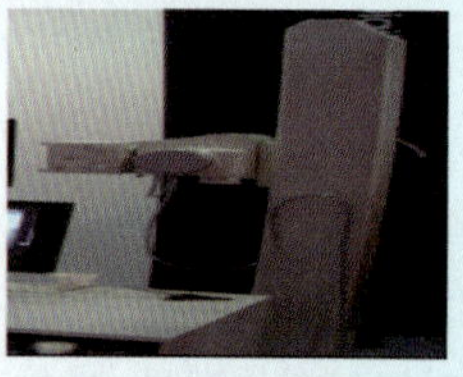
ATS-D(DR 전용)

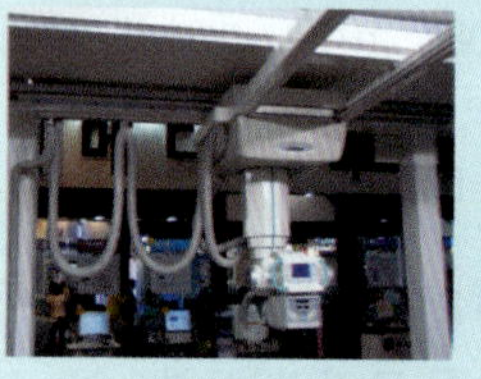
ATC-D(DR 전용)

그림 5-25 Syncro

(8) Bucky stand

① Bucky stand(버키 스탠드)는 조작버튼을 누름으로써 이동하고 하는 방향으로 카세트 트레이(Film : 필름, IP : Image Plate, 이미지 플레이트) 또는 검출기가 이동하여 촬영을 쉽게 할 수 있도록 도와주는 장치이다.

② 스탠드는 카세트 트레이 또는 검출기가 상하, Tilting(틸링) 가능하며 마그네트 Lock(로크) 방식을 사용하였다.

③ 카세트 트레이를 사용(Film or IP – Image Plate : 필름 오어 IP – 이미지 플레이트)한다.

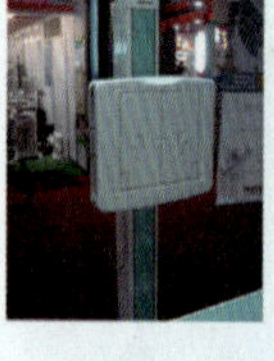
BS-20

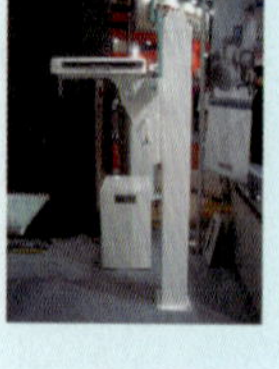
BS-20T

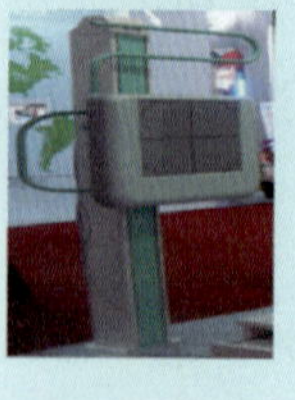
ADS(DR 전용)

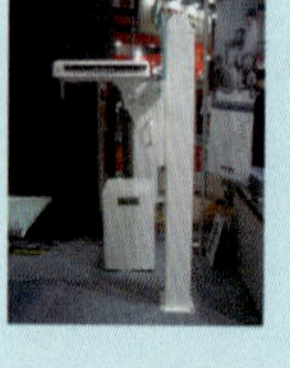
ADS-T(DR 전용)

그림 5-26 Bucky stand

8. 초음파 진단기

초음파 진단기(Ultrasound probe : 울트라 사운드 프로브)란 초음파를 이용하여 생체 내의 상태(형태 · 동태 · 기능)를 조사하는 검사기구로 초음파의 파장은 1~20[MHz]이고 출력은 수십[mW/cm^2] 이하이며 대부분의 장치는 펄스 모양으로 간헐적으로 초음파를 발생시킨다.

초음파는 방사선과 같이 인체에 대한 영향은 없고 인체의 연조직을 묘출(描出)하는 데는 뛰어나지만, 뼈나 공기를 함유한 부위의 표출은 어렵다는 단점이 있으나 복부 · 비뇨기과 · 산부인과 · 심혈관 · 안과 영역 등 많은 부위에 이용되고 있다.

초음파는 체액이나 고체를 매체로 하여 전파되며 매체가 지닌 고유 음향 임피던스(밀도×전파속도)가 다른 경계면에서 반사하는 성질을 이용한다.

초음파의 생체 내 속도는 약 1540[m/s]으로 초음파 진단에는 이 성질을 이용한 펄스 반사법, 초음파 도플러법, 투과법 등이 있으며, 여기에서 펄스 반사법은 펄스 에코법(Pulse-echo method : 펄스-에코 메서드)이라고도 하는데 초음파를 이용하여 체내의 연조직 속에 있는 단단한 덩어리 등에 대한 에코상(像)을 얻어 진단에 이용하는 검사법이다.

초음파를 인체에 투사하면 음향 임피던스가 서로 다른 2개 조직의 경계에서 경면반사(鏡面反射)와 비경면 반사가 일어나 입사한 초음파 빔(Beam) 에너지의 일부가 음원(音源) 방향으로 되돌아가는 반사파가 생성되는데, 이러한 에코의 일부는 조직에 흡수되며 일부는 한층 깊은 곳으로 전파된다.

초음파의 발신원은 압전효과를 가진 지르콘산티탄산납(PZT) 등에서 이루어진 진동자(Transducer : 트랜스듀서)이지만 초음파의 발생은 펄스형으로 간헐적으로 일어나기 때문에 진동자가 정지상태일 때 인체로부터 에코를 수신하는 것이 가능하여 진동자의 기계적 진동이 전기적 진동으로 변환됨으로써 그 강약이 브라운관 표시면에 휘도(輝度)의 강약으로 되어 화상이나 파형이 표시되므로 체내 장기의 모양 · 크기 · 위치 등을 알 수 있다.

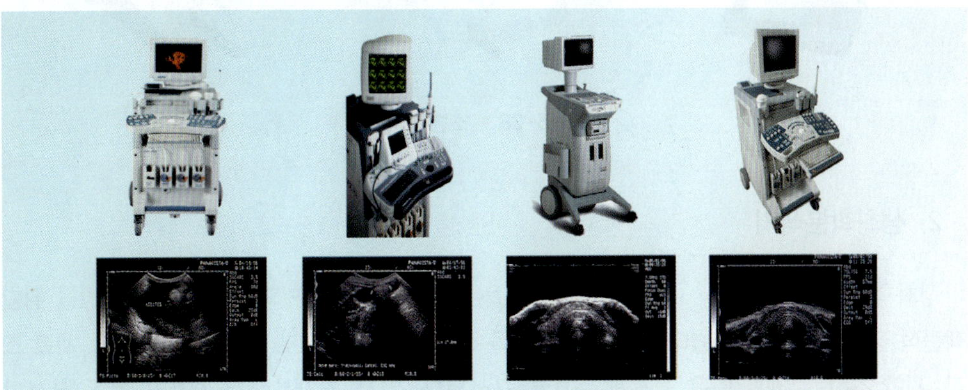

그림 5-27 • 초음파 진단기

흉부에서는 심장병의 보조진단법이 되고 컴퓨터단층촬영법과 병용되어 흉부대동맥류의 탐색에 도움을 주며 복부에서는 담석 발견 및 단단한 종류(腫瘤)가 있는 간암, 췌장암, 자궁체암, 신종양, 복부대동맥류의 탐색에 이용되며 임신 중에는 초기에 태아의 상태진단 및 쌍생아의 확인에 사용한다.

02 | 임상검사

1. 소변분석기

소변은 혈액이 자신의 조직을 순환하면서 일어난 체외신진대사의 노폐물과 수분이 신장에서 여과되어 체외로 배출되는 것이다. 신장, 요관, 방광, 요도, 즉 요의 배설경로에 기능적 이상이 있으면 노폐물이 배설되지 않는다든지, 요의 구성성분의 변화를 초래하게 되는데 이와 같은 경우 요의 성분이나 성상의 이상 유무를 검사하여 신체의 질병을 진단하는 검사가 소변검사이다. 소변분석기(Urine analyzer : 유어린 애널라이저)는 환자 또는 일반인의 소변에서 당, 단백, 산도 등의 항목을 화학처리 된 진단시료에 적시어 시료의 반응상태를 정확히 파악해 내는 기기로서 신장과 요로계의 이상 유무를 파악해 당뇨병, 신장질환, 요로감염 등의 질병을 발견하고 건강상태를 확인하는 데 사용하는 검사장비이다. 최근에는 가정용 진단기와 자판기용 진단기 등이 개발되어 보편화되고 있다.

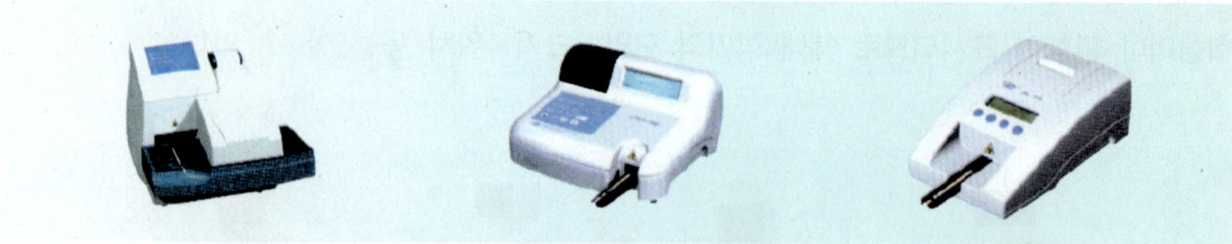

그림 5-28 • 소변분석기

2. 생화학분석기

생화학분석기(Chemistry analyzer : 케미스트리 애널라이저)는 질환의 진단, 치료, 예방을 위한 객관적 정보를 제공하여 병태나 병인의 해명을 하는 것을 목적으로 하는 의료기기로 시료 조작, 시약 조작, 큐베트 반응 시스템 등으로 구성된다. 시료 조작부에서 샘플을 자동 분석기 시스템 내부로 주입시키면 시약 조작부에서 샘플을 비색계로 표시되도록 화학적 색깔 반응에 영향을 주는 시약과 섞는다. 큐베트 반응부에서는 30~37[℃]의 온도로(일반적으로 체온과 같은 37[℃]로 유지) 유지하며, 광도계로 각 시료마다 섬광을 발생시켜 유체기류의 광밀도 변화를 디스플레이하고 이를 기록한다.

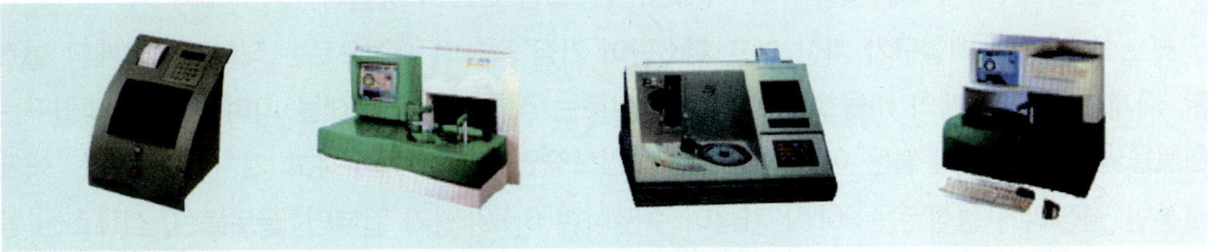

그림 5-29 • 생화학분석기

3. 원심분리기

원심분리기(Centrifuge : 센트러퓨지)란 원심력의 작용에 의해 성분이나 비중이 다른 물질을 분리 · 정제 · 농축하는 원심분리를 이용하여 액체 속의 고체입자를 분리하는 기계이다.

① 분리용 : 비중의 차를 이용하여 미립자나 콜로이드 등의 분리에 사용하며 이 기계는 매분 5천~1만 회전의 고속회전을 하며 우유의 탈지, 혈장의 분리 등에 응용된다.

② 여과용 : 원심 여과기라고도 하며, 의료용 원심분리기는 혈액, 소변, 타액 등의 분석을 위해 구성성분의 분리를 목적으로 사용된다.

㉮ 세탁기의 탈수기가 있는데 원리로는 많은 작은 구멍이 있는 드럼 속에 젖은 의류를 넣어 고속으로 회전시키면 원심력에 의하여 수분이 작은 구멍을 통해 바깥으로 튕겨져 나오는 것과 같은데 설탕 결정의 분리나 주스 등의 액체를 맑고 깨끗하게 하는 데 많이 이용된다.

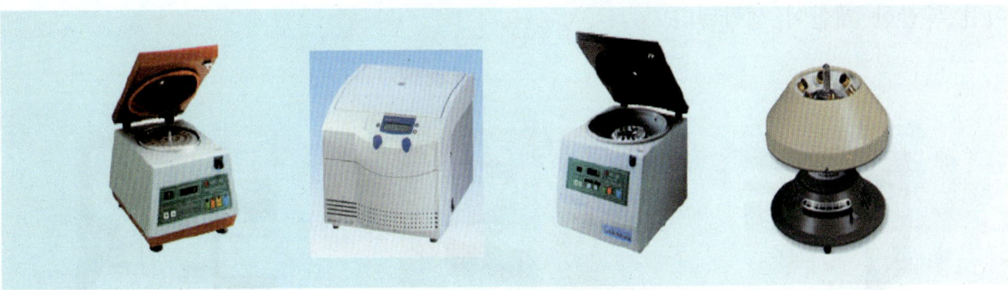

그림 5-30 • 원심분리기

4. 자동혈구계산기

혈구라 함은 적혈구, 백혈구, 혈소판을 말한다. 정상 성인의 혈액은 약 4~6[l : 리터]로서 체중의 6~8[l : 리터]에 해당되며 주성분으로는 42~47[%]의 세포성분인 적혈구, 백혈구, 혈소판과 나머지 53~58[%]의 액체성분인 혈장으로 구성된다.

세포의 크기는 백혈구가 가장 크고 혈소판이 가장 작으며 수적으로는 적혈구 500개당 혈소판 30개, 백혈구 1개의 비율로 존재하며 색깔로는 적혈구는 붉은색을 띠며 혈소판 백혈구는 흰색을 띠는데 혈액이 붉은 이유는 적혈구가 압도적인 다수를 차지하고 있기 때문이다. 액체성분인 혈장의 구성성분은 90[%] 가량이 수분이며 6~8[%]가 알부민, 글로블린, 섬유소원 등의 단백질과 1[%]가량의 탄수화물, 지방, 비타민 등으로 구성되어 있다.

우리가 흔히 아파서 병원을 방문하게 되면 검사를 받는 경우가 있는데 이 경우 통상 혈액검사와 소변검사 등 기타 생화학적 검사를 하게 되는데 여기에서 통상 혈액검사(CBC)란 주로 혈구수를 계산하는 검사법이다.

혈액검사(CBC)는 백혈구 계산, 적혈구 계산, 혈소판 계산, 헤모글로빈 수치를 보게 되는데 백혈구는 염증성 질환(맹장염, 폐렴, 편도염 등으로 염증이 심하면 고열이 나는 경우가 많다), 적혈구, 헤모글로빈 검사는 빈혈성 질환, 혈소판 검사는 출혈성 질환을 검사하게 된다. 혈구의 수를 관찰하는 방법은 우리 몸의 백혈구를 예로 들었을 때 리터당 50억~100억 개의 백혈구가 존재하므로 일일이 다 셀 수는 없기 때문에 혈구를 희석하여 계산한 다음 희석배수만큼 곱해주는데 워낙 수가 많기 때문에 단위로 [μ : 마이크로]를 사용하며 식 5-1과 같이 계산한다.

$$\text{백혈구 수} = \text{세어준 수} \times \text{희석배수} \times \text{용적배수} \tag{5-1}$$

현실에서는 자동 혈구(Celltac auto : 셀택 오토) 계산기로 자동계산이 되기 때문에 검사시 이런 복잡한 계산이 생략된다.

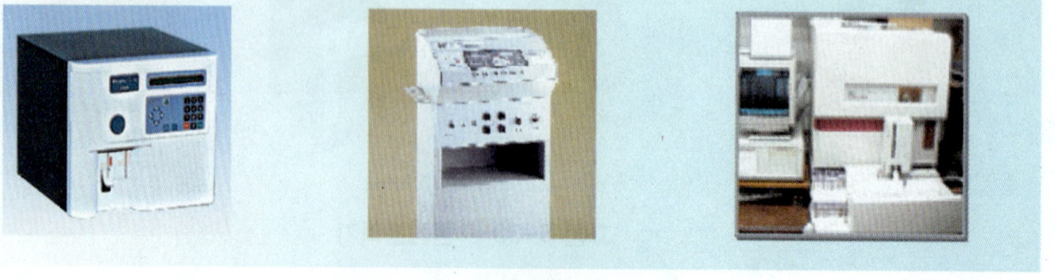

그림 5-31 • 자동혈구계산기

5. 혈액가스분석기

혈액가스분석기(Blood gas analysis : 블러드 가스 애널리시스)란 혈액 내에 산소와 이산화탄소 포화도를 측정하여 체내에 나타나는 산증 및 알칼리증을 진단하는 검사장비로서 특히 응급환자인 경우 검사를 즉시 수행하여 병증의 경과를 진단하는 데 유용하며 또한 혈액의 나트륨, 칼륨, 염소 이온 및 중 탄산이온 등의 전해질을 분석하여 체액상태를 분석하는 데 유용한 장비이다.

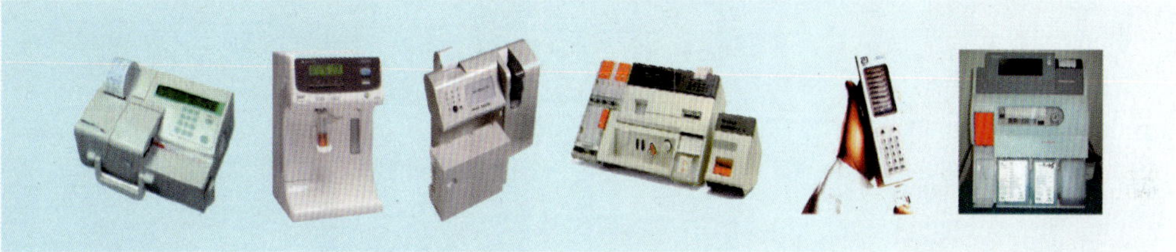

그림 5-32 • 혈액가스분석기

6. 혈구분석기

혈구분석기(Blood-corpuscle analyzer : 블러드-코퍼슬 애널라이저)란 혈액 내의 혈구세포, 즉 백혈구, 적혈구, 혈소판의 크기와 모양을 신속하고 정확하게 측정하는 분석기이다. 혈액을 전해질 용액에 희석하면 전기성을 띠게 되고 전기성을 가진 혈구가 일정한 규격의 관을 통과할 때 생기는 전기저항의 크기로 혈구 수와 크기를 측정하는 것이 주된 원리이며 이 결과를 각종 빈혈 혹은 백혈병의 진단에 보조적인 역할을 한다.

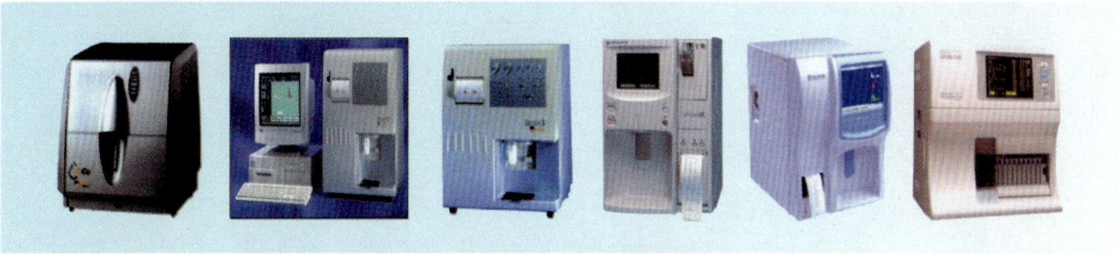

그림 5-33 • 혈구분석기

제 5 장

제6장

내분비 관련 장비

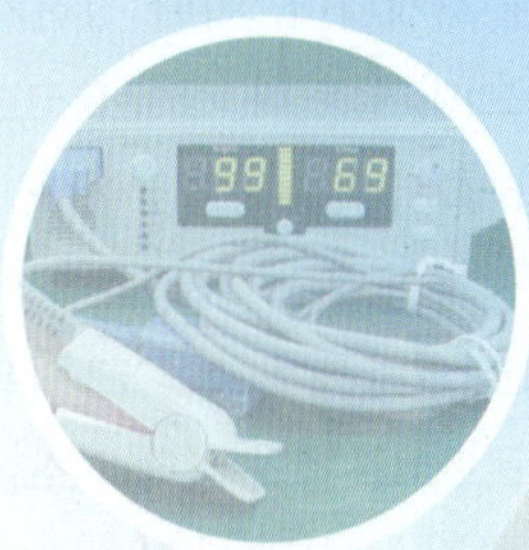

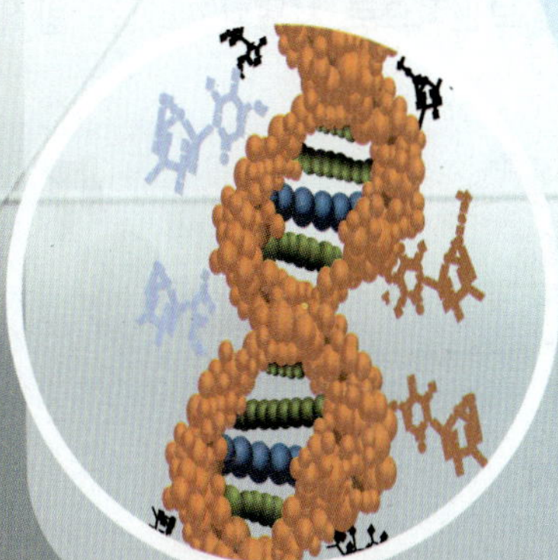

01 | 혈 액

1. 혈압계

혈압계(Sphygmomanometer : 스피그모머노미터)는 **혈압을 측정하는 기기로 맥압계**(脈壓計)라고도 한다. 측정법에는 직접법과 간접법이 있는데, **직접법은 혈관 속에 카테터를 삽입하고 압력계를 접속하여 혈압을 측정하는 정밀한 방법으로 심장 카테터법과 함께 보급되어 순환기계통의 전문적 검사**에 사용하고 있다.

직접법의 압력계로는 압력을 **막**(幕)으로 받아 막의 미소한 **편위**(偏位)를 **스트레인게이지**(저항선 변형계) 등으로 검출하여 전기신호로 바꾸는 것과 카테터가 압력측정에 영향을 미쳐 주파수 특성을 **열화**(劣化)시키는 것을 막기 위해 그 앞 끝에 작은 압력변환기를 부착한 것 등이 있으며, 일반적인 진료용 또는 가정용 혈압계이다.

대표적인 혈압계로 **수은기압계를 사용하는 리바로치**(Riva-Rocci)**형 혈압계, 아네로이드 압력계를 사용하는 타이코스**(Tycos)**형 혈압계**가 있다. 사용방법은 압박대를 감은 팔과 상완동맥을 압박하고 압박을 서서히 풀면 동맥의 혈류가 재개되며, 이때 청진기를 주와부에 대면 **코로트코프음**[1](Korotkov's sounds : 코로트코프 사운드)이 들린다. **코로트코프음** 소리가 들리기 시작할 때가 **최고**(수축기)혈압이고, 사라질 때가 **최저**(확장기)혈압이다.

압박대에는 대퇴부용의 큰 것과 소아용의 작은 것이 있는데 쥐와 같이 작은 실험동물의 혈압 간접측정에는 꼬리 **기부**(基部)를 작은 압박대로 압박하여 꼬리 끝 박동을 검출한다. 또한 **전자혈압계는 압박대에 부착한 마이크로폰으로 코로트코프음의 시작과 소실 때의 압력을 보통 디지털로 표시**하는데 소형 모터를 사용한 펌프로 **송기**(送氣)와 **배기**(排氣)가 자동적으로 작동되어 혈관음을 쉽게 측정할 수 있다. 측정내용에는 **수축기 혈압, 이완기 혈압, 맥박**이 있다.

오실로메트릭(Oscillometric) 방식 혈압계는 오실로메트릭 측정방법은 청진 측정방법의 단점인 외부의 소음에 영향을 받지 않을 뿐 아니라 카프만을 장착하므로 구조가 단순하여 장착이 자유롭고 편하므로 **병원이나 가정에서 가장 보편적으로 사용**되고 있는 방식이다.

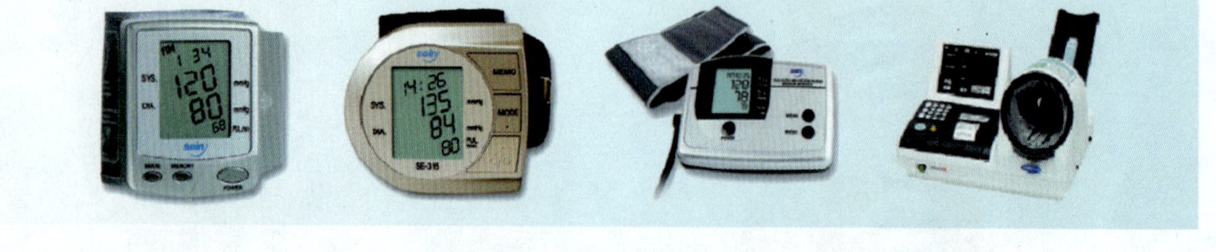

그림 6-1 • 혈압계

1) 코로트코프음(Korotkov's sounds : 코로트코프 사운드) : 혈류가 흐르기 시작하는 순간의 혈관음이다.

02 | 심 장

1. 심전계

심전계(Electrocardiograph : 일렉트로카디오그래프)는 **심장박동에 따라 생기는 심근세포의 활동전위를 시간적 변동에 의한 곡선으로 기록, 표시하는 장치**이다. 여기서 얻어진 기록을 그래프로 나타낸 것을 심전도라고 하며 심전계의 개발은 네덜란드의 생리학자 W. 에인트호벤이 1903년에 해저신호용의 **현선전류계**(弦線電流計)를 개량하여, 사람의 손발을 식염수를 담은 용기에 담가 **심장**(Cardiovascular)의 활동전류를 기록한 것에서 시작되었다. 그 뒤 진공관을 사용한 증폭기가 발명되었고 **교류전원의 정전유도에 의해 잡음**(Hum : 험)**을 감소시키는 차동증폭기**(差動增幅器), 트랜지스터와 집적회로 등의 개발로 인하여 소형화하기 시작하였고 **조작성 · 신뢰성 · 안전성** 등 다면적 개량이 진행되었다.

제 6 장

① 심전도에 의한 정보는 **부정맥이나 심근장애 등의 심장질환 진단**에서는 빠뜨릴 수 없는 것으로 **심음이나 심장내압 등 순환기계의 생체현상을 관찰할 때는 시간측정의 기준점**(일종의 타임메이커)의 역할도 하므로 반드시 동시에 기록되어야 한다. 그래서 심전계는 의료용 전자장치 중에서 가장 보급률이 높으며 일반적으로 모든 진료시설에서 1대 이상은 상비되어 있다.

② 심전계의 표준형은 1유도(誘導)씩 기록하는 **채널 직기식**(直記式)인데 요즘에는 3유도를 동시에 기록하는 **다채널 심전계**도 늘고 있다. **유도라는 것은 전위차를 계측하는 2점의 조합**을 말하며 표준적으로는 12조로 정해져 있으며 심전계의 구성은 **고입력 저항의 차동형 전치증폭기, 차동형 주증폭기, 안정화 전원** 등으로 되어 있으며, 여기에 유도전극의 조합을 선택하는 셀렉터 스위치와 1[mV]의 교정용 전원이 부속되어 있다.

③ 기록장치는 주로 **직기식이 이용**되는데 이것은 **증폭된 심전신호를 가동코일형 팬 모터에 연결하여 전기발열체의 팬을 움직이는 특수한 감열기록지**에 물결 모양을 기록하는 것이다. 기록지는 보통 **너비 4[cm]의 1[mm] 모눈종이가 인쇄**되어 있고, **물결 모양의 진폭 10[mm]가 1[mV]에 해당하도록 조정**되어 있다. 여기서 **가로방향은 시간축**이고 종이를 보내는 속도는 **매초 25[mm]**(1[mm]는 0.04초에 해당한다)로 되어 있다.

④ 기록장치에는 **잉크공급형의 팬 리코더, 잉크제트 리코더 외에 연구용이나 장시간 기록용으로 자기테이프 리코더**가 이용되며, 최근에는 환자 모니터(감시)용으로 브라운관 표시가 많이 이용되고 있는 추세이다.

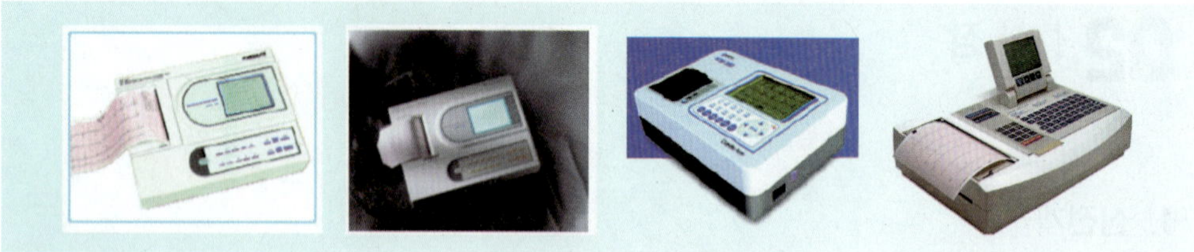

그림 6-2 • 심전계

2. 심전도분석기

심전도분석기(ECG analyzer : 이시지 애널라이저)는 심장에서 획득한 생체신호를 디지털 신호로 변환한 후 정형화된 데이터에 대입하여 빈맥, 서맥, 방실폐쇄 등 심장질환을 분석할 수 있는 장비이다.

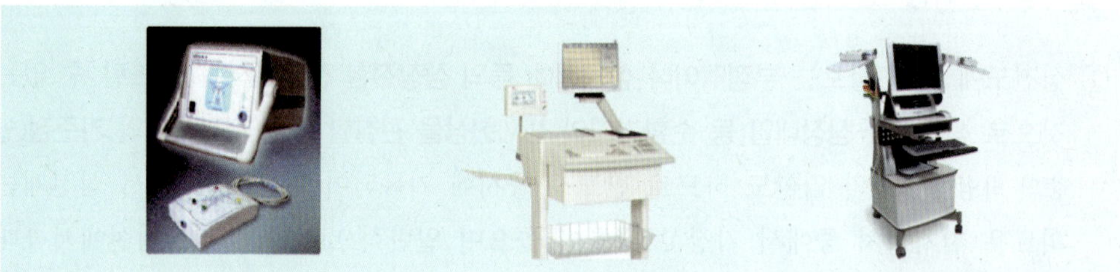

그림 6-3 • 심전도분석기

3. 홀터 심전계

홀터 심전계(Holter electrocardiograph : 홀터 일렉트로카디오그라피)는 인체에서 자연적으로 방출되지만 눈에 보이지 않는 적외선을 감지하여 통증부위나 질병부위의 미세한 체온변화를 컴퓨터가 천연색 영상으로 나타내 줌으로써 신체의 이상을 진단하는 방법이다. 또한 사진관에서 사진을 찍는 것과 같이 편안하게 촬영함으로써 검사시에 통증이 전혀 없으며, 특히 적외선을 이용하므로 인체에 전혀 해가 없는 안전한 검사방법이다.

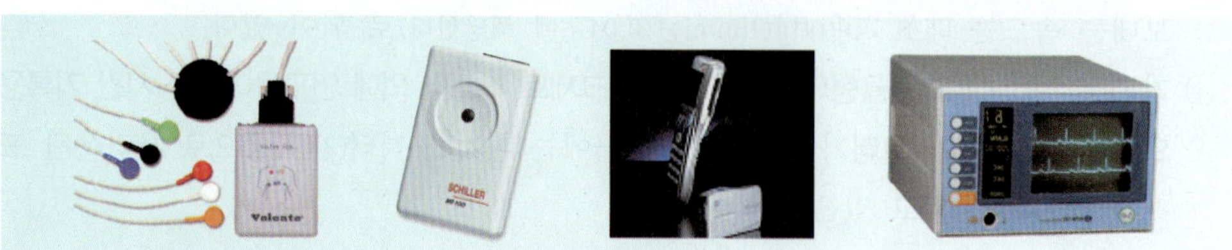

그림 6-4 • 홀터 심전계

홀터 검사는 24시간 동안 휴대용 홀터장비(Seer light : 시어 라이트)를 부착하고 있으면서 그 동안의 심장박동의 이상상태를 측정하는 검사이다. 이러한 검사는 부정맥 등이 지속적으로 발생하지 않고 일시적으로 발생하였다가 없어지기 때문에 일시적인 부정맥을 검출해 내는 데 매우 유용한 검사방법이다. 이렇게 24시간 동안 기록된 검사결과는 다시 심장 전문의의 판독을 통하여 부정맥의 존재유무와 그 심한 정도를 판정하게 된다.

4. 생체신호분석진단기

생체신호분석진단기(Biosignal analyze system : 바이오시그널 애널라이저 시스템)는 인체에서 발생하는 생체신호를 검출하여 디지털 신호로 변환한 후 이를 정형화된 데이터에 대입하여 분석하는 의료기기이다. 생체신호분석진단기는 한 기기에 많은 여러 종류의 생체신호를 디스플레이할 수 있어 신체 건강나이 측정, 뇌활성도 측정, 학습능력 평가, 중추신경계 및 자율신경계의 상태, 부정맥 등을 진단할 수 있는 종합적인 신호처리 의료기기이다.

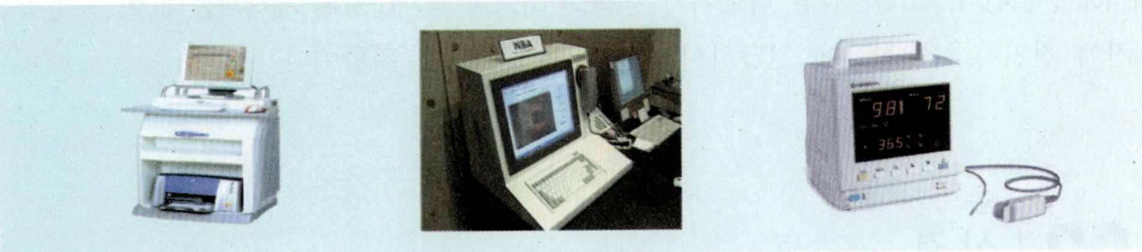

그림 6-5 • 생체신호분석진단기

5. 인공심장

인공심장(Artificial heart : 아터피셜 하트, =심실보조장치, 박동기)이란 심장의 펌프기능을 일시적 또는 영구적으로 대행하는 인공장기이다. 인공심장 중에서 심장기능을 부분적 · 일시적으로 대행하는 것을 보조심장이라 하며, 보조심장에는 좌심 보조심장과 우심 보조심장 및 양심 보조심장이 있는데, 실제로는 좌심실 부전증이 많기 때문에 좌심 보조심장을 사용하는 경우가 많다. 그러나 선천성 심장질환과 같은 우심실 부전증과 같은 경우에는 우심 보조심장을 사용하는데, 더욱 악화되면 양심 보조심장이 필요한 경우도 있다. 한편 완전 인공심장은 생체의 심장기능을 완전히 반영구적으로 대행하는 것을 목적으로 하는 것으로 그 응용방법으로는 심장이식에서 제공자의 심장을 입수하기까지의 기간 동안 일시적인 완전 인공심장을 이용하는 경우도 있다.

① 심실보조장치 : 심장질환이나 심장수술 후 회복되지 못한 심장의 회복을 돕기 위하여 심실로 유입되는 혈류의 일부를 받아서 동맥 쪽으로 우회시켜 배출시켜 줌으로써 심실의

부하를 감소시켜 회복을 돕는 장치이다.

② 심장박동기 : 심장박동기는 심장 리듬의 문제를 감지하여 심장이 규칙적이며 제시간에 박동하도록 자체의 전기자극을 보내는 것을 말한다(심장박동기는 자극을 생성한다).

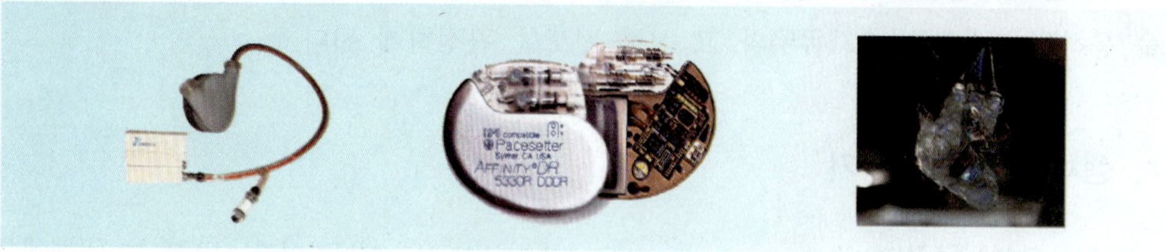

그림 6-6 • 인공심장

심장박동기는 봉합된 케이스 내에 컴퓨터 칩과 크기는 작지만 오래 지속되는 배터리로 구성되어 있다. 심장박동기는 수술을 하여 상흉부 또는 복부에 이식하며 심장박동기에서 생성된 전기자극은 일반적으로 심장 내부에 삽입한 전극선(Lead : 리드)이라는 특수도선을 통해 심장에 전달된다. 또한, 심장 박동기가 심장의 리듬을 감지하도록 제작되는데 이는 정확한 시간에 전기자극을 심장에 전달하여 심장을 박동시키기 위함이다.

03 | 신 경

1. 신경자극기

펄스트론은 첨단과학을 적용하여 2[kHz]의 기본 주파수에 9.61[Hz], 17.86[Hz], 62.48[Hz], 125[Hz]의 군 주파수인 치료주파수를 컴퓨터 프로그램화하여 톱니파, 극상파, 반월파, 구형파의 펄스파동을 발생시켜 제반 감각신경을 자극하여 치료효과를 극대화시켜 주는 신경자극기(Pulsetron : 펄스트론) 의료기기이다.

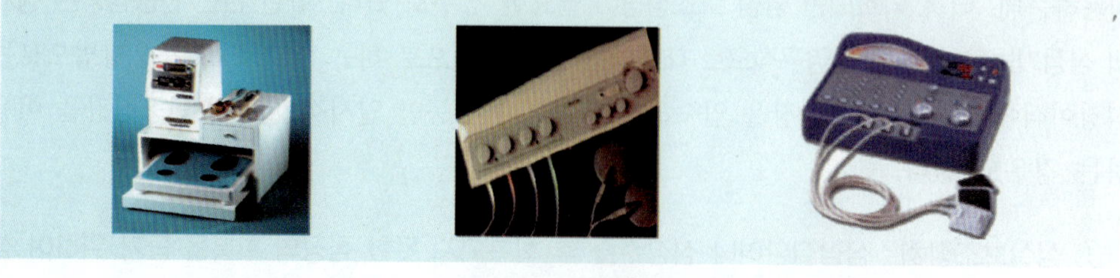

그림 6-7 • 신경자극기

특히 대체요법인 생리기능 반사구의 밀집소인 발 반사요법과 경혈요법을 접목시켜 생체노폐물을 제거하여 혈액순환을 돕고 근육경직을 풀어서 통증을 해소하고 자연치유력을 증대시켜 준다.

2. 스트레스 진단기

심박의 변이를 측정해 혈관의 탄력도, 동맥경화도, 심혈관 기능과 자율신경 균형상태 등을 비교하여 스트레스를 진단(Stress analyzer : 스트레스 애널라이저)하는 장비이다.

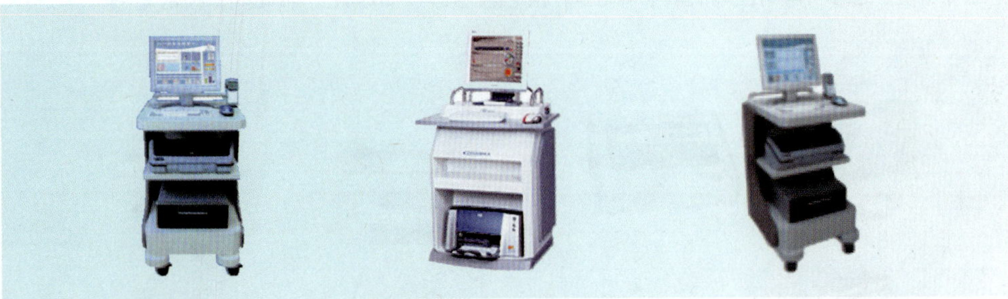

그림 6-8 • 스트레스 진단기

3. 통증치료기

통증치료기(Pain therapy system : 페인 테라피 시스템)는 통증이 있는 부위에 전기적인 자극을 주입시켜 그 기능을 상실한 세포들을 분해하며, 새로운 세포의 생성 장려 및 세포의 운동을 증가시키고, 자율신경의 전도에 간섭함으로써 통증을 완화시켜 주는 장치이다.

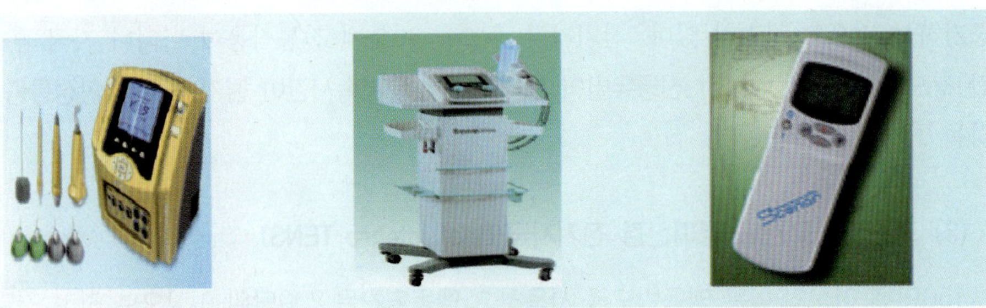

그림 6-9 • 통증치료기

4. 경피신경 자극치료기

경피신경 자극치료기(Transcutaneous electrical nerve stimulation : 트랜스큐테이니어스 일렉트

리컬 너브 스티뮬레이션)는 표면전극을 피부에 붙이고, TENS를 가하여 통증이 말초신경으로부터 척추신경으로 전달되지 못하게 함으로써 완화시킬 수 있다.

(1) 고빈도-저강도 경피신경 전기자극(Conventional TENS)

일반적으로 가장 많이 쓰이던 방법으로 75~125 단위 또는 80~120 단위의 높은 맥동빈도를 이용하고 맥동기간은 100 ≪s 이하로 낮게 하며 최소 가시수축(MVC)이 유발되지 않는 범위에서 편안감을 느끼는 낮은 강도로 15~45분간 자극한다. 전기자극 후 10~20분 이내에 진통작용이 나타나 자극 후 20~30분 정도 지속되어 비교적 진통유발이 빠르게 나타나지만 진통지속시간이 짧기 때문에 급성통증을 치료하는 데 많이 사용한다.

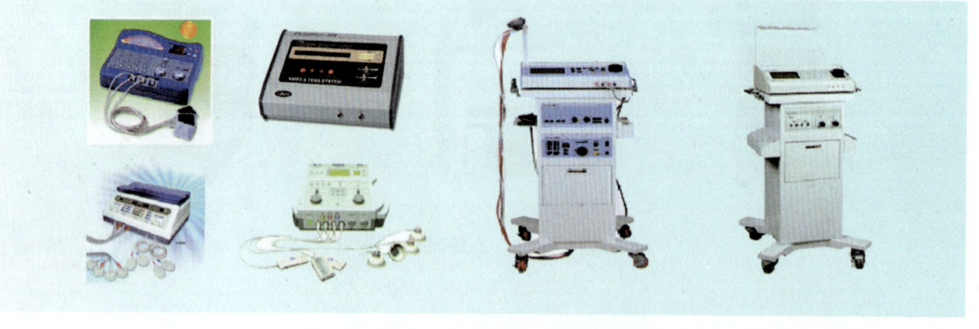

그림 6-10 • 경피신경 자극치료기

(2) 저빈도-고강도 경피신경 전기자극(Acupuncture-like TENS)

10~20단위 이하 대개는 1~4[pps]의 낮은 맥동빈도를 이용하며 맥동기간을 높게 하고 강한 강도로 자극한다. 주로 심부통증 및 만성통증을 치료하는 데 사용되며 엔돌핀의 분비가 증가하는 것으로 알려져 있다. 전기자극 후 20~30분에 진통작용이 나타나 자극 후 2~6시간 정도 지속되어 비교적 진통유발이 느리지만 진통지속시간이 길기 때문에 만성통증을 치료하는 데 많이 사용한다.

(3) 고빈도-고강도 경피신경 전기자극(Brief Intense TENS)

150단위 이상의 높은 맥동빈도를 사용하고 맥동기간은 200단위 이상으로 하며 견딜 수 있는 범위 내에서 근수축이 일어나도록 매우 강한 강도로 자극한다. 전기자극 후 5~15분 이내에 진통작용이 나타나기 시작하여 전기자극하는 동안 진통작용이 지속되어 비교적 진통유발이 빠르게 나타나지만 진통지속시간이 매우 짧기 때문에 통증을 매우 빠르게 제거할 목적으로 사용하며 감각신경을 역행자극해야 하므로 통증부위의 근위부, 통증부위의 주위 또는 통증부위를 가운데 두고 교차 배치하여 치료한다.

04 | 호흡기

1. 폐기능측정기

폐기능측정기(Pulmonary function meter : 펄머너리 펑션 미터)는 상대적인 호흡운동은 호흡에 따라서 같이 변화하는 신체부분의 물리적 변화나 콧구멍을 통과하는 공기 흐름을 조사하여 검출한다. 폐기능 측정기에서 절대치는 필요하지 않으므로 피검자에 장착하는 트랜스듀서도 간단한 것이 쓰이며 단순히 호흡운동을 검사하는 기기는 뉴모그래프(Pneumograph), 시간에 따라 호흡운동을 기록한 것을 뉴모그램(Pneumogram)이라고 하며 이를 통칭하여 호흡운동의 측정(폐기능 측정)기라고 한다.

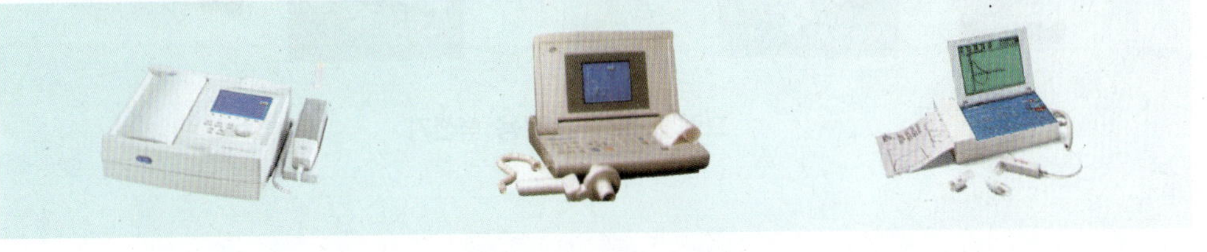

그림 6-11 • 폐기능측정기

2. 산소포화농도측정기

산소포화농도측정기(Pulse oximeter : 펄스 옥시미터)는 광의 흡수에 관한 Beer(비어)의 법칙을 이용한 장비로서 펄스 옥시미터는 동맥혈액의 산소분압이나 농도를 직접 측정하는 기구는 아니고 광원과 센서 사이에 있는 박동성 동맥혈관의 팽창과 수축에 따라서 감지되는 광량이 산소헤모글로빈과 환원헤모글로빈의 흡수도에 의해서 좌우되는 성질을 이용하여 비침습적 방법으로 계속해서 동맥혈액의 산소포화도를 측정할 수 있도록 고안된 장치이다. 많은 연구결과 맥박산소계측기에 나타나는 산소포화도(SpO_2)는 실제로 측정한 동맥혈액의 산소포화도(SpO_2)와 거의 일치하는 것으로 알려져 있어 정확성은 매우 좋다.

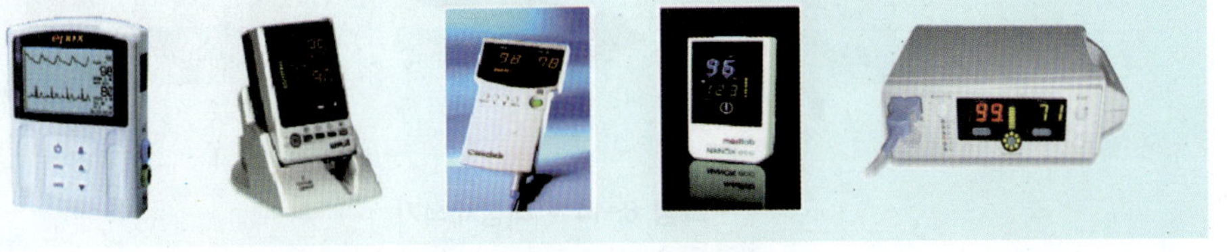

그림 6-12 • 산소포화농도측정기

또한 O_2Care는 소형 혈중산소농도측정기로서 핸드폰 크기와 비슷한 옥시미터는 휴대용으로 간편하게 착용하여 사용할 수 있도록 만들어져 있어 환자가 이동 중에도 쉽게 측정할 수 있고 사용법이 간단하고 장시간 연속 측정이 가능하며 매우 가볍다.

3. 의료용 석션기

의료용 석션기(Medical suction : 메디컬 석션)란 호흡기계통의 체액을 제거하거나, 응급처치 시 분비물을 흡입제거하는 데 매우 효과적인 기계이다.

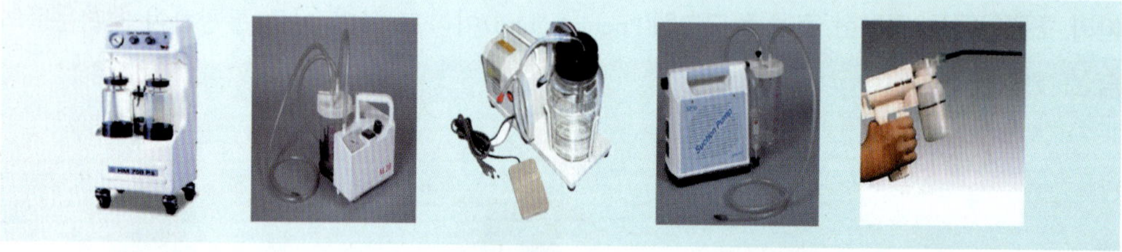

그림 6-13 • 의료용 석션기

05 | 소화기

1. 대장세척기

대장세척기(Rectal injection clyster : 렉틀 인젝션 클리스터)는 변비로 인해 단단하게 굳은 변을 불려서 배출하는 기능으로 입으로 복용하는 강한 약물에 따른 부작용이 전혀 없는 대체의학의 자연 치유력을 이용한 보완의학의 한 방법으로 위장이나, 십이지장, 소장 등의 소화기 기관은 전혀 건드리지 않고 대장만을 세척하는 의료기기이다.

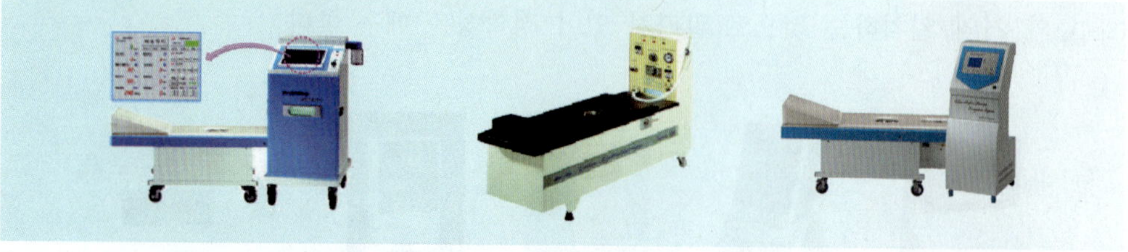

그림 6-14 • 대장세척기

2. 내시경

내시경(Endoscope : 엔도스코프)이란 위나 식도 등 중공성장기의 내면 및 흉강·복강 등 신체의 내부를 직접 들여다 볼 수 있는 의료기구의 총칭을 일컫는다. 그 종류에는 기관지경, 후두경, 식도경 및 위카메라, 자궁경, 요도경, 관절경, 방광경, 직장경, 복강경, 심장경 등이 있으며, 각각 그 부위의 상태를 관찰할 수 있음은 물론 동시에 조직절제와 분비물 채취 등도 가능하여 병의 발견 및 진단에 많은 도움을 주고 있으며, 최근에는 관상동맥경이 개발되어 많은 환자들에게 사용되고 있다. 또한 유리섬유를 이용한 파이버스코프를 사용하게 되어 부위의 상태를 관찰하면서 사진촬영도 가능해졌다. 그 밖에 고주파 전류로 폴립을 절제하거나 레이저 광선으로 지혈하는 치료에도 이용되고 있다.

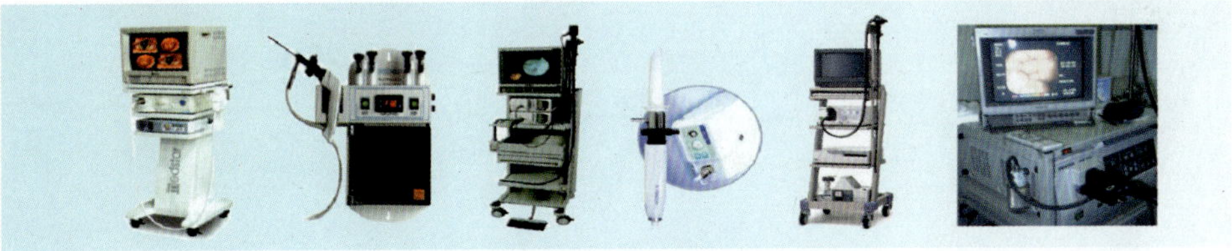

그림 6-15 • 내시경

3. 의료용 조합자극기

의료용 조합자극기(Combination stimulator for medical use : 콤비네이션 스티뮬레이터 포 메디컬 유즈)란 저주파를 통해 정상적인 근육의 활동과 관계되는 물리적·화학적 현상을 재현하여 근육의 생리적 활동, 회복의 촉진이나 근육발달 및 혈액과 임파액의 순환 유지 등에 사용되며, 촉진 비정상적인 근경련의 감소, 근육을 구성하는 단백질 성분의 감소를 방지하거나 혈액순환 촉진 및 신경전류의 안정작용과 비만해소 등을 치료하는 의료기기이다.

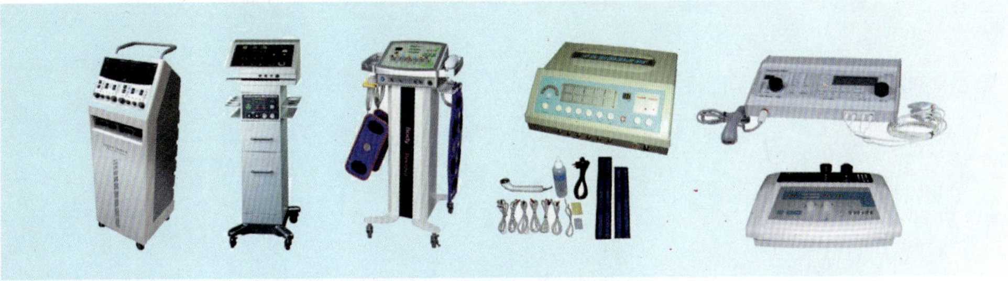

그림 6-16 • 의료용 조합자극기

제7장
임상 관련 장비

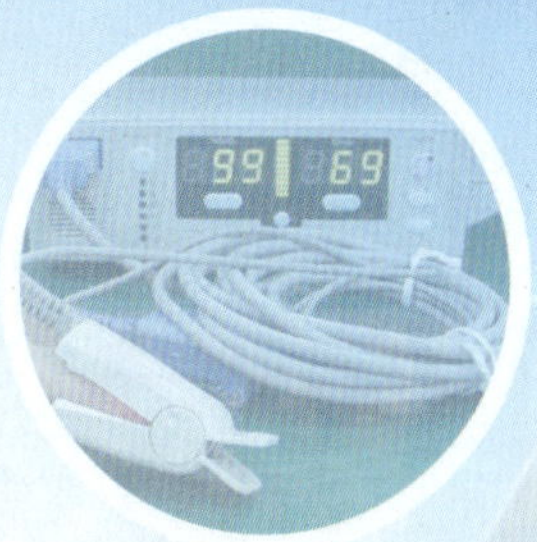

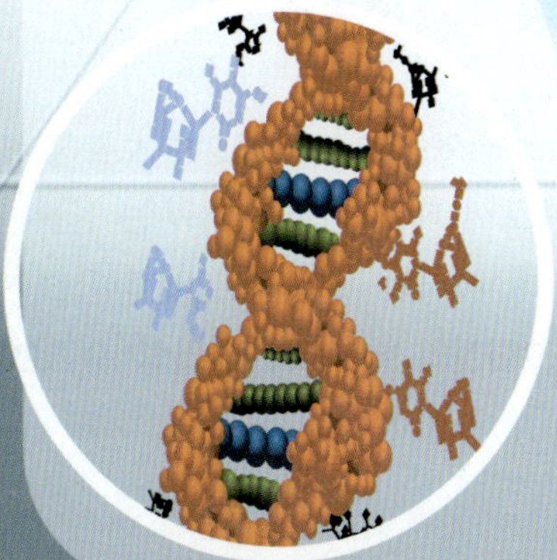

01 | 산부인과, 소아과

1. 유방촬영 X-선 장비

유방촬영 X-선 장비(Mammography : 메모그래피)는 유방에 발생하는 악성종양 및 일반 질병을 초기에 감병 진단하기 위하여 종과의 크기와 모양, 표피의 두께, 유선의 확장, 섬유화 등을 정밀하게 진단할 수 있도록 한 의료기기이다.

유방촬영을 위해서 유방을 촬영기 중앙에 올리고 부드럽고, 균등하게 압박해야 하는데 이는 유방조직의 두께를 얇게 하여 산란선을 감소시켜 대조도를 증가시키고, 움직임에 대한 음영의 흐려짐을 막을 수 있으며, 유방의 두께를 일정하게 하여 균일한 필름 농도를 제공한다. 또한 방사선 노출시간이 짧아지므로 방사선 조사량을 줄일 수 있으며 겹쳐지는 유방 구조들을 분리시켜 혼동되는 영상을 명확히 하기 위함이다.

유방질환을 진단하기 위해서는 0.1[mm] 크기의 작은 병변도 사진으로 판별할 수 있는 유방촬영용 X-선 장비가 이용된다. 또한 정확한 사진을 얻기 위해 유방촬영 때에는 유방을 압박하여 두께를 줄여서 촬영하는 압박촬영을 하게 된다.

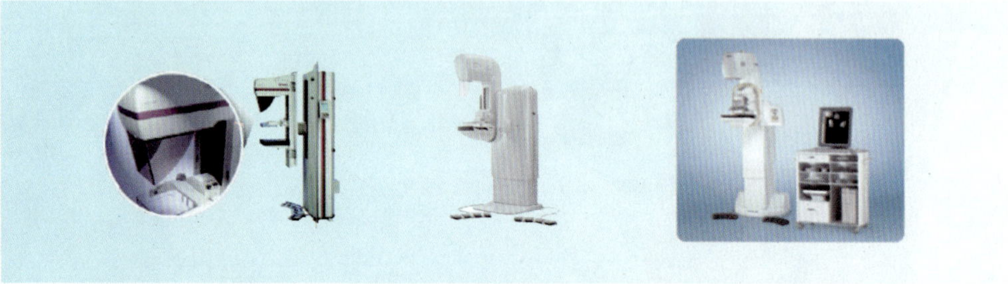

그림 7-1 • 유방촬영 X-선 장비

2. 초음파 영상진단기

초음파 영상진단기(Ultrasound doppler measurement system : 울트라 사운드 도플러 메저먼트 시스템)란 뱃속의 태아를 실시간 검사할 수 있는 기계로서 태아의 이상 유무는 물론 건강상태, 심장소리 등을 모니터를 통해 관찰할 수 있는데 디지털 초음파로 미세한 조직 간의 변화를 관찰할 수 있으며 근거리, 원거리 영상까지 고화질의 화면으로 관찰할 수 있도록 설계된 기기이다.

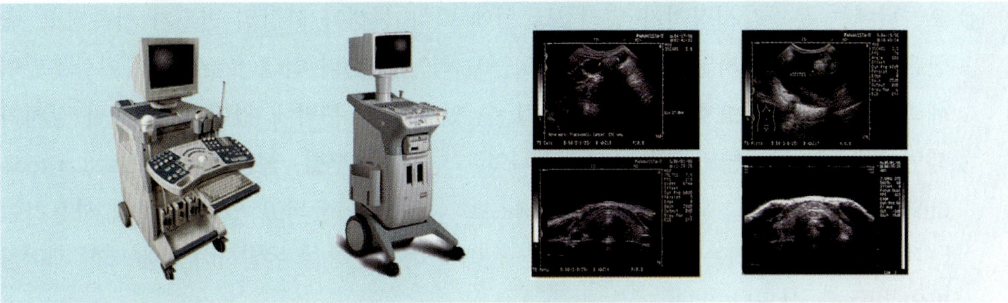

그림 7-2 • 초음파 영상진단기

3. 분만감시장치

분만감시장치(Tocomonitor : 토코모니터)는 모체 쪽에서는 진통(자궁내압)·혈압·자궁구개도(子宮口開度) 등을 감지하고 태아 쪽에서는 맥박, 혈압, 혈액의 pH(산염기 평형) 등을 연속해서 감시함으로써 산모나 태아에게 이상이 있을 때 조기에 발견할 수 있다.

① 분만감시장치는 일반적으로 태아 심박진통계가 사용되고 있는데 이 진통계는 복벽 위에 장착한 심음(心音) 마이크로폰이나 도플러 음, 또는 태아심전도(머리에서 측정) 등에서 심장박동수를 측정하는 것으로, 정상적인 태아의 심장박동수는 1분에 120~160회 정도이다.

② 진통계는 진통의 정도, 즉 자궁의 수축차(收縮差)를 복벽 뒤에 장착한 검출기나 자궁내 카테터를 이용하여 측정한 후 압변화(壓變化)를 곡선으로서 표시한다. 이 장치에 의해서 태아 심장박동수와 진통압(陣痛壓) 곡선이 경시적(經時的)으로 브라운관이나 그래프에 표시되어, 모체나 태아의 변화를 바로 알 수 있으므로 분만감시장치를 통해 태아의 가사(假死) 등 분만시의 이상을 정확하게 발견하고 신속히 대처할 수 있다.

③ 태아의 심장박동수는 자궁수축에 맞추어 서맥화(徐脈化 : 1분에 120회 이하)하는데 자궁내에서 탯줄이나 태아의 머리가 압박되면, 자궁수축과 서맥화에 차이가 생기거나 서맥의 정도가 강해지게 되어 태아의 심장박동수가 1분간에 100회로 떨어지는 것과 같은 이상서맥(異常徐脈)이 5분 이상 계속될 때에는 태아가사의 위험이 있을 수 있다고 판단하여 신속한 조치가 필요하다.

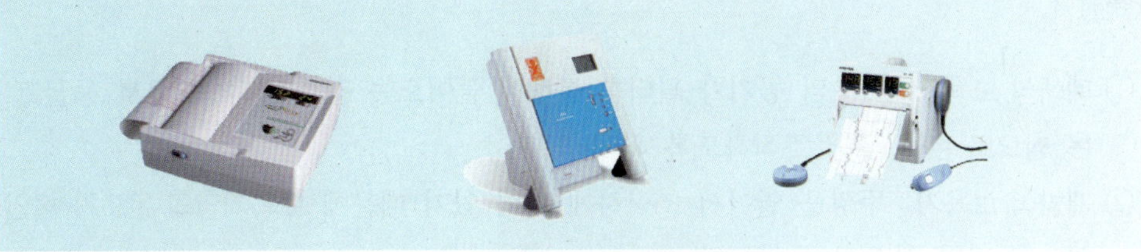

그림 7-3 • 분만감시장치

제 7 장

④ 오늘날에는 분만감시장치가 널리 보급됨에 따라 신생아 사망의 빈도가 저하되고, 출산은 한층 편하게 되었다. 특히 분만이전에 역아(逆兒)나 다태(多胎) 등의 이상분만이 예측될 경우 꼭 필요한 경우 낙태시킬 수 있으므로, 분만에 없어서는 안 될 장치가 되었다. 그밖에, 분만 전에 태아가사의 가능성 여부를 점검하는 테스트(Oxytocin Challenge Test(OCT) : 옥시토신 챌린지 테스트) 등에도 이용되고 있는데 이때 사용하는 OCT는 옥시토신이라는 호르몬제로 분만 전에 가벼운 진통을 유발하여 이에 대한 태아심박의 반응을 살핀다.

4. 태아감시장치

태아감시장치(Fetal monitor : 피틀 모니터)는 태아의 심음 심박수, 자궁의 수축도, 태아의 움직임 등을 측정하여 태아의 건강을 평가하는 의료기기로 방수전극을 사용하여 수중분만에도 이용할 수 있다.

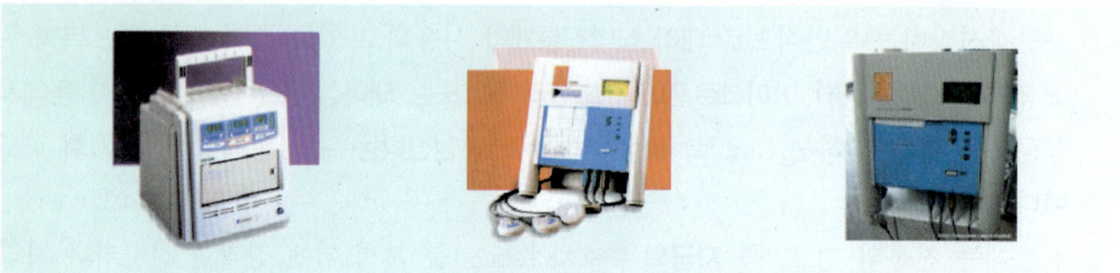

그림 7-4 • 태아감시장치

5. 보육기

보육기(Incubator : 인큐베이터)란 체중 2[kg] 이하의 미숙아(未熟兒) 및 치아노제 · 호흡장애 등의 이상 증세를 보이는 신생아를 수용하는 산소공급기가 달린 격리 보온기기(保溫機器)이며 인큐베이터라고도 한다. 대부분 무색투명하고 두꺼운 플라스틱제를 사용하는데 보육기 안에 미숙아를 밖에서 관찰할 수 있도록 하기 위함이다.

보육기의 종류에는 폐쇄식과 개방식의 두 종류가 있지만 일반적으로 폐쇄식 보육기가 사용된다.

① 폐쇄식 보육기 : 외부의 공기가 필터를 통해서 들어오는 강제 환기식으로서, 둥글고 작은 창으로 손을 넣어 조작하도록 되어 있다.

② 개방식 보육기 : 뚜껑을 열어서 조작하게 되어 있기 때문에 보육기안의 온도가 불안정하므로 널리 사용되지 않는다.

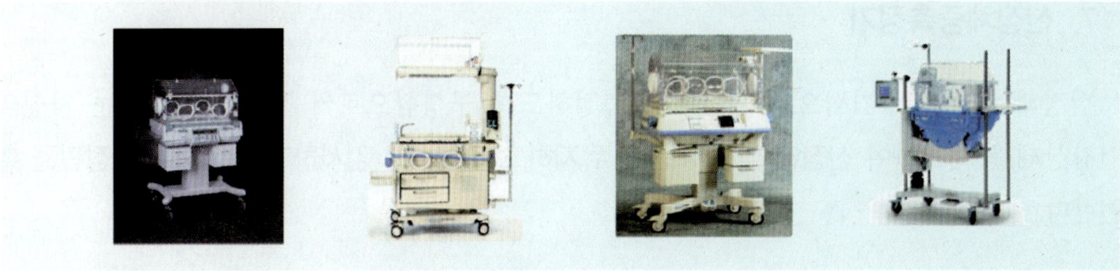

그림 7-5 • 보육기

③ 미숙아는 외부의 온도변화에 따라 체온이 안정되지 않으므로, 뚜껑을 자주 여는 일은 미숙아에게는 바람직하지 못하므로 보육기 내에서 온도나 습도가 적당히 조절되며, 필요에 따라서 산소공급도 가능한 폐쇄식 보육기를 사용하여 되도록 일정 온도를 유지하고 체온변화를 적게 하려는 것이다.

④ 산소는 치아노제나 호흡장애가 있을 때 공급하는데, 미숙아의 증세에 따라 다르지만 대체적으로 산소는 40[%] 이하, 습도는 60[%] 정도, 온도는 30[°C] 정도가 적당하다. 그러므로 보육기는 일정한 온도의 유지와 청결에 주의하여 사용하여야 한다.

6. 태아심박동진단기

태아심박동진단기(Doppler-fetus pulse : 도플러-피터스 펄스)는 태아의 심박동음을 가장 간단한 방법으로 청취할 수 있는 장치로서 다른 진단방법에 비하여 가장 이른 임신초기에 태아의 건강상태, 태반위치 또는 포상기태 등 이상상태를 정확하게 진단할 수 있고, 분만할 때 모니터로 사용할 수 있다. 초음파의 도플러 효과를 이용하는 장치이기 때문에 인체에 무해하며 사용방법이 간단하다. 태아의 심박동수를 녹음할 수 있고 임신부와 함께 청취할 수 있기 때문에 임신부가 심리적으로 안정감을 얻을 수 있다. 산모의 뱃속에 있는 신생아의 심박동을 확인하여 건강상태를 체크한다.

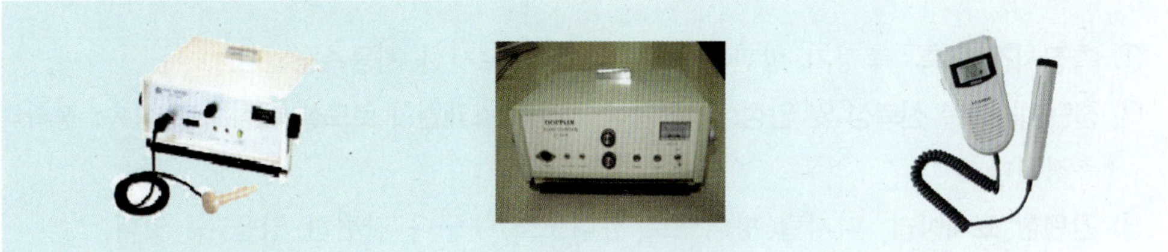

그림 7-6 • 태아심박동진단기

7. 신장체중측정기

신장과 체중을 주기적으로 체크하고 측정하도록 구성함으로써 건강에 신경쓰는 자신의 건강상태를 체크하여 신장에 맞는 체중을 유지하고 비만도를 검사하고 측정하여 성장판을 확인한다.

표 7-1 • 주요사양 및 측정범위

항목 / 구분	측정범위	오차범위	비 고
신 장	90 ~ 200[cm]	± 0.1[cm]	리니어 스케일 측정방식
체 중	10 ~ 200[kg]	± 0.1[kg]	로드셀 측정방식
비만도	[%]		공식에 의해 자동표시

비만도 자동측정기는 첨단의 광학식 정밀측정방법을 적용하여 신장, 체중, 비만도를 디지털 화면으로 신속 정밀하게 자동측정하여 주는 측정기기이다.

표시방법은 디지털 방식으로 본인은 물론 누구나 간편하고 정확히 읽을 수 있다.

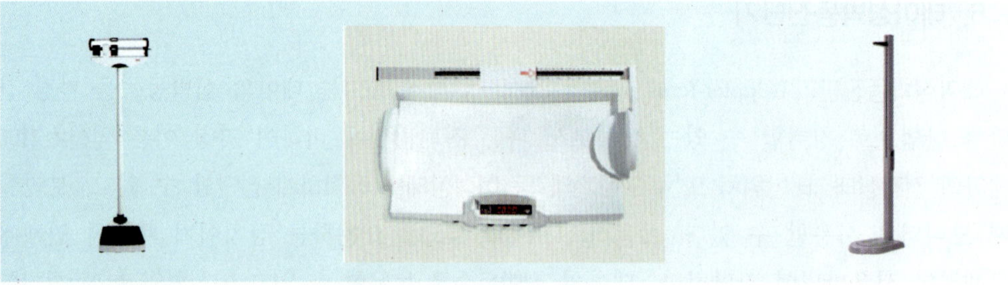

그림 7-7 • 신장체중측정기

Fatness measuring system 특징은 다음과 같다.

① 측정시간 단축 : 측정기 발판 위에 올라가 바로서면 자동측정된다.
② 첨단기능으로 신뢰성 및 안정성 : 광학식 리니어 스케일과 로드셀 내장으로 신속, 정확히 측정된다.
③ 간편한 표시방법 : 디지털 방식으로 남녀노소 누구나 간편히 읽을 수 있다.
④ 남녀구분 측정기능 : 간편한 Switch(스위치) 조작으로 남녀 비만도를 구분측정한다.
⑤ 프린터 기능 : 측정기록지의 기록으로 효과적인 비만을 관리한다.

02 | 비뇨기과

1. 체외충격파 쇄석기

체외충격파 쇄석기(Extracorporeal shock wave lithoclast : 엑스트라코포리얼 쇼크 웨이브 리토클래스트)란 초음파를 이용하여 체내 결석을 깨뜨리는 방식으로서 초음파 방식과 초점을 정확히 맞춘 충격파로 결석을 깨는 충격파 방식으로 나눌 수 있다.

체외충격파 쇄석기의 구성은 충격파의 발생 및 집속장치, 충격파 전달매체, 결석위치 측정장치, 환자장치 등으로 구성되며 원리는 수중에 있는 결석에 충격파를 접속한 경우 결석과 물의 음향 임피던스가 현저히 다르므로 경계면에서 반사가 일어나게 된다. 이러한 반사에 의해 충격파가 닿은 면에 있는 결석은 일단 압축되지만 곧 팽창되기 때문에 내부에는 금이 생기면서 깨지게 된다. 이러한 부서짐은 충격파가 닿은 부분뿐만 아니라 충격파가 빠져 나가는 반대 측에도 생기게 된다. 즉 압력이 결석의 표면장력 이상으로 커지는 경우에는 결석이 분쇄되는 원리이다.

생체의 연부조직은 물과 거의 같은 음향특성을 갖고 있지만 결석의 음향특성은 연부조직과 크게 다르다.

따라서 원리상으로는 인체의 조직에는 결석만을 파괴하게 되며 또한 충격파는 반사시킬 수 있으며 따라서 한 초점으로 모을 수 있는 것이다.

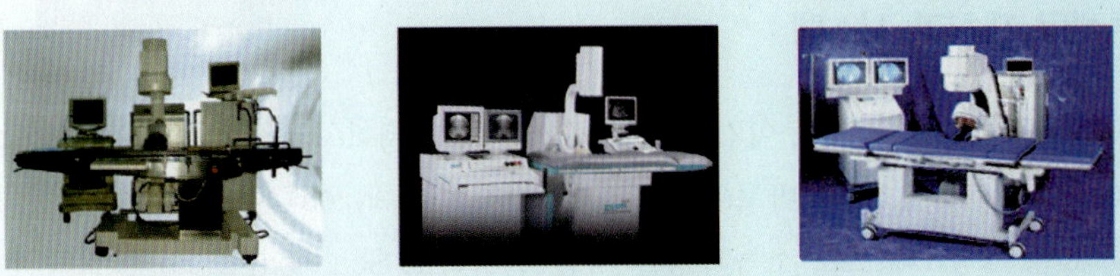

그림 7-8 • 체외충격파 쇄석기

2. 혈액투석기

혈액투석이란 혈액투석기(Hemodialyzer : 히머다이얼라이저)를 이용하여 혈액으로부터 노폐물을 제거하는 치료방법으로 혈액투석을 하기 위해서는 동정맥루 수술이 필요하며 투석 중 혈액은 수술된 혈관을 통해서 인공투석기를 통과하여 깨끗해진 혈액이 다시 체내로 들어간다. 즉 투석기는 인공신장의 역할을 하게 되는 것이다. 또한 동정맥루 수술은 피부 밑에서 동맥과 정맥을 이어주는 것으로 동정맥루 수술을 할 때까지 일시적으로 정맥 카테터를 사용하여 환자의 혈액이 들어 있는 공간과 투석액을 담고 있는 공간이 반투막을 사이로 분리하는 방법을 사용하고 있으며 다음과 같은 3가지 종류가 이용된다.

① 코일투석기 : 반투과성막의 성질을 갖는 물질을 코일처럼 감아서 투석액이 각각의 나선형 사이에서 순환되도록 하는 장치이다

② 평행판투석기 : 다층 평행판의 구조로 반투과성막의 성질을 가지는 물질을 판의 형태로 놓고 각각의 판 사이로 혈액과 투석액이 교대로 순환되도록 만들어 사용한다.

③ 공동섬유 투석기 : 내경이 0.2[mm] 정도이고 길이가 150[mm] 정도의 속이 빈 가는 섬유가닥을 10,000~15,000개 정도를 묶어서 안쪽으로는 혈액이 흐르고 바깥쪽으로는 투석액이 감싸고 있다. 섬유의 벽이 반투과성막의 역할을 한다.

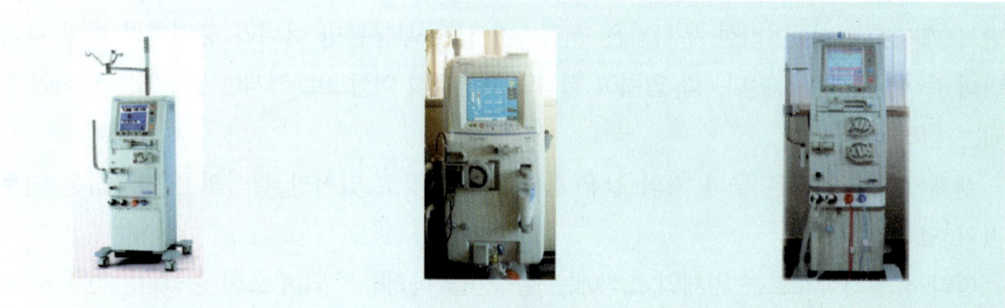

그림 7-9 • 혈액투석기

3. 투석막 재처리 시스템

간단한 스캔으로 환자 및 투석기 정보를 자동으로 입력하고 환자 및 Dialyzer data(다이얼라이저 데이터) 처리 및 자동 바코드 라벨을 출력하여 Dialyzer(다이얼라이저) 세척, Leak(리크) 및 Volume(볼륨) 테스트, 소독과정을 자동 실행하고 Scanner(스캐너)로 입력된 투석기, 환자정보를 자동으로 처리하여 Data(데이터)화하여 처리하는 시스템이다.

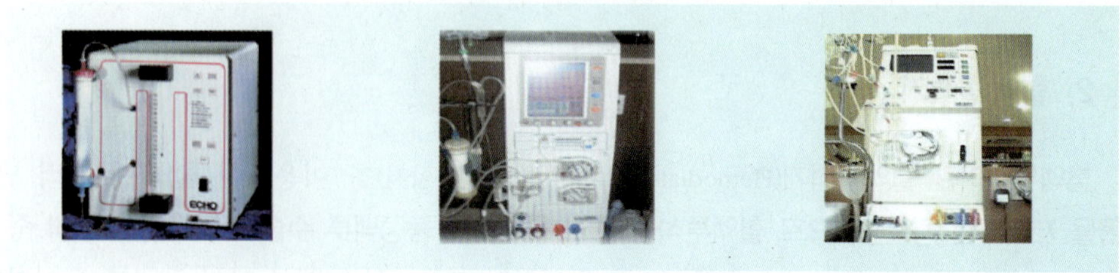

그림 7-10 • 투석막 재처리 시스템

4. 요실금치료기

(1) 요실금의 개요

요실금이란 자신의 의지와는 상관없이 소변을 흘리는 것으로, 우리나라에는 약 3백만 명, 세계적으로는 약 2억 명 이상이 가지고 있는 질환이다.

요실금은 생명을 위협하는 질환은 아니지만 이로 인한 악취와 피부감염 등 위생상의 문제뿐만 아니라, 수치심과 당혹감으로 사회생활과 대인관계에 있어 심각한 장애를 초래하기도 한다. 요실금을 겪는 많은 여성환자들이 자괴감에 빠져 심한 우울증을 일으키고, 본인은 물론 주변 가족까지도 상당한 고통을 겪게 함으로써, 전체적인 삶의 질이 현저히 떨어지게 되는 것이다. 이런 이유로 선진국에서는 요실금을 개인의 질환으로 인식하지 않고 '사회적 암' 이라 규정하여 정부차원에서 적극적으로 나서고 있다. 우리나라 또한 요실금학회 등 권위있는 의료기관 및 전문의들이 요실금에 대해 올바른 인식을 갖도록 활발하게 홍보하여 적극적으로 치료에 임할 수 있도록 하고 있다.

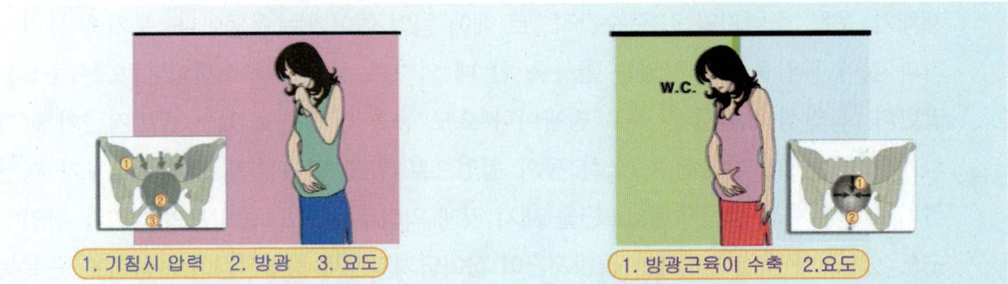

그림 7-11 • 요실금의 원인

(2) 요실금의 종류

① 절박성(급박성) 요실금 : 요실금의 20~30[%]가 여기에 속한다. 갑작스럽고 강한 배뇨감과, 자신의 의지와 상관없는 소변의 유출, 즉 소변이 몹시 급하여 빨리 화장실에 가지 않으면 속옷을 적시며, 화장실에서 속옷을 내리면서 적시기도 한다. 이 같은 현상이 일어나는 이유는 크게 두 가지로 나누어진다.

㉠ 방광 근육이 탄력을 잃고 방광벽이 두터워지면서 방광 안에 저장할 수 있는 소변의 최대 용량 자체가 크게 줄어든다.

㉡ 소변이 다 차지도 않았는데 방광 근육이 너무 민감하게 작용해서 자주 신호를 보내서 소변이 급하게 되는 것이다.

이를 과민성 방광이라고 하는데 이처럼 방광이 과민하게 되는 원인은 다양하지만 특히 방광염이나 요도염, 질염, 요로감염과 같은 질환 때문에 나타나는 경우가 많다. 절박성 요실금의 증상은 흔히 빈뇨라고 하는 증상과 유사하다. 화장실에 너무 자주 가게 되거나(하루 8번 이상) 잠자리에 들었다가도 화장실에 가기 위해 깨기도 하고, 화장실에 급하게 가는 도중에 소변이 흘러내리기도 하는 현상이 생기기도 한다.

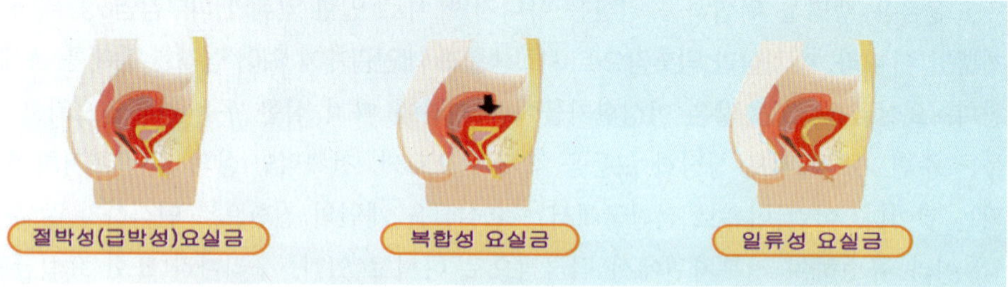

그림 7-12 • 요실금의 종류

② 복압성 요실금 : 요실금의 80~90[%]가 복압성 요실금에 속한다. 증상은 대부분 기침, 재채기, 웃음, 줄넘기와 같은 순간적으로 배에 힘이 들어가는 운동이나, 무거운 물건들기와 같이 복압을 상승시키는 활동을 할 때 의지와 상관없이 소변이 나오는 증상을 말한다. 복압성 요실금은 주로 방광이나 요도 등을 지탱하고 있는 골반저근이 여러 차례의 출산이나 방광질환, 노화 등의 원인으로 힘을 잃어서 방광이나 요도가 정상 위치보다 처져서 발생되며, 소변을 새지 않게 막아주는 요도 괄약근의 약화가 원인일 수도 있다. 통상 분만시에는 골반저근이 잡아당겨지면서 음부신경이 손상되고, 근육과 인대가 파열되기 때문에, 요실금 발생률이 아주 높고, 일정 시간 후에는 저절로 회복되기도 하지만 폐경 주위기나 그 이후에는 근육이 스스로 회복되는 힘이 약하기 때문에 더 악화되는 경우가 많다.

③ 일류성 요실금 : 요실금의 5[%] 이하가 여기에 속하며, 방광에 소변이 가득 차 더 이상 저장할 수 없어 소변이 넘쳐흐르는 경우이다. 방광수축력 상실이나 요도폐색이 원인이 된다. 당뇨, 말초신경질환, 자궁적출술 이후에 주로 발생한다.

(3) 임신 출산과 요실금

여성은 임신기간 동안 많은 변화를 겪게 된다. 임신 전에 방광과 자궁, 대장, 질이 차지했던 자리들은 태아가 자라면서 위치가 점점 바뀌기도 하고, 매일 변화무쌍한 아이의 움직임 속에서 골반 근육들은 팽팽하게 당겨지기도 하고 줄어들기도 하면서 원래의 모습을 잃고 만다.

이러한 변화는 자궁과 인접한 방광에 가장 큰 영향을 주어 임신 중, 특히 임신 후기로 진행되면서 소변이 자주 마렵다거나 소변이 조금씩 새어나오는 요실금 증상이 일어날 확률이 커지게 된다. 더구나, 태아의 체중이 많이 나간다거나, 골반저근이 약화되어 있는 경우 요실금 증상을 가져올 확률은 매우 높다.

일반적으로 분만 경험이 많을수록 요실금 증상이 더욱 잘 나타나는데, 이는 여성의 요도와 방광을 지탱하고 있는 조직들이 임신과 출산을 겪으면서 손상되기 때문이다. 즉, 요도와 방광을 지탱하고 있는 힘이 약해지다 보니, 방광과 요도는 골반 하부로 내려앉게 되고, 복부 내의 압력전달 체계에 이상이 생겨 요실금 증상이 나타나는 것이다.

또 출산은 방광에서 소변이 새어 나오지 않도록 잠금 역할을 하는 요도 괄약근의 기능을 저하시키거나 손상시키기도 한다. 이런 경우 배에 조금만 힘을 줘도 자기도 모르게 소변이 나오는 증상을 겪게 된다. 특히 자연분만을 통해서 요도 괄약근이나 회음부 신경이 손상되면 가만히 누워 있어도 저절로 소변이 새는 심각한 증상이 생기기까지 한다.

임신이나 출산을 통해 골반근육이 약화되고 요실금이 오는 것을 막기 위해서는 임신 중이나 분만 후에 약화된 골반근육을 단련시키는 케겔 운동을 꾸준히 해주면 도움이 될 수 있다. 특히 임신 중에 꾸준히 운동을 해주면 분만 자체를 수월하게 해주며, 산후 회복에도 도움이 된다.

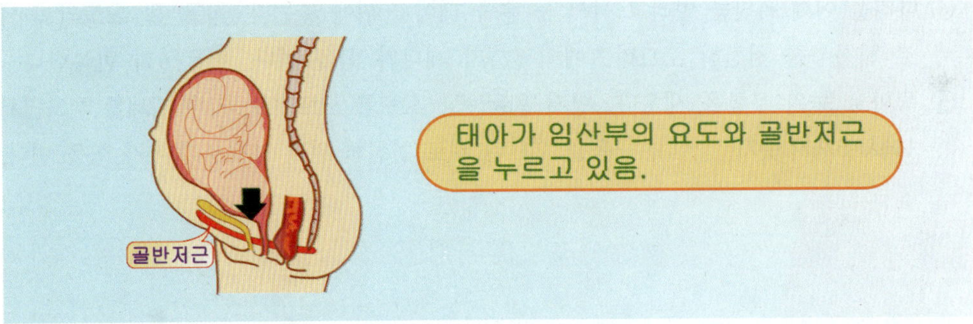

그림 7-13 • 요실금의 원인

(4) 케겔 운동

케겔 운동은 1948년 산부인과 전문의 아놀드 케겔 박사에 의해 개발된 것으로, 인체 내의 골반저근을 발견하고 간단한 수축과 이완 운동이 골반저근을 탄탄하고 강하게 한다는 것을 알게 되었다. 이후 이 근육운동은 케겔 박사의 이름을 따서 '케겔 운동'이라고 불리게 되었고, 이 운동이 근육양을 증가시키고 반사적인 수축력을 향상시킨다는 것을 알게 되었다.

케겔 박사는 여성의 손상된 골반근육에 대한 다양한 운동을 발전시키려고 하였지만, 여성환자 자신이 본인의 골반근육을 정확하게 인지하기 어려워서, 여성들 절반 이상이 제대로 근육을 찾지 못하는 등 결과의 향상을 보지 못하였다. 이후 지속적인 노력에 의하여 골반근육의 인지와 운동방법을 정립화하게 되어 요실금 치료의 일환으로 각광을 받게 되었으며, 케겔 운동이 성감증가에도 효과가 있다는 것이 밝혀지면서 성기능 장애를 겪는 여성들에게 권장되는 행동요법으로 널리 알려졌다.

케겔 운동이란 소변을 참을 때의 근육을 조였다 풀었다 하는 것을 반복하는 운동이다. 인체의 치골에서 꼬리뼈에 이르는 근육이 있는데, 이를 골반저근(Pelvic floor muscle : 펠빅 플로어 머슬)이라고 하며, 자궁, 방광, 대장을 받쳐 주고, 요도, 질, 항문의 수축운동을 담당하는 것으로 알려져 있다. 이 골반저근만 정확하게 찾아 수축, 이완하는 것이 케겔 운동의 핵심이며, 대퇴부, 엉덩이, 복부근육 등은 사용하지 않는 것이 중요하다.

1) 케겔 운동 방법

① 똑바로 누워 무릎을 세우고 손을 배 위에 놓는다. 항문, 요도, 질을 오므리는 기분으로 하복부에 힘을 주고, 1에서 5까지 세었다가 서서히 힘을 뺀다. 빠르게 하복부에 힘주었다가 빼는 동작을 5회 반복 시행한다(그림 7-14).
② 다리를 뻗은 채로 똑바로 누워 손을 배 위에 얹고, 1번 동작을 시행한다.
③ 똑바로 누워 무릎을 세운다. 골반근육을 수축한 후 허리를 될 수 있는 한 높이 쳐든다. 어깨, 등, 엉덩이의 순서로 바닥에 내리면서 힘을 뺀다. 이를 5회 반복 시행한다.
④ 다리를 어깨 폭만큼 벌리고 서서 두 손을 테이블 위에 놓는다. 항문, 질, 요도의 순서로 하복부를 천천히 오므려 1에서 5까지 세다가 힘을 뺀다. 이를 5회 반복한다.
⑤ 똑바로 누워 무릎을 세운다. 먼저 항문, 질, 요도를 오므리고, 앉은 자세를 취하면서 1에서 5까지 숫자를 센다. 근육을 오므린 채로 천천히 원래 자세로 돌아가 힘을 뺀다.

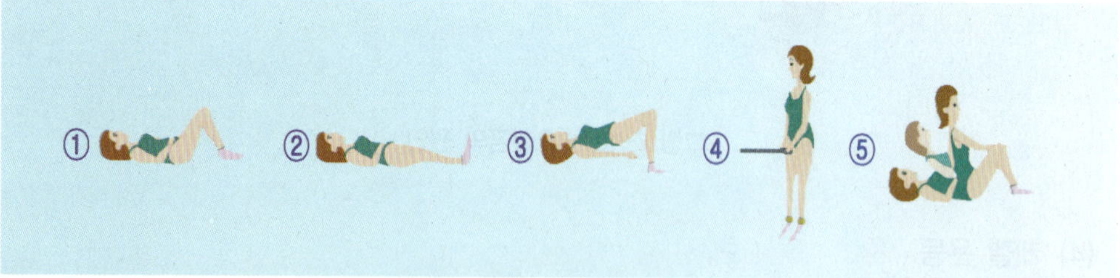

그림 7-14 • 케겔 운동 방법

2) 케겔 운동시 주의사항

케겔 운동시 가장 중요한 포인트는 골반저근을 찾아야 한다.

① 소변을 보는 도중 소변을 인위적으로 멈출 때 사용하는 근육이다.
② 방귀를 참아야 할 순간에 힘이 들어가는 근육이다.

(5) 요실금의 진단

병원에서는 우선 자세한 병력을 알아본 다음 1주일간 배뇨를 한 기록을 작성한다. 이어서 신체검사를 시행하면 상당수에서 요실금의 정확한 진단이 가능하다.

① 병력청취 : 소변이 갑자기 마렵고 참기가 힘들어 화장실에 도달하기 전에 나타나는지, 또는 소변은 자주 마렵지 않은데 기침이나 재채기를 할 때 나타나는지 물어본다. 소변이 새는 양도 물어본다.

㉮ 찻숟가락 정도의 양만 새는지, 속옷이 젖는 정도로 새는지, 다리로 흘러내릴 정도로 새는지를 의료진으로부터 질문 받게 된다.

② 과거력 청취 : 다발성경화증, 척수손상, 척추디스크, 말초신경염, 파킨스씨병 및 당뇨병이 있거나 자궁암이나 직장암수술 후에도 요실금이 올 수 있으며, 골반에 대한 방사선치료 후에도 절박성 요실금이 올 수 있다. 환자가 폐경기에 도달했는지, 폐경기 후에 호르몬치료를 하고 있는지 물어본다.

③ 배뇨일지 : 24시간 동안 소변을 본 횟수와 배뇨량, 요실금이 있었으면 그 횟수와 양을 1시간 간격으로 구분된 시간표를 이용하여 환자 스스로 체크하도록 한다.

④ 1시간 패드검사 : 일회용 기저귀를 착용하고 50[ml]가량 음료수를 마시게 한다. 15분 후에 걷거나 계단 오르내리기를 15분간 시행하고 이어서 30분간 앉았다 일어서기, 기침하기, 제자리뛰기, 물에 손씻기 등 요실금을 유발할 수 있는 활동을 하도록 한 다음 패드에 묻은 소변의 양을 측정하여 요실금의 정도를 파악한다.

⑤ 신체검사 : 소변이 적당히 마려운 상태에서 검사대에 눕게 한 다음 복압을 주라고 하여 요실금이 있는지 확인한다. 요실금이 관찰되지 않을 때에는 쪼그리고 앉거나 선 자세에서 다시 확인한다. 이어서 소독된 면봉을 요도에 삽입한 다음 항문이나 회음부를 아래로 밀어내는 느낌으로 힘을 주었을 때 면봉이 움직이는 각도를 측정하여 요도가 아래로 처진 정도를 진단한다. 그리고 질 안을 관찰하여 자궁이나 방광 및 직장의 탈출증이 있는지 관찰하는데, 이때 항문 괄약근의 긴장도나 감각 등을 체크하여 신경에 이상이 있는지도 확인한다.

⑥ 요실금의 전문검사

㉠ 소변검사 : 방광염이 있는지 소변검사로서 확인한다.

㉡ 잔뇨량 측정 : 소변을 보고 방광 안에 남아 있는 소변의 양을 체크한다.

㉢ 초음파 검사 : 콩팥, 방광, 전립선을 관찰한다.

㉣ 방광경검사 : 방광내부와 요도 및 전립선을 관찰하여 이상소견을 확인한다.

㉤ 요역동학검사 : 요도를 통해 방광 안으로 가는 관을 삽입한 다음에 관을 통해 식염수를 서서히 주입하다가 피검사자가 소변이 마려우면 배뇨를 하도록 하

는 과정에서 방광과 요도의 기능을 기록하는 방법이다. 요역동학 검사는 일반적으로 간단한 방법으로 요실금의 구분이 잘 되지 않을 때 정확하게 감별할 수 있는 장점이 있다.

(6) 요실금의 치료법

① 약물치료 : 약물치료는 과민성 방광이나 절박성 요실금에서는 주치료이지만, 복압성 요실금의 경우에는 아직까지는 효과적인 약물이 개발되어 있지 않다. 알파아드레날린 수용체 작용제를 사용하여 괄약근의 수축작용을 도와주어 요실금을 호전시키거나 폐경기 여성에서 에스트로겐 치료를 하면 일부에서 도움을 받을 수 있다. 복압성 요실금을 호전시키는 효과적인 약물은 아직까지 없어서 행동치료나 물리치료 등을 시행하고 있으며, 복압성 요실금과 과민성방광이 함께 있는 복합성 요실금에서 과민성방광 증상은 약물로 일부 호전시킬 수 있다.

② 골반저근운동(Pelvic floor muscle exercise : 펠빅 플로어 머슬 엑서사이즈) : 여성 복압성 요실금의 일차적인 치료법이다(그림 7-15).

골반저근운동의 이론적 근거는 골반저근 강화운동이 근육의 부피를 증가시키고, 방광과 요도를 구조적으로 지지하게 되므로, 복압이 증가해도 빠르고 강하게 골반저근이 수축되면서 요실금을 방지한다는 것이다. 요실금이 발생한 지 얼마 되지 않은 약한 요실금에 효과적이며 분만 후 요실금의 예방을 위해서도 효과적인 운동이다. 방법은 누워서 복부근육을 충분히 이완시킨 상태에서 질을 촉지하면서 운동을 한다. 운동 중 복부나 대퇴부, 둔부의 근육을 사용하지 않아야 하고, 호흡도 참지 않는다. 몇 주 후 익숙해지면 앉거나 서는 등 자세를 바꾸면서 시행한다. 보통 5~10초간 수축하고 10초간 쉬며, 매일 하루에 80~160회 반복하여 3개월 이상 꾸준히 치료해야 한다. 이후에도 주기적으로 운동을 해주어야 장기적인 치료효과가 있다.

골반저근은 장시간 장력을 유지할 수 있는 완연축섬유와 짧은 시간 내에 강하게 수축하는 속연축섬유의 혼합체이기 때문에 빠른 수축운동과 수축된 상태를 유지하는 운동이 모두 필요하다. 이 골반저근 운동은 부작용이 거의 없고, 효과가 떨어지리라 예상

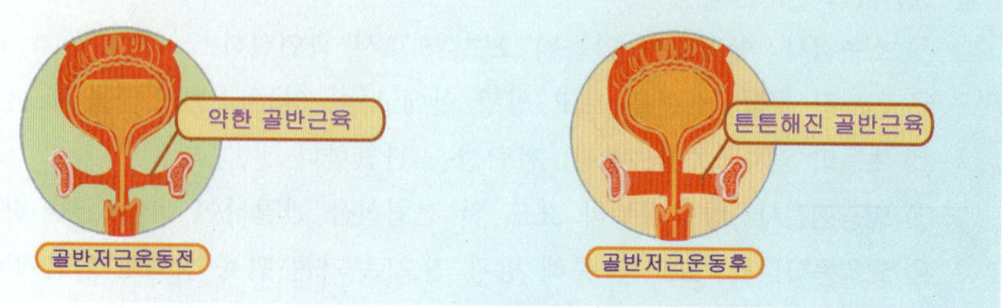

그림 7-15 • 골반저근운동

되는 환자도 효과를 보는 경우가 있다.

③ 바이오피드백 : 골반저근운동이 효과적임에도 불구하고, 집에서 혼자서 하게 되면 제대로 된 운동을 못하는 경우가 대부분이다. 혼자서만 골반저근운동을 했을 경우, 50[%]의 환자가 적절하게 골반근육을 수축하지 못했고, 25[%]는 오히려 복압을 상승시켜 요실금을 악화시키는 운동을 하게 된다는 연구결과도 있다.

바이오피드백(Bio feedback) 치료는 탐폰 형태의 프로브를 질이나 항문에 삽입한 상태에서 골반근육을 수축하면, 근육의 수축력이 프로브에 의해 감지되어 컴퓨터 모니터로 디스플레이 되므로, 효과적으로 골반저근운동을 하는지 정확히 확인시켜 준다.

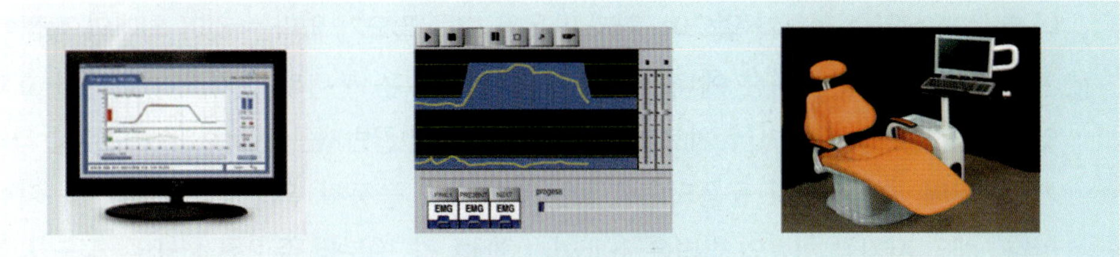

그림 7-16 • 바이오 피드백

자신은 열심히 골반저근을 수축하고 있지만 컴퓨터 모니터를 통해서 보면 엉뚱한 근육을 수축하고 있는 게 확인이 된다. 근육을 수축할 때마다 제대로 골반저근이 운동되고 있는지 확인이 가능하기 때문에 정확한 운동방법을 습득할 수 있다. 일정 기간이 지나면 집에서도 혼자서 효과적인 골반저근 운동이 가능하게 된다.

바이오피드백 치료기계는 여러 종류가 있으며, CMG를 이용한 방법과 EMG를 이용한 방법이 있다. 보통 일주일에 1~2회, 30~60분 정도, 6주~3개월 정도 시행한다. 이후 집에서 규칙적으로 운동을 하고, 한 달에 한 번 정도 병원에서 확인하는 것이 좋다.

바이오피드백은 정확한 골반저근운동을 할 수 있도록 도와주고, 한 번 방법을 익히면 집에서도 쉽게 효과적으로 할 수 있는 좋은 치료법이다. 또한 과민성방광과 요실금 모두에 효과적이며 부작용이 거의 없다. 여성 성기능강화나 성감의 향상에도 바이오피드백 치료로 효과를 볼 수 있다.

④ 전기자극 치료(Functional Electrical Stimulation(FES) : 펑셔널 일렉트리컬 스티뮬레이션)는 바이오피드백 치료와 함께 대표적인 물리치료 요법 중에 하나이다. 전기자극 치료 단독으로 시행되기도 하지만, 골반저근 운동과 바이오피드백 치료를 병행하는 것이 더 좋은 효과를 보인다.

골반저근에 가하는 전기자극 치료는 골반저근의 수축과 방광활동 억제의 두 가지 작용을 하기 때문에, 복압성 요실금과 절박성 요실금 모두에 효과적인 방법이다. 음부신경과 천골신경을 자극하여 복압성 요실금에서는 요도괄약근을 강화하고, 절박성 요실금에서는 배뇨근과 반사를 억제하게 된다.

이러한 전기자극은 35[mA] 이하의 낮은 전류에 대하여는 골반저근만 영향을 받으며, 질 내 자극시 65[mA] 이상, 항문자극시 40[mA] 이상의 높은 전류를 사용하면 골반저근 수축과 방광이완의 두 가지 효과가 나타난다.

⑤ **체외자기장 치료** : 최근 요실금의 비수술적 치료법 중에서 체외자기장 치료는 옷을 벗지 않아도 된다는 사용상의 편리함이 최대의 장점이다.

체외자기장(Extracorporeal Magnetic Innervation(ExMi) : 엑스트러코포리얼 마그네틱 이너베이션) 치료는 전기적 자극이 아닌 자기장으로써 전류를 형성하므로, 별도의 전극을 질이나 항문에 삽입할 필요가 없으며, 환자가 옷을 벗을 필요가 없다는 것이 최대의 장점이다. 치료받을 때 저항에 따른 에너지 감쇠가 없어서 깊은 부위의 신경조직에 까지 효과가 있다. 이 치료는 전기자극 치료와 유사하게 환자의 골반저근에 저주파와 고주파 자극을 가함으로써, 수동적으로 운동되도록 하는 방법으로 능동적 운동방식과는 다소 차이가 있다. 체외 자기장 치료의 방법은 10[Hz], 50[Hz] 각 10분씩 주 2회 4~6주 정도 시행하게 되며 대개는 약물치료, 골반저근운동 등의 보조적 치료를 병행하는 것이 좋다.

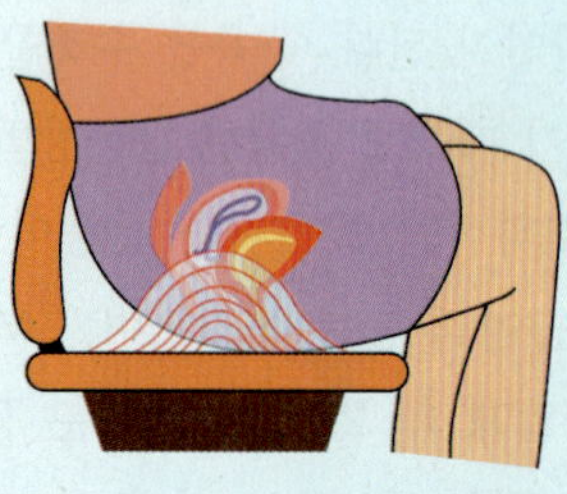

그림 7-17 • 체외자기장 치료

⑥ **착의형 바이오피드백** : 최근에는 별도의 전극을 질이나 항문에 삽입하지 않고, 옷을 입은 상태로 골반저근을 능동적으로 수축운동하여 강화할 수 있는 착의형 바이오피드백 치료법이 국내에서 최초로 개발되어 보급되고 있다.

착의형 바이오피드백 치료법은 환자가 옷을 입은 상태 그대로 의자에 착석하여 골반저근을 수축하면 골반저근의 수축 정도가 의자에 내장된 센서를 통해 감지되어 컴퓨터 모니터로 디스플레이되므로, 모니터를 보면서 정확하게 골반저근을 수축운동하여 강화할 수 있다. 기존의 골반저근운동이 요실금과 성기능 개선에 효과적이었으나, 골반저근 운동을 제대로 하지 못하였던 것은 골반저근이 평소 잘 사용하지 않는 근육이기 때문에, 혼자서는 자신의 골반저근을 스스로 인식하기 어려워서 복근이나 대퇴근 등 다른 근육만 수축운동할 뿐, 골반저근을 효과적으로 수축운동하기 어렵다는 문제점 때문이었다. 그러나 착의형 바이오피드백 치료법은 사용시 환자의 골반저근에 일정한 압력을 가해줌으로써, 환자 스스로도 압박되고 있는 자신의 골반저근을 쉽고 정확하게 인식할 수 있어 골반저근을 더욱 효과적으로 강화할 수 있다.

또한, 우리가 팔운동할 때에도 맨손으로 팔운동하는 것에 비해 아령을 들고 팔 운동하는 것이 더욱 효과적이며, 골반저근도 근육운동에 필요한 충분한 웨이트를 작용시킨 상태에서 운동하는 것이 효과적인 방법이다. 그런데, 착의형 바이오피드백 치료법은 기존 치료법과는 달리, 목표로 하는 골반저근을 충분히 압박한 상태에서 이 압박에 대항하여 골반저근을 직접적으로 수축운동함으로써 효과를 더욱 향상시킬 수 있는 최신 치료법이다.

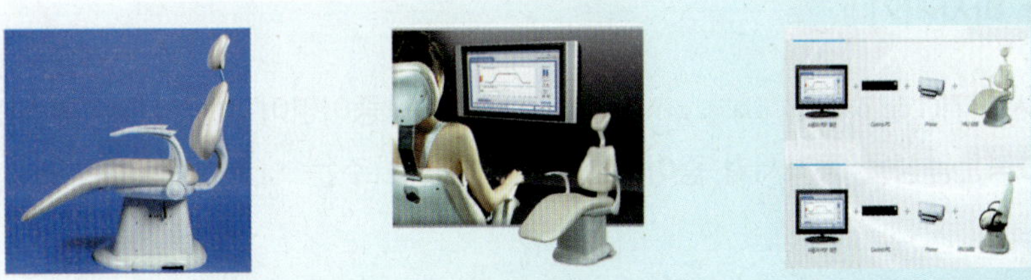

그림 7-18 • 착의형 바이오피드백

⑦ 수술적 치료 : 최근 가장 많이 사용되는 방법은 TVT, TOT 요실금 수술이다. TVT, TOT 요실금 수술은 기존 수술과는 달리 요도를 압박하지 않고, 중부요도에 가볍게 테이프를 걸어 주는 방법이다. TVT, TOT 요실금 수술이 개발되면서 기존 수술법에 비해서 수술시간이 단축되고, 환자의 합병증도 많이 감소되었다. 또한 TOT 수술은 복부가 아니라 폐쇄공(Obturator foramen : 옵터레이터 포레이먼)으로 테이프를 통과시켜 해부학적으로 신경과 혈관을 피할 수 있고, 방광에 대한 손상도 거의 없다.

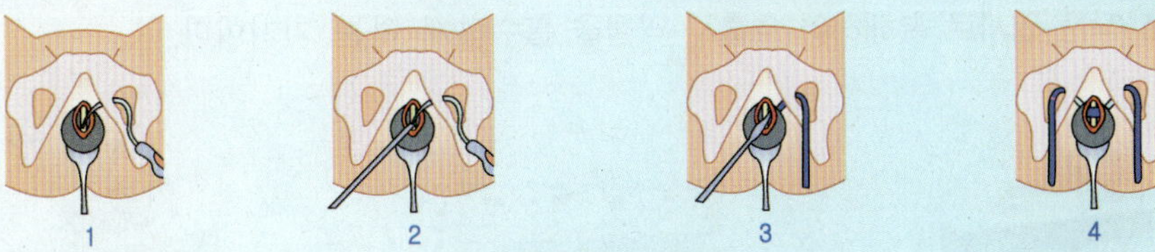

그림 7-19 • 요실금 수술

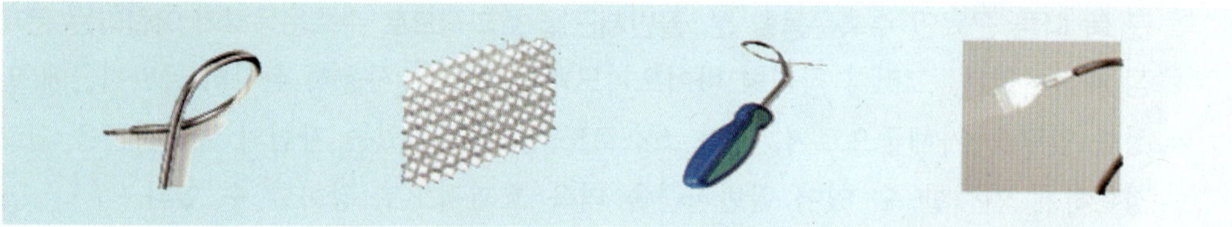

그림 7-20 • 요실금 수술기구

03 | 이비인후과

1. 고막 마사지기

고막 마사지기(Tympanum massager : 팀파눔 마사저)는 중이염이 있을시 고막에 파동성 자극을 주어 고막운동성을 증가시켜 중이염 회복에 도움을 주는 의료기기이다.

그림 7-21 • 고막 마사지기

2. ENT 네블라이저

ENT 네블라이저(Nebulizer)는 호흡기질환 환자들의 치료에 도움을 주는 의료기기로 약물을 초음파로 작은 입자로 분해하여 호흡시 약물을 흡수하게 하는 기기이다.

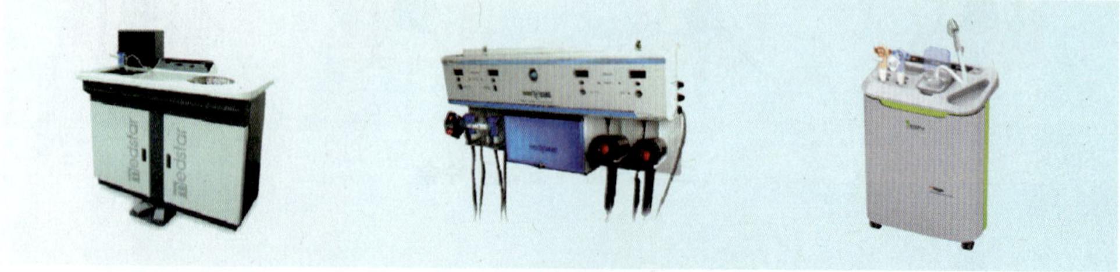

그림 7-22 • ENT 네블라이저(Nebulizer)

3. 청력검사기

청력검사기(Audiometer : 오디오미터)는 청각기능을 측정하는 기기로 청력상실의 유무 정도, 형태 및 발병원인을 규명하는 데 사용된다. 청력검사는 가청범위 내의 저·중·고 음역에서의 청력기능 상실의 정도와 회화음역에서의 언어청취의 장애 정도를 측정하는 기계장치이다. 청력검사를 위한 음원으로는 음색적인 특징이 없고 음의 크기도 일정한 단일 주파수의 Sine(사인)파가 사용된다. 사람의 귀는 음압 수준을 받아들이는 정도가 주파수에 따라 다른 성질을 가지고 있는데 전기적으로 음을 발생시켜 각 주파수에 따라 음의 강도를 조절하여 청력역치를 측정한다. 청력검사기는 음을 발생시키는 발진기, 증폭기, 단절 스위치, 음의 크기를 조절하는 감쇠기, 이어폰, 골전도 진동기, 음차폐 등으로 구성되어 있고 기능에 따라 순음 청력검사, 자기 청력계기 검사, 언어청력검사, 유소아 청력검사 등으로 구분된다.

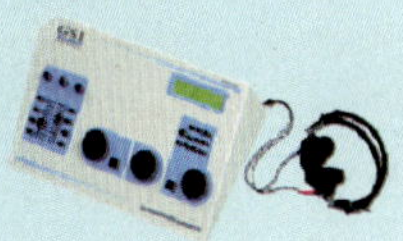

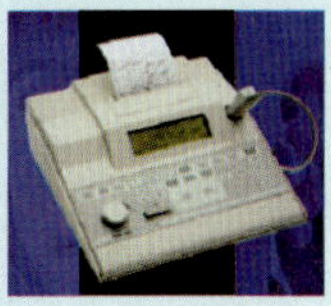

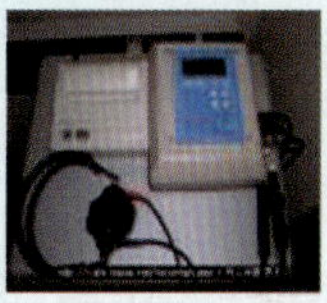

그림 7-23 • 청력검사기

4. 검이경

검이경(Otoscope : 오토스코프)은 회전식 코팅 렌즈를 이용하여 귀 내부를 들여다보도록 제작된 내시경이다.

육안 관찰이 어려운 부위를 41만 화소의 CCD 카메라를 이용하여 촬영하여 체내의 어두운 환경을 광원장치로 조명해 줌으로써 보다 명확한 환부관찰 효과를 제공하며, 촬영된 영상을 실시간으로 모니터에 영상화함으로써 의사와 환자가 동시에 관찰이 가능하다.

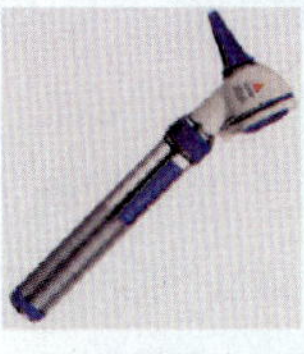

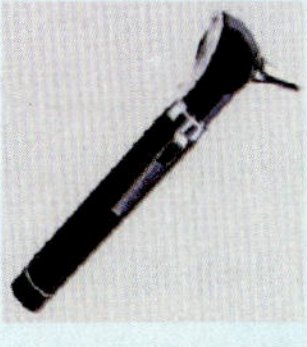

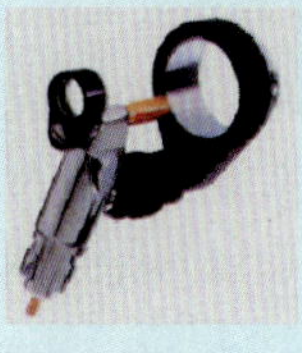

그림 7-24 • 검 이 경

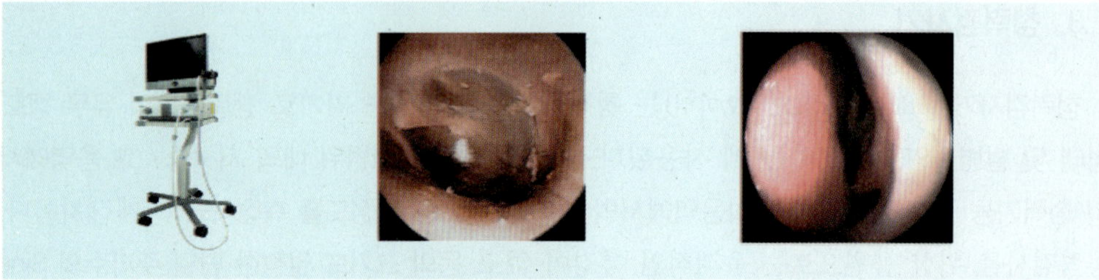

그림 7-25 • 광학의료기와 고막과 후두 촬영사진

04 | 정형외과

1. 전동드릴

전동드릴(Medical electric drill : 메디컬 일렉트릭 드릴)은 수술용 드릴 시스템은 인공관절 치환술 등 외과수술시 뼈절단, 다듬질, 구멍을 내는 초미세 가공장비이다.

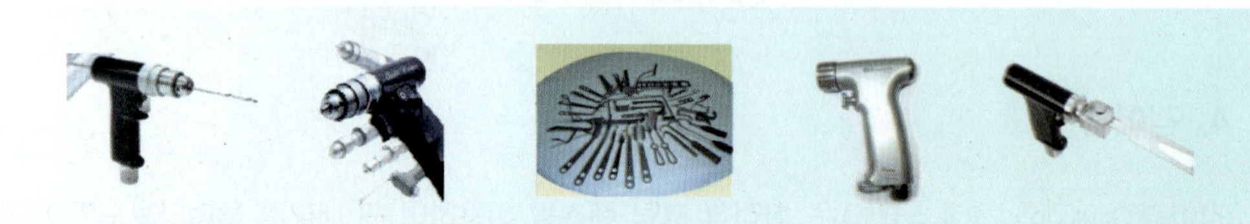

그림 7-26 • 전동드릴

2. 임플란트

임플란트(Implant)는 티타늄이 뼈와 잘 달라붙는다는 사실이 발견된 후 이를 응용하여 치아가 상실된 부위의 턱뼈에 특수처리된 티타늄 기둥을 심고 그 위에 치아의 얼굴 모양을 연결하여 줌으로써 외관상 일반 치아와 같으며, 기능적으로 거의 일반 치아와 차이가 없는 치료 기술이다. 성공적으로 매식되어 골유착이 일어난 임플란트의 본체 위에는 보철물을 사용한다.

임플란트는 치과용 X-ray 촬영을 이용해 턱뼈의 상태 및 전신상태를 평가하고, 티타늄 기둥을 잇몸을 열고 정확한 위치에 정확한 각도로 턱뼈에 심은 후 티타늄 치근과 턱뼈가 유착되면 잇몸 밖으로 보철물을 장착하고, 그 위에 인공치아를 결합하는 과정으로 시술한다.

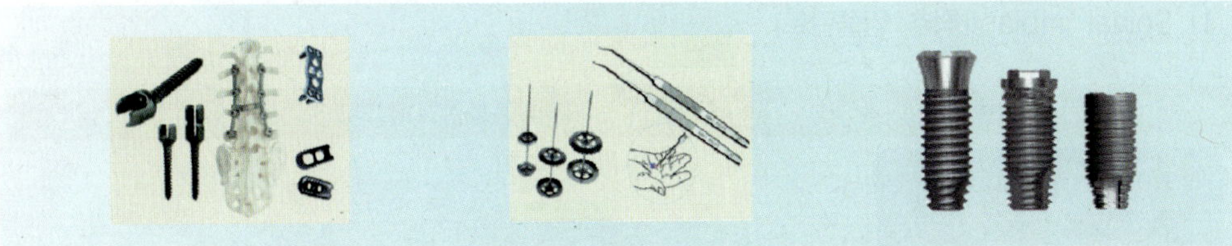

그림 7-27 • 임플란트

예전에 치아가 상실된 경우에는 빠진 이의 앞뒤 치아를 갈아내고, 치아 3개에 해당하는 보철물을 해넣거나 다수의 치아가 상실된 경우 틀니를 해넣는 것이 일반적이었으나 불편한 점이 많았으나 임플란트의 경우 지지역할의 치아나 여러 개의 치아가 상실된 후에도 시술할 수 있어 많이 시술되고 있다.

다양한 관절의 길이와 골절에 대하여 대응할 수 있도록 제작된 단방향성의 프레임과 척추체의 미세움직임을 보상하기 위하여 척추체의 극돌기에 시술하는 임플란트 등 그 종류가 다양하다.

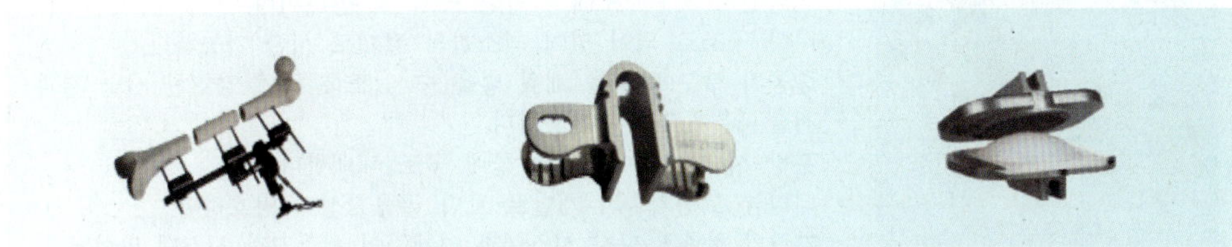

그림 7-28 • Artifix와 Spinous bridge

1) Spinal implant(척추 임플란트)

임플란트 실물	임플란트 설명
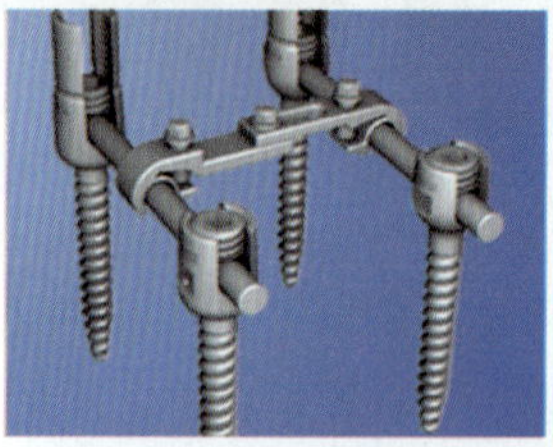	Xena spinal system(제나 스파이널 시스템)
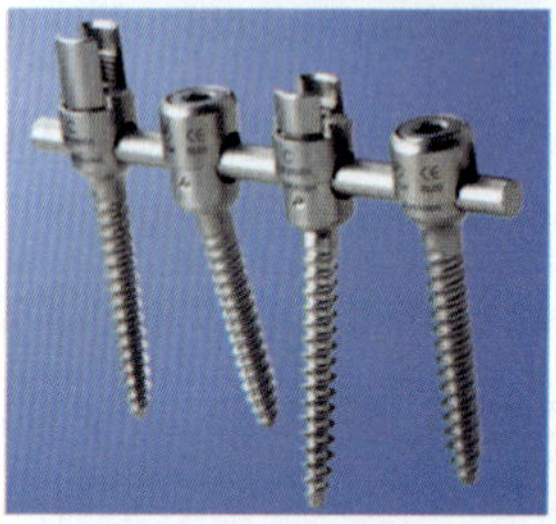	4S spinal system(4에스 스파이널 시스템) • 골절(Fracture) • 척추탈출증(Spondylolisthesis) • 척추측만증(Scoliosis) • 퇴행성질환(Painful degenerative disc disease) • One touch system(U.S. patent) • 다양한 나사 크기 • Self-tapping screw(태핑나사)
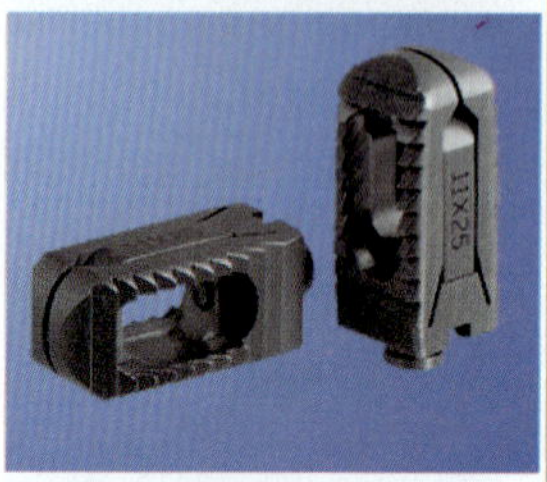	EL-Cage • 한국인의 척추구조에 작합한 크기 및 형태이다. • 나사 구조로 되어 있어 최소한의 절개로 시술 가능하다. • 중공의 부분에 뼈를 채워 넣을 수 있도록 하여 양호한 시술 결과 • 시술 후 재교정이 가능하다. • 후방 시술이 용이하도록 콜렛 구조 채택한다. • 티타늄 코팅기술의 개발로 보다 골융합성이 양호하다. • 기존의 척추경 나사 시스템과 연계하여 척추교정 시스템 완성된다.
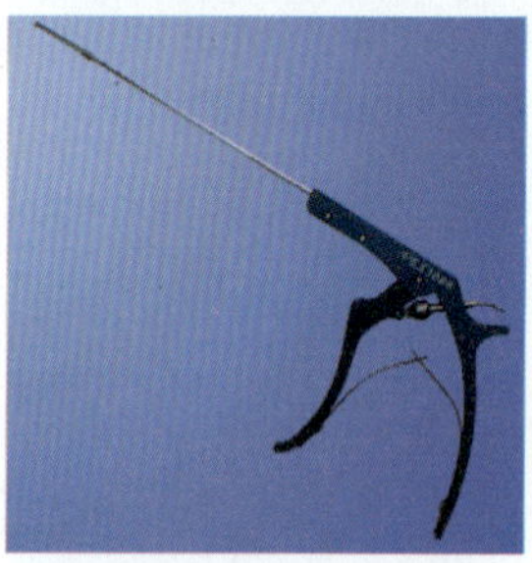	VEX 3000 • 빠른 통증 해소 및 조기 보행 가능하다. • 척추체 압박골절 변형의 복원에 의한 후만증이 감소한다. • 0.5cm 미만의 최소 절개와 국소마취로 시술 가능하다. • 척추체 골절부 망상골을 다져서 그 주변의 피질골을 보강하고 VEX3000의 Metal spring에 의해 공간을 형성하므로 후방 신경관 쪽으로 뼈의 결합이 유출되지 않아 이로 인한 합병증을 감소한다. • 간편하고 안전한 기구로써 시술시간이 짧다. • 안전한 시술로 고령 환자에서도 가능하다. • 수술 후 합병증이 거의 없다.
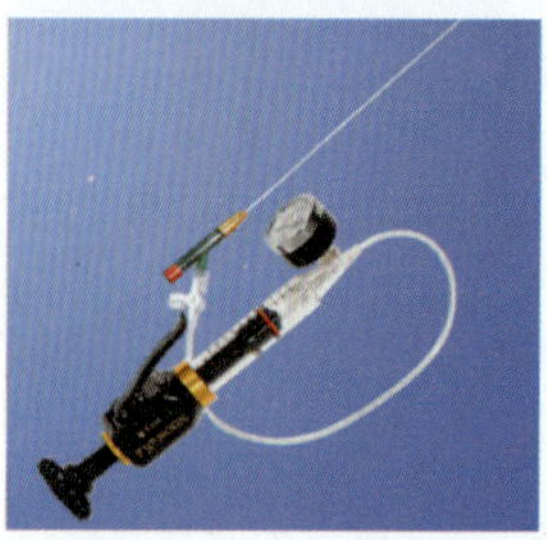	Typhoon(타이푼) • 빠른 통증 해소 및 조기 보행 가능하다. • 척추체 압박 골절 변형의 복원에 의한 후만증 감소한다. • 0.5cm 미만의 최소 절개와 국소마취로 시술 가능하다. • 간편하고 안전한 기구로써 시술시간이 짧다. • 안전한 시술로 고령 환자에게도 가능하다. • 수술 후 합병증이 거의 없다. • 약 1~2일의 입원기간으로 가능하다.

그림 7-29 • Spinal implant(스파이널 임플란트 : 척추 임플란트)

2) Internal fixator system

임플란트 실물	임플란트 설명
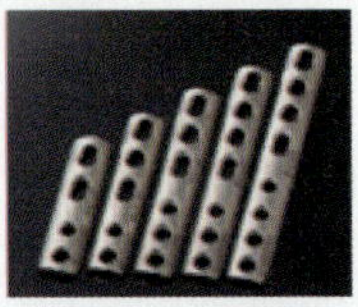	Small bone plate system(작은 뼈용 평판)
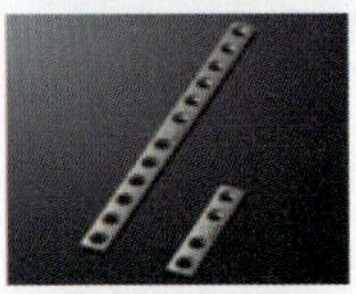	Large bone plate system(큰 뼈용 평판)
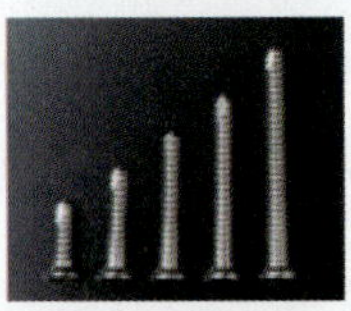	Small bone screws system(작은 뼈용 나사)
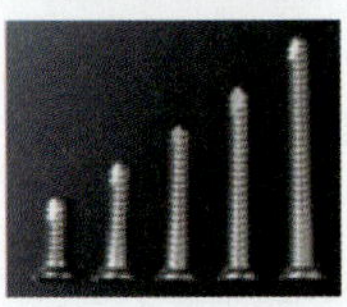	Large bone screws system(큰 뼈용 나사)
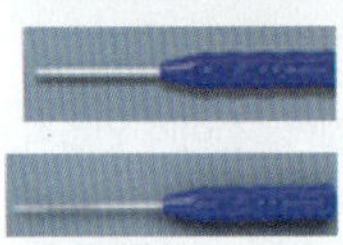	Small bone plate instruments(작은 뼈용 평판도구)
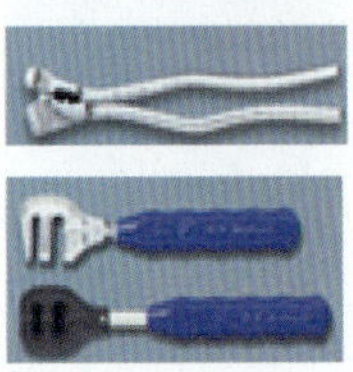	Large bone plate instruments(큰 뼈용 평판도구)

그림 7-30 • Internal fixator system

3) External Fixator System

임플란트 실물	임플란트 설명
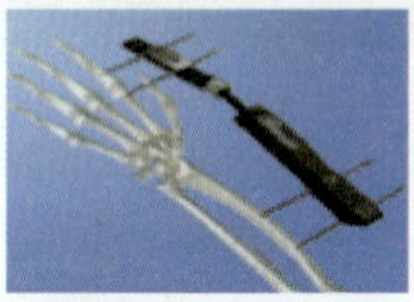	Basic Distal radius fractures(외측요골골절)−Radial/ulnar deviation unsupported gap in the anterior(앞쪽의 방사/자측 편위 지지되지 않은 틈) Column(기둥)−Discectomy(척추원반절제술), Corpectomy(척추체제거술)
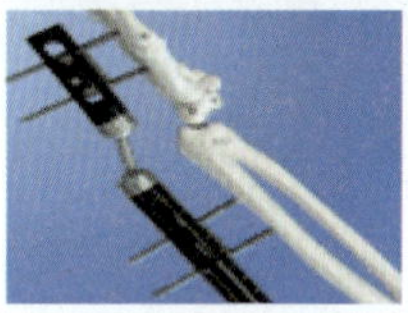	Mustang Distal radius fractures(외측요골골절)/Foreamrm fractures(아래팔 골절)/ Humeral fractures(위팔 골절)/ Anatomical reduction lengthening(해부학적 교정연장)
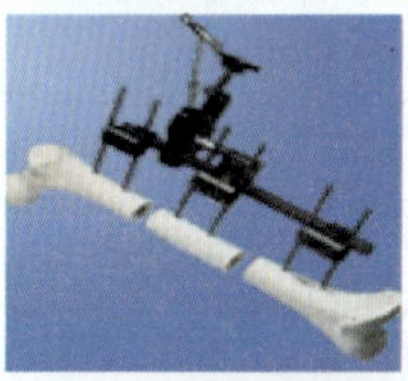	Artifix 다양한 관절의 길이와 골절에 대하여 대응할 수 있도록 제작된 단방향성의 프레임 Femur(대퇴골)/Tibial(정강이뼈)/Knee joint(무릎관절)/Ankle(발목)/Pelvis(골반)
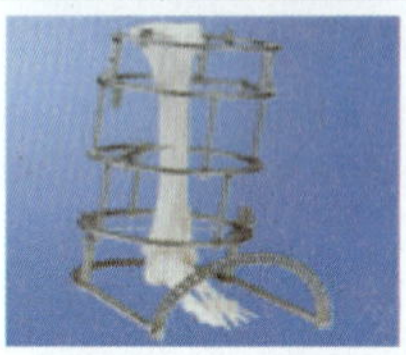	4S Ti. Ring Ext. Fixator Segmental fractures(부분골절)/Communited Fractures(분쇄골절)/ Fractures extended into the ankle joint limb lenghthening(발목관절에서 발쪽으로 확장된 골절)/Nonunion(불유합)/Congenital deformities intra-articular fractures(선천적 인기형 관절 내 골절)
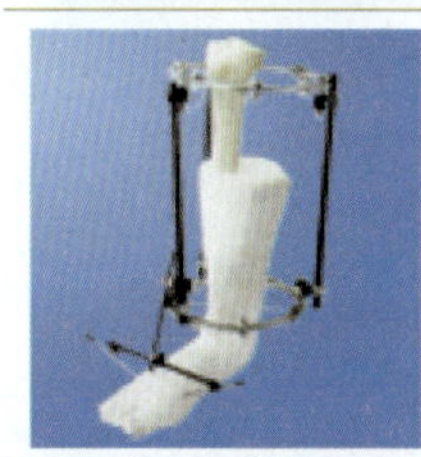	OCTOPUS Closed fractures with serious soft tissue injury(연조직의 파손을 동반한 폐쇄골절)/Open fractures or infected non-union requiring soft tissue(개방골절이나 연조직의 감염에 의한 불유합)/Reconstruction fractures with vascular injury(혈관손상에 의한 골절 재건)/Serial fractures(Including floating Elbow) Multple trauma(심각한 골절 다발성 외상)/Pelvic ring injuries(골반고리손상)/Fractures of the hand and foot (손과 발의 골절)
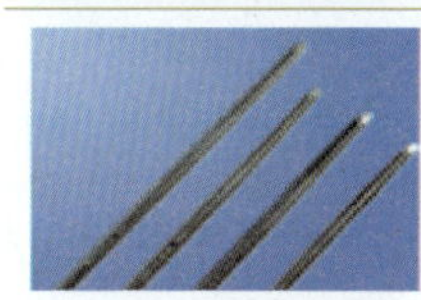	Half pin screw(반 핀 나사) 각종 골절(Fracture)
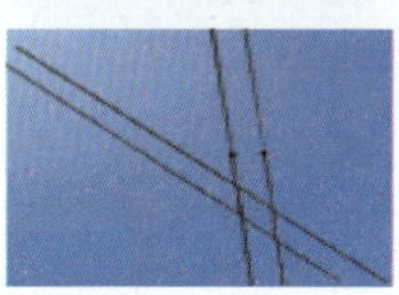	ilizarov wire(알리자로프 철사) 골절(Fracture)/관절고정술(Arthrodesis)/관절확장술(Arthrectasia)

그림 7-31 • External fixator system

4) Instrument

임플란트 실물	임플란트 설명
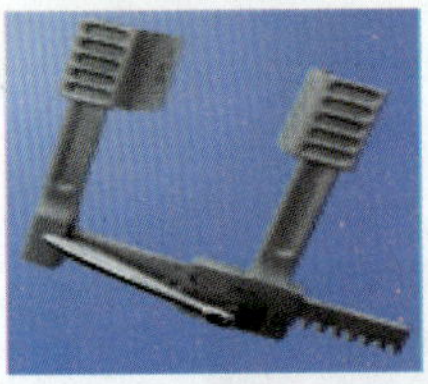	Self-Retractor(자가 견인기) 근육, 피부조직 등을 벌려주는 기구이다.
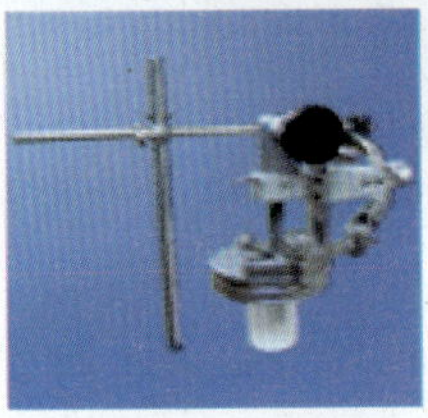	M.S.E M.I.S(Meiosis-inducing substance : 감수분열을 포함하는 물질)/Disc herniation(디스크 탈출)/Discectomy(척추원반절제술)/ Pedicle screws(경절 스크루)/ALIF/Endoscopic PLIF(내시경요추체내 융합)/Vertebroplasty & Kyphoplasty infected non-union(척추성형술 & 경피적 척추후굴풍선복원술) /Childdren's fractures after removal of artificial joint implants due to postoperative(관절임플란트제 후 수술 후 합병증에 의한 골절)/ Infection(감염)
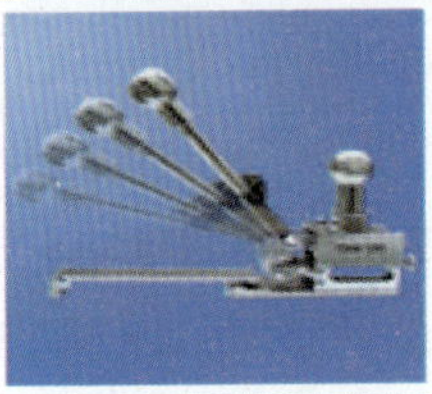	Bone Mill Revisions(교정)/Grafting(이식)/Fusions(융합)/Defect Filling(결손충만)

그림 7-32 • Instrument

5) Hand-piece

수술용 전동공구	수술용 전동공구 설명
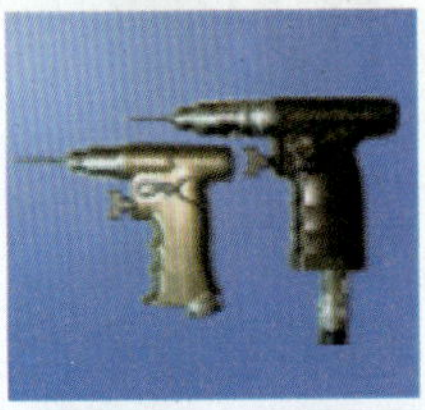	TY4S-100 한손으로 정, 역회전이 가능/빠르고 쉽게 Attachment(어태치먼트)를 교체 /Standard Attachment(스탠다드 어태치먼트)와 호환 가벼우며, 인체공학 적인 설계 / High Power, High Torque/속도조절이 가능한 스위치를 채용 한다.
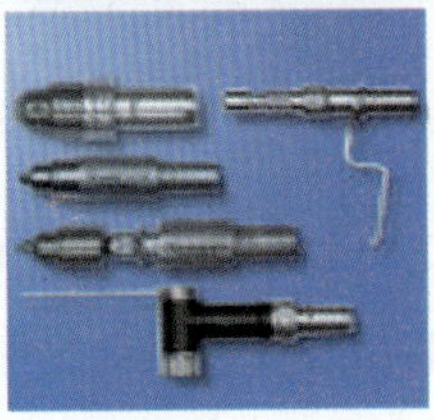	Attachment(부속물) TY4S-100D-1 Drill-Jacobs/TY4S-100D-2 Drill-High Torque/TY4S-100R-2 Reamer TY4S-100OS-3 Oscillating Saw/TY4S-100WP-5 Wire/Pin Driver TY4S-100WP-6 Wire/Pin Drive

그림 7-33 • Hand-piece

3. 척추디스크 치료기

척추디스크 치료기(Spine disk treatment : 스파인 디스크 트리트먼트)는 미국 NASA에서 우주비행사들에게 적용하였던 항공요법을 이용하여 척추환자를 통증 없이 치료하는 첨단장비이다.

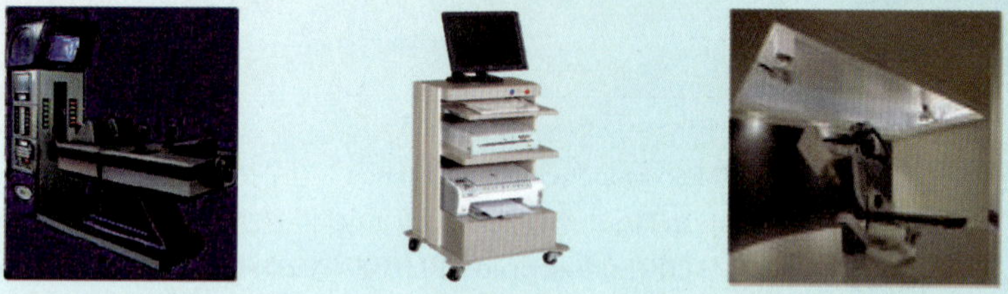

그림 7-34 • 척추디스크 치료기

4. 인공관절

인공관절(Artificial joint : 아터피셜 조인트)은 관절염이나 종양 등으로 인하여 관절부의 뼈가 파괴되거나 관절손상을 입어 관절로서의 기능을 할 수 없게 된 경우에 그 관절을 절제하여 인공관절을 대신 사용하는 것이다. 인공관절은 관절구와 적합한 관절두를 짝지은 금속 또는 합성수지로 만들어 관절의 기능을 대신할 수 있도록 제작되어 있으며, 견관절, 주관절, 고관절, 슬관절 등에 사용되며 최근에는 양측성의 변형성 고관절에도 자주 사용한다.

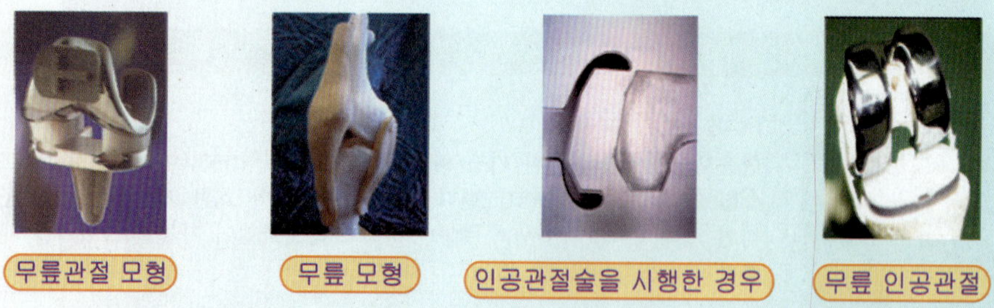

그림 7-35 • 인공관절

하중부담이 적은 상지에 사용하는 경우 수술 후의 경과가 비교적 양호한 편이지만, 고관절이나 슬관절과 같이 체중이나 하중이 실리는 관절은 인공관절이 이동하거나 부러짐으로 인한 여러 가지 장애를 일으키기도 한다.

인공관절 시술은 뼈의 끝에 덮여 있는 연골부분을 약 7～8[mm] 두께로 잘라내고 그 부분에 그림 7-36과 같은 인조물을 끼워 넣는 것을 말한다.

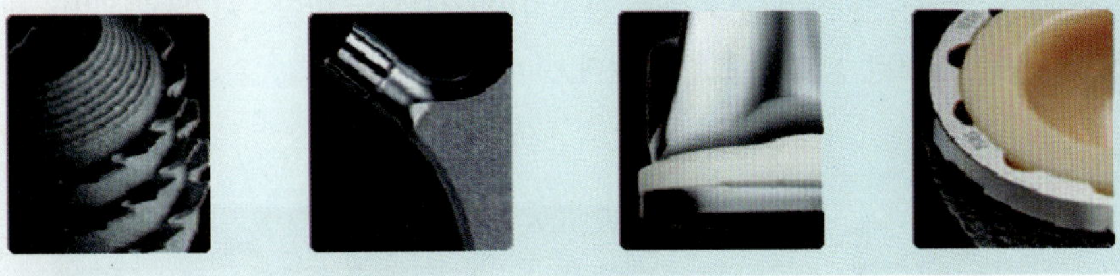

그림 7-36 • 인공관절

05 | 안 과

1. 시력진단기

시력진단기(Visual tester : 비주얼 테스터)는 안구의 빛 수용기로서, 빛자극에 감응하여 그 자극을 중추신경계통으로 전달하도록 특수하게 분화된 구조물이다. 눈에는 망막과 초점을 맞출 수 있게 조절하는 수정체와 빛의 양을 조절하는 조리개, 홍채가 존재하는데 시력진단기에서 눈 속으로 초음파를 쏘아 눈 속의 여러 매질을 통과하면서 반사되어 나오는 일부 광선을 포집하여 시력을 파악한다.

(a) 라식 레이저수술실 (b) 시력진단기

그림 7-37 • 라식레이저 수술실 및 시력진단기

2. 검안기

검안기(Opthalmoscope : 오탈모스코프)는 시력장애를 검사하기 위하여 망막을 보기 위한 장비로 렌즈와 광원으로 구성되어 확대시켜 볼 수 있는 장비로 작은 거울을 통해 강한 빛을 눈 속으로 비추면 빛은 망막에 반사되어 검안경의 작은 구멍으로 빠져나간다. 검안경의 구멍을 통해 망막 등 눈 속의 구조물을 관찰하며 검사자는 망막 · 시각신경원반 · 혈관 · 황반 · 맥락막 등을 확대된 상으로 볼 수 있다.

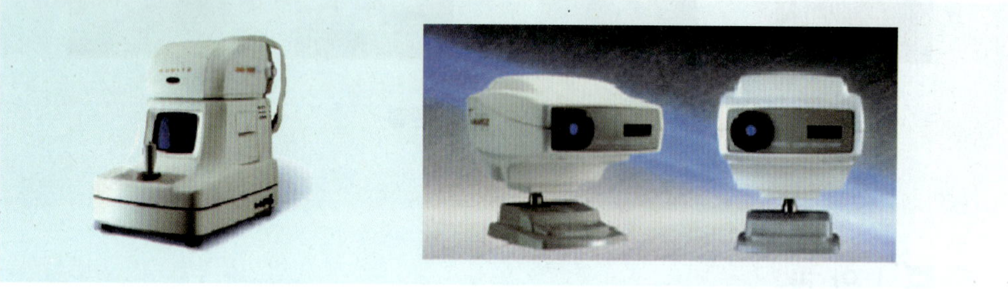

그림 7-38 • 검안기

3. 전기 안진검사기

전기 안진검사기(Electronystagmography : 일렉트로니스태그모그래피)는 전극을 통하여 측정된 안구의 움직임을 기록하여 중추성 어지러움과 말초성 어지러움을 감별 진단하며 좌우 병변의 위치를 결정할 수 있다.

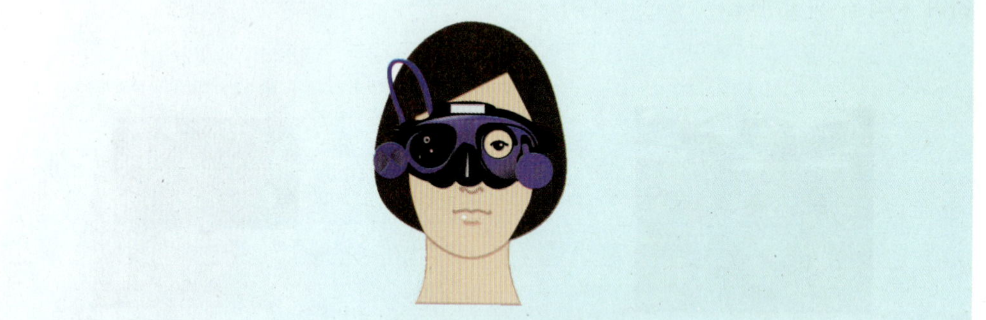

그림 7-39 • 전기 안진검사기

① 자발 안진검사 : 아무런 자극 없이 유발되는 안진을 기록하는 검사이다.
② 주시 안진검사 : 불빛을 좌우로 따라 보며 기록하는 검사이다.
③ 두위 안진검사 : 머리의 위치를 다르게 하여 유발되는 안진을 측정하는 검사이다.
④ 두위변환 안진검사 : 갑작스러운 자세 변화를 일으켜 실시하는 검사이다.
⑤ 두진 후 안진검사 : 머리를 좌우로 빠르게 흔든 후 유발되는 안진을 기록하는 검사이다.
⑥ 온도 안진검사 : 양측 귀에 냉수와 온수를 교대로 넣어 주어 어지러움을 유발시켜 전정 기능의 차이를 비교하는 검사이다.

06 | 치 과

1. 치과전용 CT

치과전용 CT(Dental CT : 덴틀 시티)는 치과용 전산화 단층촬영장비의 가장 기본적인 원리는 Cone beam(콘 빔)을 이용한다는 것인데 이런 이유로 Cone beam(콘빔) CT라고도 부른다.

일반적인 CT촬영에 이용되는 Fan Beam(팬 빔)은 한 번의 회전으로 한 단면을 얻는 것이 특징이나 Cone Beam(콘 빔)은 한 번의 회전으로 입체적인 상을 얻는 것이 가장 큰 특징이다. 즉, 일반 의료용 전산화 단층촬영장치는 부채꼴 모양의 얇은 Slit Beam(슬릿 빔)을 원하는 단면에 조사하고 이를 통과한 X-선을 검출기에서 전기적인 신호로 전환하며 관구가 한 바퀴 회전하면서 한 단면을 얻는다. 반면 Cone Beam(콘 빔) CT는 원추형의 X-선을 조사하여 관구가 한 번 회전하면서 전체적인 상을 얻는다. 따라서 일반 의료용 전산화 단층촬영장치는 입체적인 상을 얻기 위해서는 여러 단면을 다수의 회전으로 획득한 후 다시 쌓아 올려서 3차원으로 재구성해야 하는 데 비하여 Cone Beam(콘 빔) CT는 입체적인 상을 바로 획득하기 때문에 보다 쉽게 3차원 영상을 얻을 수 있다.

① 장점 : 일반 CT보다 해상도가 좋고, X-선의 노출량도 매우 적으며 선상오류가 적다.
② 단점 : 일반 CT에 비하여 촬영범위가 좁고, 노출량이 적기 때문에 상대적으로 조직의 대조도가 떨어져서 연조직에 대한 평가는 어려움이 있다.

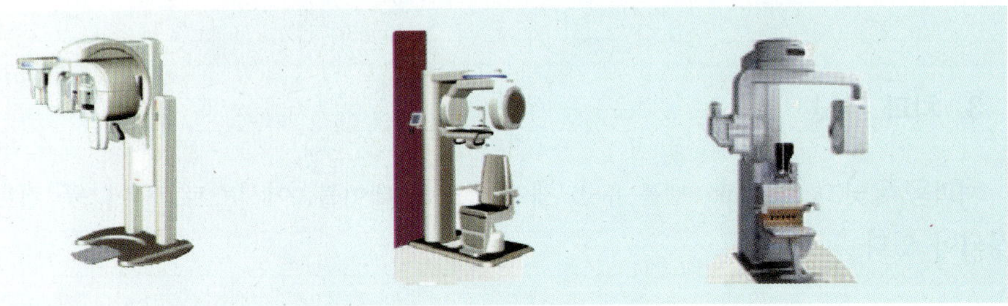

그림 7-40 • 치과전용 CT

2. 치과전용 X-ray

치과전용 X-ray(Dental X-ray : 덴틀 엑스레이)는 환자의 방사선 노출선량을 감소시키기 위해서 고감광도의 필름을 사용하여야 하며 방사선 조사자는 환자의 피부면에서 직경이 7[cm]를 초과해서는 안된다. 또한 환자의 생식선에 대한 방사선 노출선량의 경감을 위해서 납 방어복을 착용하여야 한다.

입체적인 피사체가 평면적으로 표현되는 방사선 사진에서는 상의 크기와 형태가 피사체의 각도와 방사선 방향에 의해서 왜곡되는데 이런 왜곡을 피하기 위해 초점, 피사체, 필름 간의 위치관계와 초점의 크기 등에 따른 기하학적 원리를 적용하여야 한다.

방사선원은 가능한 한 작아야 하고, 방사선원과 피사체 간의 거리는 가능한 한 멀어야 한다. 그리고 피사체와 필름 간의 거리는 가능한 한 짧아야 하고, 피사체와 필름은 가능한 한 평행이 되어야 하며, 중심선은 피사체와 필름에 대해 가능한 한 수직으로 조사되어야 하는데 이때 필름을 구강 내에 적절하게 위치시키기 위한 필름 유지기구가 필요하다.

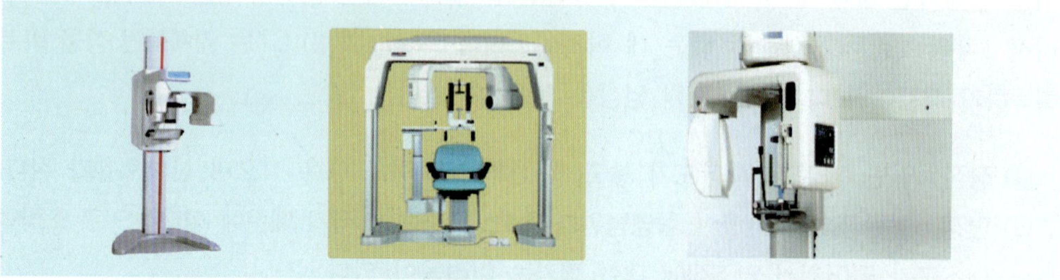

그림 7-41 • 치과전용 X-ray

3. 치과 유닛

치과용 유닛(Dental unit : 덴틀 유닛) 체어는 크게 테이블, 어시스트, 체어, 풋 컨트롤로 구성되어 있다.

① 테이블은 핸드피스, 오일제거 장치 등으로 구성된다.

② 어시스트는 보조 테이블로 회전이 자유롭고 다용도 트레이를 장착하여 수납공간을 극대화하며 수온조절 기능과 석션 튜브 등이 부착되어 있다.

③ 체어는 인체공학적으로 설계되어 환자의 밀림을 방지하고 장시간 진료시에도 환자에게 편안함과 안락함을 제공하도록 설계된다.

④ 풋 컨트롤은 기본적인 체어 작동 포지션과 메모리 포지션을 조작하는 페달형식의 레버이다.

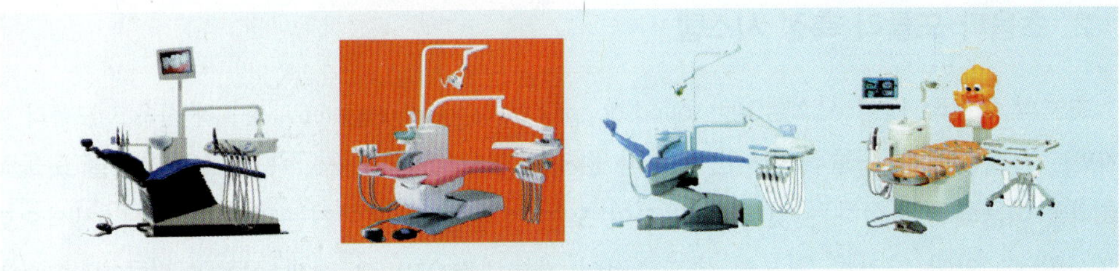

그림 7-42 • 치과 유닛

07 | 한 방

1. 맥파분석기

맥파분석기(Sphygmograph : 스피그머그래프)는 심장의 펌프기능에 의하여 혈액이 순환하는데 심실의 수축에 따라 혈액이 대동맥으로 박출되면 혈액이 한 번에 말초로 보내지지 못하고 혈관벽의 탄력성에 의해 확장된 혈액의 일부가 수용되기에 대동맥의 기수부에서 혈압이 상승하고 그 부위의 혈관을 확장시키는데, 시간의 경과에 따라 다시 심실로부터 혈액이 계속 박출되면 대동맥 내 혈액의 관성을 능가하여 압력의 증가는 점점 말초혈관으로 퍼져나간다. 이것은 마치 팽팽한 고무줄의 한쪽 끝을 진동시켰을 때 진동파가 전파되는 것과 같은데 이를 맥파라 한다.

맥파계는 근적외선을 피검부위에 조사하여 헤모글로빈에 흡수되지 않고 투과된 투과광 또는 반사광으로 혈액량의 변동을 보는 것으로 손가락 끝에 작은 램프를 그 반대쪽에 광전변환소자를 장착한다.

심박동에 따라 말초혈관으로 혈액이 박출되므로 이 부분에서 빛의 투과성에 변화가 일어나고, 투과광량의 변화가 트랜스듀서에 의해 기전력의 변화로 변환되므로 쉽게 맥파를 그릴 수 있다. 이렇게 얻어진 맥파 파형으로부터 많은 혈관성 질환의 진단에 이용할 수 있다.

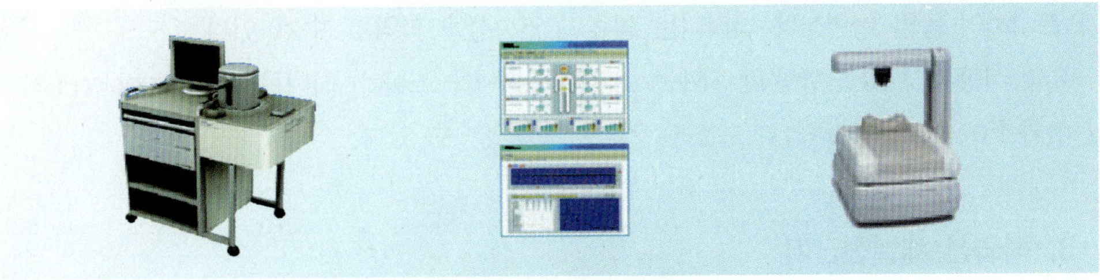

그림 7-43 • 맥파분석기

2. 초음파 도플러 측정 시스템

초음파 도플러 측정 시스템(Ultrasound doppler measurement system : 울트라 사운드 도플러 메저먼트 시스템)에서 **도플러 검사는 초음파 검사를 실시하면서 유체, 즉 혈액의 흐름을 도플러 효과를 이용해서 측정**하는 것이다. 가까이 오는 것과 멀리 떨어지는 흐름을 적색, 청색으로 표시할 수 있어 다양한 혈류의 속도측정이 가능해졌으며 그 결과 **심장의 혈류 및 혈관의 협착도를 간접적으로 측정이 가능**해졌다.

그 중 하나로 Color doppler(컬러 도플러)가 있는데 Color doppler(컬러 도플러)에서는 통상 Probe(프로브)에 **가까이 다가오는 혈류는 붉은색 계통**으로 표시하며, **멀어지는 혈류는 청색 계통**으로 표시한다.

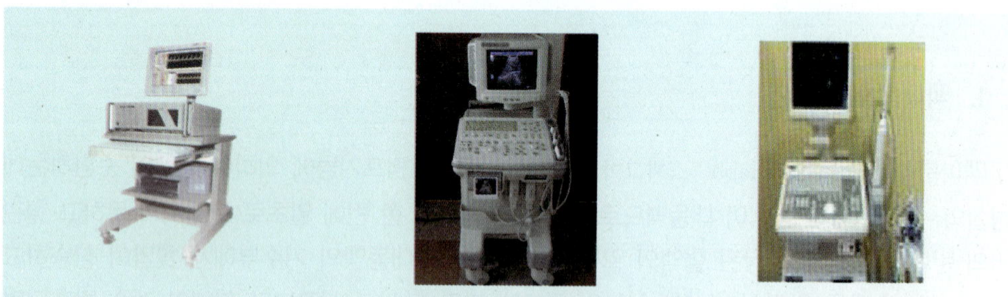

그림 7-44 • 초음파 도플러 측정 시스템

㉥ 화면의 우측에서 좌측으로 흘러가는 혈류는 접촉자에 가까이 다가올수록 붉은색으로 나타나다가 접촉자의 표면과 일치하여 흘러가는 부분에서는 일시적으로 혈류의 흐름이 끊어진 것같이 Color(컬러)가 표시되지 않지만 곧 이어서 접촉자에서 멀어지면서 청색으로 혈류의 흐름을 나타낸다. 따라서 Color doppler(컬러 도플러)는 이처럼 혈류의 방향성을 알 수 있다.

그러나 그 혈류의 연속성을 측정할 경우 앞에서 지적한 것처럼 실제 혈류가 흐르는데도 불연속 적인 것으로 잘못 인식할 수 있는 위험성이 있으므로 이와 같은 단점을 보완한 것이 Power doppler(파워 도플러)로, 이는 **혈류의 방향성과는 무관하게 혈류가 있는 장소를 모두 다 표시하여 동일 화면상에 나타나는 혈류의 연속성을 파악**할 수가 있다.

요즘 사용되고 있는 **초음파 기계는 대부분이** Switch(스위치) **하나로** Color doppler(컬러 도플러)와 Power doppler(파워 도플러) **기능을 변환**할 수 있다.

3. 적외선 체열진단기

적외선 체열진단기(Infra red imaging system : 인프라 레드 이머징 시스템)란 인체에서 방출되

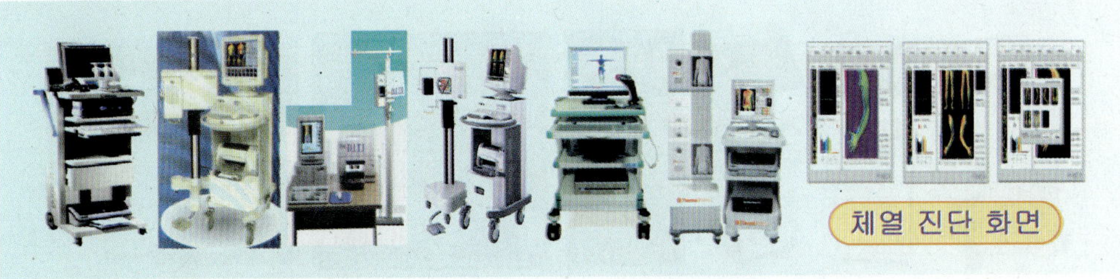

그림 7-45 • 적외선 체열진단기

는 극소량의 적외선을 감지하여 인체의 통증부위 및 질병부위의 미세한 체열변화를 컬러 영상으로 나타내 줌으로써 인체의 이상 유무와 질병여부를 진단하는 첨단의료 영상진단기이다.

4. 적외선 조사기

태양광선 중에 눈에 보이지 않는 파장(780~106[nm])이 가장 긴 광선인 적외선(Infrared radiation : 인프러레드 라디에이션)은 모든 생명체의 생육과정에 있어 절대적인 광선이다. 적외선조사기(Infrared spectrometer : 인프러레드 스펙트로미터)란 피부 속 깊이(약 40[mm]) 침투하여 피하심층의 온도를 상승시켜 미세혈관의 확장과 혈액순환을 촉진하여 혈액량과 산소량을 충분히 공급시키는 인체에 유익한 적외선을 조달하는 치료기이다.

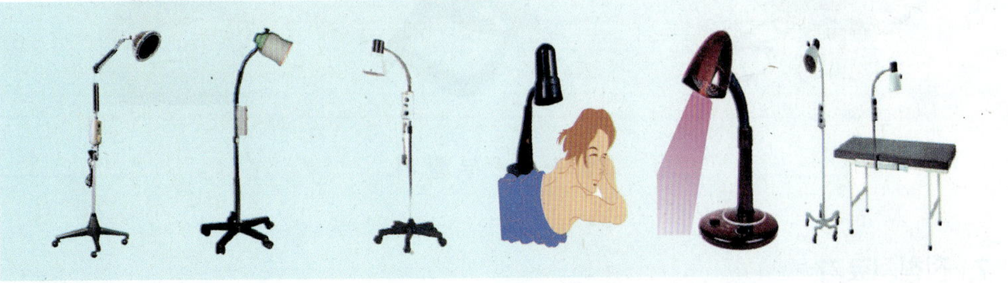

그림 7-46 • 적외선 조사기

5. 포인트 자극기

포인트 자극기(Point stimulator : 포인트 스티뮬레이터)란 디지털 방식으로 가공된 상하 교대 구형파의 독보적인 설계로 민감한 포인트 자극과 전침의 한계를 한 단계 끌어올린 최상의 아날로그와 디지털 조합 시스템으로 구성되어 있어 전침보다 좀 더 진보된 기기로서 근육과 관련된 각종 통증의 치료를 할 수 있으며, 중풍환자의 경우 근육마비시 근육강화로 이용할 수 있으며 수술 후 정맥혈전증 방지 및 약해진 근육의 빠른 회복을 보조해 줄 수 있다.

제 7 장

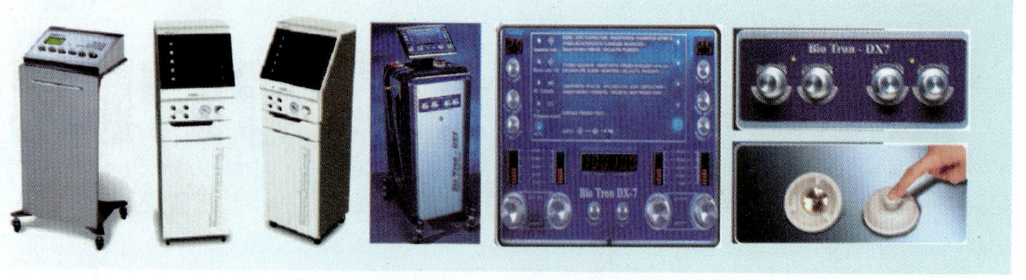

그림 7-47 • 포인트 자극기

6. 부황기

부황요법은 피부표면에 부황기로 진공상태의 자극을 가하여 피하조직과의 압력차에 의해서 가스교환을 시키고, 음압의 충격으로 기존의 대기 압력권 양압에서 세포를 탈출시켜 종래와는 전혀 다른 상반된 체험을 통해 질병 회복의 진기를 만들고 호흡의 혈액정화 원리에 따라서 혈액을 받지 못하는 국부조직의 이상혈액을 정화하여, 체내에 정체된 담과 변조된 혈액을 물리적으로 제거하는 방법이다. 과거엔 뜨겁게 데운 유리 재질의 컵을 이용하여 온도차에 따른 압력변화를 이용하여 진공상태를 만들었으나 요즘은 공기주입기를 사용하여 압력을 조절하여 사용한다.

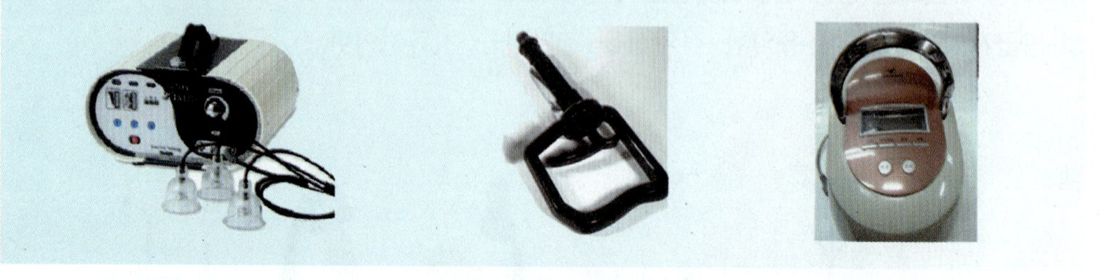

그림 7-48 • 부 황 기

7. 전침치료기

전침치료기(Electrical aeupuncture machine : 일렉트리컬 어유펑크처 머신)에서 전침이란 경락혈위를 기초로 자침한 후 침상에 전류를 통하여 수기법의 기계적 자극을 대신하는 방법으로 동일 경락에 따라 흐르는 신경이라 할지라도 흐르는 신경섬유의 주행방향은 전혀 다른 상, 하, 좌, 우로 주행하게 되는데 중풍(편마비)의 경우 발끝이 아래로 처져 발을 돌리면서 걷는 것이 중풍전래의 걸음걸이다. 그러나 전침은 상향 신경섬유를 찾아 지속적인 자극을 가해줌으로써 처진 발을 올리고 정상적인 걸음걸이로 회복시킬 수 있다.

전침은 침제와 항진을 풀어주고 경직과 마비를 해소하는 동양의학과 서양의학의 결합에서 얻어지는 진일보된 치료방법이라 할 수 있다.

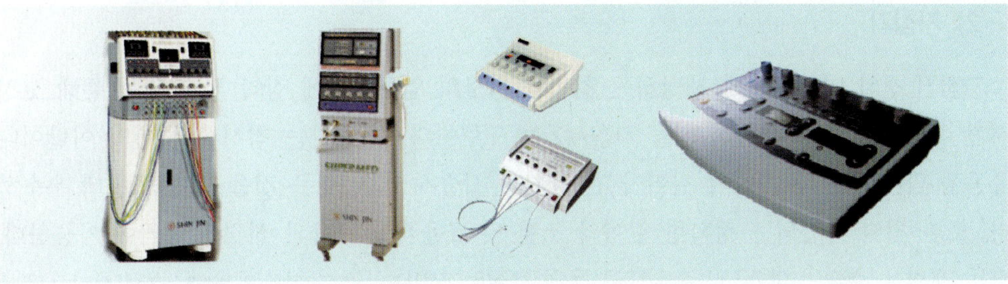

그림 7-49 • 전침치료기

08 | 대체의학

1. 니들 인젝터

니들 인젝터(Needle injector)란 이름을 통해 알 수 있듯이 침을 이용한 치료시에 천피(침이 피부를 뚫는 것)와 자입(천피를 한 후에 침을 목적한 부위까지 집어넣는 것)을 도와 자침(침을 놓는 것)이 쉽게 이루어지도록 하는 도구를 총칭한다. 니들 인젝터의 종류인 연속식 자침기와 자침기에 대해 설명한다.

(1) 연속식 자침기

연속식 자침기는 침을 이용한 시술에 사용되는 도구이다(그림 7-50).

연속식 자침기는 카트리지에 약 50여 개의 침을 한꺼번에 무작위로 넣은 후 건바디와 결합하면 침이 자동적으로 타격위치에 정렬되어 순차적으로 천피할 수 있는 편리함을 갖는다. 마치 탄창에 저장된 총알이 발사된 후 다음 총알이 장전되는 원리와 유사하다. 이것은 침병이 자석에 붙는 스테인리스로 이루어진 것에 착안하여 자석의 끌어당기는 힘을 이용한 것으로 침을 이용한 시술에 편리성과 경제성을 제공한다.

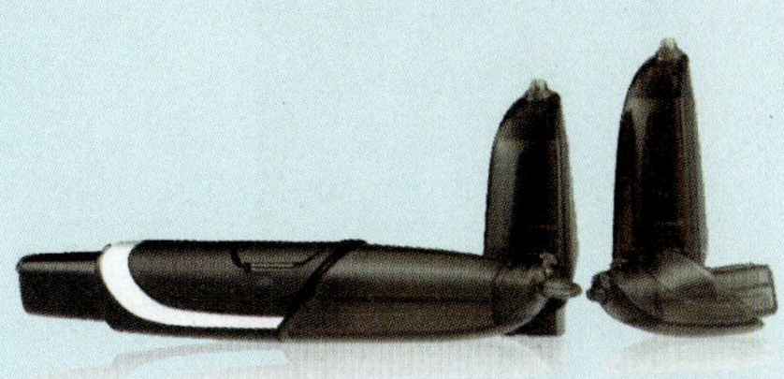

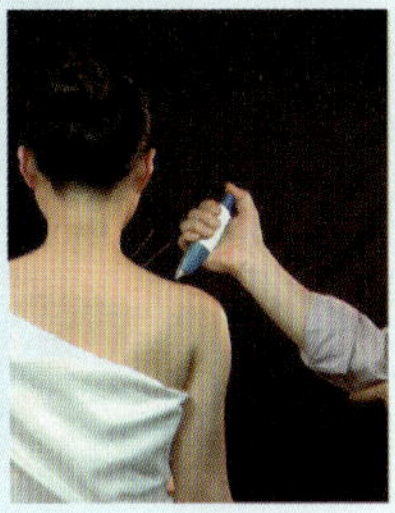

그림 7-50 • 연속식 자침기와 연속식 자침기를 이용한 시술장면

(2) 자침기

자침기 침의 머리부분에 해당하는 침병을 기구의 입구부분에 장착 및 조임을 통해 고정시킨 후 손잡이를 조정하여 침을 자침시키는 도구이다. 자침기는 침시술시 침의 이탈이나 유동을 막아주며 특히 침의 길이가 긴 장침의 시술시 침이 휘는 것을 방지하는 데 우수하다. 또한 침이 자입되는 정확한 깊이의 조절 및 효율적인 근육과 신경의 자극이 가능하다. 모든 재질은 수술용 메스 및 수술도구 등의 재질로 쓰이는 Surgical stainless steel(서지컬 스테인리스 스틸)로 만들어지며 멸균과 소독이 용이하다(그림 7-51).

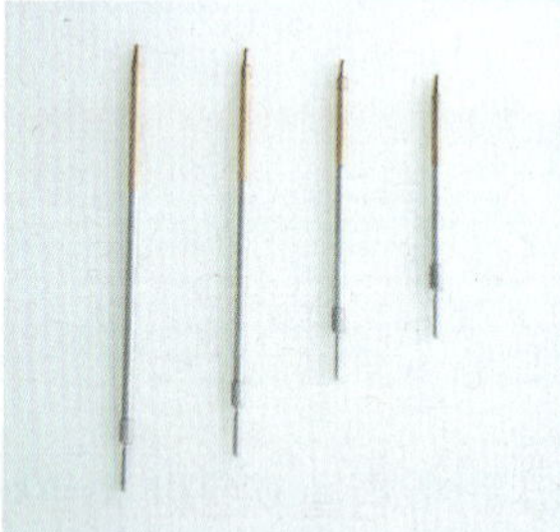

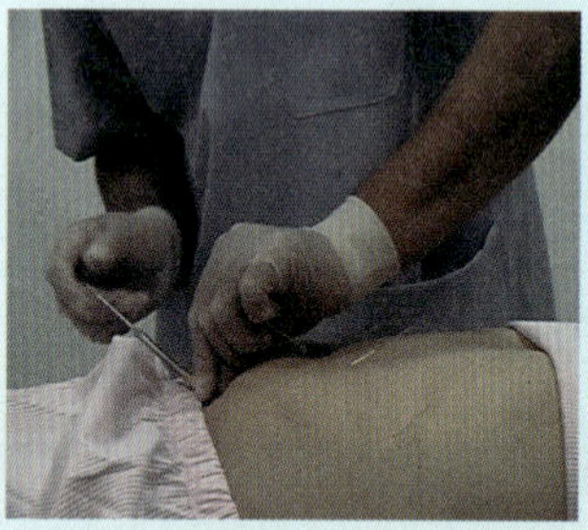

그림 7-51 • 자침기를 이용한 비만시술

2. 침이란

(1) 침의 유래 및 구성

침(針)이란 사람이나 동물 등의 체표면 에 일정한 곳을 찔러 피를 빼내고 조직에 기계적 자극을 주거나, 피부에 대고 접촉적 자극을 줌으로써 병의 치유를 촉진시키거나 건강의 증진을 도모하는 의료기구의 일종이다(그림 7-52).

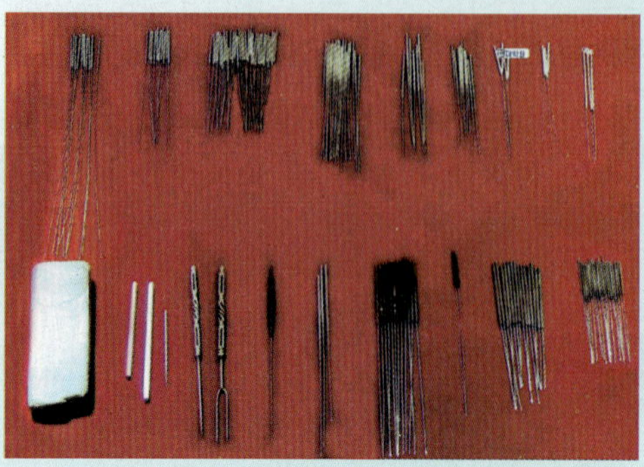

그림 7-52 • 여러 가지 침의 종류

원시시대에는 돌의 뾰족하고 날카로운 면을 이용했으며 점차 동물의 뼈를 이용하기 시작했다. 농경사회로 발전하면서 사기그릇의 깨진 조각이나 구리와 놋쇠로 그리고 쇠를 사용하다가 금이나 은 등으로 발전해 왔다. 그러나 쇠로 제작된 것은 부러지기가 쉽고 녹이 슬어서 감염의 위험 등이 있었다.

1960년대부터는 녹도 슬지 않고, 부러질 염려도 없는 스테인리스로 만든 침이 개발되어 널리 보급되어 있다.

금, 은, 동, 스테인리스는 금속의 강도에 따라 찌르는 정도, 구부리는 정도, 천피시의 감각 등 각각 장단점이 있으므로 어느 금속이 좋다고 단정하기는 어렵다. 현재 금속이온 등이 인체에 미치는 영향 등에 대해 연구가 이루어지고 있다. 최근 프랑스 등에서 금은 보(몸의 기를 보충하여 저항력을 높임)적인, 은은 사(직접적으로 나쁜 기와 병을 없앰)적인 효과에 대한 연구가 이루어지고 있다.

(2) 침의 구조

의료용 침은 그 종류가 매우 많고 쓰이는 곳 또한 매우 다양하다. 따라서 가장 보편적으로 쓰이는 호침에 대해 그 구조를 설명한다.

그림 7-53에서와 같이 호침은 4개의 구조로 되어 있다. 침을 사용할 때 힘을 주는 부위인 손잡이 부분을 침병이라 하며 침의 가장 예리한 부분으로 피부에 가장 먼저 닿는 부분을 침첨, 침병과 침첨 사이이며, 몸속으로 직접 들어가는 침체, 침병과 침체가 만나는 곳을 침근이라 한다.

① 침병 : 침을 잡기 편하도록 침체보다 약간 굵고 길이는 약 20[mm], 굵기는 약 지름 1.3[mm] 정도이다. 침의 삽입시 미끄러지지 않게 거칠게 만들거나 가는 선을 감아 둔다.

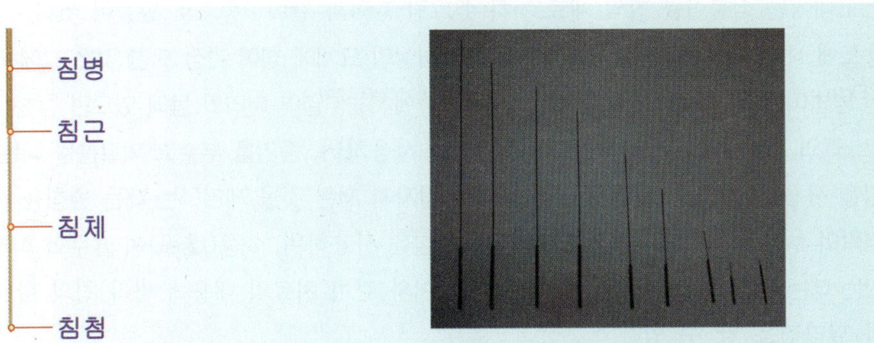

그림 7-53 • 호침의 구조와 여러 가지 호침의 종류

② **침체** : 길이 1~2[mm] 정도 길이의 압핀처럼 아주 작은 것도 있고, 300[mm] 정도 길이의 침도 있으나 보통 길이는 15~120[mm], 굵기는 0.2[mm]에서 0.4[mm]인 종류가 일반적으로 사용된다.

③ **침첨** : 예리하게 연마하기 때문에 삽입저항이 작아진다. 따라서 천피가 쉽게 이루어지고 환자가 느끼는 통증을 최소화시킨다.

④ **호침** : 침체의 굵기에 따라서 '몇 호 침' 또는 '몇 번 침'으로 부르기도 한다. 하지만 제조회사에 따라 그 번호가 각각 다르면 혼동을 일으킬 수 있기 때문에 일반적으로 밀리미터([mm]) 단위로 표기한다.

(3) 치료별 침의 종류

침의 모양과 형태는 고대로부터 현재까지 발전해 왔으며 그 종류 또한 매우 다양하다. 따라서 고대로부터 정립된 한의학의 침의 종류와 그 쓰임은 다음과 같다.

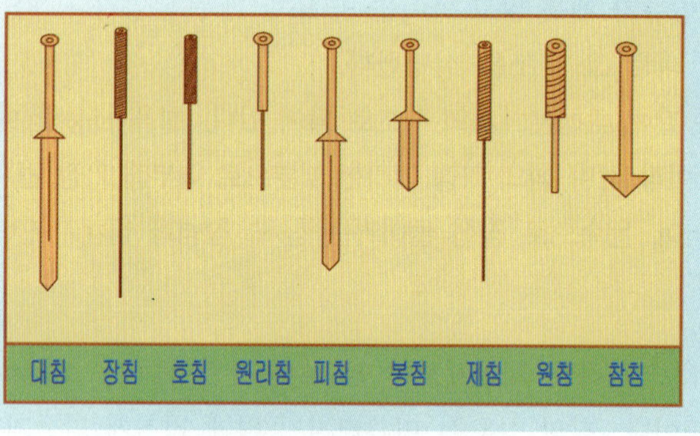

그림 7-54 • 침의 9가지 종류

고대에는 쇠붙이를 침의 재료로 하여 그림 7-54와 같이 9종으로 만들어 썼다. 그 형태와 용도에 대한 황제내경[1]의 기록에 따르면 "허실의 요처에 침이 가장 묘한 것은 그에 각각 적의한 방법이 있기 때문"이라고 하였으며, 그 주에서는 "열이 머리와 몸에 있으면 참침을 사용하고, 맥의 기가 허하고 모자라는 데는 봉침을 사용하며, 종기를 부수고 피고름을 내는 데는 피침을 사용한다. 또한 음양을 고르게 하여 갑자기 저린 것을 제거하는 데는 원침을 사용하며, 경락이 쑤시고 저린 것을 다스리는 데는 장침을 사용하며, 허풍(虛風)이 골수와 피부 사이에 있는 데는 대침을 사용한다"고 되어 있다. 이와 같이 치료의 내용에 따라 침의 형태와 길이가 달라짐을 알 수 있다.

1) 황제내경 : 의학오경 중 하나이며 침구편은 침을 찌르는 요령 등 자세한 것을 기술하고 있다.

(4) 의료도구로서의 침의 장점

침은 침병과 침첨이 가늘어 환자의 아픔이 적고 신체조직에 거의 손상을 주지 않기 때문에 환부에 직접적인 자극을 자유로이 줄 수 있다. 또 자침의 기술에 익숙해지면 자극의 강약도 자유자재로 조정할 수 있으며 질환의 깊은 곳이나 얕은 곳에 적절하게 자극을 줄 수 있다.

3. 침을 이용한 치료

(1) 전통침술

일상생활 속에서 허리가 아프거나 발목 등을 삐었을 때 침을 한번이라도 맞아보지 않은 사람은 별로 없을 것이다. 특히 삐었을 경우에 한두 번의 침 치료로써 쉽게 통증이 완화되는 것을 경험한 사람들은 침의 효능에 신기함을 느꼈을 것이다. 그렇다면 침이란 어떠한 작용으로 통증을 없애 주며 치료효과를 나타내는 것일까? 전통침술의 핵심적인 이론은 경락과 경혈에 대한 이해이다(그림 7-55).

1) 경락과 경혈

경락과 경혈의 한의학적 의미는 한의학의 깊이 정도를 고려할 때 의공학을 배우는 의공인에게는 어려울 수 있다. 따라서 직접적인 설명보다는 비유적이고 과학적인 접근으로 설명하면 의공인 역시 정확한 이해보다는 직관적인 이해만을 하기 바란다.

한의학에서는 인체 에너지의 본질이 되는 기혈(氣 : 기운기, 血 : 피혈)이 순행되는 경로를 경락(經絡)이라 부른다. 기혈은 생명을 연장하고 외부로부터 인체를 방어하는 에너지라고 한의학에서는 말한다.

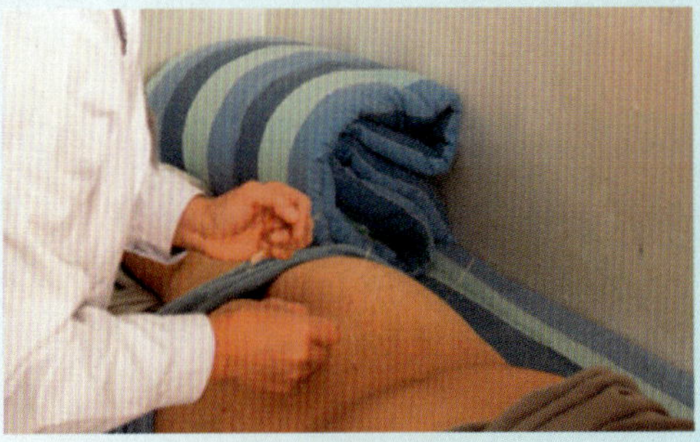

그림 7-55 • 전통적인 침시술

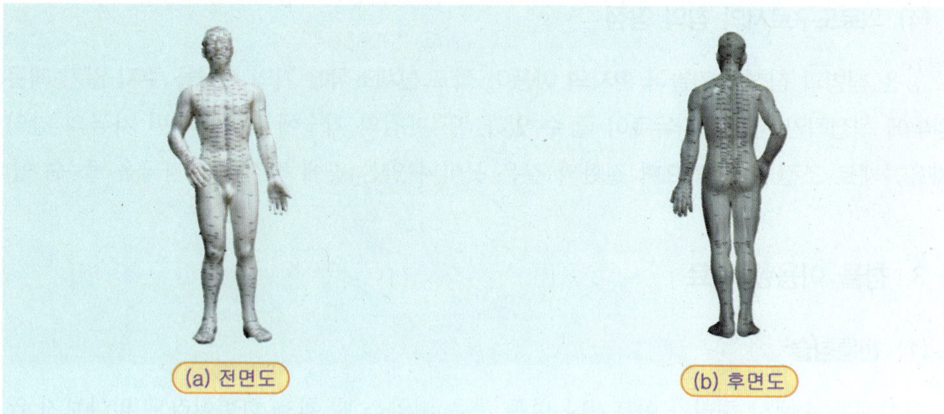

그림 7-56 • 인체의 경락, 경혈 위치에 대한 전면과 후면도

그림 7-56에서 보듯이 일정한 순서에 따라 전신을 돌고 있는 경락은 장기와 장기, 장기와 신체 특정부위와 복잡하게 연결되어 흐르고 있다. 기혈이 경락이라는 통로를 통해서 원활하게 인체를 순환하고 있어야 인체는 정상적인 생리상태를 유지할 수 있는 것이다.

하지만 만약 어떠한 특별한 요인, 예를 들면 감정적 변화, 음식의 부절제, 과로나 외상, 환경적 변화 등에 의해 기혈의 순행이 비정상적으로 되거나 정체되는 경우가 발생되면 우리의 몸은 곧 병적인 상태로 진행되게 된다.

이와 같이 질병이란 인체에서 기혈의 순환이 정상적이지 못한 상태에 있는 것을 의미하며 침술은 이러한 비정상적인 흐름을 바로잡아 주기 위해 사용되는 치료법이다.

침술은 막힌 에너지의 흐름을 통하게 해서 질병을 치료하는 의술이며 질병은 마치 몸에 더러운 때가 쌓이거나 잘 흘러가던 물이 막힌 상태이다. 이것은 에너지의 흐름이 막힌 상태이며 이렇듯 에너지가 괴기 쉬운 곳을 경혈이라 부른다. 이때 각 경락의 경혈을 골라서 막힌 곳을 터트려 주면 막힌 기가 흐를 수 있게 되는 것이다. 즉 쌓여 있던 노폐물이 사라

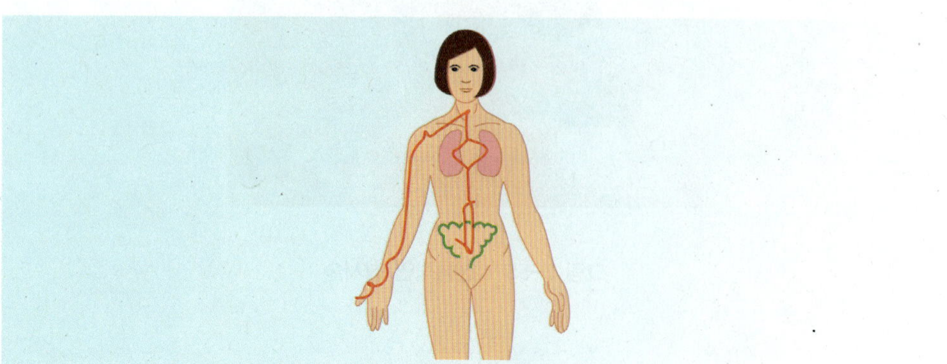

그림 7-57 • 폐경맥과 기의 흐름과 소통

지면서 병은 저절로 낫게 된다. 침의 근본적인 역할은 막힌 것을 통하도록 하는 데 있다.

또한 경혈과 경락은 마치 고속도로의 터미널과 비유할 수 있다. 경락은 우리 몸의 에너지가 되는 기(氣)와 혈(血)이 순환하는 고속도로이며 경혈은 터미널이다. 고속도로 위를 운행하는 각종 자동차는 기혈이고, 침은 터미널을 조절하는 역할을 한다.

경혈은 그림 7-57에서 보듯이 엄지손가락은 폐에 속하는 폐경맥(경락의 일부분)에 연결된다. 날씨가 추울 때 엄지손가락을 감싸 쥐면 추위를 덜 느끼는데 이는 엄지의 경혈을 통해 외부의 찬기가 폐에 전달되지 못하게 하기 때문이다. 즉 외부와 폐경맥 사이의 에너지 전달을 차단하는 것이다.

경혈의 위치는 단지 자로 재면서 찾아내는 것이 아니다. 경혈과 경락은 누구에게나 똑같아 규칙적으로 몸의 표면이나 근육에 위치하는 것이 아니기 때문이다. 병과 관계가 있는 경락을 잘 문질러 그 경락 위에 특히 통증이나 패인 곳, 결림, 응어리, 냉증, 달아오름, 작은 점이나 피부진 등이 생긴 곳을 대상으로 하여 치료를 한다.

이러한 침의 효능과 효과로 미국이나 유럽 등지에서도 높이 평가되고 있으며 수많은 의료인들이 질병치료에 응용하고 있다. 최근에 WHO(국제보건기구)에서도 침의 질병치료에 대한 효과를 공식적으로 인정하여 정식적인 하나의 의료기구로 분류하였다.

2) 경락과 경혈의 과학적 접근

경락과 경혈에 대해 조금 더 물리적이며 생물학적으로 설명하면, 우리 몸에 존재하는 경혈지점은 신체상의 다른 부위보다 칼슘이온농도가 월등히 높다. 따라서 생리적, 화학적으로 특히 이온화하기 쉬운 부위이며 전류에 대한 임피던스가 낮기 때문에 체내의 전류를 가장 잘 받아들이고 경락을 따라 잘 흐르도록 한다. 전기공학적으로 볼 때 경혈은 축전지에 비유될 수 있으며 경락은 축전지들을 연결하는 리드선으로 비유될 수 있다.

따라서 특정한 조직기관에서 발생하는 전류는 그 세기와 양 등에 따라 특정한 경락의 전기통로를 통해 흘러간다. 이것은 인체의 조직세포 간의 전자(이온)의 이동을 통한 특수한 네트워크이다.

경락의 이러한 현상은 인체 내의 생물학적 · 전기적 현상과 일치하며 특정경로를 순행하는 전자파의 일종이라 볼 수 있다.

경혈은 전기가 가장 많이 통하는 부위인 동시에 체내에서 체외로 또는 체외에서 체내로 통하는 전기의 관문이다. 침을 경혈에 자침할 때 외부의 에너지는 경락을 통해 특정한 조직과 부위에 전달되며 반대로 특정한 조직의 과다한 에너지는 특정한 경혈지점들을 통해 증상이나 병변[2)](病變)으로서 나타난다. 따라서 경락, 경혈은 외부의 자연과 인간의 체내와의 기능적인 연락도이며 고대로부터 오랜 경험에 의해 축적된 동양의 전자기학이론이다.

---

2) 병변(病變) : 병의 원인이 되어 일어나는 생체의 변화이다.

3) 전통침술의 효능

전통침술은 침이라는 도구를 이용해 시술하지만 그 작용과 효과는 매우 다양하며 그 근본은 조화를 바탕으로 한다.

① 억제작용 : 진통을 그치게 하고, 흥분을 자제하는 작용 등을 의미하며 몸의 조직과 오장육부 등에 오히려 강한 자극을 주어 기가 지나치지 못하게 눌러주는 작용이다.

② 흥분작용 : 지각신경이 둔해졌을 때, 감각을 느끼지 못할 때, 운동신경의 마비 등과 행동력이 약해졌을 때, 자율신경의 기능이 약해지는 등 전반적으로 몸의 기능에 힘이 없을 때는 오히려 몸의 조직과 오장육부에 약한 자극을 주어 이를 다시 기운이 나게 하는 작용이다.

③ 유도작용 : 병에 걸렸을 때 또는 병이 걸린 부위로부터 멀리 떨어진 곳에 침을 시술하여 관련 부위의 혈관을 넓혔다 좁혔다 하는 것으로 대소변 등을 잘 볼 수 있도록 하며 염증을 가라앉히게 하는 유도작용을 말한다.

④ 반사작용 : 몸의 일정한 부위에 자극을 주면 이와 대응하는 오장육부 및 혈관 그리고 체액을 만들어 내는 여러 내분비선 등에 반사적으로 영향을 주는 작용이다.

⑤ 기타의 전통침술의 장점

㉠ 내과, 부인과, 소아과, 신경정신과, 외과, 피부과 등 임상 각과의 모든 병증치료뿐만 아니라 진단 및 예방에까지 응용하므로 활용범위가 넓다.

㉡ 효과가 비교적 빠르고 우수하며, 부작용이 적으며 안전하다.

㉢ 값비싼 기구나 시설이 필요치 않기 때문에 매우 경제적이다.

(2) 전침치료

전침이란 전기침을 말한다. 전침치료는 통증치료나 근육치료, 장기능 활성이나 만성변비 치료에 주로 사용되는 치료방법이었다. 하지만 전침 시술 후 지방이 줄어드는 현상을 발견하게 되었으며, 그림 7-58과 같이 현재는 오히려 체형관리나 지방제거 목적으로 더 많이 사용되고 있다.

그림 7-58 • 비만시술을 위한 전침치료

1) 전침치료

전침이란 인체 내에 침을 놓고 침병에 저주파를 흘려주는 기계의(+)와(−) 단자를 연결하여 인체에 전기자극을 줌으로써 침의 효과와 함께 전기자극 치료를 겸하는 치료방법이다.

비만치료를 위한 전침치료는 장침시술과 호침시술로 구분된다. 장침은 주로 복부시술에 사용되며, 호침은 팔다리에 시술시 사용한다. 이때 침은 지방층 깊숙이 삽입하며 시술된 침에 그림 7-59와 같은 전침기의 전극을 연결하여 지방세포를 자극하는 특정의 주파수와 특정한 세기의 전류를 흐르게 한다. 그러면 발생된 지방층 내의 전기자극은 지방세포에 스트레스를 유발하고, 결국 지방세포의 감소와 지방분해를 유도한다. 이때 흐르는 전류의 세기는 통증이나 다른 문제를 유발하지 않는 세기로 조절한다. 일반적으로 비만치료를 목적으로 전침치료를 할 경우는 수분·노폐물·지방으로 구성된 물질이 신체의 특정한 부위에 뭉쳐 있는 상태인 셀룰라이트가 많고 지방층이 많은 하복부, 상복부, 옆구리, 팔과 어깨, 허벅지와 종아리 그리고 히프 부분에 집중적으로 시술하면 높은 효과를 볼 수 있다.

지방분해용이 아닌 통증을 위한 전침 이용시 저주파(7~100[Hz])의 전기적 자극을 저강도로 인체에 인가하면 대체로 큰 신경이 자극되며 몇 분 안에 강한 진통효과가 나타난다. 하지만 진통효과는 자극하는 동안만 발생한다.

고강도의 저주파(1~4[Hz]) 자극은 주로 작은 신경을 자극시키며 고강도의 저주파 자극은 손으로 아프게 하는 자극의 세기와 비슷하며 20~30분 자극 후에 통증에 대한 효과가 발생하지만 효과는 더 오래 지속된다.

전침은 침자극과 함께 전기자극을 가하는 방법으로 해부학적 지식과 경혈학적 지식이 없는 상태에서 시행할 경우 근육을 손상시키고 혈관 및 신경을 손상시켜 재활치료에 큰 장애를 가져올 수 있다.

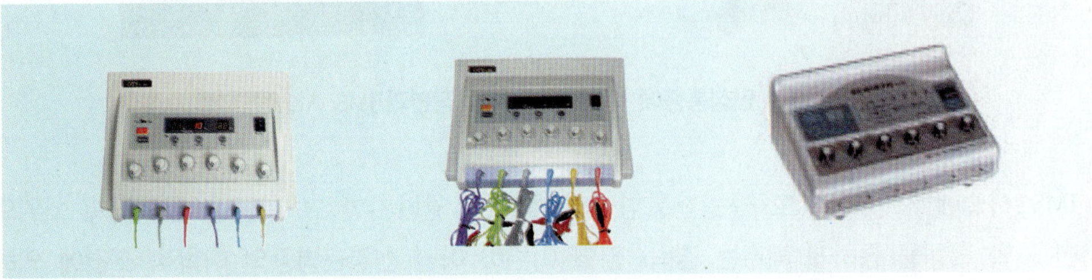

그림 7-59 • 전침치료기

2) 전침의 효과

전침은 단순히 인체에 전기적 자극을 주어 지방분해와 통증완화의 효과를 얻는 것 이외 특정혈위에 자극을 가함으로써 한의학에서의 경혈자극 효과를 증대시킬 수 있다. 또한 자극의 파형과 주파수 등의 특성에 변화를 주어 치료의 다양화를 얻을 수 있으며 안면마비와 같은

제 7 장

마비질환, 중풍과 같은 중추신경계 질환, 심혈관계 질환 등에도 응용된다.

특히 환자의 체질에 맞는 혈위에 전침을 연결한 후 상체 및 하체 운동을 하게 되면 전침의 효과를 배가시킬 수 있는데 이는 중풍환자의 보행이나 상체기능을 개선시키는 데 큰 효과를 갖는다.

전침치료의 효과는 다음과 같이 정리된다.

① 지방분해 효과가 있으며 분해지방의 림프관 배출/이동효과가 있다.
② 근육자극 마사지 효과와 피로회복이 빠르며 통증치료효과가 있다.
③ 장기능 개선이 되며 변비치료/숙변제거가 된다.

(3) 근육 내 자극치료법

수년간 허리통증 등으로 고생했는데도 병원을 찾아 검사를 하면 별다른 이상을 발견하지 못하는 경우가 있다.

주로 중년층에서 나타나는 현상이며 뚜렷한 진단을 내리기 어려우나 환자 스스로는 참지 못할 정도의 통증을 느끼는데 이를 만성통증이라 한다. 그림 7-60과 같이 최근 근육내자극치료법(Intramuscular Stimulation(IMS) : 인트라머스큘러 스티뮬레이션)을 이용하여 이러한 만성통증의 하나인 근막통 증후군에 대한 치료가 활발히 이루어지고 있다.

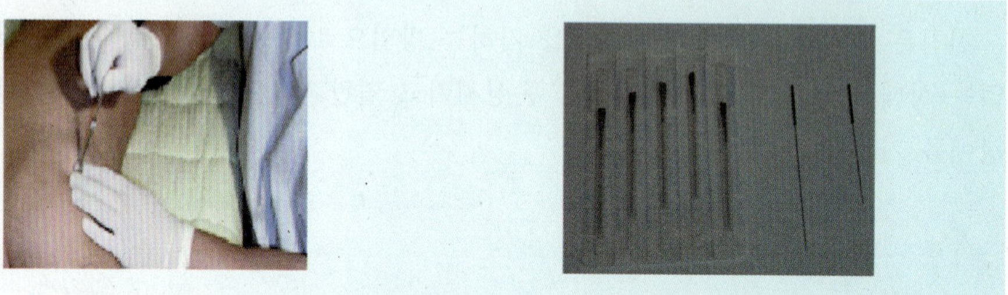

그림 7-60 • 만성통증에 대한 IMS 시술 장면과 IMS 시술용 니들

IMS 시술에 사용되는 도구는 전통침술의 침과 동일하지만 그 이론은 한의학의 혈위의 막힌 기와 혈행을 통하게 해주는 경락, 경혈 이론이 아닌 신경근병증의 이학적 소견에 의해 결정하는 이론이다. 따라서 IMS 치료자는 해부학적·신경생리학적 지식을 충분히 습득하고 있어야 하며 사용하는 도구 역시 전통침술과 구분하기 위하여 침이 아닌 Needle(니들)을 명칭으로 정한다.

1) 근막통 증후군

만성통증이란 보통 3개월 이상 지속되는 통증을 의미한다. 만성통증 중 대부분은 신경의 지배를 받는 근육과 인대 등의 연부조직 질환이며 이를 근막통 증후군이라 한다. 근막통 증후근은 외상이나 염증 없이 나타나는 근골격계의 통증이 만성적이 되면서 발생한다. 요즘 사무직회사원들의 경우 목 언저리가 뻣뻣하며 뒷머리가 무겁고 어깨도 쑤신 증상이 계속돼 병원을 찾았다가 근막통 증후근 혹은 근육이 뭉쳤다는 진단을 받는 경우가 많다. 사무업무의 전산화로 인해 마우스를 클릭하거나 자판을 두드리는 일이 많아지면서 특히 20~30대의 성인층에서 항상 목이나 어깨가 무겁고 아프다고 호소하는 사람이 늘어나고 있기 때문이다.

이렇듯 어깨나 뒷목 등의 근육이 딱딱하게 뭉치며 통증을 일으키는 원인은 이 부위의 근육들이 쉬지 못하고 계속해서 과도하게 긴장하면서 영양분과 산소를 원활히 공급받지 못하기 때문에 발생한다. 특히 그림 7-61에 나타난 부위의 근육들은 쉽게 긴장되는 부위로서 통증유발점이 잘 발생한다. 증상은 근육이 딱딱해지고 이 부위를 누르면 통증을 느끼게 된다.

근막통 증후군 통증은 직접적인 외상에서 오는 국소적인 통증이 아닌 비정상적인 신경에 의한 통증이기 때문에 방사선 검사나 X-레이 검사 등 기존의 진단방법으로는 좀처럼 발견되지 않는다. 정확한 진단을 위해서 경험있는 의사가 환자를 관찰하고 물어보고 직접 만져보아야 한다.

근막통 증후군은 통증부위가 어디인가에 관계없이 모든 통증은 같은 유형의 치료를 한다. 이는 발생 원인이 '신경근병증'이기 때문이다.

그림 7-61 • 근막통 증후군의 통증유발점이 가장 많이 발생되는 부위와 목부위의 IMS 시술 장면

2) IMS(근육 내 자극치료법)란

일반 성인들은 한두 번 정도 요통, 두통, 만성 근막통 증후군, 경추부염좌, 만성관절염좌, 오십견 그리고 초기 관절염 등 연부조직[3]의 통증을 겪었을 것이다. 병원을 찾는 환자의 15~25[%] 정도는 항상 이러한 통증을 호소하며 이 비율은 노령화. 사무업무의 전산화로 인해 꾸준히 증가하고 있다.

3) 연부조직 : 인대, 근조직, 건, 근막, 연골 등이다.

연부조직의 초과민성[4]에 의한 통증은 오히려 연부조직에 과민성을 일으키는 자극을 적절히 주어 과민성을 제거하거나 약화시키는 탈감작법이 효과적이다. 이러한 자극을 주기 위해 사용하는 기법이 바로 IMS이다. IMS 치료법은 만성적인 연부조직의 통증에 대한 연구와 치료분야에서 세계적인 권위자인 캐나다의 Chan Gunn(첸 건) 박사에 의해 20년 전 창안되어 지금까지 발전해 왔다. 따라서 IMS는 침술의 발전된 형태와는 다른 것이다.

① IMS는 손상된 근육 내의 수축되고 짧아져 있는 특별한 병변을 직접적으로 도달하기 위해 니들을 사용한다. 긴장에 의해 만성적으로 수축되고 짧아진 근육은 신경병성 통증을 유발하며 신경이 지배하는 관절이나 근육, 그리고 인대와 같은 연부조직에 나쁜 영향을 준다. 통증을 일으키는 공통 요소는 '근육단축'이다. 따라서 이 단축된 근육이 풀어지면 통증도 사라진다.

② 마치 하루종일 일을 한 후 피곤한 상태(근육이 긴장되어 있는 상태)에서 팔굽혀펴기 등을 해주면 오히려 뭉친 근육이 풀리며 몸이 나른해지는 것처럼 니들 인젝터를 통해 니들을 통증이 있는 연부조직에 삽입하게 되면 주변 근육은 삽입된 니들을 최대한 조이게 된다. 이러한 작용을 통해 근육은 서서히 부드럽게 이완되어 통증완화의 효과를 보게 된다.

③ 찜질이 온도감지를 통한 신경반사의 효과이며 마사지가 촉감을 통한 신경반사의 효과인 것처럼 일반적으로 통증을 치료하려면 신경반사를 이용한다. 이러한 관점에서 볼 때 IMS 역시 일종의 신경반사를 이용한 치료법이다. 전기적 에너지, 기계적인 힘, 니들 삽입시 발생되는 유발손상전위 등과 같은 에너지를 가하거나 척수반사[5]와 중추신경계 반응을 유발해 치료와 재활을 증진시킨다.

㉑ 고질적인 허리통증에 시달린다면 아픈 허리 주위에 대한 IMS 시술과 더불어 두뇌에서 신경이 나가는 등 척추주변 조직을 시술하는 원리이다.

④ 고질적인 어깨와 무릎 통증, 허리통증, 테니스 엘보[6]는 물론이고 만성적인 두통도 치료가 가능하다.

⑤ 만성적인 연부조직의 통증은 수술 등으로는 근육의 단축과 초과민성을 치료할 수 없고 진통제는 일시적으로 통증을 가라앉히는 역할만 한다. 따라서 IMS는 모든 치료방법에 효과가 없는 경우에도 만성통증을 경감시키며 부작용이 적다.

⑥ IMS는 신경근병증 모델에 기초한 이론체계이며 의학적 검사와 진단 및 신경근병증의 이학적 검사[7]를 통해 질환을 치료한다.

---

4) 초과민성 : 신경이 자극에 대한 민감성이 예민해져 어떠한 물리적 원인 없이도 통증을 느끼게 되는 것이다.

5) 척수반사 : 자극을 받은 신경의 흥분은 척수로 전달되며 척수는 다시 신경에 자극을 전달하는 반사작용을 일으킨다.

6) 테니스 엘보 : 팔꿈치의 바깥쪽 튀어나온 부분에 압통이 생기거나 통증이 발생하는 증상이다.

7) 이학적 검사 : 환자에게 증상을 직접 물어보고 증상부위 등을 관찰하고 만져보는 것 등이다.

(4) 수지침

1) 수지침이란

동양의학에서는 고대로부터 사람에게 있어 민감한 감각을 가지며 필수적인 역할을 하는 손에 주요한 경혈이 존재한다고 생각해 왔다.

이러한 이론에 기초하여 사람의 다섯 손가락과 오장(간, 심장, 비장, 폐, 신장)과의 상응관계를 연구하면서 수지침에 의한 치료이론으로 발전시켰다.

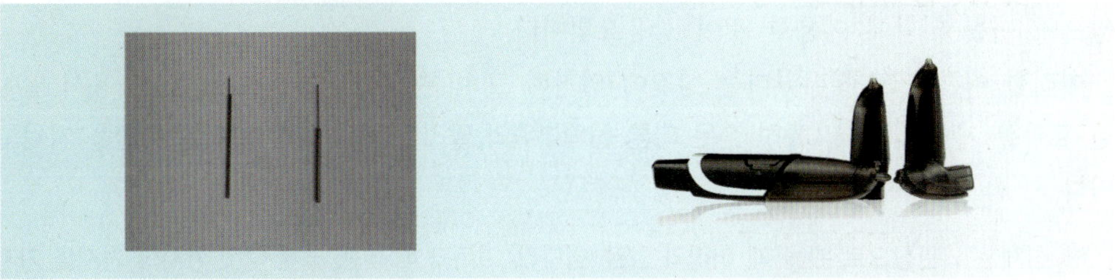

그림 7-62 • 수지침과 수지침용 연속식 자침기

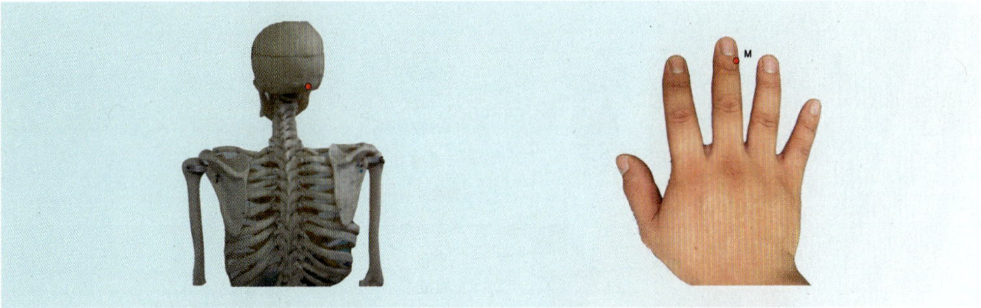

그림 7-63 • 후두부와 가운데 손가락(M지점) 부분의 상응관계

수지침 요법은 우리나라에서 개발되었기 때문에 고려수지침이라고 칭하고 줄여서 수지침이라고 한다. 특히 손의 상응부위에 가늘고 짧은 침을 1~2[mm] 자입한다고 해서 수지침이라 불린다(그림 7-62).

고려수지침의 창시자인 유태우 박사가 수지요법을 발견하게 된 계기는 1971년 무렵 어느 날 밤 갑자기 그림 7-63에 보이는 후두부지점에 심한 통증을 느껴 손의 가운뎃손가락을 인체의 머리 부분이라 가정한 후 가운뎃손가락 끝을 볼펜 끝으로 지압한 결과 머리가 맑아짐을 느낀 데서 창안한 것이다.

이와 같이 전신에 뻗어 있는 경락과 경혈의 기능이 역시 손에도 집중되어 있는 것을 알 수 있다. 따라서 몸에 이상이 있는 부위와 관련된 경혈을 지압하였을 경우 압통(눌렀을 때

통점)이 느껴지며 그 부위의 치료효과를 가져오는 것처럼 신체의 이상이 있는 부위와 상응하는 손의 특정부위를 찾아 자극을 해주면 몸의 이상이 바로잡혀지게 된다.

2) 상응 용법

우리가 아는 민간요법 중에 귀의 모습이 태아가 자궁 안에서 거꾸로 있는 모습과 닮았다 해서 그에 따라 혈을 잡아 귀에 침을 꽂는 이침 또 얼굴에 인체의 각 부분을 대응시켜 침을 놓는 요법이나 발에 인체의 각 부분을 대응시켜 만든 족침 등을 들어 보았을 것이다. 이와 같이 고대인들은 자연사물은 닮은 것들끼리 아주 밀접한 연관관계를 지니고 있다고 믿어 왔으며 이를 의학에 이용한 것이 상응요법이다.

이러한 이론은 모두 닮았다는 성질에 의거해 그 이론이 만들어졌지만 임상응용시 일정한 효과를 거두고 있다. 특히 손은 다른 신체부위와 달리 인체와 아주 흡사한 모습을 지니고 있다.

㉮ 신체는 외관상으로 봤을 때 머리와 양팔, 양다리, 그리고 배와 등 크게 다섯 가지의 가지를 가지고 있으며 손 역시 다섯 손가락이 있고 손등과 손바닥이 있다. 또한 고개가 앞뒤로 움직이고, 팔다리가 굽혀지고 펴지는 것처럼 손가락도 굽혀지고 펴지는 것 또한 매우 유사하다.

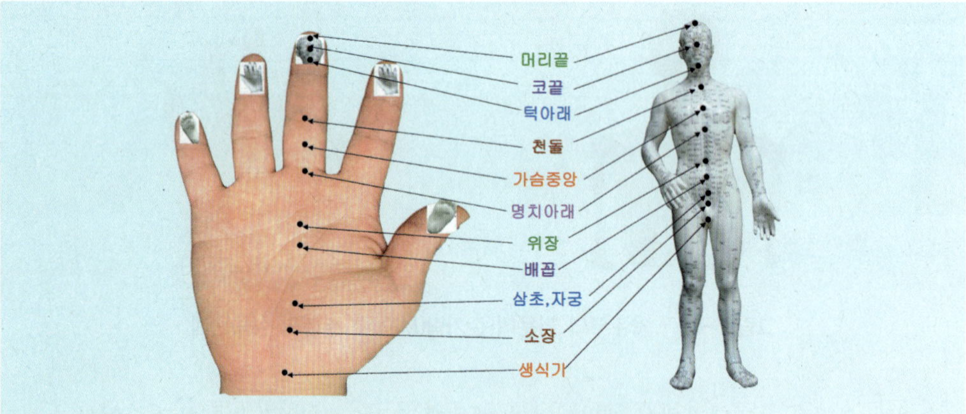

그림 7-64 • 손과 인체와의 상응관계

수지침요법은 '손은 인체의 축소판'이라는 원리를 이용, 인체에 나타나는 고통증상이나 병적현상을 해소시키는 방법이다. 손에는 전신에 해당되는 구역이 있어 이를 '상응부위'라고 한다. 즉 가운데손가락은 머리, 둘째손가락과 넷째손가락은 양쪽 손, 첫째와 다섯째 손가락은 양쪽 다리, 손바닥은 복부, 손등은 등 부위에 해당한다. 그림 7-64에서 보여주듯 손바닥의 특정한 지점은 인체의 특정부위와 장기와 상응관계를 가지고 있다.

질병이 있으면 상응하는 부위에서 압통 · 긴장 등의 반응이 나타나는데, 이 상응점에 수지침 또는 전자빔 등의 기구로 약한 자극을 주어 인체의 고통증상이나 질병을 치료한다. 손은 인체의 축소반응구역으로서 인체에 특정부위에 이상이 있을 때는 그와 상응하는 손 부위에 여러 가지 반응이 나타나는데 그중에서도 제일 많은 반응이 과민한 압통 반응이며 반응부위를 상응점이라 한다.

구체적인 고려수지요법이 생기기 이전부터 한의학에서도 수침이라 하여 손에 침을 놓는 침법이 있었지만 고려수지요법만큼 상응체계를 이용한 체계적인 이론이 정립되지는 않았다. 하지만 고려수지요법에서는 이 상응요법을 기본으로 해서 한의학의 경락의 개념을 접목시켜 독특한 치료체계를 구축하여 치료에 활용하고 있으며 좋은 효과를 거두고 있다.

3) 수지침의 장점

수지침요법의 장점은 다음과 같다.

① 그림 7-65와 같이 손부위의 치료점을 찾아서 약한 자극을 주므로 고통이 적으며 위험부담이 적고, 효과가 뛰어나다.

② 스스로 진단하여 치료할 수 있다.

③ 잘못된 위치를 선정하여 자극을 주어도 원하는 효과를 얻을 수 없을 뿐 부작용은 없다. 또한 시중에 사용되는 약의 독성이나 오남용에 대한 위험을 줄일 수 있다.

④ 손은 시술하기 쉬운 부위이며 간단한 지압만으로도 고통을 제거시키는 효과가 있으며 생활주변의 도구를 자극기구로 직접 응용할 수가 있기 때문에 대중요법으로도 우수하며, 응급처치가 쉽고 가능하며 효과가 우수하다.

⑤ 검사상에 나타나지 않은 질병치료에 우수하다. 여러 가지 간단한 질병, 신경성 질병들은 검사상에 나타나지 않으면서 고통을 느끼는 사람들이 대단히 많다. 이 고려수지요법은 신경성 질병, 검사시에 나타나지 않는 질병의 예방과 치료에 탁월한 효과가 있다.

특히, 수지침은 콜레라, 말라리아, 장티푸스 등과 같은 전염병이나 각종 성인병과 암질환의 통증해소, 퇴행성질환, 각종 근육통증에 대한 진통역할 등에 효과가 있으며 정서불안과 같이 불안정한 정신을 안정시키는 효과가 크다.

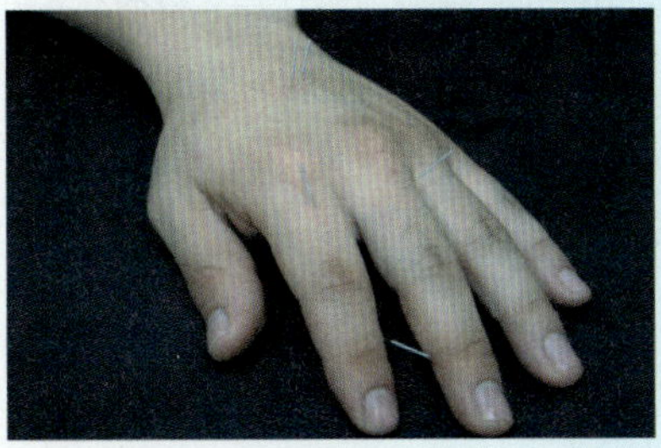

그림 7-65 • 수지침의 시술

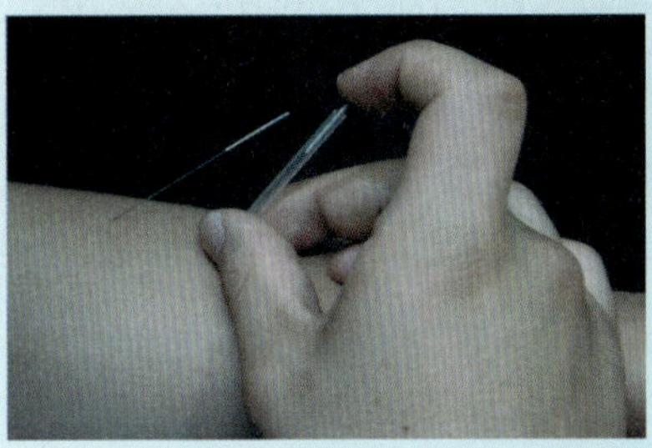

그림 7-66 • 침관을 이용한 침술

제 7 장

4. 침관을 이용한 시술

(1) 침관을 이용한 시술의 장점

보통 침을 삽입시 귀, 손바닥, 발바닥 등의 부위에는 1~2[mm] 정도의 깊이로 찌르며 얼굴, 손등, 발등 등의 부위에는 보통 2~5[mm] 정도의 깊이로 찌른다. 또한 팔이나 다리에는 보통 5~10[mm] 정도의 깊이로 찌르며 지방층이 두터운 엉덩이 부위에는 2~5[cm] 정도의 깊이로 찌른다(그림 7-66).

침을 꽂는 방법에는 시술자가 두 손가락으로 환자의 피부를 늘려서 그 부위에 자침하는 방법과 시술자의 두 손가락 사이에 환자의 피부를 쥐어짜는 것처럼 집고 그 손가락 사이에 낀 피부에 자침하는 방법 등이 있지만 가장 일반적으로 침관을 사용하는 방법으로서 침의 길이보다 조금 짧은 관을 경혈부위에 대고 관 안에 침을 넣어 관 밖으로 튀어나온 침병의 끝부분을 손가락으로 쳐서 자침하는 방법이다.

침관은 원통 또는 육각형의 금속관으로 굵기는 지름 약 3[mm] 정도이며 중심에 침의 침병이 통할 수 있도록 1.7[mm](내경)의 구멍이 뚫려 있다. 침관의 길이는 침보다 약 4[mm] 정도 짧은 것을 사용한다.

침관을 사용하는 이유는 초보자가 사용하는 데 용이하며 자침하는 데 통증을 적게 하기 때문이다. 사람이 아픔을 느끼는 것은 피부에 있는 통각수용체에서 자극을 받기 때문이다. 하지만 침관을 사용하면 피부를 순식간에 뚫어버리기 때문에 통각수용체를 자극할 만큼의 역치자극이 발생하지 않게 된다. 또한 주사바늘은 바늘 끝이 죽창 모양으로 피부를 찢고 들어가지만 침은 원추형 내지는 둥근 모양으로 피부를 밀고 들어가는 것도 통증을 완화시키는 역할을 한다.

침관은 환자의 공포심을 적게 하며 가느다란 침을 사용할 때 많이 사용하기 때문에 근래에는 침관에 의한 자침을 많이 한다.

(2) 침관을 이용한 시술의 단점

침관의 입구는 1.7[mm]의 내경을 갖는다. 침의 머리에 비유되는 침병의 외경이 1.2~1.5[mm] 내외인 것을 감안하며 이는 보통 실을 바늘에 꿰는 것보다는 훨씬 쉬울 것이다. 하지만 오랜 의술활동을 해온 노의사에게는 불편한 애로사항이 된다. 또한 한 번의 시술시 전통침술이나 수지침은 많은 양의 침을 환자에게 자입해야 한다. 따라서 일일이 침관에 침을 장착하는 것은 여간 번거로운 것이 아니며 이러한 시간의 낭비는 경제성에도 영향을 미치게 된다.

또 하나의 단점은 일반 장침의 시술시 침관은 사용하지 못한다. 따라서 이러한 경우 시술자가 직접 침체를 잡고 자입을 하기 쉬운데 이런 경우 피부 깊숙이 시술되는 장침의 특성상 시술자의 손에 묻은 세균 등이 그대로 환자의 신체로 전달되는 감염의 위험이 발생한다.

5. 니들 인젝터의 특징

(1) 연속식 자침기의 특징

연속식 자침기는 공이에 의해 침이 타격되는 속도가 매우 빠르다(그림 7-67). 끝이 원형인 침이 빠른 속도로 천피가 이루어지면 통각수용체가 자극을 받지 않기 때문에 천피시 환자는 거의 통증을 느끼지 못하게 된다. 또한 천피되는 동안 침이 외부에 노출되지 않으므로 환자의 공포감을 저하시킨다.

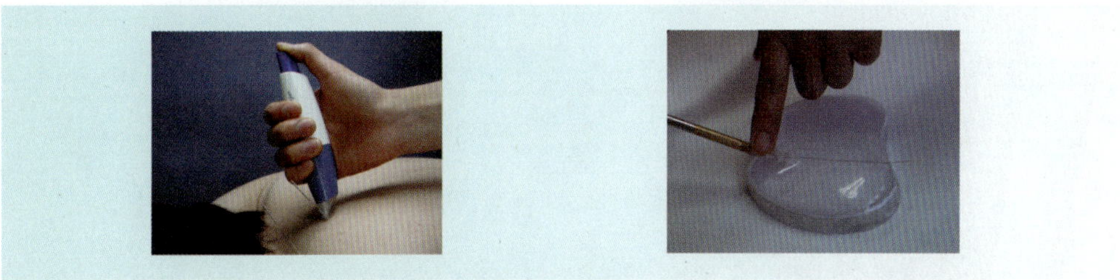

그림 7-67 • 연속식 자침기 시술과 플렉스어댑터를 사용한 자침기의 장침 시술

한 번에 50여 개 정도의 침을 카트리지에 털어 넣으면 그림 7-68은 자동으로 배열 및 장전이 이루어지기 때문에 시술시간이 대폭 단축되며 이것은 경제성으로 이어진다. 또한 한손으로 타격이 이루어지기 때문에 양손을 자유로이 사용할 수 있다.

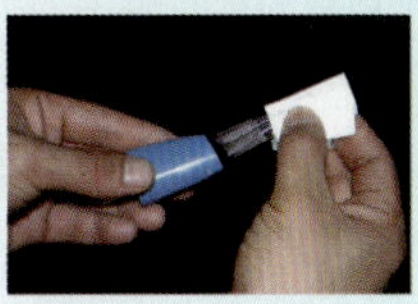

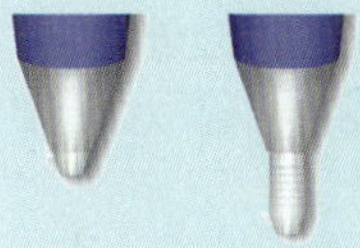

그림 7-68 • 연속식 자침기 카트리지 내 침의 무배열 입수　　그림 7-69 • 자입 깊이의 조절

카트리지 내부에 저장된 침들은 침첨이 바닥에 닿지 않으므로 시술자의 이동간이나 시술중에 침첨의 손상을 막아준다. 또한 천피 깊이를 조절할 수 있는 조절기(컨트롤 가이드)가 있어 자입시 1~5[mm]의 깊이 조절이 가능하다(그림 7-69).

또한 천피시 직접 환자의 환부와 접촉하기 때문에 연속식 자침기의 천피조절기는 쉽게 결합과 분리가 가능하도록 되어 있다. 이러한 특징은 환자와 환자 사이에 세균이나 병균이 전염되는 것을 막아준다.

(2) 자침기의 특징

그림 7-67에서 보듯이 침의 길이가 90[mm] 이상 정도 되는 침은 인체에 삽입되는 정도가 매우 깊다. 하지만 침관은 사용할 수 없으며 직선방향이 아닌 경사진 각도에서는 시술자의 자입하는 힘이 제대로 전달될 수 없다. 따라서 감염의 위험방지와 시술자의 효과적인 시술을 위해 그림 7-70에 보이는 플렉스 어댑터를 자침기에 결합한다.

플렉스 어댑터는 유연성 있는 재질을 사용하기 때문에 환부와 직선방향이 아닌 어떠한 각도에서도 시술자의 자입압력을 그대로 전달하며 이미 피하에 삽입된 바늘이 항상 일관성 있는 방향으로 삽입되도록 해준다.

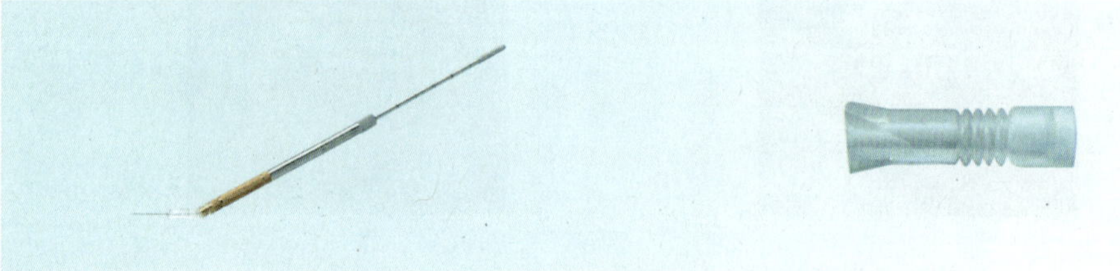

그림 7-70 • 플렉스 어댑터를 장착한 자침기와 플렉스 어댑터

자침기의 장점은 다음과 같다.

① 침의 장착과 탈착이 간편하며 시술 중에 침이 빠지지 않으면서도 시술자의 편의에 따라 침과의 분리가 자유롭기 때문에 전침치료와의 병행이 가능하다.
② 로드에 새겨진 눈금(10[mm] 간격)을 통하여 이미 삽입된 침의 자입 깊이를 쉽게 확인하면서 시술이 가능하다.
③ 모든 호침에 대해 사용이 가능하며 무균적 시술 및 시술시간의 단축의 이점이 있다.

(3) 무균적 시술의 중요성

침술위생에서 침술 전에 가운을 만지는 등의 행동을 했다면 침을 잡기 전에 반드시 손 세척이 이루어져야 한다. 또한 침은 환자의 피부에 삽입하기 전에는 반드시 멸균되어 있어야 한다. 특히 멸균된 침 포장을 제거하고 난 후 삽입에 앞서 침체와 침첨을 만지지 않아야 하고 시술자의 손뿐만 아니라 멸균되지 않은 기타의 물건 표면에 절대로 닿지 않도록 주의해야 한다.

니들 인젝터를 포함해서 침관 역시 각 환자에게 시술 전에 멸균되어야 하며, 같은 환자에게는 반복적으로 사용할 수 있지만, 다른 환자에게 사용할 때는 재멸균 또는 교체를 해야 한다. 즉 환자의 피부조직에 사용되는 대상물은 모두 소독돼야 한다.

특히 침은 멸균되거나 버려질 때는 반드시 격리되어야 하며 포장에서 개봉한 침은 사용 후 남더라도 폐기한다. 바닥이나 외부 대상물과 접촉한 침 역시 반드시 폐기해야 하며, 사용된 침을 폐기하기 위해 옮기는 도중에 떨어뜨려 간호사나 의사는 물론 일반인에게 접촉되지 않도록 주의해야 한다.

6. 니들 인젝터의 구조와 원리

니들 인젝터의 종류인 연속식 자침기와 자침기의 구조에 대해 설명한다.

(1) 연속식 자침기의 구조 및 원리

1) 연속식 자침기의 구성요소

연속식 자침기의 구조를 그림 7-71에 나타내었다. 연속식 자침기는 다른 의료기기에 비해 매우 단순한 구조를 갖는다. 그러나 무작위로 털어 넣은 수십 개의 침을 단 한 번에 정렬이 가능토록 하는 기능이며. 그 원리는 매우 독특하면서도 단순하여 의공학생들에게는 발명에 대한 신선한 자극이 될 것이다. 연속식 자침기는 자석의 자력을 이용한 것이다.

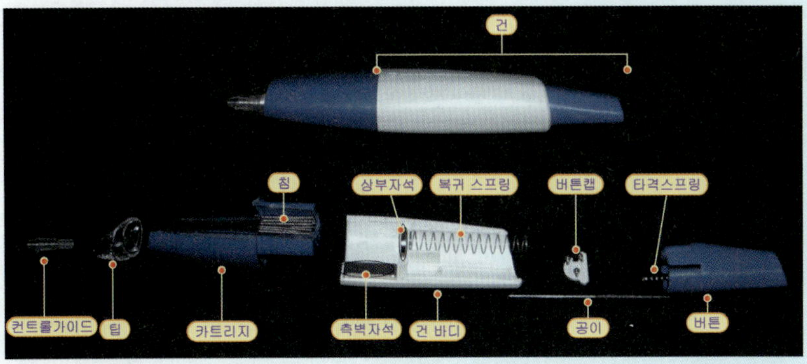

그림 7-71 • 연속식 자침기의 내부구조

2) 자력을 이용한 침의 자동정렬

두 개의 독립된 자석(원형자석과 막대자석)이 특정위치에 배치되면 그림 7-72와 같은 자력선이 형성된다. 막대자석과 원형자석이 맞닿는 부분에 자력선이 밀집되는 것을 확인할 수 있다.

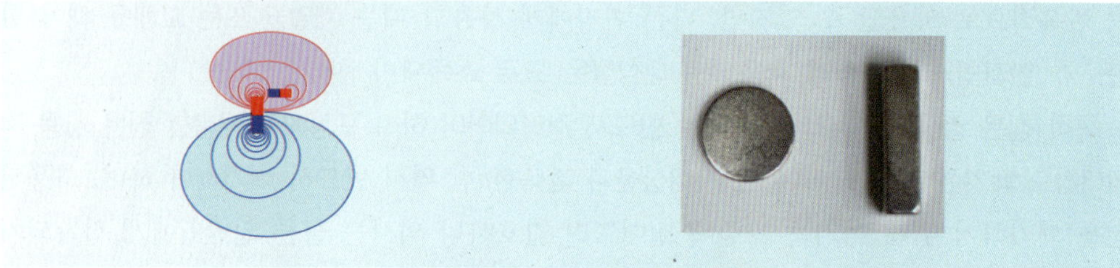

그림 7-72 • 원형자석과 막대자석이 발생시키는 자력선

그림 7-72에 나타낸 자력선의 밀집 부분은 그림 7-73에서와 같이 카트리지에 무배열 상태로 저장된 침들이 원형자석과 막대자석이 맞닿는 부분으로 자력을 발생하도록 유도한다.

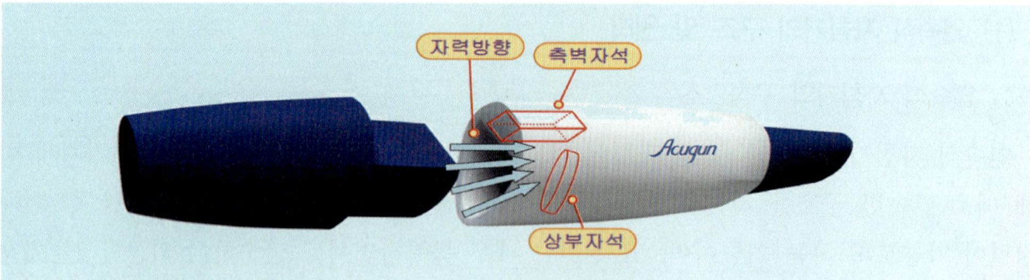

그림 7-73 • 카트리지에 저장된 침들이 받는 자력 방향

이러한 자력의 영향으로 침들은 그림 7-74와 같은 모양으로 카트리지 내의 슬롯에 자동적으로 정렬이 되며 마치 소총의 탄창처럼 하나의 홀 안의 침이 타격되면 바로 다음 침이 홀 안에 들어온다.

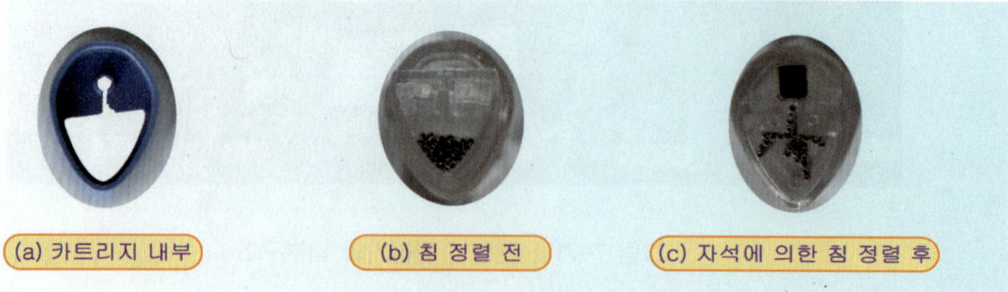

그림 7-74 • 자력에 의해 카트리지 내 침들이 슬롯에 정렬되는 과정

그림 7-75, 7-76은 슬롯에 정렬된 침이 타격되는 장면의 모식도이다. 공이는 그림 7-75의 그림처럼 슬롯의 홀에 장전된 침만을 타격한다.

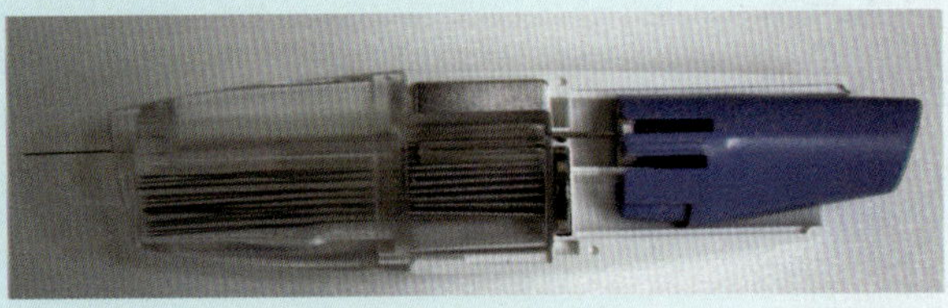

그림 7-75 • 카트리지에 정렬된 침

그림 7-76은 홀 안의 침이 타격될 때 홀 바로 위의 침은 걸림턱에 걸려 발사되는 침과 함께 끌려가는 것을 방지하는 것을 보여준다.

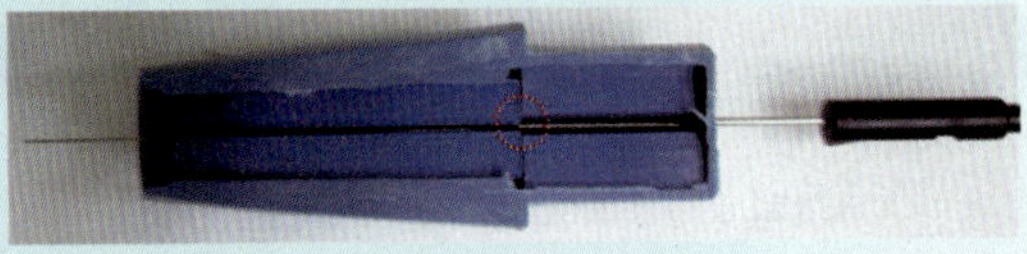

그림 7-76 • 타격되는 모식도와 카트리지의 단면 모습

제 7 장

3) 연속식 자침기의 타격방식

그림 7-77은 연속식 자침기의 타격부를 나타낸다. 설명을 쉽게 하기 위해 침이 자입되는 과정을 설명한다. 먼저 카트리지 내에 슬롯에 침이 장전되어 있는 상태에서 누름버튼을 누른다. 공이의 탄성편은 압축 턱에 의해 타격 스프링을 압축하게 되고 탄성편의 경사부가 압축 해제 턱의 위치까지 진행되면 탄성편은 안쪽으로 밀리게 되고 압축 턱으로부터 해방된다.

이때 공이는 압축된 타격 스프링의 힘에 의해 빠른 속도로 내려오면서 침을 타격하며 침은 순식간에 천피된다. 마지막으로 복귀 스프링은 타격이 이루어진 후 누름버튼을 원래의 위치로 복귀시킨다.

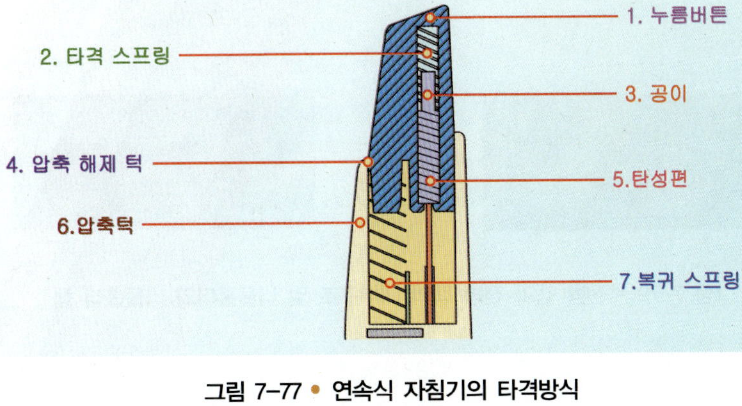

그림 7-77 • 연속식 자침기의 타격방식

(2) 자침기의 구조와 원리

1) 자침기의 구성요소

자침기의 구성요소를 그림 7-78에 나타내었다.

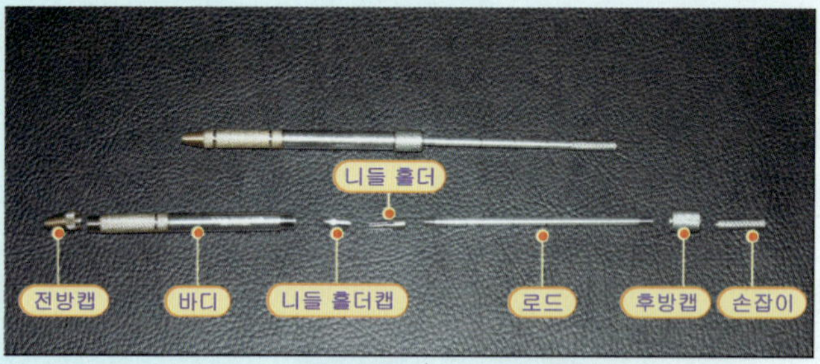

그림 7-78 • 자침기의 구성요소

2) 장착과 탈착

침의 장착과 탈착 등에 연관된 것은 그림 7-79에 보이는 전방 캡과 니들홀더 그리고 니들홀더 캡이다. 니들홀더는 4개의 절편으로 이루어져 니들홀더 캡에 의해 오른나사 방향으로 조이면 절편이 오므라들어 침병을 꽉 물게 되어 침의 장착이 이루어진다. 반대로 돌리면 오므라들었던 니들 홀더의 절편이 원래 상태로 회복되어 침과의 분리가 이루어진다. 이 동작과정을 통해 시술 중 기구를 분해하지 않고 외부에서 간편한 조작으로 침의 장착과 탈착이 이루어진다.

이러한 동작과정을 가능케 하기 위해 그림 7-74와 같이 니들홀더 캡 전반부는 육각형의 모양으로 되어 있고 전방 캡의 내부에도 니들홀더 캡의 육각부와 맞물릴 수 있는 육각형 모양의 홈이 생성되어 있다. 이것은 니들홀더 캡의 회전을 억제시켜 기구의 손잡이를 돌렸을 때 니들홀더가 조여지고 복원되는 동작을 가능케 한다.

그림 7-79 • 전방 캡과 전방 캡의 내부구조 및 니들홀더와 니들홀더 캡

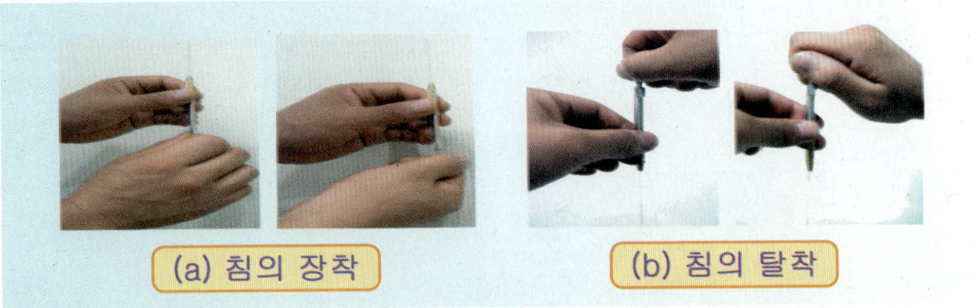

그림 7-80 • 침의 장착 및 탈착

그림 7-80(a)와 같이 손잡이를 시계방향으로 돌리면 니들홀더의 절편이 조여드는 작용을 통해 침이 장착된다.

탈착은 그 반대과정 그림 7-80(b)와 같이 손잡이를 반시계방향으로 돌리면 수축된 니들홀더의 절편이 벌어지면서 니들홀더와 침이 분리된다.

3) 니들 인젝터에 장착된 침의 위치변화

침은 니들홀더에 장착되지만 그림 7-81의 니들홀더는 로드와 연결된 일체형이기 때문에 로드의 움직임에 따라 침이 같이 움직이게 된다.

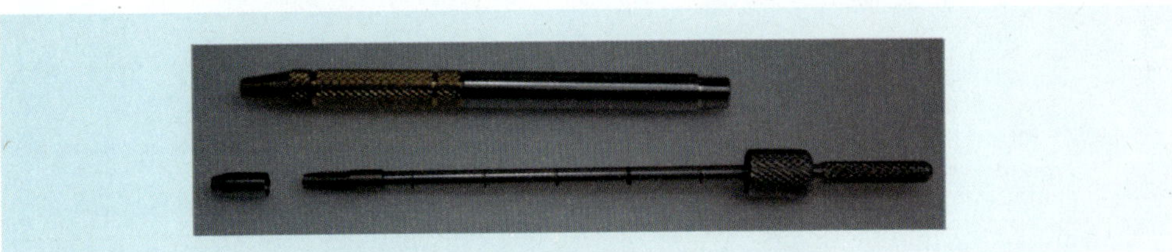

그림 7-81 • 니들홀더와 로드의 결합

따라서 그림 7-82의 손잡이를 통해 로드에 전달되는 압력은 그대로 침 끝에 전달되기 때문에 깊은 피하 내의 자입이 가능해진다. 로드와 바디 사이에는 아무런 저항이 없기 때문에 손잡이를 회전시 장착된 침 역시 회전이 이루어진다. 이러한 구조는 장착된 침이 상하 또는 회전 방향으로의 움직임을 가능하게 한다.

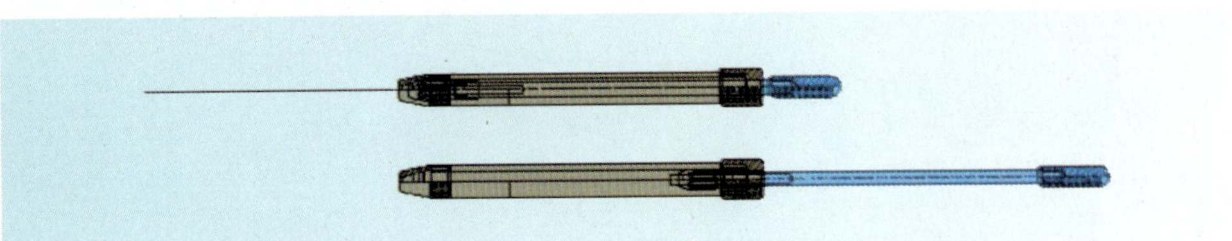

그림 7-82 • 로드의 움직임에 따른 장착된 침의 위치변화

제8장
마취 및 수술 관련 장비

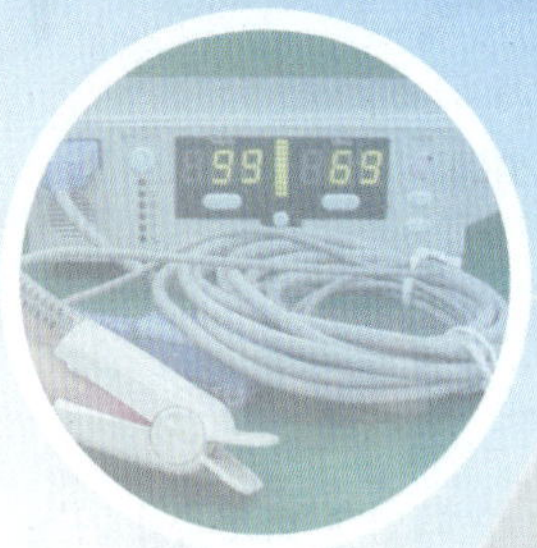

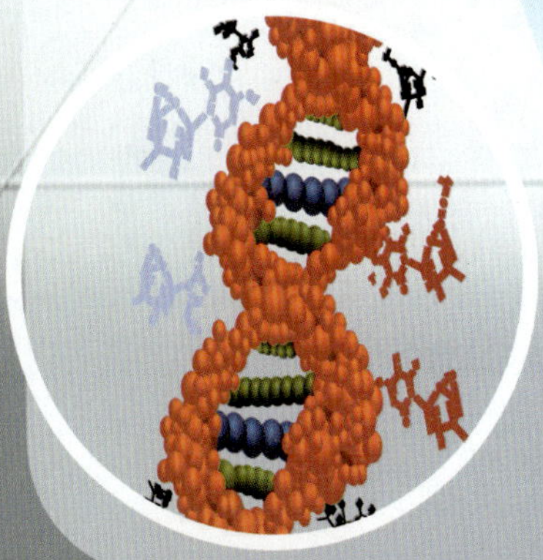

01 | 마 취

1. 마취기

마취기(Anesthetic gas machine : 애너스세틱 가스 머신)는 산소, 이산화질소, 압축공기를 이용하여 기화기의 휘발성 마취제를 적정 농도로 기화시킨 다음 환자의 호흡기를 통하여 흡입케 함으로써 마취하는 기기로 신경세포를 부풀려 본래의 기능을 억제시킨다. 원래의 고통은 있으나 대뇌에 고통정보를 주고받지 못해 감각을 느끼지 못한다.

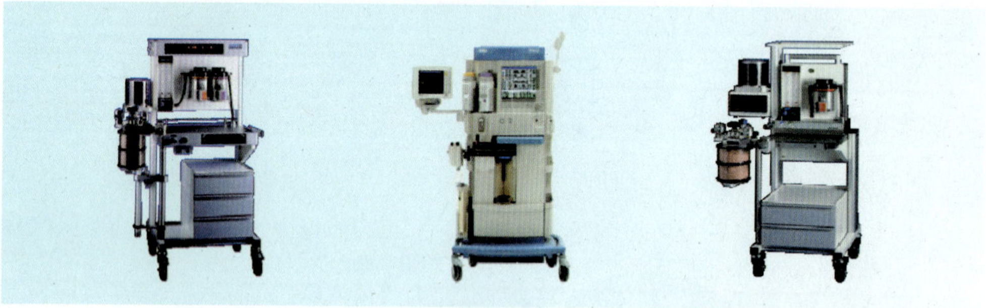

그림 8-1 • 마취기

2. 무통마취 시스템

무통마취 시스템(Nonpain anesthetic gas system : 논페인 애너스세틱 가스 시스템)은 국소마취를 할 때 마취 후에는 통증이 없지만 마취주사를 놓는 과정에서 무척 아픔을 느낀다. 이러한 과정에서 아픔을 느끼지 못하게 하기 위하여 정맥주사를 놓는 방법을 이용해 약제를 주입하게 되고 수면이 유도되어 통증을 느끼지 못하게 된다.

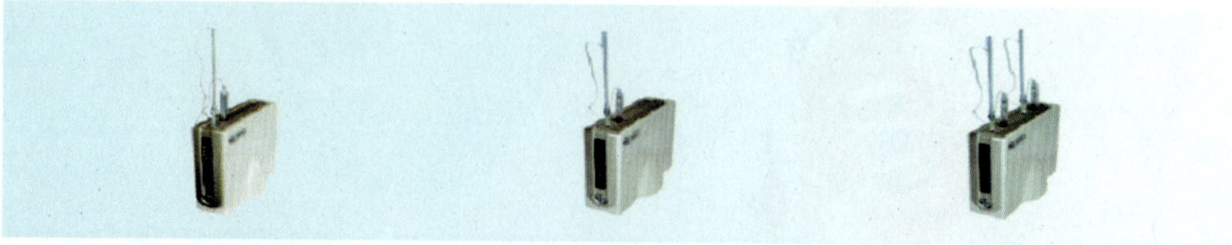

그림 8-2 • 무통마취 시스템

02 | 수 술

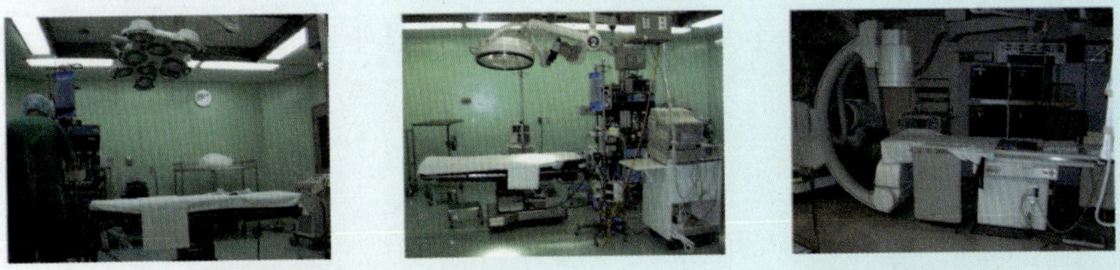

(a) 심혈관 수술실 조명 (b) 심혈관 확장수술실

그림 8-3 • 심혈관 수술실 조명 및 심혈관 확장수술실

1. 레이저 수술기

레이저 수술기(Laser surgery instrument : 레이저 서지리 인스트루먼트)에 쓰이는 탄산가스 레이저는 고출력, 고효율의 원적외선 레이저로 주 발진파장의 경우 10,600[nm]이나 9,600[nm]에서도 비교적 쉽게 발생하는 특성이 있다. 따라서 레이저에 사용되는 광학부품은 원적외선 영역에서는 투과 또는 반사특성이 좋아야 하며, 고출력 레이저용 광학에서는 열에 의한 손상을 주의하여 사용해야 한다. 또한 긴 파장을 가지고 있어 물을 0.3[nm]밖에 통과하지 못하고 흡수되어 버리는 특성을 지니고 있어 조직의 절단과 증기화에 이상적이므로 수술 후 통증이 적고 악성종양세포를 태워 없애는 데 적당하다. 물질의 가공이나 절단에는 강력한 레이저를 사용하지만 의료에서는 150[W] 이하의 기기만을 사용하고 있다.

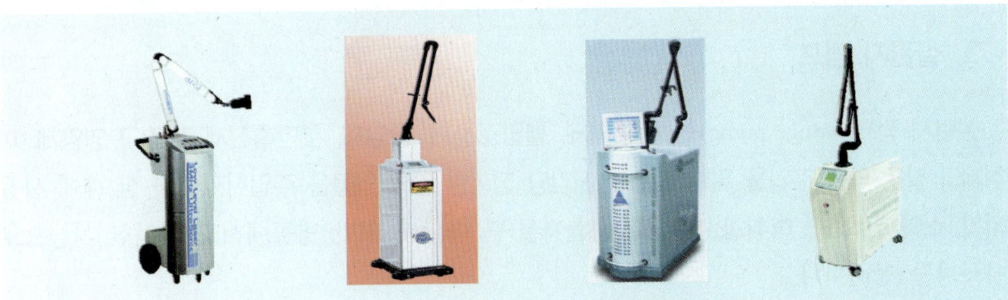

그림 8-4 • 레이저 수술기

Q-Switched Nd-yag Laser Unit(큐-스위치드 엔디-야그 레이저 유닛)는 1064[nm]와 532[nm] Dual Mode Laser(듀얼 모드 레이저)로 국산 ND-YAG로는 처음으로 1000[mJ](1064[nm]) 이상

제 8 장

의 Power(파워)를 개발해 각 병원에 공급되고 있는 기계이다. 정상조직에 손상을 줄이기 위하여 Top mode(탑 모드) 방식을 채택해 고른 Energy(에너지) 밀도를 조사하며 Pulse duration(펄스 듀레이션)이 8(nθ) 방식을 채택하여 시술시에 Laser(레이저)가 최상의 치료를 할 수 있도록 설계되었다. 또한 Spot diameter(스폿 디아미터)가 1~7[mm]까지 0.5[mm] 단위로 시술자가 조정할 수 있도록 만들어 사용상의 편리성과 Soft peel(소프트 필) 기능을 소장하고 있다.

2. 전기수술기

전기수술기(Electrosurgical unit)는 수술용 필수 장비로써, 외과적인 수술이 필요할 때 고주파를 이용하여 환자를 치료하는 장비로 외과(정형외과, 성형외과, 신경외과), 내과, 비뇨기과, 이비인후과, 산부인과, 가정의학과, 안과 등에서 사용 가능하다. 전기수술기(Arthrocare system : 알트로케어 시스템)는 생물의 세포조직에 고주파 전류를 사용하여 열효과를 최대로 이용함으로써 피부 또는 세포조직을 절개 및 응고하는 기기이다.

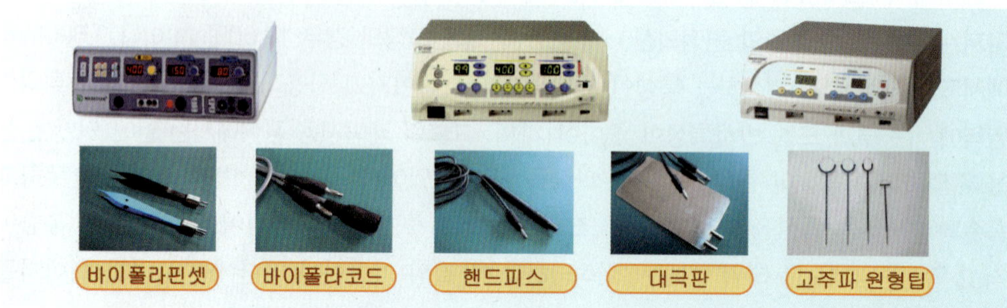

그림 8-5 • 전기수술기

3. 실린지 펌프

실린지 펌프(Syringe pump)는 승압약제, 혈압강하제, 항암제, 분만촉진제, 비경구 영양제, 마취제와 같은 약물 주입을 위한 펌프로 시간당 정확한 양의 약물을 주입시키고자 할 때에 사용되며 소아과, 외과, 마취과, 암치료, 중환자실 뿐 아니라 일반 병동에서도 다양한 기능으로 사용되는 장비이다.

그림 8-6 • 실린지 펌프

4. 고주파 수술기

레이저 수술은 여러 가지 장점을 가지고 있음에도 불구하고 '수술 후 심한 통증'이라는 치명적인 약점을 가지고 있기 때문에, 이러한 문제점을 개선하고자 최근에 개발된 수술 장비가 고주파 수술기(High frequency surgery instrument : 하이 프리퀀시 서지리 인스트루먼트)이다. 기존의 레이저 수술기와는 전혀 다른 방식의 이 고주파 수술기는 저온의 Radio frequency(라디오 프리퀀시) 에너지를 이용하여 주변조직에 대한 손상을 최소화하여 레이저 수술 후 발생하는 통증을 훨씬 줄일 수 있는 장점이 있다. 또한 기존의 전기 또는 레이저 수술기는 직접 조직표면에 400[°C] 이상의 고열을 가해 조직을 완전히 파괴시키고, 주변조직까지 태워 심한 통증을 일으키기 때문에 긴 회복시간이 요구되는 반면 고주파 수술기는 40~70[°C] 정도의 저온 RF 에너지로 조직을 제거하여 열침투와 조직의 손상이 거의 없어 환자에게 통증을 주지 않으므로 국소마취를 통해(폐렴 등 전신마취의 위험이 없다) 수술시간이 약 15분 정도로 짧고 수술시 출혈이 거의 없어 입원할 필요가 없으며 수술 후 회복이 빠른 장점이 있어 수술 후 바로 일상생활이 가능하다.

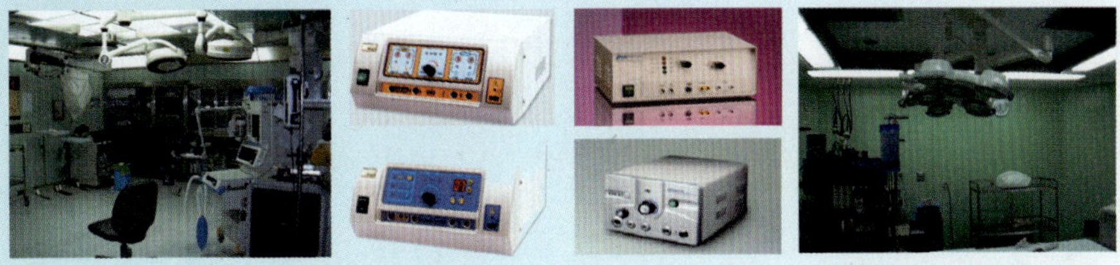

그림 8-7 • 고주파 수술기

제 8 장

제9장
물리치료장비 및 개인용구

01 | 재활물리치료
01 | 개인용구

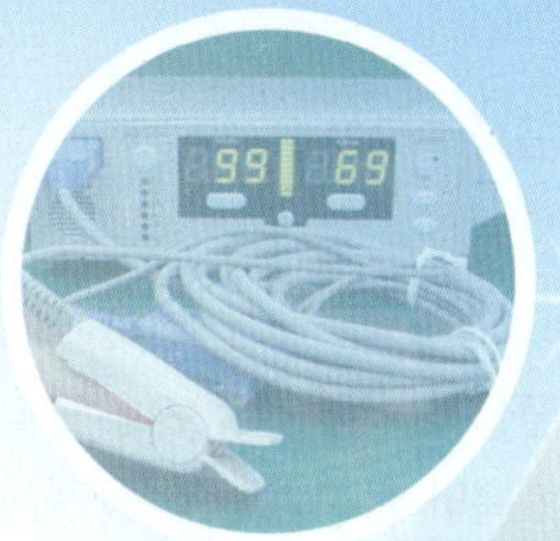

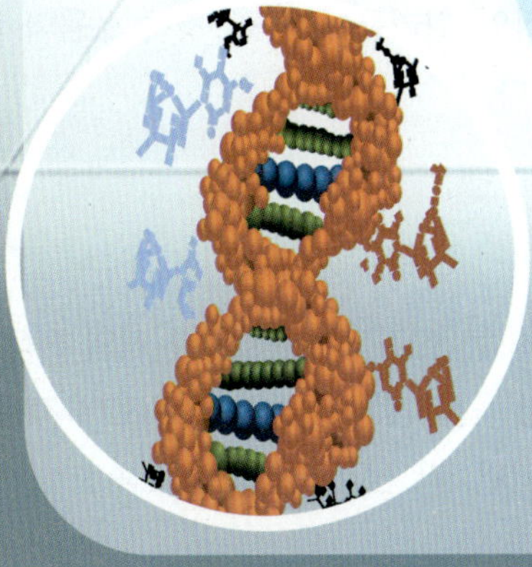

01 | 재활물리치료

1. 초음파 자극기

초음파는 본질적으로는 가청주파수 범위의 음파와 성질이 같으나, 주파수가 높아 파장이 짧기 때문에 상당히 강한 진동이 생기므로 보통의 소리에서는 볼 수 없는 성질을 나타낸다.

㉮ 그 진로가 방향성을 가지면서 짧은 펄스(Pulse)가 나오게 되는 것인데, 박쥐가 어두운 밤에 가느다란 물체까지 식별하는 것은 몸에서 초음파를 나오게 하여 장애물에 비추어 그 반사파를 감지하는 능력을 가졌기 때문이다.

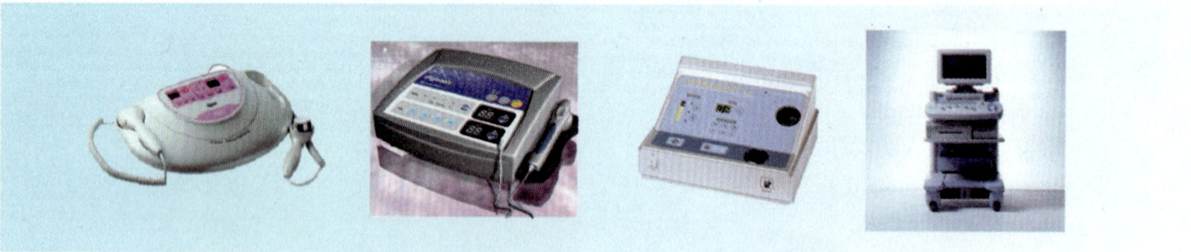

그림 9-1 • 초음파 자극기

또한, 수심을 측정하는 소나(Sound Navigation and Ranging(SONAR) : 사운드 내비게이션 앤드 레인징), 어군탐지기의 원리도 이것과 같으며, 물질에 의한 흡수도나 물질 중에서 전파속도의 차이를 측정하여 구조물 내의 손상을 찾아내는 초음파 탐상기(超音波探傷器)나 초음파 진단기 등도 초음파의 특징을 이용한 것이다.

또 주파수가 특히 높은 극초음파(極超音波)는 매질분자의 진동의 주파수와 같은 크기의 주파수를 가진 것이므로, 물체 속에서 초음파의 전파속도나 흡수되는 방향을 조사함으로써 분자의 회전이나 진동의 주파수 등, 물질구조를 해명하는 방법으로 사용되며 초음파의 또 다른 특징은 물질을 흔드는 힘이 강하다. 이러한 복합적인 원리를 이용한 것이 초음파 자극기(Ultrasound stimulator : 울트라사운드 스티뮬레이터)이다.

2. 전기자극기

전기자극기(Electric stimulator : 일렉트릭 스티뮬레이터)는 전기적인 신호를 인체의 특정부위에 인가함으로써 그 부위 및 관련 조직에 해당하는 신경 · 근육계통의 진단 및 치료에 적용할 수 있다. 신경 · 근육부위에 전기적인 자극을 가하게 되면, 각 신경의 운동단위(한 신경의 근육지배 범위)에 흥분이 전도되어 독립적으로 수축하게 되는데 이런 생리학적 특성을 이용하여 마비환자, 혹은 신경퇴행환자에게 지속적인 자극을 가하여 수축·이완 운동을 반복해 줌으로써 치료에 도움을 주는 장비이다. 전기자극기는 물리치료 장비뿐만 아니라 넓은 범위에서 응용되고 있는데 심장세동제거기, 인공심장의 페이스메이커 등의 치료용 장비와 말초신경의 경피자극, 운동 및 감각신경전도 속도와 같은 진단용으로도 사용되고 있다.

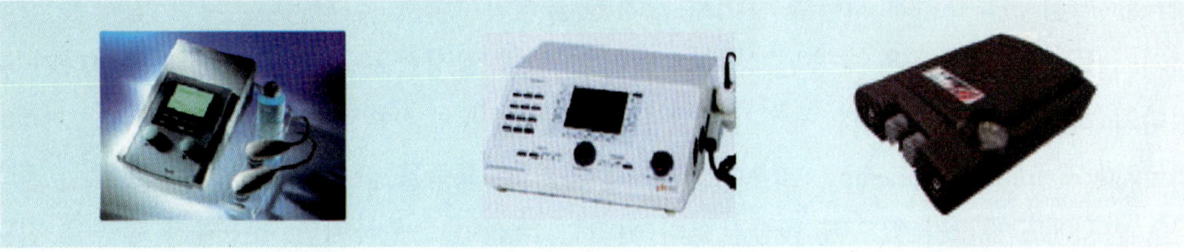

그림 9-2 • 전기자극기

3. 레이저 치료기

(1) He-Ne 레이저

He-Ne(헬륨-네온) 레이저는 중성원자인 헬륨 가스와 네온 가스의 혼합기체를 매질로 구성된 방전 여기방식을 사용하는 중성원자 기체 레이저이다. He-Ne 레이저는 3,381[nm], 1,154[nm], 1,804[nm]의 적외선과 633[nm], 612[nm], 594[nm], 544[nm]의 가시광선을 낼 수 있으며 633[nm]에서 수십[mW]의 안정된 연속출력을 얻을 수 있다. He-Ne 레이저는 단색성이 매우 높아 단색만을 사용하는데, 의료용으로는 붉은색인 633[nm]이 주로 사용되고 있다.

제 9 장

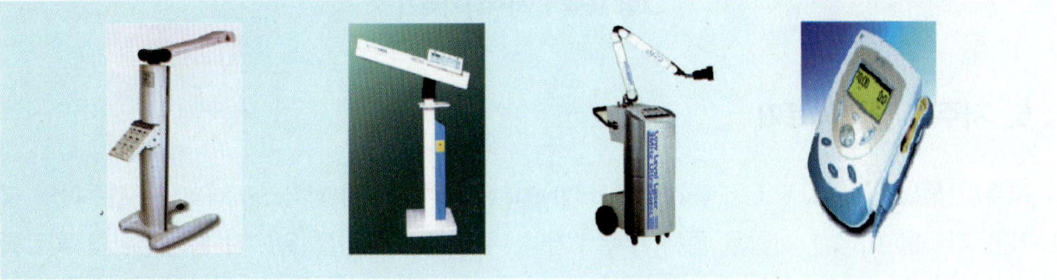

그림 9-3 • 레이저 치료기

(2) 레이저 치료기

다양한 파장의 레이저 광선을 피부조직의 손상 없이 조직에 침투시킬 수 있으며 마이크로프로세스에 의해 조절 가능하다. 다양한 형태의 조사기능이 있어 치료에 효과적이며, 스캐닝 크기 및 속도, 치료위치를 조작할 수 있는 특징이 있어 스캐닝 레이저, 포인터 프로브,

멀티다이오드 프로브의 레이저 치료(Laser treatment machine : 레이저 트리트먼트 머신) 방식이 가능하여 1인에게 3가지 방식의 레이저 치료 및 3인 동시 치료로 사용되고 있다.

4. 저주파 치료기

근육은 신경세포를 통한 전기자극으로 움직이게 되어 있는데 저주파 치료기는 이러한 전기자극을 직접 근육표면에 자극을 주어서 근육을 움직이게 하는 장치이다. 다만 일정한 양의 전기가 들어가면 근육은 수축된 상태로 있기 때문에 일정한 주파수로 자극을 주었다가 풀었다가 하기 때문에 저주파 치료기라 부른다(무산소운동과 같은 효과를 얻을 수 있다). 저주파 치료기(Low frequency therapy : 로우 프리퀀시 테라피)는 통증을 감소시키고 부수적으로는 골다공증 방지에도 효과가 있으며 통증감소의 원리는 의견이 분분하지만 저주파가 통증을 전달하는 신경의 근육섬유를 자극해서 통증전달을 차단한다는 설과 엔돌핀의 생성을 촉진시켜서 통증을 완화시킨다. 저주파가 칼슘이 빠져 나가는 것을 방해해서 골다공증 예방에도 효과가 있다.

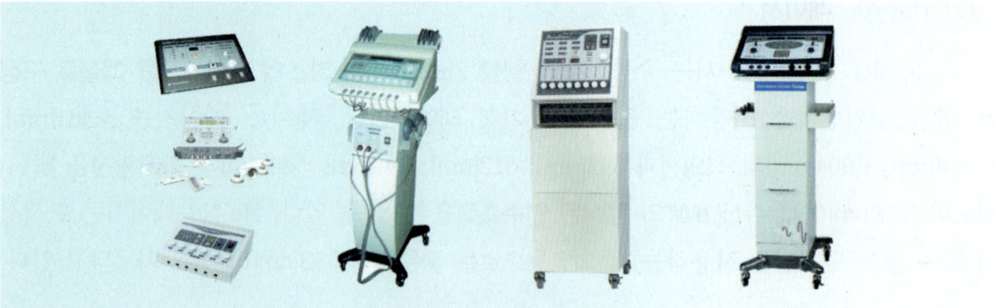

그림 9-4 • 저주파치료기

5. 저주파 물리치료기

저주파 물리치료기(Low frequency physics therapy : 로 프리퀀시 피직스 테라피)는 저주파의 부드러운 자극을 이용한 지압을 통해 주무르거나, 두드리는 효과를 일으켜 통증부위의 치료를 극대화할 수 있어 혈액과 임파액의 순환유지 및 촉진, 비정상적인 근경련의 감소, 근육을 구성하는 단백질 성분의 감소방지와 혈액순환 촉진, 신경전류의 안정작용과 비만을 해소해 주는 역할을 한다.

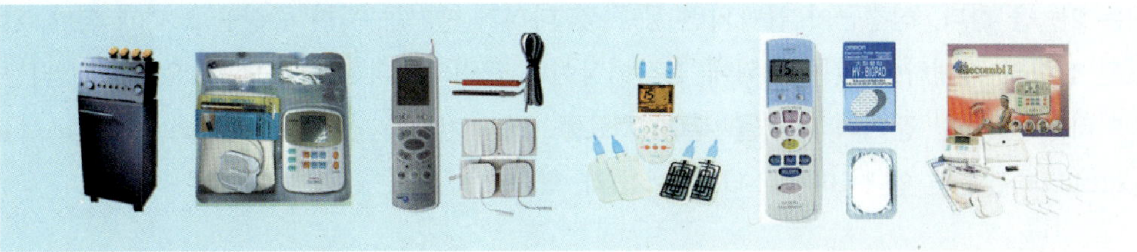

그림 9-5 • 저주파 물리치료기

6. 간섭파 치료기

간섭파 치료기(Interferent Current Therapy(ICT) : 인터퍼런셜 커런트 테라피)는 중주파를 사용하여 전류의 특성에 따라 생리학적 효과가 다르게 나타나는 방법을 이용한다. 간섭파 치료기의 치료방법에는 직류(평류)를 이용한 평류 통전치료가 있으며 이온도입법 등의 치료방법은 화학적 효과와 약간의 열적효과를 이용하는 치료이고, 또한 전류를 이용한 전기자극치료(EST), 경피신경자극(TENS), 고전압 평류자극(HVGS) 등의 치료방법이 있는데, 이는 역학적 효과를 이용한 치료법이며, 정전기를 이용한 Batraw(배트로 : 정신적 이상)식 자극도 이러한 역학적 효과를 이용한 치료법이다. 또한 중주파 전류를 이용한 간섭전류치료의 방법이 있는데 이는 역학적 효과 및 동통완화의 효과, 신경 밸런스 효과, 혈류증가 효과를 이용한 치료법이다. 또한 고주파 전류를 이용하여 심부조직에 열을 발생시키는 투열요법(Diathermy : 다이어서미) 치료가 있는데 이는 고주파 전류를 전기 에너지로 전환시키는 전환열을 이용한 치료이다.

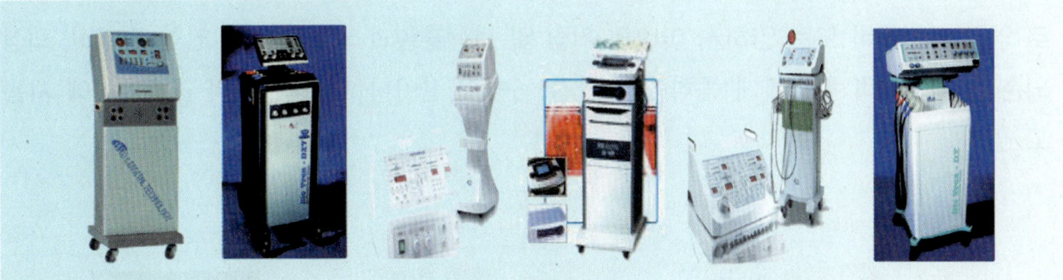

그림 9-6 • 저주파 치료기

7. 신경근요법기

요추골의 주요 기능 중 하나는 신경근을 보호하는 것으로 여기에서 일컫는 신경근이란 척수에서 많은 신경가지들이 다발을 형성하며 나오는데 이들 신경가지를 말하며, 이러한 신경다발들은 생긴 것이 마치 말꼬리와 같다 하여 마미신경이라고 한다. 이들 신경근들은 척추골 사이에 있는 추간공으로 나와 주로 허리, 하지, 생식기 및 항문들의 운동기능과 감각을 지배하는 기능을 한다. 신경근이 압박되면 통증 및 다리가 땡기는 듯한 증상을 느끼게 되며, 압박된 신경의 지배하에 있는 부위에 감각이상이나 근력약화와 같은 증상이 일어나게 되는데 이러한 증상을 전기적 자극을 주어 치료를 하는 기계를 신경근요법기(Function electrical stimulation : 펑션 일렉트리컬 스티뮬레이션)라 한다.

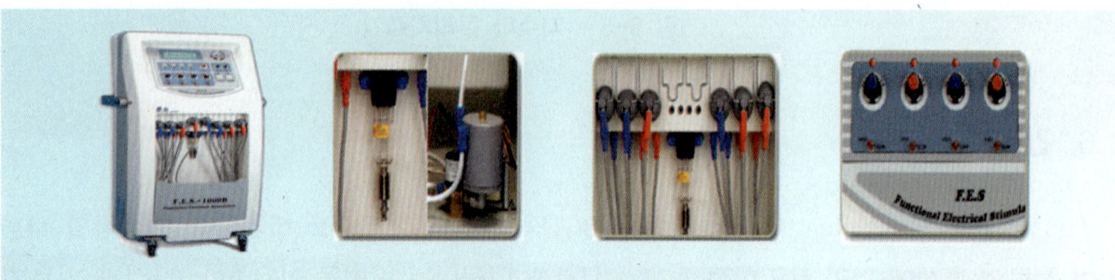

그림 9-7 • 신경근요법기

8. 신경근치료기

신경근치료기(Neuromuscular therapy : 뉴로머슬쿨러 테라피)는 인체에 정상적으로 흐르는 미세전류(한의학에서는 '기(氣)'라고 한다)를 자극하여 질병을 유발하는 손상전류를 정상전류로 바꾸어 줌으로써 세포의 회복을 촉진시키고 스트레스와 관련된 호르몬의 이상을 바로잡아 주는데 탁월한 효과를 발휘하는 치료기이다.

또한 중풍이나 사고 등으로 인한 상하지마비 치료에 최고의 효과를 가지고 있으며 임상에서 요통 및 좌골신경통 등의 제통증에 탁월한 효과를 증명하고 있는 기기로 척추손상으로 인한 사지마비 또는 양하지 마비의 기립 및 보행훈련과 뇌졸중으로 인한 편마비, 외상성 뇌손상, 뇌성마비 환자에게 족하수의 방지, 수근관절이나 완관절 등의 근력개선에 사용되고 있다.

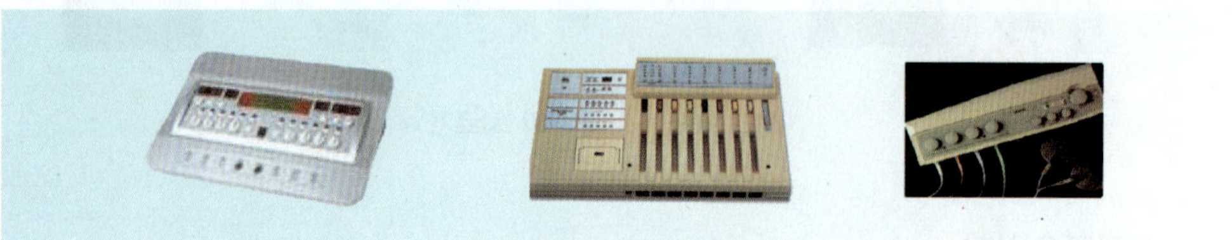

그림 9-8 • 신경근치료기

9. 공기압치료기

신체 내의 모든 기능은 혈액과 임파액의 원활한 순환작용에 의하여 영위되는 것이기 때문에 공기압치료기(External compression therapy system : 익스터널 컴프레션 테라피 시스템)는 6단계의 순차적인 공기압으로 팽창과 수축을 반복하여 방애부분의 팔, 다리 임파액의 순환을 촉진시키거나 근조직의 압력을 증가시켜 환자의 팔, 다리의 부종, 통증 및 질병으로 인한 기능을 회복시키는 데 효과를 준다.

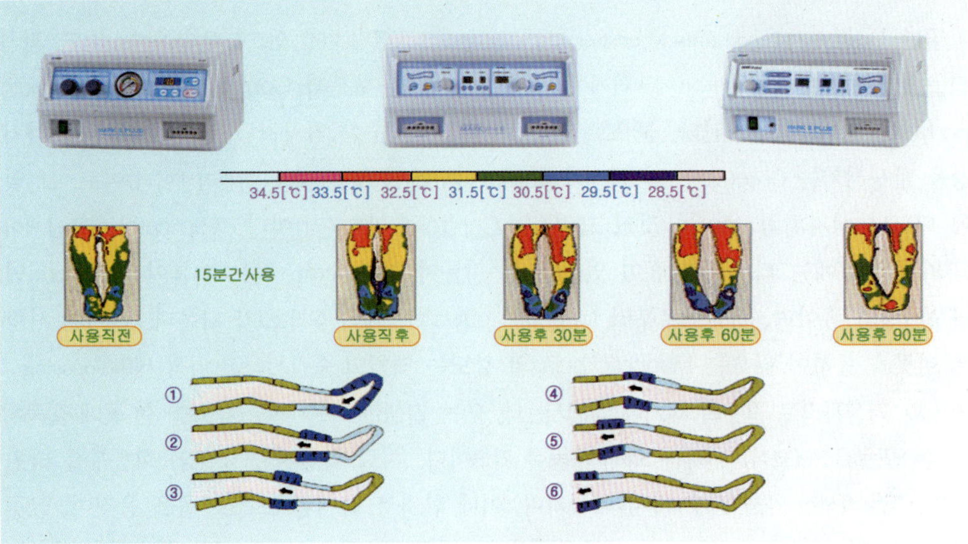

그림 9-9 • 공기압치료기

10. 추나 테이블

추나 요법은 오랫동안 올바르지 않은 자세로 생활하게 되면 척추와 골반이 비뚤어지게 되는데 인체의 근육이나 뼈, 관절들이 정상 위치에서 벗어나 비뚤어지게 되면 뼈를 둘러싸고 있는 혈관이나 인대 근육, 신경 등이 붓게 되어 순환이 되지 않아 통증을 일으키게 되고 디스크가 한쪽으로 밀려나오면서 주위 신경을 압박하여 디스크 등의 여러 가지 척추질환이 유발된다. 추나 요법은 이러한 비정상적인 뼈와 관절, 근육 등을 밀고, 당겨 교정하여 정상위치로 환원케 하는 견인 치료법이다. 이 추나 요법과 기중기의 원리를 이용하여 적은 힘으로 큰 힘을 발생시키는 카이프랙틱의 원리를 결합시켜 뼈를 비롯한 관절과 근육의 이상은 물론이고 경락과 기혈의 소통을 원활하게 해주는 종합치료장비이다. 추나 테이블(chiro table : 카이로 테이블)

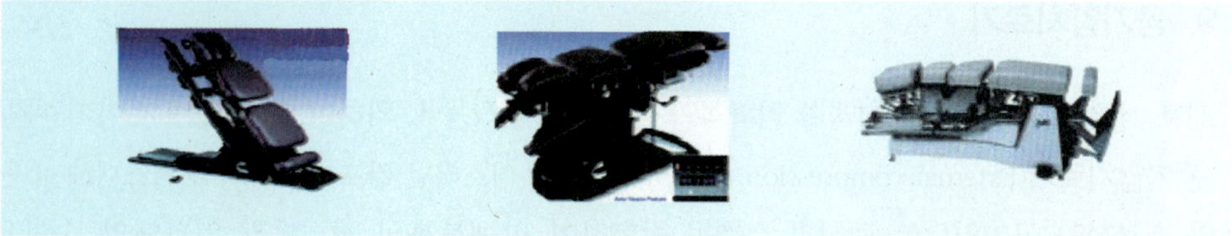

그림 9-10 • 추나 테이블

11. 골반근육강화기

골반근육강화기(Pelvic muscle enstrengthening system : 펠빅 머셜 언스트랭커닝 시스템)는 자기장을 발생시키는 Applicator(애플리케이터) – Chair(체어) 부분과 Controller(컨트롤러) – Main Body(메인 바디)로 구성된다. 눈으로 언뜻 보기에는 단순한 의자처럼 생긴 부분이 곧 자기장을 발생시키는 Core(코어) 및 핵심부품으로 이루어진 Applicator(애플리케이터)이고, 그 옆에 네모난 상자처럼 보이는 것이 제어부인 Controller(컨트롤러)이다. Applicator(애플리케이터)의 중앙부에는 타원형의 홈이 있는데 큰 지름이 약 20[cm], 작은 지름이 약 10[cm]인 타우너형의 홈이며, 이곳으로부터 Magnetic pulus(마그네틱 플러스)가 나온다. 특이할 사항은 이곳을 통하여 나오는 Magnetic pulus의 강도는 타원의 중간지점이 가장 세며(Focusing : 포커싱) 가장자리로 갈수록 세기가 약해지는데, 이는 발생한 Magnetic pulus를 한 곳에 집중시킬 수 있는 Core(코어) 설계에 의해 가능한 기술이다. 치료시 환자는(요실금) 회음부를 타원형의 중간(자석이 가장 센 곳)에 위치시키며, 이때 환자로 하여금 스스로 몸을 움직여, 그곳에 회음부를 위치시키도록 반드시 주문해야 한다. Controller(컨트롤러)는 치료시간, 치료주파수, 치료횟수 등을 입력한 특별한 Card(카드)를 통해 작동되는데, 이는 장비의 오용·과용을 막기 위함이다. 이 Card(카드)에는 상기한 치료 Protocols(프로토콜)가 모두 입력되어 있어서 적응 중에 맞는 카드를 선택하여 Controller(컨트롤러)에 꽂기만 하면 작동준비는 완료된다. Controller 앞면에 부착되어 있는 LED 패널에 작동순서가 Display(디스플레이)되며, 그대로 따라하기만 하면 된다.

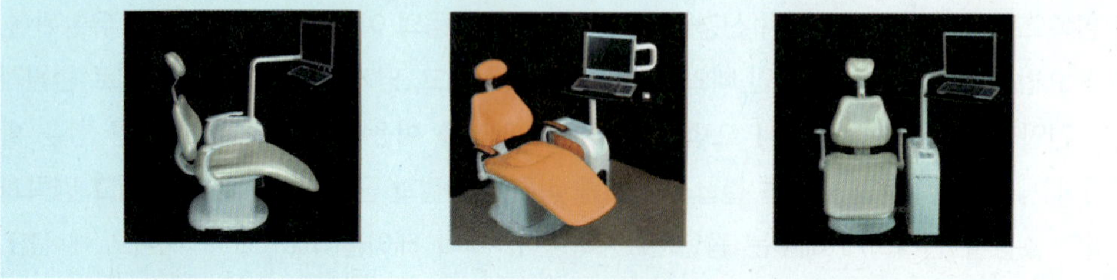

그림 9-11 • 골반근육강화기

12. 롤링베드

롤링베드(Rolling bed : 롤링베드)는 수평 · 수직운동을 추가하여 지압효과와 마사지 효과를 동시에 일으켜 치료효과를 극대화할 수 있도록 베드형으로 설계된 장비로 온열기능과 신체부위에 따라 부위를 조절할 수 있는 기능 등이 있다.

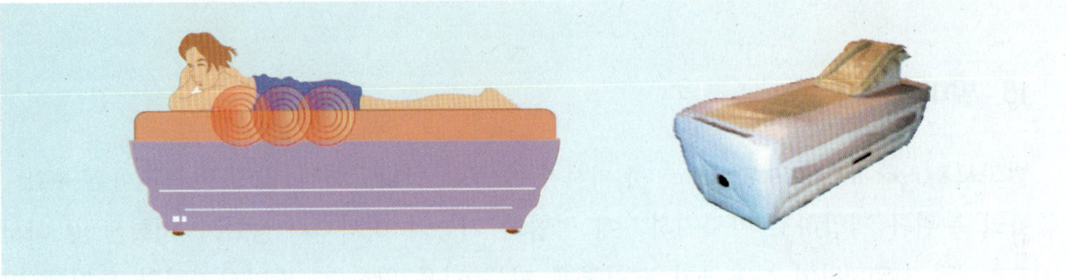

그림 9–12 • 롤링베드

13. 골반교정기

골반교정기(Pelvic proofreading system : 펄빅 프루프리딩 시스템)는 압력센서와 빛 감지센서가 장착되어 있어 체형에 맞는 힙사이즈를 감지하여 에어 주입량을 자동 조절하여 체형 및 힙사이즈에 관계없이 일정한 공기압으로 골반운동이 진행되어 엉덩이 및 하체비만, 요실금, 허벅지사이가 벌어진 'O'자형 다리, 요통, 생리통 및 생리불순, 하복부 비만에 개선을 준다.

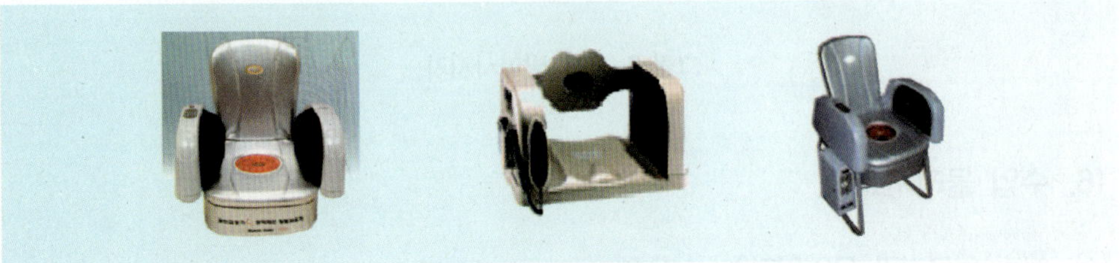

그림 9–13 • 골반교정기

14. 운동치료기

요추디스크, 좌골신경통, 만성요통, 직립형요추, 측만증, 요부염좌, 요추변위성을 재활이나 치료하기 위한 기기이다.

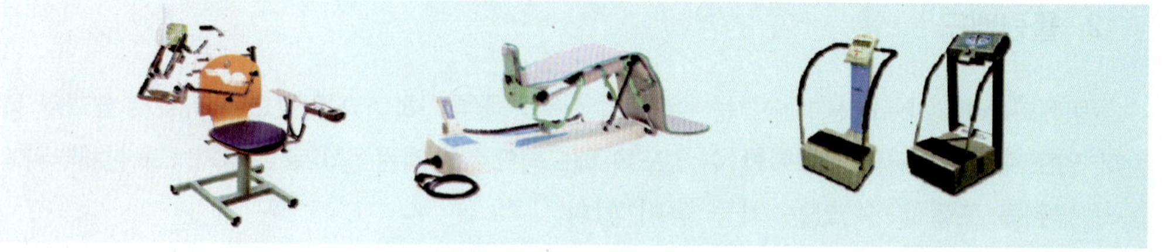

그림 9-14 • 운동치료기

15. 발마사지기

발마사지(Foot massage machine : 풋 마사지 머신)란 발바닥이나 발의 반사구(아픈 부위) 및 종아리 부위를 지압하고 마사지하기에 적합한 기능과 마사지시 정회전, 역회전 및 마사지 강도조절을 자동화하여 사용하기 편리하게 만든 것을 말한다. 발마사지기의 특징은 발의 반사구에 적당한 자극을 주거나 만지거나 하는 동작을 통해 신경반사 작용과 혈액순환 원리를 이용하여 직접 그 장기와 관련된 부위에 자극을 주는 것으로 각 기관과 장기의 정상적인 기능을 회복시키거나 기분이 좋아지고 긴장이 풀리며 전신의 통증이나 피로가 제거되어 건강을 증진시킬 뿐 아니라 질병의 치료 및 회복에도 도움을 준다.

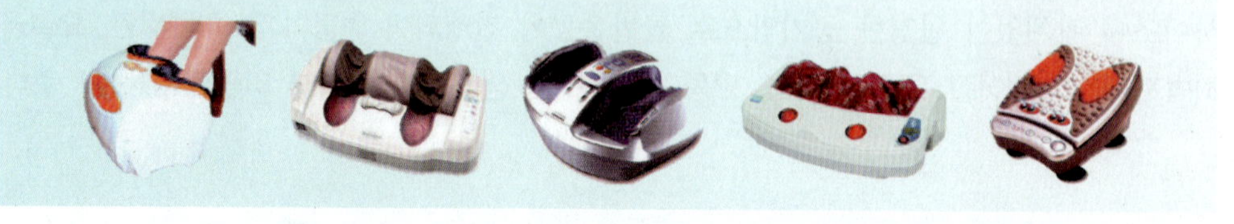

그림 9-15 • 발마사지기

16. 수압 물리치료기

(1) 수(水)치료기란 무엇인가?

1) 건식타입의 수치료기

물에 의한 인체의 통증치료(Pain reduction : 페인 리덕션)에는 물이 직접 몸에 닿고 수압 마사지를 받을 수 있는 습식타입(Moist type : 모이스트 타입)의 수치료기와 물이 직접 몸에 닿지 않고도 수압을 통해 마사지 받을 수 있는 건식타입(Dry type : 드라이 타입)의 두 가지 방법이 있다. 최근 수치료의 새로운 효과 및 저자극성의 탁월함이 입증되면서 많은 관심이 증폭되고 있다.

건식타입의 수치료기(Dry hydro-therapeutic equipment : 드라이 하이드로 테라피틱 이큅먼드)란 방수매트 위에 누운 사용자의 신체 각 부위에 일정 수압의 물을 골고루 분사시켜 지압효과로 인한 혈액순환 및 신진대사를 촉진시킬 수 있도록 분사유닛의 위치를 선택적으로 조정할 수 있도록 한 수압을 이용한 치료기이다. 거동이 불편한 신체장애인 또는 환자 등이 방수매트 위에 누운 상태에서 방수매트 하부에 수압을 토출시키는 펌프 구동에 의해 소정의 수압을 제공하는 분사유닛의 위치를 자동으로 조작하여 사용이 편리하다.

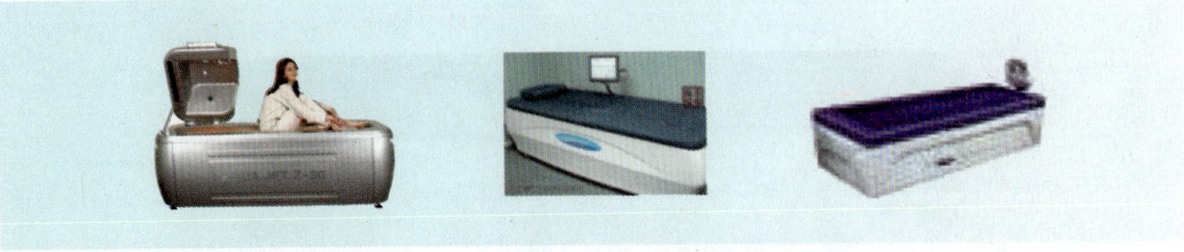

그림 9-16 • 국내 건식타입 수치료기

(수압 물리치료기 : Hydro-Therapeutic Equipment : 하이드로 테라피틱 이퀴프먼트)

① 건식타입의 수치료기 기술 : 인체 혈관의 혈액 이송시 신체의 각종 노폐물이 혈류 흐름을 저해하는 요소로 작용하게 되어 혈액순환을 방해하며, 이로 인해 혈액순환이 양호하지 못할 경우 각종 신진대사가 원활하지 못할 뿐만 아니라 각 신체부위의 통증을 유발시키는 문제점이 있었다. 환자의 혈액순환을 촉진시키도록 물리치료 받거나 지압 등의 의료행위를 받고자 하는 경우 환자의 이동 및 도움을 받아야 하는 불편함을 최소화 시키고 언제 어디서나 쉽게 사용할 수 있는 치료기이다.

② 건식타입의 수치료기 용도 : 수압을 이용한 물리치료 및 피부미용, 비만관리 등에 폭 넓게 사용되는 건식수압 마사지기이다.

③ 건식타입의 수치료기 특징 : 혈액순환, 빠른 신진대사 촉진, 신체적/정신적 이완작용, 신속하고 효과적인 스트레스 해소능력, 간편한 피부 및 비만관리 등에 적용된다.

④ 건식타입의 수치료기 각부의 명칭

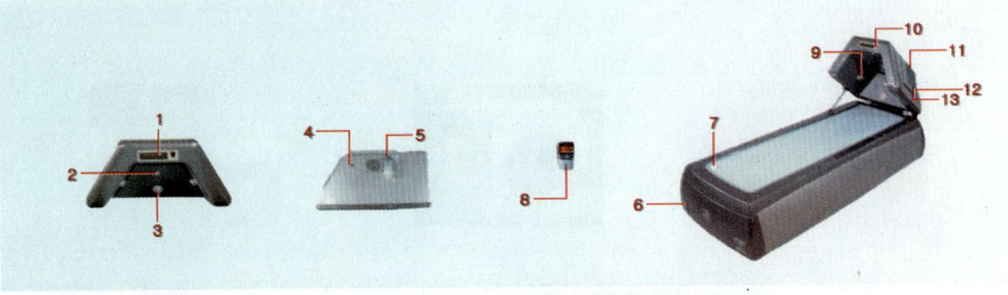

① CD-ROM : 미디어재생용
② 산소배출구 : 산소가 배출되는 토출구
③ 컬러테라피 : 컬러 LED 장착
④ 전원버튼 : 메인전원버튼
⑤ 아로마테라피 : 아로마 오일이 들어 있는 용기
⑥ 냉각팬 : 온도상승시 가동하여 열기를 식히는 팬
⑦ 공기밸브 : 물과 공기를 넣고 빼는 밸브
⑧ 리모콘 : 무선 리모콘
⑨ 스피커 : 미디어가 재생되는 스피커
⑩ 리모콘 수신부
⑪ 조작부 : 터치스크린 방식의 조작부
⑫ 헤드제어버튼 : 헤드를 자동으로 여닫을 때 사용하는 버튼
⑬ 모니터 전원버튼

그림 9-17 • 건식타입의 수치료기 각부의 명칭

⑤ 건식타입 수치료기의 물기둥 : Rotational vibration injection(로테이셔널 바이브레이션 인젝션) 방식을 채용함으로써 스포츠 마사지에 가장 근접한 방식을 구현하여 짧은 시간 내에 마사지 효과를 극대화시켜 준다.

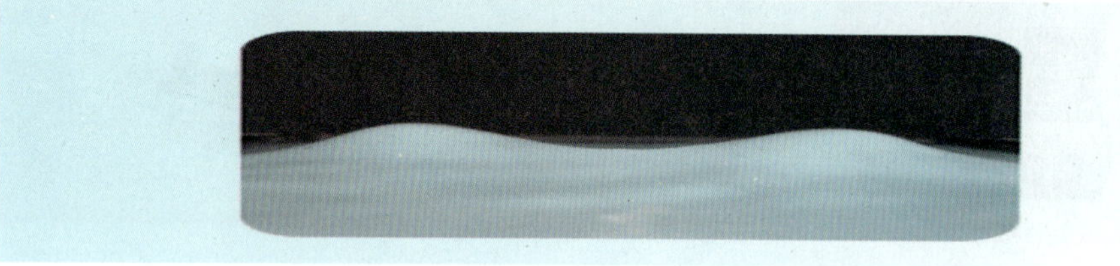

그림 9-18 • 건식타입 수치료기의 물기둥

2) 습식타입의 수치료기

습식타입(Moist type : 모이스트 타입)의 수치료기(Hydro-therapeutic equipment : 하이드로-테라피틱 이큅먼트)는 신체부위별 마사지 젯을 사용하여 신체 각부 구석구석까지 수압마사지 치료를 받을 수 있는 스파(Spa) 시스템으로서 정수, 입욕, 살균, 세정, 온열 등의 기능을 특징으로 하며 다음과 같다.

① 다단계 여과정수 시스템이며, 고효율 히팅 시스템이다.
② 필터에 의한 물의 욕조 내 유입 전 정수장치이다.
③ 필터에 의한 욕조 내 물에 대한 지속적 정수장치이다.
④ 살균정수 시스템으로 오랜 기간 쾌적한 입욕이 가능하다.
⑤ 물 속 이온들에 의한 살균 시스템이 있다.
⑥ 오존발생장치에 의한 오존의 오염물질 지속적 중화작용을 한다.

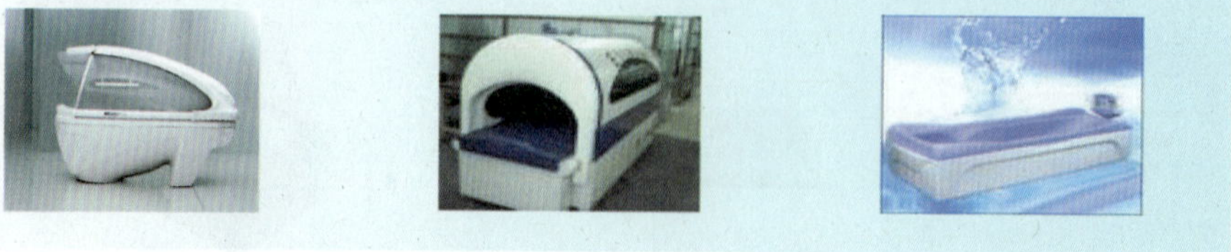

그림 9-19 • 국외 습식타입 수치료기

(2) 건식타입 수치료기 기술 내용 및 범위

국외의 경우 선진국(독일, 미국, 일본)에서 이미 20년 전에 수치료기가 출시되어 시장의 활성화를 이끌고 있다.

표 9-1 • 국내외 건식타입 수치료기 기술에 대한 비교

품 명	Aqua-jet(아쿠아 젯)(국산)	Hydro-jet(하이드로 젯)(독일)	Aqua-pt(아쿠아-pt)(미국)
관련사진	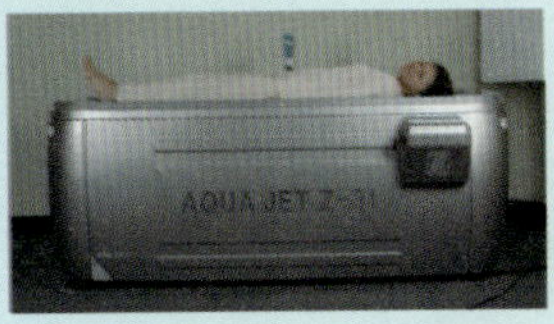	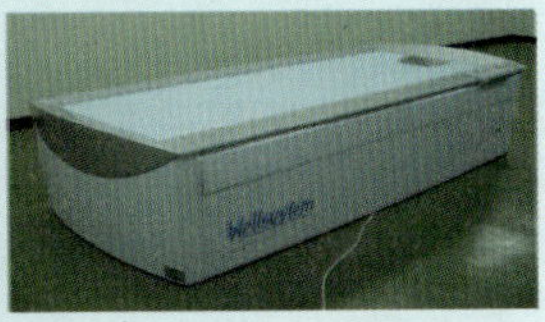	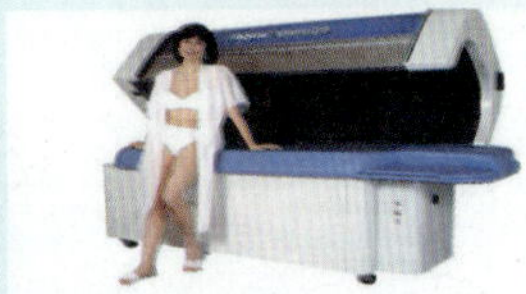
제어방식	터치스크린 방식	수동버튼 방식	수동버튼 방식
멀티 미디어 기능	음악치료 및 PC의 모든 기능을 가지고 있다.	없음	없음
산소 발생기	순도 90[%] 이상의 산소를 배출하는 산소발생기 장착	없음	없음
분사방식	2[Way] 및 3[Wat] 진동 겸용 회전분사 방식으로 스포츠 마사지에 가장 근접한 방식을 구현한다.	갈 지(之)자로 지그재그로 움직이는 방식이다.	일자로 움직이는 단순한 방식이다.
	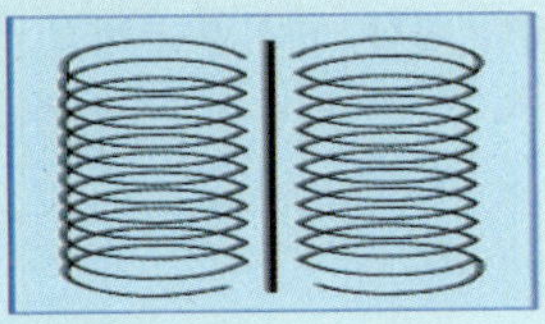	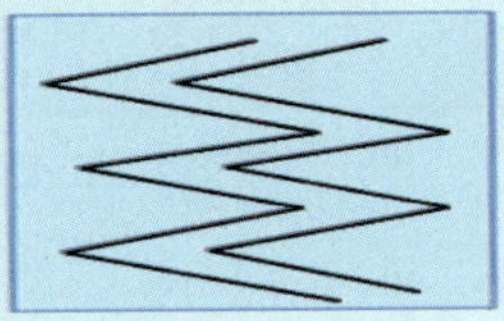	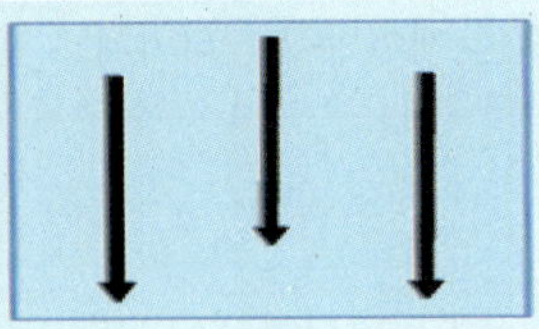

(3) 수치료기의 특징 및 효능

1) 건식타입 수치료기의 종류 및 특징

표 9-2 • 건식타입 수치료기의 종류 및 특징

1	사진자료	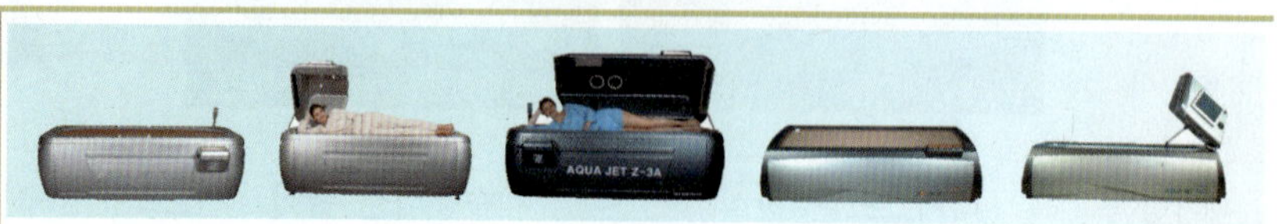				
2	Size (L×W×H)	2196×966×657	2196×966×1107	2196×966×1107	2420×1000×1020	2420×1000×570
3	Water Volume(L)	420(L)	420(L)	420(L)	400(L)	400(L)
4	시트규격	1909×620	1909×620	1909×620	2100×634	2100×634
5	사용수(水)	수돗물	수돗물	수돗물	수돗물	수돗물
6	분사압력	5.5[kgf/cm^2]	5.5[kgf/cm^2]	5.5[kgf/cm^2]	6.3[kgf/cm^2]	6.3[kgf/cm^2]
7	무게	108[kg]	130[kg]	130[kg]	145[kg]	120[kg]
8	온도설정	25~45[°C] (10단계)	25~45[°C] (10단계)	25~45[°C] (10단계)	25~45[°C] (10단계)	25~45[°C] (10단계)
9	제어방식	터치패널 방식	터치스크린 방식	터치패널 방식	터치패널 방식	터치스크린 방식
10	멀티미디어 기능	없음	PC 기능장착 자연의 소리 및 명상음악을 통한 음악치료 병행 / 산소발생기 및 아로마 요법이다.	없음	없음	PC 기능장착 자연의 소리 및 명상음악을 통한 음악치료 병행/산소발생기 및 아로마테라피이다.
11	기타	없음	산소발생기	IR(원적외선) 등 장착, 반신욕 효과를 누림 /편리한 리모콘 기능	자동리모콘	산소발생기/헤드 자동개폐 /자동리모콘/ 컬러 테라피
12	분사방식	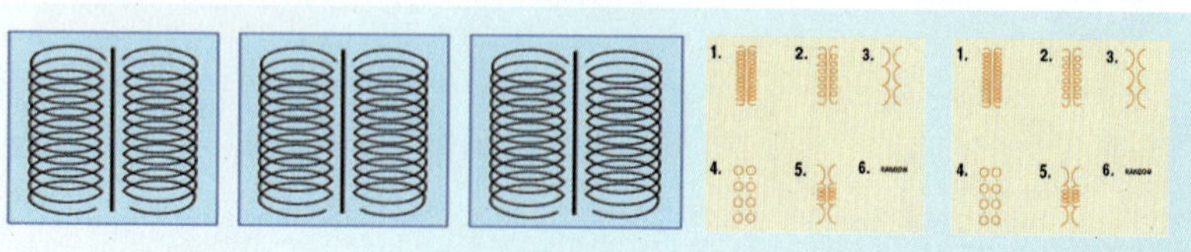				

2) 습식타입의 수치료기 분사방식

분사방식(Jet system : 제트 시스템)이란 분사구는 그림 9-20의 A(대차)가 욕조 내부의 레일을 따라 이동하며 물줄기 파형을 만들어 내는 것을 일컫는다. 이러한 분사방식은 A의 이동속도 및 회전속도의 변화에 따라 여러 가지 방식을 구현해 낸다. 구동축과 회전축 분리방식을 통하여 여러 가지 파형 및 분사 Section(섹션)을 만들고 제자리회전(구동축 정지, 회전축 이동) 제자리정지(구동축 정지, 회전축 정지) 등 구동축과 이동축에 동력 차이를 주어 이동 모드를 다양화할 수 있다.

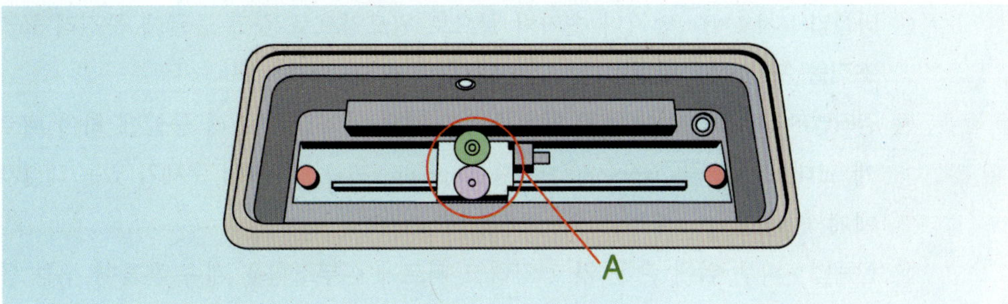

그림 9-20 • 욕조 내부의 분사구

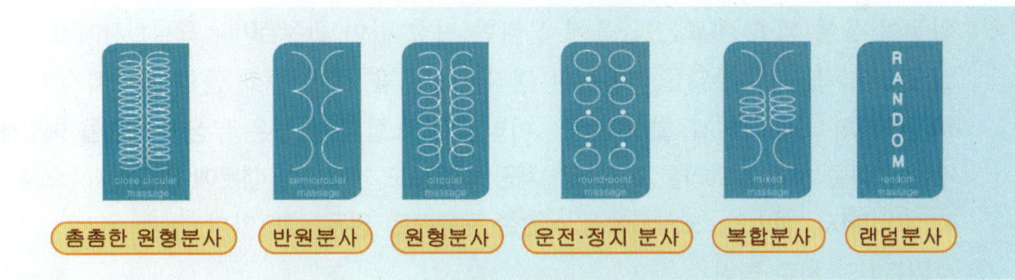

그림 9-21 • 습식타입의 수치료기 분사 모드

3) 건식타입 수치료기의 효능

① 수치료기와 재활의학 : 수치료기는 수요법과 마사지의 여러 가지 기법을 두루 겸비한 기기로 재활과 물리치료에 사용된다.

㉠ 수요법 : 따뜻한 물에 환부나 전신을 침수하는 것, 가볍게 치료적 운동도 할 수 있으며 수압을 이용한 마사지도 포함된다. 물의 온도는 목적에 따라 냉수, 온수, 미지근한 물을 사용할 수 있다.

㉮ Whirlpool Bath(워러풀 베스 : 41~45[°C] or 104~115[°F])을 부분적으로 사용한다.

㉯ 하바드통(37~41[°C] or 98~104[°F])에 전신 침수한다.

㉰ 교대욕(Contrast bath : 콘트라스트 바스) : 찬물(15[°C])과 더운물(43[°C])을 대조로 사용한다.

ⓛ 마사지의 기법

㉮ 경찰법(쓰다듬기) : 시작과 끝. 피부를 가볍게 누르면서 율동적으로 원위부→근위부로 향하여 구심성으로 크게 쓰다듬는다.

㉯ 유날법(Kneading petrisage : 니딩 페트사지, =주무르기) : 경찰법보다 더 심부의 마사지. 양 손가락, 손바닥을 사용. 지름을 약간 크게 하여 시계회전 방향과 반대방향으로 강하게 문지른다.

㉰ 마찰법(문지르기) : 엄지나 손가락 끝으로 원모양으로 깊고 둥글게 문질러 표면조직을 자극하는 방법이다.

㉱ 경타법(Stroking : 두드리기) : 양손을 컵모양으로 약간 구부려 둥글게 하여 빠르게 교대로 두드림(Clapping : 크래핑, Cupping : 커핑). 호흡기 문제가 있는 대상자에게 좋다.

㉲ 진동법 : 피부 위에 손을 얹고 강하고 빠르게 심부조직을 계속 흔들어 주는 동작. 손상부위에 직접 마사지한다.

스포츠 체육, 재활치료에서 물과 관련된 치료교육 등이 다양하게 이루어지고 있듯이 물에 의한 치료는 근육에 무리한 지장 없이 관절염이나 요통환자에게 따뜻한 물의 부력, 수온, 수압을 이용하여 경직된 근육을 풀어 주고 근력을 강화시켜 주며, 관절의 가동범위를 넓혀 준다. 이러한 수요법의 효능은 부상의 위험을 예방해 주는 역할을 하며 칼로리를 소멸시켜 체중의 감소도 가져오기 때문에 관절환자, 요통환자, 마비환자, 비만인, 노약자에게 적합한 운동으로 권유되고 있다.

② 수치료기의 치료 범위

㉠ 재활이나 물리치료를 요하는 환자, 변비, 만성설사 및 장무력 환자

㉡ 혈압 강하를 요하는 환자, 갱년기장애 및 성인병 예방을 요하는 환자

㉢ 비만증 환자, 출산 후 통증제거 및 산후조리환자, 중풍환자(중풍 및 마비)

㉣ 혈액순환 및 신진대사 촉진이 필요한 환자

㉤ 만성적인 전신피로 및 스트레스성 환자

㉥ 무기력, 운동부족의 성인병 환자나 노이로제 및 불면증, 불안증 환자

㉦ 불규칙한 운동에 의한 근육 및 관절경직 환자

㉧ 허리부터 발끝까지 저리고 아픈 통증 환자

㉨ 각종 디스크, 요통, 신경통, 관절통 환자

③ 원적외선 수치료기의 효능 : 수치료기 상단에 달려 있는 원적외선 램프는 원적외선 효

과를 체내세포 깊숙이 침투시켜 질병의 재활과 치료를 촉진시켜 주는 시스템이다.

㉠ 용도 : 60[℃]의 상온에서 캡슐 내부의 세라믹 에너지가 100[%]에 근접하는 원적외선을 방출하여 세포분자의 운동을 활성화시키므로 생체리듬을 왕성하게 일으켜 각종 질병에 대한 면역기능을 강화시켜 주는 역할을 한다.

4) 원적외선의 특징

태양광선 중 5.6~1000[μm]파장대의 복사 열선이다. 특히 8~11[μm] 마이크로미터] 사이의 원적외선이 물체 깊숙이 흡수되면 활성화 에너지로 변하여 특히 생물의 활동력을 증진시키는 역할을 한다. 따라서 우리 몸에 원적외선이 공명 흡수되면 세포(분자)의 운동을 활성화시키므로 생체리듬을 왕성하게 일으켜 항상 몸에 활력을 넘치게 해준다. '생육광선' 또는 '신비의 빛'으로 불리는 원적외선은 온열, 숙성, 자성, 건습, 중화, 공명작용 등 그 뛰어난 효능이 과학적으로 입증되고 있다.

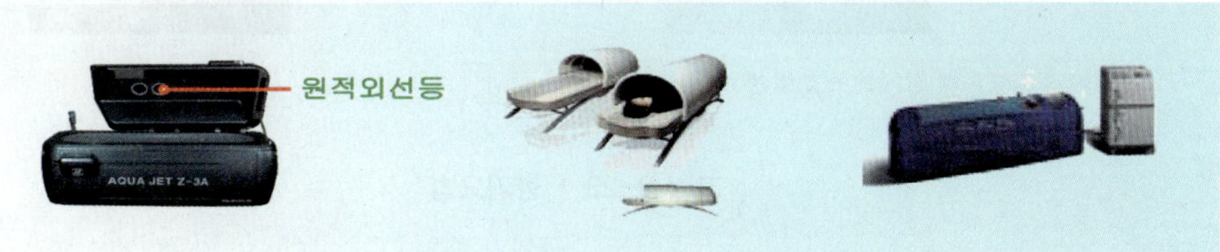

그림 9-22 • 원적외선 수치료기

(4) 수치료기와 대체의학

1) 음악요법

① 음악요법 : 인간의 생리와 심리에 미치는 음악의 기능적 효과를, 심신의 건강을 위해 심리요법에 응용하는 일을 말한다. 고대 그리스신화와 구약성서에서도 음악을 질병치료에 활용한 예가 있다. 주술의사가 인간의 심신에 깃든 병마를, 소리를 이용한 주술로 쫓아냈다는 음악요법의 전통은 세계 각처에서 찾아볼 수 있다. 오늘날 서양지역을 중심으로 한 음악요법은 제2차 세계대전을 고비로 하여 일어난 과학주의요법으로 전쟁에 의한 심신장애를 극복하기 위하여 개발된 것이다. 정신의학과 정신신체의학의 심리적 분야에서 이른바 인간형성에까지 널리 미치며, 활동범위도 정신병원에서 특수교육시설, 비행(非行)관계시설, 노인시설 및 스트레스가 많은 직장으로 확대되고 있다.

② 음악요법의 방법 : 단조로운 작업장이나 대합실에서 스트레스를 완화하기 위한 배경음악의 사용, 자폐아에 대한 리듬 자극반응의 활성화, 좋아하는 악기로 즉흥연주 유발, 자기표현의 실현을 시도하게 하는 표현요법, 합주를 통하여 집단소속감 · 역할의식 등을 환기하는 합주식 커뮤니케이션법, 언어 · 신체 운동장애를 연구하는 갱생의학에의 응용

제 9 장

등이 있다. 건식타입 수치료기에 음악요법을 적용하여 대체의학의 효과를 증가시킨다.

2) 향기요법

① 향기요법(Aroma fherapy : 아로마 테라피)은 향식물에서 호르몬 성분인 정유(Essential oil : 이센셜 오일)를 이용하여 흡입, 마사지, 목욕 등의 방법으로 정신적 · 신체적 각종 질병을 치료하고 건강의 유지와 증진까지 도모하는 우수한 자연요법 중의 하나이다. AROMA THERAPY(아로마 테라피)란 AROMA(아로마 : 향)와 THERAPY(테라피 : 치료)의 합성어로 식물에서 추출한 방향성 오일인 Essencial oil(이센셜 오일 : 정유)을 이용하여 질병을 예방하고 치료하며 건강의 유지증진을 도모하는 자연의학의 한 형태이다.

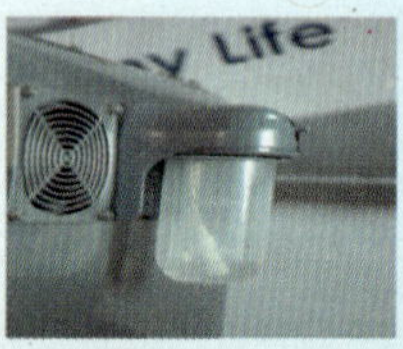

(a) 수치료기에 장착된 산소발생기 및 아로마 요법 장치

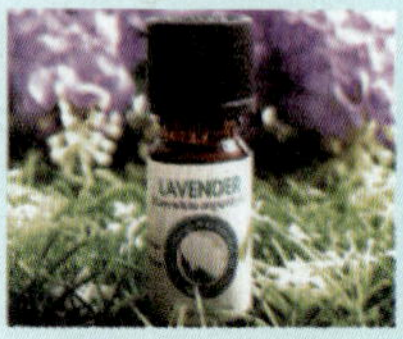

(b) 아로마 오일

그림 9-23 • 향기요법

② 향기요법의 방법 : 향기요법은 크게 한방약재(꽃향기나 잎향기 이용)를 정제해서 코로 냄새를 맡거나 목욕물에 약초를 섞어 피부와 코점막을 통해 흡수케 하는 치료방법이다. 이밖에도 말린 약초를 주머니나 복대에 차고 다니거나 약초를 끓여 병에 넣어 냄새를 맡는 방법 등도 있으며 수치료기에 장착된 산소발생기 및 아로마 요법장치를 통하여 쉽게 향기요법을 접할 수도 있다. 치료효과도 불면증, 우울증, 피부병, 월경통 등에 좋은 반응을 나타내고 있다. 특히 위장질환자가 감기에 걸렸을 경우 약을 복용하지 않고 흡입하는 치료법을 써 위장점막을 보호하고 치료효과도 탁월하다고 한다. 코의 점막을 통해 향을 흡입하므로 비염, 축농증, 기관지염도 크게 호전된다.

③ 향기요법의 원리 : 치료원리는 공기를 매개체로 해서 작은 향입자들이 코로 흡입되어 뇌로 전달되고 각각의 향입자들은 다른 모양을 하고 그 모양에 따라 각기 다른 자극을 뇌에 전달한다. 그리하여 두뇌의 변연계에 전달된 방향입자는 분석이 이루어진 후 진정, 긴장완화, 자극, 행복감 등의 효과를 지닌 신경화학물질을 생성하여 건강을 유지케 해준다는 것이다. 또 향입자는 매우 작아 모공, 땀샘을 통해 피부에 흡수, 모세혈관을 타고 전신을 순환하며 짧게는 몇 시간에서 길게는 며칠 동안 머물면서 치료에 도움을 준다.

④ 정유의 종류와 작용

㉠ TOP NOTE : 가장 빠르게 작용한다. 효능이 가장 빠르고 강하며 가장 빠르게

증발한다. 정신과 신체에 가장 자극적이며 강한 활동력이 있다.

예 (Mandarin만다린), Lemon(레몬), Eucalyptus(유칼립투스)

ⓛ MIDDLE NOTE : 보통 정도의 작용과 증발력을 갖고 있다. 신체의 일반적인 대사기능에 영향을 준다.

예 Camomile(카밀레), Cypress(사이프레스), Juniper(주너퍼), Lavender(라벤더), Rosemary(로즈마리)

ⓒ BASE NOTE : 제일 느린 증발력, 진정작용과 이완작용을 한다.

예 Jasmine(쟈스민), Rose(로즈), Sandalwood(샌들우드)

3) 색치료

색치료(Color therapy : 컬러 테라피)는 모든 종류의 색채 스펙트럼을 이용해 병을 치유하는 대체의학의 한 분야이다. 의학분야에서는 색치료를 이용해 질병을 치료했다는 많은 과학적 연구결과들이 입증되어 오늘날 전 세계의 병원, 치료센터, 미용관리센터들이 색채요법을 사용하고 있다.

① green(그린)

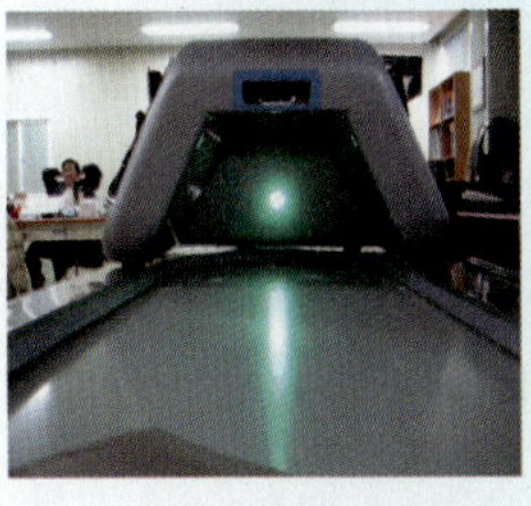

녹색은 스트레스 해소, 집중력 강화, 안정, 혈액순환 등에 도움이 된다. 심리적으로 자극을 주지 않기 때문에 신경과 근육의 긴장을 완화시켜 주고 마음을 평온하게 해주는 색상. 집중해서 일해야 할 때 그린 컬러를 선택한다.

② yellow & orange(옐로 앤 오렌지)

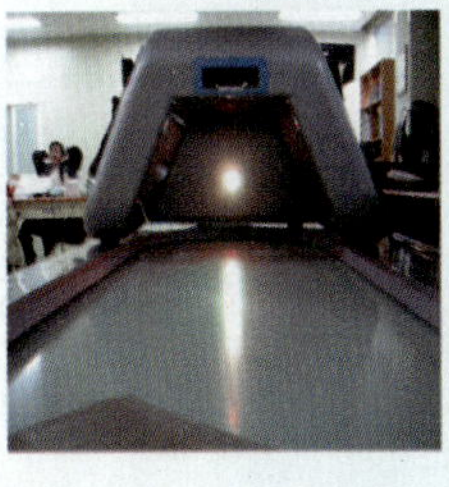

노란색은 우울하거나 초조한 기분을 없애 준다. 아이가 밥을 잘 먹지 않을 때 옐로와 오렌지로 주방을 꾸미면 식욕이 높아진다고 하며 욕실에 노란색 타일을 활용하거나 노란색 타월을 걸어 두면 마음이 밝아지고 변비 해소에도 도움이 된다. 이 밖에 노란색은 당뇨, 소화불량, 신장질환 등에 효과적이며 오렌지 색상은 호흡기 질환, 갑상선 기능장애, 의욕저하 등에 치료효과가 뛰어나다.

③ pink & violet(핑크 앤 바이올렛)

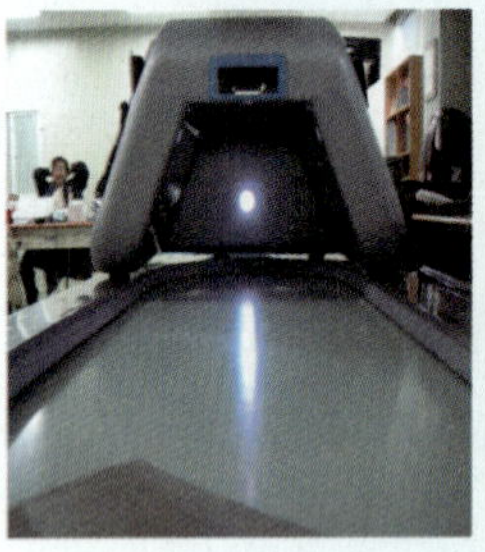

마음을 안정시켜 주는 핑크색. 1980년 교도소 내의 폭력으로 고심하던 미국에서는 당시 회색이었던 교도소 내부를 핑크색으로 바꾸자 폭력사고가 눈에 띄게 줄어들었다고 한다. 편안함과 안정감을 주는 핑크색은 따뜻하고 화사해 거실에 활용하면 좋다. 우아한 느낌의 보라색은 식욕을 저하시키는 역할을 하기 때문에 다이어트에 도움이 되며 심장활동을 편안하게 해준다. 불면증이 있다면 침구와 소품을 보라색으로 선택할 것! 편안한 휴식과 숙면을 취할 수 있도록 도와준다.

④ blue(블루)

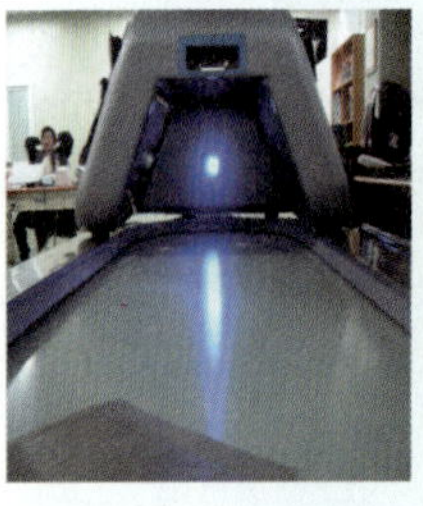

파란색은 긴장이나 불안감을 가라앉히고 알레르기 및 피부 개선, 피로회복 등에 효과적인 것으로 알려져 있다. 색채 병리학에서 파란색은 두통, 신경성 고혈압, 불면증, 신경통, 히스테리 등의 치료에 사용된다. 마음을 차분히 가라앉히고 집중력이 향상되기를 원한다면 파란색을 접하면 된다.

(5) 수치료기 제작 및 기술활용

수치료기의 경우 물리치료장비 중에서 인체에 가장 부드럽고 편안한 느낌이며, 물리치료장비 중 롤링베드 및 안마의자의 경우 일반가정의 5[%]가 가정 내에서 사용하고 있으며, 건식타입 수치료기는 병원 의원뿐만 아니라 개인이나 가정용 의료기기로 사용된다.

표 9-3 • 건식타입 수치료기 사용

구 분	주 요 사 용
의료기기 산업	한의원, 정형외과, 신경외과, 내과, 산부인과, 통증클리닉, 재활클리닉, 물리치료실, 보건소, 비만클리닉, 환자대기실
실버산업	실버센터, 요양원, 양로원, 사회복지관, 주민자치단체
스파산업	찜질방, 수영장, 사우나, 뷰티숍
기타	재활복지대학, 대기업 복지관, 아파트 모델하우스, 호텔, 골프장, 산후조리원, 헬스장

17. 무릎 보조기

퇴행성 무릎관절염은 노인성 질환으로 무릎 위아래 뼈의 마찰을 줄이는 연골이 마모되어 생기는 병으로, 무릎의 통증을 물리적인 방법으로 해결하고 무릎 위아래 뼈 사이를 벌려 줌으로서 통증 발생요인을 근본적으로 제거한다.

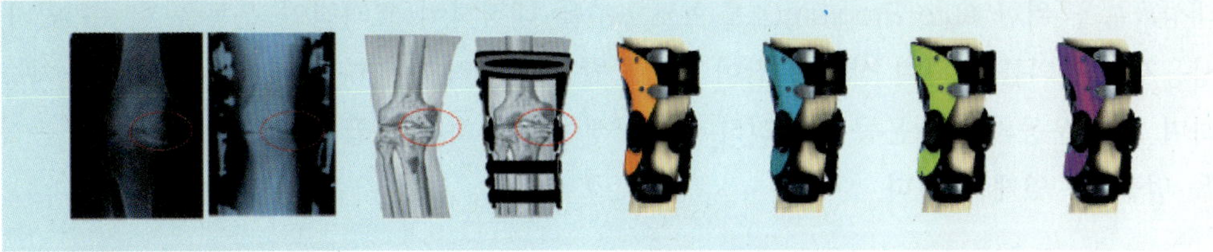

그림 9-24 • 무릎관절 보조기

18. 고주파 자극기

R.F(Radio Frequency : 라디오 프리퀀시)란 RF 전기를 생체조직에 가하면 생체를 구성하는 분자들의 이온들은 RF 교류전류에 의해 양전하(+)는 음극(−) 쪽으로 음전하(−)는 양극(+) 쪽으로 끌려가는 분극운동을 하게 된다. 이러한 치료법을 열치료라 한다. 열치료의 근간 이론을 바탕으로 보다 미세한 기법을 도입한 것이 RF system이다. 이것을 심부(深部)열이라 한다. 안전한 방법으로 주름관리를 비롯하여 피부탄력 증대에 탁월한 효과를 발휘하는 장비이다. 무선 주파수 (+) 진공으로 표피층에 손상을 주지 않고 피부층을 가열시키므로 환자들의 고통도 없을 뿐만 아니라 균일하고 동일하게 가열을 시킬 수 있다.

인체에 가장 안전한 전기에너지가 생체에너지로 변화되어 분자들의 이온, 즉 양극(+), 음극 분극현상이다. 교류를 총하여 혈관, 신경을 자극하고 내적 온도상승으로 인한 심부열이 (−)미세혈관 확장 및 세포조직 활성화와 림프관의 순환증진, 호르몬 밸런스를 정상화시키는 RF-system이다.

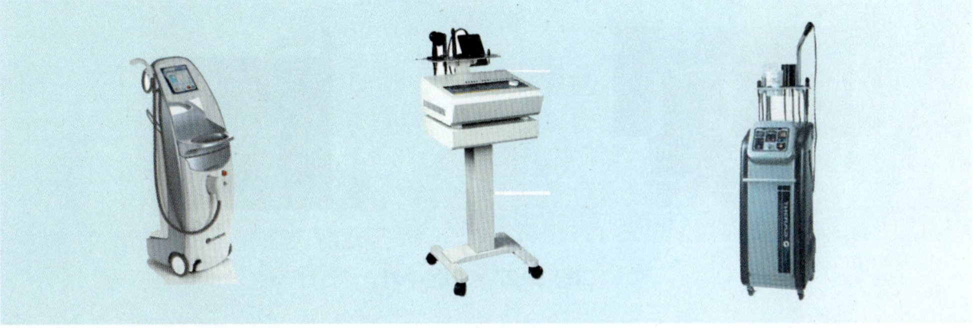

그림 9-25 • 고주파 자극기

제 9 장

19. 자동운동기

자동운동기는 천천히 지속적으로 운동할 수 있는 유산소 복합 자동운동기로 발판과 손잡이에 Motor(모터)를 사용하여 서있기만 해도 전신을 흔들어 운동효과를 배가해 준다. 처음 운동을 하는 경우 서있기만 해도 칼로리가 소모되고 있음을 몸으로 느낄 수 있다. 하지만 같은 운동을 매일 반복하면 내성이 생겨 칼로리가 소모되고 있는지 의구심이 생긴다. 운동 내성극복을 위한 Auto Program(오토 프로그램)을 내장하여 효과적인 운동을 할 수 있다. 사용자의 편의를 위하여 상체 손잡이 2쌍과 발판을 제작하여 다양한 자세로 활용이 가능하며, 상체운동과 하체운동을 분리하여 내구성이 우수하며 응급버튼 기능으로 쉽게 동작을 멈출 수 있게 하였다.

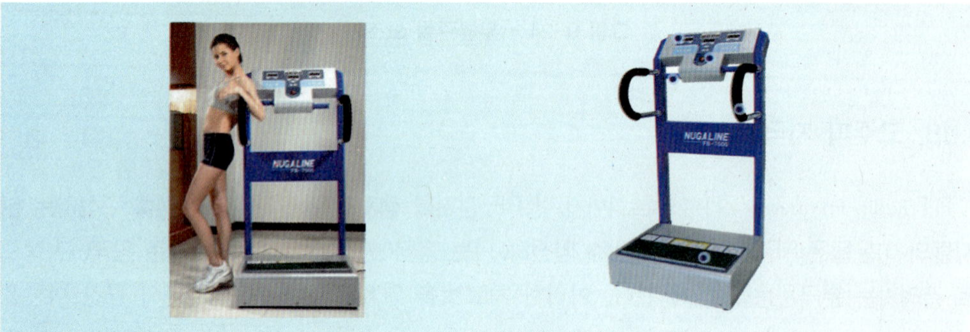

그림 9-26 • 자동운동기

20. 이온수기

이온수기는 전해조의 기술이 뛰어난 알카리 이온수기이다. 쉽고 간편한 원터치 시스템, 더블 오토체인지 크로스라인 방식(Dacc system) 채택, Poly switch(다층 제어판)를 적용하여 내부회로의 과전류로부터 위험성방지, 제품사용 상태 기억장치 내장, 원수의 수질조절 기능, 위생수 생성기능 및 알칼리수 자동전환 시스템이다.

그림 9-27 • 이온수기

21. 온열기

우리고유의 문화인 온돌에서 착안한 토르마늄을 이용해 온돌효과를 낸 토르마늄 디스크인 온돌방, 의료용 마그네틱의 내장으로 무릎이나 어깨에 온열을 가해주는 개인용 온열기, 원적외선 토르마늄 세라믹매트, 천연옥 소재의 투광기를 척추지압점을 따라 지압, 뜸, 온열을 할 수 있는 온열수동 치료기, 척추롤링 마사지기로 지압, 뜸, 온열의 기능이 하나로 통합된 개인용 온열조합 자극기 등이 있다.

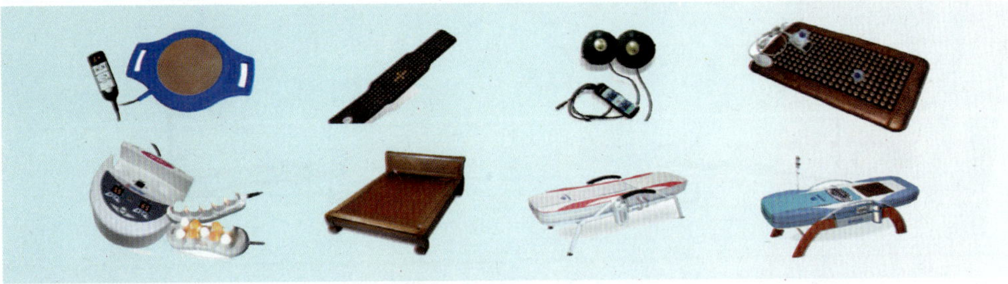

그림 9-28 • 온열기

22. 초음파 자극기

초음파와 저주파의 조합에 의해 저강도 저전류로 효과적 자극이 가능하다.

초음파의 열적 효과와 전기 자극질환별로 심부조직(1[MHz])과 표재조직(3[MHz])에 대한 선택적 사용이 용이하다. 자동추적 발진회로를 사용하여 항시 안정된 출력을 진동자에 전달한다.

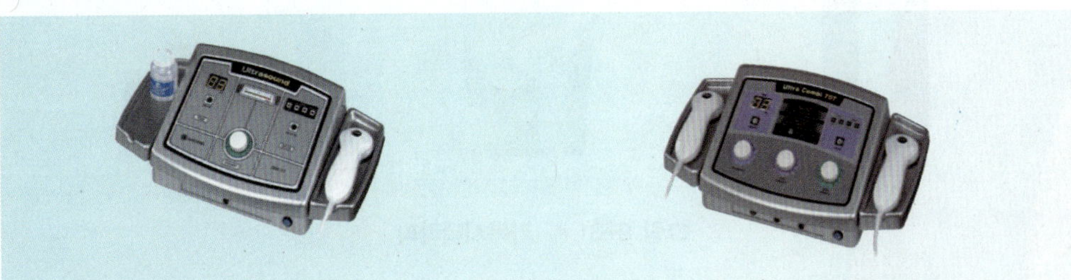

그림 9-29 • 초음파 자극기

제 9 장

23. 정형용 견인장치

정형용 견인장치는 디지털 회로로 설계되어 조작이 간단하고 스피드 조절이 있어 안전하고 편리한 기기이다. 최대 견인력뿐만 아니라 최소 유지력 조절도 가능하다. 견인속도를 빠르게 혹은 느리게 조절할 수 있다. 디지털 방식으로 실제 견인력이 표시되므로 정확한 견인을 한다. 현재 기기의 작동 상태를 확인할 수 있다. 오조작이나 고장시 경보음이 울린다. 사용했던 프로그램의 메모리 기능이 탑재되어 있다.

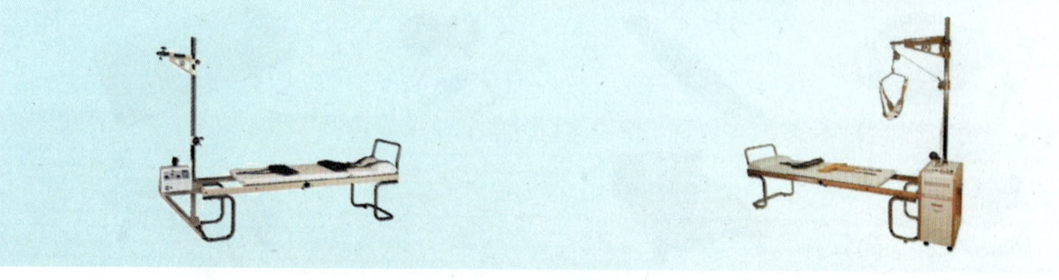

그림 9-30 • 정형용 견인장치

24. 카복시테라피

부위별 다양한 프로그램 채택으로 증상에 따라 강도 조절이 용이하다. Heating 시스템으로 시술시 통증을 최소화하였다. 수동연속주입과 자동연속주입이 가능하다. Foot 스위치로 환자의 안전과 작동이 용이하다. 3Way infusion 방식을 채택하였고 여과필터를 사용한다.

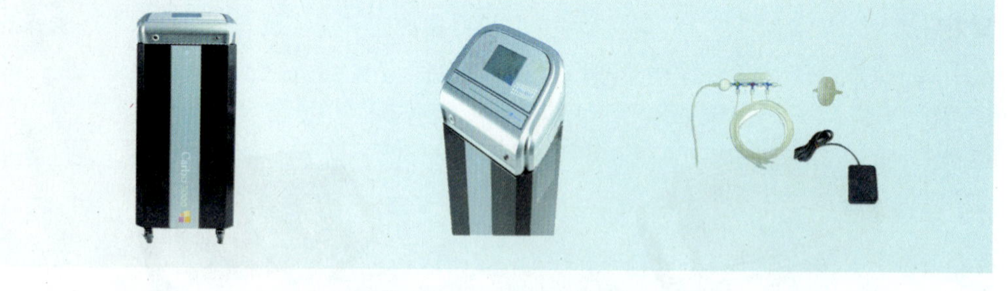

그림 9-31 • 카복시테라피

25. 세라믹 원적외선 공진요법

1,500여종의 세라믹을 통한 원적외선을 인체의 생체 파장과 일치하는 주파수에 맞춤으로서 인체의 신진대사를 정상화시켜 주며, 면역체계를 정상화시켜 각종 질병의 근본 요인을 제거해 줌으로서 치료가 되고, 건강한 상태로 회복시키는 요법이며 이를 "세라믹 원적외선 공진요법"

이라 할 수 있으며 모든 사용되는 원적외선은 인체의 파장과 같은 9.5 MICRON(마이크론)정도이며 인체의 세포조직에는 전혀 해를 주지 않고 신체의 신진대사를 높여 주고 맞추어 줄 수 있는 기능 및 인체의 감염된 각종 박테리아, 바이러스 및 무좀(FUNGUS) 등을 치료할 수 있고, 기타 인체에 필요한 균 등은 피해를 주지 않으면서 근본적으로 증식을 억제시켜 멸균 상태로 회복시킬 수 있다. 병원용으로 전신조사 기능을 가진 방사체로 특수 세라믹의 방사를 돕는 반사경과 컴퓨터에 연결하여 자동제어 시스템으로 환자를 관리할 수 있다.

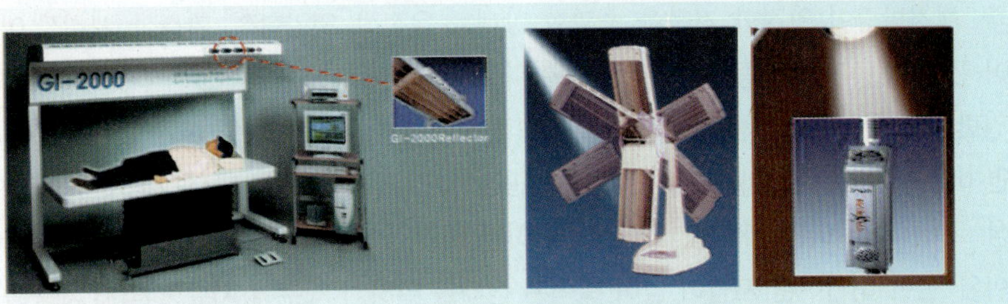

그림 9-32 • 세라믹 원적외선 공진요법(병원용)

병원용의 세라믹 원적외선 공진요법기의 효능 및 효과를 그대로 살리면서 일반인들이 사용하기 편리한 크기와 자유로운 관절의 움직임을 통해 어떤 장소와 위치에서도 사용하기쉽도록 설계 되었으며 방사부위를 폴더형으로 제작, 핵심부품을 보호한다. 방사체는 석영유리관과 열선을 이용한 방식이며 석영유리관과 열선사이를 코팅처리하여 열선의 늘어남이나 단락을 예방하였다. 치료효과는 전립선비대증, 산후풍, 산후조리, 치루, 변비, 냉증, 요실금, 질염, 오줌소태, 갱년기장애, 성기능 감퇴, 체내 면역력 증강으로 각종 질병예방, 성인병 예방 및 성인병으로 인한 통증완화, 스트레스 심한 운동으로 인한 통증완화, 극소 부위의 집중 방사로 효능의 극대화를 이룰 수 있다.

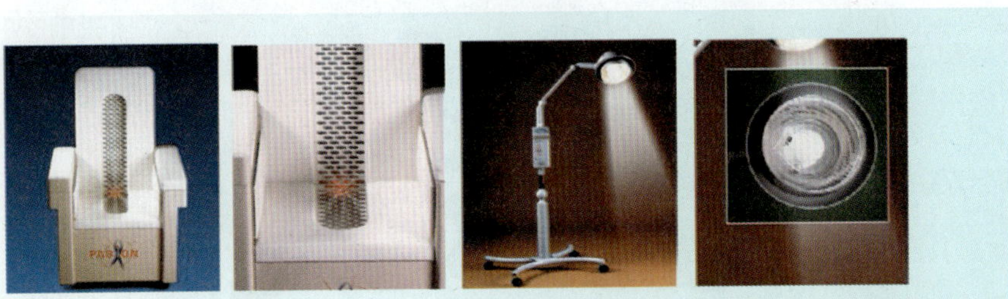

그림 9-33 • 세라믹 원적외선 공진요법(일반용)

02 | 개인용구

1. 개인용 조합자극기

비만은 우리 몸에 지방세포수가 증가하거나 크기가 커져 피하층에 지방이 과잉 축적된 상태를 말한다.

즉, 체지방량이 일정한 기분을 초과한 상태로 유전적, 영양학적, 환경적, 사회적 여러 요인들이 관여하는 복잡한 증후군을 비만증이라고 할 수 있다.

일반적으로 여성은 체지방률이 20~25[%]이면 정상, 25~30[%]이면 과체중, 30~40[%]이면 비만, 40[%] 이상이면 과비만이라고 판정하고, 남성의 경우 체지방률이 15~20[%]이면 정상, 20~25[%]이면 과체중, 25~35[%]이면 비만, 35[%]이상이면 과비만이라고 판정한다.

이와 같이 비만이란 지방이 많이 축적된 상태를 말하기 때문에 치료도 역시 체중을 줄이는 것보다 체내의 지방을 줄이는 것이 비만치료의 목표이며, 지방이 줄게 되면 체중도 따라서 줄어들게 되는 것이다.

이러한 체내의 지방을 줄이는 방법으로 한 가지 자극이 아닌 다기능 다중 자극에 의한 지방분해법(Lipolitic Multiple Therapy(LMT) : 리포리틱 멀티플 테라피)이 있다.

(1) Lipolitic multiple technology

Multi(멀티) 초음파의 입체적 진동 및 마이크로마사지 효과와 초음파 심부열 발생으로 인한 셀룰라이트[1](Cellulite) 감소와 지방분해를 촉진한다. 특수밴드 3D Spherical Wave[2](스페리컬 웨이브 : 구면파)의 효과로 세포막에 직접 자극이 전달되므로 혈류개선과 림프대사를 촉진함

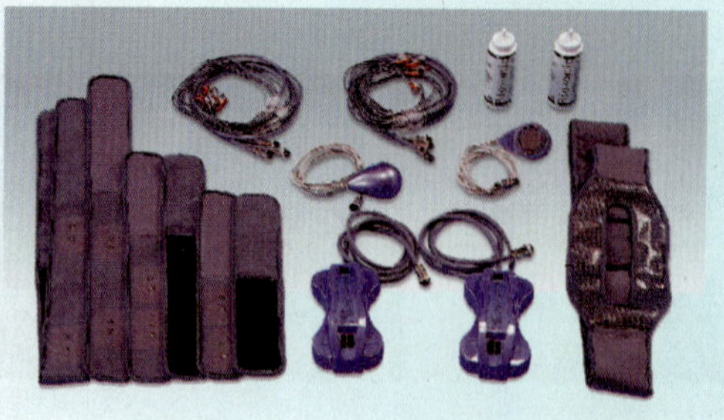

그림 9-34 • Velcro circular conducting rubber band

1) 셀룰라이트(Cellulite) : 수분 · 노폐물 · 지방으로 구성된 물질이 신체의 특정한 부위에 뭉쳐 있는 상태이다.

2) Spherical wave(스페리컬 웨이브 : 구면파) : 공간의 한 점에서 모든 방향으로 한결같이 퍼져나가는 파동이다.

으로써 단순음압 작용으로 인한 표피나 셀룰라이트에만 자극을 주는 것과는 달리 피하 깊숙이 뭉친 지방세포덩어리에 작용하여 지방을 체외로 배출시키는 작용을 한다. 비만에 의한 과잉 축적된 지방세포를 초음파로 용해하고, 세포간 결집력을 저하시키는 작용으로 지방분해를 촉진시키고 전기자극을 통하여 전신의 운동성을 증가시켜 칼로리 소모의 효과와 함께 근육의 힘을 증가시켜 피부의 탄력을 갖게 한다.

① Lipolitic multiple technology(리포리틱 멀티플 테크놀로지)의 효과

㉠ 입체파 자극(3D spherical wave stimulation : 스페리컬 웨이브 스티뮬레이션) : Velcro circular conducting rubber band(벨크로 서큘러 컨덕팅 러버 밴드)의 Special electrode(스페셜 일렉트로드) 방식으로 3D electro-stimulation(일렉트로-스티뮬레이션)을 적용하여 심부투과층(Deep scattering layer : 딥 스캐터링 레이어)을 형성하며, 뇌의 운동 호르몬 분비와 효소활성화로 지방대사율 증진 및 촉진시키는 효과가 있다.

㉡ 나선파 자극(Twisted wave stimulation : 트위스트드 웨이브 스티뮬레이션) : 근육의 수축과 비틀림을 통한 혈류개선 및 에너지 소비로 셀룰라이트 분해와 배출 및 연소촉진을 강화시킨다.

㉢ 복합파 자극(Synthetic wave stimulation : 신세틱 웨이브 스티뮬레이션) : VLF[3](Very Low Frequency : 베리 로우 프리퀀시), LF[4](Low Frequency : 로우 프리퀀시), MF[5](Medium Frequency : 미디엄 프리퀀시), US[6](Uultrasonic : 울트라소닉)의 복합 및 다중 처리(Complex & multiple treatment : 콤플렉스 앤 멀티플 트리트먼트)이다.

㉣ 저주파 자극(VLM, LF wave stimulation : 웨이브 스티뮬레이션) : 근육 및 피부 활성화를 통한 근육운동 및 탄력을 강화한다.

㉤ 중주파 자극(MF wave stimulation : 웨이브 스티뮬레이션) : 부드러운 Feeling(필링)으로 근육운동 및 에너지를 활성화 촉진한다.

㉥ 다중 초음파 자극(Multi powerful ultrasound stimulation : 멀티 파워풀 울트라사운드 스티뮬레이션) : 멀티 Transducers(트랜스듀서 : 변환기) 초음파 에너지를 넓고 깊은 부위(복부, 대퇴부)에 조사하여 피하 및 심부지방층을 집중 분해 촉진한다.

㉦ 진동파 자극(Vibration stimulation : 바이브레이션 스티뮬레이션) : Mechanical stimulation(메커니컬 스티뮬레이션)으로 초음파 심부지방분해시 배출을 극대화한다.

---

3) VLF(Very Low Frequency : 베리 로우 프리퀀시) : 초저파, 30[kHz] 이하의 주파수대이다.

4) LF(Low Frequency : 로우 프리퀀시) : 저주파수, 무선 주파수 스펙트럼(Spectrum) 중에서 VLF보다 높은 주파수대의 명칭. 주파수대 번호는 5, 주파수 범위는 $0.3\times10^5 \sim 3\times10^5$[Hz], 즉 30~300[kHz], 파장은 1~10[km]이다.

5) MF(Medium Frequency : 미디엄 프리퀀시) : 중파, 무선 주파수 스펙트럼 중에서 LF보다 높은 주파수대의 명칭. 주파수대 번호는 6, 주파수 범위는 $0.3\times10^6 \sim 3\times10^6$다.

6) US(Ultrasonic : 울트라소닉) : 초음파, 진동파가 16[kHz[이상의 음으로서 귀에 들리지 않는 음파이다.

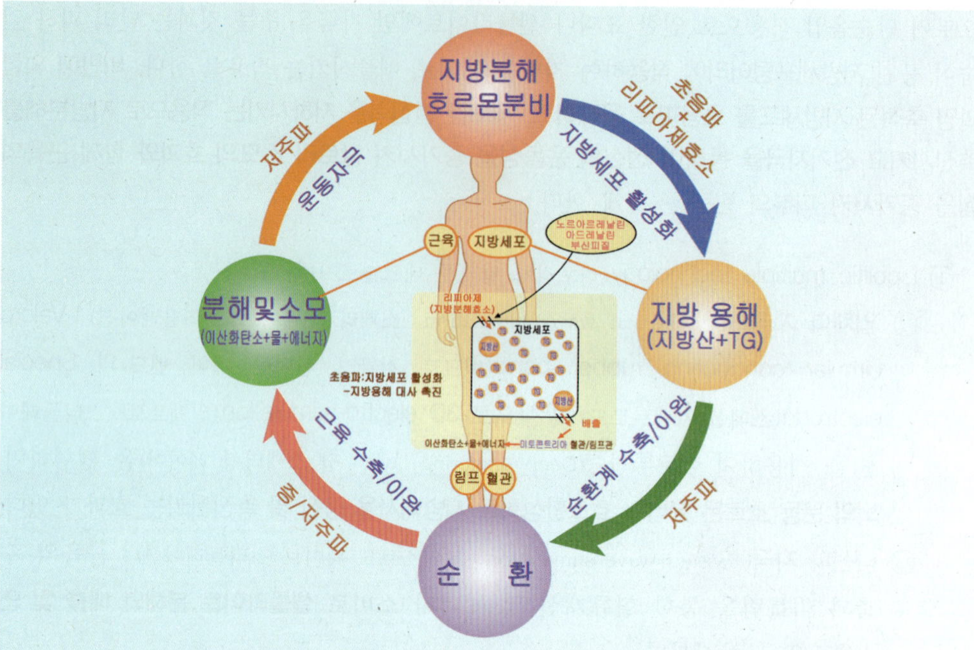

그림 9-35 • Lipolysis mechanism

② 저주파 지방분해 효과(Electro stimulation : 일렉트로 스티뮬레이션)

㉠ Lipolysis(리폴리시스) : 전류자극으로 세포막의 탈분극 현상이 일어나면서 지방입자를 에너지로 사용, 전기통과시 피부세포에 자극으로 인해 혈액순환과 에너지대사 원활, 특정부위 지방/근육에 자극을 줌으로써 조직액이 감소 또는 제거된다.

㉡ 저주파의 생리적 효과

㉮ 온열 효과 : 혈액순환이 촉진되면 혈관이 강화된다.
혈관확장에 의한 국소 및 원격 혈류량이 증진된다.

㉯ 물리적 효과 : 세포가 활성화, 피부탄력이 증가한다.
대사과정이 촉진하고 세포막의 투과성이 변경된다.
정상적인 운동신경 자극으로 근수축이 유발된다.

㉰ 화학적 효과 : 콜라겐이 합성, 산성도 밸런스가 조절된다.

③ 초음파 지방분해 효과(Ultrasonolse : 울트라소놀즈)

㉠ Lipolysis(리폴리시스) : Fat cell(팻 셀) 분해에 있어 강력한 효과 발휘, 셀룰라이트 치료에 효과적이다.

㉡ Lipolysis drainage(리폴리시스 드레인에이지) : 세포에서 분해된 지방이 혈관과 림프로 배출되도록 촉진, 조직 대사증진으로 지방분해와 함께 피부탄력성이 향상된다.

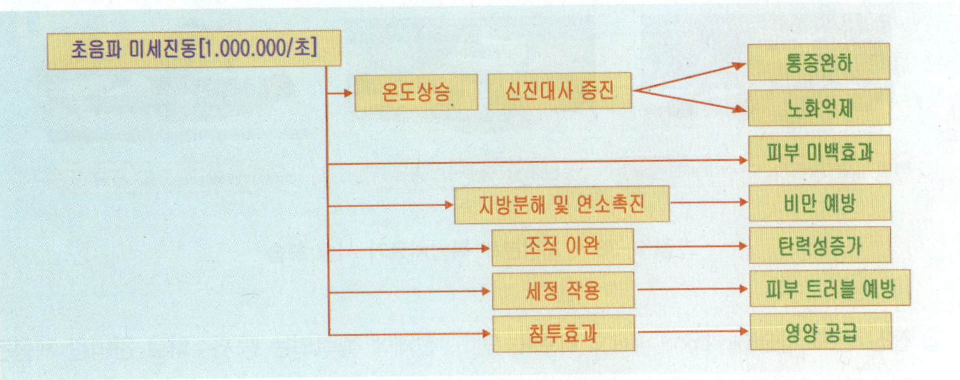

그림 9-36 • 초음파의 생리적 효과

(2) Lipolytic multiple technology를 사용하는 제품

① 지방분해 복합치료기는 저 · 중주파를 이용한 Electro stimulation(일렉트로 스티뮬레이션)과 초음파(High frequency ultrasound : 하이 프리퀀시 울트라사운드) 기능을 갖춘 복합파 치료기로서 피하지방 조직과 근육조직에 최대 전기자극 효과를 주는 것과 동시에 피하지방 깊숙이 침투하여 지방을 분해, 분산시키는 데 탁월한 효과가 있다.

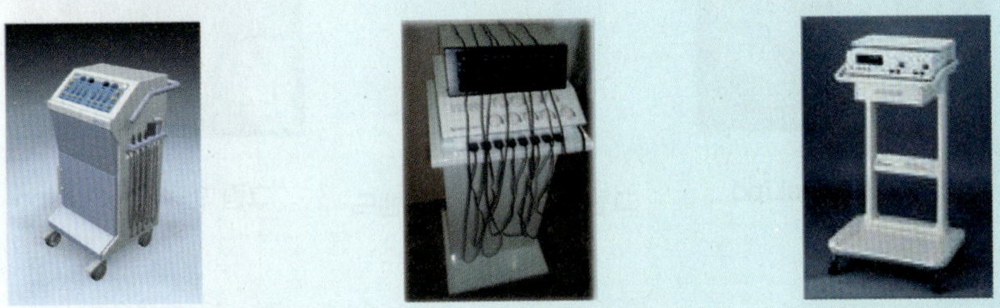

그림 9-37 • 지방분해 복합치료기

지방분해 복합치료기는 1대의 기기로 2명을 동시에 시술할 수 있다는 장점이 있으며, 6개의 채널과 각각 다른 효과를 얻을 수 있는 6Type(타입)의 치료(Treatment : 트리트먼트) 프로그램이 내장되어 있어 부위에 따라 전신, 부분(힙, 허벅지, 종아리, 팔뚝, 손목) 치료가 가능할 뿐만 아니라 환자에게 가장 적합한 치료모드를 설정해 줄 수 있다.

지방분해 복합치료기의 Multi-functions(멀티-펑션스) 기능과 Auto mode program(오토 모드 프로그램)은 비만으로 인한 체중 감량(Wight control : 웨이트 컨트롤)과 체형관리(Body sculpture : 바디 스컬프처)를 체계적으로 치료하는 특수 시스템이라 할 수 있다.

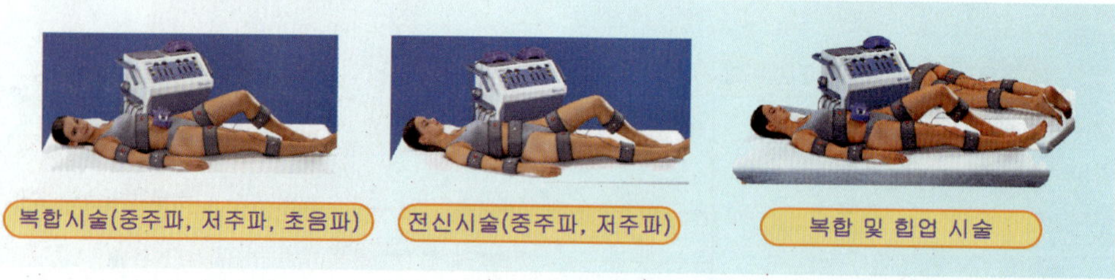

그림 9-38 • 지방분해 복합치료기 시술 모습

② 전신 밴드 시술(Bio lipo : 바이오 리포)는 밴드 전체에 출력되는 중저주파로 완벽한 체형관리효과(부분, 전신)를 주며, 초음파와 저주파 바이브레이션이 단 시술로 가능하다. 5가지 모드의 다양한 치료 프로그램으로 수혜자에 따른 효과를 극대화할 수 있으며, 치료시 통증이 없다. 1회 시술시 Size(사이즈) 감소효과를 줄 수 있으며, CD 패널을 채택하여 사용자 인터페이스를 강화시킨다. 특수밴드 방식으로 소모품이 전혀 소요되지 않으며 사용이 간편하고 편리하다. 또한, 터치스크린으로 시술준비가 간편하며 최단시간에 준비할 수 있다.

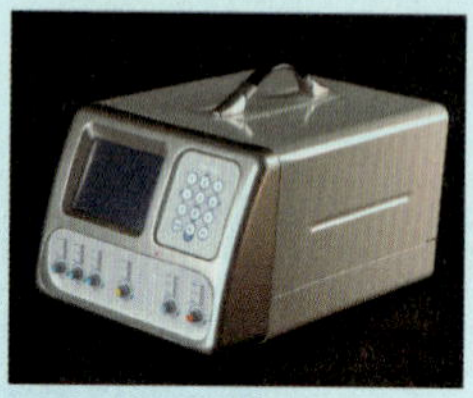

그림 9-39 • BioLipo

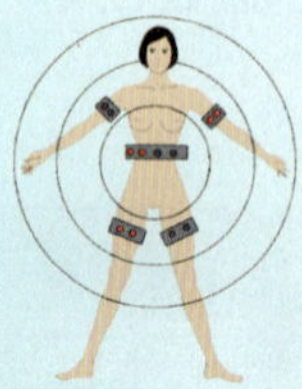

그림 9-40 • 전신 밴드 시술

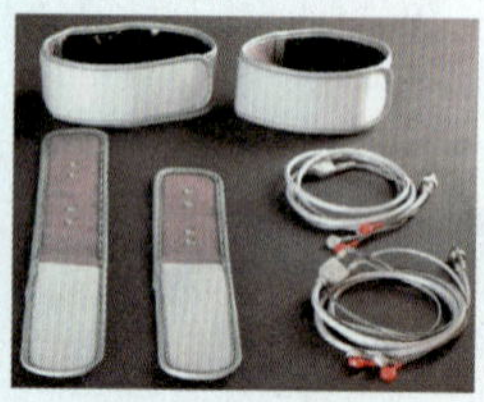

그림 9-41 • BioLipo 저주파 전극 패드

③ 가방형 비만관리기는 한 대의 기기로 복부 · 허벅지 관리, 피부미용의 3가지 기능을 할 수 있는 신개념 이동형 관리기이다. 온 가족이 사용 가능하며, 액세서리로 저주파 패드, 복부 좌우벨트, 피부복합 자극마사지기, 익스텐션 밴드로 구성되어 있다. 또한, 중 · 저주파 모드가 5가지(비만 및 체형관리, 혈액순환, 근육, 신경, 관절)로 구성되어 초음파, 저주파의 효율적인 자극선택이 가능하며, 피부복합 자극마사지기를 피부 · 복부 겸용으로 독립적으로 사용할 수 있다. 익스텐션 패드로 사이즈 조절이 가능하다.

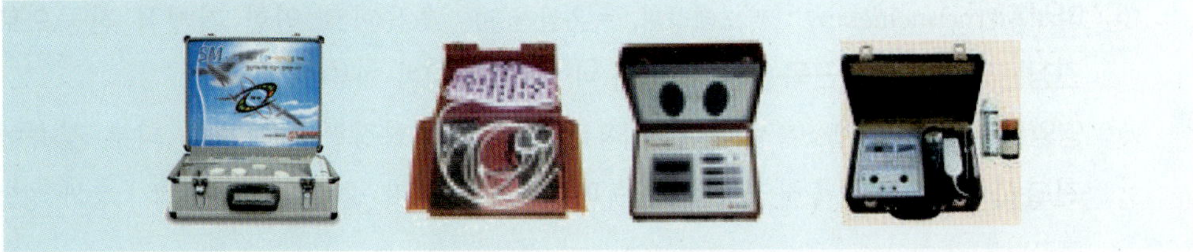

그림 9-42 • 가방형 비만관리기

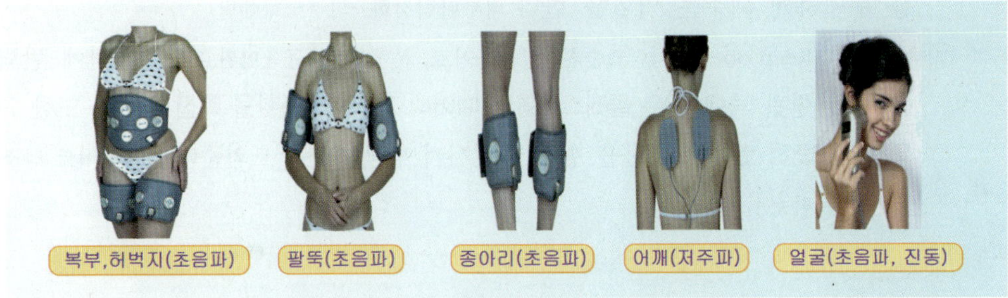

그림 9-43 • 가방형 비만관리기 사용 모습

④ 개인용 피부·바디 마사지기 : 바쁜 일상에 깨끗하고 탄력있는 피부, 아름다운 몸매를 위한 초음파 저주파 자극을 한 기기에 모두 내장한 개인용 피부·바디 마사지기이다. 초당 100만[Hz]회의 미세한 진동으로 피부조직인 표피층에서 피하지방층까지 침투하여 지방조직분해, 피부조직 활성화를 시키며 저주파 자극으로 리프팅 효과를 주는 전문 복합 자극 피부관리기이다. LCD 창이 있어 사용이 간편하고 자극상태를 바로바로 확인할 수 있다. 또한 초음파 진동자 부분이 넓어 얼굴뿐만 아니라 온몸에도 사용하기 편리하며, 효과는 다음과 같다.

㉠ 클린징(세정작용) : 1초에 100만 번 이상 진동하는 초음파의 미세진동을 표피, 진피, 피하조직까지 깊숙이 전달한다. 모공의 노폐물 배출, 표피기능의 정상화이다.

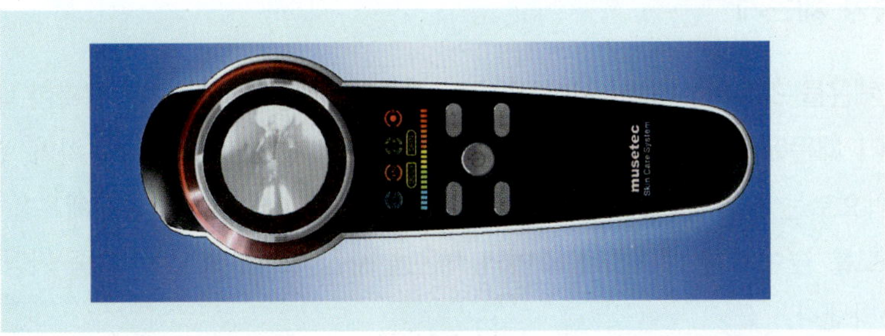

그림 9-44 • 개인용 피부·바디 마사지기

ⓛ 마사지(Thermotherapy : 써모테라피, =온열작용) : 초음파로 인한 기계적 진동으로 긴장된 피부 또는 근육을 풀어준다(마이크로 마사지 피부미백효과).

ⓒ 영양(Absorption : 앱소롭션, =흡수작용) : 초음파가 화장품의 물질을 피부 깊숙이 전달하여 항상 촉촉하고 매끄러운 피부를 유지시켜 준다(피부 신진대사 증가 영양 공급).

ⓔ 리프팅(Lifting : 탄력증대) : 전기자극이 주름살과 손상된 피부에 탄력을 주고 얼굴선을 뚜렷하게 해주는 역할을 한다(피부탄력강화, 피부노화예방).

ⓜ 비만관리(Keep obesity : 림프순환, 셀룰라이트, 분해효과, 근육이완효과) : 혈관에 탄력을 주어 혈관 벽에 붙은 콜레스테롤을 떼어내므로 혈액순환을 촉진시킨다. 또한 근육 속에 박혀 있는 노폐물을 빨리 배설시켜 혈액순환을 도와준다(셀룰라이트 감소, 국소지방 감소).

2. 개인용 혈압계

개인용 자동혈압계(Sphygmomanometer : 스피그모마노미터)란 크기가 작고 다른 사람의 도움 없이 혈압을 쉽게 측정할 수 있어 개인이 휴대하고 다니기 편리하여, 자기 자신의 건강을 시간과 장소에 구애 없이 체크할 수 있는 장점이 있다.

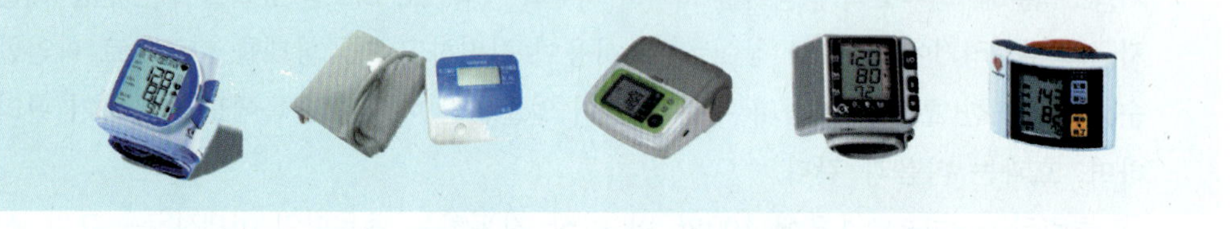

그림 9-45 • 개인용 혈압계

3. 귓속형 체온계

고막은 체온을 조절하는 뇌의 시상하부와 동일한 혈액을 공급하므로 정확한 내부의 온도를 가지고 있기 때문에 고막을 통한 체온측정은 가장 빠르고 정확한 측정치가 될 수 있다.

측정방법으로는 고막과 고막을 둘러싼 피부에서 적외선을 이용하여 체온을 측정하며 이때의 정확도를 높이기 위해 1초에 12번의 체온을 순간적으로 측정 후 그중 가장 높은 온도를 화면에 나타낸다.

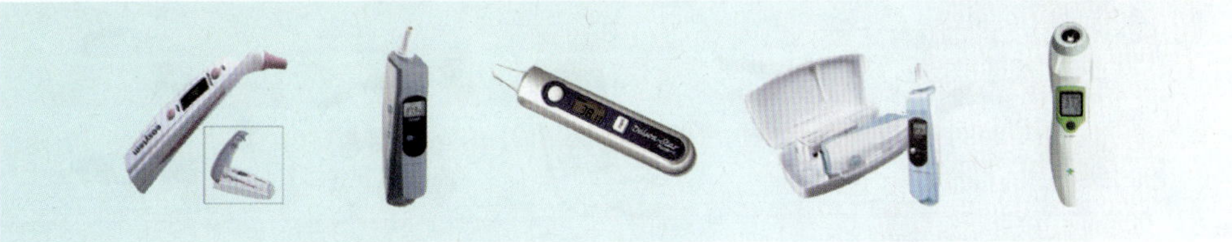

그림 9-46 • 귓속형 체온계(Inner Ear Thermometer : 이너 이어 서모미터)

4. 당뇨측정기

당뇨측정기(Diabetograph : 다이아베토그라프)란 소량의 혈액을 이용하여 혈액 속에 포함되어 있는 포도당의 농도를 신속 정확하게 측정하는 기기이며 당뇨측정기기의 특징은 다음과 같다.

① 소량의 혈액사용 : 최소의 혈액량(1.5[μL])으로 혈당을 측정할 수 있다.

② 넓은 측정범위 : 10~600[mg/dL]의 측정범위로 고혈당 및 저혈당 환자 혈당관리에 편리하다.

③ 침의 깊이조절 : 11단계로 채혈의 깊이를 조절할 수 있으므로 통증을 최소화할 수 있다.

④ 200개의 시간, 날짜 메모리 저장기능과 코드 칩의 사용으로 코드를 입력하여 검사용 시험지 분리로 혈액점적이 가능하며, PC로 적외선 데이터를 전송하여 혈액점적 후 혈액량이 부족할 경우에 추가 점적 가능 시험지 뒷면의 색깔 변화로 결과를 재확인할 수 있는 기능이 있다.

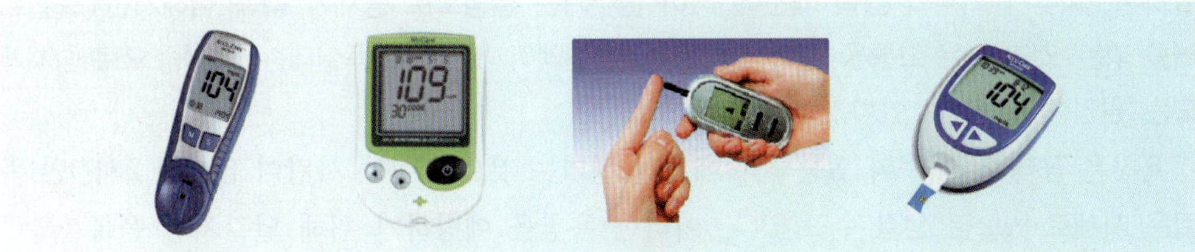

그림 9-47 • 당뇨측정기

5. 가정용 안마기

가정용 안마기(Massager : 마사져)는 한방 뜸이나 침술처럼 번거로움이나 통증 없이 간편하고 효과있게 가정에서 마사지할 수 있으며 또한 여러 가지 봉으로 신체 각 부위의 지압효과를 볼 수 있다. 가정용 안마기의 봉의 종류는 그림 9-48과 같다.

① 경혈봉 : 몸 전체의 경락·경혈 부위에 사용할 경우 두드림봉 기본적인 성능과 통증완화를 느낄 수 있다.

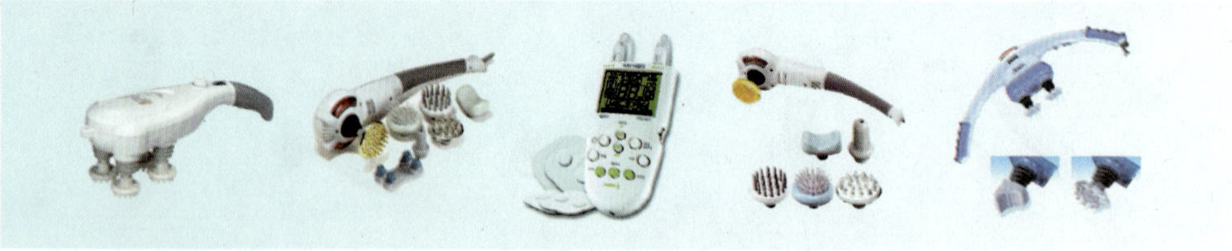

그림 9-48 • 가정용 안마기

② 단전봉 : 단전, 외음부, 경락혈 등 특정지압용으로 사용 가능하다.
③ 근육봉 : 팔, 다리, 목 등의 근육을 풀어주며, 다리, 허벅지 등의 다이어트용으로 효과가 좋은 일반적인 안마기용 봉이다.
④ 안면봉 : 머리, 얼굴 등의 근육부위를 부드럽게 마사지해 주는 봉이다.
⑤ 지압봉 : 손바닥, 발바닥 등의 경혈점을 자극하여 건강증진의 효과를 볼 수 있는 봉이다.

6. 공기 매트리스

공기 매트리스(Air mattress : 에어 메트리스)의 용도는 패드의 각 공기방에 교대로 가압과 배기를 반복(5분 간격)하므로 접촉부위를 교대로 바꾸어 주어 혈액순환을 도와줌으로써 욕창방지 효과를 얻을 수 있는데 여기에서 욕창(Decubitus : 데큐비투스, =褥瘡)이란 장기간 누워 있는 환자, 특히 마음대로 움직이지 못하는 환자에게 있어서 신체의 한 부분이 오랫동안 압박을 받아 혈액순환과 영양공급의 장애가 생겨나게 되어 조직이 파괴됨으로써 생기는 각종 증상을 말하며, 피부가 외부의 압력 때문에 썩어 들어가는 질병으로 증세가 더욱 심해지면 '드릴로 뼈를 깎는' 것과 같은 고통을 느껴야 함은 물론 혈액이 세균으로 득실대는 '패혈증'으로 숨지게 되는 원인이 될 수도 있다.

욕창은 꼼짝 않고 누워 있는 사람에게만 생기는 것으로 아는 사람이 많지만 2시간만 똑같은 자세로 있으면 생길 수도 있다. 이러한 욕창을 예방하기 위해 달걀처럼 올록볼록한 매트리스를 사용하는 경우도 있지만 욕창을 막을 만큼 피부에 대한 압력을 줄이지는 못하기 때문에 침대 옆에서 매트리스를 부풀리고 공기를 빼는 작업을 할 수 있는 공기 매트리스가 욕창을 방지할 수 있는 가장 좋은 방법이다.

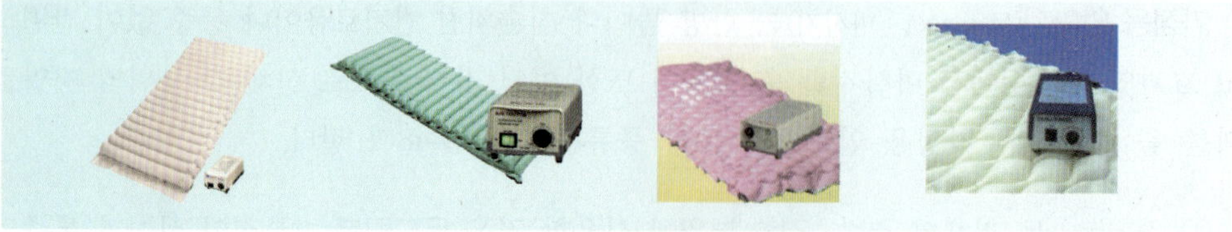

그림 9-49 • 공기 매트리스

제10장
피부, 미용 및 비만 관련 장비

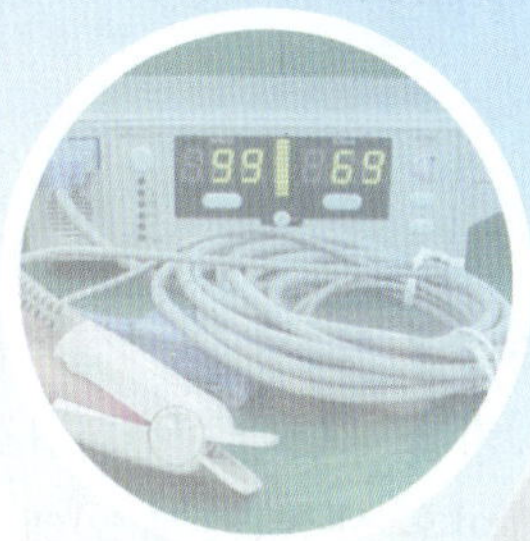

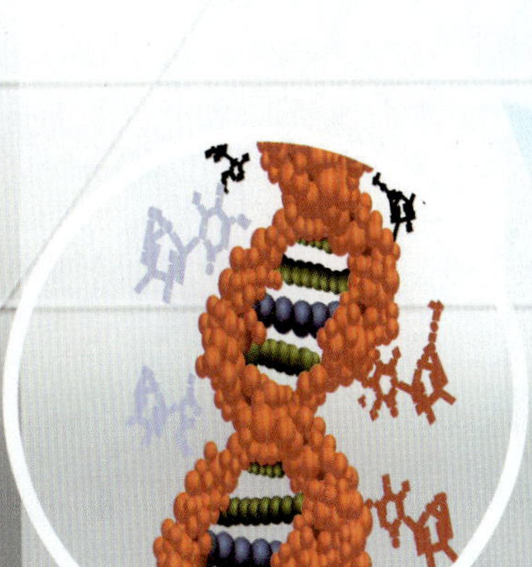

01 | 피부, 미용

1. 감압기

감압기(Traction system : 트랙션 시스템)는 초음파와 벡큠을 이용하여 감압시켜 셀룰라이트 분해, 림프드라뉘쥐, 신진대사 촉진, 피부탄력, 근육마사지 효과를 누릴 수 있는 장비이다.

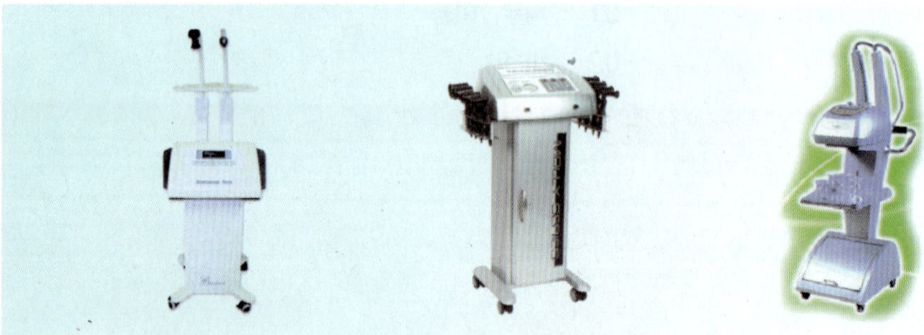

그림 10-1 • 감압기

2. 이산화탄소 주입기

이산화탄소 주입기(CO_2 infusion system : 씨오투 인퓨전 시스템)는 이산화탄소를 주입하게 되면 직접적인 지방세포 분해효과 및 흡수를 촉진시키게 되는데 이산화탄소의 가스압에 의해 지방세포가 과팽창되고 단위조직으로 분해된다. 이후 산소부족에 의해 모세혈관이 반사적으로 확장하게 되어 혈액순환을 증가시켜 지방배출을 촉진시킨다. 이산화탄소 분압에 따른 산소해리를 증가시켜 유산소 효과를 증가시킨다.

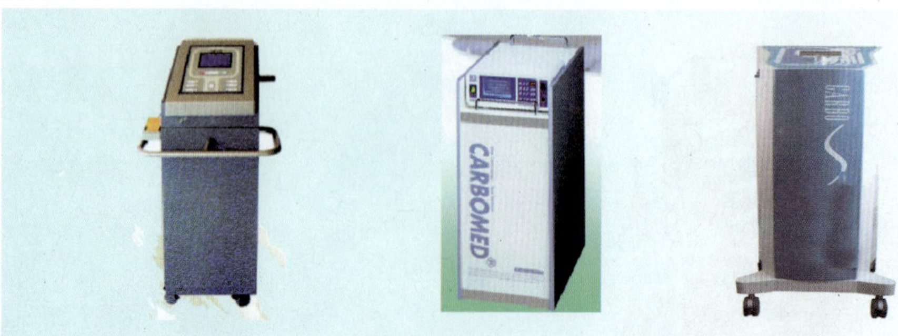

그림 10-2 • 이산화탄소 주입기

3. 필링 시스템

① 크리스털 필링은 유럽 상류사회의 귀부인들이 온천에서 시술해 오던 미세피부 박피술에 착안하여 영국에서 개발한 새로운 피부관리법으로 미세한 산화알루미늄 크리스털을 사용하여 표피의 각질층을 물리적으로 부드럽게 제거하는 새로운 박피치료법이다. 화학반응을 일으키지 않는 크리스털을 사용하기 때문에 인체에 무해하고 안전한 피부 박피술이다.

② 다이아몬드 필링은 다이아몬드 팁을 이용하여 피부조직을 탈피시키는 필링기로서 피부의 가장 겉에 있는 층인 각질층과 표피의 일부분을 깎아내게 된다. 강도와 속도 조절에 따라 통증의 정도와 시술효과가 달라지며, 약하고 빠르게 하면 통증이 거의 없는 표면적인 박피효과, 강하고 느리게 하면 따끔거리는 정도의 통증 대신 깊숙한 박피효과가 있으며, 시술 후 진정 팩 또는 마스크를 병행하게 되면 피부 재생효과가 한층 높아진다.

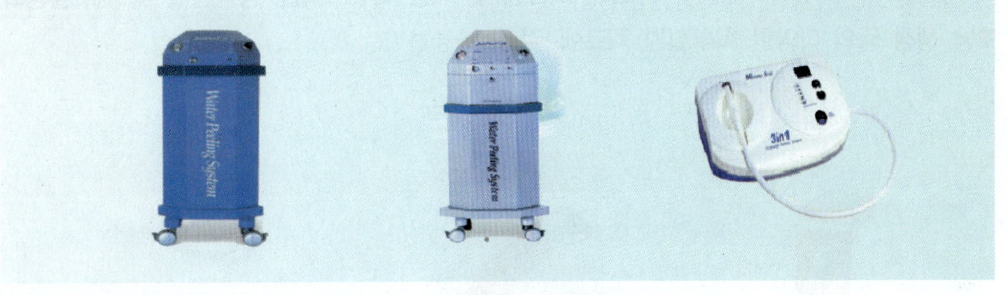

그림 10-3 • 필링 시스템(Pilling system)

4. 피부영상분석 시스템

디지털카메라를 이용하여 피부색소 정도 및 홍도 정도를 정량적으로 분석하여 분포를 보여주고 환자의 치료및 진단시 도움을 주는 시스템이다.

교차편광 필터를 사용한 디지털 영상 시스템으로 광범위한 환자의 피부질환부위 및 부분적인 피부질환부위를 촬영할 때 피부표면에 나타나는 정반사현상을 제거하여 피하의 컬러를 획득하고, 획득된 영상은 영상분석 알고리즘을 사용하여 피부색소 및 홍도의 분포를 정량적으로 계산하여 분석한다.

최종적으로 분석된 색소 인덱스 이미지는 색소 농도의 인덱스로, 그리고 홍도 인덱스 이미지는 헤모글로빈 농도의 인덱스로 사용된다. 또한, 인덱스 이미지를 통하여 사용자는 객관화된 정량적 피부색소 및 헤모글로빈 농도의 정보를 가지고 진단할 수 있다.

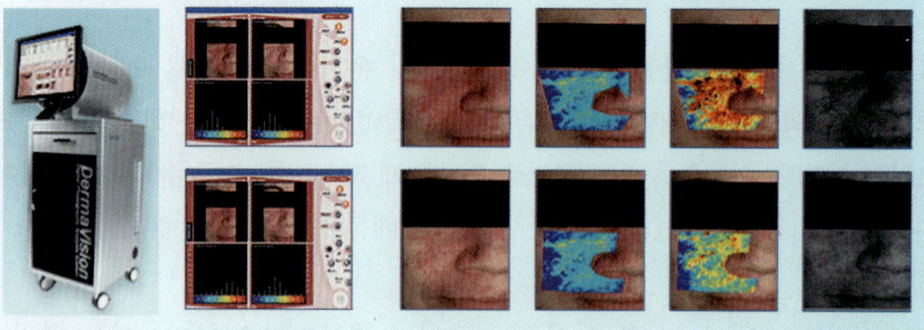

그림 10-4 • 피부영상분석시스템

5. 의료용 광학기기

의료용 광학기기는 선택적 광열융해의 원리를 이용하여 통증완화, 건강회복, 노화방지 등의 치료를 할 수 있다. 백반증, 아토피, 여드름 및 각종 피부트러블, 통증완화 및 세포활성화, 모낭 생성 등의 다양한 피부질환 치료에 적용 가능하다.

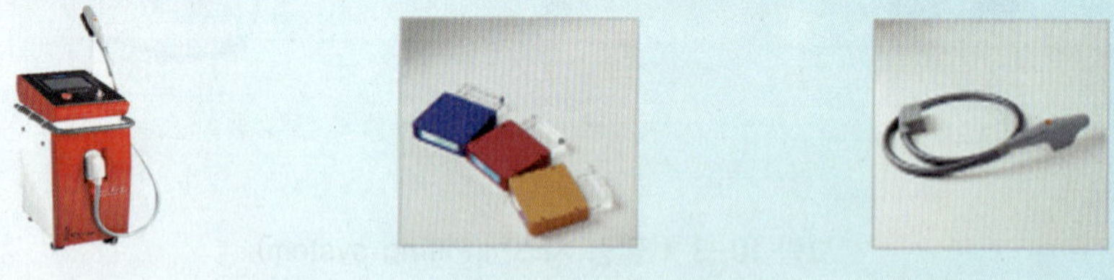

그림 10-5 • 의료용 광학기기와 필터, 핸드피스

02 | 비 만

1. 비만도측정기

비만도측정기(Obesity meter : 오비서티 미터)는 측정자가 단축발판 위에 올라서면 5~8초 이내에 가능하여 검사시간이 매우 짧으며 음성합성 시스템이 내장되어 있어 피측정자를 위한 안내 메시지가 나오며, 측정결과를 프린트 및 디지털 표시할 수 있는 기능이 있다. 또한 고도의 신뢰성과 안정성을 가지고 있는데 로드 셀 내장 및 ADC 체중측정회로와 광학센서로 신장 측정착의 중량 감산기능 및 옷 무게를 설정하여 실제 체중을 측정하며, 0~250[kg]까지 측정되는 전자저울 역할 및 체질량 지수(BMI) 측정기능과 통신기능 RS 232C 통신지원 프린트 기능을 할 수 있고 개인번호 선택기능이 있어 자동으로 개인별 자료를 보관 및 관리를 할 수 있다.

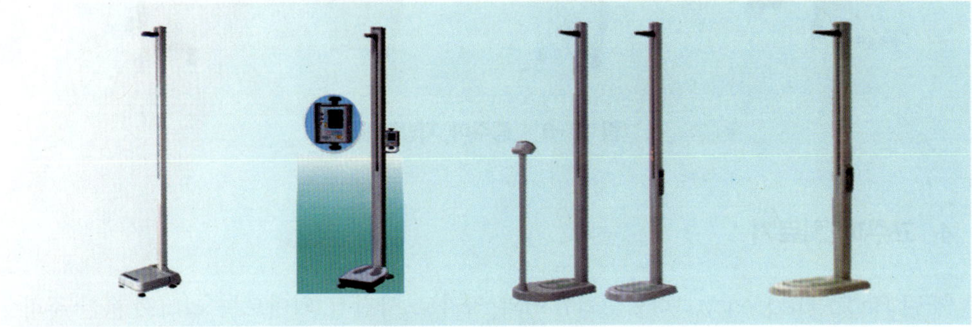

그림 10-6 • 비만도측정기

2. 체지방분석기

체지방분석기(Body-fat analyzer : 바디 팻 애널라이저)란 생체전기 임피던스법(BIA)을 이용하여 체수분, 단백질, 무기질, 체지방량의 측정은 물론, 체형판정, 복부비만율, 건강위험도, 지방축적 형태 등을 제시하여 각 비만형태별 운동처방 및 비만관리가 가능하게 한다.

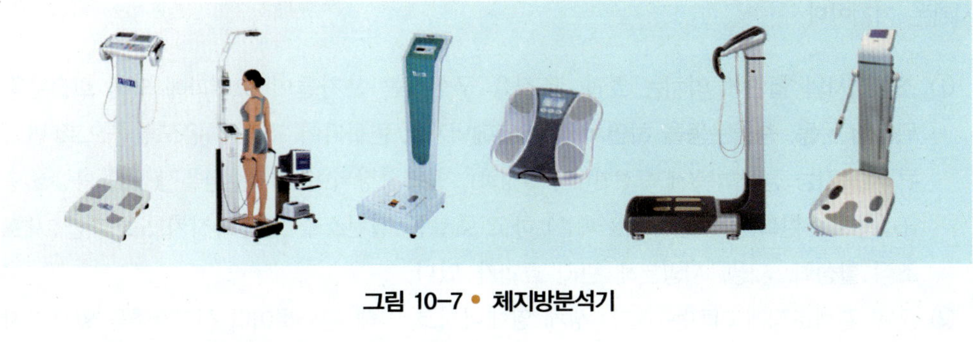

그림 10-7 • 체지방분석기

3. 중주파 지방분해기

중주파 지방분해기(Middle frequency fat decompositor : 미들 프리퀀시 팻 디컴포지터)는 전기자극을 통해 모세혈관을 확장함으로써 체지방을 감소시키고, 지방층이 밀집하여 분포된 피부표피 세포층에 침 또는 패드를 사용하여 지방분해를 위한 특별한 펄스 파형으로 지방을 분해한다. 또한 3,500[Hz]의 중주파를 지속적인 근위축과 근이완 작용을 통해 지방을 연소시킨 후 배출하여 혈액순환과 림프배농을 시킨다.

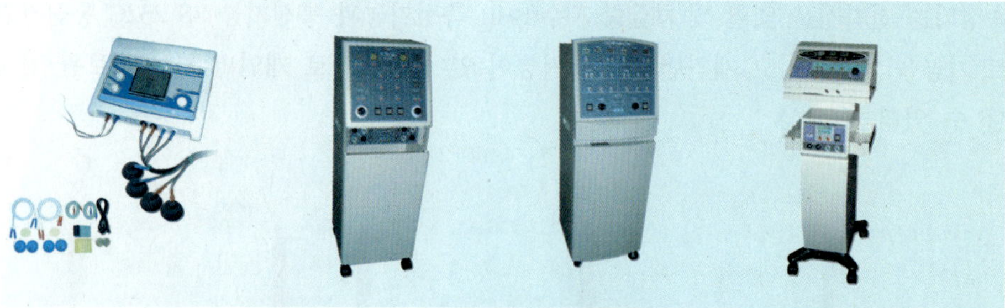

그림 10-8 • 중주파 지방분해기

4. 고주파 치료기

RF란 Radio Frequency(라디오 프리퀀시)의 약자로 사전적 의미로는 라디오 송신 주파수(300~1,200[kHz])를 뜻한다. 그러나 치료용으로 RF에서는 고주파 전류를 뜻한다. 일반 교류 전기는 (+), (−)로 교대로 바뀌는 횟수가 1초당 60회(60[Hz])이나 치료용으로 쓰기 위해서는 0.3~0.8[MHz]의 교류전류가 필요하다. 즉 고주파 전기를 생체조직에 가하면 세포 내의 이온이 음극에서 양극으로 왔다갔다 하면서 자체적으로 엄청난 마찰열을 일으켜 치료하는 방법이다. 고주파(RF : 0.3[MHz]~0.6[MHz])를 피하 깊은 조직에까지 투입하면 생체 열에너지로 변환되어 무리없이 조직의 온도를 상승시켜 혈관을 확장시킴으로써 변형된 세포의 기능을 정상으로 회복하고, 혈액순환촉진, 지방분해, 호르몬 밸런스를 정상화시킨다. 그리고 콜라겐층을 자극하여 콜라겐 수축과 재생성을 촉진시키는 효과로 Face와 Body의 무너진 균형을 회복시키는 기기이다.

① 조직대사와 혈관에 미치는 효과 : 조직을 구성하는 분자들이 고주파에 의해 회전운동, 뒤틀림 운동, 충돌운동을 하면서 생체 열에너지로 변화되어 조직의 온도상승으로 변형된 세포기능 정상회복(세포 신진대사 활성화), 혈관확장되어 혈액순환촉진(산소, 영양소 공급), 림프순환촉진(독소, 노폐물 배출) 하고 호르몬 밸런스를 정상화시켜 노화지연, 세포조직 활성화, 재생, 지방분해 관리 효과가 있다.

② 근육, 결합조직에 미치는 효과 : 생체 열에너지로 인해 근수축이나 신경수축을 일으키지 않고 자연스럽게 이완되고(5배~10배) 탄력성에 영향을 미쳐 고통 없이 편안하게 빨리 풀리는 관리 효과가 있다.

③ 지방분해 효과 : 지방층까지 무리 없는 온도상승으로 체지방 분해가 쉽게 되며 지방축적을 최소화하여 녹아내린 지방을 피부표면(땀샘), 소변으로 배출하는 관리효과가 있다.

④ 살균효과 : 세균의 성장속도를 저하시키고 피부세포 내 세균을 살균하는 효과가 있다.

⑤ 관리기능 및 효과 : 동맥 및 모세혈관 확장, 혈액순환, 신진대사촉진, 신체방어기전 향상, 림프순환촉진, 지방분해, 근육 릴렉스, 심부통증완화, 호르몬 발란스 정상화, 세

포조직 활성화, 재생, 피부탄력, 리프팅, 탄력효과 등이 있다.

⑥ 얼굴 관리(Face care : 페이스 케어) : 기미, 미백, 재생, 목주름, 표정주름, 눈가주름, 얼굴축소, 리프팅, 아이-백, 다크서클, 여드름에 효과가 있다.

⑦ 신체 관리(Body care : 바디 케어) : 등, 복부관리, 가슴(축소, 탄력, 업), 힙-업, 발관리, 팔뚝관리, 허벅지, 종아리 관리에 효과가 있다.

⑧ 두피 관리(Scalp care : 스칼프 케어) : 모근강화, 탈모예방, 발모촉진, 모발강화에 효과가 있다.

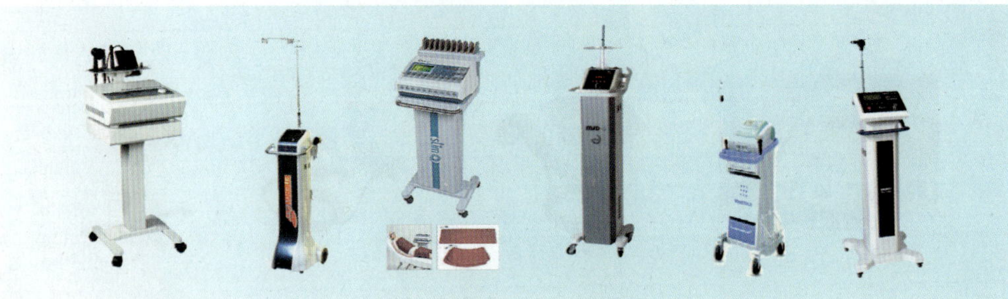

그림 10-9 • 고주파 치료기

5. 초음파 치료기

초음파 치료기(Ultrasonic treatment machine : 울트라소닉 트리트먼트 머신)는 압전 세라믹을 사용하며, 압전 세라믹이란 압력에 의해 전기(전압)가 발생하고, 역으로 전기(전압)를 주었을 때 기계적인 힘(진동)으로 상호 변환하는 기능성 재료이다.

㉮ 우리가 각 가정에서 흔히 볼 수 있는 가스레인지의 경우 가스레인지 점화시 스위치 레버를 왼쪽으로 돌릴 때 작은 충격에 의해 압전 플러그에 힘이 가해져 2만[V]의 고전압이 발생되며, 이 고전압이 금속과 방전하여 생긴 스파크에 의해 가스를 점화시킨다.

이것은 전자, 즉 기계적인 힘에 의해 전기적인 힘으로 변환되는 원리를 이용한 것이다. 또한, 가습기는 40~50[V]의 전압을 가할 시에 1초에 170만 번의 작은 진동(물리적인 힘)이 발생되며, 이 물리적인 작은 진동이 물을 수[μm]의 작은 입자로 쪼개어 분사시킨다.

이것은 전기를 주었을 때 기계적인 힘으로 변환되는 원리를 이용한 것이며, 초음파 치료기도 이러한 원리를 이용하여 만든 제품이다. 압전 세라믹은 이러한 에너지 상호변환율(기계↔전기)이 70[%]에 달하며, 지구상에 존재하는 물질 중 아주 미약한 힘이지만 에너지 변환의 일종이며 효율적 측면에서 이러한 고효율의 재료는 없다고 말할 수 있는 특이한 기능성 재료이다. 초음파 치료기는 대부분 1초에 백만 번 진동(1[MHz])을 한다고들 말하지만 그러나 실제 초음파의 저주파 진동과 혼동하고, 또한 사람이 전혀 느낄 수가 없기에, 사실여부를 의심하는 사람이 대부분이다. 1초에 한번 움직이는 것을 1[Hz]라고 하며 1[kHz]=1,000[Hz], 1[MHz]=1000[kHz]이므로 1[MHz]=100만[Hz]임을 뜻한다.

㉮ 잔잔한 연못에 돌을 던질 경우 수면에 파동이 생겨 수면 위로 번져나가는 것을 [Hz]로 나타낼 때 1초 만에 한 번이면 1[Hz]임을 뜻하는 것으로 백만[Hz]는 어마어마하게 큰 수인 것이다. 따라서 초음파 치료기는 아주 작은 물리적인 진동이지만 그 진동의 횟수가 높고 진동과 진동 간의 간격이 없어 피부 속으로 깊숙이 물리적 진동이 전달되기 때문에 통증완화치료에 상당한 효능을 발휘한다.

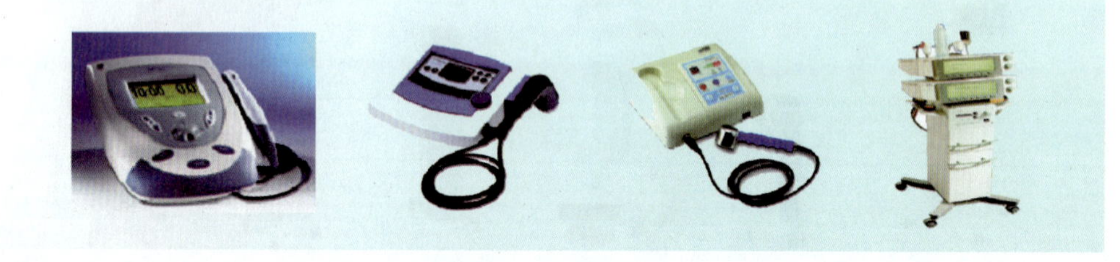

그림 10-10 • 초음파 치료기

6. 체형관리기

체형관리기(Body simmer : 바디 슬리머)란 인체에 흡수된 에너지(열량)는 체내에 축적되어 근육운동의 에너지원으로 작용하는데 과영양으로 인해 비만세포나 근세포가 비대해지며 이때 저주파로 인한 근육 움직임이 일어나 과축적된 에너지가 소비되며 Body Slimmer(바디 슬리머)에서 발생된 (+), (−)의 전기자극에 의해 파장이 발생하여 원하는 부위를 집중운동을 시켜 지방세포를 감소시키는 효과를 이용한 것이다. 체형관리기를 통해 체중조절, 체형조정, 복부비만을 편하게 효과적으로 관리할 수 있다.

또한 (+), (−)의 저주파 전류는 체내에 정체된 수액(수분, 혈액, 림프 등)의 흐름을 유도해 원활한 조절로 체내순환계와 배뇨계의 정상 동작을 시켜 순환장애 해소에 도움을 준다.

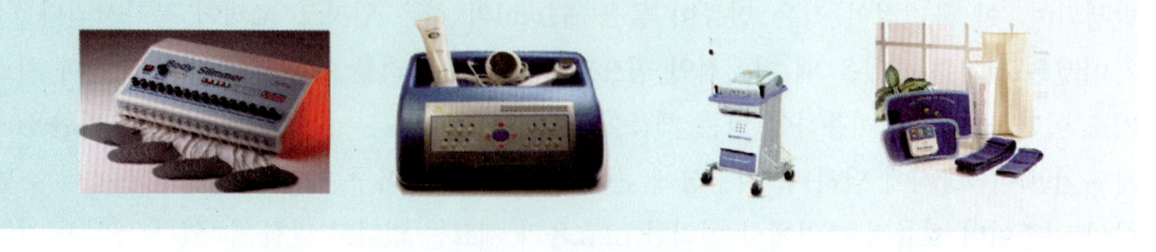

그림 10-11 • 체형관리기

7. 음파진동 운동기

터보소닉는 **고성능 음향기기와 신자기회로를 채택하여 정밀 수직운동이 가능**한 Sonic Wave System(소닉 웨이브 시스템)을 결합하여 기존의 회전모터방식이 아닌 새로운 형태의 **스피커 진동원리를 응용한 터보소닉 음파진동 운동기**(Turbosonic therapy system : 터보소닉 테라피 시스템)으로, 기존의 회전모터 방식의 제품들이 가지고 있던 모터의 소음과 부품마모로 인한 기계적 문제점을 제거하고, 기존에 적용할 수 없었던 말타기, 걷기 및 달리기 운동과 같은 낮은 진동수 [Hz]에서의 운동이 될 뿐만 아니라, 기존에 불가능했던 **운동세기**(Intensity : 인텐시티)의 조절이 가능해졌으며 복합진동이 아닌 **정밀한 수직진동운동**이 되는 운동기기이다.

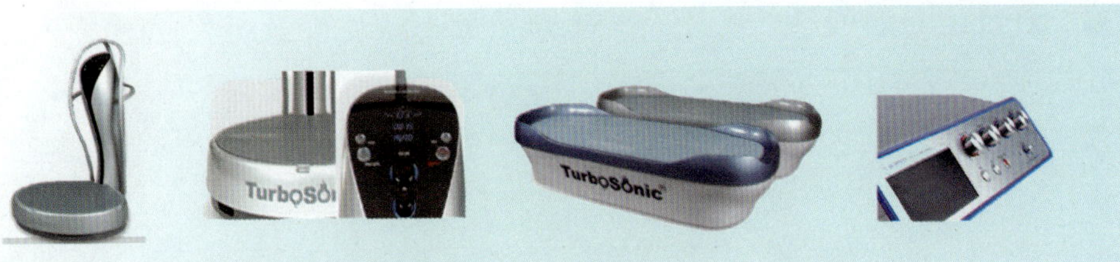

그림 10-12 • 음파진동 운동기

제11장
병원설비 및 응급장비

01 | 병원설비

02 | 응 급

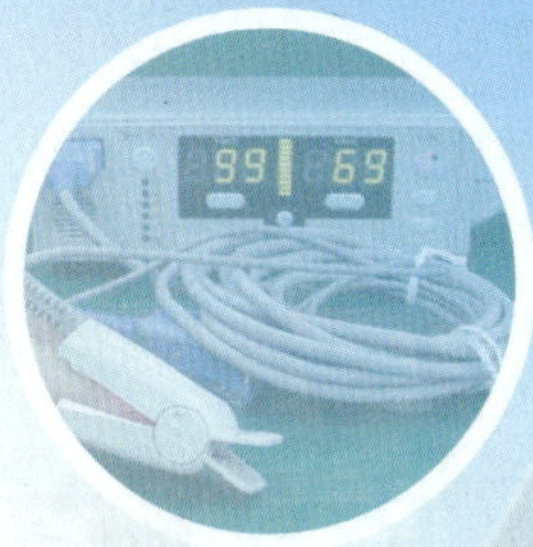

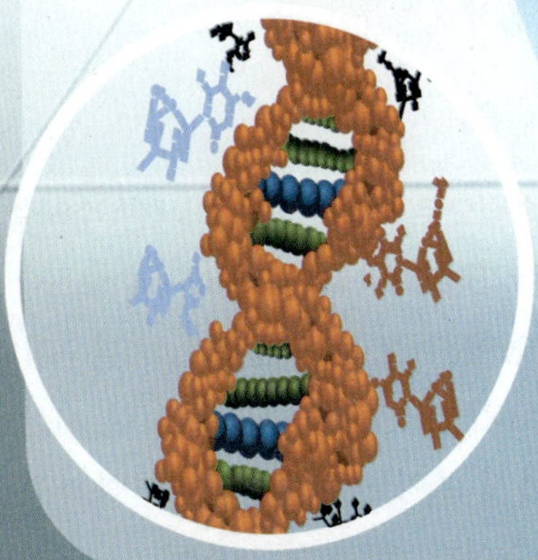

01 | 병원설비

1. 멸균기

멸균기(Sterilant : 스테리런트)는 물속에 멸균대상을 담구고 밀봉한 후 가열하여 고온, 고압 상태를 유지 후 배수하고 건조하여 멸균한다.

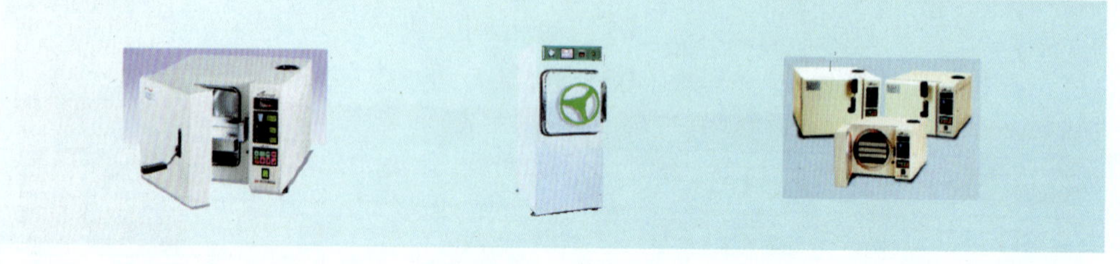

그림 11-1 • 멸균기

2. 의료용 소독세척기

의료용 소독세척기(Medical sterilization washer : 메디컬 스테럴리제이션 워셔)는 물속에 수 [kHz]~수 100[Hz] 범위의 강력한 초음파를 발사해 세척물에 파장을 일으킨 뒤 발생하는 반발력을 이용하여 살균 및 오염물질을 제거하고 의료기기를 세정할 수 있다.

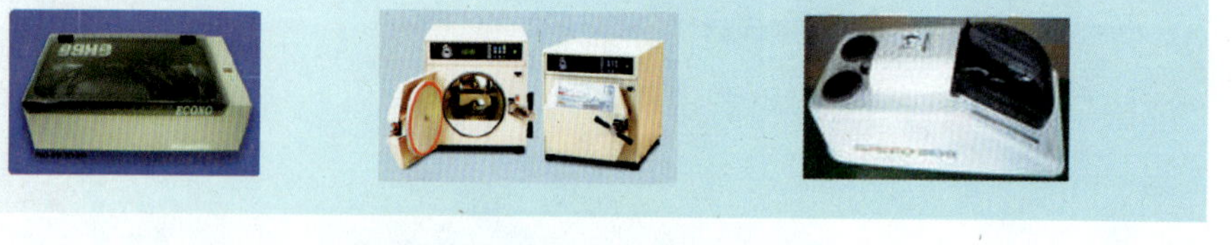

그림 11-2 • 의료용 소독세척기

3. 수액펌프

수액펌프(Infusion pump : 인퓨전펌프)란 수액을 지속적으로 투입하거나 미세한 수액량까지도 조절하여 투여할 수 있게 해주는 장비이다. 의약품 주입펌프(Volumetric infusion pump : 볼류메트릭 인퓨전펌프)는 중환자실, 응급실 및 신생아실 등에서 쓰이는 환자보호 필수장비로써, 환자에게 미세한 또는 다량의 약품을 주입시킬 필요가 있는 경우뿐만 아니라 시간당 정확한 양의 약물을 주입시키고자 할 때에도 매우 요긴하게 쓰이는 장비이다. Infusion pump(인퓨전펌프)는 환자에게 정해진 수액량을 일정하게 주입시켜 주는 기기이다.

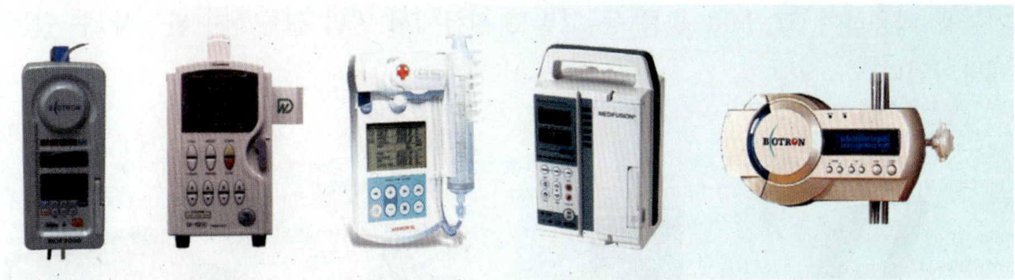

그림 11-3 • 수액펌프

4. 의약품 주입기

유럽에서 시작된 메조세라피를 좀 더 빠르게 쉽게 하기 위해서 나온 제품인 메조건은 비만, 피부, 두피에 사용 가능하다. 인체에 약물을 주입할 수 있을 뿐 아니라 일정한 자극을 주고, 콜라겐 효소의 인위적 생성을 유도하는 것을 이용하여 시술한다. AIR를 이용하여 강한힘, 빠른 속도로 9개의 미세한 바늘(31G)을 인체에 찌르는 방식으로, 표피층을 상하지 않게 하여 손상이 적으면서 침으로 피부 진피층을 자극하여 주름, 흉터 등의 회복을 촉진 시켜준다. 공압 시스템을 이용한 의약품 주입기로 보톡스 필러, 통증주사, 태반주사등 모든 약물을 Air 방식 주입기로 빠른 속도로 저통증 주사가 가능하다. 사용 범위는 눈가나 입가의 주름개선, 기미, 여드름자국, 흉터, 울퉁불퉁한 피부 촉촉하고 생기있는 피부, 두피, 출산후 튼살 등이다.

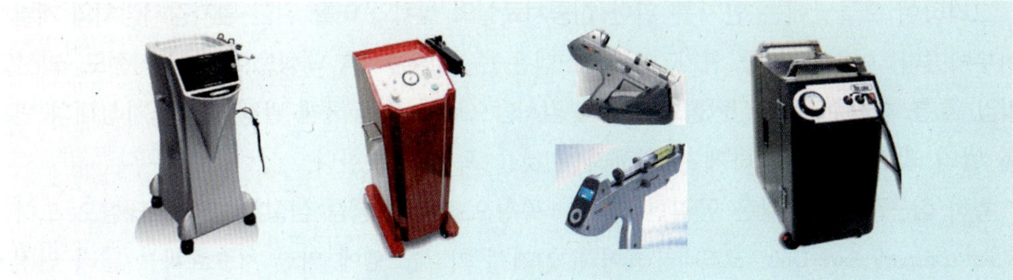

그림 11-4 • 의약품 지동주입기

5. 의료용 필름 판독장치

환자상태를 X-ray로 촬영해 필름으로 판독하는 시스템으로 최근에는 기존의 형광등보다 10 배 이상의 수명을 보장하는 외부전극형광등(EEFL)을 사용하여 형광등 교체의 번거로움을 줄이고 판독에 가장 중요한 요소인 판독면의 고른 밝기 또한 전체면 밝기 평균이 90[%] 이상으로 개발되어 필름 어느 부분이라도 동일한 조건으로 판독할 수 있으며, 밝기 조절

기능을 채용하여 CT, MRI 필름 등 고밀도 필름에서 일반 필름까지 판독할 수 있는 제품이 개발되었다.

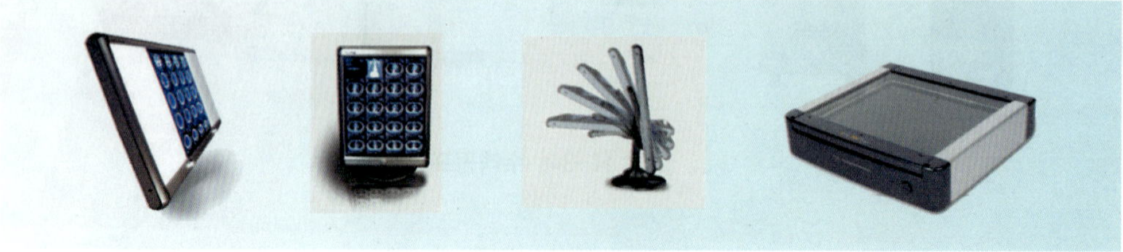

그림 11-5 • 의료용 필름 판독기

02 | 응급

1. 환자감시 시스템

환자감시 시스템(Patient monitoring system : 페이션트 모니터링 시스템)은 과거의 진료과별로 독립적인 환자진료에서 벗어나 환자의 증상이나 상태 또한 치료의 시기나 간호의 정도에 따라 의료진이나 시설을 전문화, 중앙 집중화하려는 환자진료 시스템이 요원하였다.

그리하여 오늘날에는 환자를 위한 집중치료실의 설치와 이를 위한 환자감시장치의 개발이 이루어졌다. 이렇게 집중 환자감시 시스템은 주로 중환자를 대상으로 하며 심전도, 뇌전도, 혈압, 호흡, 심박수 등의 진단정보를 연속 감시함으로써, 위급하게 발생하는 환자상태의 변화를 빨리 발견하여 신속하게 대응하려는 것을 목적으로 한다.

특히 심근경색증과 같은 급격한 경과를 특징으로 하는 중증 심질환 환자를 대상으로 하는 CCU(Coronary Care Unit : 코러네리 케어 유닛)에서 이 시스템에 의한 치료효과는 널리 인정되고 있다.

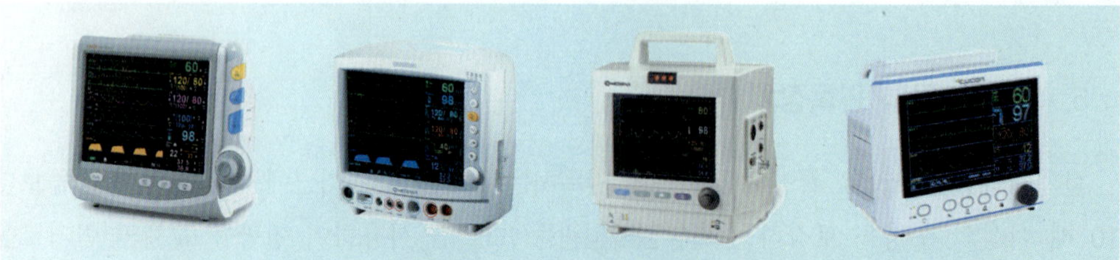

그림 11-6 • 환자감시 시스템

2. 인공호흡기

호흡계를 치료할 때 중요한 점은 **환자의 허파에 원활한 순환이 이루어져야 한다.** 현재까지 개발된 여러 가지 기기를 호흡보조기 혹은 호흡기라고 하는데, 기능상 크게 제어기와 보조기로 분류할 수 있고 여러 가지 원인에 의해 자신의 호흡으로는 충분히 환기를 할 수 없게 되었을 때 보조 또는 강제적으로 환기시키는 기계, 즉 **벤틸 레이터 또는 레스피 레이터** 라고도 한다. 현재 사용되고 있는 **인공호흡기**(Artificial ventilator : 아터피셜 벤틸레이터)에는 여러 가지 보조장치가 갖추어져 있으며, **폐의 장애로 인해 혈액의 산소화가 불충분하게 되었을 경우**에도 쓰인다.

인공호흡기의 종류에는 여러 가지가 있으나, 크게 나누면 **구강**(口腔)**과 기관**(氣管)**을 통하여 폐·흉곽을 내부에서 가압**(加壓)**하는 것과 흉곽을 밖으로부터의 음압**(陰壓)**으로 당기거나 양압**(陽壓)**으로 가압하는 것**으로 나눌 수 있다. **외과에서 마취용에 사용하는 것과 내과에서 폐질환에 사용하는 것에는 가압하는 것**이 많이 사용된다. 최근 들어 **폐절제**(肺切除)나 **심장수술 등 큰 수술이 적극적으로 행해지는 것은 마취기와 인공호흡기가 진보한 결과**라고 할 수 있는데 **내과영역 또한 폐기종**(肺氣腫)**·기관지천식·만성기관지염** 등 **기도**(氣道)의 폐색을 일으키는 **호흡기 질환의 치료**에도 인공호흡기가 자주 쓰인다.

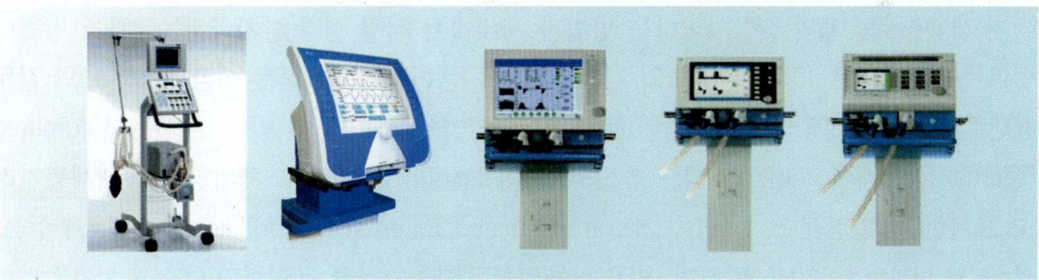

그림 11-7 • 인공호흡기

3. 인공호흡기 마스크

인공호흡기 마스크(Artificial ventilator : 아터피셜 벤틸레이터)는 인체에 무해한 실리콘 재료와 개선된 디자인으로 생산되며, 기존 고무제품은 자연노화로 생기는 카본블랙 등의 유해물질을 흡입, 인체에 유해하였으나 실리콘재료로 노화가 되지 않고 반영구적으로 사용할 수 있으며, 부품 파손시에 부품을 교체·수리하여 사용이 가능하며 화학소독 및 열탕소독을 하여 사용하여도 제품에 손상이 가지 않는 제품도 개발되었다.

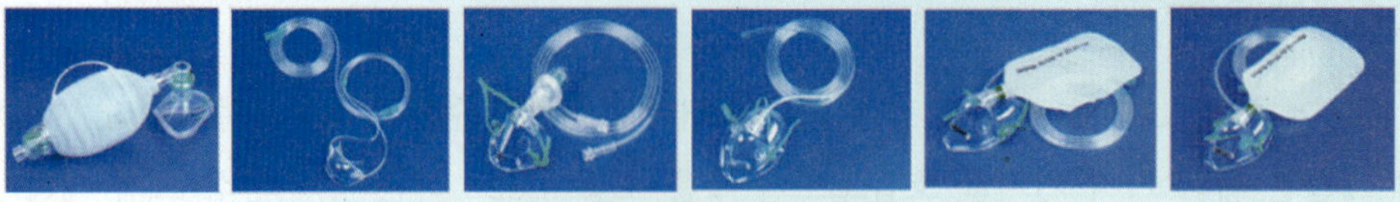

그림 11-8 • 인공호흡기 마스크

4. 제세동기

제세동기(Defibrillator : 디피블레이터)란 부정맥 치료에 사용되는 기계, 즉 제심세동기라고도 한다. 주로 심방세동[1](心房細動), 심실세동[2]을 정상조율로 되돌릴 때 사용하며 심방세동이나 심실세동은 심방근, 심실근의 각 부분이 전기적으로 제각기 따로따로 활동하기 때문에 일어나는 것으로, 제세동기는 심장에 직류의 고전압류를 흐르게 하여 심장 전체를 동시에 수축시키는 상태로 만들어 전체의 보조를 맞춘다.

방전하는 본체와 전류를 생체로 흐르게 하는 전극으로 구성되어 있으며 필요한 전기 에너지를 [Ws](와트초)로 표시한다. 100[Ws]는 100[W]의 전력을 1초간 공급하는 에너지를 뜻하는데 현재 사용되고 있는 기계의 자극시간은 1.5~4.0[ms] 정도이므로 순간적으로는 상당히 높은 고전압이 흐르게 되므로 주의하여 사용하여야 한다.

자극방법에는 체외에서 자극하는 방법과 체내에서 직접 심장을 자극하는 2가지 방법이 있다. 최대 출력은 400[Ws] 정도의 기계를 많이 사용하며 심실세동은 심정지(心停止)와 같은 상태로서 제세동기에 의한 제세동이 유일한 구명방법이라고 할 수 있다. AED는 Automated External Defibrillator(오토메이티드 엑스터널 디피볼레이터)의 약자로 체외형 자동제세동기라고 표현한다. 일반적으로 AED는 Semi-Automated External Defibrillator(세미 오토메이티드 엑스터널 디피볼레이터)를 말하며, 반자동 체외형 제세동기라고 표현한다.(자동과 반자동의 차이점은 쇼크버튼의 존재여부에 따라 분류한다. 심실빈맥(VT), 심실세동(VF)같은 치명적인 부정맥 환자에게 전기적 충격을 인가함으로써 심장활동을 정상화하여 소생시키고, 심정지로 인한 뇌손상의 정도를 줄여 환자의 장애 극복에 도움을 줄 수 있는 장비이다.)

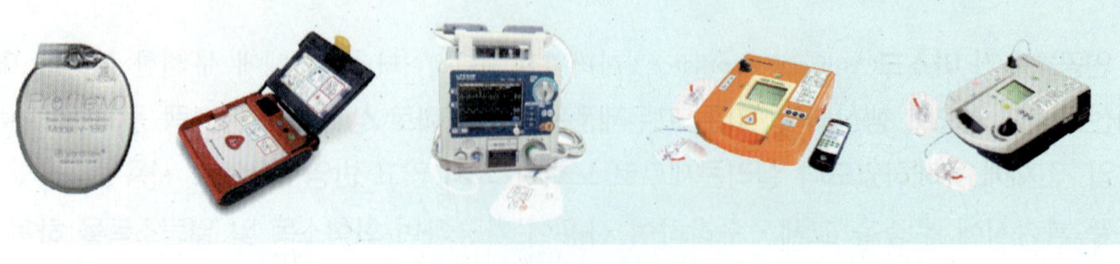

그림 11-9 • 제세동기

1) 심방세동(心房細動) : 심방의 수축이 안되어 미세한 波狀(파장)으로 움직이는 상태이다.
2) 심실세동 : 심실의 수축이 안되어 미세한 파장으로 움직이는 상태이다.

제12장

의료용품 및 소모품

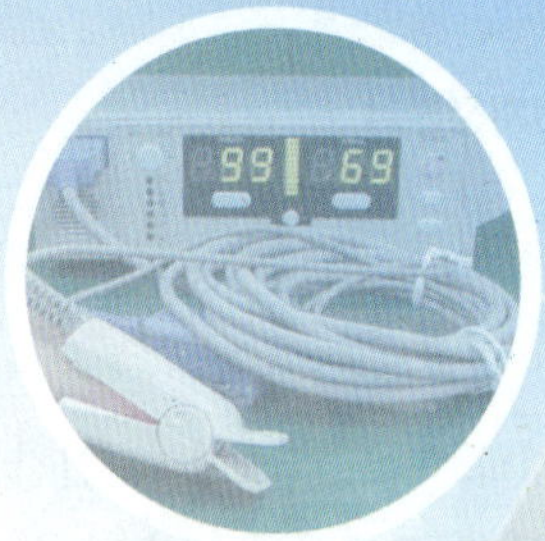

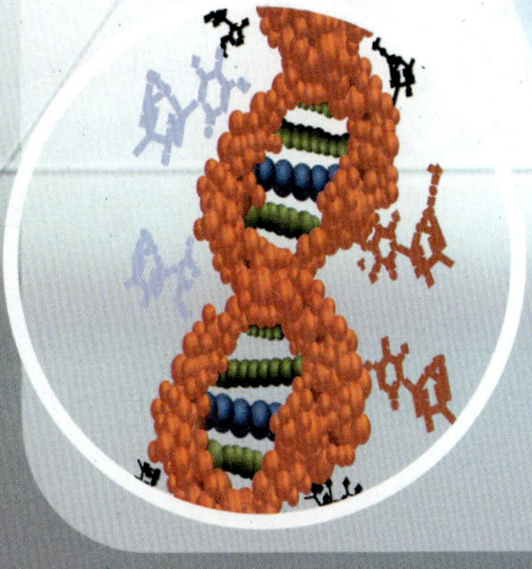

01 | 의료용품

1. 전자청진기

기존 청진기는 심장의 움직임을 혈관을 통해 귀로만 듣는 데 비해 **전자청진기**(Electro stethoscope : 일렉트로 스테토스코프)는 **귀로 들은 후 컴퓨터 분석 시스템을 통해 눈으로 보고 분석할** 수 있다. 또한 **청진음을 무선 송신을 통해 여러 사람이 들을 수 있도록 하여 보다 정확**한 진단을 할 수 있다.

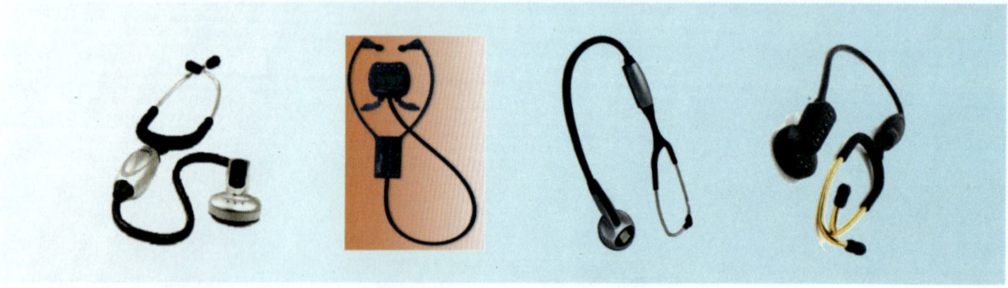

그림 12-1 • 전자청진기

2. 인체모형

① **간, 심장, 폐 모형**(Liver, Heart, Lung model : 리버, 하트, 렁 모델) : 인간 신체의 간과 폐를 실제와 유사한 모형으로 제작하여 세부적이고 구체적인 모습까지 묘사할 수 있어 실습시 많은 도움을 준다.

② **골격 모형**(Artificial human skeleton : 아터피셜 휴먼 스켈러튼) : 우리 신체의 가장 기본적인 골격계 모형이며 인체와 가장 근접한 모양으로 제작하여 인체에 대한 교육이나 실습시에 유용하게 사용되고 있다.

③ **근육 및 신경, 혈관 모형**(Muscular, Neurovascular, Angio model : 머스큘러, 뉴로배스큘러, 안지오 모델) : 인간의 신체 내부의 세부적인 신경, 혈관, 근육들의 모형으로 인체를 보다 구체적인 부분까지 알 수 있으며, 중요 부위별로 분리가 가능하여 사용할 때 불편함을 최소화시켜 실습하기 편하고 이해가 쉽게 만들었다.

④ **신장, 위 모형**(Kidney, Gastric model : 키드니, 게스트릭 모델) : 인체의 신장, 위의 모형으로 반을 갈라 한 단면을 세부적으로 볼 수 있도록 제작하여 실습시 보다 이해가 쉽게 만들었다.

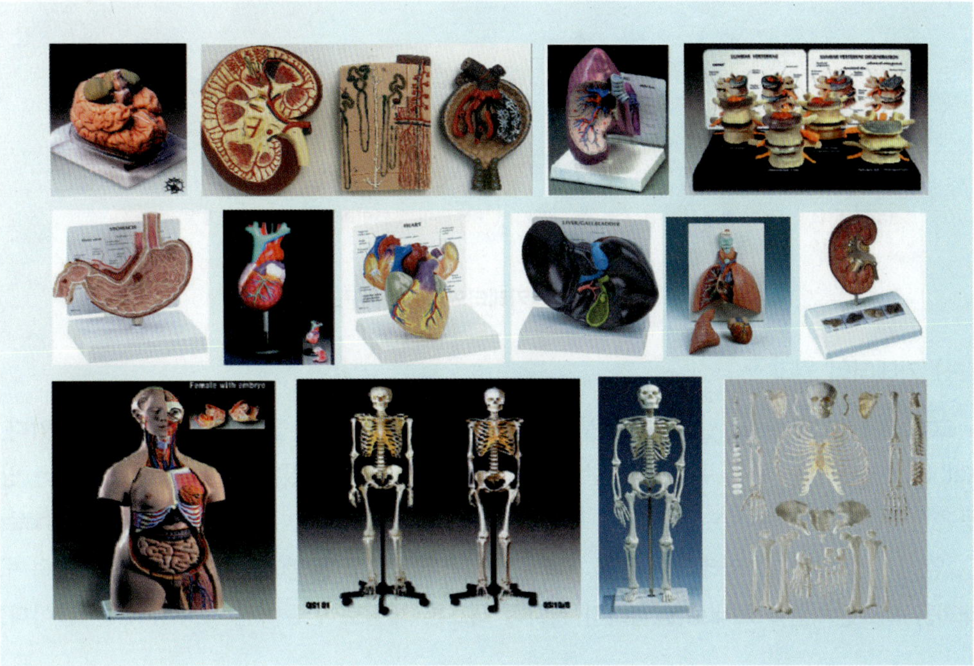

그림 12-2 • 인체모형

02 | 소모품

1. 카테터

카테터(Catheter)는 혈전에 의해 혈역학적 상태가 불안정하거나 동맥혈이 계속적으로 필요한 경우, 저혈압이 심하거나 Tissue perfusion(티슈 퍼퓨전)이나 Oxygenation(옥시젠네이션) 정도를 계속 사정해야 하는 경우, 쇼크 상태, Vasoactive drug(배소액티브 드러그 : 혈관의 수축이나 확장에 작용하는 약)나 Vasodilator(배소다일레이터 : 혈관을 확장)를 사용하는 경우 지속적인 혈역학적 상태를 관찰하기 위해 요도 혹은 혈관에 삽입하는 일종의 길고 얇은 융통성을 가지는 관으로 주로 형상기억합금을 이용해 온도에 의해 관의 확장을 제어한다. 보조적인 기구가 더해진 카테터들은 식도, 위의 압력의 계측 및 호흡기 계통의 생리학의 윤곽을 그리기 위하여 오랫동안 사용되어 왔다. 식도, 위 압력측정법으로부터 평가된 흉막 압력과 복부 압력은 호흡을 위한 근육의 기능, 그리고 횡격막 마비에 대한 처치를 위해 매우 유용하다. 카테터의 대표적 구조를 그림 12-3에 나타내었다.

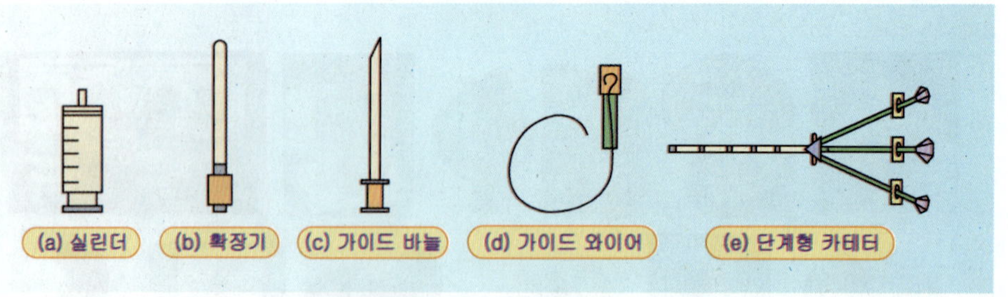

그림 12-3 • 카테터의 대표적 구조

1) 카테터의 원리

고대 이집트인들이 갈대숲으로부터 **카테터**(Catheter)를 만들었다고 전해지고 있다. Katheter(카테터)는 원래 플러그와 같이 삽입기구로 언급하고 있다. 고대 그리스인들은 방광을 비우기 위해 여기 포로 요도를 통하여 금속관을 끼워 넣었다. 그 후 **금속관은 Katheter**로 알려지게 되었다. **카테터는 유액, 실리콘 또는 유동체의 통행에 대한 채널 역할**을 하며, **내과용 의료장치들을 체내로 삽입하기 위하여 테프론 재질**로 만들어진 융통성 있는 관이다.

2) 카테터의 종류

카테터의 주요 형태는 **관과 같고, 신장성이 있고 주입을 위한 도구**이다. 특히, 카테터들은 **혈관조영술이나 혈관성형술에서 주로 많이 사용**하며 심장 또는 심장주변 정맥들과 동맥에 초음파 진행을 위해서 사용되기도 한다. 가장 유명한 **신장 카테터들은 Foley**(폴리) 카테터로 1930년대 이후 사용하였으며, 이 카테터는 끝에 부풀릴 수 있는 풍선과 같은 기구를 갖추고 있다. 이것은 소변 제어력이 없는 환자들에게 사용되고, 위독한 환자들, 그리고 외과수

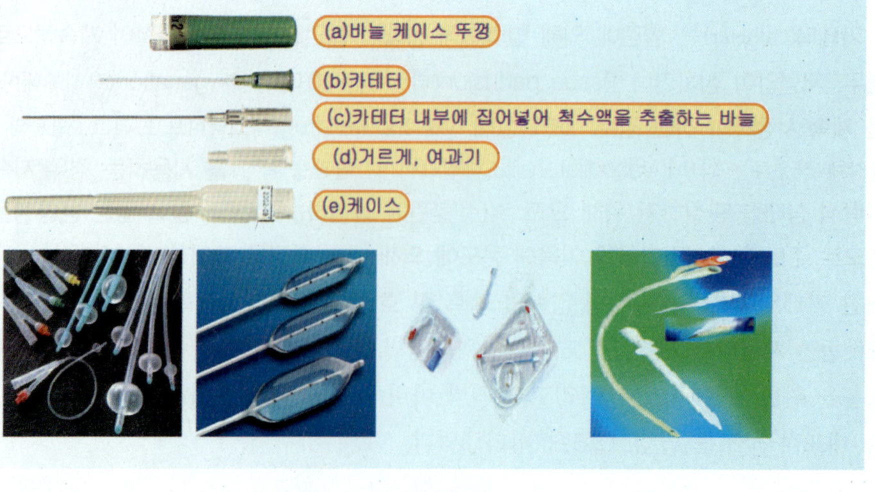

그림 12-4 • 카 테 터

술 후 방광배수로서 Foley 카테터를 쉽게 사용할 수 있다. 실리콘 또는 고무유액으로 만들어진다. 특히 **카테터의 끝부분에 풍선장치를 부착하는 타입, 즉 카테터를 안전하게 장착해 놓고 바깥쪽에서 부풀릴 수 있는 장치가 있는 것이 Ballon(벌룬) 카테터**이다. 1934년까지는 Foley 카테터들이 주류였다. Foley 카테터는 오늘날까지 사용되고 있다. 또한 2~3개의 배출구를 가지고 있는 기능성 카테터가 사용되기도 하는데, 1개는 배출구막으로 소변 출구로 사용되며, 또 다른 것은 풍선모양으로 부풀리는 타입도 있다. 기구의 사이즈는 5[cc]~30[cc]까지 다양하며 필요 용도에 따라 활용할 수 있다. 데이비드 세리단은 1940년대 현대적인 기능방식을 도입한 카테터를 발명하였다. 플라스틱 기관을 활용한 방식의 카테터는 지금까지 외과수술에 일상적으로 사용하고 있다.

2. 의료용 전극

의료용 전극은 피부의 표면에 전극을 부착하여 탐지되는 값을 기록하는 것이다. 그것은 **세포에서 발생한 전기현상이 도체인 생체조직을 통하여 체표면에 전해져서 피부에 전위분포가 형성**되기 때문에 가능한 것이다.

전극을 생체에 장착하여 **생체전기현상을 유도하는 것을 유도법**이라 한다. 유도법에는 **생체 내 두 지점 간의 전위차를 유도하는 쌍극유도법**(Bipolar lead : 바이폴러 리드)과 **생체 내 기준점과 임의의 불활성 지점과의 전위차를 유도하는 단극유도법**(Unipolar lead : 유니폴러 리드)이 있다. **단극유도법**(Unipolar lead : 유니폴러 리드)에 의하여 절대전위의 측정이 가능하다. **단극유도법**(Unipolar lead : 유니폴러 리드)을 시행할 때 **전장 내 임의의 한 점에 놓은 전극을 기록전극**이라 하며 **기준점에 놓은 전극을 무관전극이**라고 한다.

1) 텔렉트로드

심전도용 생체신호 전달 센서를 텔렉트로드(ECG electrode : 일렉트로드)라 부른다. 모든 Telectrode(텔렉트로드)는 생체신호인 **심전도를 감지하는 센서로서 심전도검사시 사용**된다. 최적의 감도능력을 가진 염화은을 감지소자로 사용하고 있으며, 점착소재로 **하이드로겔**을 사용함으로써 심전도검사시 발생할 수 있는 Movement artifact(무브먼트 아터팩트)를 최소화

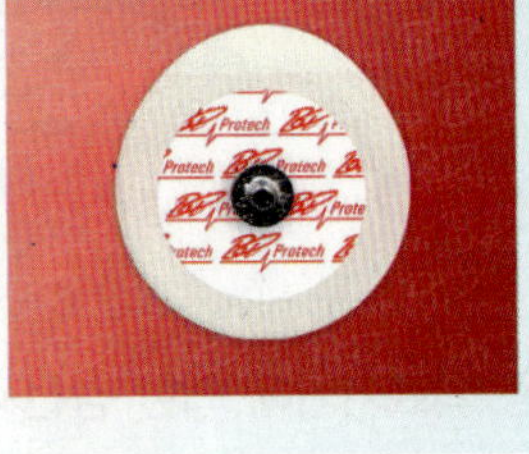

그림 12-5 • 텔렉트로드 전극

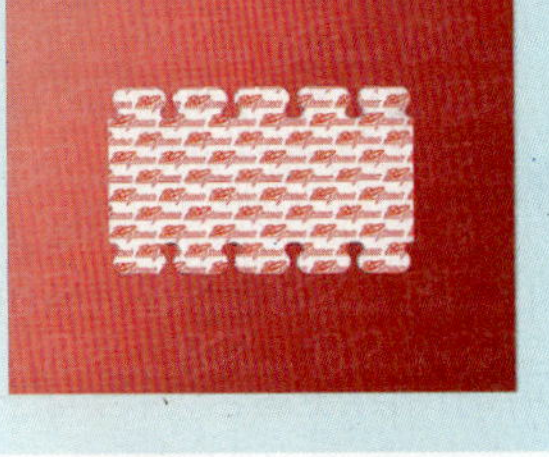

그림 12-6 • 프로탭 전극

하였다. 이것은 Gel(겔) 자체에 점착력을 매우 강화시켜 환자의 피부와 감지소자를 더욱 밀착시켜 흔들림과 떨림에도 강한 장점을 나타낸다. 인체무해성 강점착제를 사용하여 **땀과 열이 많이 발생하는** Stress test(스트레스 테스트)나 **24시간** Holter Monitoring(홀터 모니터링)에도 사용 가능하다. 그림 12-5은 텔렉트로드 전극이다.

2) 프로탭

Resting ECG electrode(레스팅 ECG 일렉트로드), 즉 **일회용 심전도용 생체신호 전달 센서**로서, **최장 1시간 이내로 심전도를 측정하는 센서를 프로탭**이라 부른다. 최적의 감도능력을 가진 **염화은을 PET지에 코팅**하며 점착소재로 **하이드로겔만을 사용**하였다. Gel(겔)의 점착력만으로 환자의 피부에 부착되어야 하므로 점착력이 아주 우수한 겔을 채용하였고, 우수한 생체신호 전달을 위해 **염화은과 함께 카본잉크를 사용**하였다. 그림 12-6은 프로 탭 전극이다.

3) 프로네오

프로네오(Tab resting ECG electrodes : 탭 레스팅 ECG 일렉트로디스)는 **인큐베이터에서 미숙아의 심전도 측정을 위한 센서**로서, 모니터로 연결되는 전선이 전극에 달려 있다. **전극에는 생체적합성 하이드로겔이 도포**되어 있으며, 우수한 점착력과 전도성을 띤다. 또한 **염화은**(Ag/AgCl)**은 노이즈가 없는 우수한 심전도 파형을 제공**하며, 전선은 AAMI 색상코드화에 따라 흑색, 적색, 백색, 녹색으로 분류하여 피부 부착위치에 따른 모니터 연결이 수월하게 디자인되어 있다.

프로네오 SR 모델은 모든 **방사선검사에서 전극을 제거하지 않고 검사를 진행**할 수 있다. 겔이 부착된 모체의 재질은 부직포를 사용하여 땀의 발산이 용이하고, 착용감이 우수하다. 그림 12-7은 프로네오 전극이다.

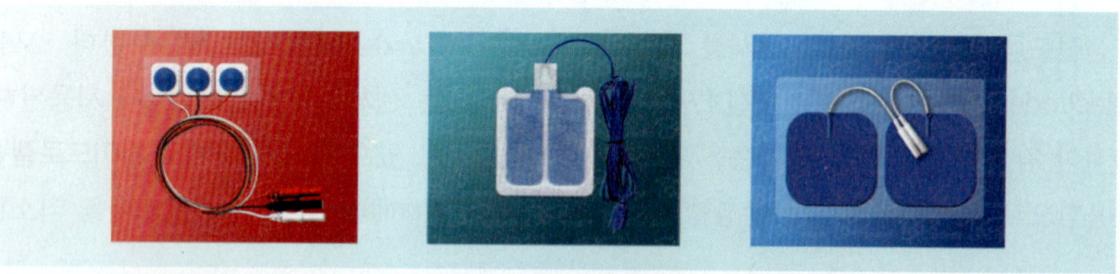

그림 12-7 • 프로네오 전극 12-8 • 프로플레이트 전극 그림 12-9 • 프로텐스 전극

4) 프로플레이트

수술용 접지 패드는 **'프로플레이트'**(Electro-surgical grounding plates : 일렉트로-서지컬 그라운딩 플레이츠)라 한다. **수술중 사용되는 고주파 발생용 의료기기에 의한 감전사고를 방지하기 위한 환자접지용 소모성 센서**로서 모든 프로플레이트의 원자재는 엄선된 제품을 사용하여 위험성을 최소화하고, 전도성이 높은 Gel(겔)과 Aluminum plate(알루미늄 플레이트)를 사용함으로써 Gel(겔)의 점착력을 극대화하여 수술 도중에 탈착현상을 방지시켜 준다. 이러한 장점은 흔히 발생하는 '화상(Burn : 번)'의 위험에서 환자를 보호해 주어 안전성을 매우 높여 준다. 그림 12-8은 프로플레이트 전극이다.

5) 프로텐스

저주파 치료용 전극인 Proteins tens electrodes(프로텐스 텐스 일렉트로디스)는 TENS(텐스) 기기와 연결하여 기기에서 발생된 저주파 전류를 전극을 통해 피부에 전달하여 근육의 통증을 완화시키거나, 신경재활치료를 하거나, 미용·비만치료 등에 사용된다. 그림 12-9는 프로텐스(TENS electrodes : 텐스 일렉트로디스) 전극이다.

Proteins tens electrodes(프로텐스 텐스 일렉트로디스)는 다음의 장점을 갖는다.

① 찢어지지 않고 부드러움을 배가시키기 위하여 부직포를 사용하였다.
② 전선에 보강사를 추가하여 전선이 쉽게 단자에서 빠지지 않도록 디자인 설계하였다.
③ 고품질의 탄소섬유와 카본필름을 사용하여 전기적 저항을 최저화시켰다.
④ 강화된 Gel(겔)의 점착력은 많은 횟수 사용에도 견디도록 고안되어 있다.

6) 옥시프로

옥시프로(S_pO_2 Sensors : S_pO_2 센서스)는 혈액 내 산소농도를 측정하는 센서로서 산소농도를 측정하여 측정용 계측기로 전송하는 감지 센서이다.

최적의 착용감과 측정정밀도를 갖고 있으며, 주요 모니터 제조사의 제품과 호환성을 갖고 있으며, 생체신호 측정능력을 최대화시키기 위해 고품질의 LED 센서를 사용한다. 또한 생체적합성 점착제를 사용한 밴드를 채용하여 알러지 등 피부반응성을 최대로 줄였다. 4가지 유형의 밴드가 사용하는 환자의 체형에 맞도록 최적화 설계가 되어 있고, 전자파 간섭을 없애기 위해 전선 및 포토다이오드가 Shielding(실딩) 처리가 되어 있다. 또한 커넥터 핀은 Gold(골드) 도금이 되어 있어 연결저항을 최대로 줄였다. 그림 12-10은 옥시프로 전극이다.

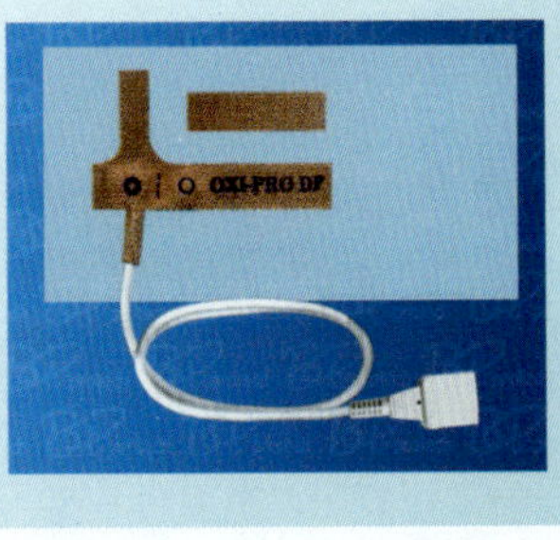

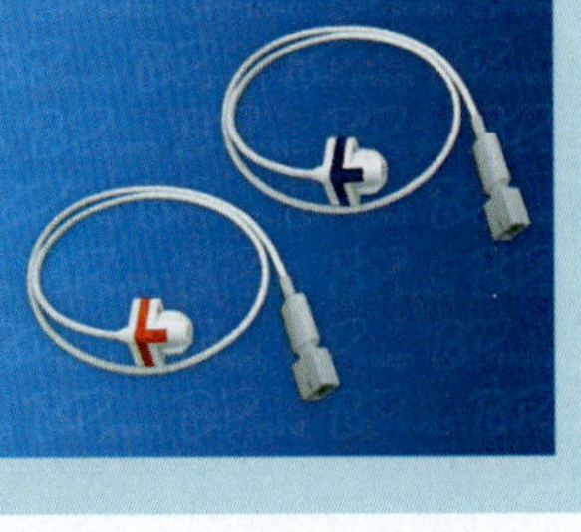

그림 12-10 • 옥시프로 전극

참고문헌

1. 기초전기전자공학(Electronics Fundamentals), Floyd 원저, 김종수 외 공역, 청문각
2. 디지털 논리회로 설계와 실험, 이기학 · 백주기 공저, 성안당
3. 디지털 논리회로(고등학교), 김은태 외 3인 공저, 교육인적자원부
4. 디지털 의료영상학, 정환 · 이완 · 기문찬 공저, 정문각
5. 동력배선실기, 박원규 저, 한국산업인력공단
6. 무선설비 산업기사실기, 손원경 · 이태현 공저, 세화
7. 보장구 의지학, 권혜정 외 11인 공역, 고문사, 1993
8. 보조기 및 의수족, 이재학 · 황현교 편저, 고문사, 1986
9. 보조기 및 의수족, 박윤기 외 2인 편저, 고문사
10. 사람해부학, 정인혁, 아카데미서적
11. 심전도의 단기완성, 전종영, 고려의학
12. 심전도 해설, 김형묵, 고려의학
13. 생리학, 김종규, 정문각
14. 생리학, 이병희, 신광출판사
15. 쉽게 배우는 의학용어, 차봉석 · 김춘배 공저, 정문각
16. 쉽게 풀이한 의학용어, 이성란 외 공저, 현문사
17. 센서기초기술, 박기엽 · 김은원 공저, 광문각
18. 센서공학(Sensor&Transducer), 이덕출 · 공용혁 · 김성남 · 나승권 · 장창현 공저, 엔트미디어
19. 의공기사(산업기사) 의료기기 자격시험 학습서, 김동욱 외 26인 공저, 대한의용생체공학회
20. 의공학(Medical Engineering), 이경성 · 최민주 공저, 청구문화사
21. 의공학개론, 김남균 외 12인 공저, 여문각
22. 의공학의 이해, 김태전 외 4인 편저, 고려의학
23. 임상 생리학, 김대식 외 15인, 고려의학
24. 임상 생리학 실습, 권경남 외 19인, 고려의학
25. 임상생리학, 대구보건대학 해부생리학 문제집, "대구보건대학"
26. 의지, 보조기학(개정판), 김장란 외 4인, 탑메디오피아
27. 의학용어, 김은자 외 10인, 정문각
28. 인터넷사이트(의학용어 백과사전 참조), 의지학, 보조학 참조
29. 의용공학입문, 김남현 외 11인 공저, 신광출판사
30. 의용계측공학, 의공학 교육연구회 역편, 여문각
31. 의료정보학, 김선일 외 6인 공저, 여문각
32. 인체생리학, 이강이 외 편저, 현문사
33. 인체 해부학, 김창국 외 2인, 대경북스

34. 알기 쉬운 자동제어, 김원배 · 나승권 · 문명룡 · 이재규 · 조명현 · 차익수 공저, 동일출판사
35. 진단용 방사선 안전관리(II) 성능관리편, 대한방사선사협회, 대학서림
36. 진단용 방사선 안전관리(II) 행정관리편, 대한방사선사협회, 대학서림
37. 전자의용공학 김익수 편역, 도서산업사
38. 자동화를 위한 센서공학, 김원회 · 김준식 공저, 성안당
39. 자동화를 위한 센서의 기초와 활용, 김상진 · 왕종배 공저, 연학사
40. 전기이론, 김용하 · 김수욱 공저, 한국산업인력관리공단
41. 전기전자의 기초, 강찬희 외 공저, 북스힐
42. 전기 · 전자의 기초, 이다까 시게오 저, 전자회로 연구회 역, 대광서림
43. 전기 · 전자 측정, 김선태 외 5인 공저, 한국직업능력개발원
44. 전자회로(Electronic Devices and Circuit Theory), 김수원 · 박재홍 공역, 사이텍미디어
45. 전자회로의 이해, 김평호 · 나승권 · 이동원 · 최성재 공저, 남두도서
46. 전자공학@정보사회, 바이오전자 윤영로 외 6인, 대한전자공학회 교양도서
47. 정보전송 공학/개론, 양윤석, 세화
48. 정보통신 산업기사 실기, 김병철 · 정현기 공저, 태영
49. 초음파 영상학, 강선일 외 16인 공저, 정문각
50. 초급자를 위한 PSPICE 활용, 황락훈 · 조문택 · 이충식 · 나승권 공저, 동일출판사
51. 최신전자기초실습, 임승하 · 황호웅 · 나승권 · 이종성 공저, 남두도서
52. 회로이론, 박송배, 문원당
53. 기타추가내용은 인터넷에서 발췌
54. DK 인체생리 · 해부도, 민유정, 대경북스
55. PSPICE와 PSIM 시뮬레이션중심의 전력전자공학, 서영수 · 황락훈 · 조문택 · 심광영 · 곽동걸 · 채수형 · 나승권 공저, 동일출판사
56. Analog Integrated Circuit Application, Michael Jacob, Prentice hall
57. Basic Engineering Circuit Analysis, David Irwin, Wiley
58. Design of Pulse Oxieter, Webster, Institute of Physics publishing
59. Fundamentals of Analog Circuit, Floyd, Prentice Hall
60. Fundamentals of biomechanics, Nihat Ozkaya, Springer
61. Logic and Computer Design Fundamentals, Morris Mano, Prentice Hall
62. Lower-limb prosthesis : including prosthetist's supplement, New York University Medical Center
63. http://cafe.naver.com/thyroidcancer.cafe?iframe_url=/ArticleRead.nhn%3Farticleid=29
64. HTTP : Poc.e-bohun.or.kr/서울 보훈병원 보장구 센터
65. HTTP : myhome.nate.com/cpojis/순천제일대학 의료보장구과

찾아보기

||| 저자약력 |||

■ 나 승 권

- 서울 청량초등, 경희중, 한양공업고등학교 전기과 졸업
- 한국 폴리텍VII 대학 동부산 캠퍼스 전기, 전자과 2년 수료
- 한국 폴리텍II 대학 인천캠퍼스 전기과 기능장 과정 졸업
- 강원 상지영서대학 전자과 졸업(전문학사)
- 충북 세명대학교 전거전자학과 졸업(공학사)
- 충북 세명대학교 일반대학원 전기전자학과 졸업(전력전자 및 자동제어 전공, 공학석사)
- 충북 세명대학교 일반대학원 전기전자학과 졸업(의공학 및 전력전자응용전공, 공학박사)
- 부산위생(한방)병원 전기 및 의용기사 7년 근무
- 한국수자원공사 전기기사 7년 근무
- 강원 상지영서대학, 의료시스템정보과 강의(현)
- 한국폴리텍III대학 원주캠퍼스 의용공학과 교수(현)
- 의료정보관리사, 병원코디네이터(Hospital Coordinator)사
- 전기기기기능장, 전기공사기능장, 산업안전기사, 전자산업기사
- 전기공사특급기술자, 한국전력기술인특급기술자, 한국전력기술인특급감리사
- 한국전력기술인설계사 면허, 전기 · 전자 기술지도사 이외 10개의 자격증과 면허취득
- 한국산업인력공단 의공(산업)기사, 의료전자기능사 이론, 실기 출제(검토)위원(현)
- (재)원주의료기기테크노밸리 의료기기자문위원(현)
- 원주단지혁신클러스터추진단 기술과제 평가위원(현)
- 강원지식재산권 서포터즈 위원회 위원(현)
- 강원테크노파크 대량생산공정기술개발사업선정(의료기기) 평가위원(현)
- 메디칼디바이스저널, 기술편집 자문위원(현)
- (주)ED, (주)메디아나, (주)씨유메디칼시스템, (주)메디즌, (주)엠에스믹스미작현, (주)태연메디칼, (주)대화기기, (주)메디칼써프라이, (주)리스템, (주)에이아이랩, (주)바이오프로테크 의료기술 자문위원(현)
- TUV Korea Ltd. TUV Suddeutschland Group(Medical-Health-Service부서), 의료기기자문 및 외래교수(현)
- ISO 9001(국제심사원), (재)키캅연구소 전문위원(서비스 품질, 우수기업 인증원)
- 대한의용생체공학회, 대한의공협회, 한국의료정보교육협회, 산단공혁신클러스터, 한국산업기술재단, 대한전력전자학회, 한국산학기술학회, 대한전기학회 회원

현대 의료기기

2013년 3월 10일 1판 2쇄 발행

저 자 나 승 권
발행인 남 승 우

발행처 도서출판 상尙 학學 당堂
서울시 동작구 사당로9가길 6(사당동)
TEL : 02) 595-1692~4
FAX : 02) 595-1394
E-mail : namdoo6@unitel.co.kr
신고 : 2-155호 (1968. 11. 29)

정가 39,000원

ISBN 978-89-93383-14-0 93560